JN271988

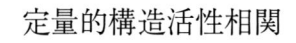

定量的構造活性相関

Exploring QSAR
Fundamentals and Applications in Chemistry and Biology

定量的構造活性相関

Hansch法の基礎と応用

Corwin Hansch　　Albert Leo
C. ハンシュ／A. レオ 著

Toshiyuki Esaki
江崎俊之 訳

地人書館

EXPLORING QSAR:
FUNDAMENTALS AND APPLICATIONS IN CHEMISTRY AND BIOLOGY, FIRST EDITION
by
Corwin Hansch and Albert Leo

Copyright © 1995 American Chemical Society

Exploring Qsar: Fundamentals and Applications In Chemistry and Biology, First Edition was originally published in English in 1995. This translation is published by arrangement with Oxford University Press.

著者紹介

C. ハンシュ（Corwin Hansch） H.G. Linwallの下で研究に従事し，合成有機化学の分野で1944年，ニューヨーク大学より Ph.D. の学位を得た。イリノイ大学の H.R. Snyder の研究室に博士研究員として在籍したのち，デュポン社に入社した。次に，シカゴ大学とリッチランド（ワシントン州）でのマンハッタン計画，さらにウィルミントン（デラウェア州）の試験場でのマンハッタン計画に参画した。1946年，ポモナ大学化学科に迎えられ，二度の休暇年度をチューリッヒの Vladimir Prelog の研究室とミュンヘンの Rolf Huisgen の研究室で過ごした時期を除き，ポモナ大学を研究・教育活動の拠点とした。関心を持つ主な研究分野は次の二つである。(1) 高温脱水素環化反応，(2) 化学構造と生物活性との相関。2011年5月8日逝去（92歳）。

A. レオ（Albert Leo） 1925年にイリノイ州ウィンフィールドで生まれ，南カルフォルニアで教育を受けた。2年間をアメリカ陸軍幼年学校で過ごし，1944～1945年，欧州戦線（ETO）で兵役についた。1948年，ポモナ大学から化学の学士号を得た（Phi Beta Kappa, Magna Cum Laude）。さらに，シカゴ大学で物理有機化学の修士号と博士号を取得し，Frank Westheimer の下で反応速度論を学んだ。食品化学の研究開発に15年間従事したのち，ポモナ大学へ戻り，前任の Corwin Hansch 教授の指導の下，MedChem プロジェクトを立ち上げ指揮を執った。このプロジェクトの目的は，生物活性化合物の設計に役立つソフトウェアとデータベースを開発し，全世界へ提供することにあった。1980年，Sigma Xi から優秀科学賞を贈られ，1981年のゴードン会議では「生物学における QSAR」分科会の議長を務めた。

目　次

はじめに ……………………………………………………………………………… xiii

第1章　有機反応に及ぼす電子効果 …………………………………………… 1
1.1　Hammett式 ………………………………………………………………… 1
1.2　Hammett式の限界 ………………………………………………………… 2
1.3　グループ間共鳴（σ^0, σ^-, σ^+）………………………………………… 5
1.4　場誘起効果 ………………………………………………………………… 9
1.5　誘起効果と共鳴効果の分離 ……………………………………………… 11
1.6　湯川‐都野式 ……………………………………………………………… 14
1.7　ラジカルの σ 定数 ………………………………………………………… 15
1.8　リンに付いた置換基に対する σ（σ^ϕ）……………………………… 16
1.9　アリール値（σ_a）………………………………………………………… 16
1.10　最近作られた電子パラメータ …………………………………………… 17
1.11　Hammett式と熱力学 …………………………………………………… 18
1.12　分子軌道パラメータ ……………………………………………………… 19
1.13　まとめ ……………………………………………………………………… 21

第2章　Hammett式とその拡張形の応用 ……………………………………… 25
2.1　序論 ………………………………………………………………………… 25
2.2　温度，圧力および溶媒の効果 …………………………………………… 26
2.3　フェノール類とチオフェノール類のイオン化 ………………………… 28
2.4　置換基効果の伝播 ………………………………………………………… 29
2.5　ソルボリシス ……………………………………………………………… 33
2.6　求核置換 …………………………………………………………………… 41
2.7　求電子置換 ………………………………………………………………… 46
2.8　脱離反応 …………………………………………………………………… 49
2.9　付加反応 …………………………………………………………………… 50
2.10　分子内カチオン転位 ……………………………………………………… 51

viii　目次

　2.11　ラジカル反応 ……………………………………………………………… 60
　2.12　酸化還元反応 ……………………………………………………………… 61
　2.13　まとめ ……………………………………………………………………… 63

第3章　有機反応に及ぼす立体効果　69
　3.1　序論 ………………………………………………………………………… 69
　3.2　立体効果へのTaftのアプローチ ………………………………………… 69
　3.3　E_sの定義の修正 …………………………………………………………… 71
　3.4　sterimolパラメータ ………………………………………………………… 76
　3.5　立体パラメータとしての分子屈折度 …………………………………… 78
　3.6　比較分子場解析（CoMFA）……………………………………………… 83
　3.7　物理有機化学における立体パラメータの応用 ………………………… 86
　3.8　まとめ ……………………………………………………………………… 90

第4章　疎水パラメータ：測定と計算　95
　4.1　序論 ………………………………………………………………………… 95
　4.2　疎水パラメータとしての分配の歴史 …………………………………… 96
　4.3　他の平衡定数や物理定数からの計算 …………………………………… 98
　4.4　溶質構造からの計算 ……………………………………………………… 102
　4.5　フラスコ振とう法によるオクタノール−水分配係数の測定 ………… 115
　4.6　結論 ………………………………………………………………………… 119

第5章　フラグメント法によるオクタノール−水分配係数の計算　123
　5.1　歴史およびCLOGPソフトウェアの開発 ……………………………… 123
　5.2　結合環境 …………………………………………………………………… 128
　5.3　フラグメントの種類 ……………………………………………………… 129
　5.4　補正因子 …………………………………………………………………… 131
　5.5　互変異性体 ………………………………………………………………… 151
　5.6　双性イオン ………………………………………………………………… 155
　5.7　イオン対 …………………………………………………………………… 157
　5.8　現況と結論 ………………………………………………………………… 160

第6章　非特異的毒性のQSAR　169
　6.1　序論 ………………………………………………………………………… 169
　6.2　モデル系のQSAR ………………………………………………………… 170
　6.3　傾きが1に近い線形QSAR ……………………………………………… 172

- 6.4 傾きが1よりも小さい線形QSAR ………………………………… 179
- 6.5 大きな切片を持つ線形QSAR ……………………………………… 182
- 6.6 動物個体に対する線形QSAR ……………………………………… 184
- 6.7 非特異的活性に対する非線形QSAR ……………………………… 186
- 6.8 非特異的毒性への他のアプローチ ………………………………… 196
- 6.9 類似性の経験的モデル ……………………………………………… 202
- 6.10 逆疎水効果 …………………………………………………………… 203
- 6.11 環境毒性 ……………………………………………………………… 203
- 6.12 まとめ ………………………………………………………………… 214

第7章 蛋白質と酵素のQSAR ……………………………………………… 221
- 7.1 モデル系 ……………………………………………………………… 221
- 7.2 蛋白質-リガンド結合のQSAR ……………………………………… 223
- 7.3 非特異的酵素阻害のQSAR ………………………………………… 227
- 7.4 特異的酵素-リガンド相互作用のQSAR …………………………… 229
- 7.5 まとめ ………………………………………………………………… 288

第8章 代謝のQSAR ………………………………………………………… 297
- 8.1 序論 …………………………………………………………………… 297
- 8.2 薬物代謝の諸相 ……………………………………………………… 299
- 8.3 第II相の過程 ………………………………………………………… 308
- 8.4 シトクロムP450の結合性と誘導 …………………………………… 311
- 8.5 ミクロソーム酸化のQSAR ………………………………………… 322
- 8.6 ミクロソーム阻害のQSAR ………………………………………… 328
- 8.7 グルクロン酸抱合 …………………………………………………… 332
- 8.8 フェノールスルホトランスフェラーゼ（PST）による硫酸化 …… 334
- 8.9 グリシンとの抱合 …………………………………………………… 336
- 8.10 排泄 …………………………………………………………………… 337
- 8.11 まとめ ………………………………………………………………… 343

第9章 変異誘発, 発癌および抗腫瘍薬のQSAR ………………………… 349
- 9.1 序論 …………………………………………………………………… 349
- 9.2 変異誘発 ……………………………………………………………… 351
- 9.3 発癌 …………………………………………………………………… 363
- 9.4 癌化学療法 …………………………………………………………… 367
- 9.5 まとめ ………………………………………………………………… 384

第10章　中枢神経系作用薬のQSAR … 389
- 10.1　序論 … 389
- 10.2　血液脳関門（BBB） … 390
- 10.3　プロドラッグ類 … 392
- 10.4　非特異的中枢神経作用薬 … 395
- 10.5　全身麻酔薬 … 399
- 10.6　抗痙攣薬 … 400
- 10.7　中枢神経系興奮薬 … 406
- 10.8　セロトニン受容体のQSAR … 407
- 10.9　まとめ … 411

第11章　抗微生物薬のQSAR … 415
- 11.1　序論 … 415
- 11.2　抗ウイルス薬のQSAR … 416
- 11.3　抗細菌薬のQSAR … 420
- 11.4　抗原虫薬のQSAR … 446
- 11.5　抗真菌薬のQSAR … 450
- 11.6　まとめ … 459

第12章　農薬のQSAR … 465
- 12.1　序論 … 465
- 12.2　除草剤 … 468
- 12.3　殺虫剤 … 493
- 12.4　まとめ … 516

第13章　生物活性化合物の設計に関するノート … 521
- 13.1　序論 … 521
- 13.2　生物学的等価性 … 523
- 13.3　置換基の選択 … 529
- 13.4　QSARの構築 … 537
- 13.5　新しいリード化合物の探索 … 539
- 13.6　回帰分析 … 542
- 13.7　まとめ … 548

訳者あとがき … 551

索　引 ·· 553

※ この日本語版は，原書 *Exploring QSAR*（American Chemical Society，1995: ISBN-10: 0-8412-2993-7，ISBN-13: 978-0-8412-2993-8）の上巻 *Fundamentals and Applications in Chemistry and Biology*（ISBN-10: 0-8412-2987-2，ISBN-13: 978-0-8412-2987-7）を訳出したものです。分散係数と置換基定数に関するデータ集である下巻 *Hydrophobic, Electronic, and Steric Constants*（ISBN-10: 0-8412-2991-0，ISBN-13: 978-0-8412-2991-4）は，この日本語版には含まれていません。

はじめに

　我々は以前から，いわゆる「定量的構造活性相関（QSAR）」と呼ばれる研究分野を紹介し，その構築に必要な置換基定数を提供したいと考えていた。このことが本書執筆の動機となった。しかし，正直なところ，そのような書物の執筆は不可能な仕事なのかもしれない。問題へのアプローチにはさまざまな方法があり，そのためのコンピュータ・プログラムやパラメータも数多く存在する。とはいえ，小グループに属する研究者がこれらの方法のすべてに精通することは不可能に近い。QSARはきわめて活発な研究領域である。そのためのソフトウェアは，さまざまな開発者のおかげで，すでに提供され尽くした感がある。この分野は，しばしば「コンピュータ援用薬物設計（CADD）」とも呼ばれる。

　科学は，正当な根拠に基づき，いくつかの学問分野に分類され，これらの分野はさらにさまざまな部門や小部門へと細分される。我々が本書で取り上げる主題は，化学，生物学，医学，統計学，コンピュータ科学および環境科学といったさまざまな学問分野を必要とする。これらの分野は，複雑かつ変化の速いさまざまな部門から構成される。たとえば，化学には，物理有機化学，生物化学，創薬化学，量子化学，計算機化学といった分野があり，生物学には，分子生物学，細胞生物学，動物個体生物学，神経生物学および精神生物学といった分野がある。また，医学には，化学療法，薬理学，代謝，疫学などのさまざまな領域がある。一方，コンピュータ科学は，分子力学，分子動力学，パターン認識，統計学，データベース管理といった分野を扱い，環境科学は，生物濃縮，各種生態系における化学物質の分布，毒物学といった分野を取り扱う。これらの専門分野はすべて，まだ定義されていない科学において重要な役割を担う。この未定義の科学とは，（ウイルスから細菌，植物，昆虫，魚，爬虫類，哺乳類そしてヒトに至るまでの）広範な生命形態に対する化学物質の反応を扱う科学のことである。酵素，細胞小器官，細胞および膜といったサブユニットとの反応も当然その中に含まれる。毒物学は，ここ20～30年の間に，退屈な科目から，化学，生物学および医学の進歩的な思考のすべてを必要とする魅力ある科目へと生まれ変わった。

　ヒトや動物は，（受精卵から胚，胎児，子供そして成体へと成長する）複雑な一連の化学反応と見なせる。この成長の過程で，反応のさまざまな側面は増減を繰り返す。化学物質は，食物，薬物，飲料および空気として生体系に取り込まれ，絶えず反応に影響を及ぼす。我々にとって，香辛料，薬草，果実，野菜，喫煙，排気などに含まれる元素をすべて知ることは不可能である。我々が毎日食べている食物中には，発癌作用を示す「変異原性物質」が含まれているという最近の発見は，我々にとってまったくの驚きであった。これらの化学物質は，（焦げた食物や石炭の

煙に含まれる）多環式芳香族炭化水素類よりもはるかに強力な変異原性物質であるという。

　化学的-生物学的相互作用に関する研究の出発点はさまざまである。しかし，多くの場合，我々はその中心で活動している。本書では，いささか表面的ではあるが，出発点として最良かつユニークな方法を採用することにした。

　すなわち，我々のアプローチは，（L.P. Hammettが1935年頃に始めた）物理有機化学に基礎を置く。このアプローチでは，モデル系から導かれた実験的パラメータが利用される。同族体群の生物活性に影響を及ぼす構造変化は，電子的，立体的および疎水的という三つのタイプからなるというのが，このアプローチの基本哲学である。水素結合，分極率および双極子モーメントといった因子は，それほど重要な役割を演じない。現在，電子的変化はHammettのσ定数やpK_aで表されるが，分子軌道パラメータもまた重要性を増している。疎水的変化は，オクタノール-水系の分配係数（$\log P$またはπ）でモデル化される。最も難しいのは，化学物質の幾何学的形すなわち三次元的形状が果たす役割を説明する問題である。この問題は，受容体活性部位の三次元モデルを必要とするため，通常の方法では扱えない。原理的には，分子プローブを用いて，細胞やマウスにおける摂動を調べれば，受容体の特徴は明らかになる。また，蛋白質の構造は，大まかな類似性に基づき，蛋白質の結晶と相互作用する化合物のX線回折データを解析すれば，ある程度推測できる。バイオレセプターでは，他の受容体との無数の副反応，代謝，排泄なども問題となる。もし特定の電子効果や疎水性，水素結合によって，分散の一部が説明されるならば，分散の他の部分は立体相互作用に基づくと考えてよい。理想的には，問題へのアプローチは，単離酵素，無傷細胞および動物個体の三つのレベルで行われるべきである。しかし，たとえば，うまく設計された100個の同族体群を，これらの3種の系のすべてにおいて検討することは容易ではない。

　現時点では，通常の置換基の立体効果はかなりうまく説明される。しかし，活性部位の全体的な形状に関する情報を得ることはきわめて難しい。

　また，「不活性」を予測する問題が取り上げられることはない。というのは，ゼロの対数は存在しないため，このようなデータは，QSARの対象にならないのである。もし同族体群中に不活性化合物が含まれるならば，その化合物の活性はきわめて低いはずである。現時点では，不活性化合物の予測は不可能である。もし特定の試験で大多数の化合物が不活性であるならば，その背後にある理由を捜し出すのは容易ではない。良好な相関が得られるのは，十分な数の化合物群が考慮された場合に限られる。

　直線的自由エネルギー関係（LFER），特にHammett式は経験則である。そのため，結果が不正確で，完全ではないという理由で，批判されることも多い。しかし，厳しすぎる許容基準を適用すれば，科学の多くは拒絶される運命にある。「近縁同族体」の生物活性の予測に失敗した創薬化学者の中には，QSARに対する信頼を失った人もいた。相関が立脚した類似体以外の化合物へ適用したとき，遅かれ早かれ，LFERはすべて失敗に帰すことに注意されたい。しかし，この失敗は，「すべてを失った」ことを意味するものではない。むしろ，構造活性相関の理解を深めるための新しい出発点となりうる。

有機化学は，（他のいかなる科学分野よりも）実益と結び付いた知的満足をもたらす．しかし，この領域はまだ十分探索されていないため，有機化学者は一種の「技巧」に頼らざるをえないことも多い．教科書の方程式に基づいた予測を実験的に確かめようとすれば，きわめて優秀な有機化学者でも悲惨な経験をすることになる．たとえば，多段階合成のための最適な経路を知ろうとすれば，そのことだけに何週間，何か月あるいは何年も費やすことになりかねない．教科書に記載された「一行の」反応を省いたために，生成物が10％の収率でしか得られず，残りの90％については，何ができたのか皆目見当がつかないといった経験をした教官も多いはずである．

　動物体内に侵入した病原細胞の受容体を阻害する問題においても，出発点となる化学の基本法則は存在せず，生物学的終点の数値も疑わしいことが多い．また，その数値がどの程度まで，重要な受容体との相互作用や，（代謝などの）副反応を反映しているのかは不明である．ポモナ大学の研究者は，この問題を解決するため，有機化学の伝統的な原理，すなわち，ある化合物系列の置換基変化は他の系列のそれとしばしば並行関係にあるという原理に立脚することにした．Hammettもまた，彼の方程式を定式化した際，この原理を指導原理とした．彼は，理論化学者の反対にもかかわらず，自分の立場を貫いた．すなわち，自由エネルギー関連過程を関連づけるに当たり，彼は，Gibbsの自由エネルギーがエンタルピー変化（ΔH）と組織エネルギー変化（$T\Delta S$）の両者に依存するという熱力学の事実を無視した．我々は，Hammett式がこのように成功を収めた理由をいまだ完全には理解していない．非直線的関係は，Hammett式では稀であるが，生物学的QSARではごく一般に認められる．ポモナ学派は，この事実に直面することになった．

　我々は，第一近似として，物理化学的性質の寄与が加成的であるを仮定した．しかし，QSARの発展に伴い，疎水的性質や立体的性質は，非線形項を必要とするようになった．当時まだ，独立変数間の相互作用の問題は検討されていなかった．π から $\log P$ を計算する際，置換基の電子相互作用も考慮する必要があることが分かったのは，1965年の初めである．CLOGPプログラムを用いて，分子フラグメントから分配係数を計算するようになると，この必要性はさらに高まった．有機分子の性質を説明する際，フラグメントの加成性を仮定することにより，構造活性相関領域において多くの研究が可能になった．

　QSARの説明能力を試験するには，新しい同族体を調製し，探索データ空間の内側と外側で，その同族体の性質を調べてみればよい．このような検証はきわめて重要である．しかし，この方法は，進路が正しいか否かを判定するための究極的な試験法ではない．見かけ上異なるアプローチを用いて，同等の説明能力をもつQSARが誘導されることは，多くの事例で証明されている．我々の確信によれば，唯一の究極的な試験は水平思考に基づく検証である．この方法によって初めて，我々は，単純な溶媒中での有機反応のQSARだけでなく，さまざまな生物学的QSARに対しても，首尾一貫した基盤を築くことができる．方法論の変化に伴い，構造活性相関の解析は大掛かりな仕事になりつつある．本書では，類似の反応は類似の特性（QSARでは類似項）をもつという金言に，我々は可能な限り従うことにした．

　もちろん，これを実現するには，共通のパラメータ群が必要である．本書では，最も一般的なパラメータに関する実例と議論に話を限定し，かつ変化は継続的に生じるものとした．

QSARへのアプローチを発展させるには，QSARに関する多数のデータが手元になければならない。QSARの新しい考え方や領域を調べる際，我々の多くは文献に接することができない。水平思考を行うには，コンピュータ化されたデータベースやそれと円滑に相互作用するモデル構築プログラムが必要である。現在，我々のプログラムに保存されているQSARの数は約6000件に過ぎない。しかし，本書の執筆において，それらはきわめての貴重な情報源となった。

パラメータのデータベースは，QSARの発展に寄与する重要な因子の一つである。下巻の物理化学的パラメータ表の作成に当たって，我々は批判的であるよりも包括的であることに心掛けた。すなわち，数値の質について判断することは避け，通常使用される値を指摘するに止めた。明らかな不一致が認められる場合には，ユーザは原報に立ち戻り，モデル系が適当かどうか，実験条件が妥当かどうかを各自で判断していただきたい。パラメータ表に対しては，さまざまな角度から検討を加えたが，それでもなお多くの誤りを含んでいるに違いない。誤りに気づいた読者は，我々まで報告していただければ幸いである。

結論として言えることは，動物や細胞といった高度に複雑な環境における化学反応では，溶液中の有機反応で得られるような成功は望めないということである。

謝辞

第7章のカラー立体写真を作成してくれたのは，カルフォルニア大学サンフランシスコ校・分子グラフィックス研究室のTeri Kleinである。ここで感謝申し上げる。また，QSARの興味ある比較の多くは，David Hoekmanの作成したコンピュータ・プログラムの助けなくしては不可能であった。さらに，有益な示唆と多くの誤りを指摘して下さった京都大学の藤田稔夫博士に深謝したい。さらにまた，原稿に目を通して様々なコメントを加えて下さったMathew Ames, William Denny, Teri Klein, Hugo Kubinyi, C. A. Ramsden, Cynthia Selassie, Peter & Jacqueline Sinclair, Carlo Silipo, Robert Taft, 高山千代蔵およびRichard Weinshilboumの諸氏にもお礼申し上げる。

終わりに臨み，文書処理と式の作成に長い時間を費やし，原稿を完成してくれたPatricia Armsに謝意を表したい。

献　辞

　妻GloriaとGeorgannaに本書を捧げる。彼女らの支えがなければ，本書が日の目を見ることはなかったであろう。

第1章　有機反応に及ぼす電子効果

1.1　Hammett式

　L. P. Hammettは1935年頃，有機化学，さらには生化学や生物反応機構の説明に役立ち，かつ我々の能力拡大に多大な貢献をなす新しい理論を提示した[1]。当時の有機化学者はすでに，「類似した構造変化は類似した反応変化を引き起こす」ことを知っていた[2]。Hammettは，この筋道に沿って推論を押し進めた。そして，安息香酸類のイオン化に及ぼす置換基の効果は，類似反応に及ぼす置換基の電子効果を推定するモデル系として役立つと考えるに至った。たとえば，メタおよびパラ置換安息香酸類の $\log K_a$（イオン化定数）を，メタおよびパラ置換フェニル酢酸類の $\log K_a$ に対してプロットすると直線が得られる。同様の現象は，Burkhartによっても報告されていた[3]。しかし，Hammettの貢献がはるかに優っていたため，Burkhartの名前は忘れ去られた。

　安息香酸類とフェニル酢酸類のイオン化の平衡定数が直線関係にあることは，特に意外なことではない。Hammettと同時代の研究者が驚いたのは，Hammettの関係が速度定数でも成立することであった。次の12種の1-メンチルベンゾアート類のエステル転移反応は，安息香酸類のイオン化と式(1-1)の関係にある。この式が表しているのは，まさにそのことである。

$$\text{X}-\text{C}_6\text{H}_4\text{COO-1-メンチル} \xrightarrow{\text{CH}_3\text{OH}} \text{X}-\text{C}_6\text{H}_4\text{COOCH}_3 + \text{1-メントール} \quad (1\text{-}1)$$

$$\log k_\text{X} = 2.65(\pm 0.19)\log K_a + 6.89(\pm 0.77)$$
$$n = 12,\ r^2 = 0.990,\ s = 0.099$$

　Taftらが導いた式(1-1)において，k_X は40℃でのエステル転移反応の速度，K_a は対応する安息香酸類のイオン化の平衡定数である[4]。また，括弧内の数値は95%信頼限界を表し，n はデータ点の数，r は相関係数，s は標準偏差である（統計量の定義と回帰分析については，13.6節を参照されたい）。2.65という正の傾きは，置換安息香酸の解離定数が大きければ大きいほど，エステル転移反応の速度が速くなることを意味する。すなわち，置換基が電子求引性であればあるほど，反応は速くなる。K_a を高める置換基は，カルボキシ基から電子を求引し，プロトンの喪失（イオン化）を促す。Xによるこの電子の求引は，エステル類のカルボニル基への CH_3OH 孤立電子対の攻撃を助ける。

　Hammettは，式(1-1)に示した安息香酸類のイオン化定数を基準に用いる代わりに，次のようなパラメータ σ を定義した。

$$\sigma = \log K_X - \log K_H \tag{1-2}$$

ここで，K_H は 25℃の水中での安息香酸のイオン化定数，K_X は同じ実験条件下でのメタおよびパラ置換安息香酸類のイオン化定数である。正のσ値は，置換基による芳香環からの電子の求引を表し（$\sigma_{\text{4-NO2}} = 0.78$），負のσ値は，芳香環への電子の供与を表す（$\sigma_{\text{4-OH}} = -0.37$）。したがって，Hammett式は次のように表せる。

$$\log k_X = \rho\sigma + \log k_H \tag{1-3}$$

ここで，k_X は平衡定数または速度定数であり，k_H は未置換化合物の定数を表す。傾き ρ は反応定数と呼ばれ，置換基Xの電子効果に対する反応の感度を表す尺度である。原報でも指摘されている通り，Hammett式は安息香酸系とよく似た芳香族系で成立する。事実，最もよく成立するのは，反応中心が芳香環との共鳴相互作用から隔離されている場合である（たとえば，X-C$_6$H$_4$CH$_2$Qのような系である。ただし，Qは反応中心を表す）。Hammett式は有機化学における最も重要な概念の一つであり，あらゆるタイプの有機反応を対象に，幾千もの事例が報告されている。

　Hammett式はその後，修正され拡張されたが，σ定数は，今もなお，反応中心に及ぼす置換基の電子効果を推定するための最も一般的な手段である。σ定数の魅力は，（水素結合，双極子相互作用といった）計算が難しい置換基の溶媒効果をも包含できる点である。

　Hammett式が持つもう一つの興味ある側面は，置換基や反応中心の幾何学的形を一切考慮していないことである。すなわち，他の芳香族系に付いた置換基の幾何学的形は，安息香酸上のそれと同じであると仮定される。ただし，隣接する置換基が正常な幾何学的形を妨げる場合には，この仮定は成立しない。たとえば，メチル基または塩素原子が2個，互いに隣接し合う場合には，これらの置換基は対称的であるから，二つのσ定数を加え合わせても良い。しかし，-COORや-N(CH$_3$)$_2$のような置換基がメチル基に隣接する場合には，これらの隣接基は捩れて，芳香環と共役できなくなる。そのため，σ定数に加成性は成立しなくなる。

　簡単な実験モデル系を用いて，電子効果を構造変化と関連づけるというHammettの着想は，立体パラメータ[5]や疎水パラメータ[6]の開発へも拡張された。このような拡張は，生化学反応を含め，あらゆる化学反応に関する構造活性相関の取組みを可能にした。

1.2　Hammett式の限界

　Hammett式の限界は直ちに認識された。たとえば，反応中心のオルト位に付いた置換基は，反応中心と相互作用するため，良好な相関を与えない。この問題は，藤田-西岡により解決された（3.7節参照）[7]。

　モデル系を使って良好な結果を得たければ，似ていない反応に関しても注意が必要である。σ定数は通常，水または（50：50エタノール-水のような）極性の高い溶媒系でのイオン化定数から導かれる。そのため，非極性溶媒中の反応では，相関は良くない。このことは，水素結合能の強い置換基において特によく当てはまる。Jafféは，Hammett式に関する最初の総説において，

OH, NH_2のような水素結合型置換基のσ値が, 使用した溶媒系に依存してかなり変動することを指摘した[8]。溶媒系によるσ値の違いは, 我々をジレンマに陥れた。すなわち, (たとえば, 50%エタノール中での安息香酸類のイオン化といった) 単一定義系のσ定数を使用すべきか, それとも多くの溶媒系の平均値を使用すべきかという問題である。Jafféは平均値の使用を提唱したが, McDanielとBrownは単一定義系の標準値を用いることを主張した[9]。一方, Unger-Hansch[10]とSjöström-Wold[11]は, 最適化された値が広範なデータベースに最もうまく適合することを示唆した。ただし, この方法はσ定数の定期的な再評価を必要とする。我々自身は, 水または50%エタノール中で測定した安息香酸類のイオン化定数から求めたσ値を優先すべきと考えている。もしそのようなデータがなければ, 他の条件で得られた第二の値を採用すれば良い。

単一系からσ値を定義することの利点は, (水素結合型置換基のように) 相関式に従わない点が容易に理解できることである。多数の反応から求めた平均値の使用は,「正常」な置換基と「異常」な置換基の差を均してしまうため, Hammett関係の弱点に関する洞察を曖昧なものにしてしまう。

定量的構造活性相関 (QSAR) では, 相反する二つの傾向が認められる。研究者の多くは, データの実験誤差に近い, 標準偏差が小さい相関を得たいと考える。このアプローチの背後には, 行儀の良い置換基群だけを使えば, うまく合致しない置換基を選別し, それらの異常性の理由を調べやすいという思いがある。このような見方をする研究者は, 水素結合型置換基を排除し, CH_3, ハロゲン, NO_2, OCH_3といった行儀の良い置換基のみを含んだ同族体群を研究しがちである。しかし, もう一つのアプローチも考えられる。すなわち, そのアプローチでは, 数百種もの誘導体を含めるなど, できるだけ幅広い構造変化を考慮し, 相関精度の低下を受け入れてでも, より広範な一般化を行おうと考える。多数の誘導体を用いる研究は, 生物学ではごく一般的である。良好な相関を得たいと願う研究者は, 定義系の数を制限し, 異常な置換基を避けようとする傾向がある。

Hammett式に関しては, もう一つ重要な問題がある。それはσ値の加成性に関する問題である。Jafféの総説以来[8], 研究者の多くは, ベンゼン環に付いた置換基では, σ値に加成性が成り立つと考えている。たとえば, 3,4,5-トリクロロ誘導体におけるClのσ値は, σ_p (0.23) にσ_m (0.37) の二倍を加え合わせればよい。すなわち, $\Sigma\sigma=0.97$ である。相互作用のない2種の置換基間では, 加成性は確かに成立する。しかし, どの程度まで成立するかは不明である。Kalfusらはこの問題を検討し[12], 表1-1に示した多重置換基に対するσ定数を定義した[13]。

表1-1には, 実測値と計算値の一致が良好でない事例もいくつか含まれる。たとえば, 4, 10, 23および29番目の事例がそうである。10番目の事例の場合, 一致が良くない理由は容易に推測できる。すなわち, 立体相互作用によって捩れが生じ, $N(CH_3)_2$基が芳香環と共役できないのである。29番目の事例 (3-OCH_3, 5-OCH_3) の原因は不明である。実験誤差かもしれない。NO_2基は, たとえ捩れていても芳香環と共役を行う (9,16,17,18および19番目の事例)。しかし, グループ間共鳴が存在しない安息香酸系などでは, NO_2基と芳香環との間に, 共役を介した強い相互作用は存在しない。

表1-1 多重置換された芳香族化合物におけるσ値の実測値と計算値の比較

番号	置換基	σの実測値	σの計算値	$|\Delta \sigma|$
1	3,4-di-Cl	0.52	0.60	0.08
2	3-Cl,4-OH	−0.05	0.00	0.05
3	3-Cl,4-CH$_3$	0.23	0.20	0.03
4	3-Cl,4-OCH$_3$	0.27	0.10	0.17
5	3-Br,4-CH$_3$	0.15	0.22	0.07
6	3-Br,4-OCH$_3$	0.09	0.12	0.03
7	3-CH$_3$,4-CH$_3$	−0.30	−0.24	0.06
8	3-CH$_3$,4-OCH$_3$	−0.26	−0.34	0.08
9	3-CH$_3$,4-NO$_2$	0.69	0.71	0.02
10	3-CH$_3$,4-N(CH$_3$)$_2$	−0.30	−0.90	0.60
11	3-CH$_3$,4-Cl	0.17	0.16	0.01
12	3-CH$_3$,4-NH$_2$	−0.72	−0.73	0.01
13	3-OCH$_3$,4-OCH$_3$	−0.12	−0.15	0.03
14	3-OCH$_3$,4-Cl	0.34	0.35	0.01
15	3-OCH$_3$,4-OH	−0.33	−0.25	0.08
16	3-NO$_2$,4-NO$_2$	1.38	1.49	0.11
17	3-NO$_2$,4-Cl	0.90	0.94	0.04
18	3-NO$_2$,4-Br	0.83	0.94	0.11
19	3-NO$_2$,4-OCH$_3$	0.41	0.44	0.03
20	3-NO$_2$,4-CH$_3$	0.50	0.54	0.04
21	3-OH,4-OH	−0.28	−0.25	0.03
22	3-NH$_2$,4-CH$_3$	−0.21	−0.33	0.12
23	3-N(CH$_3$)$_2$,4-CH$_3$	−0.18	−0.32	0.14
24	3-NO$_2$,5-NO$_2$	1.39	1.42	0.03
25	3-NO$_2$,5-Cl	1.07	1.08	0.01
26	3-Cl,5-Cl	0.75	0.75	0.00
27	3-CH$_3$,5-CH$_3$	−0.17	−0.14	0.03
28	3-CH$_3$,5-Cl	0.35	0.30	0.05
29	3-OCH$_3$,5-OCH$_3$	0.05	0.24	0.19
30	3-OCH$_3$,5-Cl	0.44	0.49	0.05
31	3-OH,5-OH	0.16	0.24	0.08
32	3,4,5-OCH$_3$	0.07	−0.03	0.10
33	3-OCH$_3$,4-OH,5-NO$_2$	0.43	0.46	0.03
34	3-OH,4-OCH$_3$,5-NO$_2$	0.63	0.56	0.07

出典：引用文献 13.

Hammett式の直線関係は，結局のところ破綻を来した。しかし，事例によっては，σ値の限られた範囲で直線関係が成立することもある。もっとも，傾きの符号までは保証できない。直線からの逸脱は，反応機構の変化や多段階反応における律速段階の変化の結果と見なされる[14-17]。Hammett式におけるこのような「失敗」は，思いがけない機構的現象の検出に役立つ。Exner[18]とShorter[19]は，Hammett式とその改変に関して，優れた批評を加えた。

σ定数は位置依存的である。したがって，メタ置換基とパラ置換基のσ値は，互いに無関係のはずである。しかし，実際にはそうではない。σ_m値とσ_p値の間には式(1-4)の関係があり，両者は高い共線性を示す[20]。

$$\sigma_p = 1.19(\pm 0.04)\sigma_m - 0.08(\pm 0.02)$$
$$n = 530, r^2 = 0.885, s = 0.137$$

(1-4)

σ定数に関するもう一つの問題は，$N^+(CH_3)_3$ や COO^- といった荷電型置換基の挙動である。これらの置換基のσ定数は，反応媒体のイオン強度に強く依存する[19,21]。しかし，このことは，それらの中性型置換基には当てはまらない。そのため，相関式を導く際，少なくとも式誘導の初期段階では，荷電型置換基とその中性型は，式に含めない方がよい。

多くの有機反応，特に生化学反応は，反応定数ρの異なる一連の段階を経て進行する。それゆえ，良好な相関を得るには，σと同様，ρでも加成性が成り立つと見なしたり，特定の段階が反応系列を完全に支配すると考えた方が良いこともある。事実，全反応が段階的に起こる場合には，良好な相関が得られる。この場合，加成性は合理的な仮定と考えられ，個々の段階に対するρ値が測定されることはない。

しばしば言及されるにもかかわらず，実験的証拠が得られないもう一つの問題は，大きな置換基，特に配座的に自由な置換基が示す行儀の悪さである[22]。

このような事例では，配座を無視すると，良好な相関は得られない。しかし，相関分析で扱われる置換基は，小さくて硬いことが多い。配座的問題は，複雑な反応中心を持つ場合にのみ重要となる。

立体配座の問題は極めて興味深い。分子軌道計算では，計算を行う前に，各配座体の最小エネルギー配座が決定される。一方，Hammett式では，配座の問題は一般に無視される。しかし，（たとえば，水中の安息香酸類，$σ^-$ に対するフェノール類，$σ^+$ に対する塩化クミルのように）σ定数の誘導に使われたモデル系では，置換基の配座にも注意が払われる。すなわち，反応中心の配座は，グループ間共鳴（$σ^-$, $σ^+$）がある場合を除き考慮されない。芳香系へ結合した反応中心原子の配座は，モデル系からある程度推測できる。しかも，その結果は一般に良好である。モデル系の利用は，計算操作では実現不能な多くの仕事を可能にする。

本書の下巻に収載されたσ定数の一覧表には，$σ_m$ と $σ_p$ の値が，対応する項目名の下に列挙されている。各値の右側には，原報への参照も示されている。σ定数表に続く脚注の一覧には，測定法に関する注釈も付け加えられている。σ定数の値は変動を示すが，これは測定系の違いを反映したものと考えられる。どのσ値を使用すべきか分からない読者は，脚注に示した原報に当たっていただきたい。

1.3　グループ間共鳴（$σ^0$, $σ^-$, $σ^+$）

Hammett式の弱点は，電子対を供受する置換基が反応中心と直接共役する場合に現れる。Hammettが指摘した最も初期の偏差の一つは，フェノール類の反応に関するものであった。フェノール類は，（σ定数の導出に使われた）安息香酸類とは似ていないため，フェノール類のイオン化とσとの相関は良くない。フェノール類のグループ間共鳴—置換基と反応中心との直接的共役—は構造 I a～I d で表されるが，同等の構造は，安息香酸類には存在しない。

したがって，NO_2, $C≡N$, SO_2CH_3, $CONH_2$, $COOR$ といった置換基は，それらへ電子対を供与する反応中心（OH, NH_2, OR, SH など）に対して大きな影響を及ぼす。この観察に基づき，

パラ置換基に対して，フェノール類またはアニリン類から誘導されたσ^-定数が定義された。またその後，正電荷を非局在化する置換基に対してσ^+定数も定義された。

表1-2によれば，電子対を受け入れる，(7,12,15,16および17番目にある) 電子求引基のσ^-値は，σ値とはかなり異なる。一方，(アルキル基，ハロゲンといった) 電子対を受け入れない置換基では，σ^-はσとよく似た値をとる。また，CF_3基のσ^-値は，対応するσ値よりも大きい。この違いは，IIaとIIbに示される超共役によるものである。さらに，$N(CH_3)_2$基のような強い電子供与基では，σ^-値は対応するσ値に比べてかなり大きい。

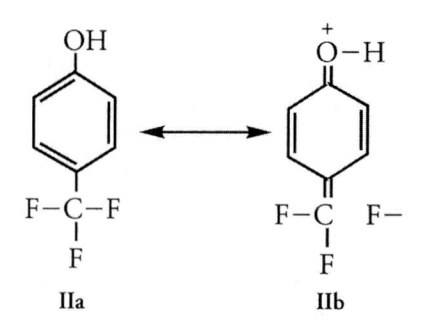

σ^-に関して，最も電子求引性が強い置換基は$N^+\equiv N$ ($\sigma^-=3.43$) である。また，話を中性型置換基に限ると，最も電子求引性が強いのは$SO_2C(CF_3)_3$ ($\sigma^-=1.81$) で，次に来るのはSO_2CF_3 ($\sigma^-=1.63$) である。最も電子求引性が弱い中性型置換基は$N=P(C_6H_5)_3$ ($\sigma^-=-0.77$) である。$NHCOCH_3$基は意外な挙動を示す。そのσ^-値は-0.46である。しかし，NH_2基のσ^-値が-0.15であることを考えると，この値はおそらく誤りである。σ^+値が最も小さな置換基は$CHCN^-$ ($\sigma^+=-4.67$) であり，O^- ($\sigma^+=-2.30$) は次に続く。中性型のうちで，σ^+が最も大きな置換基は$N=NCN$ ($\sigma^+=1.03$) である。しかし，高度にフッ素化されたYagapulskiiの置換基は，はるかに大きなσ_p値を持つ（たとえば，NSO_2CF_3基のσ_pは1.35である）。強力な電子求引基では，σ_p^+はσ_pとほぼ同じ値をとる。一方，σ^-定数では，メタ置換基は，共鳴により正電荷が非局在化されにくいため，通常のσ_m値を用いる。

メタ位では，反応中心と置換基の間のグループ間共鳴は有意にならない。そのため，メタ置換基のσ^-，σ^+およびσ^0はσ_mと同じ値になる。

1.3 グループ間共鳴 (σ^0, σ^-, σ^+)

表1-2 さまざまな系から導かれたσ定数の比較

番号	置換基	σ_m	σ_p	σ_p^0	σ_p^+	σ_p^-	R	F
1	Br	0.39	0.23	0.30	0.15	0.25	−0.22	0.45
2	Cl	0.37	0.23	0.28	0.11	0.19	−0.19	0.42
3	F	0.34	0.06	0.21	−0.07	−0.03	−0.39	0.45
4	SF_3	0.70	0.80	—	—	—	0.17	0.63
5	SF_5	0.61	0.68	—	—	0.86	0.12	0.56
6	I	0.35	0.18	0.31	0.14	0.27	−0.24	0.42
7	NO_2	0.71	0.78	0.82	0.79	1.27	0.13	0.65
8	N_3	0.37	0.08	—	—	0.11	−0.40	0.48
9	H	0.00	0.00	0.00	0.00	0.00	0.00	0.00
10	OH	0.12	−0.37	−0.16	−0.92	−0.37	−0.70	0.33
11	NH_2	−0.16	−0.66	−0.36	−1.30	−0.15	−0.74	0.08
12	SO_2NH_2	0.53	0.60	—	—	0.94	0.11	0.49
13	CF_3	0.43	0.54	0.54	0.61	0.65	0.16	0.38
14	OCF_3	0.38	0.35	—	—	—	−0.04	0.39
15	SO_2CF_3	0.86	0.96	0.93	—	1.63	0.22	0.74
16	CN	0.56	0.66	0.68	0.66	1.00	0.15	0.51
17	CHO	0.35	0.42	0.54	0.73	1.03	0.09	0.33
18	$CONH_2$	0.28	0.36	—	—	0.61	0.10	0.26
19	CH_3	−0.07	−0.17	−0.12	−0.31	−0.17	−0.18	0.01
20	$NHCONH_2$	−0.03	−0.24	—	—	—	−0.33	0.09
21	OCH_3	0.12	−0.27	0.11	−0.78	−0.26	−0.56	0.29
22	$SOCH_3$	0.52	0.49	0.57	—	0.73	−0.03	0.52
23	SO_2CH_3	0.60	0.72	0.75	—	1.13	0.19	0.53
24	SCH_3	0.15	0.00	0.08	−0.60	0.06	−0.23	0.23
25	C≡CH	0.21	0.23	0.23	0.18	0.53	0.01	0.22
26	$CH=CH_2$	0.06	−0.04	0.00	−0.16	—	−0.17	0.13
27	$COCH_3$	0.38	0.50	0.50	—	0.84	0.17	0.33
28	$COOCH_3$	0.36	0.45	0.46	0.49	0.64	0.11	0.34
29	$NHCOCH_3$	0.21	0.00	−0.09	−0.60	−0.46	−0.31	0.31
30	$N(CH_3)_2$	−0.16	−0.83	−0.48	−1.70	−0.12	−0.98	0.15
31	シクロプロピル	−0.07	−0.21	−0.10	−0.41	−0.09	−0.23	0.02
32	$CH(CH_3)_2$	−0.04	−0.15	−0.16	−0.28	−0.16	−0.19	0.04
33	$CH=C(CN)_2$	0.66	0.84	0.80	0.82	1.20	0.28	0.57
34	$C(CH_3)_3$	−0.10	−0.20	−0.17	−0.26	−0.13	−0.18	−0.02
35	C_6H_5	0.06	−0.01	0.04	−0.18	0.02	−0.13	0.12
36	$N=NC_6H_5$	0.32	0.39	0.36	−0.19	0.45	0.09	0.30
37	OC_6H_5	0.25	−0.03	0.08	−0.50	−0.10	−0.40	0.37
38	NHC_6H_5	−0.02	−0.56	−0.27	−1.40	−0.29	−0.78	0.22
39	COC_6H_5	0.34	0.43	0.50	0.51	0.83	0.12	0.31
40	$CH_2C_6H_5$	−0.08	−0.09	—	−0.28	−0.09	−0.05	−0.04
41	$C≡CC_6H_5$	0.14	0.16	—	−0.03	0.30	0.01	0.15
42	$CH=CHC_6H_5$	0.03	−0.07	—	−1.00	0.13	−0.17	0.10

　σ^-定数はもともと，置換フェノール類から得られたが，その定義にアニリン類を用いる研究者もいる[23]（本書の下巻では，これらの二つの系から得られたσ_p^-値はS. PARA-と表記されている）。

　σの定義系として安息香酸類を用いることのもう一つの欠点は，カルボキシ基と強い電子供与基（NH_2，OHなど）の間で共鳴相互作用が生じる点である。そのため，芳香環から隔離された反応では，これらの置換基は良好な相関を与えない。この共鳴はⅢa～Ⅲdで示される。

たとえば，Qを反応中心とするX-C₆H₄CH₂Q型の反応では，CH₂による隔離はIII a型とIII d型の共鳴を妨げる。この隔離効果を考慮し，σ^0 定数が提案された（下巻では，S. ZPTFTまたはS. ZMTFTと表記されている）。σ^0 の値は，(1) フェニル酢酸類のイオン化[24]，(2) 置換フェニル酢酸類の加水分解速度[25]，(3) 統計的方法[11]，のいずれかを用いて評価された。σ^0 が σ と大きく異なる置換基としては，NH₂, NHR, NRR, OHおよびORがある。しかし，研究者の多くはこの効果を無視し，もっぱら σ 値を用いる。定義に用いた反応原系の反応性の変化が小さいため，あまり正確な σ^0 値は得られない。

Hammett式が成立しない有機反応としては，芳香環系の求電子置換反応がある。この反応では，グループ間共鳴がきわめて重要である。一例として，ニトロ化反応を取り上げてみよう。

IV cのような共鳴構造は，遷移状態の安定化に大きく寄与し，反応速度に甚大な影響を及ぼす。もし強いグループ間共鳴が存在しなければ，ρ の値は通常，0.5～3の範囲に入る。しかし，Hammett式が当てはまらない反応では，ρ の値は10よりも大きくなる。ρ が対数単位で表されることを考えると，グループ間共鳴の重要性は明らかである。

正電荷の非局在化を扱うモデル系の設計は，H. C. Brownらにより解決された[26,27]。彼らが定義系として選んだのは，アセトン－水（90：10）中での塩化クミル類のソルボリシスである（生成物はVa～Vb）。

OH, NH₂およびOCH₃といった孤立電子対を持つ置換基の場合，Xによる正電荷の非局在化は特に重要となる。このことは，表1-2における σ^+ と σ の比較からも明らかである。通常の条件では，電子効果のないNHCOCH₃（$\sigma = 0$）のような置換基は，正に荷電した試薬の攻撃を受け

ると，電子供与的性質を強く帯びるようになる（$\sigma^+ = -0.60$）（たとえばIVa～IVc）。一方，NO_2やCNのような強い電子求引基では，σ^+はσとほぼ同じ値になる。数値的には，σ^+は次式で定義される。

$$\sigma^+ = \frac{\log(k_X/k_H)}{\rho} \tag{1-5}$$

ここで，k_Xは置換塩化クミル類，k_Hは未置換塩化クミルの加水分解速度である。反応定数ρは，行儀の良いメタ置換基の$\log(k_X/k_H)$を安息香酸系のσに対してプロットすれば求まる。その結果，ρの値は4.54となった。この値を使えば，σ^+の尺度はσやσ^-のそれと同等になる。下巻では，σ^+の値はS. PARA + と表記されている。

1.4 場誘起効果

Hammettのσ定数は，2種の電子効果から構成される。一つは場誘起効果，もう一つは共鳴効果である。脂肪族化合物のような飽和系に付いた置換基では，共鳴効果はほとんど寄与しない。そのため，安息香酸系から求めたσ定数は飽和系へは適用できない。すなわち，飽和系の反応を扱うには，新しいパラメータが必要となる。

場誘起効果に関する初期の議論では，この効果は2種の成分から成ると見なされた。すなわち，反応中心に及ぼす結合を介した置換基効果と，反応中心に及ぼす溶媒-空間を介した置換基の直接的な静電効果である。結合を介した効果は静的誘起効果（I_S）と呼ばれ，溶媒-空間を介した効果は場効果（D）と呼ばれる。初期の研究では，I_SはDよりも重要であると見なされた。しかし最近では，逆に，場効果の方がはるかに重要であると考えられるようになった[28]。2種の効果を分離する試みは失敗したため，これらの効果は，誘起効果または場誘起効果という名の下に一まとめにされることが多い。

Taftは，飽和化合物（非芳香族化合物）に対して誘起（極性）定数，σ^*を定義した[5]。その結果，構造活性相関解析は大きく進展することになった。

$$\sigma^* = \frac{1}{2.48}[\log(k_X/k_H)_B - \log(k_X/k_H)_A] \tag{1-6}$$

式(1-6)において，k_X は置換酢酸エステル類（X-CH$_2$COOR，R＝MeまたはEt），k_H は酢酸エステル（X＝H）の加水分解に対する速度定数である。添字のAとBは，それぞれ酸性条件と塩基性条件で測定されたことを表す。Taftは，小さなR基はσ^*に有意な影響を及ぼさないと考え，（Rの異なる）いくつかのエステル類を用いた。X-C$_6$H$_4$COOR型エステル類の酸性加水分解では，ρ値はゼロに近いので，比 $(k_X/k_H)_A$ は電子因子ではなく立体因子のみに依存すると考えて良い。一方，塩基性加水分解では，強い電子効果（誘起効果）も存在する。すなわち，$\log (k_X/k_H)_B$ から $\log (k_X/k_H)_A$ を差し引けば，誘起効果のみが残るはずである。この定義に対しては，酸性と塩基性では，加水分解の遷移状態が異なるという批判が加えられた[29-31]。

$$\left[\begin{array}{c} \text{OH} \\ \text{X-CH}_2\text{-C} \cdots \text{OR} \\ \text{HOH} \\ + \end{array} \right] \qquad \left[\begin{array}{c} \text{O}^- \\ \text{X-CH}_2\text{-C} \cdots \text{OR} \\ \text{OH} \end{array} \right]$$

　　　　　　　　酸性　　　　　　　　　　　　　　　塩基性

すなわち，これらの遷移状態は反対符号の電荷を有する。溶媒和は溶媒のタイプによって異なることから，酸性条件と塩基性条件では，形成される溶媒和物の構造は同じではない。この弱点にもかかわらず，σ^* は最近開発された誘起定数（σ_I）とよく比較される。ただし，立体成分[31]のあるアルキル基は例外である[20]。アルキル基では，σ^* は σ_I よりも少し大きな値をとる。他の σ 定数や疎水パラメータ（$\log P$，π）および電子パラメータ F は平衡定数から定義されるが，σ^* や立体パラメータ E_s $[=\log(k_X/k_H)_A]$ および σ^+ の定義は速度定数に基づく。下巻では，σ^* の値はS.STARと表記されている。すでに定義した通り，σ^* と E_s では，基準となる置換基はCH$_3$である。しかしその後，E_s の基準は水素（H＝0）に変更された。また，σ^* の尺度を σ のそれと一致させるため，調整因子（1/2.48）が導入された。

　誘起パラメータの定義に役立つ第二の系は，4-X-ビシクロ［2.2.2］オクタン-1-カルボン酸類（VI）である[32]。この系は，合成上の困難を無視すれば，理想的である。というのは，この系では，Xは堅く保持され，反応中心（COOH）との共鳴相互作用から十分に隔離されているからである。この系から得られた誘起パラメータは σ' と呼ばれ，下巻ではS.PRIMEと表記されている。

　　　　　　　　　　VI　　　　　　　　　　VII

　誘起効果を定義する第三の系は，VIに比べて合成の容易な4-置換キヌクリジン類（VII）を用

いる[33-35]。このパラメータはσ_Iと呼ばれ，下巻ではS.INDQと表記されている。

　Chartonは，誘起パラメータを定義する第四の方法を提案した[36]。これは置換酢酸類のイオン化定数に基づいた方法で，その利点は合成が容易なことである。しかし，大きくて柔軟な置換基の場合，立体効果が存在しないことを確認する必要がある。この定数もまたσ_Iで表され，下巻ではS. INDUCと表記されている。

　式(1-6)では，σ^*の尺度をHammettのσと同じにするため，定数（1/2.48）が導入された。しかし，この問題は簡単ではない。Chartonは，このスケーリングの問題について詳細に解析した[36]。彼は，Swainらと同様[37,38]，4-X-ビシクロ[2.2.2]オクタン-1-カルボン酸類での場誘起効果（局在化電子効果）に基づく置換基定数，σ_Lを用いることにした。下巻では，σ_LはS-Lと表記されている。

　σ_Iの多くは，フルオロベンゼン類などの^{19}F化学シフトから求めた値である[20,39]。下巻では，これらもまたS. INDUCと表記されている。これらの値を求めたときの条件を知りたい読者は，下巻の脚注の最後に記載された注釈欄をお読みいただきたい。σ_Iを得る方法はさまざまであるが，どれを用いても結果はほとんど変わらない[20]。

1.5　誘起効果と共鳴効果の分離

　1950年末にかけて，電子効果の誘起成分と共鳴成分を分離する問題への関心が高まった[40,41]。初期のこの努力は有意義であったので，他のアプローチの開発も進められることになった[36,38,42,43]。Hammettのσ定数は，数十年の歳月を経て，式(1-7)のように分解できることが分かった。

$$\sigma = \sigma_I + \sigma_R \tag{1-7}$$

ここで，σ_Iとσ_Rは，それぞれ誘起成分と共鳴成分を表す。もちろん，最大の共鳴寄与を含むのはσ_pである。Taftは，σ_Iが分かれば，次式からσ_Rが計算できることに気づいた。

$$\sigma_R = \sigma_p - \sigma_I \tag{1-8}$$

問題は，正しく調整された信頼に足るσ_I値が存在するか否かである。また，Exnerによれば，問題はもう一つある。それは，σ_Rのこの計算法がσ_pとσ_Iの誤差に依存することである。理論的立場から言えば，最も満足すべき誘起パラメータの値は，置換ビシクロオクタンカルボン酸類（σ'，下巻ではS.PRIMEと表記）[44]またはキヌクリジン類（σ_{IQ}，下巻ではS-INDQと表記）[34]のイオン化定数から得られる。Chartonは，σ_Iの定義に置換酢酸類のイオン化定数が使えることを示した[36]。しかし同時に，彼はこの方法の弱点についても指摘した。

　式(1-9)によれば，ビシクロオクタンカルボン酸類[44]から導かれたStock-Holtzのσ'値とキヌクリジン類[33-35]から導かれたGrobらのσ_{IQ}の間には，良好な相関が認められる[20]。

$$\begin{aligned}\sigma'(\text{Stock}) &= 0.191\sigma_{IQ}(\text{Grob}) - 0.037 \\ n &= 14,\ r^2 = 0.984,\ s = 0.029\end{aligned} \tag{1-9}$$

　GrobらのデータをStock-Holtzのそれと組み合わせたこの方法は，最良の理論的基礎を持ち，信頼に足る方法として，約38種のσ_I値の誘導を可能にした。これらの38種のデータは，

Swain-Luptonの方法[37]を拡張するものとして，500種以上の置換基に対する場誘起定数を定義するのに利用された[20]。ここでは，彼らの方法論と我々による拡張について，その詳細を説明したい。

Swain-Luptonは，場誘起効果を真に反映しているのは，ビシクロオクタンカルボン酸類のイオン化定数であると考え，Stock-Holtzのσ'定数と彼らが提唱したパラメータFとが等しいとした。また，彼らは，場効果FがHammettのσ_mとσ_pの両成分を含むと考え，回帰分析によるそれらの寄与の評価法を提案した。

$$F = \sigma' = a\sigma_m + b\sigma_p + c \tag{1-10}$$

Stock-Holtzが求めたイオン化定数は，50%エタノール中で測定されており，Hammettの他のσ定数と尺度を合わせるには，ρの値を1.65とする必要があった。しかし，Swain-Luptonはこの係数を無視した。Hanschらは，このことを考慮し，式(1-10)の係数の再評価を試みた[13]。その結果，$a = 1.369\,(\pm 0.186)$，$b = -0.373\,(\pm 0.142)$および$c = -0.009\,(\pm 0.038)$なる値を得た。

前節で指摘したように，σ_pは場成分と共鳴成分の双方を含む。そこで，Swain-Luptonは第二の方程式を提案した。

$$\sigma_p = \alpha F + R \tag{1-11}$$

彼らは，置換基$N^+(CH_3)_3$に対して$R = 0$を仮定し，かつσ_pを0.82，Fを0.89とすることにより，σ_mとσ_pの値が分かっているあらゆる置換基のFとRを計算した。式(1-11)から，αの値は0.921となった。この値は1に近いので，式(1-10)の誤差項cと同様，通常の目的では無視して構わない。

このアプローチは，500種以上の置換基に対するF値とR値の計算に拡張され[20]，式(1-10)の再評価に利用された。この再評価は，式(1-9)から得られた38種の置換基の値と，Stock-HoltzのΔpK_a値を調整するためにChartonが開発したρの修正値を用いて行われた。その結果，次式が得られた。

$$F = \sigma_I = 1.297\sigma_m - 0.385\sigma_p + 0.033$$
$$n = 38,\ r^2 = 0.937,\ s = 0.046 \tag{1-12}$$

場誘起定数と同じ確度で共鳴定数Rを求めることは，グループ間共鳴により不可能である。しかし，このことは実際的な応用に水を差すことにはならなかった。$N^+(CH_3)_3$基のRはゼロと仮定されたが，このことについては多少の論議もあった。しかし，式(1-11)の係数αがほぼ1であるため，式(1-8)によるRの評価において失うものはほとんどない。式(1-10)と式(1-11)を用いて以前算定された200種以上のF値とR値は[13]，式(1-8)と式(1-12)を用いて計算された最近の値とほとんど変わらない。すなわち，最近開発された値を用いて回帰分析を行っても，得られる結論はほぼ同じである。

Taft，ChartonおよびSwain-Luptonの方法による共鳴定数の定義では，信頼に足る誘起定数の存在が必要である。ここでは，次にσ_p，Fおよびσ^0を比較してみよう。Ehrensonらは，8種の反応をうまく説明する，24種のσ_I値とσ_R値を定義した[23]。式(1-13)と式(1-14)は，Swain-Lupton定数[37]とEhrensonらの定数[23]との関係を示したものである。

$$F = 0.852\,(\pm 0.07)\,\sigma_\text{I} + 0.051\,(\pm 0.029)$$
$$n = 24,\ r^2 = 0.962,\ s = 0.038 \tag{1-13}$$

$$R = 0.980\,(\pm 0.011)\,\sigma_\text{R} + 0.011\,(\pm 0.036)$$
$$n = 24,\ r^2 = 0.943,\ s = 0.076 \tag{1-14}$$

傾きは1ではないが，式(1-13)に示されるように，2種の誘起パラメータ間の相関はきわめて良好である．共鳴パラメータでも，傾きはほぼ1で，切片はほぼゼロである．

2種の誘起パラメータに共通する置換基に関して，FとChartonのσ_Iを比較すると，次の式(1-15)が得られる．

$$F = 0.888\,(\pm 0.054)\,\sigma_\text{I} + 0.017\,(\pm 0.017)$$
$$n = 129,\ r^2 = 0.891,\ s = 0.067 \tag{1-15}$$

相関はかなり良好である．しかし，式(1-15)が立脚しているデータセットは異常な置換基をいくつか含むので，この結果は予想の範囲内である．

2種のデータセットに共通しないデータ点（SOCH$_3$）を除いて，Chartonの共鳴パラメータと誘起パラメータをTaftのそれらと比較してみよう．

$$\sigma_\text{I} = 1.01\,(\pm 0.061)\,\sigma_\text{L} - 0.027\,(\pm 0.025)$$
$$n = 23,\ r^2 = 0.982,\ s = 0.030 \tag{1-16}$$

$$\sigma_\text{R} = 1.006\,(\pm 0.065)\,\sigma_\text{D} + 0.016\,(\pm 0.023)$$
$$n = 23,\ r^2 = 0.980,\ s = 0.045 \tag{1-17}$$

混乱を避けるため，ここでは，Chartonが使ったラベルをそのまま使用した．Lは局在化，Dは非局在化の意味である．相関は，FとRに対する式(1-13)や式(1-14)よりも良好である．しかし，その差の有意性を求めるのは難しい．おそらく，Taftのデータは，Chartonのそれよりも広範なデータに基づいている．そのため，信頼性はより高いと考えられる．しかし，その差は小さく，反応機構の違いを示唆するほどではない．FとRは，500種以上の置換基に対して値が知られているが，Chartonのパラメータは，294種のσ_L定数と125種のσ_D定数を提供するにすぎない．そのため，場誘起効果と共鳴効果を分離するための相関分析では，125種の置換基データしか使えない．

因子σは反応機構に新しい洞察をもたらすが，構造活性相関の解析では，問題を複雑にするだけである．というのは，相関式を得ようとすれば，各位置に対して2種のパラメータが必要になるからである．たとえば，メタ位とパラ位を置換したデータセットでは，一般に次の方程式が必要となる．

$$\log K_\text{X} = aF_\text{m} + bF_\text{p} + cR_\text{m} + dR_\text{p} + \log k_\text{H} \tag{1-18}$$

FとRは位置に依存しないので，メタ位とパラ位に対して同じ値が使われる．そのため，共鳴効果と誘起効果の違いは，係数a〜dによって表現される．変数が4個ある式(1-18)を使った試験では，少なくとも20種のデータ点が必要となる．実際には，メタ位とパラ位の場誘起効果はほとんど違わないので（$a \fallingdotseq b$），これらの項は一まとめにしても良い．また，cの値は一般に小さいので，無視しても構わない．したがって，実際には，式(1-18)のような複雑な方程式を使うこ

とはほとんどない。

　Swain-Luptonは，あらゆる有機反応の相関にR値を使用すべきであると考えた。そのため，σ定数の使用に関して混乱が生じた。彼らの見解は，Hammett式やその拡張形の利用者には受け入れられなかった[45-47]。Swainは，この批判に対して反駁を試みた[48]。グループ間共鳴がある場合には，通常，σ^-かσ^+を用いなければ，最良の相関は得られない。また，置換基のタイプに依存して，σ^0はσよりも良好な結果を与える。Swainによれば，これらの相関では，次式で定義されるR^+，R^-およびR^0を共鳴定数として使用すれば，良好な結果が得られると言う。

$$R^+ = \sigma_p^+ - F \tag{1-19}$$

$$R^- = \sigma_p^- - F \tag{1-20}$$

$$R^0 = \sigma_p^0 - F \tag{1-21}$$

1.6　湯川-都野式

　van Bekkumらによれば，σ値はそれらの誘導に用いた反応系に依存する[49]。また，σ_pの変動は，σ_mのそれよりも大きい。すなわち，グループ間共鳴の寄与は無視できない。湯川-都野は，この問題を処理するために次式を提案した[42,50]。

$$\log k_X/k_H = \rho[\sigma + r(\sigma^+ - \sigma)] \tag{1-22a}$$

$$\log k_X/k_H = \rho\sigma + \rho'(\sigma^+ - \sigma) \tag{1-22b}$$

　メタ置換基に対するσ^+とσは，実質的に同一である。したがって，式(1-22a)と式(1-22b)における右辺の第2項は，メタ置換基ではゼロである。また，$(\sigma^+ - \sigma)$項はパラ（共役）位からの共鳴効果を表し，$\rho\sigma$項は，σとσ^+が等しいメタ置換基やパラ置換基の電子効果を主に説明する（ρ^+の代わりにρ^-を用いても良い）。すなわち，式(1-22a)は次のように変形できる。

$$\log k_X/k_H = a\sigma + b\sigma^+ \tag{1-22c}$$

ここで，aとbは，式(1-22a)のρやrと同様，経験的に導かれたパラメータである。bまたはrの値は，共役置換基のグループ間共鳴に対する，遷移状態にある反応中心の感度を反映する。このような共鳴の大きさは，反応中心の正電荷または負電荷を非局在化する共役置換基の能力や反応中心の電子的要求に依存する。単純なHammett式では，メタ置換基とパラ置換基の電子効果は反応定数ρで束ねられるが，湯川-都野式では，パラ効果はメタ効果とは独立である。Hammett式の成功の一部は，式(1-4)に示される通り，σ_mとσ_pの間に見られる共線性の度合に依存する。すなわち，σで補正されたデータでは，共鳴効果は重要な役割を演じない。湯川-都野式は，メタ置換基とパラ置換基を含む事例を単純化するのに役立つ。すなわち，σ_Iとσ_RまたはFとRを使用した場合，原則として，相関に4個の項を必要とするが，湯川-都野式を用いれば，項の数は2個ですむ。

　湯川-都野式に対しては，かなりの関心が持たれた。しかし，σ^+やσ^-を単独で用いた場合と比べて，著しく改善された事例は少ない。最近の再評価によると，σ^+はBrownが得た値とよく一致する[51,52]。湯川-都野式を用いて改善が期待できるのは，ρ^+が大きな事例に限られる（2.7

表 1-3 ラジカル定数

置換基	$E_R{}^a$	$\sigma\cdot{}^b$	置換基	$\sigma\cdot{}^b$
H	0	0	4-COC$_6$H$_5$	0.055
4-F		−0.011	4-SOCH$_3$	0.018
4-Cl	0.10	0.011	4-SO$_3$CH$_3$	0.013
4-Br	0.12		4-OCOCH$_3$	−0.005
4-I	0.12		4-CF$_3$	−0.009
4-CH$_3$	0.03	0.015	4-SC$_6$H$_5$	0.058
4-CH$_2$CH$_3$		0.012	4-SCOCH$_3$	0.029
4-CH(CH$_3$)$_2$	0.03	0.009	4-SOC$_6$H$_5$	0.026
4-C$_6$H$_5{}^c$	0.31		4-SO$_2$C$_6$H$_5$	0.018
4-C(CH$_3$)$_3$	0.03	0.008	4-SiCH$_3$	0.017
4-CN	0.24	0.04	4-Si(O)OCH$_3$	0.016
4-COCH$_3$	0.24	0.06	4-OCOC$_6$H$_5$	0.000
4-OH	0.17		3-OCH$_3$	−0.001
4-OCH$_3$	0.11	0.018	3-OC$_6$H$_5$	−0.002
4-OC$_6$H$_5$	0.13	0.018	3-F	−0.009
4-NO$_2$	0.41		3-COOCH$_3$	−0.014
4-N(CH$_3$)$_2$	0.24		3-CF$_3$	−0.017
4-SCH$_3{}^c$	0.34	0.063	3-CN	−0.026
4-SO$_2$CH$_3{}^c$	0.07	0.005		
4-COOCH$_3{}^c$	0.27	0.043		
3-Cl	0.08	−0.007		
3-NO$_2$	0.35			
3-CH$_3$	0.03	0.002		

[a] 文献 55, 56 および 60 からの引用.
[b] 文献 63 からの引用.
[c] 文献 60 に収載された推定値.

節参照)。単純な σ^+ 相関から最も大きく逸脱する置換基はアルコキシ基である[51]。

1.7 ラジカルの σ 定数

フリーラジカル反応に対する σ 定数の誘導には多大な努力が費やされ,この努力は現在もなお続いている[53–63]。しかし,どの定数を用いるべきかは,今もって不明である。σ や σ^+ は,しばしばラジカル反応と高い相関を示す。下巻では,ラジカル定数は S. P. RAD または S. M. RAD と表記されている。表 1-3 は,二つの出典に収載されたラジカル定数を比較したものである。

山本-大津が設計したラジカル定数 E_R は,(σ^+ と同様)置換クメン類の α-H からのラジカル引き抜き反応に基づいている[55]。その値は,Alfrey-Price のラジカル定数と高い相関を示す[53]。一方,Wayner-Arnold の定義した $\sigma\cdot$ 定数は,ベンジル型 α-水素の超微細結合定数に基づく[63]。これらのパラメータ間に,直線相関が存在することは驚くに当たらない。表 1-3 に示した 2 種のデータセットに共通する置換基を用いて,次の方程式が得られた。

$$E_R = 4.88(\pm 1.1)\sigma\cdot + 0.015(\pm 0.03)$$
$$n = 13,\ r^2 = 0.895,\ s = 0.038$$

(1-23)

除外したデータ点:3-Cl

表 1-3 に示した 20 個のデータ点に関して，E_R と σ または E_R と σ^+ との相関は低く，r^2 はそれぞれ 0.150 と 0.035 であった。この相関から明らかなように，E_R や $\sigma^{\cdot}$ は，従来の σ 定数とはまったく異なる電子情報を含んでいる。しかし，いかなる問題に使用すべきかは，いまだ不明である。

E_R 値は式 (1-24) からも得られる [56]。

$$E_R = -0.76\sigma^+ + 0.80\sigma + 0.02$$
$$n = 16, r^2 = 0.978, s = 0.104$$
(1-24)

式 (12-19) において，E_R の興味ある応用が試みられたが，式 (1-24) の真の価値はまだ分かっていない。

1.8 リンに付いた置換基に対する σ (σ^ϕ)

Mastryukova-Kabachink は，適当なリン酸素酸類のイオン化定数に基づき，リンへ直接結合した置換基に対する置換基定数を多数定義した [64,65]。下巻では，これらの値は S.PHOSP と表記されている。

Charton-Charton は，σ^ϕ が σ_I と σ_R を組み合わせた形へ変形できることを示した [66]。

1.9 アリール値 (σ_a)

ピリジン，チオフェンおよびフランといった複素環は，置換基としても扱われる。下巻では，C_5H_4N (3-ピリジル) と $C_5H_4N@$ (3-ピリジル) の区別に注意されたい。すなわち，C_5H_4N (3-ピリジル) は次の構造を表す。Q は反応中心である。

一方，$C_5H_4N@$ (3-ピリジル) は，反応基に対して環窒素がメタ位にあるアリール定数を表す。

効果	記号	置換基パラメータ
電気陰性度	χ	σ_χ
場	F	σ_F
共鳴	R	σ_R
分極	P	σ_α

1.10 最近作られた電子パラメータ

Taft-Topsomは，以下の記号を用いて，次の4種の一次置換基パラメータを定義した[67]。

彼らはまた，置換基の持つ他の微妙な電子効果についても議論した。電気陰性度は従来，誘起効果と見なされていたが，実際には結合を介した効果である。これらの値は，Paulingの電気陰性度に似ているが，原子ではなく置換基に対して適用される。

場効果と共鳴効果の定義は，すでに説明した通りである（1.5節参照）。分極効果は，気相反応では重要であるが，溶液中ではそれほど重要ではない[67]。

$$E = \frac{-\alpha q^2}{2Dr^4} \tag{1-25}$$

ここで，Eは点電荷qと相互作用する置換基の安定化エネルギーで，分極率α，距離rおよび有効誘電率Dに依存する。Eは距離の4乗に逆比例するので，近距離効果である。

σ_Fとσ_Rへのσの分離は，有機反応機構における置換基効果の役割を理解するのに役立つが，その現状は決して満足のいくものではない。というのは，パラメータ（σ_R^0, σ_R^-, σ_R^+）を多数使う必要があり，また期待ほどには良好な相関が得られないからである。Chartonは，さらに一般化したアプローチとして，次の式を提案した[68]。

$$Q_X = L\sigma_{l,X} + D\sigma_{d,X} + R\sigma_{e,X} + h \tag{1-26}$$

ここで，Qは物理化学的性質（たとえば，置換基Xの影響を受ける速度定数や平衡定数），σ_lは置換基の場誘起効果，σ_dは共鳴効果である。また，σ_eは，反応中心の電子的要求に対する置換基Xの感度を表す。この置換基はシアノ基かもしれない。あるいは，たとえば，置換ベンゼン類のニトロ化の際に近づいてくる試薬かもしれない。共鳴パラメータは，感度パラメータと次の関係にある。

$$\sigma_d = \sigma_e \eta + \sigma_D \tag{1-27}$$

ここで，$\eta = R/D$で，σ_DはChartonの共鳴パラメータである。σ_Dは，活性部位での電子的要求が最小になったときの固有共鳴パラメータを表す。ηは活性部位，骨格基および反応媒体の関数である。σ_eの値は，一般的な置換基では分かっており，応用も広く試みられている。しかし，このアプローチによって高い相関係数を得るには，さらに多くのデータ点が必要である。

パラ置換体を扱うには，データ点は15個以上必要である。また，置換基が複数の位置に結合した同族体群を扱う場合には，たとえ反応中心と共役しない置換基のρ_eがゼロであったとしても，

さらに大きなデータセットが必要となる。

ShorterはHammett式の様々な拡張形について議論したが，一般にはいまだ受け入れられていない[19]。

1.11 Hammett式と熱力学

Hammett式は，直線的Gibbs自由エネルギー関係（LFER）とも呼ばれる。Leffler-Grunwaldは，それが厳密な熱力学を超えているという意味で，超熱力学的関係という表現を用いた[15]。しかし最近は，単に漠然と「相関方程式」と呼ばれることが多い。

Hammett式と熱力学との関連づけは，試みる価値のある努力である。2種の平衡過程に対しては，式(1-28)と式(1-29)が書き下される。

$$\Delta G_{1H} = -RT\ln K_{1H} = \Delta H_{1H} - T\Delta S_{1H} \tag{1-28}$$

$$\Delta G_{1X} = -RT\ln K_{1X} = \Delta H_{1X} - T\Delta S_{1X} \tag{1-29}$$

$$\Delta G_{1X} - \Delta G_{1H} = \Delta H_{1X} - \Delta H_{1H} - (T\Delta S_{1X} - T\Delta S_{1H}) \tag{1-30}$$

$$\Delta\Delta G_1 = \Delta\Delta H_1 - T\Delta\Delta S_1 \tag{1-31}$$

ここで，ΔGはGibbs自由エネルギー，Rは気体定数，Tは温度，ΔHはエンタルピー，$T\Delta S$は組織化エネルギーである。式(1-28)は，標準条件下での安息香酸のイオン化を表し，式(1-30)は，メタ位とパラ位を置換した安息香酸類のイオン化に及ぼす置換基Xの効果を表す。同様にして，フェニル酢酸類のエステル化に対しては式(1-32)が導かれる。

$$\Delta\Delta G_2 = \Delta\Delta H_2 - T\Delta\Delta S_2 \tag{1-32}$$

式(1-31)と式(1-32)は，（水素と比べたときの）2種の類似過程に及ぼす置換基Xの効果を表す。Hammettの仮定は，次のように表現することもできる。

$$\Delta\Delta G_2 = a(\Delta\Delta G_1) \tag{1-33}$$

または

$$\delta_x \Delta G_2 = a(\delta_x \Delta G_1) \tag{1-34}$$

ここで，Leffler-Grunwald演算子（δ_x）は，各反応においてΔGに及ぼすXの効果を表す[15]。

Gibbs自由エネルギー変化は，ΔHと$T\Delta S$の双方に依存する。ΔHとΔSが真に独立なパラメータであるならば，この依存性は，なぜHammett式が成り立つのかについて疑問を投げかける。Hammett式が成功した原因は，メタ位とパラ位でΔSが一定であるという仮定にある。しかし，その後，この仮定は正しくないことが判明した。ΔHとΔSの間には，逆に直線関係が成立することが分かったのである。

$$\Delta H = \beta \Delta S \tag{1-35}$$

$$\delta_x \Delta H = \beta \delta_x \Delta S \tag{1-36}$$

ΔHとΔSの間のこの直線関係は，等速関係とか補償則とか呼ばれる。エントロピー（ΔS）とエンタルピー（ΔH）の間のこの共線性は，Lefflerの研究以来，大いに関心が持たれた[69]。しかし，その理由は解明されなかった。Exnerは，物理有機化学の観点から，問題を批判的に論評した[70]。

また，Lumry-Rajenderはその生化学的意味を考察し[71]，Schowenは創薬化学の立場から検討を加えた[72]。さらに，Linert-Jamesonは問題の解析を試みた[73]。

式(1-36)と式(1-37)を組み合わせると，式(1-38)が得られる。この式を使えば，別の観点から，関係を眺めることができる。

$$\delta_x \Delta G = \delta_x \Delta H - T \delta_x \Delta S \tag{1-37}$$

$$\delta_x \Delta G = (1 - T/\beta) \delta_x \Delta H \tag{1-38}$$

定数βは温度の次元を持ち，等速温度と呼ばれる。βがTに近づくと，k（平衡定数または速度定数）の差はゼロに近づく。βの値は，一般に400〜800 Kの範囲にある。すなわち，ρ_xは式(1-39)に従って温度と共に変化する。

$$\rho_x = a(1 - \beta/T) \tag{1-39}$$

ここで，aは定数である。Hammett式が温度依存性であるという事実は，符号が等速温度で変化するρ_xに対して機構的重要性を付与する。この見解は，多くの研究者を躊躇させることになった。しかし，我々はこの問題の重要性に注意を払うべきである。ρ_xの符号および大きさと，反応機構に関する情報の間には，多くの事例で合理的な一致が認められる。すなわち，反応機構を解釈する上で，ρ_xは重要な役割を担っている。このことは，次の第2章で詳しく説明する。

Petersenらは，ΔHとΔSの決定には，重大な実験的困難を伴うことを指摘した[74]。また，βを確定する際にも，重大な統計的問題が存在する[74,75]。Hammett式が成功を収めたのは，式(1-36)に示されるように，ΔHとΔSの間に共線性があるからである。しかし，そうであるならば，$\log k$とΔHまたはΔSとの間に直線関係が期待されるが，そのような関係は存在しない。直線的自由エネルギー関係は，発見から50年が経過したが，その根拠はいまだ謎に包まれている。

1.12　分子軌道パラメータ

Hammett式が「成立」する事例は数千件にも達する。しかし，「成立」が意味することについては，議論の余地がある。「容認できる」相関の意味についても同様である。物理有機化学では，行儀の良い置換基――溶媒と強く反応しない置換基――を用いれば，r^2が0.96以上の高い相関が期待できる。しかし，生化学や創薬化学の領域では，相関係数が0.90を越えることはそれほど多くない。相関に関する真の試験は，それが反応機構に関して有用な一般化をなし得るか否かという点にある。すなわち，これらの相関が，あらゆる種類の有機反応機構や生物有機反応機構を理解する上で，矛盾のない価値ある知識を提供できるか否かである。この点に関連し，大きな分子を含む場合には，Hammett式は量子化学よりも優れた結果を与える。しかし，コンピュータの性能向上や計算手順の改良に伴い，分子軌道計算はHammett定数と置き換わりつつある（第9章参照）[76-81]。

外松らは，式(1-40)を使えば，σ値が計算できることを示した。

$$\sigma = 29.166[q(=O) + q(-O-) + q(H)] + 12.681$$
$$n = 27, r^2 = 0.943, s = 0.083 \tag{1-40}$$

表1-4 σ定数の実測値と計算値の比較

置換基	実測値	計算値*	$|\Delta \sigma|$
H	0	−0.04	0.04
4-F	0.06	0.09	0.03
4-Cl	0.23	0.15	0.08
4-Br	0.23	0.27	0.04
4-I	0.18	0.27	0.09
4-Me	−0.17	−0.15	0.02
4-Et	−0.15	−0.16	0.01
4-CF$_3$	0.54	0.59	0.05
4-CN	0.66	0.44	0.22
4-COOH	0.45	0.48	0.03
4-NO$_2$	0.78	0.89	0.11
4-NH$_2$	−0.66	−0.57	0.09
4-OH	−0.37	−0.22	0.15
4-OMe	−0.28	−0.29	0.01
4-SMe	0	−0.06	0.06
3-F	0.34	0.33	0.01
4-Cl	0.37	0.25	0.12
3-Br	0.39	0.26	0.13
3-I	0.35	0.23	0.12
3-Me	−0.07	−0.07	0
3-Et	−0.07	−0.09	0.02
3-CF$_3$	0.43	0.49	0.06
3-CN	0.56	0.42	0.14
3-NO$_2$	0.71	0.77	0.06
3-NH$_2$	−0.16	−0.03	0.13
3-OH	0.12	0.13	0.01
3-OMe	0.12	0.02	0.1
3-SMe	0.15	0.13	0.02

*式(1-40)を用いて計算された値.

ここで,qは,表1-4に示した27種のメタおよびパラ置換安息香酸類のカルボキシ基の2個の酸素とプロトンの電荷を,AM1法により計算した値である.

最近の研究によれば,Kim-Martinは,この相関を49種の置換安息香酸類へ拡張し,$r^2=0.916$と$s=0.102$を得た[80].

Mitchellは,クロニジン誘導体のpK_aをε_{HOMO}値と相関づけた[81].

$$pK_a = 67.1\varepsilon_{HOMO} + 26.9$$
$$n = 20,\ r^2 = 0.940,\ s = 0.27$$
(1-41)

ε_{HOMO}はイオン化ポテンシャルと正比例し,かつプロトン化の容易さとも関連づけられる.Mitchellらはまた,式(1-41)において,ε_{HOMO}の代わりに7位窒素上の電荷を用いても,実質的

表 1-5 様々な出典から得られた場誘起効果と共鳴効果の比較

置換基	$\sigma_F{}^a$	F^b	$\sigma_I{}^c$	$\sigma_I{}^d$	σ_R^{0a}	R^b	$\sigma_R{}^c$	$\sigma_R{}^d$
H	0.00	0.00	0.00	0.00	0.00	0.00	0.00	0.00
Me	−0.01	0.01	−0.01	−0.04	−0.08	−0.18	−0.16	−0.11
Et	−0.01	0.00	−0.01		−0.07	−0.15	−0.14	
i-Pr	−0.01	0.04	0.01			−0.19	−0.16	
tert-Bu	−0.01	−0.02	−0.01		−0.06	−0.18	−0.18	
CH_2F	0.13	0.15			−0.09	−0.04		
CF_3	0.42	0.38	0.40	0.45	0.04	0.16	0.11	0.08
CHO	0.22	0.33			0.18	0.09		
COMe	0.19	0.33	0.30	0.28	0.20	0.17	0.20	0.16
CO_2Me	0.23	0.34	0.32	0.30	0.17	0.11	0.11	0.14
COF	0.43	0.48			0.18	0.22		
CN	0.45	0.51	0.57	0.56	0.09	0.15	0.08	0.13
NH_2	0.15	0.08	0.17	0.12	−0.47	−0.74	−0.80	−0.48
$N(CH_3)_2$	0.15	0.15	0.17	0.06	−0.58	−0.98	−0.88	−0.52
NO_2	0.66	0.65	0.67	0.65	0.19	0.13	0.10	0.15
OH	0.30	0.33	0.24		−0.41	−0.70	−0.62	
OMe	0.29	0.29	0.30	0.27	−0.41	−0.56	−0.58	−0.45
F	0.47	0.45	0.54	0.50	−0.30	−0.39	−0.48	−0.34
SH	0.23	0.30	0.27		−0.25	−0.15		
SMe	0.16	0.23	0.30	0.23	−0.27	−0.23	−0.38	−0.20
SO_2Me	0.60	0.53	0.59	0.59	0.05	0.19	0.11	0.12
Cl	0.44	0.42	0.47	0.46	−0.21	−0.19	−0.25	−0.23

^{a} 文献 78 からの引用.
^{b} 文献 20 からの引用.
^{c} 文献 36 からの引用.
^{d} 文献 23 からの引用.

に同等の相関が得られることを示した[81]。さらにまた，彼らは式(1-42)を使って，ε_{HOMO} よりも σ 定数の方が良好な相関を与えることを証明した。

$$pK_a = -1.57\Sigma\sigma_{o,m,p} + 10.14$$
$$n = 28, r^2 = 0.992, s = 0.103$$
(1-42)

Topsonは，分子軌道計算を用いて σ 定数を推定した[78]。彼の結果を，表 1-5 の実測値と比較されたい。場誘起定数（σ_F）との相関は良好であるが，共鳴定数（σ_R^0）との相関は良くない。

明らかに，量子化学的計算は，QSARに利用できるところまで到達している。その結果は，Hammett式に比べれば良好とは言えないが，機構に関する定性的情報は有用である。また，強力なグループ間共鳴が存在する事例では，さらなる証拠が必要とされよう。

イオン化に及ぼす置換基効果を直接計算する方法も検討されている[82]。

1.13 まとめ

Hammett式は，驚くほど成功を収めてはいるが，（堅固な理論的基礎を見出すために多大な努力が払われた）経験則にすぎない。Hammett式に関する総説を最初に報告したJafféによれば，σ 定数は一定ではなく，反応系や条件に依存して変化する。他の研究者もまた，この点を指摘し

ている[49]。もし所定のデータセットに対して相関が得られなかったら，それは単にライブラリーの不備を反映しているに過ぎない。この問題を回避する試みは，σ定数の増殖を引き起こした。Swain-Luptonは1968年，43種の置換基のσ値に着目し，それらが2種のパラメータ（FとR）で置き換えられることを示した[37]。しかし，彼らの主張はあまりにも楽観的であった。

真の困難は，置換基と反応中心の間にグループ間共鳴が存在する場合に現れる。σ^-，σ^+およびσ^0の使用は，問題の改善に役立ったが，問題の解決にはつながらなかった。

状況は，σをσ_Iとσ_Rへ分解することにより改善された。すなわち，共鳴効果（σ_R）は独立に変化し，場誘起効果（σ_I）とは無関係なものとして扱われる。σ_Iは，あらゆる系——脂肪族と芳香族の両方——で一定値を保つ[20]。しかし，この不変性はσ_Rでは成立しない。σ_Rはσ_Iに比べて，反応中心の電子の可動性にはるかに敏感である。さらに，σの分解により得られる利得の一部は，式(1-18)のような複雑な式を使うことにより失われる。

Hammett相関で遭遇するもう一つの問題は非線形の問題である。すなわち，σに対する$\log k$のプロットは，2本の直線が交差する形を取り，放物線で表されることもしばしばである。このような結果は，一般には，σのある値で反応機構が変化したことを意味するものと解釈される。

Jencksによれば，モデルに基づいた構造活性相関の議論では，方法の持つ欠陥を明らかにすることが重要である[83]。しかし，反応機構を理解する手段としての構造活性相関を拒否するのは，正しい態度とは言えない。また，速度過程と平衡過程との間の単純な関係は常に成立するわけではない[84]。もっとも，有機反応に及ぼす置換基効果を理解する上で，Hammett式は我々が所有する最良の手段であり，しばらくは今後もその状態が続くと思われる。

引用文献

1. Hammett, L. P., *Chem. Rev.* **1935**, *17*, 125.
2. Hammett, L. P. *Physical Organic Chemistry*, 2nd ed.; McGraw-Hill: New York, 1970.
3. Burkhardt, G. N. *Nature (London)* **1935**, *136*, 684.
4. Taft, R. W.; Newman, M. S.; Verhoek, F. H. *J.Am.Chem.Soc.* **1950**, *72*, 4511.
5. Taft, R. W. In *Steric Effects in Organic Chemistry*; Newman, M. S., Ed.; Wiley: New York, 1956; p 556.
6. Fujita, T.; Iwasa, J.; Hansch, C. *J. Am. Chem. Soc.* **1964**, *86*, 5175.
7. Fujita, T.; Nishioka, T. *Prog. Phys. Org. Chem.* **1976**, *12*, 49.
8. Jaffé, H. H. *Chem. Rev.* **1953**, *53*, 191.
9. McDaniel, D. H.; Brown, H. C. *J. Org. Chem.* **1958**, *23*, 420.
10. Unger, S. H.; Hansch, C. *J. Med. Chem.* **1973**, *16*, 745.
11. Sjöström, M.; Wold, S. *Chem. Script.* **1976**, *9*, 200.
12. Kalfus, K.; Kroupa, J.; Vecera, M.; Exner, O. *Collect. Czech. Chem. Commun.* **1975**, *40*, 3009.
13. Hansch, C.; Leo, A.; Unger, S. H.; Kim, K. H.; Nikaitani, D.; Lein, E. J. *J. Med. Chem.* **1973**, *16*, 1207.
14. Johnson, C. D. *The Hammett Equation*; Cambridge University Press: New York, 1973; p 55.
15. Leffler, J. E.; Grunwald, E. *Rates and Equilibria of Organic Reactions*; Wiley: New York, 1963; p 187.

16. Exner, O. In *Advances in Linear Free-Energy Relationships*; Chapman, N.B.; Shorter, J., Eds.; Plenum: London, 1972; p 12.
17. Schreck, J. O. *J. Chem. Educ.* **1971**, *48*, 103.
18. Exner, O. *Correlation Analysis of Chemical Data*; Plenum: New York, 1988.
19. Shorter, J. In *Similarity Models in Organic Chemistry, Biochemistry and Related Fields*; Elsevier: Amsterdam, Netherlands, 1991; p 78.
20. Hansch, C.; Leo, A.; Taft, R. W. *Chem. Rev.* **1991**, *91*, 165.
21. Hoefnagel, A. J.; Hoefnagel, M. A.; Wepster, B. M. *J. Org. Chem.* **1978**, *43*, 4720.
22. Exner, O. In *Advances in Linear Free-Energy Relationships*; Chapman, N. B.; Shorter, J., Eds.; Plenum: London, 1972.
23. Ehrenson, S.; Brownlee, R. T. C.; Taft, R. W. *Prog. Phys. Org. Chem.* **1973**, *10*, 1.
24. Taft, R. W.; Ehrenson, S.; Lewis, I. C.; Glick, R. E. *J. Am. Chem. Soc.* **1959**, *81*, 5352.
25. Yukawa, Y.; Tsuno, Y.; Sawada, M. *Bull. Chem. Soc. Jpn.* **1972**, *45*, 1198.
26. Okamoto, Y.; Brown, H. C. *J. Org. Chem.* **1957**, *22*, 485.
27. Stock, L. M.; Brown, H. C. *Adv. Phys. Org. Chem.* **1963**, *1*, 35.
28. Topsom, R. *Prog. Phys. Org. Chem.* **1976**, *12*, 1.
29. Shorter, J. In *Advances in Linear Free-Energy Relationships*; Chapman, N. B.; Shorter, J., Eds.; Plenum: London, 1972; p 72.
30. Charton, M. *J. Am. Chem. Soc.* **1975**, *97*, 3691; **1975**, *99*, 5687.
31. Charton, M. *J. Org. Chem.* **1964**, *29*, 1222.
32. Roberts, J. D.; Moreland, W. T. *J. Am. Chem. Soc.* **1953**, *75*, 2167.
33. Taft, R. W.; Grob, C. A. *J. Am. Chem. Soc.* **1974**, *96*, 1236.
34. Grob, C. A.; Schlageter, M. G. *Helv. Chim. Acta* **1976**, *59*, 264.
35. Grob, C. A. *Helv. Chim. Acta* **1985**, *68*, 882.
36. Charton, M. *Prog. Phys. Org. Chem.* **1981**, *13*, 119.
37. Swain, C. G.; Lupton, E. C., Jr. *J. Am. Chem. Soc.* **1968**, *90*, 4328.
38. Swain, C. G.; Unger, S. H.; Rosenquist, N. R.; Swain, M. S. *J. Am. Chem. Soc.* **1983**, *105*, 492.
39. Gutowsky, H. S.; McCall, D. W.; McGrarvey, B. R.; Meyer, L. H. *J. Am. Chem. Soc.* **1952**, *74*, 4809.
40. Taft, R. W.; Lewis, I. C. *J. Am. Chem. Soc.* **1958**, *80*, 2436.
41. Taft, R. W.; Lewis, I. C. *J. Am. Chem. Soc.* **1959**, *81*, 5343.
42. Yukawa, Y.; Tsuno, Y. *Bull. Chem. Soc. Jpn.* **1959**, *32*, 965, *971*.
43. Ehrenson, S. *Tetrahedron Lett.* **1946**, 351.
44. Holtz, H. D.; Stock, L. M. *J. Am. Chem. Soc.* **1964**, *86*, 5188.
45. Reynolds, W. F.; Topsom, R. D. *J. Org. Chem.* **1984**, *49*, 1989.
46. Hoefnagel, A. J.; Oosterbeek, W.; Wepster, B. M. *J. Org. Chem.* **1984**, *49*, 1993.
47. Charton, M. J. *J. Org. Chem.* **1984**, *49*, 1997.
48. Swain, C. G. *J. Org. Chem.* **1984**, *49*, 2005.
49. van Bekkum, H.; Verkade, P. E.; Wepster, B. M. *Rec. Trav. Chim.* **1959**, *78*, 815.
50. Yukawa, Y.; Tsuno, Y. *Mem. Inst. Sci. Ind. Res. Osaka Univ.* **1965**, *23*, 71.
51. Tsuji, Y.; Fujio, M.; Tsuno, Y. *Bull. Chem. Soc. Jpn.* **1990**, *63*, 856.
52. Fujio, M.; Adachi, T.; Shibuya, Y.; Murata, A.; Tsuno, Y. *Tetrahedron Lett.* **1984**, *25*, 4557.

53. Alfrey, T.; Price, C. C. *J. Polym. Sci.* **1947**, *2*, 101.
54. Otsu, T.; Ito, T.; Fuji, Y.; Imoto, M. *Bull. Chem. Soc. Jpn.* **1968**, *41*, 204.
55. Yamamoto, Y.; Otsu, T. *Chem. Ind.* **1967**, 787.
56. Hansch, C.; Kerley, R. *Chem. Ind. (London)* **1969**, 294.
57. Cammarata, A.; Yau, S. J. *J. Med. Chem.* **1970**, *13*, 93.
58. Streitwieser, A.; Perrin, C. *J. Am. Chem. Soc.* **1964**, *86*, 4938.
59. Fischer, T. H.; Meirerhoeffer, A. W. *Tetrahedron* **1975**, *31*, 2019.
60. Hansch, C.; Kutter, E.; Leo, A. *J. Med. Chem.* **1969**, *12*, 746.
61. Dinctürk, S.; Jackson, R. A. *J. Chem. Soc. Perkin Trans. 2* **1981**, 1127.
62. Fisher, T. H.; Meierhoefer, A. W. *J. Org. Chem.* **1978**, *43*, 224.
63. Wayner, D. D. M.; Arnold, D. R. *Can. J. Chem.* **1984**, *62*, 1164.
64. Mastryukova, T. A.; Kabachnik, M. I. *Uspekhi. Khim.* **1969**, *38*, 795EE.
65. Mastryukova, T. A.; Kabachnik, M. I. *J. Org. Chem.* **1971**, *36*, 1201.
66. Charton, M.; Charton, B. L. *J. Org. Chem.* **1978**, *43*, 2383.
67. Taft, R. W.; Topsom, R. D. *Prog. Phys. Org. Chem.* **1987**, *16*, 1.
68. Charton, M. *Prog. Phys. Org. Chem.* **1987**, *16*, 287.
69. Leffler, J. E. *J. Org. Chem.* **1955**, *20*, 1202.
70. Exner, O. *Prog. Phys. Org. Chem.* **1973**, *10*, 411.
71. Lumry, R.; Rajender, S. *Biopolymers* **1970**, *9*, 1125.
72. Schowen, R. L. *J. Pharm. Sci.* **1967**, *56*, 931.
73. Linert, W.; Jameson, R. F. *Chem. Soc. Rev.* **1989**, *18*, 477.
74. Petersen, R. C.; Margraf, J. H.; Ross, S. D. *J. Am. Chem. Soc.* **1961**, *83*, 3819.
75. Exner, O. *Coll. Czech. Chem. Commun.* **1964**, *29*, 1094.
76. Marriott, S.; Silverstro, A.; Topsom, R. D. *J. Chem. Soc. Perkin Trans. 2* **1988**, 457.
77. Sotomatsu, T.; Murata, Y.; Fujita, T. *J. Comp. Chem.* **1989**, *10*, 94.
78. Topsom, R. D. *Prog. Phys. Org. Chem.* **1987**, *16*, 125.
79. Krygowski, T. M.; Wozniak, K.; Bock, C. W.; George, P. *J. Chem. Res.* **1989**, 396.
80. Kim, K. H.; Martin, Y. C. *J. Org. Chem.* **1991**, *56*, 2723.
81. Mitchell, T. J.; Tute, M. S.; Webb, G. A. *Eur. J. Med. Chem.* **1990**, *25*, 117.
82. Orttung, W. H. *J. Am. Chem. Soc.* **1978**, *100*, 4369.
83. Jencks, W. P. *Bull. Soc. Chim. France* **1988**, 218.
84. Pross, A. *J. Org. Chem.* **1984**, *49*, 1811.

第2章　Hammett式とその拡張形の応用

2.1　序論

　Hammett-Taft式は，あらゆる種類の化学的，物理的および生物学的過程の合理化に応用され，その報告数はきわめて多い。そのため，それらの目録を作成するのは，ほとんど不可能に近い。しかし，Jafféは1953年，すべてのHammett式を列挙するという，最初で恐らく最後の試みを行った[1]。それ以降，特定の事例を詳しく議論した研究は多い[2-4]。また，事例の中には，上級の総説で取り上げられたものもある[5,6]。しかし，すべての事例を包括した総説は，いまだ書かれていない。

　Palmは1977年，Hammett式の大規模評価の基礎となる，速度定数と平衡定数の広範なデータを編纂した，数巻から成る書物を出版した[7]。ポモナ大学MedChemプロジェクトは，有機反応に関する3000件以上の相関式と，生物学的反応に関する2800件の相関式を収録したデータベースの開発を行った。しかし，そこに収録されたデータは，公開されているものの一部にすぎない。Hammett式の文献は膨大な数に上る。そのため，それらを体系立てようとした研究者はまだいない。

　本章では，相関式のρ値の比較に焦点を合わせる。すなわち，ρ，ρ^-およびρ^+が反応機構の診断にいかに役立つかについて考察する。ただし，ρ^-はσ^-に基づいたQSARと関連し，ρ^+はσ^+に基づいたQSARと関連する。我々が目標としたのは，共通な反応パラメータへの依存性を比較し，有機化学的QSARと生物学的QSARの相互関係を解明することであった。しかし，Hammett式では，このような比較は危険を伴い，生物学的QSARでは特にそうである。第1章では，その理由をいろいろ提示した。しかし，構造活性相関を整理する上で，このような比較はきわめて重要な手段となる。また，たとえ比較が失敗に帰しても，その経験は研究を深化させる機会をもたらすことになろう。本章の事例でも明らかなように，類似反応のρ値はよく似ているという主張はかなり支持されている。本章では，機構の解明におけるQSARの診断的価値についても検証する。ただし，生化学や生物学といったさらに複雑な領域への応用に関しては，後章に譲ることにする。

2.2　温度，圧力および溶媒の効果

　最も広く研究されている反応は，各種有機酸類，特に安息香酸類のイオン化である。安息香酸は，プロトン移動の平衡過程に及ぼす反応条件の研究にとって，最も適切な化合物である。表2-1は，温度，圧力および溶媒効果が安息香酸類のpK_aに及ぼす影響をまとめたものである。ただし，表2-1におけるρの符号は，相関に$\log K$ではなくpK_a値が使われるため，負になる。すなわち，（正のσ定数を持つ）電子求引基のpK_aは，（酸性度が強いため）小さい。

　式(1-38)にもかかわらず，式(2-1)～式(2-4)によれば，ρは小さな温度変化に対してはあまり敏感ではない。もちろん，敏感な事例もある。たとえば，Jafféによれば，60%アセトン中での安息香酸メチル類の加水分解では，温度が0℃から50℃へ変化すると，ρ値は2.46から1.92へと変化する[1]。Jafféによれば，プロットは一般に直線的である。しかし，傾きは常に同じパターンを示すわけではなく，ρ値は温度の上昇と共に低下する。

　式(2-5)～式(2-7)によると，1000～3000バールの範囲では，圧力はρに対して有意な影響を及ぼさない。しかし，切片の値に明確な変化が認められ，圧力の増加はイオン化を促進する。

　4-OCH_3誘導体を除外すると，r^2値は低下し，傾きもわずかに減少する。

　表2-1と表2-2によれば，溶媒はイオン化に対して顕著な影響を及ぼす。カルボキシ基からプロトンを取り去る溶媒はρ値を低下させる（置換基の役割は小さい）。最良の例は水である。溶媒は，解離したプロトンの安定化とアニオンの安定化という二つの役割を担う。プロトンの受容体かつ供与体として振舞う溶媒は，イオン化を促進し，ρ値を低下させる。水中のpK_aに対するρ値は，定義により1である。極性（イオン化能力）が低い溶媒と混合した水は，（絶対値で）より大きいρ値を与える。ρ値は，式(2-20)～式(2-22)で最大になる。これらの溶媒は，アニオンの安定化に役立つプロトン供与能を持たない。そのため，置換基効果はこれらの溶媒で最大となる。式(2-24)～式(2-26)の純アルコール類は，ほぼ同一のρ値を与える。その値は，非水素結合供与性溶媒のρ値よりもはるかに小さい。式(2-15)～式(2-18)の傾きは，式(2-23)～式(2-26)の傾きとは異なるが，その理由は不明である。式(2-25)の切片は，他のアルコール類の値よりも小さいが，それは安息香酸と比較したからである。非水溶媒中でのイオン化の度合は小さいが，このことは，大きな切片の値に反映されている。安息香酸類の切片は，水中では4.2であるが，アセトニトリル中では20.7である。すなわち，水中に比べてアセトニトリル中では，安息香酸は約10^{16}倍解離しにくい。Halléらは，ジメチルスルホキシド（DMSO）と水の混合物が安息香酸類とアニリン類のイオン化に及ぼす効果に関して，多数の事例を報告した[18]。彼らは，100% DMSO中での安息香酸類のpK_aに対するρ値が−2.50であることを見出したが，この結果は式(2-22)とよく一致する。

　表2-2は，Bosch-Taftの調査から得られた結果である。2-プロパノールと$tert$-ブタノールに対するρは，予想される値よりも大きい。これは，立体効果によるものと思われる。また，テトラヒドロフランの値はきわめて大きい。気相では，イオン化を助ける溶媒が存在しないため，置

表 2-1 安息香酸類のイオン化に関する相関

式番号	温度(℃)	溶媒[a]	ρ[b]	定数	n[c]	r^2[c]	s[c]	引用文献
2-1	15	水	$-1.02(\pm 0.05)$	$4.22(\pm 0.02)$	9	0.996	0.021	8
2-2	25	水	-1.00[d]					
2-3	35	水	$-1.01(\pm 0.05)$	$4.21(\pm 0.02)$	9	0.998	0.021	8
2-4	45	水	$-1.01(\pm 0.06)$	$4.22(\pm 0.03)$	9	0.996	0.024	8
2-5	25	水, 1000バール	$-0.99(\pm 0.04)$	$4.03(\pm 0.02)$	7	0.998	0.014	9
2-6	25	水, 2000バール	$-0.96(\pm 0.04)$	$3.88(\pm 0.02)$	7	0.998	0.015	9
2-7	25	水, 3000バール	$-0.94(\pm 0.04)$	$3.74(\pm 0.02)$	7	0.998	0.013	9
2-8	25	25%アセトン	$-1.09(\pm 0.09)$	$4.96(\pm 0.03)$	16	0.980	0.094	11
2-9	25	41.5%ジオキサン	$-1.32(\pm 0.11)$	$5.84(\pm 0.06)$	17	0.980	0.062	12
2-10	25	55%ジオキサン	$-1.49(\pm 0.11)$	$6.87(\pm 0.06)$	17	0.982	0.066	12
2-11	25	71.5%ジオキサン	$-1.56(\pm 0.11)$	$8.15(\pm 0.06)$	17	0.984	0.066	12
2-12	25	83%ジオキサン	$-1.56(\pm 0.15)$	$9.84(\pm 0.09)$	17	0.968	0.091	12
2-13	25	50%2-ブトキシエタノール	$-1.40(\pm 0.22)$	$5.61(\pm 0.09)$	7	0.982	0.079	13
2-14	25	50%エタノール	$-1.44(\pm 0.05)$	$5.69(\pm 0.02)$	86	0.976	0.076	14,15
2-15	23	70%エタノール	$-1.73(\pm 0.20)$	$6.17(\pm 0.09)$	10	0.980	0.118	16
2-16	25	80%エタノール	$-1.80(\pm 0.25)$	$6.61(\pm 0.10)$	9	0.982	0.121	16
2-17	25	90%エタノール	$-1.92(\pm 0.44)$	$7.05(\pm 0.12)$	9	0.978	0.144	16
2-18	25	100%エタノール[e]	$-2.00(\pm 0.26)$	$7.22(\pm 0.11)$	10	0.976	0.153	16
2-19	25	80%メチルセロソルブ	$-1.67(\pm 0.07)$	$6.65(\pm 0.02)$	87	0.966	0.094	14,15
2-20	25	ジメチルホルムアミド	$-2.39(\pm 0.20)$	$12.35(\pm 0.15)$	9	0.992	0.119	17
2-21	25	アセトニトリル	$-2.52(\pm 0.36)$	$20.68(\pm 0.27)$	9	0.974	0.213	17
2-22	25	ジメチルスルホキシド	$-2.39(\pm 0.36)$	$10.99(\pm 0.22)$	11	0.962	0.123	10
2-23	25	エチレングリコール	$-1.43(\pm 0.23)$	$7.69(\pm 0.14)$	11	0.958	0.077	10
2-24	25	メタノール	$-1.37(\pm 0.23)$	$9.34(\pm 0.14)$	11	0.953	0.079	10
2-25	25	ブタノール	$-1.47(\pm 0.09)$	$4.18(\pm 0.04)$	8	0.996	0.039	19
2-26	25	プロパノール	$-1.51(\pm 0.10)$	$8.55(\pm 0.04)$	14	0.988	0.058	20

注: $pK_a = \rho\sigma + 定数$.
[a] 第二の溶媒は常に水である.
[b] 括弧内の数値は95%信頼区間である.
[c] nはデータ点の数, r^2は相関係数, sは標準偏差である.
[d] 定義により.
[e] 外挿により得られた値.

表 2-2 さまざまな純溶媒中での安息香酸類のイオン化に対するρ値

溶媒	ρ
水	1.00
メタノール	1.36
エタノール	1.50
ニトロメタン	1.70
ヘキサノール	1.74
2-プロパノール	2.00
ジメチルスルホキシド	2.32
N-メチルピロリジン	2.37
ジメチルホルムアミド	2.40
アセトニトリル	2.61
アセトン	2.75
ジメチルアセトアミド	2.93
$tert$-ブタノール	3.10
テトラヒドロフラン	4.45
気相	10.50

出典: E. Bosch and R. W. Taft (University of California at Irvine)からの私信.

換基効果は特に重要となる。これらの結果によれば，酵素の疎水ポケットにカルボキシ基が布置されると，そのイオン化は溶媒の影響を強く受ける。

水に似ていない溶媒は，標準偏差の大きい方程式を与える。σ 定数のほとんどは，水中あるいは50％エタノール-水中で測定された。したがって，非水系は，溶媒として理想的とは言えない。

物理有機化学者は，いわゆる行儀の良い置換基——溶媒と強く相互作用しない置換基——に注意を集中する傾向がある。このようなアプローチは，相関の高い方程式をもたらす。しかし同時に，比較的少数の置換基しか検討されないという弱点を持つ。そのため，「信用できる」置換基のみが繰り返し使用されることになる。広範な置換基を含んだ啓発的な事例としては，Exner-Lakomyの式(2-19)が挙げられる[14,15]。この研究では，87種の置換基が80％のメチルセロソルブ中で吟味された。次の15種の置換基の偏差は，回帰式の標準偏差の2倍以上であった：4-CH_2CN, 3-SO_2NH_2, 3-$NHCOCH_3$, 4-$NHCOCH_3$, 3-$N=CHC_6H_5$, 4-$N=CHC_6H_5$, 3-$N=CHC_6H_4$-4-OCH_3, 3-OH, 3-OCH_3, 3-$OCOCH_3$, 4-$OCOCH_3$, 4-$CH_2OSO_2C_6H_5$, 3-CCl_3, 4-CCl_3 および 4-$N(CH_3)_2$。

式(2-14)に示した，50％エタノール中での安息香酸類のイオン化では，次の置換基が標準偏差の2倍以上の偏差を与えた：4-CH_2CN, 4-NO_2, 3-SO_2NH_2, 4-SO_2CF_3, 4-NH_2, 4-$N(CH_3)_2$, 3-$NHCOCH_3$, 4-$NHCOCH_3$, 3-$N=CHC_6H_4$-4-OCH_3, 3-OH および 4-OC_6H_5。水に近い50％エタノールは，メチルセロソルブに比べて多少良好な相関を与えた。しかし残念なことに，このように広範な置換基を検討した例はきわめて稀である。

式(2-20)に示した，ジメチルホルムアミド中では，適合の最も悪い置換基は3-OHで，その偏差は標準偏差の2.8倍以上であった。式(2-22)に示した，DMSO中では，適合の悪い置換基は3-OHと3-NH_2で，偏差はいずれも標準偏差の約2.5倍であった。

生物学的QSARの相関式に及ぼす溶媒効果は，面倒な問題を含んでいる。たとえば，置換基が生体受容体の非極性領域に包み込まれたとき，置換基の電子的性質はどのような影響を受けるのか。また，σ 定数を用いて，合理的な相関が得られるのか（表7-2参照）。Hoefnagel-Wepsterの研究によれば，生物学的QSARにおいて，π または $\log P$ と一緒に σ を用いれば，「溶媒効果」はある程度説明できる[21-23]。すなわち，水分量を異にする溶媒中での有機酸類のイオン化定数の変化は，Hammett式の拡張形（$\log k - \log k_0 \equiv \Delta$；$\Delta = \rho\sigma + h\pi$）により改善される。ここで，$\pi$ は置換基の疎水定数（第4章参照），h は回帰から求まる傾きである。$h\pi$ 項による改善は大きくはないが，きわめて有意である。Shorterは，Hammett式における溶媒の役割について検討を加えた[24]。また，Fan-Jiangは，有機反応の直線的自由エネルギー関係における疎水効果に言及し[25]，Topson-Jinfengは置換基に及ぼす溶媒効果に関心を示した[26,27]。

2.3　フェノール類とチオフェノール類のイオン化

表2-3は，さまざまな条件下でのフェノール類とチオフェノール類のイオン化に関する相関式をまとめたものである。

これらの相関では，式(2-47)に示した，メタノール中でのチオフェノール類を除き，4位置換基に対してはσ^-値が使用された。ρの値は，安息香酸類に比べてフェノール類やチオフェノール類の方がはるかに大きい。すなわち，これらのイオン化しにくい化合物では，非極性溶媒中での安息香酸類と同様，置換基がきわめて重要な役割を演じる。また，フェノール類の置換基は，安息香酸類のそれに比べて1原子分だけプロトンに近い。式(2-27)〜式(2-30)のρ値は，安息香酸類のイオン化と同様，温度変化に対して感受性が低い。また，式(2-32)〜式(2-34)のρ値は，溶媒効果に対する感受性も低いことを示している。

イオン化における溶媒の役割を理解する上で，フェノール類のイオン化に及ぼすオルト置換基の効果は特に注目に値する。式(2-35)と式(2-36)のρ値は，メタ位とパラ位のみが置換されたフェノール類と比べて，それほど大きく違わない。式(2-42)に示した，4-X-2,6-ジクロロフェノール類のρ値は，2-ニトロフェノール類や2-クロロフェノール類のそれとほぼ同じである。しかし，式(2-39)に示した，2,6-ジメチル-4-X-フェノール類のρ値は少し大きい。また，式(2-40)と式(2-41)に示した，2,6-ジ-tert-ブチル-4-X-フェノール類は，傾きの信頼区間がかなり大きいため，信頼性は乏しいが，きわめて大きなρ値を有する。tert-ブチル基に囲まれたフェノール性OH基は，（切片に示されるように）イオン化が難しい。置換基の役割はより重要となり，その結果，ρ値は大きくなる。また，反応中心は非水溶媒中にあるかのごとく振舞う。

式(2-43)〜式(2-46)に示した，チオフェノール類では，σ^-はσよりも良好な相関を与える。しかし，式(2-47)に示すように，溶媒として純メタノールを使用する場合にはそうではない。式(2-47)のρ値は48％エタノール中よりも少し大きいが，（ρの信頼限界に示されるように）その相関の質は疑わしい。

2.4　置換基効果の伝播

架橋を介した置換基と反応中心の間の置換基効果の伝播に関する初期の研究（X-C_6H_4-Y-COOH）では，主な手法として，水中での有機酸類のイオン化が用いられた（表2-4）。非水溶媒中では，NMR化学シフトを用いた研究が多い。本節で取り上げるのは，極性溶媒中での有機反応である。NMR研究の論評は行われない。表2-4は，安息香酸の変種に関する研究をまとめたものである。カルボキシ基のイオン化に及ぼす置換基の電子効果をρ，対応する安息香酸類におけるそれをρ_0とすると，比ρ/ρ_0は，各種溶媒系での電子効果の伝播に及ぼすYの効果を表す。式(2-49)によれば，置換基と反応中心の間にある飽和性-CH_2-単位の絶縁効果は，ρに対して大きな影響を及ぼす。すなわち，ρ値は，安息香酸類では1であるが，フェニル酢酸類になると0.59へと低下する。カルボキシ基の絶縁に-CH_2CH_2-単位が使われた3件の事例，すなわち，式(2-56)，式(2-57)および式(2-77)では，ρ/ρ_0の平均値は0.22である。これらの結果は，Yとして-$(CH_2)_3$-単位を用いれば，置換基効果がほぼ消失することを示唆する。もっとも，ρ値は，カルボキシ基のイオン化のみによって定まるわけではない。

置換基効果の伝播に及ぼすπ電子系の影響を調べるには，-CH_2CH_2-と-CH=CH-を比較して

表 2-3 フェノール類とチオフェノール類のイオン化に関する相関

式番号	温度(℃)	溶媒	化合物タイプ	ρ	定数	n	r^2	s	引用文献
2-27	10	水	3-X-フェノール類	$-2.37(\pm 0.24)$	$10.12(\pm 0.08)$	9	0.988	0.076	28
2-28	25	水	3-X-フェノール類	$-2.29(\pm 0.22)$	$9.91(\pm 0.08)$	9	0.988	0.070	28
2-29	40	水	3-X-フェノール類	$-2.27(\pm 0.22)$	$9.74(\pm 0.08)$	9	0.988	0.069	28
2-30	55	水	3-X-フェノール類	$-2.28(\pm 0.22)$	$9.59(\pm 0.08)$	9	0.988	0.069	28
2-31	25	水	X-フェノール類	$-2.00(\pm 0.14)$	$9.84(\pm 0.07)$	20	0.982	0.114	29,30
2-32	25	50%エタノール	4-X-フェノール類	$-2.36(\pm 0.15)$	$11.09(\pm 0.11)$	12	0.992	0.120	31
2-33	21	95%エタノール	X-フェノール類	$-2.55(\pm 0.28)$	$12.71(\pm 0.13)$	17	0.960	0.202	32
2-34	25	80%メチルセロソルブ	X-フェノール類	$-2.54(\pm 0.19)$	$11.62(\pm 0.12)$	7	0.996	0.070	33
2-35	25	水	4-X-2-NO_2-フェノール類	$-2.39(\pm 0.24)$	$7.04(\pm 0.14)$	12	0.980	0.173	34
2-36	25	水	4-X-2-Cl-フェノール類	$-2.52(\pm 0.36)$	$8.37(\pm 0.16)$	11	0.964	0.208	35
2-37	25	DMSO	フェノール類	$-4.34(\pm 0.33)$	$16.6(\pm 0.38)$	12	0.988	0.300	36
2-38	25	DMF	フェノール類	$-4.40(\pm 0.61)$	$17.7(\pm 0.59)$	8	0.980	0.414	36
2-39	25	水	4-X-2,6-ジメチルフェノール類	$-2.50(\pm 0.24)$	$10.54(\pm 0.17)$	9	0.988	0.171	37
2-40	25	50%エタノール	4-X-2,6-ジ-$tert$-ブチルフェノール類	$-4.76(\pm 0.57)$	$14.28(\pm 0.42)$	10	0.978	0.385	31
2-41	25	水	4-X-2,6-ジ-$tert$-ブチルフェノール類	$-4.03(\pm 1.9)$	$12.26(\pm 1.9)$	6	0.891	0.395	31
2-42	25	水	4-X-2,6-ジクロロフェノール類	$-2.61(\pm 0.02)$	$6.84(\pm 0.01)$	8	0.998	0.008	38
2-43	25	水	X-チオフェノール類	$-1.54(\pm 0.18)$	$6.53(\pm 0.10)$	11	0.976	0.114	39
2-44	20	49%エタノール	X-チオフェノール類	$-2.09(\pm 0.15)$	$7.67(\pm 0.07)$	17	0.982	0.116	32
2-45	25	48%エタノール	X-チオフェノール類	$-2.72(\pm 0.19)$	$7.73(\pm 0.07)$	15	0.986	0.103	40
2-46	25	95%エタノール	X-チオフェノール類	$-2.35(\pm 0.28)$	$9.17(\pm 0.13)$	15	0.962	0.194	32
2-47	25	メタノール	4-X-チオフェノール類	$-2.74(\pm 0.44)$	$8.01(\pm 0.19)$	6	0.986	0.172	41

注:$pK_a = \rho\sigma + $ 定数.

みると良い.式(2-50),式(2-61)および式(2-62)に示した,3種のトランス酸における ρ/ρ_0 の平均は0.48であり,式(2-63)と式(2-64)に示した,シス酸に対する平均は0.44である.95%信頼区間を考慮すると,シス架橋とトランス架橋の間で,平均値に差はないと考えられる.0.48という値は,-CH_2CH_2-架橋に対する値(0.22)の2倍以上である.

式(2-79)と式(2-80)に示した,-(CH=CH)$_2$-架橋に関する2件の事例では,ρ/ρ_0 の平均値は0.24である.この値は,-(CH$_2$)$_4$-に対して期待される値よりもはるかに大きい.しかし,式(2-50),式(2-61)〜式(2-64)に示した,単純なエチレン結合の値に比べれば,約半分にすぎない.式(2-86)は,フェニレン基の導入の効果を表す.0.31という値は,電子効果が π 電子系を介して長い距離伝播されることを示唆する.$HClO_4$ による X-C_6H_4-C≡C-C≡C-C≡C-Ge$(C_2H_5)_2$ の求電子的開裂はさらに印象的である[58].この事例では,$\rho^+ = -0.86$ が使われた(ρ に付いた+は,相関に σ^+ 値が使われたことを表す).σ^+ は σ よりも良好な相関を与え,グループ間共鳴は,ベンゼン環と3個のアセチレン基からなる6炭素を介して伝播される.式(2-135)に示した,X-C_6H_4Si$(CH_3)_3$ の脱シリル化では,$\rho^+ = -4.46$ が使われた.

不飽和側鎖を介した置換基の電子効果の伝播は,場効果や誘起効果によるものではない.経験的にはそのように考えたいが,架橋効果の原因はさまざまである.不飽和結合を介した伝播は,

表2-4 X-C$_6$H$_4$-Y-COOHにおけるYを介した電子効果の伝播

式番号	温度(℃)	Y	溶媒	ρ	定数	ρ/ρ_0	n	r^2	s	引用文献
2-48	25	無	水	-1		1	–	–	–	–
2-49	25	-CH$_2$-	水	$-0.59(\pm 0.10)$	$4.31(\pm 0.04)$	0.59	5	0.992	0.019	42
2-50	25	(trans)-CH=CH-	水	$-0.46(\pm 0.09)$	$4.45(\pm 0.03)$	0.46	9	0.958	0.038	43
2-51	20	-SCH$_2$-	水	$-0.40(\pm 0.10)$	$3.42(\pm 0.04)$	—	12	0.893	0.047	44
2-52	25	-SCH$_2$-	水	$-0.32(\pm 0.08)$	$3.61(\pm 0.03)$	0.32	15	0.835	0.044	45
2-53	20	-SeCH$_2$-	水	$-0.39(\pm 0.06)$	$3.76(\pm 0.02)$	0.39	18	0.920	0.043	44
2-54	25	-OCH$_2$-	水	$-0.28(\pm 0.04)$	$3.17(\pm 0.02)$	0.28	26	0.880	0.036	46
2-55	25	-SO$_2$CH$_2$-	水	$-0.24(\pm 0.08)$	$2.54(\pm 0.03)$	0.24	14	0.767	0.043	45
2-56	25	-CH$_2$CH$_2$-	水	$-0.22(\pm 0.04)$	$4.65(\pm 0.01)$	0.21	8	0.960	0.016	43
2-57	25	-CH$_2$CH$_2$-	水	$-0.20(\pm 0.02)$	$4.70(\pm 0.01)$	0.20	5	0.998	0.005	43
2-58	25	(trans)-△	水	$-0.18(\pm 0.04)$	$4.57(\pm 0.02)$	0.18	8	0.960	0.016	47
2-59	25	-SOCH$_2$-	水	$-0.16(\pm 0.05)$	$2.72(\pm 0.02)$	0.16	13	0.828	0.025	45
2-60	25	無	50%エタノール	$-1.44(\pm 0.05)$	$5.70(\pm 0.02)$	1.00	86	0.976	0.073	式(2-14)
2-61	25	(trans)-CH=CH-	49%エタノール	$-0.72(\pm 0.12)$	$5.92(\pm 0.06)$	0.50	6	0.986	0.050	48
2-62	25	(trans)-CH=CH-	50%エタノール	$-0.69(\pm 0.05)$	$5.68(\pm 0.02)$	0.48	7	0.996	0.012	49
2-63	25	(cis)-CH=CH-	50%エタノール	$-0.69(\pm 0.12)$	$5.19(\pm 0.05)$	0.48	8	0.970	0.051	49
2-64	25	(cis)-CH=CH-	50%エタノール	$-0.57(\pm 0.18)$	$5.56(\pm 0.07)$	0.40	5	0.972	0.041	48
2-65	25	(cis)-SCH=CH-	50%エタノール	$-0.53(\pm 0.10)$	$5.89(\pm 0.04)$	0.37	6	0.982	0.035	50
2-66	25	(trans)-SCH=CH-	50%エタノール	$-0.65(\pm 0.14)$	$5.77(\pm 0.06)$	0.39	6	0.976	0.050	50
2-67	25	CH$_3$-△	50%エタノール	$-0.48(\pm 0.31)$	$6.41(\pm 0.07)$	0.33	6	0.828	0.056	51
2-68	25	(cis)-△SO$_2$-	50%エタノール	$-0.42(\pm 0.05)$	$6.23(\pm 0.02)$	0.29	6	0.992	0.019	50
2-69	25	(trans)-△	50%エタノール	$-0.47(\pm 0.07)$	$5.75(\pm 0.03)$	0.33	11	0.964	0.035	52
2-70	–	-SO$_2$CH$_2$-	50%エタノール	$-0.41(\pm 0.12)$	$3.67(\pm 0.06)$	0.28	6	0.958	0.049	53
2-71	25	(cis)-△	50%エタノール	$-0.41(\pm 0.11)$	$6.32(\pm 0.04)$	0.28	8	0.933	0.045	52
2-72	20	-C≡C-	50%エタノール	$-0.69(\pm 0.06)$	$3.41(\pm 0.03)$	0.48	10	0.986	0.029	54
2-73	25	(cis)-SOCH=CH-	50%エタノール	$-0.39(\pm 0.09)$	$4.06(\pm 0.04)$	0.27	6	0.974	0.031	50
2-74	25	(trans)-SOCH=CH-	50%エタノール	$-0.28(\pm 0.07)$	$4.29(\pm 0.03)$	0.19	6	0.972	0.024	50
2-75	25	(cis)-SO$_2$CH=CH-	50%エタノール	$-0.32(\pm 0.12)$	$3.66(\pm 0.06)$	0.22	6	0.929	0.044	50
2-76	25	(trans)-SO$_2$CH=CH-	50%エタノール	$-0.33(\pm 0.09)$	$3.76(\pm 0.04)$	0.22	6	0.966	0.031	50
2-77	25	-CH$_2$CH$_2$-	50%エタノール	$-0.34(\pm 0.10)$	$5.86(\pm 0.04)$	0.24	7	0.940	0.037	52
2-78	25	(cis)-◇	50%エタノール	$-0.23(\pm 0.15)$	$5.97(\pm 0.04)$	0.16	6	0.828	0.031	55
2-79	25	(trans)-(CH=CH)$_2$(trans)	50%エタノール	$-0.34(\pm 0.13)$	$5.83(\pm 0.04)$	0.24	8	0.874	0.042	56
2-80	25	(cis)-(CH=CH)$_2$(trans)	50%エタノール	$-0.34(\pm 0.08)$	$6.15(\pm 0.03)$	0.23	8	0.947	0.027	56
2-81	25	無	50%ジオキサン	$-1.49(\pm 0.11)$	$6.87(\pm 0.06)$		17	0.982	0.066	式(2-10)
2-82	25	-SCH$_2$-	50%ジオキサン	$-0.59(\pm 0.11)$	$5.59(\pm 0.04)$	0.40	15	0.920	0.056	45
2-83	25	-SOCH$_2$-	50%ジオキサン	$-0.36(\pm 0.07)$	$4.37(\pm 0.03)$	0.24	13	0.908	0.039	45
2-84	25	-SO$_2$CH$_2$-	50%ジオキサン	$-0.44(\pm 0.11)$	$4.41(\pm 004)$	0.30	14	0.861	0.059	45
2-85	25	無	50%ブチルセロソルブ	$-1.40(\pm 0.22)$	$5.61(\pm 0.09)$		7	0.982	0.079	式(2-13)
2-86	25	-C$_6$H$_4$-	50%ブチルセロソルブ	$-0.43(\pm 0.10)$	$5.61(\pm 0.04)$	0.31	22	0.810	0.075	57

注：p$K_a = \rho\sigma +$ 定数.

実際には，主に共鳴効果に基づく。

式(2-58)，式(2-69)および式(2-71)に示した，シクロプロパン環を絶縁部分とする3件の事例では，ρ/ρ_0の平均値は0.26である。この値は$-CH_2CH_2-$基に対する0.22とほぼ同じである。すなわち，電子効果の伝播において，シクロプロパン環は異常性を示さない。また，式(2-72)に示した，アセチレン基のρ/ρ_0は0.48で，$-CH=CH-$基（0.46）と同程度である。

Exner-Jonasは，50％エタノール中で$X-CH_2C_6H_4COOH$型有機酸類のpK_aを測定し，ρ/ρ_0が0.59となることを示した[59]。この知見は，式(2-49)に示したフェニル酢酸類に対する値（0.59）とよく一致し，ρ値の比較が正当であることを立証した。

結合を挿入して，共鳴からカルボキシ基を脱共役する代わりに，Roberts-Reganは2,6-ジメチル-4-X-安息香酸類における立体障害を吟味し，問題の解決を図った[60]。ρ/ρ_0の値は0.96であったが，この値は安息香酸類に対する定義値1とよく一致した。カルボキシ基は脱共役しており，ベンゼン環とは同一平面にない。したがって，安息香酸類のイオン化において重要なのは誘起効果であり，共鳴寄与，すなわち置換基とカルボキシ基の間の共鳴は小さい。ただし，置換基とカルボキシ基の接続点との間の共鳴は機能している。

表2-1では，（フェニル酢酸類からのσ^0ではなく）安息香酸のイオン化から得られたσ値が使用された。ρの値や相関の質は，使用した置換基のタイプに依存し，σ^0の使用のいかんとは関係がない。この知見は，検討した置換基では，誘起成分が重要であることを強調することになった。

ρを用いた比較は理路整然としており，理論家の関心を引き付けた。また，このようなρ値の比較は，有機反応機構に関する有用な洞察をもたらすことも多い。

Xの電子効果は，3種の経路――結合を介した誘起経路，空間を介した場経路およびπ電子系を介した共鳴経路――のいずれかによって反応中心へ伝播される。研究者の多くは，誘起効果と場効果が同じものであると考えているが，必ずしもすべての研究者がそのように考えているわけではない[61]。Topsomは，その原理について総説し，誘起効果――σ誘起効果（$I\sigma$）とも呼ばれる――の大きさは，それが中継される経路の数に依存することを指摘した[62]。

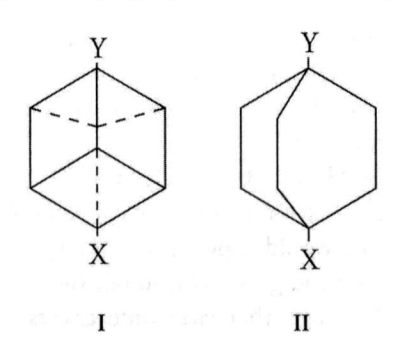

I II

構造IとIIにおいて，Yは反応中心，Xは置換基をそれぞれ表す。もし3結合を介する伝播因子をaとすれば，置換基が結合した炭素と比べて，反応中心が結合した炭素における誘起効果の予測値は，Iでは$6a^3$，IIでは$3a^3$である。すなわち，誘起効果はIの方がはるかに大きい。しか

し，場効果に関しては，ⅠとⅡは，反応中心と置換基との距離がほぼ同一であるため，実質的に同じと考えられる。Coleらは，50％エタノール中での4-X-キュバン-1-カルボン酸類のイオン化定数がσ_Iと相関し，そのρ値が1.52であること，また，4-X-ビシクロ［2.2.2］オクタン-1-カルボン酸類のρ値が1.63であることを示した[63]。これらの2種のρ値が類似していることは，場効果のみが有意であることを示唆する。

　二重結合を含むが，置換基とは共役していない化合物では，不飽和結合の存在により，誘起効果は容易に伝播される[63-65]。Stockは次の比較を行い，このいわゆるπ誘起効果があまり重要でないことを指摘した[65]。

すなわち，ρ値の比，$\log(k_X/k_H)$ Ⅳ〜Ⅶ／$\log(k_X/k_H)$ Ⅲはいずれもほぼ1である。この結果は，分子の骨組みが違っても，誘起効果は同じように伝播されることを示す。ただし，2種の伝播形式の相対的重要性を定めることはできなかった。

　最近の二つの権威ある総説によると，Exner-Friedlはσ^-誘起効果が重要であると考え[66]，一方，Bowden-Grubbsは場効果の方が重要であると考えている[66a]。

2.5　ソルボリシス

　エステル類の加水分解は，さまざまな観点から広く検討されている。反応の経路としては，次のものが考えられる。

　AとBは，それぞれ酸性加水分解と塩基性加水分解を表す。数字の1と2は，それぞれ一次反応と二次反応を表し，$_{AC}$はアシル部分とOR′基の開裂，$_{AL}$は酸素原子とR′の開裂をそれぞれ表す。

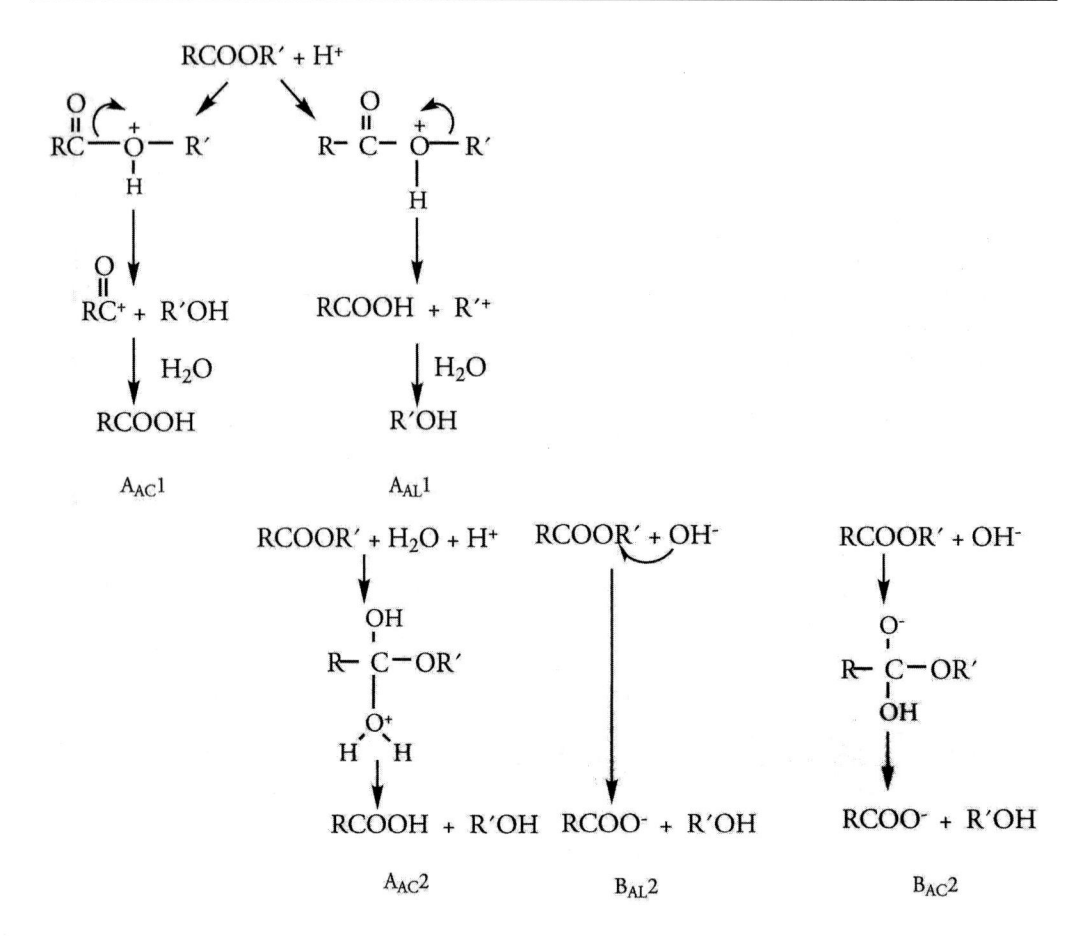

直鎖脂肪族エステル類の酸性加水分解（$A_{AC}2$）では，反応速度に及ぼす置換基の電子効果は小さい。この仮定は，Taftによる誘起定数σ^*の誘導に必要であった（1.4節参照）。60％エタノール中での$X\text{-}C_6H_4COOC_2H_5$の酸性加水分解におけるこの効果は式(2-87)で表される[67]。

$$\log k = 0.22(\pm 0.10)\sigma^+ - 4.10(\pm 0.06)$$
$$n = 8,\ r^2 = 0.835,\ s = 0.065$$
(2-87)

3-NO_2 同族体は，この式にうまく適合しない。そこで，この化合物を除外すると，相関の精度は向上する（$r^2=0.922$, $\rho=0.26$）。σ^+ は σ よりも良好な相関を与える。この事実は，グループ間共鳴の重要性を示唆する。

カルボニル基へのプロトン付加は，置換基による補佐を必要としない活性反応中心を生成する。以下は，$B_{AC}2$ 機構に及ぼす置換基効果の事例である。

・25℃の88%エタノール中でのX-$C_6H_4COOC_2H_5$の塩基性加水分解[68]

$$\log k = 2.51(\pm 0.16)\sigma - 1.28(\pm 0.05)$$
$$n = 18, r^2 = 0.986, s = 0.105$$
(2-88)

・25℃での85%メタノール中でのX-$C_6H_4COOCH_3$の塩基性加水分解[69]

$$\log k = 2.25(\pm 0.16)\sigma - 3.72(\pm 0.06)$$
$$n = 10, r^2 = 0.992, s = 0.076$$
(2-89)

・25℃の85%メタノール中での4-および5-X-ピリジン-2-カルボン酸メチル類の塩基性加水分解[70]

$$\log k = 2.03(\pm 0.13)\sigma - 2.09(\pm 0.06)$$
$$n = 10, r^2 = 0.994, s = 0.083$$
(2-90)

・50℃の85%エタノール中での3-および4-X-1-ナフトエ酸エチル類の塩基性加水分解[71]

$$\log k = 2.13(\pm 0.12)\sigma - 2.58(\pm 0.05)$$
$$n = 9, r^2 = 0.996, s = 0.048$$
(2-91)

・20℃の50%エタノール中でのX-$C_6H_4COOC(CH_3)_3$の塩基性加水分解[72]

$$\log k = 2.18(\pm 0.30)\sigma + 0.62(\pm 0.06)$$
$$n = 5, r^2 = 0.994, s = 0.041$$
(2-92)

式(2-88)～式(2-92)における係数 ρ の符号は，すべて正である。これは，塩基性加水分解では，Xによる電子求引が OH^- による攻撃に有利であることを示す。また，構造と実験条件が多様であるにもかかわらず，ρ 値は2～2.5の範囲にある（平均2.22）。この知見は，類似条件下の類似反応では，よく似た ρ 値が期待できることを示唆する。Hammett関係の研究者の間では，これはよく知られた仮説である。この仮説を最初に取り上げたのは，Johnson-Schofieldである[73,74]。Bowdenもまた，相関式の診断的価値について論じた[75]。

溶媒や温度といった反応条件は，傾きにも影響を及ぼす。置換基のタイプや σ の範囲も重要である。σ 値が狭い範囲に収まる事例では，データの適合はきわめて良好である。しかし，その場合には，傾きは定まらない。水素結合型置換基は，非水素結合型置換基とは異なる結果を与える。類似反応がよく似た ρ 値を与えることを証明する実験はまだ行われていない。実際のところ，「類似」の意味さえ定義されていないのが実状である。

類似性に対するもう一つの手掛かりは，データの相関づけに使われた定数のタイプである。σ, σ^+, σ^- または F と R のうち，どの定数を用いれば，高い相関が得られるかは，反応機構に関して重要な情報をもたらす。

この概念を発展させれば，ニトリル類とアミド類に関する塩基性加水分解の比較が可能である。

・82℃の60%エタノール中でのX-C$_6$H$_4$CNの塩基性加水分解[76]

$$\log k = 2.13(\pm 0.78)\sigma - 0.99(\pm 0.38)$$
$$n = 5, r^2 = 0.962, s = 0.184$$
(2-93)

・82℃の60%エタノール中でのX-C$_6$H$_4$CONH$_2$の塩基性加水分解[76]

$$\log k = 1.84(\pm 0.68)\sigma - 1.54(\pm 0.33)$$
$$n = 5, r^2 = 0.960, s = 0.160$$
(2-94)

ρ値の95%信頼区間は広いが，加水分解の温度が高いので，ρ値は小さくなるはずである。結果は，一般にエステル類のそれとよく一致する。OH$^-$の付加は四面体遷移状態を生成し，ρ値はこの遷移状態の生成のしやすさに依存する。

水溶液中でのエステル類の加水分解は，はるかに小さいρ値を与える。たとえば，25℃の水溶液中でのX-C$_6$H$_4$COOCH$_3$の塩基性加水分解では，次式が成り立つ[77]。

$$\log k = 1.66(\pm 0.04)\sigma + 1.92(\pm 0.01)$$
$$n = 14, r^2 = 0.998, s = 0.022$$
(2-95)

水性加水分解のρ値は，有機溶媒を使った式(2-88)～式(2-92)のそれに比べてかなり小さい。水はカルボニル結合を分極させやすいため，置換基効果の役割を低下させると考えられる。別の観点から見ると，95% DMSO中でのX-C$_6$H$_4$COOC$_2$H$_5$の加水分解に対するρ値は2.99で，85% DMSO中では2.85であるが，65% DMSO中では，その値は2.38にまで低下する[78]。DMSOはカルボニル基の分極に必要な水素結合供与能を持たないため，そのρ値は大きい。しかし，水を35%加えると，ρ値は式(2-88)～式(2-92)の範囲にまで低下する。この結果は，表2-1に示したイオン化に対するそれと類似している。

次に，安息香酸エステル類の酸性加水分解へ話を移そう。式(2-96)と式(2-97)の結果は，興味ある対照をなす。

・64.8℃の100% H$_2$SO$_4$中でのX-C$_6$H$_4$COOCH$_3$の加水分解[79]

$$\log k = -0.82(\pm 0.16)\sigma - 1.99(\pm 0.18)$$
$$n = 5, r^2 = 0.988, s = 0.037$$
(2-96)

・0℃の98.7% H$_2$SO$_4$中でのX-C$_6$H$_4$COOCH(CH$_3$)$_2$の加水分解[79]

$$\log k = 2.00(\pm 0.26)\sigma - 2.15(\pm 0.16)$$
$$n = 7, r^2 = 0.988, s = 0.083$$
(2-97)

すなわち，2種類のエステル群は，ρに関して反対の符号を与える。置換基による電子供与（負のρ）は，メチルエステル類の加水分解に有利である。この観察は，（100% H$_2$SO$_4$での）加水分解がA$_{AC}$1機構で進行し，中間体X-C$_6$H$_4$C$^+$=Oが電子供与基により安定化されることを意味する。もしそうであるならば，選択すべきパラメータはσではなくσ^+である。しかし，検討した置換基（3-NO$_2$，4-NO$_2$，4-Cl，3,5-ジニトロおよび3,4-ジニトロ）では，σ値はσ^+値とほぼ等しい。そのため，さらに深い洞察は得られなかった。

イソプロピルエステル類では，カルボカチオン(CH$_3$)$_2$CH$^+$の安定化により，A$_{AL}$1機構が進行しやすい。フェニル環上の電子求引基はこの反応を促進する。

ρ 値の比較は，反応機構に関して，熱力学研究や速度定数以上の知見をもたらさない。しかし，速度論データなどの情報も併せて考慮すれば，Hammett式の立場から，実験が立脚すべき合理的な仮定を作成することも可能である。

$B_{AL}2$機構の一例としては，立体障害のある安息香酸エステル類の加水分解が挙げられる。たとえば，125℃の60％ジオキサン中での4-X-2,6-ジメチル安息香酸メチルの塩基性加水分解は，次のHammett式で表される[80]。

$$\log k = 1.44(\pm 0.37)\sigma^0 + 2.64(\pm 0.16)$$
$$n = 5, r^2 = 0.982, s = 0.104 \quad (2\text{-}98)$$

この事例では，メチル基によるカルボニル基の遮蔽は，$B_{AC}2$機構による四面体中間体の生成に必要なOH^-攻撃を妨げる。そのため，OH^-はエステルのCH_3に作用する。$COOCH_3$は捩れ，芳香系と共役しなくなるため，σ^0はσ（$r^2 = 0.901, s = 0.238$）よりも良好な相関を与える。反応温度は125℃である。ρ値は25℃の方が大きいので，$B_{AL}2$機構に関して多少の疑問が残る。

25℃の30％エタノール中での$X\text{-}C_6H_4SO_2OC_2H_5$の塩基性加水分解と，同様の機構を介した硫酸エステル類との間で，$B_{AL}2$反応に関する興味ある比較が行われた[81]。

$$\log k = 1.13(\pm 0.26)\sigma - 5.27(\pm 0.15)$$
$$n = 4, r^2 = 0.994, s = 0.053 \quad (2\text{-}99)$$

式(2-99)のρ値は，式(2-98)のそれと似ている。

加水分解におけるグループ間共鳴の重要性は，$X\text{-}C_6H_4O^-$を脱離基とする以下のQSARに例示される。

・25℃の60％エタノール中での$C_6H_5COOC_6H_4X$の塩基性加水分解[82]

$$\log k = 1.20(\pm 0.19)\sigma^- - 3.83(\pm 0.10)$$
$$n = 25, r^2 = 0.876, s = 0.187 \quad (2\text{-}100)$$

・25℃の水中での$X\text{-}C_6H_4OP(=O)(OC_2H_5)_2$の塩基性加水分解[83]

$$\log k = 1.25(\pm 0.12)\sigma^- - 1.60(\pm 0.07)$$
$$n = 26, r^2 = 0.947, s = 0.133 \quad (2\text{-}101)$$

・25℃の10％アセトン中での$X\text{-}C_6H_4OCOCl$の加水分解[84]

$$\log k = 0.97(\pm 0.30)\sigma - 1.85(\pm 0.10)$$
$$n = 7, r^2 = 0.929, s = 0.098 \quad (2\text{-}102)$$

これらの事例では，アリールカルボン酸エステル類の場合と比べて，Xは攻撃点（カルボキシ基またはリン基）から1原子分だけ余計に離れている。それゆえ，ρ値は約半分にまで低下する。式(2-100)～式(2-102)におけるρの平均値は1.14である。式(2-88)～式(2-92)に対する平均値（2.22）で割ると0.52となる。この値は式(2-49)の0.59に近い。これらのQSARでは，置換基のσ^-値はσ値とほぼ等しい。

Hammett式における置換基効果の加成性について考えてみよう。たとえば，25℃の33％アセトニトリル中での$X\text{-}C_6H_4COOC_6H_4Y$の塩基性加水分解は，次のQSARで表される[85]。

$$\log k = 2.01\,(\pm 0.11)\sigma_X + 0.95\,(\pm 0.10)\sigma_Y^- + 0.55\,(\pm 0.07)$$
$$n = 24,\ r^2 = 0.990,\ s = 0.126 \tag{2-103}$$

ρ_Xの値は，式(2-88)～式(2-92)からの予想と一致する．また，置換基Yに関しては，σ^-はσよりもわずかに良好な相関を与えた．σ^-とσが有意に異なる置換基は4-NO_2基のみであった．σ_Y^-項のρ値は，式(2-100)～式(2-102)の平均値（1.14）に近い．

フッ化スルホニル類の塩基性加水分解では，異なる結果が導かれた．たとえば，25℃の45％ジオキサン中でのX-$C_6H_4SO_2F$の塩基性加水分解は，次のHammett式で表される[86]．

$$\log k = 2.78\,(\pm 0.30)\sigma + 0.86\,(\pm 0.12)$$
$$n = 5,\ r^2 = 0.996,\ s = 0.080 \tag{2-104}$$

大きなρ値と遷移状態の電荷発生とは両立しない．そこで，式(2-88)～式(2-92)の場合と同様，我々は付加脱離機構を示唆した．しかし，そのρ値は，極性溶媒中でのエステル加水分解に対して期待される値とは異なっていた．

フッ化スルホニル類とスルホン酸エステル類の加水分解に関する比較は興味深い．

・50℃の30％ジオキサン中でのX-$C_6H_4SO_2C_6H_5$の塩基性加水分解[87]

$$\log k = 2.30\,(\pm 0.21)\sigma - 3.47\,(\pm 0.10)$$
$$n = 6,\ r^2 = 0.996,\ s = 0.077 \tag{2-105}$$

・50℃の30％ジオキサン中でのX-$C_6H_4SO_2OC_2H_5$の塩基性加水分解[87]

$$\log k = 1.39\,(\pm 0.15)\sigma - 3.24\,(\pm 0.07)$$
$$n = 6,\ r^2 = 0.994,\ s = 0.054 \tag{2-106}$$

式(2-105)に示したフェニルエステル類に対するρ値（2.30）は，安息香酸エステル類に対するそれと類似している．しかし，式(2-106)に示した脂肪族エステル類では，式(2-98)や式(2-99)と同様，ρ値ははるかに小さい．したがって，フェニルエステル類は$B_{AC}2$機構で加水分解され，アルキルエステル類は$B_{AL}2$機構で加水分解されると考えられる．

2種類の異なる機構で加水分解されるもう一つの事例は，塩化ベンゾイル類である．

・25℃の95％アセトン中でのX-C$_6$H$_4$COClの加水分解[88]

$$\log k = 1.78(\pm 0.42)\sigma - 4.20(\pm 0.17)$$
$$n = 5, r^2 = 0.984, s = 0.112$$
(2-107)

・25℃の99％アセトニトリル中での4-X-2,6-ジメチルベンゾイルクロリド類の酸性加水分解[89]

$$\log k = -3.89(\pm 0.85)\sigma^+ - 2.60(\pm 0.44)$$
$$n = 5, r^2 = 0.986, s = 0.310$$
(2-108)

式(2-107)のρは，式(2-88)～式(2-94)に示した安息香酸エステル類やアミド類の塩基性加水分解での値と似ている。一方，式(2-108)では，σ^+が最も良好な相関を与える。また，ρは大きな値をとり，その符号は負である。この結果は，グループ間共鳴を介した電子供与基により，反応が強く促進されることを示す。この状況は，式(2-96)を思い起こさせると共に，前ページの反応機構を示唆する。

エーテル類はアルカリ溶液中では加水分解されない。また，Bowden-Priceによると，加水分解を含む反応は，予想外のHammett式を与える[90]。

たとえば，30℃の60％ジオキサン中でのトロポロンエーテル類の塩基性加水分解は，次のHammett式で表される[90]。

$$\log k = 4.22(\pm 0.57)\sigma^- - 3.26(\pm 0.28)$$
$$n = 11, r^2 = 0.968, s = 0.331$$
(2-109)

5-NO$_2$や5-N=NC$_6$H$_5$といった置換基は反応を強く促進する。これはおそらく，グループ間共鳴による遷移状態の安定化に基づく。

Kreevoy-Taftによると，アセタール類とケタール類は次の経路で加水分解される[91]。

$$R_1R_2C(OEt)_2 + BH^+ \underset{速い}{\rightleftharpoons} R_1R_2C(H^+OEt)(OEt) \rightarrow [R_1R_2\overset{+}{C}-OEt] \xrightarrow[速い]{H_2O} R_1R_2C=O$$

たとえば，25℃の46.9%ジオキサン中での$R_1R_2C(OEt)_2$の水性加水分解は，次のQSARで表される。

$$\log k/k_0 = -3.60(\pm 0.52)\Sigma\sigma^* + 0.55(\pm 0.12)[n-6] - 0.44(\pm 0.27)E_s$$
$$+ 0.67(\pm 0.54) \quad (2\text{-}110)$$
$$n = 20, r^2 = 0.974, s = 0.402$$

除外したデータ点：$C_6H_5CH=CH, H$； C_6H_5, H；および$CH_3CH=CH, H$

ここで，[n-6]のnは，遷移状態の超共役に関与するα-水素の数である（たとえば，アセトンでは6，CH_2Oでは0）。この項の係数が正であることは，超共役により遷移状態が安定化されることを示す。立体効果を無視しても，良好な相関が得られる。また，[n-6]とE_sの間には，有意な共線性が存在する（$r^2=0.15$）。すなわち，立体効果の役割はきわめて小さい。σ^*は共鳴効果を含まない。そのため，共鳴効果は[n-6]項により記述される。実際，[n-6]項は$\log k$の分散の約30%を説明する。

置換基に対して異常な感受性を示すもう一つの反応は，37℃の水緩衝液中での発癌性トリアゼン類の加水分解である[92]。

$$X-C_6H_4-N=NN(CH_3)_2 \xrightarrow{H_2O} X-C_6H_4\overset{+}{N}\equiv N + HN(CH_3)_2$$
$$\downarrow$$
$$X-C_6H_4OH + N_2$$

$$\log k_X/k_H = -4.42(\pm 0.29)\sigma - 0.02(\pm 0.13) \quad (2\text{-}111)$$
$$n = 14, r^2 = 0.990, s = 0.171$$

式(2-111)は，式(2-108)と同様，大きなρ値を有する。しかし，σの代わりにσ^+を用いても相関は改善されない。

のちほど，溶液中で加水分解するエステル類の反応を，ヒドロラーゼによる酵素反応と比較対比する（第7章）。たとえば，ベンゾイルエステル類の加水分解とベンゾイルキモトリプシン類の脱アシル化（加水分解）との比較は興味深い。

・25℃のpH 7.07での$X-C_6H_4CO$-キモトリプシンの脱アシル化[93]

$$\log k = 1.73(\pm 0.49)\sigma - 2.07(\pm 0.20) \quad (2\text{-}112)$$
$$n = 7, r^2 = 0.943, s = 0.177$$

除外したデータ点： 4-NO_2

・25℃のpH 8.5でのX-C$_6$H$_4$CO-キモトリプシンの脱アシル化[94]

$$\log k = 1.73(\pm 0.38)\sigma - 3.48(\pm 0.26)$$
$$n = 11, r^2 = 0.922, s = 0.275$$
(2-113)

除外したデータ点： 4-Fと4-NO$_2$

これらの研究は異なるpHで行われたが，ρ値の一致は良好である。酵素加水分解では，エステル類はキモトリプシン活性部位のセリンヒドロキシ基と中間体を形成する。ρ値は，式(2-95)に示した，安息香酸メチル類の水性加水分解のそれに近い。すなわち，ベンゾイルキモトリプシン類の脱アシル化では，ρ値は1.56である[95]。これらの結果によれば，ρに及ぼすキモトリプシン部分の効果は，CH$_3$基のそれと同程度であると考えられる。

これは興味深い結果である。しかし，エステル類の酵素加水分解におけるρ値が，非酵素的過程で見出される値と常に一致するという保証はない。にもかかわらず，この事実は酵素的過程のより良い理解に役立つ。たとえば，キモトリプシンの基質は，脱アシル化段階で酵素表面から引き離される。その証拠をもたらすのはQSARである。すなわち，QSARは酵素の挙動を単純化し，分りやすくするのに役立つ[96]。

2.6 求核置換

求核反応にはS$_N$1とS$_N$2の二つのタイプがある。S$_N$1は解離段階を経て進行し，速度論的には一次である。すなわち，まず荷電種が形成され，続いて求核試薬との速やかな反応が起こる。第一段階は遅い。*tert*-ブチルブロミドの加水分解はS$_N$1機構で進行する。一方，S$_N$2機構は二次であり，二分子の間で生産的な衝突が起こる。臭化メチルの塩基性加水分解はS$_N$2反応の代表例である。二つの機構が混成した反応も起こりうる。物理有機化学では，これらの反応を扱う際，通常，脂肪族分子を用いる。しかし，立体効果や（脱ハロゲン化水素のような）副反応が起こることも多く，結果の解釈は容易ではない。そこで，本節では，議論の焦点を芳香族系に合わせる。

2.6.1 S$_N$1過程

1.3節で取り上げたσ$^+$は，X-C$_6$H$_4$C(Cl)(CH$_3$)$_2$の加水分解から導かれた定数である。したがって，S$_N$1反応はσ$^+$と高い相関を示すことが予想され，事実その通りである。

優れた事例としては，ジフェニルクロロメタン誘導体のソルボリシスが挙げられる。

・25℃のエタノール中でのX-C$_6$H$_4$CH(Cl)C$_6$H$_5$のソルボリシス[97]

$$\log k = -4.35(\pm 0.19)\sigma^+ - 4.16(\pm 0.06)$$
$$n = 14, r^2 = 0.996, s = 0.102$$
(2-114)

ρの値は，σ$^+$の定義式における値（-4.54）とほぼ同じである。

類似反応のρは，さらに大きな負値をとる。

・25℃の30％エタノール中でのX-C$_6$H$_4$CH(Cl$_3$)OCOCH$_3$のソルボリシス[98]

$$\log k = -5.70(\pm 0.32)\sigma^+ - 9.57(\pm 0.33)$$
$$n = 6, r^2 = 0.998, s = 0.178$$
(2-115)

グループ間共鳴により，正電荷が非局在化される置換基は，大きな影響を及ぼす．たとえば，4-NH_2（$\sigma^+ = -1.30$）から 4-SO_2CF_3（$\sigma = 0.96$）への変化は，ソルボリシスの速度を $10^{12.9}$，すなわち，ほぼ 10 兆倍だけ低下させる（ρ は負）．ただし，この計算は，前提として，相関の直線性が保持され，かつ反応は拡散律速ではないとしている．

このようにきわめて鋭敏な反応では，方程式を作成する際に注意が必要である．データの簡単なプロットはしばしば啓発的である．次に挙げるスルホン酸エステル類のソルボリシスは，その好例である．

・40℃の25%アセトン中でのX-$C_6H_4CH_2OSO_2C_6H_4$-4-CH_3のソルボリシス[99]

$$\log k = -3.64(\pm 0.62)\sigma^+ - 4.53(\pm 0.21)$$
$$n = 8, r^2 = 0.972, s = 0.217$$
(2-116)

r^2 の値から判断すると，この式の相関は良好である．しかし，データのプロットと標準偏差が実験誤差よりも大きいという事実に基づき，著者らは，傾きが -5.71 と -2.33 の 2 本の交差する直線で，この実験結果が説明できることを指摘した．強力な電子供与基は -2.33 の ρ 値と関連づけられる．この事実は，交点の σ 値で反応機構が変化したことを示唆する．

・77.6℃でのX-ベンゾノルボルニルブロシラート類のアセトリシス（酢酸ナトリウムを含む酢酸中でのソルボリシス）は，σ^+ と次式の関係にある[100]．

$$\log k = -3.36(\pm 0.53)\sigma^+ - 2.65(\pm 0.42)$$
$$n = 6, r^2 = 0.988, s = 0.331$$
(2-117)

反応は，一次速度論に従う。また，（反応中心が飽和架橋により絶縁されているにもかかわらず），この反応にはグループ間共鳴が関与する。反応機構は，前ページに示した通りである。

この機構の詳細に関しては，多くの論争が行われた。しかし，本書では取り上げない（引用文献100a参照）。

ヘテロ環式系では，しばしば高い相関を示すHammett式が得られる。たとえば，25℃の80%エタノール中でのソルボリシスは，次式で表される[101,102]。

$$\log k_{相対} = -6.17(\pm 0.68)\sigma^+ + 0.07(\pm 0.32)$$
$$n = 5, r^2 = 0.996, s = 0.164$$
(2-118)

$$\log k_{相対} = -6.80(\pm 0.66)\sigma^+ - 0.10(\pm 0.28)$$
$$n = 10, r^2 = 0.986, s = 0.380$$
(2-119)

σ^+においてしばしば見られたように，ρの絶対値は大きい。このことは，カルボカチオンを安定化し，S_N1反応を促進する。また，標準偏差と信頼限界も大きい。式(2-119)では，σ^+項は$\log k$の分散のほぼ98%を説明する。

Forsyth-Noyceによると，Ar-CH(X)CH$_3$型構造のソルボリシス反応では次式が成り立つ[103]。ただし，XはClまたはOC$_6$H$_4$-4-NO$_2$である。

$$\rho^+ = -23.0(\pm 9.3)\Delta q - 1.32(\pm 1.9)$$
$$n = 8, r^2 = 0.857, s = 0.494$$
(2-120)

ここで，ρ^+は7種のアリール基（ベンゾ[b]チオフェン，ベンゾフラン，ベンゼン，チオフェン，チアゾール（2例）およびフラン）に適用された。また，ΔqはCNDO/2分子軌道計算から得られた値で，置換基の接続部位に非局在化した遷移状態電荷量を表す。さらに精度の高い分子軌道法を用いて，この方程式をより多くのデータセットへ拡張することは，価値ある試みと言えよう。

2.6.2 S_N2 過程

S_N2 置換を介したハロゲン化物とアミン類との反応は，広く検討されている。20℃の25％アセトン中での臭化アリルと置換ジメチルアニリン類との反応は，特に興味深い[104]。

$$X-C_6H_4N(CH_3)_2 + BrCH_2CH=CH_2 \longrightarrow X-C_6H_4\overset{CH_3}{\underset{CH_3}{\overset{|}{\underset{|}{N^+}}}}-CH_2CH=CH_2 + Br^-$$

$$\log k = -2.36(\pm 0.22)\sigma - 3.23(\pm 0.06) \tag{2-121}$$
$$n = 31, r^2 = 0.943, s = 0.141$$

予想通り，ρ の符号は負である。すなわち，アミノ基上の電子密度の増加は反応を促進する。また，σ の代わりに σ^- を用いても良い。データを吟味すれば，その理由は明らかである。すなわち，この研究では，σ^- 値が σ 値と有意に異なる置換基は使用されなかった。ここでも，置換基の適切な選択は，プロジェクトの立案に有用であった。選択が悪いと，重要な機構的手掛かりを見逃すことになる。

求核置換における多重置換基効果の好例は，ピリジン類とベンゼンスルホナート類との反応である[105]。

・35℃のアセトニトリル中での置換ピリジン類とベンゼンスルホナート類との反応[105]

$$\log k = 1.25(\pm 0.20)\sigma_X + 0.85(\pm 0.72)\sigma_Z - 2.72(\pm 0.34)F_{Y,3,4}$$
$$-1.95(\pm 0.49)R_Y + 2.72(\pm 0.10) \tag{2-122}$$
$$n = 38, r^2 = 0.960, s = 0.197$$

ここで，ピリジン環上の置換基Yの誘起効果は3位と4位で同じであり，共鳴効果は4位のみ有意であった。3-NH_2 以外の同族体は，すべて良好な結果を与えた。しかし，活性は予想よりも低く，標準偏差の4倍もの誤差を伴った。

3-NH_2 と 4-NH_2 を除外すると，さらに相関の高い次式が得られた。

$$\log k = 1.30(\pm 0.17)\sigma_X + 0.79(\pm 0.62)\sigma_Z - 3.24(\pm 0.25)F_{Y,3,4}$$
$$+ 2.79(\pm 0.08) \tag{2-123}$$
$$n = 36, r^2 = 0.968, s = 0.170$$

反応速度に影響する主要な因子は，窒素孤立電子対に及ぼすYの場誘起効果であった。

薬物研究で重要なのは，複雑な分子における多重置換の問題である．置換基効果には，加成則が成り立つことが望ましい．では，物理有機化学は，この仮説に対していかなる証拠を提示できるのか．25℃のベンゼン中での多重置換基相互作用に関するもう一つの事例を次に示す[106]．この式の特徴は，式(2-122)のそれと若干似ている．

$$X-C_6H_4OC(=O)-Cl + Y-C_6H_4-NH_2 \longrightarrow X-C_6H_4OC(=O)NHC_6H_4-Y$$

$$\log k = 1.06(\pm 0.23)\sigma_X - 2.51(\pm 0.16)\sigma_Y^- - 0.83(\pm 0.14)$$
$$n = 24, r^2 = 0.982, s = 0.157 \tag{2-124}$$

酸クロリドの置換基におけるσ_Xのρは正値である．このことは，Xによる電子の求引が電子に富む窒素への攻撃を促進することを示唆する．もちろん，Yにおいては，この状況は逆転する．すなわち，ρの符号が負になるため，NH_2基への電子供与が重要となる．式(2-124)では，式(2-121)とは対照的に，置換基の選択は的確に行われ，Yに対するパラメータとしてσ^-が選択された．溶媒は異なるが，式(2-124)のρ_Yは式(2-121)のρとよく一致する．一方，ρ_Xは式(2-100)〜式(2-102)のρと高い一致を示す．

脂肪族反応物が関与する事例としては，10℃のメタノール中でのキヌクリジン類とヨウ化メチルとの反応が挙げられる[107]．

$$\log k = -1.11(\pm 0.13)F - 2.39(\pm 0.04)$$
$$n = 27, r^2 = 0.929, s = 0.056 \tag{2-125}$$

除外したデータ点：$NHCH_3$，$NHCOOEt$およびCH_2OTs

この事例では，作用するのは場誘起効果のみである．

Portoらの研究は，芳香環上の求核置換の好例である[108]．

反応は25℃のメタノール中で行われた．

$$\log k_{相対} = 4.38(\pm 0.28)\sigma^- + 0.50(\pm 0.14)$$
$$n = 24, r^2 = 0.980, s = 0.261 \tag{2-126}$$

除外したデータ点：3-NO$_2$ と 4-NH$_2$

X-C$_6$H$_4$CH$_2$Y の求核置換は，一般に Hammett 式では説明がつかない。これは，置換基効果が小さく，また，反応が S$_N$1 と S$_N$2 のどちらの経路に従うか不明であることによる。たとえば，20℃のアセトン中での X-C$_6$H$_4$CH$_2$Br によるピリジンのアルキル化は次式で表される[109]。

$$\log k = -0.24(\pm 0.07)\sigma^+ - 3.85(\pm 0.03) \tag{2-127}$$
$$n = 17, \ r^2 = 0.787, \ s = 0.048$$

$$\log k = -0.80(\pm 0.29)\sigma^+ + 1.18(\pm 0.61)\log(\beta \cdot 10^{\sigma^+} + 1) - 4.12(\pm 0.14) \tag{2-128}$$
$$n = 17, \ r^2 = 0.901, \ s = 0.034, \ \sigma^+ \text{の最適値} = 0.55$$

最も高い相関をもたらすパラメータは σ^+ で，双線形モデルは単純な線形モデルよりも良好な結果を与える。最初，反応速度を促進したのは，σ^+ が負値をとる置換基であった。この観測からは，π電子供与基が（Br$^-$ のソルボリシスによる）正電荷を非局在化する，S$_N$1 機構が示唆された。

$\sigma^+ = 0.55$ のとき，反応機構の変化が生じ，電子求引基の方がアルキル化にとって有利になった。すなわち，傾きは -0.80 から $+0.38$（$-0.8+1.18$）へと変化した。しかし実際には，σ^+ 値が 0.55 よりも大きな置換基は 3-NO$_2$ と 4-NO$_2$ のみで，式(2-128)の検証には，さらに広範な研究が必要である。しかし，その結果は，この種の反応が起こること予想させた。Young-Jencks は，求核過程でのハロゲン化ベンジル類に及ぼす置換基効果について検討した[110]。その結果，S$_N$2 反応の多くは非線形な相関を与えることが分かった。

2.7　求電子置換

芳香族求電子置換は，最も深く研究されている有機化学の領域の一つである。S$_E$2 反応は次の基本的特徴を持つ。

通常，k_2 は k_1 よりもはるかに速い。この事実は，芳香族水素を重水素または三重水素で置換したとき，同位体効果が消失することで確認できる。

σ^+ 定数を定義した H. C. Brown らは，芳香環上の求電子置換へ Hammett 式を適用することに消極的であった。しかし，この反応は有機化学でよく取り上げられるため，そのような弱点は重大である。Stock-Brown は，σ^+ の開発と初期の研究に関する優れた総説を報告した[111]。その報告にある事例のいくつかを次に示す[112-114]。

$$X-C_6H_5 + CH_3COCl \xrightarrow[ClCH_2CH_2Cl]{25\,°C, AlCl_3} X-C_6H_4COCH_3 \quad [112]$$

$$\log k_{相対} = -8.51\,(\pm 0.85)\,\sigma^+ + 0.23\,(\pm 0.24) \quad (2\text{-}129)$$
$$n = 15,\ r^2 = 0.972,\ s = 0.389$$

$$X-C_6H_5 + HNO_3 \xrightarrow[Ac_2O]{18°} X-C_6H_4NO_2 \quad [113]$$

$$\log k_{相対} = -6.22\,(\pm 0.89)\,\sigma^+ - 0.08\,(\pm 0.25) \quad (2\text{-}130)$$
$$n = 12,\ r^2 = 0.960,\ s = 0.321$$

$$X-C_6H_5 + Br_2 \xrightarrow[HAc]{25°} X-C_6H_4-Br \quad [114]$$

$$\log k_{相対} = -17.6\,(\pm 8.5)\,\sigma + 2.57\,(\pm 1.7) \quad (2\text{-}131)$$
$$n = 13,\ r^2 = 0.653,\ s = 2.68$$

一般に，ρ 値は大きい。また，標準偏差も大きく，信頼区間は広い。Sjöström-Wold は，ρ 値が大きいほど，大きな誤差が ρ に伴うことを予想した[115]。

式(2-133)と式(2-133)は，σ の代わりに σ^+ を用いた事例である。

$$\log k = -12.34\,(\pm 1.5)\,\sigma^+ + 0.03\,(\pm 0.68) \quad (2\text{-}132)$$
$$n = 13,\ r^2 = 0.968,\ s = 0.822$$

$$\log k = -13.95\,(\pm 2.8)\,\sigma^+ + 3.25\,(\pm 4.9)\,\sigma - 0.24\,(\pm 0.77) \quad (2\text{-}133)$$
$$n = 13,\ r^2 = 0.972,\ s = 0.783$$

σ^+ の使用は，相関を顕著に改善する。しかし，湯川-都野式の使用はあまり意味がない。このことは，式(2-133)における σ 項の信頼区間の広さから明らかである。

攻撃試薬と環の置換基の間に広がる共鳴相互作用は注目に値する。問題をより節約的に扱いたければ，σ_I と σ_R，または F と R といった 2 種の定数を使うよりも，湯川-都野式（1.6 節参照）を用いた方が賢明である。（σ と比べたときの）σ^+ や湯川-都野アプローチの利点は，次の事例から明らかである。

・51℃のメタノール中での $HClO_4$ による $X-C_6H_4Si(CH_3)_3$ の脱シリル化[116]

$$\log k = -8.23(\pm 1.2)\sigma + 0.36(\pm 0.36)$$
$$n = 13,\ r^2 = 0.951,\ s = 0.532 \tag{2-134}$$

$$\log k = -4.46(\pm 0.30)\sigma^+ - 0.10(\pm 0.17)$$
$$n = 13,\ r^2 = 0.994,\ s = 0.175 \tag{2-135}$$

$$\log k = -3.53(\pm 0.38)\sigma^+ - 1.93(\pm 0.71)\sigma + 0.07(\pm 0.07)$$
$$n = 13,\ r^2 = 0.998,\ s = 0.084 \tag{2-136}$$

除外したデータ点：4-Si(CH$_3$)$_3$

これらの式はいずれも，r^2に関して満足な結果を与える。しかし，標準偏差を見てみると，σ^+を用いた式(2-135)は，σを用いた式(2-134)よりもはるかに改善されている。また，式(2-136)によれば，共鳴効果と誘起効果の変化は，並行しているわけではない。

・25℃の硫酸水溶液中での（X-C$_6$H$_4$）$_3$COHからのカルボカチオンの形成[117]

$$\log k = -4.60(\pm 0.84)\sigma - 5.59(\pm 0.74)$$
$$n = 11,\ r^2 = 0.945,\ s = 1.05 \tag{2-137}$$

$$\log k = -3.76(\pm 0.26)\sigma^+ - 6.74(\pm 0.28)$$
$$n = 11,\ r^2 = 0.992,\ s = 0.410 \tag{2-138}$$

$$\log k = -3.37(\pm 1.1)\sigma^+ - 0.51(\pm 1.4)\sigma - 6.61(\pm 0.45)$$
$$n = 11,\ r^2 = 0.992,\ s = 0.417 \tag{2-139}$$

式(2-137)〜式(2-139)の誘導に当たっては，適合の悪いデータ点（4,4',4''-トリイソプロピル基）は除外された。この事例では，（sと信頼限界の値に示されるように）式(2-139)は式(2-138)に比べて相関が低い。Taftら[118,119]，Swain-Lupton[120]およびCharton[121]の，いわゆる二元パラメータ・アプローチを用いて，この種の問題を扱うこともできる。しかし，メタ置換基とパラ置換基を含む事例を，$\sigma_I + \sigma_R$または$F + R$を使って処理しようとすれば，3〜4変数（1変数当たり，少なくとも5個のデータ点）の方程式を考える必要がある。

　σ^+を使った事例では，ρの大きさは類似反応でもかなり異なる。すなわち，σの場合と同様，類似反応が同じようなρ^+値を持つという保証はない。Shorterによると，過敏な反応では，ρ^+の信頼限界が大きいため，正確な速度定数は得られない[24]。反応は溶媒相互作用に対して特に過敏である。このことは，ρ^+の比較を不満足なものにした。良好な一致を得るには，これらの困難を克服しなければならない。

2.8 脱離反応

十分な数のデータ点を揃えた脱離反応の事例はそれほど多くない。例外として興味深いのは，2-フェニルエタノール類のベンゼンスルホン酸エステル類である。

$$X-C_6H_4CH_2CH_2OSO_2C_6H_4-Y \longrightarrow X-C_6H_4CH=CH_2 + Y-C_6H_4SO_3^-$$

・40℃の tert-ブトキシドを含む tert-ブチルアルコール中でのスルホナート類の脱離 [124]

$$\log k = 2.34(\pm 0.12)\sigma_X + 1.08(\pm 0.07)\sigma_Y - 2.22(\pm 0.03)$$
$$n = 24, r^2 = 0.992, s = 0.061 \tag{2-140}$$

ρ_X は比較的大きい。このことは，プロトンが引き抜かれるとき，(環に隣接する炭素上に発生する負電荷を非局在化する) グループ間共鳴が存在する事実と符合する。しかし残念ながら，Xの選択が適切でない場合，σ^- の妥当性を確認することは出来ない。

加成原理を説明するため，式(2-140)を次の式(2-141)や式(2-142)と比較してみよう。

$$(C_6H_5)_2CHCH_2OSO_2C_6H_4-Y \xrightarrow[\text{メチルセロソルブ}]{CH_3O^-, 50\,°C} (C_6H_5)_2C=CH_2 + Y-C_6H_4SO_3^{-\ [122]}$$

$$\log k = 1.09(\pm 0.15)\sigma_Y - 2.44(\pm 0.06)$$
$$n = 4, r^2 = 0.998, s = 0.029 \tag{2-141}$$

$$X-C_6H_4CH(Me)CH_2OSO_2C_6H_4-4'\text{-}Me \xrightarrow[\text{tert-ブチルアルコール, 50 °C}]{\text{tert-ブトキシド}}$$
$$X-C_6H_4C(Me)=CH_2 + CH_3C_6H_4SO_3^{-\ [123]}$$

$$\log k = 2.19(\pm 0.24)\sigma_X - 3.63(\pm 0.06)$$
$$n = 5, r^2 = 0.996, s = 0.042 \tag{2-142}$$

式(2-141)や式(2-142)の ρ 値は，式(2-140)における対応値とほどよく一致する。

次の二つの反応は，式(2-140)の ρ_X に近い ρ 値を有する。

・0℃の92.6%エタノール中での X-C_6H_4CH=NCl の塩基触媒型脱塩化水素 [125]

$$X-C_6H_4CH=NCl \longrightarrow XC_6H_4C\equiv N$$

$$\log k = 2.37(\pm 0.30)\sigma - 1.86(\pm 0.12)$$
$$n = 9, r^2 = 0.980, s = 0.138 \tag{2-143}$$

・30.4℃の92.6%エタノール中での X-C_6H_4CH(CCl$_3$)C_6H_4-X' の塩基触媒型脱塩化水素 [126]

$$\begin{array}{c} X_1-C_6H_4 \\ X_2-C_6H_4 \end{array}\!\!\!>\!\!\text{CHCCl}_3 \longrightarrow \begin{array}{c} X_1 \\ X_2 \end{array}\!\!\!>\!\!\text{C=CCl}_2$$

$$\log k = 2.58\,(\pm 0.64)\,\Sigma\sigma - 2.44\,(\pm 0.24) \quad (2\text{-}144)$$
$$n = 8,\ r^2 = 0.940,\ s = 0.271$$

式(2-143)と式(2-144)の反応では，水素は置換基が付いたフェニル環へ結合した炭素から引き抜かれる。

次のシアノヒドリン類の解離は，脱離反応に対するもう一つの見方を提示する。

$$X-C_6H_4CH(OH)CN \longrightarrow X-C_6H_4CHO + HCN$$

・0℃の95%エタノール中でのベンズアルデヒド-シアノヒドリン類の解離[127]

$$\log k = 1.29\,(\pm 0.36)\,\sigma - 9.93\,(\pm 0.14) \quad (2\text{-}145)$$
$$n = 12,\ r^2 = 0.865,\ s = 0.144$$

この例では，σが表すものは，OHプロトンを不安定化する置換基の場誘起効果である。そのため，ρ値は，式(2-142)〜式(2-144)における値よりもかなり小さい。

2.9 付加反応

おそらく，最もよく知られている付加反応はオレフィンへの臭素の付加である。Dubois-Ruasseは，2種の付加様式を持つジ置換スチルベン類の臭素化について検討を加えた（次ページ参照）[128]。

すなわち，もし反応が中間体Aを通る経路で進行するならば，正電荷の非局在化において，重要な役割を演じる置換基はXである。一方，経路Bをとるならば，重要な置換基はYになる。

式(2-146)の誘導に当たっては，電子供与性の高い方の置換基——σ^+がより小さい置換基——をXとした。

・25℃のメタノール中でのBr_2の付加[128]

$$\log k = -4.94\,(\pm 0.27)\,\sigma_X^+ - 1.57\,(\pm 0.29)\,\sigma_Y + 1.19\,(\pm 0.18) \quad (2\text{-}146)$$
$$n = 25,\ r^2 = 0.990,\ s = 0.234$$

反応性は，10の7乗のオーダーの幅広い範囲で変化する。また，（sが大きいにもかかわらず）相関は良好である。−4.94というρ_Xの値は，式(1-5)に示した，σ^+の定義系におけるρ値，−4.5とよく一致する。これらの知見は，経路Aがスチルベン類への臭素の付加に対する反応経

路であることを証明する。しかし，この結論は単純化されすぎているかもしれない。臭素化はある程度の立体特異性を示す。すなわち，反応には中間体のブロモニウムイオンも関与すると思われる。

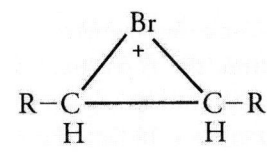

$$\underset{H}{\overset{R-C}{}}\overset{\overset{Br}{+}}{\triangle}\underset{H}{\overset{C-R}{}}$$

Lowry-Richardsonは，臭素付加の機構を詳細に総説した[129]。

フェニルアセチレン類の酸触媒水和は，同様にσ^+への強い依存性を示す[130]。

$$X-C_6H_4C\equiv CH \xrightarrow[H_2O, 50°C]{H^+} X-C_6H_4COCH_3$$

$$\log k_{相対} = -4.06(\pm 0.13)\sigma^+ - 0.09(\pm 0.04)$$
$$n=13, r^2=0.998, s=0.068 \tag{2-147}$$

おそらく，$X-C_6H_4C^+=CH_2$型中間体上の電荷は，置換基との間のグループ間共鳴によって安定化される。

ベンズアルデヒド類へのHCNの付加では，σよりもσ^+の方が高い相関を与える[131]。

$$X-C_6H_4CHO + HCN \xrightarrow[20°C]{95\%エタノール} X-C_6H_4C(OH)CN$$

$$\log k = -1.02(\pm 0.16)\sigma^+ - 2.29(\pm 0.06)$$
$$n=18, r^2=0.920, s=0.117 \tag{2-148}$$

除外したデータ点：4-NO_2

σを使うと，r^2の値は0.534となる。ρは小さいが，反応にはグループ間共鳴がある程度関与している。

式(2-148)は少し単純化されすぎている。非線形性を考慮すると次式が得られる。

$$\log k = -0.89(\pm 0.11)\sigma^+ + 0.73(\pm 0.23)(\sigma^+)^2 - 2.38(\pm 0.06)$$
$$n=19, r^2=0.951, s=0.093, \sigma^+ の最小値 = 0.61 \tag{2-149}$$

このような非線形モデルを使えば，4-NO_2基も式に含めることができる。

湯川-都野式はあまり良好な相関を与えない（$r^2=0.906$）。指数項の存在は，関係が非線形であることを表す。しかし，この項をどのように解釈すべきかについてまでは分からない。

2.10 分子内カチオン転位

次の様式に従うカルボカチオンでは，要素の1,2-シフトが広範な反応で認められる。

カルボカチオンまたは初期カルボカチオンは，さまざまな方法でα位に発生し，β位から隣接基が移動してくる。もし隣接基の移動が反応速度を高めるならば，移動した置換基の効果は隣接基関与と呼ばれる。通常，2種の過程は同時に起こり，項は入れ替え可能である。啓発的な事例としては，75℃での*threo*-3-フェニル-2-ブチルブロシラート類のアセトリシスが挙げられる。この事例からは，式(2-150)と式(2-151)が導かれる。

Cramは，このタイプの反応が示す立体特異性に気づいた[132]。彼は，中間体としてフェノニウムイオンが関与すると考えた。

すなわち，強力な電子供与基は隣接基関与を促進する。

$$\log k_t = -2.65(\pm 0.72)\sigma - 3.48(\pm 0.33)$$
$$n = 10,\ r^2 = 0.901,\ s = 0.366$$

(2-150)

$$\log k_{\mathrm{t}} = -2.11(\pm 0.26)\sigma^{+} - 3.77(\pm 0.14) \qquad (2\text{-}151)$$
$$n = 10,\ r^2 = 0.976,\ s = 0.177$$

式(2-150)と式(2-151)から明らかなように，σ^{+}はσよりもはるかに良好な相関を与える。このことは，Xによるグループ間共鳴の関与を示唆する[133]。実際には，検討した10種の同族体のうち，σ^{+}がσと大きく異なる置換基は4-Meと4-OCH$_3$のみであった。総括速度はk_{t}で表される。式(2-151)は，話の一部を物語るにすぎない。生成物の分析結果によると，電子供与基（4-CH$_3$，3-CH$_3$および4-OCH$_3$）は主にトレオ異性体，電子求引基は主にエリトロ異性体を生成する。このことから，Brownらは，反応が二つの独立した経路で進行し，経路間に交差はないと結論づけた[133]。彼らは，結果の解釈に図2-1のプロットを用いた。それによると，5個のデータ点は傾き-1.46の直線上に乗っている。これらの同族体では，ブロシル基の背面溶媒介助損失（k_{S}）により，（立体配置を保持したまま）転位が介助される。電子求引基はアリール基のπ電子を束縛し，隣接基関与を抑制する。一方，置換基による電子供与は，アリール介助転位（$F_{\mathrm{k}}D$）にとって有利である。ただし，$F_{\mathrm{k}}D = k_{\mathrm{t}} - k_{\mathrm{S}}$である。

図2-1において，水素と電子供与基は，仮定されたr_{S}速度直線から大きく外れている。しかし，σ^{+}を使ってデータを相関づけると，傾きが-2.11の新しい直線が見出される。電子求引基のσ^{+}は実質的にσに等しい。したがって，-2.11の傾きは，当てはめに電子供与基を含めたときの結果である。式(2-151)は，置換基の電子効果をうまく説明するが，反応経路に関してはいかなる洞察も提示しない。その意味で，この式は相関分析の落し穴に関する好例と言えよう。

Lowry-Richardsonは，カルボカチオン転位において反応機構が変化する，他の事例についても考察を加えた[134]。

80℃の98%硫酸中でのアセトフェノンオキシム類のBeckmann転位は，式(2-15)で表される[135]。

$$\log k = -1.48(\pm 0.21)\sigma - 2.71(\pm 0.09) \qquad (2\text{-}152)$$
$$n = 15,\ r^2 = 0.945,\ s = 0.125$$

σの代わりにσ^{+}を使うと，相関は悪化する（$r^2 = 0.848$）。このような転位は，次の反応連鎖で示される多段階過程である。

Lowry-Richardsonは，発生正電荷がXによって安定化された一種のフェノニウムイオン遷移状態が存在する証拠を提示した[134]。Hammett式は単一のρを与えた。しかし実際には，それはさまざまな段階に対するρの複合値である。しばしば，ρの特性を特定の段階へ割り付けることは容易ではない。たとえば，前例の場合，Hammett式はフェノニウム遷移状態の重要性を示す証拠を提示できなかった。また，式(2-152)のρは比較的小さいが，このことはσ^{+}を用いた方程式には当てはまらない。

条件がさらに激烈であるか，または触媒がさらに有効であれば，置換基の役割はさらに小さくなる。このような事態は，より緩和な条件下でBeckmann転位が起こったときに観察される。濃硫酸中ではなく，70℃の1,4-ジクロロブタン中におけるアセトフェノンオキシムのトリニトロフェノキシエーテル類の転位は，式(2-153)で表される[136]。

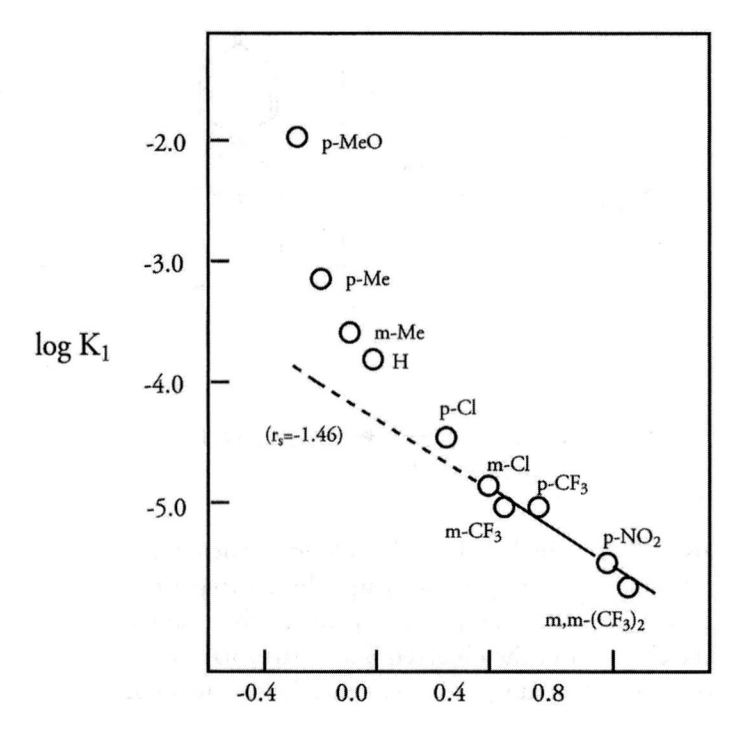

図2-1 75℃における *threo*-3-アリール-2-ブチルブロシラート類のアセトリシス速度とσ定数との関係

$$\log k = -3.65(\pm 0.58)\sigma^+ - 4.29(\pm 0.21) \tag{2-153}$$
$$n = 13,\ r^2 = 0.947,\ s = 0.346$$

大きなρ値は，正電荷の非局在化が重要であることを示唆する。しかし実際には，σ^+よりもσの方が良好な相関を与える（$r^2=0.958$）。問題の解明を妨げているのは，σ^+とσの間の高い共線性である（$r^2=0.914$）。この研究が行われたのは，σ^+が考案される以前である。なお，$(\sigma^+)^2$項を式(2-153)へ追加すると，相関はさらに向上する（$r^2=0.966,\ s=0.302$）。

フェノニウムイオン中間体が存在する証拠を見出すため，Baeyer-Villiger反応もまた検討された。29.8℃のアセトニトリル-エチレングリコール（10：1）中でのアセトフェノン類の酸化は，式(2-154)で表される[137]。

$$\log k = -1.45(\pm 0.27)\sigma - 2.81(\pm 0.12) \tag{2-154}$$
$$n = 6,\ r^2 = 0.982,\ s = 0.082$$

この事例では，σ^+ は良好な相関を与えない。また，上記の反応機構は式(2-154)と矛盾しない。ρ 値が小さく，σ^+ を用いても結果が改善されないという事実は，ベンゼン環の π 電子が律速段階に関与しないことを意味する。

50℃の50%エタノール中でのヒドロペルオキシド類のCriegee転位は，フェノール類とアセトンを生成する[138]。そのHammett式は，式(2-155)で与えられる。

$$\log k = -4.56(\pm 0.53)\sigma^+ - 0.05(\pm 0.12) \tag{2-155}$$
$$n = 7, r^2 = 0.990, s = 0.124$$

σ^+ の方が σ よりもはるかに良好な相関を与え，かつ ρ 値が大きいという事実は，フェノニウムイオン型遷移状態の形成が律速段階であることを示唆する。

Chapman転位に関する式(2-156)では，σが相関に用いられた[139]。得られた結果は，グループ間共鳴の欠如を示唆した。しかし，選択された置換基では，σ⁻とσはほとんど完全に共線的であるため，この結論が正しいか否かは分からない。反応は，255℃のジフェニルエーテル中で行われた。

$$\log k = 1.75(\pm 0.45)\sigma - 4.16(\pm 0.08) \qquad (2\text{-}156)$$
$$n = 9, r^2 = 0.924, s = 0.097$$

Newmann-Kwart転位もまた類似のHammett式をもたらす[139]。σ⁻はσよりもわずかに良好な相関を与えるが，遷移状態におけるグループ間共鳴の重要性を証明するわけではない。

$$\log k = 1.89(\pm 0.98)\sigma^- - 3.29(\pm 0.17)$$
$$n = 6,\ r^2 = 0.878,\ s = 0.142$$

(2-157)

次の複雑な多段階転位は，単一の ρ を用いて，置換基の全電子効果が説明できた一例である[140]。

反応は，20℃のメタノール中で行われた。

$$\log k = 1.94(\pm 0.21)\sigma^0 - 2.37(\pm 0.08)$$
$$n = 15, r^2 = 0.968, s = 0.118 \tag{2-158}$$

$B_{AC}2$ 反応の ρ 値は約 2 である。上の反応の ρ_1 と ρ_3 はそのような値になっている。σ^0 ではなく σ を使うと，相関は悪化する（$r^2 = 0.904$）。

式(2-158)の ρ は，ρ_1，ρ_2 および ρ_3 の線形結合と考えられる。σ 定数として σ^0 が選択されたという事実は，ρ_2 が律速段階であることを示唆する。もし ρ_3 が律速段階ならば，重要な σ 定数は σ^- であり，かつ ρ は負値をとるはずである。

N-NO_2 芳香族アミン類の転位は，ラジカル機構で起こる[141]。40℃のHClO$_4$水溶液中でこの反応の二次速度定数が測定され，次の式(2-159)が導かれた。

$$\log k = -3.66(\pm 0.33)\sigma^+ - 2.17(\pm 0.15)$$
$$n = 16, r^2 = 0.976, s = 0.263 \tag{2-159}$$

σ や σ^- を使うと，相関ははるかに悪化する（$r^2 < 0.85$）。この反応の ρ 値は，他のラジカル反応（次節参照）に比べて大きいが，式(2-130)に示した，ベンゼン類のニトロ化に比べれば小さい。

グループ間共鳴に強く依存する転位として興味深いのは，N-ヒドロキシアセトアニリド類におけるメタンスルホン酸エステルの転位である[142]。式(2-160)は，40～110℃の熱転位データ（$k_{相対}$）を 25℃へ外挿したものである。

$$X-C_6H_4N\begin{matrix}COCH_3\\OSO_2CH_3\end{matrix} \xrightarrow{DCCl_3} X-(2-CH_3SO_2O)C_6H_3NHCOCH_3$$

$$\log k_{相対} = -9.28(\pm 1.95)\sigma^+ + 7.17(\pm 1.1)$$
$$n = 7, r^2 = 0.968, s = 0.235 \tag{2-160}$$

置換基の選択の関係で，σを用いてもほぼ同等の相関が得られる（$r^2=0.964$）。ヒドロキシルアミン類の硫酸エステルは，変異誘発や発癌において重要な役割を演ずる（9.2.2節参照）。したがって，その熱転位は興味深い。

2.11 ラジカル反応

ラジカルの反応は複雑である。そのため，それに対する標準的なσ定数はまだ考案されていない。ラジカル反応の概要を知りたい読者は，文献129の第9章をお読みいただきたい。

ラジカル反応の試薬は通常，結合の均等開裂によって生成する。

$$A : B \rightleftharpoons A^{\cdot} + B^{\cdot}$$

得られるラジカルは，求電子性か求核性のいずれかである。Hammett式の応用で主に扱われるのは，光分解か熱分解によりラジカルが生成する反応である。

ラジカル種は通常，それ自身または他の反応物ときわめて反応しやすい。そのため，その観測は容易ではない。

溶液中で形成したラジカル対は，しばしば溶媒かごの中に保持される。それらは続いて，このかごの中で再結合するか，あるいは外部へと拡散する。N-ニトロアニリン類の転位に関する式(2-159)の相関は，このような溶媒かごでの反応の結果である。ラジカル対の反応性は，それらが一重項か三重項のいずれの状態にあるかに依存する。

ラジカルは荷電を持たない。そのため，σ^-でモデル化される極性効果は，ラジカル反応を相関づける際に役立たない。一方，σとσ$^+$は相関づけに有効で，特別に工夫されたラジカル定数（1.7節参照）はさらに良好な結果を与える。

アリルベンゼンの臭素化では，Br$^{\cdot}$は69.5℃でのN-ブロモスクシンイミドの光分解により生成する[143]。

$$X-C_6H_4CH_2CH=CH_2 + Br^{\cdot} \longrightarrow X-C_6H_4\overset{\cdot}{C}HCH=CH_2 + HBr$$

$$\log k_{相対} = -0.75(\pm 0.05)\sigma^+ + 0.02(\pm 0.03) \quad (2\text{-}161)$$
$$n = 12, r^2 = 0.990, s = 0.050$$

式(2-161)のρ値は小さい。このことは，ラジカルの安定化における置換基の役割が控え目であることを示す。また，σよりもσ$^+$の方が有効であるという事実は，グループ間共鳴が有意であることを示唆する。

アリルベンゼン類に作用するCl$_3$C$^{\cdot}$ラジカルもまた，同様のHammett式を与える[143]。ただし，この場合には，σ$^+$よりもσの方がパラメータとして優れている。

$$\log k_{相対} = -0.63(\pm 0.05)\sigma + 0.01(\pm 0.01) \quad (2\text{-}162)$$
$$n = 11, r^2 = 0.988, s = 0.019$$

40℃のSO$_2$Cl$_2$によるベンゼン中でのジフェニルメタンの塩素化は，極性効果に関してよく似た

依存性を示す[144]。

$$2\,X-C_6H_4CH_2C_6H_5 + SO_2Cl_2 \longrightarrow 2\,X-C_6H_4\dot{C}HC_6H_5 + 2\,HCl + SO_2$$

$$\log k = -0.65\,(\pm 0.04)\,\sigma + 0.01\,(\pm 0.01)$$
$$n=7,\ r^2=0.996,\ s=0.008 \tag{2-163}$$

置換トルエン類とラジカル試薬との反応も数多く検討された。代表的事例を次に示す[145,146]。

$$X-C_6H_4-CH_3 + Br^\cdot \xrightarrow{60\,°C} X-C_6H_4CH_2^\cdot + HBr$$

$$\log k = -1.61\,(\pm 0.26)\,\sigma - 0.47\,(\pm 0.12)$$
$$n=6,\ r^2=0.986,\ s=0.077 \tag{2-164}$$

$$X-C_6H_4-CH_3 + Cl^\cdot \xrightarrow{60\,°C} X-C_6H_4CH_2^\cdot + HCl$$

$$\log k = -0.95\,(\pm 0.12)\,\sigma - 0.50\,(\pm 0.06)$$
$$n=6,\ r^2=0.992,\ s=0.035 \tag{2-165}$$

式(2-162)〜式(2-165)で使われた置換基の場合，σ と σ^+ は高い共線性を示す。そのため，どちらのパラメータが優れているかは不明である。

$$X-C_6H_4CH_3 + (CH_3)_3CO^\cdot \xrightarrow[\text{アセトニトリル}]{45\,°C} X-C_6H_4CH_2^\cdot + (CH_3)_3COH$$

$$\log k = -0.41\,(\pm 0.04)\,\sigma^+ - 0.28\,(\pm 0.01)$$
$$n=7,\ r^2=0.992,\ s=0.014 \tag{2-166}$$

活性の低い $Br^\cdot$ を反応に用いる式(2-164)は，$Cl^\cdot$ を用いる式(2-165)に比べて ρ 値が大きい。すなわち，置換基の役割が大きいのは，活性の低い試薬においてである。これらの反応では，ρ の符号は常に負である。このことは，ラジカルが求電子的性質を帯びていることを意味する。ラジカル反応が関与する式(2-159)の ρ 値は大きいが，式(2-161)〜式(2-166)のそれは小さい。この状況は，遷移状態ではイオン的性質が弱いことを示唆する。表1-3のラジカル定数 E_R は，これらの事例には役立たない。しかし，式(12-19)や式(12-88)のような生物学的QSARでは，ラジカル定数はうまく機能する。

式(2-166)において，σ と σ^+ は，質の類似した相関を与える。これは一部，置換基の選択と共線性に起因する現象である。

σ^+ は多くのラジカル反応で使用され，特別なラジカル定数を必要とする事例も多い。しかし，ラジカル相関の描像は明確ではない。

2.12　酸化還元反応

Hammett式は酸化反応にも適用される。以下の事例はその一部である。

・25℃での H_2CrO_4 水溶液による RCHO の RCOOH への酸化[147]

$$\log k = -1.10(\pm 0.17)\sigma^* - 2.13(\pm 0.21) \\ n=8, r^2=0.976, s=0.203 \tag{2-167}$$

脂肪族置換基では，相関にTaftの誘起パラメータが用いられる．求電子試薬では，予想通り，負のρ値が観測される．

・90℃の40％ジオキサン中でのHNO$_3$によるX-C$_6$H$_4$CH$_2$OHのX-C$_6$H$_4$CHOへの酸化[148]

$$\log k = -2.02(\pm 0.27)\sigma - 3.77(\pm 0.10) \\ n=7, r^2=0.986, s=0.094 \tag{2-168}$$

・30℃の20％酢酸中でのKMnO$_4$によるX-C$_6$H$_4$CH$_2$OHのX-C$_6$H$_4$CHOへの酸化[149]

$$\log k = -1.71(\pm 0.03)\sigma - 0.60(\pm 0.01) \\ n=10, r^2=0.998, s=0.013 \tag{2-169}$$

ベンジルアルコール類の過マンガン酸カリウム酸化では，ρ値は30℃の-1.71から45℃の-1.51へと変化する．この観察結果によれば，もし式(2-168)においてHNO$_3$酸化が30℃で行われたならば，ρ値は90℃で見出された-2.02よりも大きい値をとることが予想される．これらの事例では，かなり大きなρ値が観測される．このことは，グループ間共鳴の可能性を示唆する．もしベンジル炭素での水素引抜きを律速段階とするならば，これは妥当な見解である．しかし，σ^+を用いても相関は改善されない．

・30℃の95％酢酸中でのH$_2$CrO$_4$によるX-C$_6$H$_4$CH$_2$C$_6$H$_4$-X'のX-C$_6$H$_4$COC$_6$H$_4$-X'への酸化[150]

$$\log k/k_\text{H} = -1.49(\pm 0.18)\Sigma\sigma^+ + 0.06(\pm 0.11) \\ n=9, r^2=0.982, s=0.133 \tag{2-170}$$

除外したデータ点：4-OCH$_3$

この酸化反応では，σ^+はσ（$r^2=0.801, s=0.449$）よりもはるかに良好な相関を与える．この事実は，グループ間共鳴の重要性を証明するものである．湯川－都野式を用いても，式(2-170)は有意に改善されない．両方の環に置換基が存在する場合，σ^+値は単純に加え合わされる．

・40℃，pH 6.4でのH$_2$O$_2$水溶液によるX-C$_6$H$_4$SO$_2$HのX-C$_6$H$_4$SO$_3$Hへの酸化[151]

$$\log k = -0.50(\pm 0.03)\sigma + 0.10(\pm 0.01) \\ n=12, r^2=0.992, s=0.019 \tag{2-171}$$

この反応にはラジカルが関与する．実際，式(2-171)のρ値は，式(2-161)～式(2-163)および式(2-166)のそれらに近い．

有機化合物のポーラログラフ還元は，置換基効果の評価に有用である．臭化物の還元に関するLambertの研究はその好例である[152]．

・25℃のDMF中でのRCH$_2$Brのポーラログラフ還元[152]

$$E_{1/2} = 0.13(\pm 0.03)E_\text{s} + 0.33(\pm 0.03)\sigma^* - 2.16(\pm 0.02) \\ n=24, r^2=0.972, s=0.024 \tag{2-172}$$

E_sの役割は比較的小さいが有意である（σ^*と$E_{1/2}$との相関：$r^2=0.854$）．明らかに，滴下水銀電極の水銀表面への基質の適合は，わずかではあるが，反応速度に影響を及ぼす．$E_{1/2}$値は，式(8-64)，式(8-65)および式(9-49)といった生物学的QSARでも用いられる．ρはボルト単位で

表されるので，無次元の速度論的研究から導かれる ρ σ との比較は無意味である。

水素化ホウ素還元もまた，Hammett式によって相関づけられる。

・25℃の2-プロパノール中での水素化ホウ素ナトリウムによる2-X-9-フルオレノン類の還元[153]

$$\log k = 3.12(\pm 0.43)\sigma_m - 2.17(\pm 0.15)$$
$$n = 14, r^2 = 0.955, s = 0.174$$
(2-173)

$$\log k = 2.92(\pm 0.50)F + 0.71(\pm 0.21)R^+ - 2.02(\pm 0.22)$$
$$n = 14, r^2 = 0.968, s = 0.151$$
(2-174)

式(2-173)において，Parry-Warrenは σ_m を使用した[153]。しかし，σ_m の代わりに F と R^+ を用いると，相関は式(2-174)のように改善される。還元機構には，カルボニル基の電子不足炭素への H^- の移動が関与する。たとえば，$NH_2(R^+ = -1.38)$ のような強力な電子供与基は，グループ間共鳴により反応部位近傍の電子密度を増加させ，反応を遅らせる（R^+ の ρ は正である）。

2.13 まとめ

本章における我々の目標は，（スペースの関係でほんの一部しか扱えなかったが）Hammett式で解析されたさまざまな有機反応を紹介し，Hammett定数が置換基の電子効果の洞察にいかに役立つかを示すことにあった。事例としては，珍しい反応ではなく，よく知られた簡単な反応を選んだ。また，類似した反応は類似した ρ をもつという仮説も取り上げた。もしこの仮説が成立しなければ，その理由を解明しようと試みた。

要するに，有機反応機構に及ぼす構造変化の効果を理解する上で，Hammett式は最も一般的なアプローチである。適用範囲は，現時点では親化合物の関係で制限されるが，今後さらに拡張されると思われる。これまで，そのような研究を行うことへの動機づけはほとんどなされなかった。しかし，生物活性化合物の研究が急増した現在では，事情は大きく変化した。量子化学的解析の発展は，Hammettパラメータの適用範囲を拡大しようとする努力を抑制する方向へ働いた。というのは，分子軌道計算から導かれたパラメータは，親化合物に関する制約を取り払ったからである。しかし，AM1のようないわゆる半経験的方法は，Hammettパラメータと比べたとき，必ずしも良好な結果を与えない。特に，グループ間共鳴が関与する場合にはそうである。

引用文献

1. Jaffé, H. H. *Chem. Rev.* **1953**, *53*, 191.
2. Leffler, J. E.; Grunwald, E. *Rates and Equilibria of Organic Reactions*; Wiley: New York, 1963.
3. Shorter, J. *Correlation Analysis in Organic Chemistry. An Introduction to Linear Free-Energy Relationships*; Clarendon Press: Oxford, United Kingdom, 1973.
4. Johnson, C. D. *The Hammett Equation*; Cambridge University Press: New York, 1973.
5. *Advances in Linear Free-Energy Relationships*; Chapman, N. B.; Shorter, J., Eds.; Plenum: London, 1972.
6. *Correlation Analysis in Chemistry*; Chapman, N. B.; Shorter, J., Eds.; Plenum: New York, 1978.
7. Palm, V. A. *Tables of Rate and Equilibrium Constants of Heterolytic Organic Reactions*; VINITI: Moscow, Russia, 1979.
8. Briegleb, G.; Bieber, A. *Z. Electrochem.* **1951**, *55*, 250.
9. Fisher, A.; Mann, B. R.; Vaughn, J. *J. Chem. Soc.* **1961**, 1093.
10. Exner, O.; Kalfus, K. *Collect. Czech. Chem. Commun.* **1976**, *41*, 569.
11. Dippy, J. F. J.; Hughes, S. R. C.; Kitchiner, B. C. *J. Chem. Soc.* **1964**, 1275.
12. Kalfus, K.; Večeřa, M.; Exner, O. *Collect. Czech. Chem. Commun.* **1970**, *35*, 1195.
13. Berliner, E.; Blommers, E. A. *J. Am. Chem. Soc.* **1951**, *73*, 2479.
14. Exner, O. *Collect. Czech. Chem. Commun.* **1966**, *31*, 65.
15. Exner, O.; Lakomy', J. *Collect. Czech. Chem. Commun.* **1970**, *35*, 1371.
16. Bright, W. L.; Briscoe, H. T. *J. Phys. Chem.* **1933**, *37*, 787.
17. Kolthoff, I. M.; Chantooni, M. K., Jr. *J. Am. Chem. Soc.* **1971**, *93*, 3843.
18. Halle, J.-C.; Schaal, R.; Di Nallo, A. *Anal. Chim. Acta* **1972**, *60*, 197.
19. Wooten, L. A.; Hammett, L. P. *J. Am. Chem. Soc.* **1935**, *57*, 2289.
20. Elliott, J. H. *J. Phys. Chem.* **1942**, *46*, 221.
21. Hoefnagel, A. J.; Wepster, B. M. *J. Chem. Soc., Perkin Trans. 2* **1989**, 977.
22. Hoefnagel, A. J.; Wepster, B. M. *Collect. Czech. Chem. Commun.* **1990**, *55*, 119.
23. Hoefnagel, A. J.; Wepster, B. M. *Rec. Trav. Chim.* **1990**, *109*, 455.
24. Shorter, J. In *Similarity Models in Organic Chemistry, Biochemistry and Related Fields*; Elsevier: Amsterdam, the Netherlands, 1991; p 78.
25. Fan, W.-Q.; Jiang, X.-K. *J. Am. Chem. Soc.* **1985**, *107*, 7680.
26. Jinfeng, C.; Topsom, R. D. *J. Mol. Struct.* **1990**, *204*, 353.
27. Topsom, R. D. *Prog. Phys. Org. Chem.* **1990**, *17*, 107.
28. Bolton, P. D.; Hall, F. M.; Reece, I. H. *J. Chem. Soc. B* **1967**, 709.
29. Bordwell, F. G.; Cooper, G. D. *J. Am. Chem. Soc.* **1952**, *74*, 1058.
30. Biggs, A. I.; Robinson, R. A. *J. Chem. Soc.* **1961**, 388.
31. Cohen, L. A.; Jones, W. M. *J. Am. Chem. Soc.* **1963**, *85*, 3397.
32. Schwarzenbach, G.; Rudin, E. *Helv. Chim. Acta* **1939**, *22*, 360.
33. Simon, W.; Mörikofer, A.; Heilbronner, E. *Helv. Chim. Acta* **1957**, *40*, 1918.
34. Rapoport, M.; Hancock, C. K.; Meyers, E. A. *J. Am. Chem. Soc.* **1961**, *83*, 3489.
35. Simpson, H. N.; Hancock, C. K.; Meyers, E. A. *J. Org. Chem.* **1965**, *30*, 2678.
36. Chantooni, M. K.; Kolthoff, I. M. *J. Phys. Chem.* **1976**, *80*, 1306.

37. Fischer, A.; Leary, G. L.; Topsom, R. D.; Vaughan, J. *J. Chem. Soc. B* **1966**, 782.
38. Fischer, A.; Leary, G. L.; Topsom, R. D.; Vaughan, J. *J. Chem. Soc. B* **1967**, 686.
39. De Maria, P.; Fini, A.; Hall, F. M. *J. Chem. Soc., Perkin Trans. 2* **1973**, 1969.
40. Bordwell, F. G.; Andeson, H. M. *J. Am. Chem. Soc.* **1953**, *75*, 6019.
41. David, J. G.; Hallam, H. E. *Trans. Faraday Soc.* **1964**, *60*, 2013.
42. Dippy, J. F. J.; Williams, F. R. *J. Chem. Soc.* **1934**, 161.
43. Dippy, J. F. J.; Page, J. E. *J. Chem. Soc.* **1938**, 357.
44. Pettit, L. D.; Royston, A.; Sherrington, C.; Whewell, R. J. *J. Chem. Soc. B* **1968**, 588.
45. Pasto, D. J.; McMillan, D.; Murphy, T. *J. Org. Chem.* **1965**, *30*, 2688.
46. Hayes, N. V.; Branch, G. E. K. *J. Am. Chem. Soc.* **1943**, *65*, 1555.
47. Trachtenberg, E. N.; Odian, G. *J. Am. Chem. Soc.* **1958**, *80*, 4018.
48. Zdanovich, V. I.; Parnes, Z. N.; Kursanov, D. N. *Dokl. Akad., Nauk. SSSR* **1965**, *165*, 1112EE.
49. Fuchs, R.; Bloomfield, J. J. *J. Org. Chem.* **1966**, *31*, 3423.
50. Hogeveen, H. *Rec. Trav. Chim.* **1964**, *83*, 813, 829.
51. Thigpen, A. B.; Fuchs, R. *J. Org. Chem.* **1969**, *34*, 505.
52. Fuchs, R.; Kaplan, C. A.; Bloomfield, J. J.; Hatch, L. F. *J. Org. Chem.* **1962**, *27*, 733.
53. Meyers, C. Y.; Moretti, G.; Maioli, L. *J. Org. Chem.* **1962**, *27*, 625.
54. Benghiat, I.; Becker, E. I. *J. Org. Chem.* **1958**, *23*, 885.
55. Caputo, J. A.; Fuchs, R. *J. Org. Chem.* **1968**, *33*, 1959.
56. Molho, D.; Giraud, M. *Bull. Soc. Chim. Fr.* **1969**, 4447.
57. Byron, D. J.; Gray, G. W.; Wilson, R. C. *J. Chem. Soc. C* **1966**, 831.
58. Eaborn, C.; Eastmond, R.; Walton, D. R. M. *J. Chem. Soc. B* **1970**, 752.
59. Exner, O.; Jonas, J. *Collect. Czech. Chem. Commun.* **1962**, *27*, 2296.
60. Roberts, J. D.; Regan, C. M. *J. Am. Chem. Soc.* **1954**, *76*, 939.
61. Reynolds, W. F. *J. Chem. Soc., Perkin Trans. 2* **1980**, 985.
62. Topsom, R. D. *Prog. Phys. Org. Chem.* **1976**, *12*, 1.
63. Cole, T. W., Jr.; Mayers, C. J.; Stock, L. M. *J. Am. Chem. Soc.* **1974**, *96*, 4555.
64. Baker, F. W.; Parish, R. C.; Stock, L. M. *J. Am. Chem. Soc.* **1967**, *89*, 5677.
65. Stock, L. M. *J. Chem. Educ.* **1972**, *49*, 400.
66. Exner, O.; Friedl, P. *Prog. Phys. Org. Chem.* **1993**, *19*, 259.
66a. Bowden, K.; Grubbs, E. J. *Prog. Phys. Org. Chem.* **1993**, *19*, 183.
67. Timm, E. W.; Hinshellwood, C. N. *J. Chem. Soc.* **1938**, 862.
68. Kindler, K. *Liebigs Ann. Chem.* **1926**, *450*, 1; *Ber.* **1936**, *69*, 2793.
69. Campbell, A. D.; Chooi, S. Y.; Deady, L. W.; Shanks, R. A. *Aust. J. Chem.* **1970**, *23*, 203.
70. Campbell, A. D.; Chan, E.; Chooi, S. Y.; Deady, L. W.; Shanks, R. A. *J. Chem. Soc. B* **1970**, 1068.
71. Fisher, A.; Mitchell, W. J.; Ogilvie, G. S.; Packer, J.; Packer, J. E.; Vaughan, J. *J. Chem. Soc.* **1958**, 1426.
72. Antonovskii, V. L.; Frolova, Z. S.; Romantsova, O. N. *Zh. Org. Khim.* **1969**, *5*, 42EE.
73. Johnson, C. D.; Schofield, K. *J. Am. Chem. Soc.* **1973**, *95*, 270.
74. Johnson, C. D. *The Hammett Equation*; Cambridge University Press: New York, 1973.
75. Bowden, K. In *Comprehensive Medicinal Chemistry*; Ramsden, C. A., Ed.; Pergamon: Elmsford,

NY, 1990; Vol.4, p 205.
76. Cohen, L. A.; Jones, W. M. *J. Am. Chem. Soc.* **1962**, *84*, 1625.
77. Smith, J. H.; Menger, F. M. *J. Org. Chem.* **1969**, *34*, 77.
78. Hojo, M.; Utaka, M.; Yoshida, Z. *Tetrahedron Lett.* **1966**, 25.
79. Hopkinson, A. C. *J. Chem. Soc. B* **1969**, 203.
80. Goering, H. L.; Rubin, T.; Newman, M. S. *J. Am. Chem. Soc.* **1954**, *76*, 787.
81. Demény, L. *Rec. Trav. Chim.* **1931**, *50*, 60.
82. Chaw, Z. S.; Fischer, A.; Harper, D. A. R. *J. Chem. Soc. B* **1971**, 1818.
83. van Hooidonk, C.; Ginjaar, L. *Rec. Trav. Chim.* **1967**, *86*, 449.
84. Ostrogovich, V. G.; Csunderlik, C.; Bacaloglu, R. *J. Prakt. Chem.* **1975**, *317*, 62.
85. Kirsch, J. F.; Clewell, W.; Simon, A. *J. Org. Chem.* **1968**, *33*, 127.
86. Ciuffarin, E.; Senatore, L. *Tetrahedron Lett.* **1974**, 1635.
87. Savchuk, E. K.; Vizgert, R. V. *Chem. Abst.* **1959**, *53*, 18897b.
88. Brown, D.; Hudson, R. F. *Nature (London)* **1951**, *167*, 819.
89. Bender, M. L.; Chen, M. C. *J. Am. Chem. Soc.* **1963**, *85*, 30.
90. Bowden, K.; Price, M. J. *J. Chem. Soc. B* **1971**, 1784.
91. Kreevoy, M. M.; Taft, R. W. *J. Am. Chem. Soc.* **1955**, *77*, 5590.
92. Kolar, G. F.; Preussman, R. Z. *Naturforsch. B* **1971**, *26*B, 950.
93. Caplow, M.; Jencks, W. P. *Biochemistry* **1962**, *1*, 883.
94. Amshey, J. W.; Jindal, S. P.; Bender, M. L. *Arch. Biochem. Biophys.* **1975**, *169*, 1.
95. Williams, A.; Salvadori, G. *J. Chem. Soc. B* **1971**, 2401.
96. Hansch, C.; Grieco, C.; Silipo, C.; Vittoria, A. *J. Med. Chem.* **1977**, *20*, 1420.
97. Packer, J.; Vaughan, J.; Wilson, A. F. *J. Org. Chem.* **1958**, *23*, 1215.
98. Hill, E. A.; Gross, M. L.; Stasiewicz, M.; Manion, M. *J. Am. Chem. Soc.* **1969**, *91*, 7381.
99. Streitwieser, A.; Hammond, H. A.; Jagow, R. H.; Williams, R. M.; Jesaitis, R. G.; Chang, C. J.; Wolf, R. *J. Am. Chem. Soc.* **1970**, *92*, 5141.
100. Tanida, H.; Ishitobi, H.; Irie, T.; Tsushima, T. *J. Am. Chem. Soc.* **1969**, *91*, 4512.
100a. Saunders, M.; Jiménez-Vázquez, H. A. *Chem. Rev.* **1991**, *91*, 375.
101. Noyce, D. S.; Fike, S. A. *J. Org. Chem.* **1973**, *38*, 3318.
102. Noyce, D. S.; Lipinski, C. A.; Nichols, R. W. *J. Org. Chem.* **1972**, *37*, 2615.
103. Forsyth, D. A.; Noyce, D. S. *Tetrahedron Lett.* **1972**, 3893.
104. Crocker, H. P.; Jones, B. *J. Chem. Soc.* **1959**, 1808.
105. Yoh, S.-D.; Lee, O.-S. *Tetrahedron Lett.* **1988**, *29*, 4431.
106. Litvinenko, L. M.; Galushko, L. Ya.; Savchenko, A. S. *Zh. Org. Khim.* **1975**, *11*, 1458EE.
107. Grob, C. A.; Schlageter, M. G. *Helv. Chim. Acta* **1974**, *57*, 509.
108. Porto, A. M.; Altieri, L.; Castro, A. J.; Brieux, J. A. *J. Chem. Soc. B* **1966**, 963.
109. Baker, J. W. *J. Chem. Soc.* **1936**, 1448.
110. Young, P. R.; Jencks, W. P. *J. Am. Chem. Soc.* **1979**, *101*, 3288.
111. Stock, L. M.; Brown, H. C. *Adv. Phys. Org. Chem.* **1963**, *1*, 35.
112. Brown, H. C.; Marino, G. *J. Am. Chem. Soc.* **1962**, *84*, 1658.
113. Roberts, J. D.; Sanford, J. K.; Sixma, F. L. J.; Cerfontain, H.; Zagt, R. *J. Am. Chem. Soc.* **1954**, *76*,

4525.
114. de La Mare, P. B. D. *J. Chem. Soc.* **1954**, 4450.
115. Sjöström, M.; Wold, S. *Acta Chem. Scand., Ser. B* **1981**, *35*, 537.
116. Eaborn, C. *J. Chem. Soc.* **1956**, 4858.
117. Deno, N. C.; Jaruzelski, J. J.; Schriesheim, A. *J. Am. Chem. Soc.* **1955**, *77*, 3044.
118. Wells, P. R.; Ehrenson, S.; Taft, R. W. *Prog. Phys. Org. Chem.* **1968**, *6*, 147.
119. Ehrenson, S.; Brownlee, R. T. C.; Taft, R. W. *Prog. Phys. Org. Chem.* **1973**, *10*, 1.
120. Swain, C. G.; Lupton, E. C. *J. Am. Chem. Soc.* **1968**, *90*, 4328.
121. Charton, M. *Prog. Phys. Org. Chem.* **1981**, *13*, 119.
122. Willi, A. V. *Helv. Chim. Acta* **1966**, *49*, 1725.
123. DePuy, C. H.; Storm, D. L.; Frey, J. T.; Naylor, C. G. *J. Org. Chem.* **1970**, *35*, 2746.
124. Banger, J.; Cockerill, A. F.; Davies, G. L. O. *J. Chem. Soc. B* **1971**, 498.
125. Hauser, C. R.; LeMaistre, J. W.; Rainsford, A. E. *J. Am. Chem. Soc.* **1935**, *57*, 1056.
126. Cristol, S. J. *J. Am. Chem. Soc.* **1945**, *67*, 1494.
127. Baker, J. W.; Hopkins, H. B. *J. Chem. Soc.* **1949**, 1089.
128. Dubois, J.-E.; Ruasse, M.-F. *J. Org. Chem.* **1973**, *38*, 493.
129. Lowry, T. H.; Richardson, K. S. *Mechanism and Theory in Organic Chemistry*, 3rd ed.; Harper and Row: New York, 1987; Chapter 7.
130. Bott, R. W.; Eaborn, C.; Walton, D. R. M. *J. Chem. Soc.* **1965**, 384.
131. Baker, J. W.; Barrett, G. F. C.; Tweed, W. T. *J. Chem. Soc.* **1952**, 2831.
132. Cram, D. J. *J. Am. Chem. Soc.* **1949**, *71*, 3863.
133. Brown, H. C.; Kim, C. J.; Lancelot, C. J.; Schleyer, P. V. R. *J. Am. Chem. Soc.* **1970**, *92*, 5244.
134. Lowry, T. H.; Richardson, K. S. *Mechanism and Theory in Organic Chemistry*, 3rd ed.; Harper and Row: New York, 1987; Chapter 5.
135. Gregory, B. J.; Moodie, R. B.; Schofield, K. *J. Chem. Soc. B* **1970**, 338.
136. Huisgen, R.; Witte, J.; Walz, H.; Jira, W. *Ann. Chem.* **1957**, *604*, 191.
137. Hawthorne, M. F.; Emmons, W. D. *J. Am. Chem. Soc.* **1958**, *80*, 6398.
138. De, A. W.; van Steveninck, R.; Kooyman, E. C. *Rec. Trav. Chim.* **1960**, *79*, 413.
139. Relles, H. M.; Pizzolato, G. *J. Org. Chem.* **1968**, *33*, 2249.
140. Livař, M.; Hrnčiar, P.; Macháčková, M. *Collect. Czech. Chem. Commun.* **1972**, *37*, 1150.
141. White, W. N.; Klink, J. R. *J. Org. Chem.* **1970**, *35*, 965.
142. Gassman, P. G.; Granrud, J. E. *J. Am. Chem. Soc.* **1984**, *106*, 1498.
143. Martin, M. M.; Gleicher, G. J. *J. Org. Chem.* **1963**, *28*, 3266.
144. Lee, K. H.; Teo, T. O. *J. Chem. Soc., Perkin Trans. 2* **1973**, 689.
145. Hradil, J.; Chvalovský, V. *Collect. Czech. Chem. Commun.* **1968**, *33*, 2029.
146. Sakurai, H.; Hosomi, A. *J. Am. Chem. Soc.* **1967**, *89*, 458.
147. Roček, J.; Ng, C.-S. *J. Org. Chem.* **1973**, *38*, 3348.
148. Ogata, Y.; Sawaki, Y.; Matsunaga, F.; Tezuka, H. *Tetrahedron* **1966**, *22*, 2655.
149. Banerji, K. K. *J. Chem. Soc., Perkin Trans. 2* **1973**, 435.
150. Wiberg, K. B.; Evans, R. J. *Tetrahedron* **1960**, *8*, 313.
151. Lindberg, B. J. *Acta Chem. Scand.* **1966**, *20*, 1843.

152. Lambert, F. L. *J. Org. Chem.* **1966**, *31*, 4184.
153. Parry, J. A.; Warren, K. D. *J. Chem. Soc.* **1965**, 4049.

第3章　有機反応に及ぼす立体効果

3.1　序論

　反応中心近傍の置換基が引き起こす反応性の変化は，均一溶液中の反応でさえ定量化が難しい。同様の定量化は，（たとえばマウス体内に侵入した）細菌内部の受容体と相互作用するリガンドの場合には不可能に近い。

　問題を難しくしているのは，電子因子や疎水因子からの立体因子の分離である。生物活性化合物の設計では，（できる限り多くの部位で）これらの3種の置換基効果が分離されている同族体群を選択する必要がある。にもかかわらず，この問題に対しては，ほとんど注意が払われていない。たとえば，親化合物のある位置へかさ高い置換基を付け加えると，生物活性は低下するかもしれない。この活性低下は，おそらく最適値を越えた疎水性化合物が作り出された結果であろう。第7章で詳しく議論するが，受容体との立体相互作用は，生物活性に対して正負いずれの方向にも働く。これらの3種の因子が特定の置換点に関与するか否かの判断は，パラメータ空間にうまく広がった12種の変動を必要とする。最初の見込み通りに行かなければ，我々は「直感による設計」へと逆戻りせざるをえない。

　有機反応における立体障害の問題が，初めて我々の注意を喚起したのは，19世紀の最後の25年間におけるMenschutkin[1]，Kehrmann[2]，Haller[3]およびBischoff[4]の研究によってであった。また，V. Meyerは，オルト置換基の原子量が置換安息香酸のエステル化の相対的容易さを決定することを指摘した[5]。この指摘は，初期の研究者の思考を刺激することとなった。一方，Wegscheiderは，置換基の体積が重要であると考えた[6]。20世紀の前半には，Skrabal-Kindler[7]，Kindler[8]，Tommila-Hinshelwood[9]，Prevost[10]，Vavon-Husson[11]，Polomaa[12]，Newman[13]およびShoesmith-Slater[14]によって，立体障害を扱うためのさまざまな試みが企てられた。これらの試みは，その後，Taftが実現した大躍進の先駆けとなった[15,16]。Taftが成功した原因は，置換基の立体効果と電子効果を分離する必要性を正しく認識していたことにある。Ingoldもまた，このような分離の必要性に気づいていた[17]。

3.2　立体効果へのTaftのアプローチ

　置換基の電子的性質と立体的性質を分離するTaftのモデルは，置換酢酸エステル類

（XCH$_2$COOR）の加水分解または逆エステル化反応を利用した[26]。このモデルの確立に使われたかなり大量の定量的データは，20世紀の前半に蓄積されたものである。Taftの仮定は式(3-1)で表される。

$$\sigma^* = 1/2.48[\log(k_X/k_H)_B - \log(k_X/k_H)_A] \tag{3-1}$$

ここで，σ^*はXの誘起場効果を表し，k_Xとk_Hは，それぞれXCH$_2$COORとCH$_3$COOR（$\sigma^* = 0$）の加水分解に対する速度定数である。また，BとAは，それぞれ塩基性溶液と酸性溶液における加水分解を表す。Hammett式の初期の研究によると，安息香酸エステル類の酸性加水分解におけるρはほぼゼロであり，置換基は電子効果を示さない。一方，塩基性加水分解におけるρは約2である。Taftは，酸性加水分解でのXの効果は純粋に立体的であるが，塩基性加水分解でのそれは，立体効果と電子効果が組み合わさっていると仮定した。したがって，式(3-1)の第2項は，立体パラメータの定義式としても使える：$E_s = \log(k_X/k_H)_A$。スカラーの1/2.48は，σ^*をσとほぼ同じ尺度にするために必要である。Chartonは，このσ^*の定義を批判した[18]。Chartonによれば，E_sは立体効果だけではなく，電子効果も含んでいる。しかし，誘起効果を分析してみると，さまざまな方法で導かれた誘起定数は，いずれも実質的に同じ値になる[19]。

式(3-1)の妥当性は，次の三つの仮定に基づく。

1. 有機反応における活性化の相対自由エネルギーは，立体効果と誘起効果の影響を独立に受ける。また，それらの効果には加成性が成り立つ。
2. 対応する塩基性加水分解と酸性加水分解では，共鳴効果は無視できる。
3. 酸性加水分解では，置換基は電子効果を示さない。

第一の仮定は，他の相関式と同様，結果の質によってのみ正当化される。研究者を戸惑わせるのは，遷移状態が2種類存在し，それらの性質が異なることである。

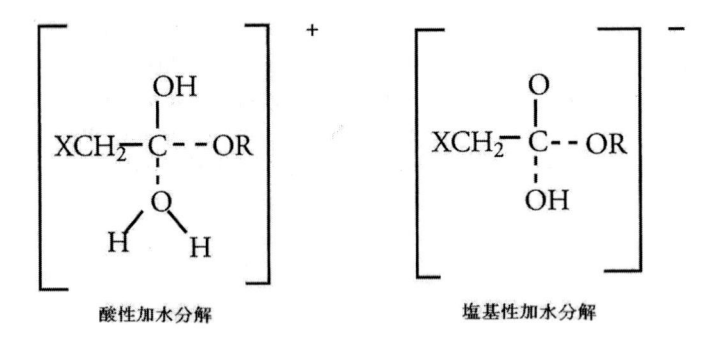

酸性加水分解／塩基性加水分解

すなわち，2種の遷移状態は荷電を異にする。このことは，溶媒和が溶媒の種類に応じて変化することを示唆する。たとえば，無極性溶媒は極性溶媒とは異なる形態の溶媒和を行う。現時点では，この溶媒和の差が，E_s定数に影響するか否かは不明である。

σ^*パラメータは，本書の至る所で使用される。しかし，現在はほとんど使用されない。というのは，σ_IやFで代用できるからである。ただし，アルキル基のσ^*値は，（定義がより明快な）σ_IやFとうまく合致しない。

3.3 E_sの定義の修正

第二の仮定に関連し，Hancockらは「共鳴」項が超共役からの寄与を含むことを指摘した[20,21]。酢酸エステルのα水素の一つをRで置換すると，超共役は減少し，次式で表される双極子寄与はその影響を受ける。

$$\begin{array}{c}\text{R}\\\text{H-C-C}\\\text{H}\end{array}\begin{array}{c}\text{O}\\\\\text{OR'}\end{array} \longleftrightarrow \begin{array}{c}\text{R}\\\text{H-C=C}\\\text{H}^+\end{array}\begin{array}{c}\text{O}^-\\\\\text{OR'}\end{array}$$

超共役の重要性を示すQSARの一例としては，式(2-110)が挙げられる。Hancockは，超共役の効果が及ぶのはC-H結合のみであると仮定した。Koppel[22]，Palm-Talvik[23,24]およびTaft-Lewis[25]は，C-C超共役の問題に言及したが，現在ではこのような超共役の効果は通常無視される。もちろん，α炭素を超えた位置での枝分かれは，このような問題を引き起こさない。Hancockは，C-H超共役を補正するため，次の方程式を提唱した。

$$E_s^c = E_s + 0.306(n-3) \tag{3-2}$$

ここで，nはα水素の数を表し，0.306は分子軌道計算から導かれた定数である。一般に，研究者は実用的側面からE_sやE_s^cを眺め，高い相関を与える方を選ぶ。しかし，MacPheeらは，このようなやり方に疑義を唱えた[25a]。

E_sの総説中で，Unger-Hanschもまた，E_sが共鳴効果を含むことを指摘した[26]。

Panayeらは，40℃のメタノール中での脂肪酸類の酸触媒型エステル化反応を定義反応として用い，E_sの再評価を試みた[27]。彼らはまた，50種の新しいE_s値を測定したが，それらの多くは，立体障害のきわめて大きい置換基であった。小さい置換基では，元のTaftの値との一致は良好であったが，大きい置換基のいくつかでは，2種の定数群の間に有意な差が認められた。

超共役の式(3-2)の分析に基づき，Panayeらは，$h\Delta n$（nはα水素の数）のhが系によって異なることを指摘した[27]。たとえば，メタノリシスのhは0.103であるが，イソプロパノリシスのhは0.185である。また，式(3-2)の定数，0.306のようなユニークな値は，hには存在しない。Panayeらによると，$h\Delta n$とE_sの組み合わせは，α水素の役割を説明するための最良の手段である[27]。藤田もまた，E_sの定義における超共役の役割を考察した[28]。

E_s値を得にくい原因の一つは，置換酢酸類やそのエステル類が加水分解条件下で不安定なことである。Chartonによると，(Taftが以前言及した通り[15])E_sは置換基のvan der Waals半径と関連がある。すなわち，E_s尺度が立脚するのは，トリクロロメチル基や$tert$-ブチル基のような対称コマ型置換基の最小van der Waals半径（r_v (最小)）である（図3-1参照）[29,30]。もちろん，このアプローチは，対称置換基から非対称置換基へ拡張しようとすると，問題が発生する。Chartonは，立体定数vを次のように定義した。

$$v_x = r_v X - r_v H = r_v X - 1.20 \tag{3-3}$$

ここで，r_vは最小van der Waals半径である。

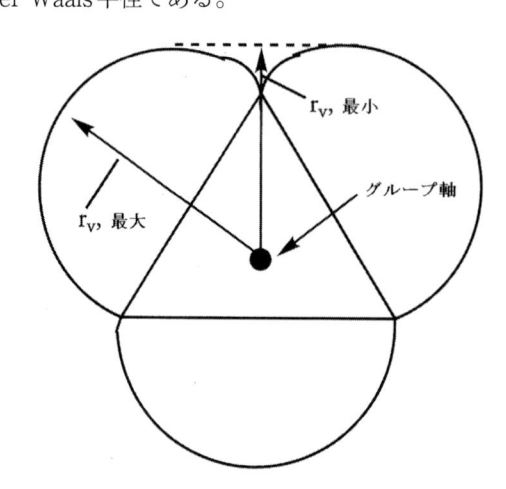

図3-1 Chartonが定義した対称コマ型置換基に対する2種類の半径

立体定数の実例を表3-1に示す。このような値は，他にも多数報告されている[31,32]。しかし，複雑な非対称置換基では，最小半径の定義は容易ではない[33]。

それほど意欲的な試みとは言えないが，Kutter-Hanschは式(3-4)を提案した[34]。ここで，$r_{v(平均)}$は，(Chartonが定義した)6種類の対称コマ型置換基の最小半径と最大半径の平均を表す。また，E_sはTaftが定義した定数である。

$$E_s = -1.839 r_{v(平均)} + 3.484$$
$$n = 6,\ r^2 = 0.992,\ s = 0.123 \tag{3-4}$$

$r_{v(平均)}$を用いたE_sの計算は，BrとMeがよく似た体積を有し（表3-3），かつ立体効果が類似しているという事実に基づく。式(3-4)において，$r_{v(最小)}$を用いると，(Meに対する)E_sの計算値は0.35となり，$r_{v(最大)}$を用いると，E_sの計算値は-0.33になる。一方，$r_{v(平均)}$を用いると，E_sの計算値は0.08である。この値は，Taftが最初に定義したゼロに近い[25]。これらの計算値は，しばしばTKH（Taft-Kutter-Hansch）値と呼ばれる。

外松-藤田は，酸性溶液中（50％ジオキサン，$H^+ = 0.25\ M$）でのオルト置換ベンズアミド類の加水分解について検討し，その結果をE_sと関連づけた[35]。彼らは，次の反応機構を提案した。

表 3-1 一般的な置換基に対する立体定数

置換基	$E_s{}^a$	$E_s(\text{AMD})^b$	v	0.1MR
H	0.0	0.00	0.00	0.10
Me	−1.24	−1.16	0.52	1.03
Pr	−1.60	−1.62	0.68	1.50
iso-Pr	−1.71	−1.66	0.76	1.50
Bu	−1.63	−1.64	0.68	1.96
iso-Bu	−2.17		0.98	1.96
sec-Bu	−2.37		1.02	1.94
tert-Bu	−2.78		1.24	1.97
Amyl	−1.64		0.68	2.43
tert-Amyl			1.63	2.42
F	-0.46^d	−0.32	0.27	0.10
Cl	-0.97^d	−0.98	0.55	0.60
Br	-1.16^d	−1.12	0.65	0.89
I	-1.40^d	−1.44	0.73	1.39
OH	-0.55^d		0.32	0.29
OMe	-0.55^d	−0.40	0.36	0.79
OEt	-0.55^d	−0.55	0.48	1.25
OPr	-0.55^d		0.56	1.71
O-iso-Pr	-0.55^d	−0.83	0.75	
OC_6H_5	-0.55^d	−0.59	2.77	2.77
SH	-1.07^d		0.60	0.92
$S-CH_3$	-1.07^d	−1.14	0.64	1.38
$NO_2{}^c$	-1.01^d -2.52^d	−1.65		0.74
$C_6H_5{}^c$	-1.01^d -3.82^d	−2.19		2.54
CN	-0.51^d		0.40	0.63
CF_3	−2.40	−2.46	0.90	0.50
NH_2	-0.61^d		0.35	0.54

[a] 引用文献 25.
[b] 引用文献 33.
[c] これらの置換基に対しては,2種のパラメータが工夫された.小さい方は置換基の厚み,大きい方は幅に基づいたパラメータである[26].
[d] これらの値は式(3-4)から得られた.

この機構において,電子供与基は段階1を促進し,電子求引基は段階2の水による攻撃を促進する。メタおよびパラ置換ベンズアミド類では,加水分解のρは,表3-2に示されるように,水素イオン濃度と共に変化する。水素イオン濃度が低い場合には,加水分解を促進するのは電子供与

表 3-2 メタおよびパラ置換ベンズアミド類の加水分解に及ぼす電子効果

H^+濃度(M)	ρ	n	r^2	溶媒	温度(℃)
0.025	-0.38	4	0.949	60%エタノール	100
7.19	0.86	8	0.978	水	95
~ 0.5	0.16	9	0.854	水	100

基であるが,水素イオン濃度が高くなると,加水分解は電子求引基により促進されるようになる。ベンズアミド濃度が 0.005～0.025 M のとき,ベンズアミドの加水分解速度は 0.01～1.0 M の範囲で一定であった。また,メタ置換ベンズアミド類（H, 3-F, 3-NO_2 および 3-OMe）の加水分解速度も一定であり,この結果は,電子効果が存在しないことを意味する。一方,パラ置換ベンズアミド類（H, 4-Cl, 4-NO_2, 4-Br および 4-OMe）では,加水分解速度と σ_R の間に相関が認められた。

$$\log k = 0.55\sigma_R - 2.73 \qquad (3\text{-}5)$$
$$n = 5, r^2 = 0.972, s = 0.028$$

外松-藤田によると,グループ間共鳴は平面構造を必要とするが,オルト置換基はそれを妨害する[35]。すなわち,加水分解に及ぼす電子効果は,式(3-5)から見積もられるよりも小さい。また,式(3-6)に示されるように,加水分解速度と E_s との相関はきわめて高く,電子項を追加しても相関は改善されない。

$$\Delta\log k = 0.73(\pm 0.06)E_s - 0.02(\pm 0.09) \qquad (3\text{-}6)$$
$$n = 18, r^2 = 0.974, s = 0.083$$

次の置換基では,式(3-4)から求めた E_s 値が用いられた: F, Cl, Br, I, OMe, OEt, O-i-Pr, C_6H_5, OC_6H_5, SMe, CF_3 および NO_2。一方,H, Me, Et, n-Pr, i-Pr および n-Bu に対しては,Taft の値が用いられた。C_6H_5 と NO_2 では,フェニル環の厚みの半分と NO_2 基の幅の半分が,それぞれ $r_{v(平均)}$ の値として使用された。式(3-4)による OR 型置換基の E_s 計算では,酸素の $r_{v(平均)}$ のみが考慮された。

ベンズアミド加水分解と Charton の v パラメータの間には,かなり異質な関係が見出された。

$$\Delta\log k = -1.70(\pm 0.29)v - 0.93(\pm 0.29)\sigma_R - 0.12(\pm 0.21) \qquad (3\text{-}7)$$
$$n = 15, r^2 = 0.953, s = 0.114$$

外松-藤田によれば,式(3-7)の σ_R 項は人為的結果であり,v も加水分解データの相関には不向きである[35]。そこで,彼らは自身の加水分解定数に基づき,新しい立体定数として E_s(AMD) を定義した。表 3-1 から明らかなように,これらの値は Taft の値と良く一致する[25]。複雑な置換基へ式(3-4)を拡張する試みはなされなかった。

E_s 値の使用に当たっては注意が必要である。Taft の定義式では,置換酢酸エステル（XCH_2COOR）の X が H のとき $E_s = 0$ である[16]。このことは,(Hammett 定数のように) H = 0 ではなく,$CH_3 = 0$ を尺度の基準にとることに等しい。古い文献ではこの尺度が用いられる。しかし,TKH 値では H = 0 が基準となる。

立体パラメータの評価法に関し,Unger-Hansch は Taft の協力を得て,$E_{s\,(TKH)}$ から（ギ酸エ

ステルの加水分解から得られる水素のE_sである[16])1.24 を引き，H＝0 になるように尺度を調整した[26]．下巻に収載されたE_sとE_s^cは，そのように決められた値である．E_s^cとvスケールもまた，H＝0 を基準とする．vの値は正であるから，式(3-7)におけるvの係数は負である．一方，E_sの値は負であるから，式(3-6)におけるE_sの係数は正になる．パラメータvには批判があり，E_sより優れているとは思われない[36]．

藤田らは，大きな置換基の立体パラメータを，部分からの寄与の和として表した[28,37,38]．HancockのE_s^cの場合には，式(3-8)が成り立つ．この操作は，複雑な生化学的立体効果を解明するのに役立つ．

$$\begin{array}{c} \text{R1} \\ | \\ -\text{C}-\text{R2} \\ | \\ \text{R3} \end{array}$$

$$E_s^c{}_{(CR1R2R3)} = 3.43 E_s^c{}_{(R1)} + 1.98 E_s^c{}_{(R2)} + 0.65 E_s^c{}_{(R3)} - 2.10 \tag{3-8}$$
$$n = 24, \ r^2 = 0.984, \ s = 0.19$$

最もかさ高いフラグメントがR1で，最も小さいフラグメントがR3である．式(3-8)が抱える問題点は，かさ高い置換基の優先配座に関し，ある種の仮定を行う必要があることである．MacPheeらもまた，大きい置換基の立体パラメータを成分へ分割することを考えた[39]．

Kierは，次式を用いて立体定数を計算した[40]．

$$-E_s = -0.40\ {}^0K + 0.78\ {}^1K - 0.34\ {}^3K - 0.63 \tag{3-9}$$
$$n = 46, \ r^2 = 0.924, \ s = 0.280$$

ここで，Kは分子グラフに基づいた形状パラメータである．しかし，現時点では，このアプローチはほとんど注目されていない．

立体定数へのもう一つの実験的アプローチとして，Bergらの方法がある[41]．彼らが利用したのは，30℃のアセトニトリル中でのヨウ化メチルによる置換ピリジン類の第四級化の反応である．この反応系列において，立体効果から電子効果を分離するのに，彼らはBrönsted関係を利用し，相対メチル化速度と塩基性度を関連づけた．

$$\log k_X/k_H = 0.350 \text{p}K_a - 1.73 \tag{3-10}$$
$$n = 13, \ r^2 = 0.935$$

式(3-10)の誘導に使われた13種の化合物は，3-および4-置換ピリジン類であった．また，オルト置換ピリジン類の速度定数を用いて，S^0なる立体パラメータを次のように定義した．

$$S^0 = \log k_X/k_H - (\alpha \text{p}K_a - 1.73) \tag{3-11}$$

しかし，式(3-11)から計算されたオルト置換基のS^0は，電子効果をまったく含まないわけではない．藤田らは，式(3-24)～式(3-27)に示すように，メタおよびパラ置換基の電子効果からオルト置換基の「隣接」電子効果を分離し，オルト置換基の方が，メタおよびパラ置換基よりも，反応中心への電子効果が大きいことを指摘した．Bergらは，多数のヘテロ環式置換基を含めて，30種の置換基のS^0値を報告したが，S^0とE_sとの相関は思わしくなかった[41]．もちろん，2種の

定義系における遷移状態の幾何構造はまったく異なるので，この結果は予想通りである。しかし，S^0 に含まれる電子因子も問題に関与しているかもしれない。ピリジン系のQSAR研究において，S^0 は有用なパラメータである（本書の下巻では，S^0 はO-STERと表記されている）。

3.4　sterimolパラメータ

　これまで議論した立体パラメータは，均一溶液中の有機反応で遭遇する分子内立体障害を念頭

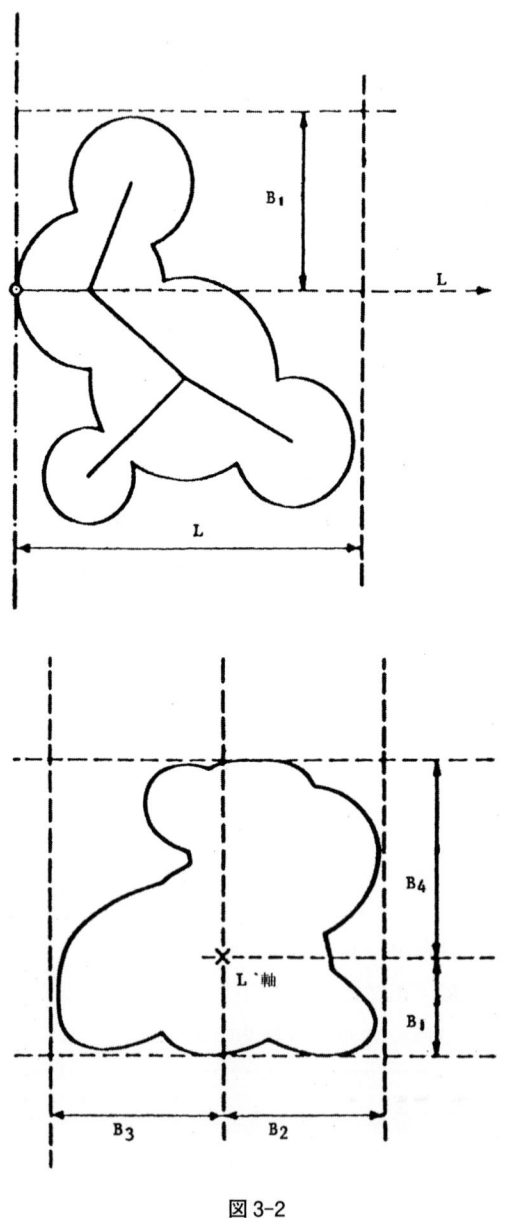

図3-2

において開発された。E_sについては批判も多い。しかし，E_sは立体効果の説明に著しい成功を収め，生化学的過程の解明にも有用である。リガンドと生化学的受容体との相互作用では，分子間相互作用がきわめて重要となる。Verloopらはこのことを認識し，より一般性のあるsterimolパラメータを定義した[42-45]。彼らは最初，個々の置換基に対して，標準的な結合角，結合長および合理的な立体配座を用いて，図3-2に示した五つの寸法（L, B_1, B_2, B_3およびB_4）の計算アルゴリズムを開発した。しかし，柔軟な置換基では，合理的な配座を構成する要素を定義することができなかった。たとえば，OCH_3のように簡単な置換基でさえ，生体受容体とは，さまざまな配向で相互作用を行う。Lは長さパラメータで，置換基の付け根の原子と親分子の間の結合軸に沿って測った置換基の長さである。一方，B_1, B_2, B_3およびB_4は幅パラメータで，結合軸から互い同士に垂直な最大点までの距離である。B_1は最小，B_4は最大の幅を表す。基本的に，これらのパラメータは，置換基を囲む箱を定義する。B_1はE_sとかなり高い共線性を示す（$r^2 = 0.72$）。

各置換基の形状は，これらの5個のパラメータを用いて規定される。このことに伴う問題点は，各パラメータの統計的妥当性を確定するのに，多数の誘導体が必要なことである。生物学的データセットと相関づけるには，これらの立体パラメータの他に，電子パラメータ（σ）と疎水パラメータ（π）も必要である。すなわち，親化合物上の各置換点に対して7種のパラメータが使用される。確信を持ってQSARを提示しようとすれば，少なくとも25～35個の誘導体が必要になる。これは構造活性相関の過剰定義ではなく，その反対，すなわち，本質的な複雑性に由来する問題である。

その後，Verloopらは，3種のパラメータ（L, B_1およびB_5）を用いるだけでも，相関の有意性はほとんど失われないことを確認した[45,46]。ここで，B_5は図3-3に示すように最大幅パラメータとして定義される[45,46]。図3-3には，sterimolパラメータの定義に伴う幾何構造の選択の問題も併せて示した。非対称な置換基では，B_5はさまざまな方式で定義される。Lについても同様である。sterimolパラメータの定義に関しては，さまざまなアプローチが提案された[32,47-55]。

本書の下巻には，Verloopが計算したL, B_1およびB_5の値のみを掲載した[56]。

立体定数に関しては，その他にもさまざまなアプローチが報告されている。Panayeらは，ト

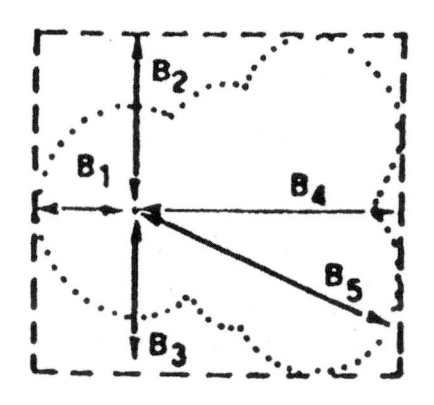

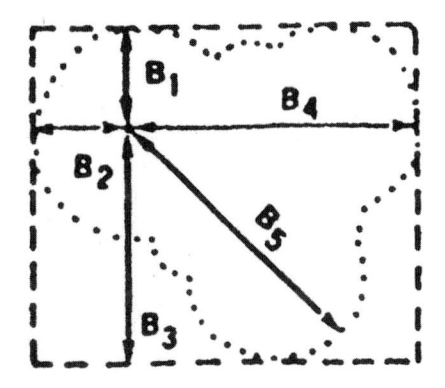

図 3-3

ポロジカルな系（DARC）を解析すると共に，E_sとの関連について検討した[27]。

DeTar-Tenpasは，脂肪族エステル類（RCOOEt）の酸性加水分解のデータから，式(3-12)を誘導した[57]。ただし，ΔSEはRC(OH)$_3$の立体エネルギーからRCOOHの立体エネルギーを差し引いた値である。

$$\log k_{相対} = -0.789\Delta SE + 0.340 \qquad (3\text{-}12)$$
$$n = 25, r^2 = 0.96, s = 0.24$$

立体エネルギーは，von Schleyerの力場パラメータを用いて，分子力学的に計算された。

外松らは，DeTar-Tempasの考え方を，式(3-6)に示したようにベンズアミド系へ拡張した[58]。すなわち，AM1法，ならびに（エステルまたはアミド加水分解における代表的な初期および四面体中間体としての）オルト置換トルエン類とtert-ブチルベンゼン類を用い，式(3-6)の誘導に使われた18種の置換基を対象に，生成熱の差（ΔSE）を計算した。その結果，式(3-6)または式(3-4)で定義されるE_sとΔSEの間に良好な相関を見出した。

外松-藤田は，エステル加水分解に基づいたE_s値とアミド加水分解から得られた値を比較し，後者の方が優れていることを指摘した[59]。

3.5　立体パラメータとしての分子屈折度

QSARにおいて立体効果を表すもう一つの重要なパラメータは，次のLorenz-Lorenz式で定義される分子屈折度（MR）である。

$$MR = [(n^2-1)/(n^2+2)](MW/d) \qquad (3\text{-}13)$$

ここで，nは屈折率，MWは分子量，およびdは化合物の密度である。MRは化合物の加成的かつ構成的な物理化学的性質の中で最も古く，かつ成功を収めたものの一つである。分光法が到来するまで，それは構造解明のための重要な補助手段であった。Pauling-Pressmanは生物学的QSARへ分子屈折度を初めて適用し[60]，Aginらはそれをさらに発展させた[61]。分子屈折度は，化合物や置換基におけるかさ高さや分極率の寄与を求めるための大雑把な手段である。ただし，分子の形状や複雑な置換基のどの結合が最も分極しやすいかといった情報は，その中に含まれていない。分子屈折度の有用性は，（分子間効果が分子内効果よりも重要な）生物学的QSARにおいて実証された。Taftらによれば，置換基の分極率は気相反応ではきわめて重要である。しかし，溶液中の反応や生体反応におけるその重要性は不明である。

Dunnは，142種の共通置換基群のMRとE_s^cの間に，式(3-14)に示した有意な共線性が存在することを指摘した[62]。

$$MR = -9.04 E_s^c + 12.75 \qquad (3\text{-}14)$$
$$n = 142, r^2 = 0.45, s = 12.8$$

もちろん，長い置換基と短い置換基の間に，このような共線性は認められない。たとえば，tert-ブチル基とn-ブチル基は同じMR値を持つが，それらのE_s^c値は大きく異なる。これは，置換基の長さが異なるため，それらの分子間効果がまったく異なるためである（このような問題には

sterimolパラメータが有用である）。

分子間立体効果が重要な場合，MRはしばしば置換基定数（0.1倍に縮小）として利用される。ただし，MRが有用なのは，データ点が少ないQSAR開発の初期段階においてである。また，MRと疎水パラメータの間に共線性が存在しないことを確認しておく必要がある。そうしないと誤用の原因となる。生物活性分子の研究では，親構造を修飾する際，簡単なアルキル基やハロゲンを用いることが多いが，このような置換基では，MRとπの間に高い共線性が認められる。理論的には，MRは次式によりLondon分散力と関係づけられる。

$$E = -3\alpha_a\alpha_b/2r^6 \cdot \frac{I_a I_b}{I_a + I_b} \tag{3-15}$$

$$\mathrm{MR} = \frac{4\pi N\alpha}{3} \tag{3-16}$$

ここで，Eは二原子，aとbの間の凝集エネルギー，αは分極率，rはaとbの距離，Iはイオン化ポテンシャル，NはAvogadro数，およびπは3.14である。

MRとEの関係は簡単ではない。また，リガンドのイオン化ポテンシャルは測定が難しい。というのは，一般にリガンドが高分子へどのように結合するのか不明であり，かつ結合部位のイオン化ポテンシャルを推定する方法もないからである。また，rの値も一般には不明である。Pauling-Pressmanは，これらの因子が一定であると考え，無視することにした。また，$\log k$（kは生物学的結合定数）は置換基のMRと直線関係にあると仮定した。

Aginらは，実際的な目的には式(3-17)が役立つと考えた[61]。

$$\log 1/C = a\alpha I_p + b \tag{3-17}$$

ここで，Cは麻酔に対する最小阻止濃度であり，aとbは最小二乗法により求められる。また，αの代わりにMRが使えると仮定した。彼らは麻酔薬群に対して良好な相関を得たが，その後，イオン化ポテンシャル（I_p）を外し，MRだけでも実質的に同じ精度の相関が得られることが分った[63]。換言すれば，受容体とリガンドのイオン化ポテンシャルを無視したPauling-Pressmanの仮定が正しかったわけである。

式(3-13)を別の観点から考察してみよう。有機化合物の屈折率は，1.36から1.60の狭い範囲にある。したがって，式(3-13)の$(n^2-1)/(n^2+2)$項は，置換基のMW/d（体積）に対する補正項と見なせる。すなわち，孤立電子対が分極率に影響を与えるのに対し，MRは置換基のかさ高さの尺度と考えられる。問題は，QSARにおけるMR項の意味をどのように解釈するかである。たとえば，MR項の係数が負の場合，リガンドと生体受容体の間に立体障害が存在すると考えればよい。しかし，MR項の係数が正になることも多い。その場合には，受容体レベルで何が起きているかは分からない。X線結晶構造が分かっている酵素の研究によれば，置換基のかさ高さは，リガンドの保持や受容体構造の配座変化と関係があるという[64]。

Austelらは，E_sに類似した立体パラメータの開発を試みた[65]。

置換基の体積計算には様々な方法が使われる。それらのパラメータの使用例については，第11章で紹介する。

MRは，近代的な計算法が分子容の計算に使われる以前にQSARへ導入され概念である。現在のところ，置換基のかさ高さを説明する方法のうち，どれが最良であるかは不明である。KamletやTaftらは，それぞれ独立に体積と分極率の使用を試みた（4.4.5節参照）。彼らの結果はなかなか有望であった。

次に，表3-3に示した一般的な立体パラメータ間の相関について論じておこう。この表の大きさを決めるに当たっては，できるだけ多くの置換基のE_s値とsterimolパラメータが比較できるようにした。すなわち，引用文献26に収載された置換基のうち，sterimol定数とE_s値が分かっているものをすべて取り上げることにした。

sterimolパラメータとE_sの間の相関は良好ではなかった。

$$E_s = -1.80(\pm 0.28)B_1 - 0.23(\pm 0.08)B_5 + 2.11(\pm 0.61)$$
$$n = 101, r^2 = 0.659, s = 0.522$$
(3-18)

表3-3から9個のデータ点（64, 88, 89, 91, 93, 97, 99, 107および108）を除外した式(3-18)においても，相関はそれほど改善されなかった。適合が最も悪い置換基は，$(CH_2)_nN^+(CH_3)_3$のような荷電基と不飽和基（CH=CHR）であった。また，（$CHMeCMe_3$のような）かさ高い置換基の適合も良くなかった。E_sは（置換基が結合しているカルボニル基へのH_2OまたはOH^-の接近に依存するという）特殊な様式で定義されるため，上記の知見は驚くに当たらない。また，式(3-18)では，sterimol定数の一つ，Lは使用されてない。E_sは，局所的な立体効果を念頭において設計されている。そのため，たとえば，プロピルより長い鎖長では，E_sはほぼ一定になる。

一方，MRとsterimolパラメータの相関は良好である。

$$0.1\mathrm{MR} = 1.08(\pm 0.22)B_1 + 0.19(\pm 0.11)B_5 + 0.38(\pm 0.08)L - 2.70(\pm 0.47)$$
$$n = 101, r^2 = 0.834, s = 0.388$$
(3-19)

式(3-19)の誘導に当たっては，表3-3から4個のデータ点（38, 90, 91および104）と5個の荷電型置換基を除外した。

その後，置換基のかさ高さの尺度として，MRに代わり，置換基の体積の計算値が使用されるようになった。表3-3には，2種類の方法で計算された置換基の体積の計算値も示されている。これらの値とMRとの関係は，次の相関行列で表される。

相関行列 3-1

	0.1 MR	MG-Vol	SA-Vol
0.1 MR	1	0.971	0.967
MG-Vol		1	0.997

これらのパラメータは，相関方程式に有意な差をもたらすほど異なってはいない。MG-VolはAbraham-McGown法により計算された値であり[66]，一方，SA-VolはPearlmanが作成したSAVOLを用いて計算された値である[67]。

置換基定数に基づき，立体問題をQSARでどのように扱うかについての以上の議論は，本書

3.5 立体パラメータとしての分子屈折度 81

表 3-3 式 (3-18), 式 (3-19) および相関行列 3-1 の誘導に用いられたパラメータ

No.	置換基	E_s^a	MR^b	B_1^c	B_5^c	L^c	MG-Vol^d	SA-Vol^e
1	H	0.00	0.10	1.00	1.00	2.06	0.0222	1.48
2	F	−0.46	0.10	1.35	1.35	2.65	0.040	7.05
3	CN	−0.51	0.63	1.60	1.60	4.23	0.177	21.70
4	OH	−0.55	0.28	1.35	1.93	2.74	0.081	10.42
5	OMe	−0.55	0.79	1.35	3.07	3.98	0.221	27.24
6	NH_2	−0.61	0.54	1.35	1.97	2.78	0.122	13.36
7	Cl	−0.97	0.60	1.80	1.80	3.52	0.144	15.85
8	C_6H_5	−1.01	2.54	1.71	3.11	6.28	0.630	72.20
9	NO_2	−1.01	0.74	1.70	2.44	3.44	0.196	24.50
10	SH	−1.07	0.89	1.70	2.33	3.47	0.185	20.29
11	SMe	−1.07	1.38	1.70	3.26	4.30	0.326	37.50
12	CH(OH)Me	−1.15	1.18	1.73	3.17	4.11	0.362	43.69
13	Br	−1.16	0.89	1.95	1.95	3.82	0.197	23.51
14	CH_2OH	−1.21	0.72	1.52	2.70	3.97	0.221	27.30
15	CH_3	−1.24	0.57	1.52	2.04	2.87	0.163	18.78
16	Cy-C_4H_7	−1.30	1.79	1.77	3.82	4.77	0.477	59.46
17	C_2H_5	−1.31	1.03	1.52	3.17	4.11	0.304	35.35
18	I	−1.40	1.39	2.15	2.15	4.23	0.280	31.31
19	CH_2OMe	−1.43	1.20	1.52	3.40	4.78	0.362	44.40
20	CH_2F	−1.48	0.54	1.52	2.61	3.30	0.180	22.62
21	CH_2Cl	−1.48	1.05	1.52	3.46	3.89	0.285	32.78
22	$CH_2OC_2H_5$	−1.61	1.67	1.52	4.45	6.01	0.503	61.11
23	CH_2Br	−1.51	1.34	1.52	3.75	4.09	0.338	40.68
24	C_6H_{13}	−1.54	2.89	1.52	5.96	8.22	0.867	101.91
25	CH(OH)C_4H_9	−1.55	2.58	1.73	4.94	6.97	0.785	93.14
26	$(CH_2)_4COOH$	−1.56	2.58	1.52	5.56	8.02	0.801	95.37
27	$CH_2OC_6H_5$	−1.57	3.18	1.52	3.53	8.19	0.829	98.40
28	C_8H_{17}	−1.57	3.81	1.52	7.39	10.27	1.149	135.20
29	CH(OH)C_3H_7	−1.57	2.11	1.73	4.54	6.17	0.644	76.50
30	CH_2SMe	−1.58	1.84	1.52	3.53	5.37	0.467	54.42
31	$CH_2CH_2CMe_3$	−1.58	2.90	1.52	4.54	6.17	0.867	100.44
32	CH(OH)C_2H_5	−1.58	1.65	1.73	3.49	4.92	0.503	59.86
33	CH(OH)C_5H_{11}	−1.58	3.04	1.73	5.96	8.22	0.926	109.78
34	$(CH_2)_4OMe$	−1.58	2.60	1.52	5.85	8.09	0.785	94.30
35	$CH_2CH_2CHMe_2$	−1.59	2.43	1.52	4.54	6.17	0.726	84.59
36	C_3H_7	−1.60	1.50	1.52	3.49	4.92	0.445	51.99
37	CH_2I	−1.61	1.86	1.52	4.15	4.36	0.421	48.50
38	$CH_2C_6H_5$	−1.61	3.00	1.52	6.02	4.62	0.771	89.34
39	$CH_2CH_2C_6H_5$	−1.62	3.47	1.52	3.58	8.33	0.911	106.00
40	C_4H_9	−1.63	1.96	1.52	4.54	6.17	0.585	68.63
41	$CH_2OC_3H_7$	−1.63	2.14	1.52	4.87	6.82	0.644	77.75
42	$(CH_2)_3F$	−1.64	1.48	1.52	4.07	5.35	0.462	55.86
43	C_5H_{11}	−1.64	2.43	1.52	4.94	6.97	0.726	85.27
44	$(CH_2)_3COOH$	−1.65	2.12	1.52	5.44	5.65	0.660	78.72
45	$CH_2OC_4H_9$	−1.66	2.60	1.52	5.89	8.04	0.644	77.75
46	$(CH_2)_3OMe$	−1.66	2.14	1.52	4.85	6.83	0.644	77.66
47	$(CH_2)_3CHMe_2$	−1.67	2.89	1.52	5.59	6.97	0.867	101.24
48	$(CH_2)_3OC_2H_5$	−1.69	2.60	1.52	5.87	8.06	0.785	94.36
49	$(CH_2)_3C_6H_5$	−1.69	3.93	1.52	7.47	7.91	1.052	122.64
50	$CHMe_2$	−1.71	1.50	1.90	3.17	4.11	0.445	51.33
51	$CH_2SC_2H_5$	−1.71	2.41	1.52	4.60	6.65	0.608	71.06
52	$CH_2OCH_2CHMe_2$	−1.71	2.60	1.52	5.50	6.82	0.785	94.18
53	$(CH_2)_3Cl$	−1.72	1.98	1.52	4.91	5.94	0.567	66.05
54	$(CH_2)_3COOEt$	−1.74	3.04	1.52	6.23	8.85	0.942	112.51
55	CH(Cl)Me	−1.74	1.51	1.89	3.46	3.89	0.426	48.94
56	$(CH_2)_3CN$	−1.74	1.94	1.52	5.57	6.04	0.599	71.57
57	Cy-C_5H_9	−1.75	2.20	1.90	4.09	4.90	0.618	74.77

No.	置換基	$E_s{}^a$	MR^b	$B_1{}^c$	$B_5{}^c$	L^c	MG-Vol^d	SA-Vol^e
58	CH(OMe)Me	−1.88	1.67	1.90	3.40	4.78	0.503	60.11
59	CHF$_2$	−1.91	0.52	1.71	2.61	3.30	0.198	25.81
60	CH(OC$_2$H$_5$)Me	−1.93	2.13	1.90	4.45	6.01	0.644	76.82
61	CH(Br)Me	−1.93	1.80	1.91	3.75	4.09	0.479	56.51
62	C(OH)Me$_2$	−1.95	1.64	2.40	3.17	4.11	0.503	59.63
63	CH$_2$COMe	−1.99	1.51	1.52	4.39	4.54	0.460	54.16
64	C(CN)Me$_2$	−2.00	1.94	2.77	4.12	4.11	0.599	69.99
65	CH$_2$CH$_2$OMe	−2.01	1.67	1.52	4.49	5.55	0.503	61.01
66	Cy-C$_6$H$_{11}$	−2.03	2.67	1.91	3.49	6.17	0.759	91.07
67	CH$_2$SC$_6$H$_5$	−2.03	3.79	1.52	3.60	8.67	0.934	108.30
68	CH(OH)CH$_2$OH	−2.05	1.35	1.73	3.38	4.79	0.421	52.17
69	CH$_2$CH$_2$COOEt	−2.14	2.58	1.52	5.83	8.01	0.801	95.87
70	CH$_2$CH$_2$Cl	−2.14	1.51	1.52	3.25	5.57	0.426	49.41
71	CH$_2$CH$_2$CN	−2.14	1.48	1.52	3.17	6.28	0.458	54.93
72	CH$_2$CHMe$_2$	−2.17	1.96	1.52	4.45	4.92	0.585	67.69
73	CH$_2$CN	−2.18	1.01	1.52	4.12	3.99	0.317	38.27
74	CH$_2$CH$_2$COOH	−2.21	1.65	1.52	3.31	5.97	0.519	62.08
75	CH$_2$-Cy-C$_6$H$_{11}$	−2.22	3.13	1.52	5.42	6.09	0.900	107.16
76	CH$_2$CH$_2$Br	−2.24	1.80	1.52	3.40	5.87	0.479	57.34
77	CH$_2$CH$_2$I	−2.26	2.33	1.52	3.60	6.28	0.562	65.18
78	CH$_2$CH(OH)Me	−2.31	1.65	1.52	3.78	4.92	0.503	60.37
79	CH(Me)Et	−2.37	1.94	1.90	3.49	4.92	0.585	67.43
80	CF$_3$	−2.40	0.50	1.99	2.61	3.30	0.216	29.30
81	(CH$_2$)$_3$N(Me)$_3{}^+$	−2.59		1.52	5.49	6.88	0.989	
82	CH(I)Me	−2.60	2.32	1.91	4.15	4.36	0.562	115.85
83	CH$_2$NO$_2$	−2.71	1.20	1.52	3.64	3.70	0.337	64.12
84	CH(Me)SC$_2$H$_5$	−2.77	2.75	1.90	4.60	6.65	0.749	40.91
85	C(Me)$_3$	−2.78	1.97	2.60	3.17	4.11	0.585	86.99
86	CHCl$_2$	−2.78	1.53	1.88	3.46	3.89	0.408	67.20
87	N(Me)$_3{}^+$	−2.84		2.57	3.11	4.02	0.566	46.40
88	CH = CH$_2$	−2.84	1.10	1.60	3.09	4.29	0.261	65.83
89	CH = CHMe	−2.87	1.56	1.60	3.13	4.29	0.402	29.27
90	SF$_5$	−2.91	1.00	2.47	2.92	4.65	0.360	45.90
91	CH$_2$C(Me)$_3$	−2.98	2.43	1.52	4.18	4.89	0.726	53.29
92	CH(OH)Me$_2$	−2.98	1.64	2.40	3.17	4.11	0.503	83.27
93	CH$_2$CH$_2$NH$_3{}^+$	−3.06		1.52	3.49	4.92	0.425	59.63
94	CHMeCH$_2$C(Me)$_3$	−3.09	3.36	1.90	4.54	6.17	1.008	113.60
95	CHBr$_2$	−3.10	1.68	1.92	3.75	4.09	0.513	61.76
96	CH(Et)$_2$	−3.22	2.42	2.13	4.01	4.72	0.726	83.38
97	CH$_2$CH$_2$N(Me)$_3{}^+$	−3.23		1.52	4.53	5.58	0.848	99.21
98	CCl$_3$	−3.30	2.01	2.64	3.46	3.89	0.530	59.96
99	CMe = CH$_2$	−3.32	1.56	1.73	3.11	4.29	0.402	45.65
100	CH(C$_3$H$_7$)$_2$	−3.35	3.36	1.90	4.54	6.17	1.008	116.66
101	Si(Me)$_3$	−3.36	2.50	2.76	3.48	4.09	0.690	81.26
102	CH(SEt)$_2$	−3.55	4.01	1.90	5.81	6.65	1.053	122.68
103	CBr$_3$	−3.67	2.88	2.86	3.75	4.09	0.688	82.59
104	CH(CH$_2$CHMe$_2$)$_2$	−3.71	4.29	1.90	5.47	6.17	1.290	142.50
105	C(Me)$_2$-Cy-C$_6$H$_{11}$	−3.73	4.08	2.60	5.83	6.17	1.181	137.42
106	C(Me)$_2$CH$_2$C(Me)$_3$	−3.81	3.82	2.60	4.54	6.17	1.149	126.48
107	CH$_2$N(Me)$_3{}^+$	−4.13		1.52	4.08	4.83	0.707	82.00
108	CHMeCMe$_3$	−4.57	2.89	1.90	4.19	4.92	0.867	98.21
109	C(Et)$_3$	−5.04	3.35	2.94	4.18	4.92	1.008	110.98
110	C(Me)$_2$C(Me)$_3$	−5.14	3.36	2.60	4.45	4.92	1.008	113.02

^{a} 文献 26 から引用.改訂値は文献 25a に収載.
^{b} 分子屈折度(MR)は,実際の値に 0.1 を掛けた値である.
^{c} 文献 56 から引用.
^{d} Abraham-McGowan(66)に従って計算されたモル体積.
^{e} Pearlman(67)に従って計算されたモル体積.

で取り上げた研究に対しては十分なものと考える。しかし，立体問題の解明を目指したアプローチは，その他にも多数存在する。それらについては目下検討中である。さらに広範な議論に関心のある読者は，Silipo-Vittoriaの総説を参照されたい[68]。

3.6 比較分子場解析（CoMFA）

Cramerらは，長い年月をかけ，生物学的QSARにおける分子形状の役割理解に役立つ一般的なアプローチを開発した[69]。生物活性分子は，一般に非共有相互作用によりその効果を発現する。これは，彼らが立脚した基本的仮定の一つであった。この仮定は，生化学者の間ではよく知られたFischerの鍵と鍵穴の理論を発展させたものである。分子の形状がきわめて重要なことは疑いを容れない。しかし，疎水力や共有結合の形成もまた重要である。以前，Walshは約100種の酵素が共有結合性の中間体を形成し，この共有結合形成は，多くの代謝反応や，DNAと反応する変異原性化合物や発癌性化合物においても不可欠であることを指摘した[70]。もちろん，阻害薬として機能し，共有結合を形成しない薬物も多い。

分子力学力場は，立体力や静電力をうまく処理できるところまで発展済みである。このことは，Cramerらが立脚したもう一つの基本的仮定である。しかし，疎水相互作用を満足に計算する *de novo* 法はいまだ存在しない。

Marshall-Naylorは，CoMFA解析の各段階を概観し，その応用について議論した[71]。最初に遭遇する難しい仕事は，受容体との結合に与る共通パターンを決定し，このパターンへすべての分子を配置することである。この作業は，満足なモデルが得られるまで，多数回の試行錯誤を必要とする。構造のわずかな置き違えが後の計算に影響を及ぼすので，この段階は，おそらく解析において最も重要かつ困難な段階である。

構造はAM1法などによりエネルギー極小化され，さらに化合物の電子分布が計算される。

次に，分子は点群の箱の中に配置される。分子と点群との接点は，仮想受容体の空間と表面を表す格子を作り出す。

続いて，プローブ原子が格子点に布置され，各格子点の分子場が計算される。もともとは，立体相互作用と静電相互作用のみが計算された。しかし，Kimは，疎水相互作用を含めるように，方法の拡張を行った[75]。どんなプローブも使用できるが，KimはH$^+$，CH$_3$およびH$_2$Oの三つが

化合物	活性	$S1$	$S2$...	Sn	$E1$	$E2$...	En	$H1$	$H2$...	Hn
1	1	.	.	.	.	.	.	.	.	.
2	2	.	.	.	.	.	.	.	.	.
3	3	.	.	.	.	.	.	.	.	.
.	.	.	.	.	.	.	.	.	.	.
.	.	.	.	.	.	.	.	.	.	.
n	n	.	.	.	.	.	.	.	.	.

特に有用であると考えた。すなわち，プロトンは静電相互作用，メチル基は立体相互作用，および水は疎水相互作用に対応する[72-77]。この過程を計算するために開発されたGRIDプログラムは，膨大な数の相互作用を生成し，前ページに示したデータ行列を作り出す。

このデータ行列において，S, EおよびHは，それぞれ立体，電子および疎水相互作用エネルギーを表す。行列の行数は比較的少ないが（おそらく10～100），列数は幾千にもなる。部分最小二乗法（PLS）を用いて，いわゆる潜在変数（主成分）を分離する。その数は数百から数千にも上る。しかし，有意な変数はほとんどない。回帰分析を行い，最終的なQSARの構築に役立つ潜在変数を選択する。この時点において，潜在変数をいくつにすべきかは判断の問題である。しばしば，生物活性の測定では，実験誤差は推定できないので，r^2をどの程度の値に設定すべきか不明である。Goodfordによれば，原理上，分子プローブの種類と数に制限はない[78]。

このアプローチが特に興味深いのは，QSARで置換基定数を使用する際，見落とされがちな立体因子を探索できるからである。CoMFAは，構造活性相関問題への究極的な解として，多くの研究者に受け入れられた。しかし，数千個の既約ベクトルから得られた潜在変数に捕捉されたものを解析するのは容易ではない。従来の化学の言葉を用いて，潜在変数の意味を解釈することは，不可能ではないにしてもきわめて難しい。

CoMFAの最も重要な特徴は，正と負の受容体空間によって三次元の格子表面が構築できることである。すなわち，これらの描像は，新規誘導体合成のアイデアを得るのに有用である。CoMFAを評価する唯一の方法は，他のQSAR方法論と同様，徹底的に使ってみることである。Kim-Martinは，従来のQSARとCoMFAとの興味ある比較を試み，その結果について報告した[72-77]。

第1章ですでに取り上げたように，Kim-Martinは，式(1-40)を用いて，49種のメタおよびパラ置換安息香酸類のσ定数を，AM1法により計算し，良好な相関を得た（$r^2 = 0.916$）。同一の問題へCoMFAを適用してみると，最良の結果は潜在変数が4個のときに得られる（$r^2 = 0.859$）。この結果は十分良好であるが，生物学的QSARにおいて意味するものは不明である。我々の好みとしては，電子因子にはAM1，立体因子にはCoMFAを用いたい。というのは，AM1計算の結果は，機構的に見て解釈が容易だからである。

Kimは，二塩化（o-フェニレンジアミン）白金類の変異原性に関して，次のCoMFA QSARを導いた[77]。

$$\log 1/C = 0.161(\pm 0.014) Z1_{H^+} + 6.25(\pm 0.09)$$
$$n = 12, r^2 = 0.933, s = 0.315$$
(3-20)

ここで，H$^+$プローブを用いて得られた潜在変数（$Z1_{H^+}$）は，σ^-に基づいた式(9-14)とほぼ同等の相関をもたらす。

Kimはまた，パパインによる13種の3-ピリジル-OCONHCOC$_6$H$_4$-4-Xの加水分解（k_{cat}）に対して次式を得た[77]。

$$\log k_{cat} = 0.023(\pm 0.003)Z1_{H+} + 0.023(\pm 0.005)Z2_{H+} + 0.092(\pm 0.025)Z3_{H+}$$
$$+ 0.172(\pm 0.02) \tag{3-21}$$
$$n = 13, r^2 = 0.922, s = 0.071$$

なお，潜在変数が1個の場合には$r^2 = 0.67$，2個の場合には$r^2 = 0.81$であった．この事例においても，CoMFAは良好な結果を与えた．CoMFAが成功を収めた事例は，他にもいくつか報告されている[77]．たとえば，電子効果のみを用いて反応性を相関づける場合，CoMFAはσ定数に近い効果を示す．

真に難しいのは，疎水効果を説明する問題である．もちろん，疎水相互作用が意味するものは，完全には解明されていない．操作的には，疎水相互作用は，オクタノール–水分配係数によって定義される（第4, 5章参照）．本書の執筆時点では，CoMFAを用いて，複雑な分子の$\log P$を計算することは不可能である．また，そのための*ab initio*計算法もいまだ開発されていない（第4章参照）．Kimは，2個のCoMFAベクトルを用いて，25種のモノ置換ベンゼン類の$\log P$を計算し，$r^2 = 0.906, s = 0.369$なる式を得た[72]．この結果は，経験的パラメータを用いた場合に比べて良好とは言えない．しかし，水素結合の計算に対する我々の理解が深まれば，この状況はおそらく改善されるであろう．3種の系におけるπの計算結果は良好な一致を示した．KamletやTaftは，$\log P$をさまざまな寄与因子へ分解することを試みたが，いまだ成功していない（第4章参照）．現時点では，疎水相互作用の優先的な尺度は，分配係数の実測値である．

イタリアの研究グループは，67種のムスカリン作動薬に対して，質の高い従来のQSARを報告し[81]，また39種から成る部分集合に対してCoMFA解析を試みた[82]．彼らは，QSARの知識がCoMFA解析に大いに役立つことを指摘した．事実，もし新規の同族体群の入念な設計が，堅固なQSARを誘導できなければ，かなり異質な構造を共通の鋳型へ正しく配置することは不可能である．

Kimは，CoMFAの応用について総説し，CoMFAの結果を従来のQSARと比較した[72,72a]．一般に，パラメータの数を増やせば，CoMFAはrがより高い方程式を与える．従来のQSARと比べると，CoMFAの結果は，新しい誘導体への外挿が難しい．特に，立体的，電子的および疎水的性質がすべて関与する場合にはそうである．現時点では，CoMFAから得られる数値はほとんど価値がない．そのため，特定のCoMFA解析の結果を，他の結果と比較してはならない．しかし，CoMFAから得られる三次元像はきわめて有用である．

現在使われているCoMFAの最大の弱点は，疎水効果に関する情報を含まないことである．本書では，多数の同族体群に関して，$\log P$（またはπ）の値と$\log P$の最適値が報告されている．この知識は，まったく異なるタイプの化合物から新規化合物を設計する場合にも有用である（たとえば，第10章の中枢神経系作用薬参照）．また，式(9-31)～式(9-34)に示すように，$\log P$やπの係数もまた薬物設計に役立つ．

要するに，現時点では，CoMFAは立体効果に対する潜在変数群の計算にのみ使うべきである．また，最善の使い方は，$\log P$やπの測定値，および分子軌道パラメータと一緒に使うことである．たとえば，電子因子としてσ定数を使用すると，良好な相関が得られるだけでなく，QSAR

の解釈をも可能にする。QSARの誘導の際，主成分（潜在変数）の使用に異議を唱える研究者はかなり多い[83,84]。Clark-Cramerによれば，（記述子の数が化合物の数よりも大きなデータセットから得られた）PLSパラメータを用いた場合，偶然相関が生じることはほとんどない[84a]。重要なのは，従来の化学的思考の立場から，これらの相関が持つ意味を解明することである。

受容体が関与する立体問題を解明しようと試みた研究は多い。中でも，Simonらの研究は最も古いものの一つである[85]。彼らは，最小立体差（MSD）と呼ばれる方法論を展開した。この方法では，出発点として，同族体群の中で最も活性な化合物は，受容体の形状の推定値を与えると仮定した。この最大活性化合物と他の成員との最小立体差は，重ね合わせられない原子を数えることで求められる。QSARを得るための回帰分析では，MSDは疎水パラメータや電子パラメータと一緒に使用される。他のQSARと同様，得られた結果は暫定的なものである。そのため，活性のより高い同族体が発見されると，その同族体が新しいMSDを得るための次の鋳型となる。

Hopfingerもまた，同様のアプローチを提案した[86,87]。彼は分子力学を利用し，最良の安定同族体群を求めた。ここでも，参照化合物が選択され，他の同族体分子と参照化合物との全共通重なり，$V_0(s)$が計算された。このパラメータは，QSARを求める際，πやσなどと一緒に回帰分析で使用される。この分子形状解析（MSA）の操作は，MSDの場合と同様，より活性な同族体が発見されなくなるまで繰り返される。

Crippen-Ghoseは距離幾何学なる方法を開発し，受容体の形と特性を定義した[88-90]。しかし，この方法を使って，柔軟な分子を扱うのは極めて難しい。Crippen-Ghoseによれば，分子間距離から三次元座標を得るのに6段階を要し，受容体モデルを得るにはさらに10段階を必要とする。そのため，大きな分子では，計算は手に負えないほど難しくなる。

3.7　物理有機化学における立体パラメータの応用

これまでの議論によれば，速度定数や平衡定数の相関への一般的アプローチは，立体効果を含む次の方程式で表される。

$$\log k = aE_s + b\sigma + d \tag{3-22}$$

この式から明らかなように，相関では電子効果も考慮される。オルト置換芳香族系に関する最良の研究は藤田-西岡によって行われた[91]。彼らは構造Iの系を扱い，次の仮定を必要とした。ただし，QはXによる立体効果と電子効果を受ける反応中心である。

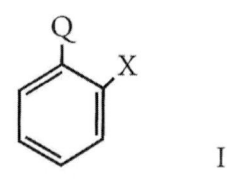

I

1．Xによる全効果は，通常の極性効果，近接極性効果および立体効果の三つから構成される。水素結合などの効果は，それらとは別に考慮される。

2. 通常の極性効果では，$\sigma_o = \sigma_p$ が成り立つ。ただし，σ_p は σ，σ^0，σ^- または σ^+ で表される。

3. 近接極性効果は，F や σ_I のような誘起パラメータで表される。

4. 一次立体効果は，X の空間充填型条件に基づく効果で，E_s で表される。

藤田-西岡は，これらの仮定に加えて，次の一般式を採用した。

$$\log k_{o,m,p} = \rho\sigma_{o,m,p} + \delta E_s^o + fF_o + C \tag{3-23}$$

反応中心に及ぼすオルト置換基の誘起効果と共鳴効果を表す際，$\sigma_o (\sigma_o = \sigma_p)$ を用いると面倒な問題が生じる。すなわち，これらの事例では，Q は芳香族系と共鳴相互作用し，$-C(CH_3)O$ のような置換基を脱共役するため（X が Q を脱共役する場合も同様），σ_p を使うのは正しくない。このことは，反応中心と X とのグループ間共鳴が重要な場合に，特によく当てはまる。しかし，σ_m と σ_p の間には，式(1-4)に示されるように，高い共線性が認められる。このことは，σ_p の共鳴成分が小さいことを意味する。すなわち，共役からの置換基のねじれは特に問題とはならない。

藤田-西岡は，Charton[30] が収集した反応データを利用してオルト効果を解析し，式(3-24)〜式(3-27)を誘導した[91]。

・25℃の水中における安息香酸類（うち 12 例はオルト置換基を有する）のイオン化

$$\log K = 0.95(\pm 0.10)\sigma - 0.39(\pm 0.05)E_s + 1.47(\pm 0.18)F - 4.18(\pm 0.04) \tag{3-24}$$
$$n = 36, r^2 = 0.974, s = 0.087$$

・25℃の水中におけるフェノール類（うち 13 例はオルト置換基を有する）のイオン化

$$\log K = 2.04(\pm 0.12)\sigma^- + 0.17(\pm 0.06)E_s + 2.40(\pm 0.26)F - 9.81(\pm 0.07) \tag{3-25}$$
$$n = 40, r^2 = 0.984, s = 0.134$$

式(3-24)では，立体項はかなり有意で，近接電子効果も大きく，ρ は理論値の 1 に近い。ただし，25℃の水中での安息香酸類のイオン化では，ρ は 1 と定義される。E_s の値は，（H=0 を除き）すべて負である。このことは，他の因子が一定のとき，大きな置換基ほどイオン化しやすいことを意味する。大きな置換基がイオン化を促進するのは，芳香環との共役からカルボキシ基をもぎ取り，カルボキシ基への芳香環 π 電子の接近を妨げるからである。ただし，2 種の置換基（4-SMe, 2-CHO）は，相関式を得る際に除外された。

式(3-25)では，立体効果は小さく，その係数は正である。すなわち，他の因子が同じとき，大きな置換基はフェノール類のイオン化にとって不利である。σ^- の係数は，表 2-3 のフェノール類のイオン化に対して見出された値に近い。式(3-25)において，σ^- はパラ置換基に対してのみ用いられ，メタ置換基には σ_m，オルト置換基には σ_p^- が用いられる。$\sigma_o = \sigma_p^-$ という仮定は，あまり満足な結果を与えない。このことは，X が芳香環と OH との共鳴相互作用を妨げることを意味する。

・38℃の水中での $ArOCONHCH_3$（うち 15 例はオルト置換基を持つ）のアルカリ加水分解

$$\log k = 2.54(\pm 0.14)\sigma^- + 0.24(\pm 0.07)E_s + 2.99(\pm 0.02)F + 2.50(\pm 0.07) \tag{3-26}$$
$$n = 32, r^2 = 0.988, s = 0.148$$

式(3-26)において，σ^- は式(3-25)のそれと同様の意味を持つ。実際，三つの項の係数は式(3-25)

の値とよく似ている。17 種のメタ置換基とパラ置換基のみの場合でも，ρ^- の値は 2.60（±0.16）となり，式(3-26)とよく一致する。すなわち，F と σ^- の効果は，互いに独立である。ここでも，ρ^- の値は，表 2-3 のそれとよく一致する。

・25℃ の 0.1M $LiClO_4$ 中での ArI（うち 11 例はオルト置換基を有する）の半波還元電位

$$E_{1/2} = 0.21(\pm 0.04)\sigma^- + 0.52(\pm 0.08)F - 1.63(\pm 0.01)$$
$$n = 32, r^2 = 0.912, s = 0.034 \tag{3-27}$$

E_s 項は式(3-27)に現れない。この事実は，OC_6H_5 と同程度の大きさの置換基では，立体効果が存在しないことを意味する。3 個のデータ点（2,6-Me_2，2,4-Me_2 および 2-CH_2OH）は除外された。式(3-27)への洞察がなければ，ヨードベンゼン類の還元には立体効果が関与すると結論づけたであろう。この事例では，$\sigma_o = \sigma_p^-$ と仮定された。σ^- と F の係数からも分かるように，電子効果はかなり小さいと考えて良い。

式(3-27)と次の式(3-28)を対比してみよう。

・脂肪族臭化物 RCH_2Br のポーラログラフ還元 [92]

$$E_{1/2} = 0.33(\pm 0.03)\sigma^* + 0.13(\pm 0.03)E_s - 2.16(\pm 0.02)$$
$$n = 24, r^2 = 0.972, s = 0.024 \tag{3-28}$$

置換基による電子の求引は，式(3-27)と同様，還元を促進する。また，非常に大きな置換基も扱われる。そのため，式(3-27)では確認できなかった小さな負の立体効果も観察される。

安息香酸エステル類の加水分解では，置換基効果の加成性が仮定される。

・35℃ の 40％ ジオキサン中での $X-C_6H_4COOR$ のアルカリ加水分解 [93]

$$\log k = 2.22(\pm 0.08)\sigma_X + 1.54(\pm 0.44)\sigma^*_R + 0.67(\pm 0.08)E_s^c R + 0.18(\pm 0.05)$$
$$n = 36, r^2 = 0.992, s = 0.108 \tag{3-29}$$

式(3-29)における σ_X の ρ 値（2.22）は，式(2-88)～式(2-92)に示した芳香族エステル類のアルカリ加水分解に対する平均値 2.22 とよく一致する。この結果は，σ_X，σ^*_R および $E_s^c R$ の寄与が互いに独立であることを示唆する。予想通り，X と R による電子の求引は加水分解を促進し，$E_s^c R$ の正係数は大きな置換基が加水分解を抑制することを表す。

・25℃ の 77％ H_2SO_4 中における $RCOOCH_3$ の加水分解 [94]

$$\log K = 0.66(\pm 0.19)\sigma^* + 0.52(\pm 0.22)E_s - 1.78(\pm 0.15)$$
$$n = 13, r^2 = 0.927, s = 0.131 \tag{3-30}$$

式(3-30)における立体効果の大きさ（δ）は，式(3-29)のそれに匹敵する。E_s の定義式とは異なり，このエステル類の酸性加水分解では，小さな電子効果も認められる。

95℃ の水中でのメタおよびパラ置換ベンズアミド類の酸性加水分解に関する Leisten のデータに基づき，外松-藤田は次の式(3-31)を導いた [35]。

$$\log k = 0.86(\pm 0.13)\sigma^+ - 0.57(\pm 0.06)$$
$$n = 8, r^2 = 0.806, s = 0.071 \tag{3-31}$$

ρ 値は酸性媒質中でも水素イオン濃度に依存する。E_s の定義で使われた ρ 値とは有意に異なる事例を表 3-2 に示した。

また，立体効果の加成性に関する事例を次に示す。

・25℃のメタノール中でのR₁R₂C＝CR₃R₄への臭素の付加[95]

$$\log k = 0.97(\pm 0.25)E_s - 5.45(\pm 0.64)\sigma^* + 7.41 \tag{3-32}$$
$$n = 38, r^2 = 0.958, s = 0.312$$

式(3-32)では，E_sとσ^*は，R₁，R₂，R₃およびR₄に対する値の総和で与えられる。

RCOO-β-C₁₀H₇型エステル類のアルコーリシスは，物理有機化学と生化学をつなぐ事例として興味深い。酸触媒メタノリシス，プロパノリシスおよびイソプロパノリシスはE_s依存性を示し，δはそれぞれ1.4，1.7および1.9である。この結果を，次の式(3-33)と比較してみよう。

・pH 5.9でのエステル類RCOO-C₆H₄-4'-NO₂のキモトリプシン加水分解

$$\log k_2/K_m = 1.76(\pm 0.42)E_s + 0.79(\pm 0.40)\pi + 2.25(\pm 0.52) \tag{3-33}$$
$$n = 8, r^2 = 0.962, s = 0.201$$

酵素過程における置換基の疎水効果を説明するため，式(3-33)では追加項が必要となる。しかし，いずれの場合も，アルキル基のみを対象とするため，電子項は必要でない。

キモトリプシンでは，酵素のセリン部分（HOCH₂CH(NHCO-)-CONH-）がアルコーリシスに関与するため，大きな立体効果が予想される。しかし，β-ナフトールエステル類におけるプロパノールとほぼ同じ様式で，酵素はさまざまな置換基と手際よく置き換わる。酵素的アルコーリシスでの立体効果はpHに依存しない。すなわち，式(3-33)に示したpH 5.9での$\delta = 1.76$と比較し，pH 7.9では$\delta = 1.51$，pH 8.90では1.62となる。

酵素過程における四面体中間体の遷移状態は，ナフチルエステル類を攻撃するアルコールのそれに似ている。この段階はK_mで記述される。しかし，加水分解を完結させるため，水がセリンに置き換わった第二の段階は酵素過程に特有で，有機アルコーリシスには同様の段階は存在しない。

E_sは物理有機化学の多くの事例で使用され，立体パラメータとしてのその有用性は証明ずみである[96,97]。しかし，Hammett-Taftの電子パラメータほどには成功を収めていない。置換基はその分子幾何に依存し，遷移状態と直接相互作用するので，E_sに対するこの結果は驚くには当たらない。Shorter[98,99]，MacPheeら[27,39]およびCharton[100,101]は，E_sの持つ弱点について議論した。

sterimolパラメータ，MRおよびモル体積を使用した生物学的QSARの事例については，後章で考察することにしたい。本章では，立体問題へのアプローチをすべて網羅するのではなく，最も広く利用されているものだけを取り上げた。

DeTar-Delahuntyは，立体効果の点から見て，かなり複雑な反応について検討した[102]。

$$RCOOC_6H_4\text{-}4'\text{-}NO_2 + R'\text{-}NH_2 \longrightarrow RCONHR' + HOC_6H_4\text{-}4'\text{-}NO_2$$

反応は，少量の三次成分を含む二次速度論に従う。

$$k_{実測} = k_2[R'\text{-}NH_2] + k_3[R'\text{-}NH_2]^2$$

複雑な構造活性相関問題の近似解への関心から，我々はk_2の相関を試みた。

$$-\log k_2 = -0.96\,(\pm 0.29)\,E_s\mathrm{R} - 1.44\,(\pm 0.32)\,E_s^c\mathrm{R}' - 3.17\,(\pm 1.1)$$
$$n = 18,\ r^2 = 0.889,\ s = 0.405 \tag{3-34}$$

$$-\log k_2 = -0.99\,(\pm 0.11)\,E_s\mathrm{R} - 1.49\,(\pm 0.12)\,\alpha\mathrm{HR}' + 2.18\,(\pm 0.24)$$
$$n = 18,\ r^2 = 0.984,\ s = 0.156 \tag{3-35}$$

RとR′における構造の変動は大きい。

・R = Me, Et, C(Me)$_3$, CH$_2$C(Me)$_3$および(CH$_2$)$_3$CH$_3$
・R′ = CH(Me)$_2$, C(Me)$_3$, (CH$_2$)$_3$CH$_3$およびCH(Me)CH$_2$CH$_3$

式(3-34)と式(3-35)では，RとR′に対してE_sとE_s^cを用いた。RとR′に及ぼすαHの数も同様に考慮した。式(3-35)は，パラメータを2個使用したQSARの中で最良のものであった。E_sRの係数は実質的に1である。これはE_sの定義系から予想される値と一致する。R′-NH$_2$におけるαHの数は，アミン類の立体効果を説明する上できわめて有用であった。相関解析でαHを使用することの利点は，他の事例でも指摘されている。

3.8 まとめ

QSARに関する話題の中で，最も難しいのは立体問題である。酵素-リガンド相互作用の場合，酵素構造の詳細な知識がなければ，立体問題を扱うことは不可能である。速度定数を解析すれば，活性部位の概略が明らかになる。第7章の結果が示すように，置換基効果は置換基の電子的，立体的および疎水的性質を使って記述される。QSARの誘導は，型通りの機械的作業ではない。有機化学と同様，それはかなり特殊な技術であり，その成功は研究者の背景や経験に強く依存する。最近の大学院生は，複雑な天然物を合成する能力がない。新米のPh.D.も同様で，合成ができるようになるまでに，長い時間と他者からの援助が必要である。偉大な合成化学者のRobert Woodwardでさえ，彼の合成上の傑作を作り出すのに，長い年月と多くの同僚の協力を必要とした。生物学的QSARを扱う研究者の間では，問題の複雑性を過小評価する傾向が認められる。生物的応答の摂動を研究し，細胞やマウスの受容体と50～100個の薬物群との相互作用を理論的に説明する数学的モデルの考案は，有機合成化学の最も難しい問題よりもさらに複雑である。しかも，得られた近似解は，目的が達成されたかのごとき錯覚に我々を陥れる。

第1章と第2章で取り上げた均一溶液中での有機反応の問題は，最も簡単な場合でさえ，反応に及ぼす置換基の電子効果を確かめるためのパラメータを必要とする。特定の反応に対して正しい選択を行うには経験が必要である。σ定数の場合には，解析される系にとって適切な定義系が選択されなければならない。立体定数の問題は，電子定数に比べてはるかに複雑である。電子効果と疎水効果を同時に考慮する場合には，その難しさは倍増する。

E_sは，（エステルまたはアミドのsp^{2}炭素の）遷移状態四面体構造への変化に及ぼす近接原子や原子集団の効果として定義される。この定義は，他の反応に当てはまることもあれば，当てはまらないこともある。E_sは，受容体-リガンド相互作用の研究に常に役立つとは限らない。分子内と分子間の立体効果は，全反応に関して正のこともあれば負のこともある。分子プローブから

の摂動を解析する際には，パラメータの妥当性に関して一定不変の考え方を適用すべきである（第13章参照）。

QSARの主な利点は，親化合物の生物活性から活性部位の大ざっぱな定義が得られることである。すなわち，化学者にとって比較的理解しやすいパラメータが用いて，親化合物に系統的な変化を施せば，活性部位の地図を作成できるというわけである。このようなアプローチは，CoMFAのような大きな進歩に比べれば，比すべくもないが，QSARネットワークを構築し，さらに複雑なアプローチへの基礎となりうる[103]。

従来のこのアプローチの弱点は，含めることのできる構造の範囲が限定されることである。もちろん，どの方法を用いても，最終的な解析では，単一の受容体（またはよく似た受容体）と反応し，標準的な生物学的終点を生じる化合物群から出発する。この仮定は，結合様式が1種類ではないことを意味する。Ghose-Crippenによれば，メタ置換基は，フェニル環を裏返せば，2種類の様式で結合する。このような問題には，距離幾何学法や従来のQSARが適している（7.4.2.6節参照）。分子プローブからの情報がなければ，（X線結晶解析以外の）いかなる方法を用いても，蛋白質の活性部位を推定することはできない。受容体部位の有用な地図を作成する上で律速段階となるのは，分子プローブの設計における化学者の創意工夫である。

引用文献

1. Menschtkin, N. *Ann. Chem.* **1879**, *195*, 334.
2. Kehrmann, F. *J. Prakt. Chem. NF* **1891**, *42*, 134.
3. Haller, A. *Compt. Rend. Acad. Sci.* **1889**, *109*, 112.
4. Bischoff, C. A. *Chem. Ber.* **1890**, *23*, 623.
5. Meyer, V. *Chem. Ber.* **1895**, *28*, 1254.
6. Wegscheider, R. *Monatsh. Chem.* **1895**, *16*, 75.
7. Skrabal, A.; Zahorka, A. *Monatsh. Chem.* **1925**, *46*, 559.
8. Kindler, K. *Ann. Chem.* **1928**, *464*, 278.
9. Tommila, E.; Hinshelwood, C. N. *J. Chem. Soc.* **1938**, 1801.
10. Prevost, C. *Compt. Rend. Acad. Sci.* **1942**, *214*, 357.
11. Vavon, G.; Husson, A. *Compt. Rend. Acad. Sci.* **1923**, *176*, 989.
12. Palomaa, M. H. *Chem. Ber.* **1942**, *75*, 336.
13. Newman, M. S. In *Steric Effects in Organic Chemistry*; Newmann, M. S., Ed.; Wiley: New York, 1956; Chapter 4.
14. Shoesmith, J. B.; Slater, R. H. *J. Chem. Soc.* **1926**, 214.
15. Taft, R. W. *J. Am. Chem. Soc.* **1952**, *74*, 3120.
16. Taft, R. W. In *Steric Effects in Organic Chemistry*; Newmann, M. S., Ed.; Wiley: New York, 1956; Chapter 13.
17. Ingold, C. K. *J. Chem. Soc.* **1930**, 1032.
18. Charton, M. *J. Am. Chem. Soc.* **1975**, *97*, 3691, 3694.

19. Hansch, C.; Leo, A.; Taft, R. W. *Chem. Rev.* **1991**, *91*, 165.
20. Hancock, C. K.; Meyers, E. A.; Yager, B. J. *J. Am. Chem. Soc.* **1961**, *83*, 4211.
21. Idoux, J. P.; Hwang, P. T. R.; Hancock, C. K. *J. Org. Chem.* **1973**, *38*, 4239.
22. Koppel, I. *Org. React. (USSR)* **1965**, *2*, 26.
23. Talvik, I. V.; Palm, V. A. *Org. React.（USSR）* **1971**, *8*, 445.
24. Palm, V. P. *Fundamentals of the Quantitative Theory of Organic Reactions* (in Russian); Khimya: Leningrad, USSR, 1967; Chapter 10.
25. Taft, R. W.; Lewis, I. C. *Tetrahedron* **1959**, *5*, 210.
25a. MacPhee, J.-A.; Panaye, A.; Dubois, J.-E. *J. Org. Chem.* **1980**, *45*, 1164.
26. Unger, S. H.; Hansch, C. *Prog. Phys. Org. Chem.* **1976**, *12*, 91.
27. Panaye, A.; MacPhee, J. A.; Dubois, J.-E. *Tetrahedron* **1980**, *36*, 759.
28. Fujita, T. *Pure Appl. Chem.* **1978**, *50*, 987.
29. Charton, M. *J. Am. Chem. Soc.* **1969**, *91*, 615, 619.
30. Charton, M. *Prog. Phys. Org. Chem.* **1971**, *8*, 235.
31. Charton, M. In *Design of Biopharmaceutical Properties through Prodrugs and Analogs*; Roche, E. B., Ed.; American Pharmaceutical Association: Washington, DC, 1977; p 269.
32. Charton, M. In *Topics in Current Chemistry*; Charton, M.; Motoc, I., Eds.; Springer-Verlag: Berlin, Germany, 1983; Vol. 114, p 107.
33. MacPhee, J. A.; Panaye, A.; Dubois, J.-E. *Tetrahedron* **1978**, *34*, 3553.
34. Kutter, E.; Hansch, C. *J. Med. Chem.* **1969**, *12*, 647.
35. Sotomatsu, T.; Fujita, T. *J. Org. Chem.* **1989**, *54*, 4443.
36. DeTar, D. F. *J. Org. Chem.* **1980**, *45*, 5166.
37. Fujita, T.; Takayama, C.; Nakajima, M. *J. Org. Chem.* **1973**, *38*, 1623.
38. Fujita, T.; Iwamura, H. In *Topics in Current Chemistry*; Charton, M.; Motoc, I., Eds.; Springer-Verlag: Berlin, Germany, 1983; Vol. 114, p 119.
39. MacPhee, J.-A.; Panaye, A.; Dubois, J.-F. *J. Org. Chem.* **1980**, *45*, 1164.
40. Kier, L. B. *Quant. Struct.-Act. Relat.* **1987**, *6*, 117.
41. Berg, U.; Gallo, R.; Klatte, G.; Metzger, J. *J. Chem. Soc., Perkin Trans. 2* **1980**, 1350.
42. Verloop, A. In *Drug Design*; Ariëns, E. J., Ed.; Academic Press: New York, 1976; Vol. III, p 133.
43. Verloop, A.; Tipker, J. In *Biological Activity and Chemical Structure*; Buisman, J. A. K., Ed.; Elsevier: Amsterdam, Netherlands, 1977; p 63.
44. Verloop, A.; Tipker, J. In *QSAR in Drug Design and Toxicology*; Hadzi, D.; Jorman-Blazic, B., Eds.; Elsevier: Amsterdam, Netherlands, 1987; p 97.
45. Verloop, A. In *IUPAC Pesticide Chemistry*; Miyamoto, J., Ed.; Pergamon: Oxford, United Kingdom, 1983; Vol. 1, p 339.
46. Tipker, J.; Verloop, A. *The Chemistry of Excitation at Interfaces*; Thomas, J. K., Ed.; ACS Monograph 255; American Chemical Society: Washington, DC, 1984; p 279.
47. Iwamura, H. *J. Med. Chem.* **1980**, *23*, 308.
48. Hyde, R. M.; Hyde, B. In *Strategy in Drug Research*; Buisman, J. A. K., Ed.; Elsevier: Amsterdam, Netherlands, 1982; p 385.
49. Motoc, I.; Balaban, A. T. *Rev. Rom. Chim.* **1982**, *27*, 735.

50. Kirino, O.; Furuzawa, K.; Takayama, C.; Mitzutani, T. *J. Pest. Sci.* **1984**, *9*, 345.
51. Hubele, A.; Kunz, W.; Eckhardt, W.; Sturm, E. In *IUPAC Pesticide Chemistry*; Miyamoto, J.; Kearney, P. C.; Phillip, C., Eds.; Pergamon: Oxford, United Kingdom, 1983; Vol. 1, p 233.
52. Nakayama, A.; Iwamura, H.; Fujita, T. *J. Med. Chem.* **1984**, *27*, 1493.
53. Taillandier, G.; Domard, M.; Boucherle, A. *Farmaco Ed. Sci.* **1983**, *38*, 473.
54. Lien, E. J.; Ou, X.-C. *Acta Pharm. Jugosl.* **1984**, *34*, 123.
55. Mager, P. P.; das Gupta, S. *Pharmazie* **1982**, *37*, 607.
56. Verloop, A., Philips-Duphar Research Laboratories, Weesp, the Netherlands, personal communication, 1988.
57. DeTar, D. F.; Tempas, C. J. *J. Am. Chem. Soc.* **1976**, *98*, 7903.
58. Sotomatsu, T.; Murata, Y.; Fujita, T. *J. Comput. Chem.* **1991**, *12*, 135.
59. Sotomatsu, T.; Fujita, T. *J. Org. Chem.*, in press.
60. Pauling, L.; Pressman, D. *J. Am. Chem. Soc.* **1945**, *67*, 1003.
61. Agin, D.; Hersch, L.; Holtzman, D. *Proc. Natl. Acad. Sci. U.S.A.* **1965**, *53*, 952.
62. Dunn, W.J., III *Eur. J. Med. Chem. Chim. Ther.* **1977**, *12*, 109.
63. Hansch, C. In *Drug Design*; Ariëns, E. J., Ed.; Academic: New York, 1971; Vol. 1, p 333.
64. Hansch, C.; Klein, T. *Acc. Chem. Res.* **1986**, *19*, 392.
65. Austel, V.; Kutter, E.; Kalbfleisch, W. *Arzneim.-Forsch.* **1979**, *29*, 585.
66. Abraham, M.; McGowan, J. *Chromatographia* **1987**, *23*, 243.
67. SAVOL; Pearlman, R., University of Texas, Austin, Texas; Tripos社から発売。
68. Silipo, S.; Vittoria, A. In *Comprehensive Medicinal Chemistry*; Ramsden, C. A., Ed.; Pergamon: Elmsford, NY, 1990; Vol. IV, Chapter 18.4, p 153.
69. Cramer, R. D., III; Patterson, D. E.; Bunce, J. D. *J. Am. Chem. Soc.* **1988**, *110*, 5959.
70. Walsh, C. *Enzymatic Reaction Mechanisms*; Freeman: New York, 1977; p 41.
71. Marshall, G. R.; Naylor, C. B. In *Comprehensive Medicinal Chemistry*; Ramsden, C. A., Ed.; Pergamon: Elmsford, NY, 1990; Vol. IV, p 455.
72. Kim, K. H. In *3D QSAR in Drug Design: Theory, Methods and Applications*; Kubinyi, H., Ed.; ESCUM: Leiden, Netherlands, 1993; p 619.
72a. Kim, K. H. *J. Comput. Aided Mol. Des.* **1993**, *7*, 71.
73. Kim, K. H.; Martin, Y. C. *J. Med. Chem.* **1991**, *34*, 2056.
74. Kim, K. H.; Martin, Y. C. *J. Org. Chem.* **1991**, *56*, 2723.
75. Kim, K. H. *Med. Chem. Res.* **1991**, *1*, 259.
76. Kim, K. H. *Med. Chem. Res.* **1992**, *2*, 22.
77. Kim, K. H. *Quant. Struct.-Act. Relat.* **1992**, *11*, 127.
78. Goodford, P. J. *J. Med. Chem.* **1985**, *28*, 849.
79. Lindberg, W.; Persson, J.-A.; Wold, S. *Anal. Chem.* **1983**, *55*, 643.
80. Hoskuldsson, A. *J. Chemometrics* **1988**, *2*, 211.
81. Pratsei, P.; Caliendo, G.; Silipo, C.; Vittoria, A. *Quant. Struct.-Act. Relat.* **1992**, *11*, 1.
82. Greco, G.; Novellino, E.; Silipo, C.; Vittoria, A. *Quant. Struct.-Act. Relat.* **1991**, *10*, 289.
83. Mager, H.; Mager, P. D. *Quant. Struct.-Act. Relat.* **1992**, *11*, 518.
84. Wold, S. *Quant. Struct.-Act. Relat.* **1992**, *11*, 522.

84a. Clark, M.; Cramer, R. D., III *Quant. Struct.-Act. Relat.* **1993**, *12*, 137.
85. Simon, Z.; Chiriac, A.; Holban, S.; Ciubotaru, D.; Mihalas, G. I. *Minimum Steric Difference: The MTD Method for QSAR Studies*; Research Studies Press: Letchworth, United Kingdom, 1984.
86. Hopfinger, A. J. *J. Am. Chem. Soc.* **1980**, *102*, 7196.
87. Hopfinger, A. J. *J. Med. Chem.* **1983**, *26*, 990.
88. Ghose, A. K.; Crippen, G. M. In *Comprehensive Medicinal Chemistry*; Ramsden, C. A., Ed.; Pergamon, Elmsford, NY, 1990; Vol. 4, p 715.
89. Crippen, G. M. *J. Med. Chem.* **1979**, *22*, 988.
90. Crippen, G. M. In *Distance Geometry and Conformational Calculations: Chemometric Research Studies*; Bawden, D., Ed.; Wiley: Chichester, United Kingdom, 1981; Vol. 1.
91. Fujita, T.; Nishioka, T. *Prog. Phys. Org. Chem.* **1976**, *12*, 49.
92. Lambert, F. L. *J. Org. Chem.* **1966**, *31*, 4184.
93. Hancock, C. K.; Falls, C. P. *J. Am. Chem. Soc.* **1961**, *83*, 4214.
94. Hopkinson, A. C. *J. Chem. Soc. B* **1969**, 861.
95. Mouvier, G.; Dubois, J.-E. *Bull. Soc. Chim. Fr.* **1968**, 1441.
96. Taft, R. W. In *Steric Effects in Organic Chemistry*; Newman, M. S., Ed.; Wiley: New York, 1956; p 644.
97. Leffler, J. E.; Grunwald, E. In *Rates and Equilibria of Organic Reactions*; Wiley: New York, 1963; p 229.
98. Shorter, J. *Correlation Analysis of Organic Reactivity*; Research Studies Press: Chichester, United Kingdom, 1982.
99. Shorter, J. In *Advances in Linear Free-Energy Relationships*; Chapman, N. B.; Shorter, J., Eds.; Plenum: London, 1972.
100. Charton, M. *J. Org. Chem.* **1978**, *43*, 3995.
101. Charton, M. *J. Org. Chem.* **1976**, *41*, 2217.
102. DeTar, D. F.; Delahunty, C. *J. Am. Chem. Soc.* **1983**, *105*, 2734.
103. Hansch, C. *Acc. Chem. Res.* **1993**, *26*, 147.

第4章　疎水パラメータ：測定と計算

4.1　序論

　本章では，最初に，疎水性，疎水的水和および疎水結合の概念について考える。次に，疎水性，特に混和しない2種の液相間の化学物質の分配を定量化するのに役立つパラメータの測定について論じる。このパラメータは，分配係数Pと呼ばれる。分配対の極性相としては，通常，水が選択される。一方，無極性相としては，主にオクタノールが選択される。これは，実際的な利点と広く使用されているという理由に基づく。それゆえ，特に指定がなければ，本書では，これ以降，オクタノール-水の分配比を分配係数Pと呼ぶことにする。約束により，それはP_{ow}と表記される。本章では，他の平衡や構造情報からP_{ow}を推定する方法について概観する。ここで，構造情報とは，親構造の水素原子と置き換わる部分構造の情報を指す。それは，原子的寄与のこともあれば，分子軌道計算への構造入力のこともある。実時間で稼動するコンピュータ・アルゴリズムへのP_{ow}計算（通常，$\log P_{ow}$の形で使用される）の組み込みに関して，最も成功を収めたのは，有機構造をフラグメントで表す方法である。この主題については，次章で詳しく論じる。

　脂肪や油のような有機化合物は，水よりもむしろ自身と同種の物質と会合しやすい。このことは，古代の人々によっていくども観察されてきた。しかし，この疎水的挙動の背後にあるものを正確に解析することは容易ではなく，現在もなお論議の対象である[1]。接触する2種の炭化水素表面間に働く引力の存在は証明されていない。また，疎水結合という用語は現在も使用されるが，Hildebrandが指摘したように誤解を招きやすい[2]。というのは，直感とは対照的に，引力は，2種の炭化水素間よりも炭化水素と水分子との間の方が強いからである。水相内部の求引性極性力はきわめて強く（すなわち，凝集エネルギー密度が高く），求引力の弱い構造を締め出してしまう。この引力は，シクロヘキサン相と水相を分離する。また，酵素の疎水断片へ基質の疎水部分を拘束する力の大部分を形作る。さらにまた，この引力は，水溶液中における有機溶質の凝集，自己らせん化およびヘアピンループ化の原動力でもある[3]。

　化学物質の疎水性の度合いを測定するには，水と混じらない無極性液体中へ化学物質を溶解し，水によってそれがどの程度抽出されるかを定量すればよい。もちろん，化学物質が水に溶けやすいならば，操作は逆になる。すなわち，水に溶解した後，無極性液体で抽出することになる。無極性溶媒と水の間の炭化水素溶質の平衡を支配する自由エネルギーの解析では，当初，気体水和物—メタンやキセノンのような不活性分子のまわりの氷状包接化合物構造—を形成する水の能力

に注意が払われた[4]。規則正しい水分子の構造は，溶質分子の無極性部分のまわりに集まるが，無極性相へ入り込むと同時に，それらは取り除かれる。この方向への溶質移動の主な推進力はエントロピーである。初期の物理化学的データはこの様式で解釈され[5]，溶質-水和物はアイスバーグと命名された。Kauzmanによると，この構造水は氷ほど硬くなく，遊離水よりも密であった[6]。このアイスバーグ状の疎水的水和の概念は揺動クラスターという用語で置き換えられ[7]，さらにその後，「体にぴったり合うセーター（form-fittig sweater）」と呼ばれるようになった[8]。平衡において主な役割を演じるのはエントロピーであると考えた研究者もまた，少なくとも脂肪族炭化水素では，その原因は周囲の水ではなく鎖そのものにあると考えた[9]。これらの鎖は，周囲の水によって都合の好い立体配置（たとえば*trans-trans*）に保持される。しかし，もし自由に回転し，無極性溶媒へ移動したとき，ランダムな立体配座をとるならば，ΔSの計算値は，鎖を構成する個々の$-CH_2-$の疎水的水和を，合理的に説明できる範囲内にあることが分かった。

アルゴンのような不活性な対称溶質を用いた最近の熱力学的研究によれば，疎水的水和過程は，水素結合の結合度（凝集エネルギー密度）と液体水の特徴的ゆらぎの二つの寄与に分離できる[10]。前者の寄与の自由エネルギー（ΔG）には，エントロピー（$T\Delta S$）によるエンタルピー（ΔH）への補償がある。平衡を刺激し，溶媒としての水の独特のゆらぎに依存する残差は，厳密な定義が難しいが，正のエンタルピーに支配されていると思われる。提案されたモデルでは，（短く硬い直線状の結合を介して隣接する4個の水へ結合した）水分子を伴う最小協同単位が存在する。この最小協同単位は，長く弱い湾曲した水素結合により，ランダムに揺動しつつ他の単位とエントロピー的相互作用を行う。この過程は，幾何学的緩和と呼ばれる。疎水的水和に関するこの理論的説明はなかなか優れているが，難解なため普遍的に受け入れられているわけではない。疎水効果，特に分配係数の理論的背景について知りたい読者は，Nemethy-Scheragaの一連の古典的論文[11]，二冊の著作[12,13]，および総説[14]をお読みいただきたい。

現時点では，生物学的QSARにおいて，疎水性がエンタルピー現象なのか，それともエントロピー現象なのかを決定することはできない。おそらく，それは，両者が混成した現象であろう。理論的知識は確かに必要であるが，それよりも構造の生成や破壊[15]，アイスバーグおよび揺動クラスターといった用語のもつ曖昧さを受け入れ，我々の関心を疎水性の実際的な応用へ向けた方が賢明と考える。ここでは，特に疎水性の現象論的尺度としての分配係数に焦点を合わせることにする。

4.2 疎水パラメータとしての分配の歴史

19世紀の後半，Berthelot-Jungfleischは，純粋に物理化学的現象としての分配を研究した[16]。彼らは，ヨウ素や臭素のような小さな溶質を，二硫化炭素やエーテルのような水と混ざらない溶媒と水との間で分配させたとき，二相における溶質の濃度比は，溶媒比が変化しても一定であることを証明した。Nernstは，実際には，2種の溶媒相で分子種が同一のときのみ，分配比は一定であることを論証し，このタイプの平衡に関して堅固な熱力学的基礎を構築した[17]。Nernstが

始めた仕事は，その後，他の多くの物理化学者によって受け継がれた。彼らは，この方法論を用いて，イオン化，自己会合および水和物形成に関する定数を求めた[16-22]。

Meyer[23]とOverton[24]は，簡単な有機溶質の麻酔作用が油-水分配係数と密接な関係にあることを指摘し，この疎水パラメータを生物学的構造活性の研究に初めて使用した。しかし，20世紀初頭の化学者による慌ただしい活動の後，この分野への関心は低下していった。というのは，興味深い生物活性は特異性が高く，生物の標的部位に到達する溶質の量以外の因子にも依存することが分かったからである。1950年代初め，Collanderは油-水分配係数を植物細胞膜の透過速度と結びつけ，疎水性の生物学的応用への関心を再び高めるのに貢献した[25]。しかし，藤田ら[27]が，Hammett[28]の電子パラメータやTaft[29]の立体パラメータと疎水パラメータを組み合わせるまでに，さらに10年の歳月が必要であった。回帰分析によって作り出されたこれらの複合自由エネルギー関係（線形，双一次および二次）は，古典的な熱力学ではなく超熱力学的関係であった。しかし，この関係は，生体系やその構成要素と有機化合物との広範な相互作用を説明する上で有用であることが実証された。疎水パラメータの応用は，本書の他の章で詳しく紹介されるので，本章では簡単な一覧のみを提示するにとどめたい。すなわち，有機化合物の定量的活性予測，蛋白質への結合能力[30]，酵素との相互作用[31]（安定化[32,33]，変性[34]，エナンチオ選択性[35]），細胞小器官の阻害[36,37]，抗マラリア薬[38]，抗腫瘍薬[39]，変異原性物質[40]，農薬[41]，催眠薬と麻酔薬[42]，多剤耐性[43]，皮膚への浸透[44]およびホスト-ゲスト複合体化[45]に及ぼす効果，環境有害性評価における利用[46]。疎水パラメータはまた，写真乳剤[47]，造影剤[48]，組織化学[49]における色素の挙動の予測にも有用である。

分配係数を用いた疎水パラメータの幅広い利用領域を考えると，命名法が統一されていないことは驚くに当たらない。本章では，溶質比はモル分率ではなく濃度項で与えられ，分子は無極性相，分母は水相を表す。分配比Dは，中性種，イオン種，単量体および多量体といった関連種をすべて含めた濃度比を表すのに対し，分配係数Pは中性型単量体の濃度比を表す。唯一の例外は，第四級アンモニウム化合物（quats）のようにすべてイオン種からなる有機溶質の分配比である。この場合，二相の各々においてイオン対と遊離イオンの間に第二の平衡が関与する。そのため，分配比は，全濃度に加え，対イオンの性質や濃度の関数になる。第5章で取り上げるが，オクタノール-水系でのquatsの濃度比は，標準条件が指定されれば，構造のみに基づいて推定できる。このことは，水相ではイオン化し，オクタノール相ではイオン対で存在しても成立する。当初の使い方では，これらの比は分配係数Pと呼ばれた。しかし，標準条件が満たされなければ，これらの比は，正確には分配比Dと呼ぶべきである。文献では，Dの代わりにP'と表記されることもある。

実測する代わりに，計算のみで分配係数を求めようとするのは，賢明なやり方ではない。実測と計算という二つの方法は，互いに相補い合うようにして使うべきである[50]。簡単な構造の溶質なら，手計算でも満足な結果が得られる。しかし，生物学的に興味ある化合物では，計算にコンピュータの助けを借りた方が望ましい。コンピュータ化された使いやすいシステムの必要性は明らかである。第5章では，そのような方法の一つを紹介する。

4.3 他の平衡定数や物理定数からの計算

　本章では，溶質構造から分配係数を直接計算する非フラグメント法について説明する。また，溶媒対のDやPを，別の溶媒対から計算する方法にも言及する。構造から始めても良いし，関連する$\log P$値から始めても良いが，Hammett型の直線的自由エネルギー関係が適用できると仮定される。Smithは，ある溶媒系から他の溶媒系へP値を変換することの有用性を指摘した[51]。しかし，標準的な直線的自由エネルギー関係を用いて，最初にこれらを計算したのはCollanderであった[25]。

$$\log P_2 = a \log P_1 + b \tag{4-1}$$

極性溶媒を水，無極性溶媒1，2をアルカノール類としたとき，式(4-1)は良好な直線相関を示す。しかし，この計算の実用性は限定される。というのは，たとえば，まだ何も測定されていない段階では，他のアルカノール溶媒系での値が不明なため，溶質の$\log P_{ow}$を計算したいと思っても不可能だからである。また，（オクタノール対エーテルのように）溶媒系の水素結合供与強度が異なれば，純粋に受容性の溶質と供与-受容性の溶質とでは，当然，式(4-1)の切片は異なる[52]。実際のところ，式(4-1)の価値が分かったのは，新しい疎水パラメータ値の入手源としてではなく，係数aとbに物理的意味を割り当てる研究においてであった[53]。

　努力の大部分は，HPLC保持時間と保持比k'から$\log P$値を得ることへ向けられた。オクタノール分配係数と保持比の関係は，式(4-1)とよく似た形をとる。

$$\log P_{オクタノール} = a \log k' + b \tag{4-2}$$

ここで，定数aとbは，移動相（メタノール-水が望ましい）と固定相（通常，C-18結合シリカ）の双方の性質に依存する。これらの方法に関する詳細な説明は，本章の範囲を越えている。この主題の完全な取り扱いについて知りたい読者は，引用文献54-56の総説を参照されたい。しかし，この方法を正しく眺めるためには，少なくとも三つのコメントを加える必要がある。第一のコメントは，次の通りである。固定相としてオクタノールを用いるHPLC法は，フラスコ振とう法の値と保持比の間に成り立つ標準的関係に基づき，さまざまな溶質構造を扱えるという利点がある[57,58]。しかし，溶出液としてのオクタノール飽和水の粘度が比較的高いため，固有の実験的困難を伴い，その成否は実験担当者の技量に左右される。このことが特に当てはまるのは，（保持時間を処理可能なレベルにまで減らすのに）非常に短いカラムを必要とする疎水性の溶質である。第二のコメントは，アルカン被覆（通常C-18）シリカ固定相を用い，溶出液としてメタノール-水混合物を溶出液とする方法に関するものである。もしさまざまなヘテロ環式化合物や水素結合強度の異なる化合物が含まれるならば，この方法は，保持比k'を$\log P_{ow}$と関連づけるのに複数の標準曲線を必要とする。シリカ担体上に残留する極性部位を覆うために，溶出液にアミンを添加する場合でさえそうである。Minickらによれば，水素結合に起因する変動性は，移動相へオクタノールを少量添加すれば最小化される[59]。第三のコメントは，移動相の有機調節剤画分による保持比の変動が，類似構造の溶質（たとえばアデニンとアデノシン）でさえ同じで

はないことに関するものである[54]。たとえば，疎水性の無勾配HPLC定量（固定溶媒比の移動相を用いた定量）は変動が大きい。そのため，保持比を100%水の移動相へ外挿する研究者は多い。Braumannは，この問題に関連し，次の線形近似式の使用を提案した[54]。

$$\log k' = \log k_w - S\phi \tag{4-3}$$

ここで，k_wは100%水を溶出液としたときの保持比，Sは所定の溶質-溶出液の組み合わせに対する定数，ϕは実際の測定で使われる調節剤の容積分率である。Campsらは，天然および合成プレコセン類でこの関係を使い，成功を収めた[55]。しかし，その信頼性を疑問視する研究者も多い。Garst-Wilsonによれば，メタノール分率が0.4〜0.8の範囲で，k'が直線的に変化する場合でさえ，メタノール分率が低いと，k'の測定値に正または負の偏差が現れる[60,61]。

HPLC法による疎水性の測定に関して，Braumannは次のことを指摘した[54]。すなわち，生物学的に興味あるQSARでは，$\log P_{オクタノール}$の代わりに，$\log k_w$が疎水パラメータとして使える。しかし，我々にとって同意できない点もある。ここでは，そのうちのいくつかについて触れておこう。第一に，k'のデータは，フラスコ振とう法に比べて入手が容易である。この件については，我々もBraumannに同意する。しかし，Garstらが言及したように，信頼に足るk_wデータを得ることは難しい。Braumannによれば，フラスコ振とう法で測定した同一溶質（たとえばベンゼン）の$\log P$の文献値はばらつきが大きい。再現性が高いのはHPLC法の方である。2種の方法（HPLC法，フラスコ振とう法）で測定した値は，ポモナ大学MedChem総合データベースに収録されているが，いずれの方法でもアウトライアーは同じ頻度で出現する。フラスコ振とう法は測定が難しいので，やめるべきだと主張する人達もいる。しかし，ポモナ大学での我々の経験によれば，共通の溶質に対する学生の測定技術は，速やかに標準誤差のレベルまで到達する。したがって，そのような主張はほとんど意味をなさない。研究室間での比較実験を行ったHarnischらによれば，九つの研究室のうち四つの研究室で，アニリンの値として1.02から1.45までの値を報告した[62]。研究室間でのこの食い違いは，実験担当者の操作誤差に基づくものと，我々は考えている（この点に関連し，揮発による損失が起こらないよう，注意しながら二相を分析したとき，フラスコ振とう法によるベンゼンの$\log P_{ow}$の測定結果は2.15であった。この値は，El Tayarらが測定し[63]，Braumannが支持した2.03とは異なっている）。放射性トレーサを用いて測定したフラスコ振とう法の値には，我々はほとんど信頼を置いていない。というのは，親油性の高い溶質の場合，その値は他の方法で測定した値に比べて，log単位で3.0ほど小さいからである（たとえば，p-DDTの場合，徐撹はん法では6.91であるのに対し，放射性トレーサ法では3.98になる）。理由はまだ分かっていない。しかし，両相の濃度を測定するので，容器の壁への吸着は要因とはなり得ない。

Braumannによれば，（疎水性の一次成分である）空洞形成エネルギーは，溶出液（移動相）の表面張力と共に減少し，この減少はメタノール分率の増加を伴う。しかし，メタノールの添加は，水分子の秩序にほとんど影響を与えない。同時に二つのことはうまくいかないというわけである。Hildebrandによれば，疎水結合は溶質から水分子を絞り出すにすぎない[2]。この絞り出す力は表面張力と関連がある。メタノールは，水素結合を形成可能な酸であり塩基であるが，水と

の50：50混合物は，純水と同様，疎水表面には反応しない。移動相のメタノール含量が50％以上になると，無勾配HPLC保持比は，$\log P$が1.5よりも小さい溶質には感応しない[25]。Braumannによると，k'の代わりにk_wを用いると，$\log P_{ow}$測定の有効範囲は0.0〜7.0となる。しかし，検討した60種の溶質の中に，$\log P$が1.0以下のものは存在しない。

疎水パラメータとしてk_wが$\log P_{ow}$よりも優れていることを示す一例として，Braumannは，（k_wから分子内水素結合が推定でき，$\log P_{ow}$からは推定できない）オルトジ置換ベンゼン類の事例を引用した。しかし，ヒドロキシアニリン類やニトロアニリン類では，オルト異性体の$\log P_{ow}$は，メタ異性体やパラ異性体のそれよりも大きい。Braumannは，これらのデータを読み違えた。クロロホルムや四塩化炭素を使ったフラスコ振とう法によれば，ニトロフェノール類では，オルト異性体は他の異性体よりも疎水性が高い。しかし，オクタノール溶媒系では，この効果は観察されない。HPLC法はこれらの中間の値を与える。生物活性データが，どの疎水パラメータによって最もうまく表現されるかは不明である。

HPLCデータには，$\log P_{ow}$と比べて，生物学的効果の立体情報が反映されやすい。Wrightらによれば，第四級炭素から放射状に広がる構造をもつ抗炎症性イミダゾリルエタノール類では，HPLC保持時間から計算された$\log P$は，異常な値をとることがある[64]。たとえば，二つの事例（文献64の表1の化合物1g/1hと2k/2l）において，メトキシ基はメチル基よりもはるかに疎水性である。また，2-ピリジン類似体と4-ピリジン類似体（化合物2cと2a）では，log単位で1.11の差が認められる。この差は，分子内効果によるものではなく，結合配向の違いによる固定相との相互作用の差に基づく。

HPLC法とフラスコ振とう法による疎水性の測定差は容易には説明できない。たとえば，フラスコ振とう法（オクタノール-水系）による1,3,5-トリメチルベンゼン（メシチレン）の$\log P$値は，予想よりも小さく，かつ濃度依存性を示す。この依存性は，完全に水に囲まれたとき，メシチレン分子が積み重なることに基づく。この効果は，移動相のメタノール含量が40％以上に保たれたならば，HPLC保持時間には現れない。フラスコ振とう法で求めた小さい$\log P$値は，流れにおけるメシチレン輸送をうまく表現するが，表面への結合を表すことはできない。

Campらによれば，フラスコ振とう法とHPLC法による測定値の差は，エーテル酸素原子が近接したプレコセン類似体において顕著である[55]。HPLCと$\log P_{オクタノール}$の関係を検討する際，Campらは，フラスコ振とう値が1.56（ベンゾニトリル）から4.88（ピレン）の範囲にある標準物質を使い，保持比k_wとしては純水へ外挿した値を用いるべきと考えた。HPLCから求めたプレコセン類似体の疎水性は，フラスコ振とう法のそれとよく一致し，フラグメント法（第5章で説明するCLOGP法）による計算とも一致した。しかし，酸素原子が互いに近い場合には，明らかな差異が生じる。たとえば，2個のアルコキシ基が芳香環上で互いにオルト位にある場合，フラグメントによる計算は，log単位で常に−0.44の負因子を必要とする。プレコセン類でこの状況が発生した場合には，−0.68から−0.70にも及ぶHPLC値の著しい低下が起こる。図4-1のビス（ヒドロピラン）異性体では，HPLC値による$\log P$値に大きな差が認められる。異性体(a)では，エーテル酸素間の距離は約4.8Åであるが，異性体(b)では，2個のエーテル酸素は湾領域

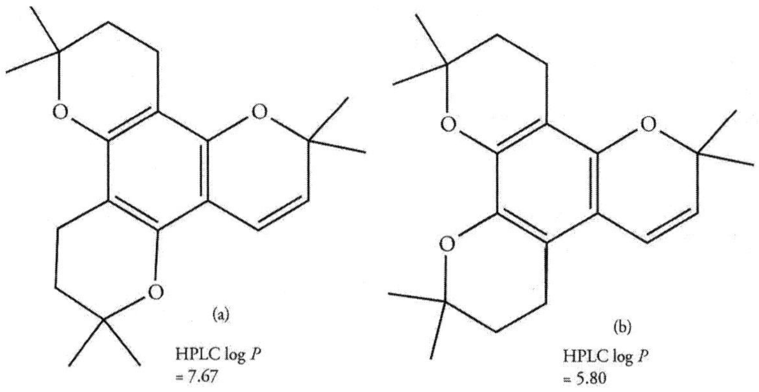

図4-1 (a) HPLC log P = 7.67　(b) HPLC log P = 5.80

を挟んで反対側にあり，距離は 2.6Å である。HPLC 法によると，異性体(b)の疎水性は異性体(a)のそれに比べて，log 単位で -1.87 だけ小さい。この事例は，方法論の変更を行うべきではなく，むしろそれらに注意を払い，状況に応じて付加情報も考慮することの必要性を実証した。

　溶媒対に対する分配係数の計算は，予想通り，容易なことではない。なぜならば，このような計算は，溶質と溶媒の双方の分子容，溶質表面積，水素結合供与-受容ポテンシャル，置換基の極性-分極性といったソルバトクロミックなパラメータの知識を必要とするからである[65]。しかし，実際的な観点から言えば，この分野は極性相と非極性相の二つの系にまで狭められる。極性相としては，ほとんどの場合，水または水性の系が好まれる。なお，水性系としては，たとえば血清や細胞質が考えられる。一方，非極性相としては，1-オクタノール系が広く利用される。この系は，純粋に物理化学的な現象や膜，細胞小器官，器官および動物個体への分布と良好な相関を示す[66]。次によく使われる溶媒は，ジエチルエーテルとシクロヘキサンである。これらの2種の溶媒に関する分配係数の報告数はほぼ同じで，1-オクタノールのそれに比べると約 1/4 である[67]。無極性相としての 1-オクタノールの理想的な補完物は，純粋な疎水的増分（メチレン断片）に対して同様に応答するエステルである。エステルは，水をほとんど取り込まず，水素結合の純粋な受容体として機能する。この第二の溶媒としては，プロピレングリコールジペラルゴン酸エステル（PGDP）が提案された。現在，この溶媒系の最も重要な溶質部分を特定するため，共同による測定努力が試みられている[68]。

　脳，神経および肝臓といった脂肪組織と血液の間における溶質の分布に関しては，数多くの測定が試みられた。溶質構造から，計算によってこれらの分配パラメータを求める要望は，今なおきわめて強い。本章では，（溶け合わない相としての）複雑な生体系における薬物の分配も取り上げるべきだったかもしれない。しかし，この問題に関しては，これ以上触れないことにする。

4.4 溶質構造からの計算

4.4.1 置換に基づく計算

　本節からの議論では，オクタノール-水溶媒系における計算操作に話を限定する。また，入力データとしては構造や構造的差異を用いる。したがって，DやPを使う際，他に指示がなければ，溶媒系としてはオクタノール-水系を仮定する。

　$\log P$の計算法として最初に広く受け入れられたのは，1964年に藤田らにより提案された方法である[26]。彼らによれば，$\log P$は自由エネルギーに関連した加成的かつ構成的な性質である。また，その値は，親溶質の$\log P$にπ項（置換体と未置換体の間の$\log P$差）を加え合わせたものに等しい。すなわち，置換基Xのπは次式で定義される。

$$\pi(\mathrm{X}) = \log P_{(\mathrm{R-X})} - \log P_{(\mathrm{R-H})} \tag{4-4}$$

定義から$\pi(\mathrm{H}) = 0$である。$\log P$の計算では，この関係は次のように表される。

$$\log P_{(\mathrm{Y-R-X})} = \log P_{(\mathrm{H-R-H})} + \pi_{(\mathrm{Y})} + \pi_{(\mathrm{X})} \tag{4-5}$$

次に一例を示す。

$$\log P[\mathrm{NO_2-(C_6H_4)-CH_3}] \quad \log P_{\mathrm{C_6H_6}} + \pi_{\mathrm{NO_2}} + \pi_{\mathrm{CH_3}} \quad \text{例1.}$$
$$2.13 \quad -0.28 \quad +0.56 = 2.41;\ 実測値 = 2.45$$

　ここで，$\log P$はπ値の合計とは異なることに注意されたい。πは$\log P$へ追加すべき性質の値である。

　藤田らのπ系は，当初，芳香環への炭化水素置換にのみ適用された。しかしその後，極性構造を持つヒドロキシ基やアミノ基の計算へも，この方法を適用する研究者が現れた。当然，結果は間違っていた。藤田らは，最初の報告において，芳香族水素でさえ補正因子を必要とすることを指摘した。水素結合受容基のπ値は，ベンゼン環よりも電子欠乏環の水素と置き換わったときの方が大きい。その一例は，ニトロベンゼンやピリジン上のアミノ基である。この電子効果を扱うために，初期のπ計算では，芳香族系のモデルとして役立つ8組のπ値が提供された[26]。これらのπ値の表し方として，藤田は次のような方法を提案した。すなわち，まず置換基を書き，次にスラッシュを入れ，さらに測定を行った親の溶質を書く[27]。たとえば，ニトロベンゼンに結合したアミノ基の置換基定数は$\pi_{\mathrm{NH2/PhNO2}}$で表される。

　電子欠乏環の置換に対して，ベンゼン系から採ったπ値を間違えて使用した計算例を次に示す。

$$\text{間違い：(A)} \log P_{\text{3-アミノピリジン}} = \log P_{\text{ピリジン}} + \pi_{\text{NH}_2/\text{PhH}} \qquad 例2.$$
$$0.65 \qquad -1.23$$
$$= -0.58$$
$$実測値 = +0.11$$

$$\text{(B)} \log P_{\text{3-シアノフェノール}} = \log P_{\text{ベンゼン}} + \pi_{\text{OH/PhH}} + \pi_{\text{CN/PhH}} \qquad 例3.$$
$$2.13 \qquad -0.67 \qquad -0.57 \qquad = 0.89$$
$$実測値 = 1.70$$

ピリジンとベンゾニトリルはいずれも電子欠乏環である。したがって，電子供与基に対する親溶質としてはニトロベンゼンが適当である。すなわち，アミノ基とヒドロキシ基に対しては，$\pi_{\text{NH2/PhNO2}} = -0.48$ と $\pi_{\text{OH/PhNO2}} = +0.15$ を用いるべきである。ただし，電気的陰性の強いシアノ基の π 値は，いずれの環境でもあまり変わらない。

$$\text{(C)} \log P_{\text{3-アミノピリジン}} = 0.65 + (-0.48) = +0.17; \qquad 例4.$$
$$実測値 = +0.11$$
$$\text{(D)} \log P_{\text{3-シアノフェノール}} = 2.13 + 0.15 - 0.57 = 1.71; \qquad 例5.$$
$$実測値 = 1.70$$

もちろん，(A)と(B)の計算では，電子効果に対する2種の置換基，NH_2 とOHの感受性，およびHammettの σ 定数で表される置換基強度を考慮した補正を施すこともある。この方式は，第5章で説明するフラグメント法における補正の仕方に他ならない。

酵素への結合や阻害の研究では，活性部位の局在領域での疎水相互作用の吟味に，しばしば π 値が用いられる。もし疎水性に及ぼす電子効果に気づかなければ，酵素表面の適合領域へ疎水性の阻害剤（または基質）を配置する際，間違った結論が導かれる。たとえば，ニトロ基は分子屈折度に関して極性であり，ベンゼン系でのその π 値は -0.28 で，わずかに親水性である。したがって，ニトロ基はLondon力（双極子–双極子）が作用する酵素表面の極性部分にうまく収まると思われる。しかし，もし阻害剤がフェノール性OHを含むならば，フェノール系の π 値，すなわち $\pi_{\text{NO2/PhOH}}$ の $+0.55$ を使用すべきである。もちろん，電子相互作用を介してその疎水性を高めるのは，NO_2 とOHのうちいずれの置換基であるかは不明である。現時点では，増強の大部分はヒドロキシ酸素の水素結合受容強度の低下に由来すると思われる。ニトロ基の疎水性はフェノール性基質では正であるが，そのことが酵素の疎水領域への結合を可能にすると考えるのは間違いである。

表4-1は，脂肪族および芳香族炭素原子上で一般に遭遇する置換基の π 値の一覧である。また，表4-2は，Fauchere-Pliskaにより開発された，ペプチド鎖の log P 計算に適した π 値である[69]。これらの π 値は例外に属する。というのは，置換される水素が，（多少電子の欠乏した）強い極性基で囲まれたペプチド骨格の α 炭素上にあるからである。これらの π 値の幾つかは，鎖内のアミドへ逆架橋した水和物による因子を明らかに含んでいる[70]。

表 4-1 ベンゼン系から導かれた π 値

置換基	π 値	置換基	π 値
$N(CH_3)_3^+$	−5.96	$CHOHCH(CH_2OH)NHCOCH_2Br$	−1.19
亜硫酸アニオン(SO_3^{2-})	−4.76	$NHSO_2CH_3$	−1.18
CO_2^-	−4.36	$P(O)(OCH_3)_2$	−1.18
NH_3^+	−4.19	$NHC(=O)N(CH_3)_2$	−1.15
$(CH_2)_3N(CH_3)_3^+$	−4.15	$CHOHCH(CH_2OH)NHCOCH(CH_3)_2$	−1.06
$CH_2NH_3^+$	−4.09	$OCONH_2$	−1.05
オキシドアニオン(O^-)	−3.87	1-テトラゾリル	−1.04
IO	−3.74	CH_2NH_2	−1.04
$C=NH(NH_2)HCl$	−3.72	CH_2OH	−1.03
$(CH_2)_4N(CH_3)_3^+$	−3.65	$CHOHCH(CH_2OH)NHCOC_3H_7$	−0.98
$CH_2CH(NH_3^+)CO_2^-$	−3.56	$NHCHO$	−0.98
IO_2	−3.46	$NHC=O(CH_3)$	−0.97
マルトシル	−3.27	OCH_2CH_2OH	−0.97
O-β-グルコシル	−2.84	SO_2OCH_3	−0.90
$C\equiv C$-シクロプロピル-CO_2^-	−2.74	$NHNH_2$	−0.88
$CONHNHCONH_2$	−2.63	OSO_2CH_3	−0.88
$As(O)(OH)_2$	−2.13	$CH=N(O)C(CH_3)_3$	−0.87
$NHSO_2NHSO_2NH_2$	−2.11	$CHOHCH(CH_2OH)NHCOCH(Cl)CH_3$	−0.87
$CHOHCH(CH_2OH)NHCOCH_2CN$	−2.07	$CH=NNHCONH_2$	−0.86
SO_2NHNH_2	−2.04	$CHOH(2$-ピペリジニル$)$	−0.85
$C=O(NHNH_2)$	−1.90	$NHC(=O)N(CH_3)(OCH_3)$	−0.84
$CHOHCH(CH_2OH)NHCOCH_3$	−1.88	$CHOHCH(CH_2OH)NHCOCH_2I$	−0.82
$C=O(NHOH)$	−1.87	OCH_2CO_2H	−0.79
$N(COCH_3)SO_2CH_3$	−1.84	CH_2OCH_3	−0.78
$SO_2(NH_2)$	−1.82	$CHOHCH(CH_2OH)NHCOCF_3$	−0.78
$NHSO_2NH_2$	−1.73	$SO_2N(CH_3)_2$	−0.78
$CHOHCH(CH_2OH)NHCOCH_2F$	−1.70	CH_2CH_2OH	−0.77
$CH_2C=O(NH_2)$	−1.68	$CH_2CH_2NH_2$	−0.76
SO_2CH_3	−1.63	$COCH=NOH$	−0.73
$P(O)(OH)_2$	−1.59	CH_2CO_2H	−0.72
$CH_2NHCOCH_2OH$	−1.58	$CHOHCH(CH_2OH)NHCOCHCl_2$	−0.71
$S=O(CH_3)$	−1.58	$NHC=S(NHC_2H_5)$	−0.71
$CON(CH_3)_2$	−1.51	CH_2COCH_3	−0.69
$N(SO_2CH_3)_2$	−1.51	OH	−0.67
$C=O(NH_2)$	−1.49	5-クロロ-1-テトラゾリル	−0.65
$NHCONHC(=NH)NH_2$	−1.48	CHO	−0.65
$CHOHCH(CH_2OH)NHCOCHF_2$	−1.43	$CS(NH_2)$	−0.64
$HgOC=O(CH_3)$	−1.42	$OC=O(CH_3)$	−0.64
$NHCOCH_2OH$	−1.42	CH_2-$(1$-モルホリニル$)$	−0.61
$COCO_2H$	−1.41	$OP(O)(OCH_3)(NHCH_3)$	−0.61
$NHC=S(NH_2)$	−1.40	CH_2CN	−0.57
$OCH_2C=O(N$-モルホリニル$)$	−1.39	CN	−0.57
OCH_2CONH_2	−1.37	$OP(O)(OCH_3)_2$	−0.57
$OCH_2CON(CH_3)_2$	−1.36	$B(OH)_2$	−0.55
$NH(OH)$	−1.34	$COCH_3$	−0.55
$CH=NNHCONHNH_2$	−1.32	$CHOHCH(CH_2OH)NHCOC(CH_3)_3$	−0.52
$NHC=O(NH_2)$	−1.30	$NHC=O(Et)$	−0.52
$C=O(NHCH_3)$	−1.27	デオキシペントフラノシル	−0.50
$CHOHCH(CH_2OH)NHCOCH_2Cl$	−1.26	$NHC=O(CH_2Cl)$	−0.50
NH_2	−1.23	2-ピロリジニル	−0.48
$C=O(NHNHCOCH_3)$	−1.22	$CHOHCH(CH_2OH)NHCOCHBr_2$	−0.47
$(CH_2)_2C=O(NH_2)$	−1.22	$NHCH_3$	−0.47

置換基	π値	置換基	π値
NHC=S(CH$_3$)	−0.42	N(CH$_3$)COCH$_2$OC$_6$H$_5$	0.12
3-ピリジルアミド	−0.40	OCH$_2$CON(CH$_3$)(C$_6$H$_5$)	0.12
CHOHCH$_2$NHCOCF$_3$	−0.39	C(OCH$_3$)$_3$	0.14
CH$_2$NO$_2$	−0.38	CH$_2$NHCH(CH$_3$)$_2$	0.14
CH=NOH-$trans$	−0.38	F	0.14
CHOHCH(CH$_2$OH)NHCOCH(Ph)CN	−0.38	CH$_2$Cl	0.17
OC=ON(CH$_3$)$_2$	−0.38	CH$_2$CH$_2$N(CH$_3$)$_2$	0.17
ペントフラノシル	−0.38	NHC=O(OEt)	0.17
CHOHCH(CH$_2$OH)NHCOCH$_2$C$_6$H$_5$	−0.33	N(CH$_3$)$_2$	0.18
N(O)=NN(CH$_3$)$_2$	−0.33	C=O(NHNHCH$_2$CH$_2$CONHCH$_2$Ph)	0.22
C=O(NEt$_2$)	−0.32	CH$_2$NHCH$_2$CH$_2$CH$_3$	0.25
CO$_2$H	−0.32	(CH$_2$)$_4$NHCH$_3$	0.26
OCH$_2$C=O(N-ピペリジル)	−0.32	SO$_2$C$_6$H$_5$	0.27
CH$_2$C=O(OCH$_3$)	−0.30	OCHF$_2$	0.31
CH=NC$_6$H$_5$	−0.29	2-ピペリジニル	0.32
CH$_2$CH$_2$CO$_2$H	−0.29	CHOHCH(CH$_2$OH)NHCOCBr$_3$	0.32
N=CHC$_6$H$_5$	−0.29	CH$_2$N(C$_2$H$_5$)$_2$	0.36
C=O(NHNHCH(CH$_3$)$_2$)	−0.28	OCH$_2$CH$_3$	0.38
NO$_2$	−0.28	SH	0.39
CH=NNHC(=S)NH$_2$	−0.27	C≡CH	0.40
CH$_2$NHCH$_3$	−0.26	CH=NOCH$_3$	0.40
NHCN	−0.26	N=CCl$_2$	0.41
2-イミダゾリル	−0.25	SCN	0.41
OP(O)(OEt)$_2$	−0.24	CH=NNHCOC$_6$H$_5$	0.43
CH=CHCHO	−0.23	P(CH$_3$)$_2$	0.44
CHOHCH(CH$_2$OH)NHCOC$_6$H$_5$	−0.22	CH$_2$-(1-ピロリジニル)	0.45
NHC=OCH(CH$_3$)$_2$	−0.18	NHSO$_2$C$_6$H$_5$	0.45
CH$_2$OC=O(CH$_3$)	−0.17	SO$_2$NHC$_6$H$_5$	0.45
CH=CHCN	−0.17	4-ピリジル	0.46
CH$_2$N(CH$_3$)$_2$	−0.15	N=NN(CH$_3$)$_2$	0.46
CH$_2$SCN	−0.14	NNN	0.46
CHOHCH(CH$_2$OH)NHCOCHEt$_2$	−0.14	CH=CHCH$_2$CH$_2$NHCH$_3$-cis	0.48
NO	−0.12	C=O(NHC$_6$H$_5$)	0.49
CH$_2$CH$_2$NHEt	−0.11	CH$_2$N(CHO)(C$_6$H$_5$)	0.49
S=O(C$_6$H$_5$)	−0.07	N(CHO)(CH$_2$C$_6$H$_5$)	0.49
CH=CHCOCH$_3$	−0.06	NHCOC$_6$H$_5$	0.49
CH$_2$CH$_2$NO$_2$	−0.05	2-ピリジル	0.50
OCH$_2$O$^-$	−0.05	C=O(OEt)	0.51
OCH$_3$	−0.02	2-(1-CH$_3$-ピロリジニル)	0.52
C=O(OCH$_3$)	−0.01	CHOHC$_6$H$_5$	0.54
CH=CHCO$_2$H	0.00	NHN=C(CN)$_2$	0.54
H	0.00	SO$_2$(CF$_3$)	0.55
C=O(CF$_3$)	0.02	CH$_3$	0.56
OC=O(S$^-$)	0.05	CH$_2$CH$_2$NEt$_2$	0.58
CH=C(CN)$_2$	0.05	NHCOCH$_2$OC$_6$H$_5$	0.60
SO$_2$(F)	0.05	OCH$_2$CONHC$_6$H$_5$	0.60
COEt	0.06	(CH$_2$)$_3$N(CH$_3$)$_2$	0.60
NH-Et	0.08	SCH$_3$	0.61
NHC=O(CF$_3$)	0.08	NH-C$_4$H$_9$	0.68
SC=O(CH$_3$)	0.10	CH$_2$CH$_2$(1-ピロリジル)	0.69
CH$_2$NHCH$_2$CH$_3$	0.11	CH$_2$NHC$_4$H$_9$	0.69
CH=CHNO$_2$-$trans$	0.11	C=O(CH$_2$Ph)	0.70
CHOHCH(CH$_2$OH)NHCOCCl$_3$	0.12	P=O(C$_6$H$_5$)$_2$	0.70

置換基	π値	置換基	π値
Cl	0.71	$OC=O(C_6H_5)$	1.46
$SeCH_3$	0.74	$OSO_2C_6H_4-4'-(CH_3)$	1.49
CH_2Br	0.79	CH_2I	1.50
$CH_2N(C_3H_7)_2$	0.81	CBr_3	1.51
CH_2CH_2Cl	0.82	$CH(CH_3)_2$	1.53
$CH_2N(C_4H_9)_2$	0.82	C_3H_7	1.55
$CH=CH_2$	0.82	2-チエニル	1.61
$(CH_2)_4-N(CH_3)_2$	0.84	$C=O(OC_4H_9)$	1.62
1-ピペリジニル	0.85	$CH_2N(CH(CH_3)_2)_2$	1.62
Br	0.86	$SCCl_3$	1.65
$CH=CHCO_2C_2H_5$	0.86	$CH_2OC_6H_5$	1.66
CF_3	0.88	$OCH_2C_6H_5$	1.66
$CH=N-(N-$ピペリジニル$)$	0.91	$OCH_2CH_2OC_6H_5$	1.68
$OSO_2C_6H_5$	0.93	$N=NC_6H_5$	1.69
1-ピリル	0.95	2-キノリニル	1.77
$CH=CHCOC_6H_5$	0.95	3-チエニル	1.81
CH_2CH_2Br	0.96	$C=O(OCH_2C_6H_5)$	1.84
$CH_2NHC_6H_5$	1.00	CF_2CF_3	1.89
$NHCH_2C_6H_5$	1.00	フェニル	1.96
CH_2CH_3	1.02	$C(CH_3)_3$	1.98
$CH=CHCH_2CH_2N(CH_3)_2$	1.03	$CH_2Si(CH_3)_3$	2.00
OCF_3	1.04	$CH_2C_6H_5$	2.01
$C=O(C_6H_5)$	1.05	$CH(CH_3)(Et)$	2.04
$OCH_2CH_2CH_3$	1.05	OC_6H_5	2.08
S-Et	1.07	$CH_2N(CH_3)C_6H_5$	2.09
$CH_2CH=CH_2$	1.10	$N(CH_3)CH_2C_6H_5$	2.09
I	1.12	2-ベンゾチアゾリル	2.13
シクロプロピル	1.14	C_4H_9	2.13
NCS	1.15	3-インドリル	2.14
$N(Et)_2$	1.18	シクロペンチル	2.14
$-CH_2CH_2CH_2-$	1.20	SC_6H_5	2.32
$CH=CHCH_3$-trans	1.22	フェロセニル	2.46
SF_5	1.23	$OP(O)(OC_6H_5)_2$	2.46
$CH_2N(NO)C_6H_5$	1.25	$Si(CH_3)_3$	2.59
$COCOC_6H_5$	1.25	$C\equiv CC_6H_5$	2.65
$N(NO)CH_2C_6H_5$	1.25	$CH_2CH_2C_6H_5$	2.66
$C(OH)(CF_3)_2$	1.28	$CH=CHC_6H_5$	2.68
$(CH)_4(2,3)$	1.32	2-(5-フェニル)ピリジル	2.69
NHC_6H_5	1.37	$C_6H_4(CH_3)$	2.69
$(CH_2)_4$	1.39	シクロヘキシル	2.82
C_6H_4OH	1.44	$(CH_2)_3C_6H_5$	3.16
SCF_3	1.44	1-アダマンチル	3.37
$NH-C_4H_9$	1.45	$N(C_6H_5)_2$	3.61
C_6H_4OH	1.46	$C_6H_4-4'-(C_6H_5)$	4.09
$COOC_6H_5$	1.46		

表 4-2 ペプチドのアミノ酸側鎖に対する π 定数

側鎖	アミノ酸	π^a	π^b
H	Gly	0	0
メチル	Ala	0.31	0.32
イソプロピル	Val	1.22	1.27
イソブチル	Leu	1.70	1.81
sec-ブチル	Ile	1.80	1.81
ベンジル	Phe	1.79	1.95
p-ヒドロキシベンジル	Tyr	0.96	1.20
3-インドリルメチル	Trp	2.25	1.92
メチルチオエチル	Met	1.23	0.61
ヒドロキシメチル	Ser	−0.04	−1.49
1-ヒドロキシエチル	Thr	0.26	−1.18
Cy-ピロリジン	Pro	0.72	0.86
5-イミダゾールメチル	His	0.13	
メルカプトメチル	Cys	1.54	
アダマンチルメチル		3.73	
カルボラニルメチル		4.30	

[a] 引用文献 69.
[b] 引用文献 73b.

4.4.2 分子軌道（MO）計算

分子軌道（MO）計算と分子力学プログラムの改良は，三次元配座研究の費用対効果比を高めた。さまざまな媒質中での溶媒和の自由エネルギーを計算し，分配係数を直接計算する方法に関心を示す研究者も現れた。Rogers-Cammarataは，芳香族溶質に話を限定した初期の試みについて報告した[71]。彼らが開発したのは，荷電密度項Q_s^Tと誘起分極項S_s^Eを組み合わせた方程式であった。Rogers-Cammarataによれば，水相への分配は電荷制御であるが，無極性相への取り込みは分極率制御である。この初期の試みは，30種の溶質を扱うにすぎなかったが，有望な方法であると思われた。しかし，彼らはこの方法の追究を途中で断念した。そのため，文献の数が少なく，広く用いられるまでには至っていない。

Hopfinger-Battershellは，二相における配座の違いが分配係数に大きな影響を及ぼすことに気づき，溶媒依存型配座解析（SCAP）法を開発した[72]。半経験的手順に基づくSCAP法は，当時使われていた分子軌道法よりも数百〜数千倍迅速な計算を可能にした。ソフトウェアの構成要素であるCAMSEQは，基本的に結合表の入力を必要とするだけである。SCAP法により推定された，脂肪族または芳香族炭化水素類や単官能性溶質の$\log P_{オクタノール}$値の偏差は，藤田らのπ法[26]と比べたとき，わずかに大きいにすぎなかった。しかし，SCAP法には，次のような弱点がある。すなわち，1-オクタノール分子のサイズと柔軟性が原因で，完璧な配座解析は行えない。また，その溶媒和殻パラメータは，低級アルカノール類からの外挿により推定される。さらに，SCAP法は飽和オクタノール相（2M）に含まれる水を無視する。この水は，無極性相の全体構造において重要な役割を演じる[73a]。また，SCAP法は第一水和殻層しか考慮しない。溶質分子の炭化水素部分に対してはこれでも十分かもしれないが，強い極性基には通用しない。要するに，電子相互作用や，近くに極性基が存在する溶質では，SCAP法はπ法やフラグメント法ほどには

うまく機能しない。しかも，このような極性基は，生物学的に重要な溶質のほとんどに含まれている。

　量子化学的方法のお陰で，分配過程と関係のあるさまざまな分子的性質の計算が可能になった。1989年，Bodorらは15個の項からなる非線形回帰式を用いて，薬物分子を含む118種の溶質のlog P測定値と相関づけた[74]。その後，この方程式はさらに拡張され，18個のパラメータにより，302種の溶質を相関づけるのに用いられた[75]。Bodorによれば，記述子のうちの5個は，分子量，楕円率，平方楕円率，分子表面積および平方分子表面積で，それらはいずれもlog Pに影響を及ぼす溶質のサイズや形状と関係があった。さらに大きな集合では，炭素原子の数や楕円率の4乗も，サイズ-形状パラメータへ追加された。ソルバトクロミックなアプローチでは（4.4.5節参照），このようなパラメータは1個しか使われない。Bodorらのアプローチにおいて，これほど多くのサイズ-形状パラメータが有意であることは意外である。アルカン類のデータは，この疑問を解明するはずである。Bodorらが重要と考えた他の分子記述子——双極子モーメントの計算値，酸素および窒素の原子電荷の絶対値の和，酸素原子の平方電荷の和の平方根とその数値の2乗と4乗，窒素原子における同様の値——のうち，アルカン類へ適用できるものはなかった。

　本書の下巻には，14種のアルカン類——メタン，エタン，プロパン，ブタン，ペンタン，ヘキサン，イソブタン，2,3-ジメチルブタン，ネオペンタン，シクロプロパン，シクロペンタン，シクロヘキサン，メチルシクロヘキサンおよびシクロヘプタン——に対するlog Pの測定値が収載されている。SAVOLプログラム[76]を使って算出した溶質のサイズに関する4種の尺度——分子面積，分子容，厚さ1.5Åの水層で覆われた分子の分子面積，および厚さ1.5Åの水層で覆われた分子の分子容——の各々に対して，log P測定値の回帰直線を計算すると，4種の単一パラメータ式はいずれも満足な結果を与えた。最良の結果は，水被覆型溶質の分子面積を用いた次の方程式であった。

$$\log P = 0.017\,(\pm 0.002)\,A_{1.5} - 1.487\,(\pm 0.450)$$
$$n = 13,\ r^2 = 0.978,\ s = 0.128 \tag{4-6}$$

この知見は，表面積の計算値には，枝分かれや環化の効果も組み込まれているとしたCamilleriらの見解[77]と一致する。これらの4種の記述子のどれを用いても，唯一のアウトライアーはシクロプロパンであった。シクロプロパンでは，環の歪みが極性を付与すると推定された。

　式(4-6)の標準偏差は，測定の期待誤差の約2倍である。ただし，シクロヘプタンは水相からの再抽出を必要とし，測定に困難を伴う。この化合物を除外すれば，標準偏差は0.076にまで低下し，実験誤差と一致する。この結果は，118種の初期集合に含まれるアルカン類のいくつかに対してBodorらが報告した偏差と顕著な対照をなす。たとえば，ブタン＝＋0.17；ネオペンタン＝－0.24；シクロペンタンとシクロヘキサン＝＋0.80。アルカンのダミー変数（log単位で＋1.0）は，このレベルまで偏差を低下させるのに必要であった。これらの研究で使われた分子サイズ-形状記述子の真の意味は不明である。Bodorによれば，フラグメント定数や置換基定数はいずれも「科学的根拠」を持たず[74]，「時代遅れ」である[78]。かといって，彼が提唱した分子記述子を，基本的なものとして受け入れることは難しい。

佐々木らは，分子軌道法と分子力学を組み合わせ，より実体のある非経験的方法を提案した[79]。彼らは，log P の決定における表面張力，静電相互作用および電荷移動相互作用の重要性を指摘した。所定の溶質に対するこれらの値の計算では，最初，第一水層を近似するために，1.4Å を付け加えた van der Waals 半径の球で溶質原子を近似し，溶媒接触可能表面（SAS）を計算する。分子内水素結合が生じる場合には，柔軟な構造に対する座標の固定が必要となるが，この問題は無視される。彼らは，静電表面ポテンシャル（ESP）の決定に，*ab initio* 分子軌道計算を推奨した。しかし，柔軟な溶質やコンピュータ能力の問題には言及しなかった。表面張力（S）は，溶質の無極性部分においてのみ重要であり，かつ計算されるのはカットオフ値が $\varepsilon 1$ より大きな ESP 領域のみである。静電相互作用項（ES）は，ESP 値の総和（P_{es}）と ESP が任意のカットオフ値（$\varepsilon 2$）よりも大きい多角形の表面積との積で与えられる。電荷移動相互作用項（CT）は，オクタノール相と水相の間の競争力に関連した極めて複雑な式を用いて，摂動理論から推定される。

重回帰分析によると，63種の溶質の log P と 3 種のパラメータ（S, ES および CT）の間に相関が見出された。相関係数は 0.983，標準偏差は 0.26 で，結果は満足すべきものであった。しかし，37 種の溶質を追加すると，標準偏差は 0.48 にまで増加した。佐々木によれば，彼らの方法は，安息香酸（偏差＝－2.39）や多くのヘテロ環式化合物（たとえば，ウラシルの偏差＝＋0.87）にはうまく当てはまらなかった。これは，オクタノール相における二量化が原因であると思われる。ベンゼンの二量化は広く検討されているが，含水オクタノール中ではその量は無視できる[15]。最も有意なパラメータは，サイズ成分を含んだ表面張力パラメータ（S）であり，ES と CT が次に続いた。ES と CT は水素結合塩基性度と良好な相関を示した（4.4.3 節参照）。この相関は，さらなる検討を正当化した。しかし，この非経験的アプローチが，分配現象の理論的および実際的理解に役立つか否かは不明である。

溶媒効果も扱えるように，分子軌道法を拡張する努力も試みられた。Jorgensen らは，特に分配係数計算への応用を取り上げた[80]。少なくとも複雑な薬物の疎水パラメータの計算では，研究の持つ予備的性格を正しく理解するため，次の三つの特徴に注意しなければならない。(1) 計算が最も容易なのはクロロホルム系である。なぜならば，クロロホルム系は水素結合受容基を持たないからである。しかも，含水量はオクタノールの場合の 3% にすぎない。(2) 計算されるのは溶質対間の差（$\Delta \log P$）である。(3) 溶質対（たとえば，酢酸－アセトアミド）は一般に小さく，極性基を 1 個しか持たない（すなわち，配座効果と置換基相互作用効果を無視しても構わない）。もし Jorgensen 推定において絶対的な log P 値が必要ならば，その計算は $\Delta \log P$ 計算よりもはるかに難しく，結果も不正確になる。

4.4.3 原子寄与による計算

1984 年，Broto らは，溶質の原子寄与に基づいた log P の計算法を提案した[81]。彼らは，モンテカルロ法や線形回帰分析から導かれた，222 種からなる部分構造群を用いてさまざまな結合環境を表した。方法はコンピュータ化され，その精度は，ほとんどの溶質に対して log 単位で 0.4

の範囲内にあった。相対溶媒和力の理解へのこの方法の寄与に関して、著者らは次の二つの意外な結論を導いた。(1) 第四級炭素は第三級炭素よりも親油性である。(2) エチレン炭素（＞C＝）は親水性である。しかし、医薬や農薬の設計問題へこの方法を適用した報告はまだ少ない。

Ghose-Crippenは、Brotoらの方法とは別の原子寄与法を開発した[82]。この方法では、原子の分類は自動化され、部分構造の数も110種にまで減らされた。著者らによれば、この方法の特徴は、水素原子に高い疎水性を割り付けると共に、溶質炭化水素部分の炭素の疎水性を低く見積もる点であった。純粋な炭化水素では、この措置は理論的に不都合を生じない。しかし、ジエチルエーテルの場合、酸素はわずかに疎水性で（＋0.04）、その両脇の炭素はきわめて親水性（それぞれ－0.95）である。しかし、この知見からいかなる洞察が導かれるのか。また、極性基と隣接炭素の相互作用が考慮されないことも重大な弱点である。彼らによれば、Hanschのアプローチ（第5章参照）は、簡単な分子ではうまく機能するが、複雑な分子には適さない。しかし、この指摘は、強い電子相互作用が存在する問題には当てはまらない。たとえば、ヘキサフルオロイソプロピルアルコールを考えてみよう。Ghose-Crippen計算によると、この分子の疎水性は次のようになる[82]。

例6.
$$F_3CCH(OH)CF_3$$

Ghose-Crippen:　F　　C　　C　　H　　H　　O

$6(\#83) + 2(\#13) + 1(\#8) + 1(\#49) + 1(\#50) + 1(\#56)$

$6(0.1172) + 2(0.6278) + (-0.9463) - 0.2232 - 0.3703 - 0.0517 = 0.367$

実測値 ＝ 1.66

次章で紹介するフラグメント法のコンピュータプログラム（CLOGP）を用いると、計算値は1.59となる。また、共鳴相互作用の大きい溶質アトラジンでは、Ghose-Crippen計算（3.954）は偏差の符号を逆転させる。測定値は2.75である。

原子寄与アプローチの厄介な側面は、離れた相互作用を説明できない点である。Ghose-Crippenによれば、Hanschアプローチは全体の疎水性を求めるのに有用である[82]。しかし、補正因子の値が大きく、原子や原子団が経験する変化を指摘できないため、疎水性の分布に関して良好な描像を提示できない。確かに、上記のヘキサフルオロイソプロピルアルコールの例では、フッ素が酸素の水素結合塩基性度を低下させるため、ヒドロキシ基の親水性は著しく減弱する。次章で取り上げるCLOGPでは、因子$F(XCCY) = 2.70$を用いて、この事実にも配慮するが、Ghose-Crippen法はこの事実を無視する。そのため、Ghose-Crippen法では、この溶質の疎水性は著しく過小評価される。また、アトラジンのように、電子相互作用が芳香系を介して起こる場合には、疎水性をもたらす原子を正しく指摘することはできない。

以上、初期のGhose-Crippen法に対して反対意見をいろいろ述べた。しかし、最新の拡張版はなかなかの優れものであり、抗ウイルス性ヌクレオシド類の分野では特にそうである[83]。

log Pの推定を試みたKlopman-Iroffの初期の努力は、MINDO/3とHückel計算に基づく量子化学的戦略に沿った方法を編み出すに至った[84]。彼らはそれを電荷密度法と名づけた。しかし、

この方法を詳しく検討した結果，電荷密度の役割は有意でないことが判明した[85]。そこで，彼らは構造に含まれる原子のタイプや（酸，エステル，ニトリル，アミドといった）官能基に目を向けた。Klopmanは最新の研究において，有意なフラグメント――935件の$\log P$実測値のデータベースにおいて親水性に寄与するフラグメント――を同定するため，CASE（Computer Automated Structure Evaluation）アプローチを利用した[86]。CASE法は，薬物や毒物の小集合における有意なフラグメントを同定する際に役立つ。というのは，活性は少数の構造的特徴に依存するからである。また，検討された化学物質は，不活性な化学物質全体を代表するものではない。もちろん，$\log P$値に関する限り，すべての構造と特徴は有効である。4.4.5節で取り上げるが，あらゆる原子は，（水素のように）不活性な原子も含め，溶質の疎水性に寄与しており，$\log P$に影響を及ぼす。CASE法は，生命のこの基本的事実を無視する。また，9種の原子タイプのみを有意とし，水素の計数は不要と見なす。しかし，水素分子は明らかに疎水性に寄与することを考えると（$\log P = +0.45$），これは当惑すべき見解である。CASE法では，「星印を中心とした」76種のフラグメント（中心原子と第一近傍原子）が同定される。しかし，最終的な方程式（引用文献86の式2）で使われるのは，その内の29種にすぎない。これらのフラグメントでは，原子の値は別々に考慮される。そのため，76種のフラグメントを補正するのに比べれば混乱は少ない。しかし，現在の試験集合を拡張すれば，これらの76種のフラグメントも有意になると思われる。一例として，2種のフラグメント，すなわちスルホンとスルホキシドを考えてみよう。測定によれば，これらのフラグメントはいずれも親水性であり，ジメチルスルホンの$\log P$は-1.34，ジメチルスルホキシドの$\log P$は-1.35である。しかし，CASE法ではスルホキシドのみが有意で，その値は-1.7494である。ジメチルスルホンの実測値から，スルホンフラグメント（f_{SO2}）の寄与は，次のように推定される。

$$\log P_{\text{オクタノール}} = 2f_2 + f_6 + 2f_4 + f_{SO2} + 0.259 = -1.34$$

ここで，f_2（炭素）$= +0.32$，f_6（硫黄）$= +0.545$，f_4（酸素）$= -0.94$。したがって，$f_{SO2} = -0.90$となる。明らかに，f_{SO2}の値は固有の親水性を反映していない。

Klopmanによれば，CASE法は複雑な薬物の$\log P$をかなり正確に計算できるが（$+0.4$），次の二つの重大な弱点がある：(1) 活性基（すなわち極性基）に焦点を合わせるため，炭化水素類やその同族系列をうまく扱えない；(2) 単純な星印を中心とした（結合距離が1個の）アプローチでは，長距離の電子相互作用を扱えない。これらは，先に議論した二つの方法にはない弱点である。長距離相互作用の重要性は次章で明らかになる。

飽和炭化水素類（$F_{87} = +1.468$）に対する，CASE法での単一フラグメント（補正因子）の使用は明らかに不適切である（引用文献86の1031頁参照）。同族系列におけるメチレン単位の寄与は$+0.54$である[14]。しかし，CASE法は，炭素の総括値として$+0.32$を用いる。したがって，F_{87}を使用すると，メタンは$+2.05$（実測値$= +1.09$；偏差$= -0.96$），ヘキサンは$+3.65$（実測値$= 3.90$；偏差$= +0.25$）となる。Klopmanによれば，（飽和炭化水素類では）「問題は簡単な補正因子により解決しない」[86]。しかし，同様の問題は，あらゆる同族系列で見られる。たとえば，メタノールは-0.36（偏差$= -0.41$），オクタノールは1.88（偏差$= +1.12$）である。CASE法

がうまく機能するのは，単純な構造ではなく，複雑な構造においてである。その理由の一つは，複雑な構造では，（たとえばステロイド類のように）枝分かれした炭素が多数存在し，平均の炭素値が0.32から大きく違わないことにある。枝分かれした脂肪族炭素も扱えるようにCASE法を変更することはさほど難しい作業ではない。CASE法の性能は，それにより明らかに改善される。

　もし疎水性の数値のみが必要で，それに影響する溶媒和力については関心がなければ，CASEのような方法論でも十分である。しかし，たとえば，分子内水素結合はサリチル酸のlog Pを高めるが，o-ニトロフェノールにはほとんど影響を与えないとか，アミノ基はベンゼン上では親水性である，sym-トリアジン環上では疎水性であるといった事実は，CASE法では解釈できない。（水素結合受容体として振舞ったり，互いに反発したり，配座に影響を及ぼしたりする）酸素や窒素の孤立電子対の重要性は，疎水性を超えた効果と考えられる（第5章）。このような情報は，原子に基づいたいかなる方法論からも導き出せない。

　森口らは，原子タイプの記述子を近接効果，不飽和，分子内水素結合，環構造および両性的性質といった因子を組み合わせた新しい方法を報告した[87]。その方法では，（ニトロ，イソシアナトおよびβ-ラクタムといった）構造に対して特定の記述子が割り当てられる。ポモナMasterfileデータベースから収集された1230件のlog P測定値を対象に，14種のパラメータを使って回帰式を設定したところ，標準偏差は0.411，相関係数は0.952となった。これはなかなか良好な結果である。しかし，試験集合の構成が不明なため，次章で詳しく論じる電子的，立体的および配座的効果を扱えるか否かは不明である。森口らは，自身の方法をKlopmanらの方法と比較した[85]。その結果，同一の溶質195種に対して13個のパラメータを用いたとき，ほぼ同等の相関係数（0.975）が得られたという。ただし，Klopmanはパラメータを9個しか使わなかった。このような基準に基づいて判断する限り，森口らの方法は，パラメータの帰属にユーザ入力を必要とするなどの弱点があり，Klopmanの方法よりも優れているとは思われない。

4.4.4　主成分分析

　Koehlerらが開発した分配係数の推定法は，主成分分析だけでなく，MO計算や結晶学からの水和データも利用する[88]。彼らは，6種の水-非極性溶媒系（オクタノール，エーテル，クロロホルム，ベンゼン，四塩化炭素およびヘキサン）のlog Pデータを解析した[89]。その結果，分散のほぼ60%は溶質の水溶液的性質と関係があり，この主成分は6種のすべての系で実質的に同じであった。以前から定性的に知られていたこの事実は，溶質のサイズと関係があると考えられる。Koehlerらは，溶質分子の非極性部分の表面積に話を限定し，コンピュータによるこの因子の計算法を提案した。

　この等方性表面積（ISA）を計算するには，その水和型モデルを構築する必要があった。このモデルは超分子と呼ばれる。この方法の成否の鍵を握るのは，溶質上の水分子の正確な配列であった。実を言えば，この段階はきわめて経験的である。水和の幾何配置によれば，ニトロ，ピリジン中の-N=，アニリン，ケトン類および第三級アミン類といった溶質は，水和分子を1個

しか受け入れない。それに対し，他のアミン類は2個，カルボニル類は3個，アミド類は5個の水分子を受け入れる。この割り当ては，一般にWolfendenの水和ポテンシャル尺度と合致する[90]。Koehlerらによれば，分散の他の35%は，第二の主成分により説明される。この主成分は，この様式で水和された全接触可能表面積の断片と関係がある。この項は$f(HAS)$で表される。

6種の溶媒系に対して，分配係数の予測式が提案された。オクタノールの予測式は，次式で与えられる。

$$\log P_{オクタノール} = 0.01(\pm 0.001)\text{ISA} - 0.26(\pm 0.51)f(HSA) \quad (4\text{-}7)$$
$$n = 69, r^2 = 0.82, s = 0.44$$

ここで，n，rおよびsは通常の有意性を示す（1.1節参照）。

第二主成分の95%信頼水準は，係数の2倍である。これは，多少気がかりな結果である（すなわち，オクタノール−水系の$\log P$の予測では，この項は有意ではないことになる）。回帰からの標準偏差（0.44）がかなり大きいことを考え合わせると，この値は単純化した仮定のいくつかが妥当でないことを示唆する［たとえば，カルボニル基に割り当てられる水分子の数は，ジクロロ酢酸（14）と酢酸（8）では等しくない］。また，カルボニル酸素の水素結合受容強度は，ジクロロ酢酸中では弱くなる。同様の問題は，親化合物（26）とp-ニトロ類似体（38）と比較したときのフェノール基においても見られる。（分子力学プログラムにより溶液配座を正確に求めることができない）複雑な薬物分子の$\log P$を予測する上でこの方法が有用であるならば，ISA値やHSA値の計算もまた，構造に基づく他の計算法と同様の問題に直面することになろう。すなわち，位相幾何学的に離れた極性基は，互いの隣接水和殻に影響を及ぼし合うという問題である。

Richardsらは，柔軟な溶質の親水部分と疎水部分に接触可能表面積を用いる配座探索法と経験的なフラグメントパラメータを組み合わせ，「溶媒和殻」アプローチの拡張を試みた[90b]。彼らは段階関数を導入し，各フラグメントタイプの水和様式を説明した。しかし，立体的に束縛がある場合にはうまく説明できなかった。この方法は，（オリゴペプチドのような）柔軟な溶質配座からの相対寄与を推定するのに，高度なコンピュータ計算を必要とする。しかも，もし別の極性部分の影響を受けるならば，以前議論したDunnの方法と同様，フラグメントの縮約または拡張した水和を扱わねばならない。

4.4.5　ソルバトクロミックなパラメータ

Kamletらは，オクタノール−水系の$\log P$を含め，さまざまな溶液の性質の予測を試みた[91]。彼らは，$\log P_{オクタノール}$を三つの因子，すなわち空洞項V_1，双極子項Π^*および2種の水素結合項βとα（受容強度，供与強度）の関数で表した。αは副次的な役割しか演じない（ただし，クロロホルム−水のような非両性系は別である）。彼らは最初の報告で，空洞項としてモル体積を用い，良好な結果を得た。しかしその後，Leahyは，van der Waals体積の計算値を使った方が変数を分離しやすいことを示した[92]。なぜならば，モル体積は双極性や水素結合性にも多少依存するからである。また，モル体積は芳香環や脂環式環に対して任意増分を必要とするが，van der

Waals体積はそのような項を必要としない。Leahyは，液体の分配係数の予測に次式を用いた。

$$\log P = 0.45 + 5.15 V_1/100 - 1.29 \Pi^* - 3.60 \beta \qquad (4\text{-}8)$$
$$n = 103, r^2 = 0.983, s = 0.16$$

しかし，log P計算へのこのアプローチの適用は，いくつかの要因により妨げられる。第一に，双極子項Π^*は極性と分極性の二つの性質を備え，Hansch-藤田の疎水性置換基定数πとは別物である。各置換基に対する値の評価は，分配係数の測定と同程度に難しく，計算に時間を要する。実際的観点から言えば，Π^*はすでに評価ずみの類似構造から計算できるのが望ましい。そのためには，基本的規則が確立されている必要がある。分極性の補正は$d\delta$で与えられる。ここで，δはHildebrandの溶解度パラメータで，dの値は-0.4である。溶質の純状態が固体か気体の場合，Π^*は双極子モーメントμを使った関係から推定できる。たとえば，一官能性脂肪族化合物では，μとΠ^*の間に次の関係が成り立つ。

$$\Pi^* = 0.023 + 0.233 \mu \qquad (4\text{-}9)$$

log Pで表される極性と溶質の双極子モーメントを関係づける試みは多くなされた。しかし，一般的関係を見出すことはできなかった。芳香系では，大きな双極子モーメントはlog Pをほとんど低下させない。この事実は，2種のジクロロベンゼン異性体のデータから明らかとなった。すなわち，log Pとμの測定値は，オルト異性体では3.43と2.27であるが，パラ異性体では3.44と0.0となる。芳香族溶質群では，次式に示されるように，Π^*関係におけるμ項の係数はきわめて小さい。このことからも，この事実は明らかである。

$$\Pi^* = 0.56 + 0.11 \mu \qquad (4\text{-}10)$$

水による溶媒和が有利に働くのは，局在電荷の分離がある場合に限られる。

Hildebrandの溶解度パラメータが決定できない固体や気体では，log Pは双極子モーメントを使って予測される。

$$\log P = 0.41 + 5.14 V_1/100 - 0.29 \mu - 3.58 \beta \qquad (4\text{-}11)$$

しかし，広範な構造タイプや多官能性溶質におけるこの関係式の妥当性はまだ実証されていない。

水素結合の塩基性度βと酸性度αは，バルクな液体では広く知られている。しかし，ソルバトクロミックな方程式を使う場合には，四塩化炭素中での標準対合の形成定数から，単量体の値を求めなければならない[93]。いくつかの溶媒系から得られるlog P差を利用する間接的な代替法も提案された[94]。Π^*の場合と同様，薬物に含まれる官能基の水素結合パラメータをすべて測定することはできない。そのため，実際には外挿した値が用いられる。ソルバトクロミックなパラメータは，log $P_{オクタノール}$計算の最良の方法とは言えないが，(π系や第5章のフラグメント系で使われる）任意性を含んだ補正因子の理解には大いに役立つ。

南カルフォルニア大学のOuらは，ソルバトクロミックな性質に基づく同様な関係を導いた[95]。彼らは，溶質のサイズ項として分子量（MW）と極性項として双極子モーメント（μ）を用いた。また，さまざまな構造に対して経験的な水素結合数（HB_2）を割り当てた。

水素結合の数	構造
1.5	C(O)O; NO$_2$; ピリミジン; NH$_2$
1.0	ピリダジン
0.5	アミドのN

パラメータは282種の溶質に対して算定された。しかし，標準偏差が大きすぎて，実用性に乏しい結果であった（原報の式#1；$s=0.88$）。そこで，60個のアウトライアーを除外したところ，次に示すように，方程式の統計量は著しく改善された。

$$\log P_{\text{ow}} = 5.84 \log \text{MW} - 0.36\mu - 0.77\text{HB}_2 - 8.86 \tag{4-12}$$
$$n = 222,\ r^2 = 0.938,\ s = 0.492$$

式(4-12)は，まずまずの結果と言える。しかし，その実際的適用に関しては，次のような障害が立ちはだかった：(1) 新しいフラグメントへの水素結合の割り当て；(2) 未知構造に対する双極子モーメントデータの欠如；(3) アウトライアーの意味づけ。

笠井らは，分子構造に基づいて$\log P$を理論的に予測する方法を提案した[96]。その際，溶媒和エネルギーを構成する主なエネルギー項を得るために，次のような近似を行った：(1) メタン-水系を用いてオクタノール-水系を近似する；(2) メタン中の配座は，水中のそれと同じであると仮定する；(3) 誘起エネルギーと分散エネルギーを無視し，電荷移動エネルギー（短距離）と静電エネルギー（長距離）のみを考慮する；(4) 溶媒分子は第一層のみを考慮する。

得られた最初の方程式は，電荷移動エネルギー項（ϕ_{ct}）と分子双極子項から成り，後者は核位置の実効電荷に関する項と混成による項の2項から構成される。実用的には，次の式(4-13)が提案された。

$$\log P = -1.36 + 3.89\phi_{\text{ct}} - 0.085U_{\text{H}} + 0.021U_{\text{C}} - 0.134U_{\text{N}} - 0.198U_{\text{O}} - 1.09\mu^2 \tag{4-13}$$
$$n = 244,\ r^2 = 0.976,\ s = 0.42$$

ここで，分子双極子の実効電荷成分は，半経験的に導かれた炭素，水素，窒素および酸素の値（U_{C}，U_{H}，U_{N}およびU_{O}）と置き換えられた。この置き換えは，極性-非極性溶媒対における溶媒和現象の理論的取り扱いがまだ不可能であることを証明した。すなわち，実用的には，経験的方法を用いた方が得策である。

4.5 フラスコ振とう法によるオクタノール-水分配係数の測定

フラスコ振とう法は，原理的にはきわめて簡単である。しかし，この方法で得られる分配係数は期待ほどには一貫性がない。たとえば，実験室が異なれば，$\log P_{\text{ow}}$の平均偏差は標準的な溶質では±0.05より小さい。しかし，（$\log P$値が-3.0より小さいとか，6.0より大きいとか，吸光係数が小さいとか，ガスクロマトグラフィーへの感受性が低いといった）測定の難しい溶質では，平均偏差は±0.10にもなる。

溶媒の水は，蒸留されるか脱イオンされていなければならない。また，弱い酸性条件下でイオン化する溶質では，新たに沸騰させた水を用いるか，二酸化炭素を含まない状態で貯蔵された水

を用いるべきである。酸性溶質や塩基性溶質の中性型を測定するには，水相としてそれぞれ 0.1N 塩酸または 0.1N 水酸化ナトリウムを用いなければならない。イオン強度を等しくするため，緩衝液を用いることもある。緩衝液としては，pH 3 以下では酢酸，pH 10 以上ではホウ酸，それらの中間の pH ではリン酸が用いられる。水相の保存溶液は，過剰のオクタノールと振り混ぜてオクタノールを飽和させる。さらに，使う前に一晩放置され，25℃ の恒温槽に貯蔵される。特に重要なのは，水相のオクタノールを不飽和にする温度の変動から保存溶液を守ることである。疎水性の高い溶質では，オクタノール-水比（たとえば 1：200）はきわめて小さいので，分析されるのは水相のみである。もしオクタノール相の 1/4 で水相を再飽和させるならば，分配前よりも溶質を多く含んだオクタノール相が得られる。

　酸洗浄や再蒸留を必要としない高純度の 1-オクタノールは，購入するのも一法である。純度の判定基準となるのは，220 nm 以上の吸収がないことや，GC の第二ピークが第一ピークの 1% より小さいことである。オクタノールの保存溶液もまた，前もって水または緩衝液で飽和され，水相と同様，一晩静置したのち 25℃ で貯蔵される。

　信頼に足る値を得るには，3 種類の濃度の溶質を使用し，少なくとも 10 倍の濃度範囲をカバーするのが望ましい。これらのことは，別々に秤量するか，最も濃厚な水準のアリコートを使えば可能である。きわめて親水性または疎水性の溶質であっても，二相の容量を等しくとるのは正しくない。精度が最も高くなるのは，平衡に達した後，各相の溶質の量がほぼ等しいときである。したがって，もし溶質が一方の相に 10 倍溶けやすいならば，その相の容積は他の相の 1/10 にしなければならない。ヘキサクロロベンゼンのように非常に疎水性の溶質では，オクタノールを 1 mL，水を 200 mL 使用すると良い。フラスコ振とう法では，（溶媒比が 10：1 を越えていなければ）10 mL の共栓遠心分離管か，200 mL の共栓遠心瓶が使用される。容器を激しく振とうする必要はなく，逆さにして 2～3 分間放置するだけで十分である。激しく振とうすると，持続性の乳濁液ができてしまう。しかし，クロロホルム-水系で平衡を達成するには，疎水性溶質をクロロホルム相に溶解し，共栓容器中で少なくとも 30 分間撹拌する必要がある。また，完全な相分離を達成するには，相を分析する前に 20 分間遠心分離するのが望ましい。使用前に溶媒が一定温度に保たれている限り，実際の分配や遠心分離に恒温槽は必要でない。ほとんどの溶質では，log P は 1℃ 当たり 0.01 程度の温度依存性を示す[15]。しかし，Quigley らの研究によれば，他の構造部分が複雑な場合，この依存性は同族系列内でも 3 倍ほどの開きがある[97]。もちろん，溶質が低沸点の液体や気体の場合には，減量しないように十分注意しなければならない。片方の相のみを分析したり，全体からの差の形で他相の量を表す場合には特に注意が必要である。もし溶質が緩やかに加水分解するならば，4℃ で分配と遠心分離を行うのが望ましい。

　疎水性の高い溶質や分子量の大きい溶質は，3 分程度の緩やかな振とうでは平衡濃度に達しない。また，このような溶質は，振とうの操作により前ミセル凝集体を形成する傾向がある。したがって，これらの溶質では，穏やかな撹拌操作が推奨される[98]。遠心分離は必要ではない。オクタノール-水比が 1：1000 よりも小さい場合には，操作は恒温槽中で行われる。ほとんどの場合，24 時間の撹拌で十分である。ただし，その結果は場合に応じて異なる。

UV分光法で両相を分析する場合には，オクタノール相の一部は標準的なキュベットを満たすように希釈される。また，吸光係数の測定では，前もって飽和された保存溶媒から標準液を調製する必要がある。UV分析の操作法は，教科書や装置のマニュアルに説明されており，溶質濃度の測定へのその応用は容易である。ガスクロマトグラフィー（GC）の最近の進歩は，オクタノール相と水相における溶質の濃度を，分光法に匹敵する精度で測定することを可能にした。次に，これらの操作のいくつかを詳しく紹介したい。

　ポモナ大学のMedChemプロジェクトは，現在，水素炎イオン化検出器，電子捕獲検出器，電子積分計および自動試料注入器を装備したHewlett-Packardモデル5880を使用している。初期の研究では，Chromosorb Century SeriesやTenax GCのような多孔性高分子を充填したガラスカラムも使用された。これらのカラムは，さまざまな溶質を含んだ水相やオクタノール相を分析するのに必要な安定性と試料容積を備えている。これらのカラムでは，試料の注入容積は1～10 μLの範囲である。日常分析では，充填カラムのほとんどは，溶融シリカで作られた孔の大きな開管毛管カラム（0.53 mm内径）によって置き換えられた。これらの毛管カラムの壁面はさまざまな液体で被覆され，橋かけ結合や壁面への結合が生成しやすいように処理されている。この処理は，きわめて安定で幅広い用途を持つカラムをもたらす。ほとんどの溶質では，極性から非極性にわたる三つ組のカラムがあれば十分である。これらのカラムは，標準的な毛管カラムに比べて，速い担体ガス流速と大量の試料充填を可能にする。特別な注入系や技術は不要である。たとえ流量が多くても，孔の大きな毛管は，標準的な毛管カラムが備える選択性と効率特性を保持している。担体ガスの流量と容積が増えても，孔の大きな毛管カラムにおける試料注入容積は0.1～1.0 μLの範囲にある。

　既知の溶質濃度は，可能な限り水を用いて調製される。しかし，オクタノールや他の溶媒が使われることもある。このような溶液の一部は，検出器の応答を調べるため，GCへ注入される。この操作は，ピークの形と保持時間が最適化されるまで繰り返される。もし第二のピークが存在するならば，それらは第一のピークから分離される。このGC応答（ピーク面積）に基づき，満足な応答に対する最小濃度が計算される。また，log Pの期待値が推定され，濃度と分配平衡に対する溶媒相比が決定される。各相に対して注入容積とピーク面積の比が計算され，濃度の直接的な尺度として使われる。すなわち，最初に採取された量が分からなくても，分配係数は計算可能で，試料の純度とも無関係である。

　真のオクタノール-水分配係数は，他の方法で測定されることもある。たとえば，Tomlinson-Hafkensheidが工夫したフィルタープローブ法は，注意深く設計されたフィルターを使って容積の小さい方の相を分離し，UV検出器内で容積の大きい方の相―通常は水相―を循環させる[99]。AKUFVEもほぼ同様の装置であるが，連続遠心分離に依存する点が異なる[99]。いずれの装置も，log P-pHプロファイルを必要とする場合に有用である。水相での濃度の滴定は，酸または塩基を添加した後，ほんの数分で行える。最近，少なくとも0.5～3.0のlog P範囲に対して役立つ方法として，遠心向流クロマトグラフィー（CCCC）技術が報告された[100]。この方法は，オクタノールの粘度として，その上限の値を用いる。しかし，この弱点を克服するための技術的改良も

企てられている。固定相をオクタノールで被覆したHPLC法は，フラスコ振とう法と高い相関を示す保持時間を与える[57,58]。しかし，疎水性の高い溶質へ適用することは容易ではない。なぜならば，きわめて長い保持時間や極めて短いカラム長を必要とするからである。

　最後に指摘しなければならないのは，溶質の一部がイオン化したpHでなされた測定に関する問題である。水中のpK_aが既知で，オクタノール相との平衡に水中の中性型溶質のみが関与する場合，$\log D$から$\log P$への変換は可能である。もし測定のpHがpK_a付近にあるならば，水相中の溶質の1/2はイオン化しており，$D/0.5=P$，または log 項で表せば$\log D + 0.3 = \log P$の関係が成り立つ。ハンドブックのいくつかは，pHとpK_aのさまざまな差に対する％カチオンと％アニオンの表を掲載している。この差がlog単位で1.0よりも大きければ，$\log D$にこの差を加えれば$\log P$が得られる。もし差がlog単位で1.0よりも小さければ，次の関係が成り立つ。

$$\log P = \log D + \log(1 + 10^{(pH - pK_a)}) \tag{4-14}$$

　オクタノールは，イオン対へ溶媒和する能力を有する。しかし，この事実は，$\log D$から$\log P$を計算する際には無視されることが多い。カルボン酸またはスルホン酸のpK_aよりもlog単位で4.0だけイオン側にあるpHでは，相手がNa^+やK^+のような小さい無機種であっても，オクタノール相中の溶質のほぼ半分はイオン対で存在する。有機塩基のイオン対は，$pK_a - pH$の値が小さい場合でさえ，明らかにオクタノール相へ分配する。フェノールでは，イオン対の$\log P$は中性型のそれよりもlog単位で3.0だけ小さい。したがって，以前の公式は中性型の$\log P$を過大に評価している。Mannholdらは，pH=5.0で測定され，9.4～9.6の範囲にpK_aを持つ薬物のリストを作成した[101]。その際，$\log D$の観測値は，オクタノール相の中性型溶質からもたらされると仮定された。実際には，湿ったオクタノールは，そのpHで，中性型の2～3倍の薬物をイオン対の形で保持する。Mannholdらは，構造に基づいた中性型の$\log P$の計算も試みた。しかし，その試みは失敗に終わった。

　アルカリ性の溶媒では，イオン対の移動量は常に無視できる。しかし，Quigleyらによると，このことは親油性の高い溶質には当てはまらない[102]。たとえば，2,2,4-トリメチルペンタンと水の間で分配させたクロファジミンでは，もしpH 2.2の測定結果を基にすれば，中性型の$\log P$は5.24になる。しかし，pH 5.99の測定結果を基にすると，$\log P$は4.42にまで低下する。イオン対の分配とイオン種の大きな光学密度を考慮し，彼らは$\log P_{中性型}=4.41$，$\log P_{イオン型}=0.42$と決定した。この知見は，（長いアルキル基をもつ類似体の中性型に対して低い$\log P$を割り当てた）以前の報告結果を解明するのに役立った[103]。

　あまり注目されないが，イオン化の補正に関するもう一つの問題は，水中でのpK_aが得られない溶質に関するものである。このような溶質のpK_a値は，有機溶媒-水混合物からのpK_aを外挿することにより得られる。これらの事例の多くでは，$\log D$の補正から求めた$\log P$値は，構造から求めた計算値に比べて精度が低い。

4.6 結論

　log Pの計算では，少なくとも当分の間，分子軌道やソルバトクロミックなパラメータを用いる基本的なアプローチよりも，経験的方法の方が正確な値を与える。また，溶媒和相互作用では，分子間力や分子内力が複雑に影響を及ぼすので，log P計算の構成的部分にはこのことが反映されなければならない。手計算ができるのは，一部の熟練した研究者だけである。それゆえ，幅広い応用を望むならば，いかなる方法もコンピュータのアルゴリズムへと変形する必要がある。以前指摘したように，藤田らのπ理論は普遍的に有用であるが，重要な相互作用がすべて親化合物中に含まれる場合には，法外な数の測定値を必要とする[26]。さもなければ，親構造と相互作用する置換基のπ値は，補正因子を要求することになろう。フラグメント法によるlog P計算が広く利用されるのは，このような理由に基づく。別に，方法論的に優れている訳ではない。フラグメント法については，第5章で詳しく解説される。しかし，強調したいのは，計算法が改良されたからといって，測定の必要性がなくなるわけではないという点である。実際，もしコンピュータの計算アルゴリズムが使えない状況に陥れば，次のような方法論を選択せざるをえない。すなわち，まず親構造と強い電子的置換基を有する1～2個の類似体の分配係数を実測し，次に，本章で紹介したπ法を用いて，他の類似体の分配係数を計算により求めるという方法である。

引用文献

1. Hildebrand, J. H. *Proc. Natl. Acad. Sci. U.S.A.* **1979**, *76*, 194.
2. Hildebrand, J. H. *J. Phys. Chem.* **1969**, *72*, 1841.
3. Jiang, X.-K. *Acc. Chem. Res.* **1988**, *21*, 362.
4. Barrer, R. M.; Stuart, W. I. *Proc .Roy. Soc.* **1957**, *A243*, 172.
5. Frank, H.; Evans, M. *J. Chem. Phys.* **1945**, *13*, 507.
6. Kauzman, W. *Adv. Protein Chem.* **1959**, *14*, 37.
7. Frank, H. S.; Wen, W. Y. *Discuss. Fraday Soc.* **1957**, *24*, 133.
8. Grunwald, E.; Lipnick, R.; Ralph, E. K. *J. Am. Chem. Soc.* **1969**, *91*, 4333.
9. Aranow, R. H.; Witten, L. *J. Phys. Chem.* **1960**, *64*, 1643.
10. Lumry, R.; Battistel, E.; Jolicoeur, C. *Farad. Symp. Chem. Soc.* **1982**, *17*, 93.
11. Nemethy, G.; Scheraga, H. *J. Chem. Phys.* **1962**, *36*, 3382, 3401; *J. Phys. Chem.* **1962**, *66*, 1773.
12. Tanford, C. *The Hydrophobic Effect: Formation of Micelles and Biological Membranes*; Wiley-Interscience: New York, 1973.
13. Ben-Naim, A. *Hydrophobic Interactions*; Plenum: New York, 1980.
14. Leo, A.; Hansch, C.; Elkins, D. *Chem. Rev.* **1971**, *71*, 525.
15. Holtzer, A.; Emerson, M. *J. Phys. Chem.* **1969**, *73*, 26.
16. Berthelot, M.; Jungfleish, E. *Ann. Chim. Phys.* **1872**, *4*, 26.
17. Nernst, W. *Z. Phys. Chem.* **1891**, *8*, 110.

18. Banewicz, J.; Reed, C.; Levitch, M. *J. Am. Chem. Soc.* **1957**, *79*, 269.
19. Davies, M.; Griffiths, D. *J. Chem. Soc.* **1955**, 132.
20. Lassetre, E. *Chem. Rev.* **1937**, *20*, 259.
21. VanDuyne, R.; Taylor, S.; Christian, S.; Affsprung, H. *J. Phys. Chem.* **1967**, *71*, 3427.
22. Smith, H.; White, T. *J. Phys. Chem.* **1929**, *33*, 1953.
23. Meyer, H. *Arch. Exp. Pathol. Pharmakol.* **1899**, *42*, 110.
24. Overton, E. *Studien über die Narkose*; Fischer: Jena, Germany, 1901.
25. Collander, R. *Acta Chem. Scand.* **1951**, *5*, 774.
26. Fujita, T.; Iwasa, J.; Hansch, C. *J. Am. Chem. Soc.* **1964**, *86*, 5175.
27. Fujita, T. In *Progress in Physical Organic Chemistry*; Taft, R., Ed.; Wiley-Interscience: New York, 1985; Vol. 15, p 75.
28. Hammett, L. P. *Physical Organic Chemistry*, 2nd ed.; McGraw Hill: New York, 1970.
29. Taft, R. W. In *Steric Effects in Organic Chemistry*; Newman, M., Ed.; Wiley: New York, 1956; p 556.
30. Helmer, F.; Kiehs, K.; Hansch, C. *J. Pharm. Sci.* **1968**, *57*, 1027.
31. Hansch, C.; Klein, T. *Acc. Chem. Res.* **1986**, *19*, 392.
32. Matsumura, M.; Becktel, M. W.; Mathews, B. W. *Nature (London)* **1988**, 334.
33. Mozhaev, V.; Melik-Nubarov, N.; Siksnis, V.; Martinek, K. *Biocatalysis* **1990**, *190*, 155.
34. Mozhaev, V.; Khmelnitsky, Y.; Serveeva, M.; Belova, A.; Klyachko, N.; Levashov, A.; Martinek, K. *Eur. J. Biochem.* **1989**, *189*, 597.
35. Sakurai, T.; Margolin, A.; Russell, A.; Klibanov, A. *J. Am. Chem. Soc.* **1988**, *110*, 7236.
36. Hansch, C.; Kim, D.; Leo, A.; Novellino, E.; Silipo, C.; Vittoria, A. *CRC Crit. Rev. Toxicol.* **1989**, *19*, 185.
37. Hansch, C.; Cornell, N. *Arch. Biochem. Biophys.* **1972**, *151*, 351.
38. Kim, K.; Hansch, C.; Fukunaga, J.; Steller, E.; Jow, P.; Craig, P.; Page, J. *J. Med. Chem.* **1979**, *22*, 366.
39. Hansch, C.; Smith, R. N.; Engle, R.; Wood, H. *Cancer Chemother. Rep.* **1972**, *56*, 443.
40. Debnath, A. K.; Lopez de Compadre, R.; Debnath, G.; Shusterman, A.; Hansch, C. *J. Med. Chem.* **1991**.
41. *Pesticide Synthesis Through Rational Approaches*; Magee, P. S.; Kohn, G.; Menn, J., Eds.; ACS Symposium Series 255; American Chemical Society: Washington, DC; pp 185-213.
42. Gupta, S. P. *Chem. Rev.* **1989**, *89*, 1765.
43. Selassie, C. D.; Hansch, C.; Khwaja, T. In *Chemistry and Biology of Pteridines*; Curtius, H. C.; Ghisla, S.; Blau, N., Eds.; de Gruyter: Berlin, Germany, 1990; p 1217.
44. Guy, R. H. In *Comprehensive Medicinal Chemistry*; Hansch, C., Ed.; Pergamon: New York, 1990; Vol.5, p 615.
45. Newcomb, M.; Moore, S.; Cram, D. *J. Am. Chem. Soc.* **1977**, *99*, 6405.
46. Brown, D.; Flagg, E. *J. Environ. Qual.* **1981**, *10*, 382.
47. Eastman Kodak Co., private communication.
48. Havaldsen, J.; Nordal, V.; Kelly, M. *Acta Pharm. Suec.* **1983**, *20*, 219.
49. Rashid, F.; Horobin, R. W. *Histochemistry* **1990**, *94*, 303.

50. Leo, A. *J. Pharm. Sci.* **1987**, *76*, 166.
51. Smith, H. *J. Phys. Chem.* **1921**, *25*, 204, 605.
52. Leo, A.; Hansch, C. *J. Org. Chem.* **1971**, *36*, 1539.
53. Seiler, P. *Eur. J. Med. Chem.—Chim. Ther.* **1974**, *9*, 473.
54. Braumann, T. *J. Chromatogr.* **1986**, *373*, 191.
55. Camps, F.; Colomina, O.; Messeguer, A.; Sanchez, F. *J. Liq. Chromatogr.* **1986**, *9*, 23.
56. Hafkenscheid, T.; Tomlinson, E. *Adv. Chromatogr.* **1985**, 1.
57. Unger, S.; Cheung, P.; Chiang, G.; Cook, J. In *Partition Coefficient Determination and Estimation*; Dunn, III, W.; Block, J.; Pearlman, R., Eds.; Pergamon: New York, 1968; p 69.
58. Mirrlees, M. S.; Moulton, S. J.; Murphy, C. T.; Taylor, P. J. *J. Med. Chem.* **1976**, *19*, 615.
59. Minick, D.; Brent, D.; Frenz, J. *J. Chromatogr.* **1989**, *461*, 177.
60. Garst, J.; Wilson, W. *J. Pharm. Sci.* **1984**, *73*, 1616, 1623.
61. Garst, J. *Liq. Chromatogr. HPLC Mag.* **1986**, *4*, 258.
62. Harnisch, M.; Mockel, H.; Schulze, G. *J. Chromatogr.* **1983**, *282*, 315.
63. El Tayar, N.; van de Waterbeemd; H.; Testa, B. *Quant. Struct.-Act. Relat.* **1985**, *4*, 69.
64. Wright, S.; Harris, R.; Collins, R.; Corbett, R.; Green, A.; Wadman, E.; Batt, D. *J. Med. Chem.* **1992**, *35*, 3148.
65. Kamlet, M.; Abboud, J.-L.; Abraham, M.; Taft, R. *J. Org. Chem.* **1983**, *48*, 2877.
66. Leo, A. *Environ. Health Perspect.* **1985**, *61*, 275.
67. *Pomona MedChem Database*, Issue #30, Jan. 1987.
68. Leahy, D.; Taylor, P. *J. Pharm. Sci.*, in press.
69. Fauchere, J.-L.; Pliska, V. *Eur. J. Med. Chem.* **1983**, *18*, 369.
70. Abraham, D.; Leo, A. *Proteins: Structure, Function and Genetics*; **1987**, 130.
71. Rogers, K.; Cammarata, A. *Biochim. Biophys. Acta* **1969**, *193*, 22.
72. Hopfinger, A.; Battershell, R. *J. Med. Chem.* **1976**, *19*, 569.
73. Smith, R.; Hansch, C.; Ames, M. *J. Pharm. Sci.* **1975**, *64*, 599.
74. Bodor, N.; Gabanyi, Z.; Wong, C.-K. *J. Am. Chem. Soc.* **1989**, *111*, 3783.
75. Bodor, N.; Huang, M.-J. *J. Pharm. Sci.* **1992**, *81*, 272.
76. SAVOL program (by R. Pearlman, Univ. of Texas, Austin); Tripos社(St. Louis, Mo)から発売。
77. Camilleri, P.; Watts, S.; Boraston, J. *J. Chem. Soc., Perkin Trans. 2* **1988**, 1699.
78. Bodor, N. private communication, University of Gainesville, College of Pharmacy, 1989.
79. Sasaki, Y.; Kubodera, H.; Umeyama, H. *Pharmacobio-Dyn.* **1991**, *14*, 207.
80. Jorgensen, W.; Briggs, J.; Contreras, M. *J. Phys. Chem.* **1990**, *94*, 1683.
81. Broto, P.; Moreau, G.; Vandycke, C. *Eur. J. Med. Chem.—Chim. Ther.* **1984**, *19*, 71.
82. Ghose, A.; Crippen, G. *J. Comput. Chem.* **1986**, *7*, 565.
83. Viswanadhan, V., Gensia Pharmaceuticals, private communication.
84. Klopman, G.; Iroff, L. *J. Comput. Chem.* **1981**, *2*, 157.
85. Klopman, G.; Namboodiri, K.; Schochet, M. *J. Comput. Chem.* **1985**, *6*, 28.
86. Klopman, G.; Wang, S. *J. Comput. Chem.* **1991**, *12*, 1025.
87. Moriguchi, I.; Hirono, S.; Liu, Q.; Nakagome, I.; Matsushita, Y. *Chem. Pharm. Bull.* **1992**, *40*, 127.
88. Koehler, M.; Grigoras, S.; Dunn, III, W. *Quant. Struct.-Act. Relat.* **1988**, *7*, 150.

89. Dunn, III, W.; Grigoras, S.; Koehler, M. *J. Med. Chem.* **1987**, *30*, 1121.
90a. Wolfenden, R. *Science (Washington, DC)* **1983**, *222*, 1087.
90b. Richards, N.; Williams, P.; Tute, M. *Int. J. Quantum Chem.* **1991**, *18*, 299.
91. Kamlet, M.; Doherty, R.; Fiserova-Bergerova, V.; Carr, P.; Abraham, M.; Taft, R. *J. Pharm. Sci.* **1987**, *76*, 13.
92. Leahy, D. *J. Pharm. Sci.* **1986**, *75*, 629.
93. Abraham, M. H.; Grellier, P. L.; Prior, D. V.; Duce, P. P.; Morris, J. J.; Taylor, P. J. *J. Chem. Soc. Perkin Trans. 2* **1989**, 699.
94. Fujita, T.; Nishioka, T.; Nakajima, M. *J. Med. Chem.* **1977**, *20*, 1071.
95. Ou, X.-C.; Ouyang, Y.; Lien, E. *J. Mol. Sci. (Wuhan, China)* **1986**, *4*, 89.
96. Kasai, K.; Umeyama, H.; Tomonaga, A. *Bull. Chem. Soc. Jpn.* **1988**, *61*, 2701.
97. Quigley, J.; Fahelelbom, K.; Timoney, R.; Corrigan, O. *Int. J. Pharm.* **1990**, *58*, 107.
98. de Bruijn, J.; Hermens, J. *Quant. Struct.-Act. Relat.* **1990**, *9*, 11.
99. Tomlinson, E.; Hafkensheid, T. In *Partition Coefficient Determination and Estimation*; Dunn, III, W.; Block, J.; Pearlman, R. Eds.; Pergamon: New York, 1986; p 83.
100. El Tayar, N.; Marston, A.; Bechalany, A.; Hostettmann, K.; Testa, B. *J. Chromatogr.* **1989**, *469*, 91.
101. Mannhold, R.; Dross, K.; Rekker, R. *Quant. Struct.-Act. Relat.* **1990**, *9*, 21.
102. Quigley, J.; Blake, J.; Bonner, F. *Int. J. Pharm.* **1989**, *54*, 155.
103. Canavan, E.; Esmond, A.; Feely, J.; Quigley, J.; Timoney, R. *Eur. J. Med. Chem.* **1986**, *21*, 199.

第5章　フラグメント法によるオクタノール−水分配係数の計算

5.1　歴史およびCLOGPソフトウェアの開発

　化学構造に基づき，log P（オクタノール−水）を求める方法はフラグメント法と呼ばれる。この方法を最初に開拓したのはRekkerらである[1-3]。彼らは，測定値の総合データベースを用い，統計的方法に基づいて，C，CH，CH_2，CH_3，OHおよびNH_2といったフラグメントの平均寄与を算定した。しかし，Rekkerの方法は，有効なフラグメントを明示することができなかった。フラグメント値の表は，特定構造の断片化の仕方を知りたい場合に役立つ。所定の構造を断片に分ける方法はいろいろ考えられる。この状況は，log Pの推定値が一つではないことを示唆する。炭素原子と水素原子の値は，それぞれ0.15と0.175である。しかし通常，これらの値が使われることはない。というのは，もし枝分かれ因子を追加しないとすれば，炭素と水素を組み合わせた複合炭化水素フラグメントを考えない限り，正しい計算は不可能だからである。同様に，芳香族炭化水素では，C_6H_5=1.866，C_6H_4=1.688およびC_6H_3=1.431といった複合フラグメントが使われる。Rekkerらは当初，結合相手の炭素原子が脂肪族か芳香族かに応じて，個々の極性フラグメントへ異なる値を割り付けた。それ以降，脂肪族炭素へのフラグメントの取り付けはA，芳香族炭素への取り付けはaと表記されるようになった。また，Rekkerらによれば，2種の極性フラグメントが1〜2個の脂肪族炭素で隔てられている場合には，近接補正を行う必要がある。明らかに，Hansch-藤田のπ理論（4.4.1節参照）と同様，フラグメント法は，加成成分と構成成分とから成り立つ。すなわち，Rekkerの公式は，次のような形で表される。

$$\log P = \sum a_n f_n + \sum b_m F_m \tag{5-1}$$

ここで，aはn型のフラグメントfの出現回数，bはm型の補正因子Fの出現回数である。Rekkerによれば，すべての構成因子は，第一溶媒和殻の水の基本的性質と関係がある。たとえば，2種の主要な補正因子（結合因子の脂肪族−芳香族差と極性近接因子）は，基本数kと魔法定数C_M（=0.28）の積で表される。ここで，kは置換された水分子の数に等しい。炭素原子1個分の距離に対するkは3で，理想的な近接効果（PE-1）は3×0.28=0.84である。Rekker表の値はそれに非常に近く，0.861である。脂肪族−芳香族差に対するkもまた3である。しかし，この値は-N(Me)$_2$の1.25とNH$_2$の0.54の間で変動する。水分子のこの量子的変位は，前章で議論したDunnのISA/HSA仮説（4.4.4節参照）とある程度似ている。現在入手できるデータの精度は，この量子補正仮説を明確に支持または拒否できるほど高くない。kの選択へ注意が向

けられることはほとんどないが，この計算の最大偏差は±0.14であり，この値はC_Mの半分に相当する。Rekkerが用いた測定値の偏差もほぼこの大きさである。

van de Waterbeemd-Testaは，このアプローチをさらに追及し，RekkerのC_Mの1/4の大きさを持つ水和因子ωを提案した[5]。ωの物理的実体を正当化するのは容易ではない。というのは，たとえ優れた技能があっても，単一の実験室における測定の平均精度は±0.03程度に過ぎない。そのため，魔法定数やω因子の概念は懐疑的に受け取られてきた。しかし，Rekkerの計算自体の有用性は，現在広く受け入れられている。

Rekkerの方法は，現在コンピュータを援用した形で適用される[6]。しかし，完全なコンピュータ化は，不可能ではないにしても容易なことではない。というのは，フラグメントへの溶質構造の分解は，操作員の判断に任されるからである。用意された表に必要なフラグメント値がすべて記載されておれば，この断片化を行うことは可能である。しかし，この仮定は常に成立するわけではない。次の事例を考えてみよう。

$$\log P_{C_6H_5\text{-}O\text{-}CH_2\text{-}CO_2H} = f_{C_6H_5} + f^{\phi}O + f_{CH_2} + f_{CO_2H} + PE\text{-}1$$
$$1.866 - 0.433 + 0.53 - 0.954 + 0.861 = 1.87; 実測値 = 1.34$$

この場合，近接効果（$PE\text{-}1$）は一定で，純粋な脂肪族環境中での多数の極性フラグメントの平均から得られ，過度に補償されている。この問題を解決するため，Rekkerは新しいフラグメント（$f_{\text{-OCH2CO2H}}$）を表に追加した。これは2個の単純な極性フラグメント間にメチレンを挿入したフラグメントで，このフラグメントには変則近接補正を考慮した値が割り付けられる。フラグメントから溶質構造を構築する際，常に最大のものを取るというアルゴリズムを採用しても良い。しかし，2種の極性基がごく近くに配置された場合，このようなアルゴリズムは，極性の高いフラグメントが極性の低いフラグメントよりも親水性を失いやすいという事実をないがしろにする。

Rekkerのコンピュータ援用法を扱う操作員には，もう一つの仕事がある。それは，魔法定数（C_M）の乗数である基本数（k）を選択するという，多大な経験を必要とする仕事である。もし基本数がWolfendenの水和ポテンシャル[7]のような尺度と正比例しており，そのことをプログラムへ組み込むことができれば，大いなる改善が期待できよう。

コンピュータアルゴリズムへの組み込みに適した計算法に関する初期の努力において，我々は（π系の運用を可能にする）親構造データベースの提供が重要であることに気づいた。フラグメント法の考え方は，この問題の解決に有用である。そこで，我々は，Rekkerらとは少し異なるアプローチを用いて，この問題に取り組むことにした。我々は，ゼロから（すなわち疎水寄与が分かっている部分構造から）溶質分子を構築するためには，まず部分構造の大きさを知る必要があると考えた。前章の4.4.1節で述べたπ理論では，相互作用項はすでに考慮されている。そこで，親構造単位はできる限り大きく設定される。それに対し，フラグメント法では，最小単位（すなわちフラグメント）は，原子にとるのが望ましい。しかし，原子寄与からの溶質の構築は，多数の相互作用因子の評価を必要とする[8]。そのため，複雑な溶質，たとえばペニシリンのような抗菌剤への拡張は行えない。そこで，現実的な妥協策として，多原子の極性フラグメントを無

視し，一価ハロゲンや溶質の炭化水素部分を構成する炭素と水素のみを考慮することにした．

　log P 計算用のコンピュータプログラムが広く利用されるためには，少なくとも次の三つの条件が満たされなければならない：(1) 溶媒和理論を理解できないユーザーでも使用できること；(2) もし要求されれば，結果に至る計算段階を完全に提示できること；(3) 開発中の知識ベースに対応し，新しいフラグメント値や補正因子を素直に受け入れること．すなわち，変更の追加が不可能な形ではなく，表の形でできることが望ましい．困難を最小限に抑えるため，コンピュータ計算の対象は中性型の溶質に限定された．SMILES線形表記法による二次構造の入力やそれらを表示するためのDEPICTアルゴリズムは，第一の目的を達成するのに役立った[9]．ポモナ大学のMedChemプロジェクトに含まれるCLOGP（3.5版以降）は，まず誤差推定値の要約を示し，要望があれば，さらに詳細な計算結果を提示する．フラグメントや因子の値は，すべてアクセス可能で，追加や変更に利用できる．電子相互作用や立体相互作用の因子と同様，フラグメント値の追加や変更に要する時間は3分とかからない．構造エントリーは，個別に処理されることもあれば，ドライバープログラム（UDRIVE）を介して一括処理されることもある．このドライバーは，計算との比較を行うため，MASTERFILEの測定値へもアクセスできる．CLOGP（3.54版）は，100ヵ所を越える世界中の機関で利用されている．報告によれば，各サイトの利用者数は5～30人程度である．

　コンピュータを援用した方法と異なり，完全にコンピュータ化されたlog P 計算では，極性フラグメントと非極性フラグメントは，溶質構造が唯一の方式で断片化されるように定義される．また，たとえフラグメントがうまく定義できても，それをアルゴリズムへどのように組み込むかについては分からない．たとえば，CLOGPの初版では，フラグメント構造は，アルゴリズムによってではなく，ハードウェア的にプログラムへ組み込まれた[10]．

　フラグメントへの構造の分解に伴う曖昧さを避けるため，CLOGPプログラムは次の定義を用いる．ただし，孤立炭素（IC）とは，ヘテロ原子へ二重結合も三重結合もしない炭素原子のことである．また，孤立炭素は，$CH_3CH=CH_2$ 中の炭素と同様，相互に多重結合を形成することもできる．ICは原子フラグメントであり，少なくとも計算目的では常に疎水性である．また，孤立炭素に結合した水素原子（ICH）もまた，疎水性の原子フラグメントである[*]．ICやICHを取り払った後に残る共有結合性の原子や原子団は，（大きな芳香環へ結合したハロゲンと同様，正値を与えるが）すべて極性フラグメントである．極性フラグメントは，孤立炭素を含まず，かつ孤立炭素への結合を1個以上備える．これらの結合はその環境と呼ばれ，通常，脂肪族ではA，芳香族ではaで表される．炭素原子は，芳香環内ではヘテロ原子へ結合可能で，しかも孤立している．一例は2-ピリミジニル炭素原子である．

　この最後の点に関して，CLOGPで現在使われている定義は，最初に提案されたものとは異なる[11]．

---

[*] カチオンの相互作用因子や負の結合因子を扱う後節で明らかになるが，極性の強いフラグメントや電荷を帯びたフラグメントに近いメチレン基は疎水性ではない．疎水性/親水性を異なる色で表すコンピュータグラフィックスプログラムを使えば，これらの領域は親水性領域の一部として表される．

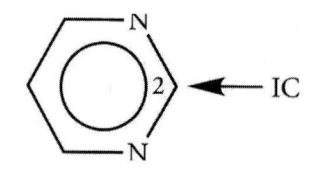

CLOGPは，フラグメントから溶質構造を構築できるか否かを確かめる際，表を使用しない。その代わり，予想できない構造や合成不能な構造を含め，化学構造をフラグメントへ分解する機能を備えている。CLOGPはまた，（スチリル，ビニルおよびベンジル付加の定義と同様）芳香族性を定義する機能を備え，標的構造に見出されたフラグメントが，結合環境ですべて評価されたか否かを速やかに確認することができる。この定義から生成したフラグメントとしては，次のようなものがある。

- 一価 : −Cl; −CN
- 二価 : −OC(=O)NH−
- 三価 : −OC(=O)N<
- 四価 : >NC(=O)N<

これまで遭遇したフラグメントのうち，分割できない最大のものは次の通りである。

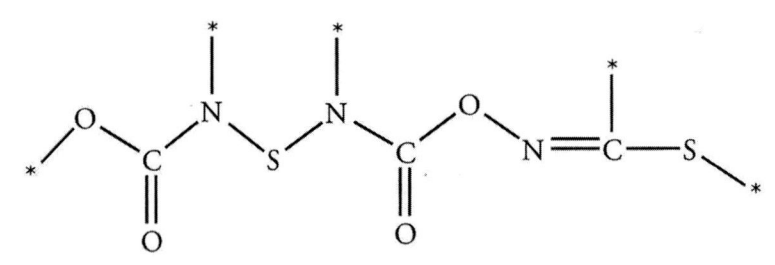

このフラグメントには，（孤立炭素への）5個の原子価結合が含まれる。しかし，原子や測定ずみのフラグメントを用いてそれを計算することは，（すべてが脂肪族結合といった単純な場合でさえ）現在の能力をはるかに越えている。形式電荷を持たない極性基はlog P へ負の寄与をなし，その最小値はlog単位で約−3.0である。極性のさらに高い構造を取り付けてフラグメントを拡張したとしても，その値は通常，この最小値付近に落ち着く。このフラグメントでは，左端の N,N-ジ置換カルバメート部分の値は−1.95である。他の極性原子をすべて付け加えると，CLOGP値は−2.53となり，値の低下は予想よりもはるかに小さい。非荷電型フラグメントに見られる下限のもう一つの事例は，含硫黄フラグメントである。ジメチルスルフィドでは，硫黄（-S-）はそれほど親水性ではなく，そのフラグメント値は−0.79である。このフラグメントをスルホキシド（-S(=O)-）で置き換えると，イオン化しない電荷分離のうち最強のものの一つを生成する。それは，酸素を水素結合のきわめて有効な受容体にし，フラグメント値を−3.01にまで低下させる。しかし，さらに酸化を進めてスルホン（-S(=O)(=O)-）にしても，その親水性は実質的に変化しない（f =−3.05）。また，スルホナート（-O-S(=O)(=O)-）への変換は，フラグメント値を−2.11にまで上昇させる。

比較的簡単な未評価フラグメントに遭遇した場合には，（きわめて危険ではあるが）それらの

値は置換法により見積もられる。たとえば，次のリストの最初の3種のフラグメントの値が分かっている場合，4番目のフラグメントの値は推定可能である。すなわち，-OC(=O)N<に対するAAA（結合記号については5.2節参照）の値は，2番目と3番目を加えたものから1番目の値を引いたものに等しい：$-3.19+(-1.79)-(-2.71)=-2.27$。

1. $-C(=O)NH-$: $AA = -2.71$
2. $-C(=O)N<$: $AAA = -3.19$
3. $-OC(=O)NH-$: $AA = -1.79$
4. $-OC(=O)N<$: $AAA = ?$

4番目のフラグメントの測定値は-1.95である。-0.32という偏差は，事例によっては許容し得る値である。しかし，他の事例では，この種の計算は必ずしも良好な結果を与えない。たとえば，-NH-を-O-で置き換えた場合について，同様の環境で評価してみよう。

1. $-C(=O)-O-$: $AA = -1.49$
2. $-C(=O)-NH-$: $AA = -2.71$
3. $-OC(=O)NH-$: $AA = -1.79$
4. $-NHC(=O)NH-$: $AA = ?$

フラグメント（A-NHC(=O)NH-A）の値は，ここでも2番目と3番目を加えた値から1番目の値を引いたものに等しい：$-2.71+(-1.79)-(-1.49)=-3.01$。測定値は$-2.18$である。$-0.83$という偏差は，ほとんどの目的において満足できる値ではない。すなわち，極性基の直接的結合は，明らかに極性因子と水素結合因子（Taft-Kamletの術語におけるΠ^*，βおよびα；4.4.5節参照）の非加成性をもたらす。Hammettの超熱力学的方法や分子軌道法によるこれらの変化の計算は今後の課題である。

ここでもう一度，式(5-1)と式(4-5)の違いを強調しておきたい。すなわち，π値は$\log P$への追加という形で使われるのに対し，フラグメントのf値は，それら自身を加え合わせる形で使用される。もちろん，いずれの方法でも，相互作用因子に関しては，ある程度の許容度が認められる。場合によっては，信頼に足る$\log P$値から出発して，手計算でフラグメント法へ移行するのも一法である。その際，小さな誤差は容易に組み込める。このようなハイブリッド計算では，水素が溶質の炭化水素部分からくる限り，$\log P$から$f_{(H)}$を差し引けば，親構造の複合フラグメント値が求まる。たとえば，

$$\begin{aligned}\log P_{3-インドール酢酸} &= \log P_{インドール} - f_H + \log P_{酢酸} - f_H \\ &= 2.14 \quad\quad -0.225 - 0.17 \quad\quad -0.225 = 1.52; \\ &\quad\quad\quad\quad\quad\quad\quad\quad 実測値 = 1.41.\end{aligned}$$

ここで，いくつかの点を指摘しておきたい。第一に，コンピュータプログラムCLOGPは，複合フラグメントを扱えない。第二に，インドール酢酸は柔軟性があるため（5.4.1節参照），CLOGP法では，結合因子（-0.12）を追加する必要がある。したがって，正確なハイブリッド計算を行えば，実測値（1.41）とほぼ同じ結果（1.40）が得られる。第三に，4章で説明したπ

表5-1 フラグメント値の環境依存性

結合	記号	Br	CN	$CONH_2$
脂肪族	A	0.20	−1.27	−2.11
ベンジル	Z	0.48	−1.28	−1.99
ビニル	V	0.69	−0.63	−1.53
スチリル	Y	0.79	−0.56	−1.09
芳香族	a	1.09	−0.34	−1.26

計算の手順が使えるのは，置換基（-CH$_2$CO$_2$H/PhX）の値（−0.72）が入手できる場合に限られる。π値は柔軟性の因子も含んでいるので，この方法による計算の結果は2.14−0.72＝1.42となる。

5.2 結合環境

　構成主義的アプローチ，すなわち，系列の最も簡単な成員から脂肪族の炭素と水素を求め，さらに一官能性非分枝類似体から極性フラグメントの基本的なフラグメント値を求めるアプローチによれば，結合している孤立炭素（IC）がsp^{3}のとき，極性フラグメントは最も大きな負値を与え，最も親水性になる。二相分配系では，（たとえば，ハロアルカンのように）溶質の電荷分離が局在化したとき，最も競い合うのは水である。すなわち，双極子モーメントは，親水性を授ける極性の信頼に足る尺度とはならない（5.8節の事例を参照されたい）。ベンジルICはこのような部分電荷をいくらか非局在化し，結合したフラグメントの値をlog単位で0.2以上高める。フラグメント値のさらなる上昇は，ビニル，スチリルおよび芳香族といった系列で見られる。環境に対するフラグメント値の依存性を表5-1に示した。ただし，カルバキサミドフラグメントは異常で，スチリル炭素へ結合したとき，親水性が最も低下する。

　CLOGP（第3版）は，5種のタイプの結合環境を同定し記憶している。5種類というのは，環境タイプの数として妥当である。すでに述べたように，フラグメント相互作用と，その結果としての非局在化と疎水性の増加は，場効果または共鳴効果を介して生じる。共鳴効果に関しては，IC結合環境を増やすよりも，別の補正タイプとして扱った方が無難である。

　ICとフラグメントとの5種の結合タイプは，コンピュータではA，Z，V，Yおよびaで表され，それぞれ脂肪族，ベンジル，ビニル，スチリルおよび芳香族のICに対応する。環境はすべて，分配係数の測定を介して，最も重要な一価フラグメントとは独立に評価された。しかし，この目標は三価と四価のフラグメントに対しては実現されなかった。たとえば，5種の結合-環境タイプを組み合わせた三価アミドフラグメント（-C(＝O)N＜）の完全な評価は，注意深く測定した75種の測定値を必要とする。幸い，一価フラグメントの研究から，特定の環境を他の環境から推定するシステムが示唆された。最小（脂肪族）と最大（芳香族）の環境タイプでは，測定値はしばしば入手可能である。また，中間の環境タイプの値は，コンピュータにより次式から推定できる。

$Z = A + 0.2$
$V = (a - A)/2 + A$
$Y = 3(a - A)/4 + A$

ただし，このような推定を行う際，コンピュータはユーザに警告を発する。

5.3 フラグメントの種類

前節で見たように，結合環境の効果を評価する作業は，極性フラグメントを特性づけるための最初の段階である。しかし，補正因子を評価するという最も重要な仕事に先立ち，さらなる分類が必要であった。当初，フラグメントは極性と非極性の二つのタイプへ分類するだけで十分と思われた。しかし，多数のフラグメントを注意深く評価していくと，同じ溶質構造でもタイプがいくつかあり，それらは異なる相互作用様式を持つことが分かった。すなわち，極性フラグメントは，さらにいくつかのクラスへ細分類した方が良いと思われる。

局在化した双極子を有し，かつ水素結合ポテンシャルを持たないフラグメントは，他の極性タイプとは別に扱った方が良い。この措置は，N, O, SおよびPを含むフラグメントからハロゲン類を切り離すのに役立つ。また，ヒドロキシ基を含む水素結合性フラグメント（たとえば $-C=NOH$）は，含まないフラグメント（たとえば $-C(=O)O-$）とは，明らかに異なる[11,12]。さらにまた，形式電荷を持つフラグメントでは，アニオン類はカチオン類よりもはるかに予測しやすい[11]。この結果は，負電荷よりも正電荷を非局在化する構造の方が多いことを示唆する（CLOGPの最新版は，双性イオン補正を行う機能を備えるが，アニオン類やカチオン類を扱うことはできない）。これらの観察の多くは，前章で述べたソルバトクロミックな関係の展開と合致する[13]。

すでに指摘したように，溶質構造の疎水性炭化水素部分は，孤立炭素（IC）とそれに結合した水素（ICH）という2種の基本的な原子フラグメントから成り立つ。これらのフラグメントだけで構成される溶質の $\log P$ は，ほぼ完全にそのサイズに依存する（4.4.5節参照）。孤立二重結合は，わずかではあるが，負の寄与をなす（-0.08）。ただし，鎖内や環内で共役している場合，この極性は消失する。部分電荷を伴わないヘテロ原子では，共鳴系の拡張は正の効果を及ぼす。 *trans*-スチルベンの二重結合は，1,2-ジフェニルエタンと比較し，2個の水素原子の損失を補う効果がある。この共役効果は，炭化水素の三重結合ではさらに顕著である。すなわち，孤立した三重結合は親水性で，$\log P$ へ -0.5 の寄与をなすが，2個のフェニル環の間に三重結合が入ると，共鳴効果は4個の水素原子の損失を補うことになる。

フラグメント	$\log P$ の実測値
$C_6H_5CH_2CH_2C_6H_5$	4.79
$C_6H_5CH=CHC_6H_5$ (トランス)	4.81
$C_6H_5C\equiv CC_6H_5$	4.78

ハロゲンは，非水素結合性の極性フラグメントを構成する最も重要な成員である。CLOGP（第3版）では，このフラグメントはXで表される。ハロゲンとIC-sp^{3}との間の結合は，きわめて局在化した電荷分離をもたらす。その極性効果は，ハロゲンが示すサイズ効果の大部分を打ち消す。すなわち，臭素は水素のほぼ5倍の大きさを持つが，臭化メチル（1.19）は，メタン（1.09）に比べて，疎水性がわずかに高いにすぎない。その原因は，局在化したこの電荷分離にあると考えられる[14]。フルオロ炭素では，脂肪族フッ素は，水素よりもはるかに親水性である（f_H＝0.225；f_F^A＝－0.38；Δ＝－0.61）。しかし，多置換の場合には，この関係は逆転する（次節参照）。芳香族ICへ結合したハロゲンは，すべて水素よりもはるかに疎水性である。X型フラグメントの最終候補として，どうしても挙げなければならないのは，アルキンの－C≡C基である。というのは，このフラグメントは，ハロゲンと同様，水素結合性極性基に対して場効果を及ぼす。そのため，CLOGPの最新版では，このフラグメントは擬ハロゲンとして扱われる。

水素結合の供与体または受容体となるフラグメントはH-極性と呼ばれ，CLOGPの第3版ではYと表記される。現在のシステムでは，このタイプは次の基準に基づき，さらに細分される。第一に，フラグメントがヒドロキシ基を含むか否か。第二に，近傍ハロゲンの場効果に対する3種の感度レベルのいずれに該当するか。最も感度の高いY-3は，－S(＝O)－や－SO$_2$－といった部分構造を有する。中間クラスのY-2は，－CONHR，－OR，－SRおよび－NHRから成り，他のフラグメントはすべてY-1に帰属される。これらの3種のクラスは，いずれも第一のα-ハロゲンの場効果に反応する。補正因子は＋0.9である。Y-1は，第二および第三のα-ハロゲンに対して補正を必要としない。しかし，Y-3は補正を必要とし，かつその量は加成的である（3×0.90＝＋2.70）。一方，Y-2では，第二および第三ハロゲンの効果に対する補正は，図5-1に示すように，第一ハロゲンのそれのほぼ半分である。計算例を次節に示す。もし水素結合の酸性度

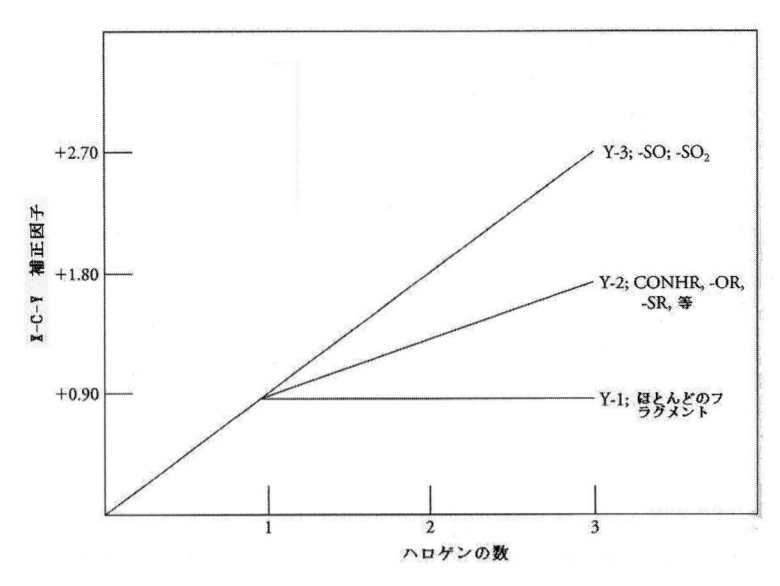

図5-1 ハロゲンの場効果に対する3種の感度レベル

（α）と塩基性度（β）の確かな値が利用できれば，これらのフラグメントにおける場効果の計算に役立つ，より優れた方法を提示することができよう。

5.4 補正因子

補正因子は，溶媒和理論（4.4.5節参照）により合理的に説明され，この理論に従って分類される。しかし，分配データは，その性格上，きわめて概括的であるため，我々の分類とは異なる機構を支持することもあり得る。次に述べることは，我々の方法の発展に影響を及ぼした側面を強調すると共に，機構的観点から問題を眺めた場合の簡単な概要である。より詳細な取扱いについて知りたい読者は，*Comprehensive Medicinal Chemistry*のTaylorの章を参照されたい[15]。

5.4.1 構造因子：柔軟性

Collander[16]や他の研究者[12,17,18]は，log P と溶質のサイズとの間に正の相関があることに気づいた。溶質のサイズへの原子や原子団の寄与は一定であり，補正因子を必要としない。しかし，もし溶質の見かけのサイズが原子フラグメントの和から直接得られるとすれば，鎖の枝分かれや柔軟性は，いずれも溶質のサイズに影響を及ぼす。この影響は，簡単なアルカン類でも認められる。

水素原子のフラグメント値は，水素ガスのlog P の1/2である。一方，sp^{3}炭素のフラグメント値は，メタンやエタンの測定値に基づき，次の方法で求められる。

$$\log P_{(H-H)} = 2f_H = 0.45 \quad \text{または} \quad f_H = 0.225$$
$$\log P_{CH_4} = 1.09 = f_C + 4f_H \quad \text{または} \quad f_C = 1.09 - 4(0.225) = 0.19$$
$$\log P_{CH_3-CH_3} = 1.81 = 2f_C + 6f_H \quad \text{または} \quad f_C = (1.81 - 1.35)/2 = 0.23$$

高級直鎖アルカン類では，鎖が長くなるにつれ，偏差は正方向へ次第に大きくなる。f_Cとして0.19を用いた場合，ブタンのlog P は3.01となる。測定値は2.89である。この測定精度は，予想よりもはるかに悪い。高級アルカン類では，他の現象も発生しており，その影響はC_1（またはC_2）の場合とは明らかに異なる。たとえば，メタンやエタンにおけるC-H結合とC-C結合の回転と変角は，溶質のサイズに大きな影響を与えない。一方，複数のC-C結合を有する直鎖アルカン類では，C-C結合の運動は，最小エネルギー配座でない場合でさえ，平均モル体積や表面積をわずかに減少させる。別の説明によれば，メタンやエタンの水素は，末端にあるため，アルカン鎖の真中にある水素に比べて，露出が大きく，より疎水性である。少なくとも，これらの二つの仮説が明確に区別できるまで，CLOGP（第3版）はこの補正を鎖の柔軟性として扱い，次の簡単な式を用いてそのことを考慮する：$-0.12(n-1)$。ただし，nはフラグメントや環の外側の各鎖内にある結合の数（ただし，水素へ結合したものは数えない）。もちろん，フラグメント内の柔軟性は，フラグメント自体の値として一まとめにされる。メタンは予想外の補正因子を含まない。そこで，CLOGP（第3版）では，f_Cに優先権が与えられ，0.20なる値があてがわれる。データベースが大きくなれば，この値は当然，統計的な微調整を必要とする。

脂肪環の柔軟性は小さいと思われるので，初期のデータでは，次の補正因子が用いられた：$-0.08\,(n-1)$。ただし，簡単な脂環式データはあまり信頼できないため，補正因子として次の値を用いても良い：$-0.09n$。芳香環の結合は，柔軟性の因子を必要としない。不飽和効果に関しては，脂肪族炭素よりも芳香族炭素に対して，より小さいフラグメント値を割り当てる：$f_C^A = 0.20$；$f_C^a = 0.13$。

5.4.2 構造因子：枝分かれ

枝分かれ構造は，通常，直鎖構造に比べて水溶解度が大きい。たとえば，ヒドロキシ基は，2-ブタノールのように極性基として存在する方が，イソブチルアルコールのように直鎖中に存在するよりも，大きな水溶解度を与える[19]。ただし，オクタノールは例外である。CLOGPでは，$\log P$因子は負値をとり，かつ原子団の枝分かれ（$F_{gbr} = -0.22$）は，直鎖の枝分かれ（$F_{cbr} = -0.13$）よりも絶対値が大きい。枝分かれの補正には2種のタイプがあり，(tert-ブチルアルコールのように) それらが同時に生じた場合には，補正値の間に加成性が成り立つ。また，脂環式縮合は直鎖の枝分かれと見なされ，一方，(シクロヘキサノールのヒドロキシ基のような) 脂環式置換基は原子団の枝分かれと見なされる。

簡単な原子団の枝分かれ因子（F_{gbr}）は，-OH，-NH$_2$，-NH-およびカルバメートといった一般的な極性フラグメントではうまく機能する。しかし，直鎖の枝分かれのみが問題となる-CN，-CO$_2$Hおよびケトンでは，過剰な補正が生じる。アルゴリズムの変化もまた，枝分かれした鎖の長さと関係がある。CLOGP (第3版) では，鎖の長さにかかわりなく，同じ量の枝分かれ補正が施される。直感的には，極性基は長いアルキル鎖の中央に向かって移動していくと，その補正量は次第に大きくなるはずである。というのは，この移動は，炭化水素腕の重なり合う傾向をわずかに高めるからである。しかし，異性化したヘプタノール類に関する最近の測定結果は，鎖の重なり仮説を支持せず，むしろ，(CLOGPの第3.54版にない) 鎖長に合わせた補正の必要性を指摘した[21]。原子団の枝分かれ因子は，プロパノール類では$F_{gbr} = -0.20$；ブタノール類では$F_{gbr} = -0.27$；ヘプタノール類では$F_{gbr} = -0.47$（平均値）である。

アルコール	実測値	F_{gbr}
CH$_3$(CH$_2$)$_2$OH	0.25	
CH$_3$(CH$_2$)$_3$OH	0.88	
CH$_3$(CH$_2$)$_6$OH	2.72	
CH$_3$CH(OH)CH$_3$	0.05	−0.20
CH$_3$CH(OH)CH$_2$CH$_3$	0.61	−0.27
CH$_3$CH(OH)(CH$_2$)$_4$CH$_3$	2.31	−0.42
CH$_3$CH$_2$CH(OH)C$_4$H$_9$	2.24	−0.48
(CH$_3$CH$_2$CH$_2$)$_2$CHOH	2.22	−0.50
	平均値	−0.47

CLOGP (第3版) によれば，ハロゲン類はF_{gbr}の考え方にそぐわない。多重ハロゲン化はしばしば起こるが，この問題は，F_{gbr}ではなくハロゲン枝分かれ補正によって処理されることが多

5-1

$f_N + 6f_C + 15f_H + (6-1)F_b + (6-1)$ Frag. Br.

$-2.18 + 6(0.2) + 15(0.225) + 5(-0.12) + 5(-0.08) = 1.40$

実測値 $= 1.45$

5-2

$f_{PO_4} + 6f_C + 15f_H + (6-1)F_b + (6-1)$ Frag. Br.

$-2.29 + 6(0.2) + 15(0.225) + 5(-0.12) + 5(-0.19) = 0.74$

実測値 $= 0.80$

い。ハロゲン枝分かれ補正に関しては，後ほど取り上げるXCX因子やXCCX因子の中で議論されることになろう。

　すでに取り上げた2種の事例（F_{cbr}とF_{gbr}）では，枝分かれの節は孤立炭素（IC）であった。しかし，この節は第三アミンのような極性フラグメントであっても構わない。もっともその場合には，補正は鎖長に依存する。CLOGPでは，負の結合因子を最大7個まで増やすという方法を用いて，枝分かれフラグメントへ結合したアルキル鎖の疎水性を低下させることができる。ただし，これまでにこの補正を必要としたのは，第三アミン類とリン酸エステル類のみである。第三アミン類では，結合したメチレンの疎水性は-0.08だけ低下し，リン酸エステル類では，-0.19の大幅な低下が認められた。なお，N,N-ジアルキルアミド類のデータは，枝分かれフラグメントであるか否かを定めることができなかった。

　直感的に言って，枝分かれは有効な溶質のサイズ（表面積または体積）を低下させるので，理

表5-2 枝分かれ：鎖と極性基に対する補正

フラグメントのタイプ	log P	枝分かれ1個				枝分かれ2個	
		Iso log P	Δ	Sec. log P	Δ	Tert. log P	Δ
A. 一価							
OH							
Pr	0.25	0.05	−0.20				
Bu	0.88	0.76	−0.12	0.61	−0.27	0.35	−0.53
NH_2							
Pr	0.48	0.26	−0.22				
Bu	0.97	0.73	−0.24	0.74	−0.23	0.40	−0.57
$OCONH_2$							
Bu	0.85	0.65	−0.20			0.48	−0.37
NO_2							
Bu	1.47					1.17	−0.30
B. 二価							
OCH_3							
Bu	1.66					0.94	−0.72
$COCH_3$							
Bu	1.38	1.31	−0.07			1.20	−0.18
C. 一価							
CO_2H							
Bu	1.39	1.16	−0.23	1.18	−0.21	1.47	+0.08
CN							
Bu	1.12	1.07	−0.05	1.10	−0.02	1.08	−0.04
D. 二価							
−C(=O)−							
Bu-Bu	2.97					3.00	+0.03
CO_2Me							
Bu	1.96	1.82	−0.14			1.83	−0.13
OCOMe							
Bu	1.78	1.78	0.00	1.72	−0.06	1.76	−0.02

論的には負の因子と考えられる。そのため最近まで，枝分かれに関する唯一の問題は，補正因子の精度を最適化することであった。しかし，PearlmanのSAVOLプログラム[21]を用いた溶質の体積や表面積のコンピュータ計算によると，これらのサイズパラメータの値は枝分かれによりほとんど低下せず，アルコール類やアミン類における枝分かれ効果も十分説明することができなかった。また，OHやNH_2の水素結合塩基性度（β値）は，枝分かれによってほとんど増加しなかった（4.4.5節参照）。さらにまた，tert-ブチルアルコールのOHでは，観測される枝分かれ効果（−0.53）のうち−0.43はΔβにより説明された。枝分かれ因子を支持するデータのほとんどは，表5-2に示すようにアルコール類やアミン類に由来する。これらの因子の値は，tert-ブチルカルバメートやtert-ブチルニトロのフラグメントでは小さく，アセチルフラグメントではさらに小さい。しかし，メチルエーテルフラグメントでは大きな値となる。溶質のサイズやβ値以外の因子もまた重要である。

　極性フラグメントにおける枝分かれ効果が理論的に正当化できるとする見通しは，トリメチル酢酸が直鎖吉草酸よりも水に溶けにくいという事実により覆された。さらに詳しく枝分かれを検討すべき時期は，明らかに到来している。表5-2のフラグメントタイプCに示されるように，シアノフラグメントでは枝分かれ効果は存在しない。また，カルボキシフラグメントでは，枝分か

れ1個の場合，標準的な効果が現れるが，この効果は第三級類似体では消失する（酸の測定はすべてpH 1で行われた）．枝分かれが両側にあるケトンの場合，log Pの低下は認められず，エステル類の場合には，わずかな低下が見られるにすぎなかった．*tert*-ブチルアミンのような第三アミンでの枝分かれは，両側に枝分かれのあるケトンと異なり，（CLOGPの旧版が指示した）負の補正を要求とする．枝分かれを扱うコンピュータアルゴリズムを改良するには，関与する物理化学のさらなる理解が必要である．

5.4.3 脂肪族極性フラグメントの相互作用

孤立炭素（IC）という術語は間違いを生じやすいが，決してこれらの炭素が絶縁されているという意味ではない．実際，次の3種のタイプのフラグメント相互作用にはICが介在する：X<->X，X<->Y，Y<->Y．並みの精度で計算を行おうとすれば，3炭素間の距離も考慮する必要があるため，状況はさらに複雑になる．また，同一炭素上の2個のYフラグメントが他のYやXと相互作用する場合には，加成性の問題も生じる．さらに，同じICへ2〜3個のXフラグメントが結合することもしばしば起こる．基本的なフラグメントであるCとHの値と共に，これらの因子の値を表5-3に示した．これらは，CLOGPプログラムから直接得られた値である．

表5-3 CLOGPアルゴリズムで用いられる定数[a]

フラグメントまたは特徴	定数	フラグメントまたは特徴	定数
HYDROGEN	0.227[b]	FCCYVAL	0.450
IC-ALIPHAT	0.195[b]	Y1-C-X(1)	0.900
IC-AROMAT	0.130	Y1-C-X(2)	1.150
FUSION	0.100	Y1-C-X(3)	1.150
BIPHENYL	0.100	Y2-C-X(1)	0.900
HET-FUSION	0.310	Y2-C-X(2)	1.300
CHAINBRANC	−0.130	Y2-C-X(3)	1.700
GROUPBRANC	−0.220	Y3-C-X(1)	0.900
DOUBLEBOND	−0.090	Y3-C-X(2)	1.800
TRIPLEBOND	−0.500	Y3-C-X(3)	2.700
CHAINBOND	−0.120	YCY(R0,00)	−0.320
RINGBOND	−0.090	YCY(R0,01)	−0.420
ZWITTERION	−2.270	YCY(R0,02)	−0.420
SR-FUSED	0.500	YCY(R1,00)	−0.320
SR-FUSED2	0.250	YCY(R1,01)	−0.370
SR-JOINED	0.200	YCY(R1,02)	−0.370
SIGMA-DROP	0.500	YCY(R2,00)	−0.320
RHO-DROP	0.500	YCY(R2,01)	−0.320
ORTHOVAL	−0.280	YCY(R2,02)	−0.320
HBONDVAL	0.630	YCCY(R0)	−0.260
OCL-AROMAT	21.000	YCCY(R1)	−0.230
OCL-BENZYL	20.000	YCCY(R2)	−0.150
XCX(2)	0.600	Z-AAPPROX	0.200
XCX(3)	1.590	Z-5MULHETCY	−0.380
XCX(4)	2.800	ETHER3R	0.450
XCCXVAL	0.280	ETHER5R	0.130
FCCXVAL	0.280	ETHER5a	0.570
XCCYVAL	0.350	ETHER5V	0.660

[a] F，フッ素；X，他のハロゲン；Y，水素結合性フラグメント．括弧内の数値は，先行する原子タイプの数を示す．
[b] 最新の値．

5.4.3.1 (X <-> X)$_A$

脂肪族ICを介したこの相互作用に基づくlog Pへの正の補正は，双極子遮蔽の結果である。この補正は，同一（ジェミナル）ICまたは隣接（ビシナル）ICに付いたハロゲンのみに適用される。ICへの第二のハロゲンの追加は，最初のXCX対を生成するが，そのための補正値は+0.60である。同じICへの第三のハロゲンの追加は，このような対合をさらに2個生成し，それらの対合はそれぞれ+0.50の補正を必要とする。もし第四のハロゲンが追加されたならば，対合の数はさらに3個増え，それぞれが+0.40の補正を必要とする。したがって，CCl$_4$では，ハロゲン相互作用に対する補正は，

$$\Sigma F_{XCX} = 0.6 + 2(0.5) + 3(0.4) = 2.80 = F_{XCX(4)}$$

全体としては，

$$4^A f_{Cl} + 1^A f_C + 3F_b + F_{XCX(4)} = 4(0.06) + 0.195 + 3(-0.12) + 2.80$$
$$= 2.875;\ 実測値 = 2.83$$

隣接ハロゲン補正（F_{XCCX}）では，IC間の結合は一重結合でなければならない。補正量は，構造的要請を満たすハロゲンの数から1を引き，係数0.28を掛けた値となる。たとえば，ハロタン(**5-3**)の場合，隣接ハロゲン補正は1.12であり，ジェミナル補正は2.19である。（CLOGPによれば，5個のジェミナルハロゲンは，2個の第一対合と2個の第二対合を生成する。第二対合の値は，0.5から0.45へ微調整される）。

Cl   F
\   /
CH—C—F
/   \
Br   F

5-3

$$f_{Cl} + f_{Br} + 3f_F + 2f_C + f_H + 5F_b + 5F_{(XCX)}^* + (5-1)F_{XCCX}$$
$$0.06 + 0.20 - 3(0.28) + 0.4 + 0.225 - 0.60 + 2.19 + 4(0.28) = 2.45$$
$$実測値 = 2.30$$

トリクロロエチレン(**5-4**)では，F_{XCCX} は存在しない。

---

*実際には，XCX(3) + XCX(2) = 1.59 + 0.60

5-4

$$3^y f_{Cl} + 2f_C + f_H + (4-1)F_b + F_{XCX(2)} + \text{no } F_{(XCCX)}$$
$$3(0.5) + 2(0.2) + 0.225 - 3(0.12) + 0.6 = 2.27$$

実測値 = 2.42

たとえば，フッ素とヨウ素は，原子のサイズが大きく異なる。しかし，X<->X相互作用では，意外にもハロゲンの種類を区別しない。もし双極子遮蔽が正の補正の原因であるならば，分極率のような補償因子が機能していると思われる。

5.4.3.2　(X<->Y)$_A$

この相互作用は，電子求引性ハロゲンと水素結合性極性基の間で生じ，その間には一重結合が介在する。それは場誘引効果に基づく相互作用で，供与強度（α）を高めると共に，Yの受容強度（β）を低下させる。前章で述べたように，オクタノール-水分配現象では，供与強度の役割は小さい。しかし，受容強度の低下はlog Pをかなり高める。場合によっては，フッ素は他のハロゲンよりも大きな補正を必要とする。ただし，XCYでは，このような補正は必要でない。3種の水素結合性極性基Y1，Y2およびY3に対する効果は，前節で既に議論した。構造(**5-5**)に示されるように，XCXとXCYに対する補正は加成的である。

5-5

$$F_{(XCX)(3)} = +1.59; \quad F_{Y3-C-X(3)} = 2.70; \quad \Sigma F = +4.30;$$

計算値 = 2.61；　実測値 = 2.68

XCCY補正において，CLOGPはフッ素を反応性の高いハロゲンと見なすが，Yの違いによる区別はない。フッ素は0.45，Cl，BrおよびIは0.35の補正をそれぞれ必要とする。

Cl−CH$_2$CH$_2$CN $f_{Cl} + f_{CN} + 2f_C + 4f_H + (3-1)F_b + F_{XCCY}$
0.06 − 1.27 + 2(0.2) + 4(0.225) + 2(−0.12) + 0.35 = 0.20
実測値 = 0.18

F−CH$_2$CH$_2$OH $f_F + f_{OH} + 2f_C + 4f_H + (3-1)F_b + F_{FCCY}$
−0.38 − 1.64 + 2(0.2) + 4(0.225) + 2(−0.12) + 0.45 = −0.51
実測値 = −0.67

さまざまな溶質を測定したところ，$(F_{FCCY} = -0.28f_Y, F_{XCCY} = -0.23f_Y$ といった)Yの親水性に比例した補正は，データの適合性を高める．構造(**5-6**)におけるXCCY補正は加成的であり，Yフラグメントに対して同じ補正が6回繰り返される．

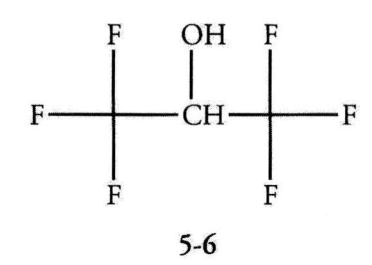

```
      F    OH    F
      |    |    |
  F — C — CH — C — F
      |         |
      F         F
```

5-6

$f_{OH} + 6f_F + 3f_C + f_H + F_{gBr} + (9-1)F_b + 2F_{XCX(3)} + 6F_{(FCCY)}$
−1.64 + 6(−0.38) + 3(0.2) + 0.225 − 0.22 − 8(0.12) + 3.18 + 6(0.45) = 1.59
実測値 = 1.66

5.4.3.3　(Y<−>Y)$_A$

広く受け入れられている理論によれば，炭化水素溶質の疎水性は，そのまわりにセーターを形成する構造水のエントロピーに由来する[15]．Yフラグメントと関連した負値は，その内部を裏打ちするアイスバーグ様空洞を形成する能力ではなく，バルクな溶媒水を連結する水素結合形成の能力に依存する．負のフラグメント値の大きさは，セーターの破壊によるエントロピー低下の度合いを表す．疎水性骨格上で2種のY型溶質が近接している場合，セーター破壊能力の重なりが生じる．たとえば，負値が二度計数され，もし相互作用が生じなければ，親水性の損失は潜在的にそこに存在するものに比例する．すなわち，CLOGPアルゴリズムでは，Y<−>Y相互作用補正は，Yフラグメントと掛け合わせる一組の係数を用いて評価される．係数の符号は負であるから，補正は常に正となる（Y型フラグメントはすべて負値をとり，その値はエントロピー低下能力の直接的な尺度となる．唯一の例外は $f_S^{Aa} = +0.03$ である）．CLOGPの第3.54版では，係数の大きさは次の因子に依存する：(1) 対を隔てるICの数，(2) 一方または両方のYフラグメントが環内にあるか否か（環上のYフラグメントは鎖上のそれと同様に扱われる），(3) 対の少なくとも一方がOH基を有するか否か．これらの係数の値は表5-3に示される．関与フラグメントの

α 値と β 値に照らしてデータを検討すれば，因子2と3に対するより正確な表現が可能になる。

多くの証拠によると，YCCY補正の計算値は，（関与フラグメントのタイプを無視した）一定値ではなく，Yフラグメントの和に比例する。特に注目すべきは，2個のエーテル酸素が関与する場合である。

化合物	YCCY補正	
	Rekker	CLOGP
$CH_3CH_2OCH_2CH_2OCH_2CH_3$	+0.574	+0.84
$Ph-OCH_2CH_2O-Ph$	+0.574	+0.28

たとえば，1,2-ジエトキシエタンでは，ICへの酸素の結合（4個）はすべて脂肪族性であり，そのフラグメント値は負である（CLOGPでは-1.81；Rekkerの表では-1.581）。この場合，相互作用補正は，いずれもよく似た値を与える（CLOGPでは0.95；Rekkerの表では0.94）。しかし，1,2-ジフェノキシエタンでは，酸素フラグメントは，芳香族環境にあるため，それほど親水性でない（CLOGPでは$^{Aa}f_O = -0.61$，Rekkerの表では-0.433）。CLOGPでは，1,2-ジフェノキシエタンの計算値は3.75となり，測定値の3.81とよく一致する。一方，Rekkerの方法では，相互作用補正は同じであるが，酸素フラグメントの値が芳香族結合に対して調整されるため，その計算値は4.54となる。Rekkerは，フェノキシ酢酸類を扱った際にこの問題に気づき，疎水フラグメント定数の表に複合フラグメント（$-OCH_2C(=O)OH$）を付け加えた。もしこの現象が一般的なものであるならば，複合フラグメントの使用は，解決策ではなく，単なる一時しのぎにすぎない。というのは，フラグメント表が大きくなるにつれ，ユーザーは簡単なフラグメントの使用や複合フラグメントの探索が最善策であるとは考えなくなるからである。

5.4.4 芳香族相互作用
5.4.4.1 オルト効果

芳香環上で隣接するフラグメント対は，負または正の補正因子を必要とする。CLOGPでは，アルゴリズムマネージャーのオルト行列に含まれるフラグメント対に対して，オルト相互作用の可能性を認める[22]。このような事例では，少なくとも対の一方はYでなければならない。また，負の効果の大きさは，相手方のYフラグメント（第二のY）のサイズと極性に依存する。オルト対に対する補正値を表5-4に示す。この補正は，ねじれが環からのYフラグメントの脱共役を引き起こすという機構を支持し，フラグメントの環境をいっそう脂肪族性にする。2個の極性フラグメントはごく近傍に位置するため，場効果の逆転が起こり，疎水性の増強が引き起こされる[21,23]。

負のオルト効果に関する初期のデータは，0.28の倍数で起こるというRekkerの仮説に合致し，最初のオルト行列の結果もその通りになった[21]。しかし，その後のデータ，特にN-フェニルスクシンイミド類のデータは，効果のこのような量子化を支持しなかった[24]。

表5-4 21種のオルト置換基の組み合わせに対するオルト補正因子

種類	1	2	3	4	5	6	7	8	9	10	11	12	13	14	15	16	17	18	19	20	21
1. CN													0	—	—	0	3	—	—	—	—
2. NO$_2$		0	0	(1)	(1)	1	(1)	1	1	0	1	3	1	—	—	0	—	2	H#	0	1
3. CF$_3$				—	—	—	—	—	—	—	—	—	0	—	—	—	—	—	—	—	—
4. I					—	—	—	(2)	(1)	—	2	(3)	1	—	—	1	(2)	—	—	—	—
5. Br						1	—	(2)	(1)	—	2	3	1	—	—	1	2	(2)	—	—	—
6. Cl							0	—	2	1	—	2	3	1	(2)	—	1	2	2	0	0	—
7. F								0	(1)	0	—	1	1	0	—	—	1	1	(1)	0	—	—
8. SO$_2$N-(V)									—	—	—	—	—	—	—	—	—	—	—	0	—	—
9. CO-(W)										3	—	3	—	1	—	—	H	H	H	H	0	—
10. CHO											—	—	—	—	—	—	H	H	H	H	0	—
11. CO$_2$H												4	(4)	1*	—	0	H	H	H	H	1	—
12. CONH-(X)													5	1	—	—	H	H	H	H	2	2
13. O-(Y)														2	—	—	1	—	2	(0)	0	—
14. SMe															—	—	—	—	—	1	—	—
15. SH																—	—	0	—	0	—	—
16. OH																	0	—	—	H#	0	—
17. NH-(Z1)																		—	—	0	3	—
18. NH-(Z2)																			—	—	3	—
19. NH$_2$																				—	—	0
20. Me																					—	—
21. フェニル																						—

注 : −0.28 の倍数. 括弧内の数値は推定値で, 他の値は実測値である.
凡例:「—」はデータがないことを表し,「0」は効果がゼロであることを表す. また,「*」は, Y がフェニルであれば「5」で,「H#」は 0.40 から 0.50,「H」は 0.63 (水素結合) である. さらに,「(V)」は H$_2$,「(W)」は Me, OMe, N(Me)$_2$,「(X)」は H, NH$_2$,「(Y)」は Me, COMe, CONHMe, CON(Me)$_2$, CH$_2$CO$_2$H,「Z1」は CONH$_2$,「Z2」は COMe をそれぞれ表す.

5-7

$$^a f_{NHCO} + 2f_C + 6^a f_C + 10f_H + (2-1)F_b + F_{ort}$$
$$-1.51 + 2(0.2) + 6(0.13) + 2.25 + (-0.12) - 0.76 = 1.04^*$$

実測値 = 0.86

オルト補正因子に関して, ニトロ基は, ハロゲンやカルボニル基と対を形成する場合, 負の補正を必要とする. しかし, 自身と対を作るときは, 負の補正を必要としない. ニトロ基は球形ではなく, 環面から外側へねじれている. また, 隣接基にとってそれほどかさ高い置換基ではないため, その立体パラメータの値は予想よりもはるかに小さい. しかし, 環面と完全に共役すると,

---

*現行の版では, オルト補正因子の値は, 0.76 ではなく 0.85 である 23。

ニトロフラグメントはlog単位で1ほど正の方向へずれる。オルト補正のないo-ジニトロベンゼンに対する予測は，意外にも良好である（実測値＝1.58，CLOGP＝1.63）。

2個のYフラグメントのうち一方がカルボニルを介して環へ結合し，かつ他方がOHまたは-NH-のとき，相互作用するオルト対に対して正の補正が必要になる。この効果の原因は，恐らく，（水への溶質の親和性を低下させる）分子内水素結合の形成にあると思われる。

5-8

$$^af_{CO_2H} + {}^af_{OH} + 6^af_C + 4f_H + F_{\sigma/\rho} + F_{Hb}$$
$$-0.03 - 0.44 + 6(0.13) + 4(0.225) + 0.34 + 0.63 = 2.19$$
$$実測値 = 2.26$$

（$F_{\sigma/\rho}$については，5.4.4.3節で説明される）

おそらく，分子内水素結合は，水よりもオクタノールに対する溶質の親和性をより大きく低下させる。その結果，補正の大きさはゼロまたは負になる。o-ニトロフェノールでは，このことは明らかである。すなわち，CCl_4-水系では，o-ニトロフェノールの補正は，m-異性体やp-異性体に比べて，はるかに正である。しかし，オクタノール-水系では，o-ニトロフェノールの補正はわずかに負になる。オクタノールの溶媒和能力が，一方のタイプの分子内水素結合によってのみ低下する理由は不明である。

5.4.4.2 共役系の拡張

本章の初めで述べたように，共役や芳香性の拡張は，たとえ極性ヘテロ原子を含まなくても，孤立炭素（IC）と水素（ICH）の固有疎水性を高める。疎水性の増加は，特定の位置に局在する訳ではない。CLOGPでは，芳香環の拡張を補正する際，連結環（ビフェニル）や縮合環（ナフタレン）の各炭素のフラグメント値を0.1だけ増加させる。（キノリンや2-フェニルピリジンのように）いずれかの炭素がヘテロ原子へ結合している場合には，さらに大きな増分（+0.31）が適用される（表5-3のHET-FUSION参照）。しかし，CLOGPの新版では，この固定増分の値は変更された。というのは，正の補正が縮合環内の極性基のフラグメント値に比例することが分かったからである。補正値は0.4（$^\phi f$）で，フラグメントに含まれる非共有電子の数にも依存する。

ベンゾ縮合によって系を拡張した場合，もし芳香環内の縮合極性基が親水性を失えば，環に付いた極性基も同様の効果を経験する。孤立電子対を含んだヘテロ原子を介して連結したフラグメ

表 5-5 縮合芳香環における$\pi_{アミノ}$値

ベンゼン	−1.23
ナフタレン	−1.05
フェナントレン	−0.90
フルオランテン	−0.79
アントラセン	−0.76
ピレン	−0.57

表 5-6 置換ナフタレン類

No.	置換基	実測値	CLOGP	Δ
1	1-Cl	4.17	4.03	+0.14
2	2-Cl	4.14	4.03	+0.11
3	1-NH_2	2.25	2.09	+0.16
4	2-NH_2	2.28	2.09	+0.19
5	1-OH	2.98	2.65	+0.33
6	2-OH	2.84	2.65	+0.19
7	1-OCH_3	3.63	3.23	+0.40
8	2-OCH_3	3.47	3.23	+0.24
9	1-OCH_2CO_2H	2.80	2.50	+0.30
10	2-OCH_2CO_2H	2.86	2.50	+0.36
11	1-$OCONHCH_3$	2.36	2.39	−0.03
12	2-$OCONHCH_3$	2.56	2.39	+0.17
13	1-CO_2H	3.10	3.06	+0.04
14	2-CO_2H	3.28	3.06	+0.22
15	1-NO_2	3.19	3.06	+0.13
16	2-NO_2	3.28	3.06	+0.22
17	1,8-diNO_2	2.52	2.80	−0.28
18	1-OH;2-NO	2.46^a	2.18	+0.28
19	2-OH;1-NO	2.28^b	2.18	+0.10

[a] シクロヘキサン−水系では 0.27.
[b] シクロヘキサン−水系では 1.38. 分子内水素結合の可能性あり.

ントでは，この効果は確かに期待され，かつ芳香系へ寄与している．この効果は，表 5-5 に示したπ−アミノ値から明らかである．

　最も鋭敏なNH_2基においてさえ，ナフタレンでのこの効果はかなり小さい（+0.18）．他のフラグメントでは，ペリ位での逆方向の立体効果により，その解釈は混乱を来す．表 5-6 の置換ナフタレン類では，クロロ基，ヒドロキシ基およびメトキシ基は，2 位よりも 1 位でより効果的に非局在化され，ベンゼン環へ付いた場合よりも正になる．アミノ基は，いずれの位置でも，ほぼ同じ正の補正を必要とする．メトキシ基にカルボキシ基を追加した化合物 9 と 10 では，ペリ水素に立体障害が生じ，補正因子の値は 2-置換体よりも 1-置換体の方が小さい．しかし，化合物 11 と 12 のカルバメートフラグメントでは，1 位の立体効果は 2 位の芳香族性の拡張を補う．この補償は，化合物 13 と 14 のカルボキシフラグメントでも見られる．化合物 15 と 16 のニトロフラグメントでは，適度な立体効果が存在する．1 位と 8 位でジ置換した化合物 17 の場合には，必要な補正は負になり（−0.28），1,2-ジニトロベンゼンに対する値（−0.05）よりもかなり大きい．

　ヒドロキシナフトール類のオルト位にニトロソ基が結合した場合には，分子内水素結合の可能

性が考えられる。しかし，化合物 18 と 19 は，ニトロソフラグメントのない化合物 5 や 6 とほぼ同量の補正を必要とする。しかし，分子内水素結合（5.4.4.1 節参照）に対して大きな正の補正が必要なシクロヘキサン-水系で測定した場合には，2-OH,1-NO 類似体は，1-OH, 2-NO 異性体よりも log 単位で 1 だけ大きな値をとる。2 位のニトロソ基は，1 位または 3 位の酸素と同じ環平面内にある。ニトロソ基が 1 位にある場合には，ペリ水素は，供与体のヒドロキシ基と結合しやすい 2 位の方向へ，ニトロソ基の酸素を向ける。もしこの説明が正しければ，水素結合が形成されるとき，o-ニトロフェノールの場合と同様，オクタノールと水はいずれも溶媒和能力を失う。

5.4.4.3 　$(X<->Y)_a$ および $(Y<->Y)_a$ 相互作用

複数の X フラグメントと Y フラグメントが芳香環系に置換していると，それらの電子相互作用は α 値と β 値に影響を及ぼす。水素結合受容強度（β）の低下は，log P を高めるので（4.4.5 節参照），正の補正因子を必要とする。この補正の大きさは，（酸イオン化平衡での電子効果を求める）Hammett 式のそれ[25]とよく似た方法で計算される。意にかなう log P 計算は，時が証明した Hammett 式の σ 値を用いてなされる。オクタノール-水系の log P 値は，水素結合供与強度ではなく，水素結合受容強度に依存する。また，少し変更を加えた σ 値を用いると，その精度は向

表 5-7　CLOGP で用いられる一般化構造に対する σ 定数と ρ 定数

σ	ρ	一般化構造	実例
1.00	1.17	$=N(=O)-$	ピリジン-N-オキシド
0.84	0.21	$-N=$	ピリジン，キノリン
0.71	0.00	$-SO_2F$	
0.65	0.00	$-SO_2X$	X = alk, $N(Me)_2$
0.65	0.00	$-CN$	
0.60	0.00	$-NO_2$	
0.49	0.00	$-CF_3$	
0.28	0.00	ハロゲン	
0.58	0.44	$-CHO$	
0.51	0.27	$-C(=O)X$	X = alk, O(Me), C_6H_5, $N(Me)_2$
0.32	0.35	CO_2H	
0.32	0.72	$-CONHX$	X = H, $NH_2C_6H_5$, alk
0.17	0.50	$-OX$	X = alk, CONHMe, $CON(Me)_2$, CH_2CO_2H, $PO(O-alk)_2$, C_6H_5 を除く
0.25	0.88	$-SO_2NHX$	X = H, C_6H_5
0.00	0.50	$-SH$	
0.00	0.30	$-SX$	X = alk
0.00	0.61		X = $-N(Me)_2$, $-N=NN(Me)_2$
0.00	1.06	$-OH$	
0.00	1.08	$-NHX$	X = alk, COMe, $CON(Me)_2$, CHO, C_6H_5, SO_2CF_3, $CONHC_6H_5$, H
0.00	0.80	芳香族-NH-	ピロール
0.00	0.70	芳香族-NHN=	ピラゾール
0.00	0.40	芳香族-S-	チオフェン
0.00	0.50	芳香族-O-	フラン
0.50	0.00	芳香族=NO-	イソオキサゾール
1.34	0.00	芳香族=NN=	ジアジン
0.00	0.90	$-N(X)NH_2$	置換ヒドラジン

上する。これらの値は，実際の分配データから求められる[23]。その一例を表5-7に示した。ただし，$\sigma_m = \sigma_p$とすると，電子欠乏環のパラ位にあるFやO-Alkといったフラグメントでは，有意な誤差が生じる。

ここで示した応用では，ρは古典的なHammett式のそれとは少し異なる関数を満たす。それは感受性の尺度であり，計測されるのは，芳香族相互作用に関与するYフラグメントの水素結合受容強度の全体的な低下である。ρ値は，Hammettのσ定数に及ぼす置換基の陰性度とは無関係で，水素結合受容強度（β）の全体的な低下に対するポテンシャルを反映する。たとえば，ニトロ基やスルホニル基のような電子求引基は，アミノ基のような供与体から電子密度を得たとしても，アミノ基で損失したのと同程度まで，受容強度を獲得することはない。若干のフラグメントは，σ値とρ値の二つを要求するという点で二方向的に作用する[27]。$F_{\sigma/\rho}$は，構造(5-8)では正のF_{Hb}に追加された。しかし，構造(5-9)では負のF_oへ追加される。

5-9: $\sigma_{Cl} = 0.28$; $\rho_{NHCOCH_3} = 1.08$

$${}^a f_{Cl} + f_{NHCO} + f_C + 6^\phi f_C + 7 f_H + F_b + F_{\sigma/\rho} + F_o$$
$$0.94 + (-1.51) + 0.2 + 6(0.13) + 7(0.225) - 0.12 + 0.30 - 0.84 = 1.34$$

実測値 = 1.28

ここで，$F_{\sigma/\rho}$はσ-Cl（0.28）とρ-NHCOCH$_3$（1.08）の積である。

芳香環へ縮合した（たとえば，ピリジンの-N=といった）フラグメントもまた，ρ定数とσ定数を宛がわれる。現行のCLOGPでは，縮合したフラグメントは，以前とは少し異なる方式で処理される[21]。たとえば，ピリミジン類，sym-トリアジン(5-10)およびプリン類では，縮合フラグメントが多重発生する場合でもσ/ρ補正を施す。

Hammett式において，置換基のタイプとしてピリジン窒素を最初に考慮したのはJafféである[27]。しかし，疎水効果の処理へのこの着想の拡張は，批判の対象となった[28,29]。というのは，環に付いた置換基と異なり，環内のヘテロ原子は，位置に依存する新しいクラスの相互作用，すなわちσ-共鳴を経験するからである。もし精度の改善が見込めるのであれば，この相互作用もまたCLOGPアルゴリズムで考慮されなければならない。

もしこの電子効果が長い経路にわたって作用するならば，log Pに対するその影響は次第に減弱していくはずである。CLOGP（第3.54版）では，7-ヒドロキシキノリンのように環が縮合している場合，その電子効果は本来の値の半分に低下する。さらに，別の芳香環が介在すれば，その値は1/4にまで低下する。ビフェニルのような連結環では，本来の値の0.2倍が使用される。この論法は，プリン類似体でうまく機能する。しかし，ジアザインデン類やハルマン類似体では

うまく行かないので，注意深い再吟味が必要である。

古典的なHammettの方法論では，複数の置換基が反応中心に影響を及ぼす場合，σ値に完全な加成性が成り立つ。しかし疎水性では，複数の反応中心が存在するかもしれない。その場合，多重置換と共に，電子効果が衰退したとしても不思議ではない。この一定率の衰退の達成を目指して，かなり複雑な経験的システムが開発された。第3.6版までのCLOGP-3では，このシステムの構成は以下の段階から成り立つ。

1. まず，フラグメント対が同一環にあるのか否かを調べる。次に，個々の相互作用に対して全ポテンシャルのσ/ρ積を計算し，値が小さくなる順に並べる。
2. （ピリジンのような）芳香族窒素フラグメントのσ値を除き，σやρの使用は，電子効果の衰退や老化を引き起こす。整頓された表の一番上にある最初の相互作用は，全ポテンシャルで入力される。というのは，そのσ成分やρ成分の現在の年齢は，それぞれゼロと見なせるからである。しかし，（先に述べた老化しない窒素を除き）有効なσとρの値は，1回使用するたびに，前回の値の半分になる。もし各々のσとρが年齢1の段階にあるならば，補正への増分は新しい相互作用の1/4に過ぎない。

テルブトリン(5-10)は，このタイプの多重電子補正を必要とする。15 ポテンシャル因子は9.75 にまで減少するが，その詳細については他所を参照されたい[30*]。

$F_{\sigma/\rho}$ = +4.56(15 ポテンシャル; 9.75 を使用)　　計算値 = 3.73;

実測値 = 3.74

多くの事例によれば，分配現象における溶媒和力は，Hammettのσ値を測定する際に遭遇したものと似ている。特に，芳香環に付いた置換基の場合，ヘテロ原子の孤立電子対の水素結合受

---

*多重置換ピラジン類に関する最近のデータによると，フラグメントの電子相互作用の非加成的処理が改善され，環に付いた置換基は縮合型フラグメントと区別できるようになった：(1) 置換基と縮合型フラグメントでは，σ値は老化しないが，ρ値は常に老化する。(2) 環に付いた置換基のσが最初に処理され，老化をリセットした後，縮合型フラグメントのσが処理される。いずれの場合も，計算はσ/ρ対の固有強度の順に行われる。

容強度は，負の σ 値で表される電子供与強度と相関がある。1-アジリジニル基と比べたときのジメチルアミノ基の電子供与ポテンシャルは，この相関の興味ある実例である。p-ジメチルアミノ基の σ 値は -0.83 であるが，閉環はその値を -0.22 にまで低下させる。すなわち，CLOGP では，ジメチルアミノ基は，1-アジリジニル基よりも大きな ρ 値を使用する。メチルメラミン類似体の分配データは，この指摘を支持する。歪みのあるアジリジニル環の場合，CCl_4 での水素結合平衡の測定に基づき，電子欠乏環に付いた第三級窒素の β 値が顕著に減少するか否かを知ることはできない。

最近のデータによれば，芳香族における電子因子の割り当てには問題がある。幸いにも，その影響は実際面よりも理論面で大きい。結合環境にかかわらず，フラグメントには同一の ρ 値が割り当てられる。たとえば，$C_6H_5OCH_3$ と $C_6H_5OC_6H_5$ のエーテル酸素のフラグメント値は，それぞれ -0.61 と $+0.53$ であるが，ρ 値はいずれも 0.50 である。$C_6H_5OC_6H_5$ の結合環境におけるエーテル酸素の正値は，酸素の孤立電子対が水素結合に利用されず，かつ一方のフェニル環に付いた電子求引基が，結合環境を現在よりも疎水性にしないことを示唆する。CLOGP では，アニソールの4-ニトロ誘導体はかなりうまく計算されるが（実測値=2.03；計算値=2.10），ニトロジフェニルエーテルの電子相互作用は過剰に補償される（$F_{\sigma/\rho}$ を 0.3 としたとき，実測値=3.83；計算値=4.28）。これらのデータによれば，純粋な水素結合受容フラグメントの芳香性電子効果に対する ρ 値は，どのような環境にあろうとも，フラグメント値の端数として計算される。この場合，もし端数が 0.5 であるならば，4-ニトロジフェニルエーテルの計算値は 3.73 となる（$\Delta = +0.10$）。

同様の問題は，2-フェノキシピリジンでも見られる。

5-11

実測値 = 2.39；CLOGP(3.54版)による計算値 = 3.59（$F_{\sigma/\rho} = +0.50$）

しかし，より強力な $-N=$ フラグメントでは，ρ 値は実際の $-O-$ フラグメントの 0.8 倍に修正される。そのため，$F_{\sigma/\rho} = -0.42$ とすれば，新しい計算結果は 2.45 となる。2-メトキシピリジンでは，同じ 0.8 という端数は $F_{\sigma/\rho} = +0.46$ をもたらす。そのため，計算値は実測値よりも 0.01 だけ大きくなる。

もし問題のフラグメントが，（NHのように）β 値に加えて有意な α 値を持つならば，たとえ接続された第二の芳香環が親水性を著しく低下させても，電子求引性フラグメントはかなり大き

な正の補正因子を必要とする。ピリジン窒素を電子求引性フラグメントとする場合には，CLOGPが備える現在のρ値は，構造(**5-12a**)の-NHCH$_3$にとって満足な値である。

5-12a

5-12b

実測値 = 1.07; 計算値 = 1.12   実測値 = 2.75; 計算値 = 3.05 ($F_{\sigma/\rho}$ = +0.91)

構造(**5-12b**)のように，NHへの第二の芳香環の取り付けは，そのフラグメント値を-1.03から-0.09へと高める。ただし，CLOGP（第3.53版）では，構造(**5-12a**)と同じρ値を，-NH-に対して用いる。そのため，2-アニリノピリジンの計算値は，実測値よりも0.30ほど大きくなる。この量は，適用された電子補正の約1/3に相当する。

電子求引性フラグメントがニトロ基の場合，N-置換アニリン類はすべてよく似た結果を与える。N-メチル類似体(**5-13a**)では，電子補正量は+0.65が適当である。しかし，N-フェニル類似体(**5-13b**)では，この補正量は実測値よりも0.27ほど大きい計算値を与える。

5-13a

5-13b

実測値 = 2.04; 計算値 = 2.03; $F_{\sigma/\rho}$ = +0.65;   実測値 = 3.74; 計算値 = 4.01

5.4.5 アルゴリズムマネージャー

SMILESを介して，新しいフラグメントを含んだ溶質をCLOGPへ入力すると，CLOGPは「フラグメント値が欠損しているため，計算は無効（INVALID）」というメーセージを返してくる。また，計算の詳細を尋ねると，新しいフラグメントの値をゼロとした場合にどんな値が得られるかを，CLOGPは提示してくる。この溶質の分配係数が測定ずみの場合，もし補正因子を考慮しなければ，CLOGP値と実測値の差が，その結合環境に対するフラグメント値となる。これらのデータを，固有フラグメント値と共にアルゴリズムマネージャー（AM）へ追加しなければ，（オルト補正を必要とする）表5-4の構造や（電子補正を必要とする）表5-7の構造との比較に基づき，CLOGPは他の類似体の計算が間違っていることをユーザーに警告してくる。

本節では，きわめて幅広い構造を有するベンゾチアジアジド類の利尿活性について検討を加えた。これらの化合物では，log Pの測定値はかなり複雑である[31]。しかし，この種のフラグメン

トデータがフラグメントデータベース（FRAGDB）に存在しない場合，これらのデータタイプをAMへどのように組み込むのかについて，この事例は有用な情報を提供する。表5-8に示した構造は，3位が置換されているか否かにより，2種のフラグメントタイプに分けられる。データは3-アルキル類似体と3-アリール類似体を含むため，3-置換類似体は2種類の結合環境値を必要とする。

　表5-8に示した最初の10種の類似体は，3位が置換されていない。そこで，3-Hに対するf，σおよびρの値が設定された。（ドライバープログラムUDRIVEを介してアクセスされた）CLOGPは，最初，欠損フラグメントの値をゼロと見なし，化合物1に対して+1.69なる値を返してくる。測定値の+0.16を用いると，フラグメントの推定値は-1.53になる。AMのデータベースへのこの値の入力はきわめて簡単である。単に，UDRIVEからコマンド「a」を入力するだけで良い。提供されたメニューにある「m」は，FRAGDBの修正を可能にする。メニューはさらに，ユーザーに新しいフラグメントを指定するように促してくる。環境データに対する「e」を選択したのち「=」を入力すると，UDRIVEにある最終構造のSMILESへ立ち戻ると同時に，適当な結合環境を持つフラグメント表にカーソルを位置づける。ユーザーは，AMを更新すると共に，プログラムから抜け出せば，UDRIVEへ立ち戻ることができる。UDRIVEは，続いて新しいデータへアクセスする。

　表5-8では，チアジアジドフラグメントに対して-1.53を入力する。化合物2と化合物3は，それぞれ+0.14と+0.20の補正を必要とする。この補正は，新しいフラグメントとクロロ基との電子相互作用に相当する。ハロゲンのσ値とρ値は，それぞれ0.28と0.0で，チアジアジドフラグメントは並みのρ値を必要とする。表5-7によれば，フラグメントSO_2NHCH_3のρ値は0.88である。しかし，そのメチル基をカルボイミノ基で置き換えると，供与傾向は低下する。妥協策として0.4なる推定値を入力すると，偏差は化合物2ではゼロ，化合物3では+0.06となる。

　化合物4のスルホンアミド基（0.25）は，ハロゲン（0.28）とよく似たσ値を持つ。したがって，チアジアジドのρ値との相互作用は，電子補正へ+0.18の寄与をなす。しかし，化合物4に対する初期の計算値は0.66ほど小さすぎた。この事実は，チアジアジンフラグメントが，かなり大きなρ値（0.88）を有するスルホンアミド基の親水性を低下させたことを示唆する。チアジアジドフラグメントのρ値を0.8とすれば，ほぼすべての差が説明される。この値は，7-スルホンアミド基を有する化合物5～10で確定され，微調整された。しかし，化合物5～10は，6位にも置換基を持つことから，負のオルト補正が働いている可能性もある。

　（この時点では仮の値であるが）表5-8のf，σおよびρを用いれば，化合物5のCLOGP値は-0.28となる。ただし，F_oはゼロである。データベース探索によれば，2-スルホンアミドトルエンはオルト補正を必要としない。そのため，化合物5の偏差はとにかく小さく，-0.12にすぎない。6-F類似体（化合物6）では，もしF_oがゼロであるならば，CLOGP値は0.21となり，少し大きすぎる。フッ素はメチル基よりも小さいが，極性が高いため，Yフラグメントの数が増えると，オルト補正が必要になる。（表5-4のオルト行列におけるNo.7対No.8のように）フッ

表 5-8 ベンゾチアジアジド類

	3-H	$f = -1.53$	$\sigma = 0.8$	$\rho = 0.4$
	3-A	$f = -2.30$	$\sigma = 0.5$	$\rho = 0.8$
	3-a	$f = -1.82$	$\sigma = 0.5$	$\rho = 0.8$

No.	位置				実測値	CLOGP	Δ	Σσ	F_o
	3	6	7	5,8					
1	H	H	H	H	0.16	0.16	0.00	0.00	0
2	H	Cl	H	H	1.01	1.01	0.00	0.14	0
3	H	H	Cl	H	1.07	1.01	+0.06	0.14	0
4	H	H	SO$_2$NH$_2$	H	−0.70	−0.78	+0.08	0.88	0
5	H	CH$_3$	SO$_2$NH$_2$	H	−0.40	−0.28	−0.12	0.88	0
6	H	F	SO$_2$NH$_2$	H	−0.70	−0.68	−0.02	1.04	−0.20
7	H	Cl	SO$_2$NH$_2$	H	−0.24	−0.31	+0.07	1.04	−0.40
8	H	Br	SO$_2$NH$_2$	H	−0.30	−0.26	−0.04	1.00	−0.50
9	H	CF$_3$	SO$_2$NH$_2$	H	−0.15	−0.15	0.00	1.13	−0.50
10	H	NO$_2$	SO$_2$NH$_2$	H	−0.70	−0.89	+0.19	1.21	−0.18
11	CH$_3$	H	H	H	0.29	0.26	+0.03	0.00	0
12	CH$_3$	H	H	5Me	0.52	0.76	−0.24[a]	0.00	0[a]
13	CH$_3$	CH$_3$	H	H	0.74	0.76	−0.02	0.00	0
14	CH$_3$	H	H	5Cl	0.72	1.20	−0.48[a]	0.22	0[a]
15	CH$_3$	Br	H	H	1.37	1.35	+0.02	0.22	0
16	CH$_3$	Cl	H	H	1.21	1.20	+0.01	0.22	0
17	CH$_3$	OCH$_3$	H	H	0.56	0.57	−0.01	0.39	0
18	CH$_3$	CF$_3$	H	H	1.59	1.54	+0.05	0.39	0
19	CH$_3$	Et	H	H	1.25	1.29	−0.04	0.00	0
20	CH$_3$	H	CH$_3$	H	0.81	0.75	+0.06	0.00	0
21	CH$_3$	H	Br	H	1.37	1.35	+0.02	0.22	0
22	CH$_3$	H	F	H	0.62	0.63	−0.01	0.22	0
23	CH$_3$	H	Cl	H	1.20	1.20	0.00	0.22	0
24	CH$_3$	H	I	H	1.61	1.61	0.00	0.22	0
25	CH$_3$	H	NO$_2$	H	0.65	0.49	+0.16	0.48	0
26	CH$_3$	H	SO$_2$NMe$_2$	H	0.32	−0.14	+0.46	0.40	0
27	CH$_3$	H	CF$_3$	H	1.51	1.54	−0.03	0.39	0
28	CH$_3$	H	H	8Cl	0.62	1.20	−0.58[a]	0.22	0[a]
29	CH$_2$Ph	H	H	H	1.89	2.03	−0.14	0.00	0
30	CH$_2$Ph	Cl	SO$_2$NH$_2$	H	1.56	1.43	+0.13	0.90	−0.40
31	CH$_2$SEt	Cl	H	H	2.26	2.34	−0.08	0.22	0
32	CH=CHCH$_3$	Cl	H	H	1.96	1.96	0.00	0.22	0
33	フェニル	H	H	H	1.78	1.78	0.00	0.00	0
34	2-フリル	H	H	H	1.06	0.96	+0.10	0.00	0
35	2-チエニル		H	H	1.68	1.50	+0.18	0.00	0
36	CH$_2$Cl	Cl	H	H	1.68	1.81	−0.13	0.22	0
37	CHCl$_2$	Cl	H	H	1.81	2.38	−0.57	0.22	0
38	CF$_3$	Cl	H	H	1.65	1.76	−0.11	0.22	0

[a] 負のオルト補正を許容するためには,アルゴリズムの変更が必要である.

素対スルホンアミドでは，$F_o = -0.20$ は妥当な割り当てと考えられる。しかし，測定によるさらなる確認が望ましい。

6-Cl類似体（化合物7）は，$F_o = -0.33$ を必要とする。しかし，データベース探索によれば，2-クロロベンゼンスルホンアミドのF_o値は-0.54である。そこで，妥協策として-0.40なる値が採用された。6-Br類似体（化合物8）は，多少大きなオルト補正を必要とし，$F_o = -0.50$のとき，偏差が最も小さくなった。6-CF_3類似体（化合物9）は，6-Br類似体に比べて電子効果が強い（表5-7によれば，0.49対0.28）。しかし，オルト効果はほぼ同じである。$F_o = -0.50$とすれば，化合物9の偏差は$+0.01$にすぎない。

ニトロ基は，しばしば計算を難しくする。6-NO_2類似体（化合物10）も例外ではない。2-ニトロベンゼンスルホンアミドのデータに基づき，化合物10のF_o値は-0.26であると推定された。しかし，この計算は，$+0.29$というかなり大きな偏差をもたらした。ニトロ基のσ値は多数の類似体で測定されており，その値は信頼に足る。オルト値は調整可能なパラメータであるから，妥協策として$F_o = -0.18$なる値が採用された。この妥協は，最終的に$+0.19$なる偏差を生じた。最初の9種の溶質の平均偏差は0.043であり，この値は測定の偏差に近い。ニトロ類似体を含めた場合でさえ，平均偏差は0.06よりも小さい。

3-アルキルフラグメントのパラメータは，同様にして，化合物11〜28から評価される。-2.30なるフラグメント値は，通常の水素の損失から予想される値よりもはるかに小さい。3-アルキルフラグメントは，3-Hフラグメントに比べて，より強力な供与体であるが，受容体としては劣っている。CLOGP（第3.54版）で使用されるコードは，（チアジアジンのような）環形成フラグメントと，5位または8位に付いた置換基とのオルト相互作用を妨害する。このコードの記述が間違いであり，修正を必要とすることは，化合物12, 14および28のデータから強く証明される。$-N=$基と対比される5位では，メチル基は-0.24のオルト補正を必要とし，クロロ基はその2倍の補正を必要とする。一方，$-SO_2^-$と対比される8位では，クロロ基の効果は-0.58で，正常なスルホンアミドクロロ対のそれとほぼ同じである。

7-ジメチルスルホンアミド類似体（化合物26）は，異常性を示す。他の溶質の測定から得られた$-SO_2N(Me)_2$フラグメントの値は，$\sigma=0.5$，$\rho=0.0$である。必要な$+0.56$の補正がどこからくるのかは不明である（測定が間違っていた可能性もある）。7-ニトロ類似体（化合物25）もまた，3-H系列の化合物10と同様，正の補正を必要とする。

3-アリールフラグメント値の設定に当たっては，フェニル，フリルおよびチエニル類似体の3種の溶質しか利用できなかった。フェニル類似体（化合物33）からの$f=-1.82$を用いると，フリルでは$+0.10$，チエニルでは$+0.18$の小さな正の偏差が現れる。これらの偏差は，（CLOGPでは考慮されない）ヘテロ原子の極性相互作用によるものである。（電子補正の立証に役立つ）6または7位に極性フラグメントをもつ類似体は存在しないにもかかわらず，CLOGPは，これらの類似体に対しても，3-アルキル類似体と同様の極性フラグメントを要求する（5.4.4.3節参照）。

ある程度信頼できる3-アルキルフラグメントのパラメータでは，メチル基以外の3-アルキル基は異常な挙動を示す。たとえば，3-エチル類似体では-0.11，3-プロピルでは-0.22，3-ブ

チルでは−0.27の偏差が生じる。3-ブチル類似体のlog Pは2.52にすぎないので，大きな偏差の原因は測定の難しさによるものではない（log Pが5.0よりも大きい場合には，実測値としてしばしば小さい値が報告される）。3位のシクロアルキル基は異常な挙動を示し，その偏差の符号が反転する。しかも，偏差の値は，シクロヘキシル（0.0）；シクロペンチル（+0.18）；1-シクロペンテニル（+0.35）；3-シクロヘキセニル（+0.39）；5-ノルボルネン-2-イル（+0.64）へと確実に増加していく。正当化する前であれば，再測定することもできる。しかし，（チアジアジドフラグメントの極性窒素を遮蔽する）オクタノール相での配座は，計算における偏差の理由となりうる。

3位のハロアルキル基は興味深い挙動を示す。通常，SO_2基を介して結合したフラグメントは，Y3型（図5-1参照）を割り当てられる。チアジアジドに対してこの割り当てがなされると，ジクロロメチル類似体（化合物37）とトリフルオロメチル類似体（化合物38）では，偏差が過大に見積もられ，log単位でそれぞれ−1.22と−1.66となる。明らかに，チアジアジンの炭素原子に付いたα-ハロゲンは，スルホニル酸素の水素結合受容能に対してあまり影響を与えない。したがって，Y3型ではなくY1型を割り当てた方が妥当と考えられる。モノクロロメチル類似体（化合物36）の偏差は−0.13であるが，ジクロロメチル類似体（化合物37）では−1.22から−0.57へと小さくなり，トリフルオロメチル類似体（化合物38）では−1.66から−0.11へと小さくなる。

5.5 互変異性体

化合物が互変異性型で存在する場合，優勢な方の構造を用いたCLOGP計算は，通常満足な結果を与える。一例として，ピリジンアミン類を考えてみよう。たとえば，2-ピリジンアミン(**5-14**)は，（イミン型ではなく）ほとんどアミン型で存在する。したがって，アミン型で計算した値は，実測値と良好な一致を示す。一方，ヒドロキシピリジン(**5-15**)では，同様に計算しても，一致は良くない。2-ヒドロキシピリジンの主要な互変異性構造である2(1H)-ピリジノン(**5-16**)は，新しいフラグメントを要求する。その値は，この化合物と2(1H)-キノリノンの実測値から算定できる。その結果は，実測値とよく一致する。しかし，2-ピリジンチオール(**5-17**)，2-ヒドロキシピリミジン(**5-19**)およびピリミジン-2-チオール(**5-21**)の場合には，計算値は実測値よりもはるかに大きな値を与える。これらの化合物の主要な互変異性構造は「オン」または「チオン」であるから，それらの構造の実測値を使えば，新しいフラグメントの値を設定することができる。これらの事例では，互変異性構造は他には存在しない。したがって，構造(**5-18**)，構造(**5-20**)および構造(**5-22**)といった主要な構造に対する計算値は，実測値と完全に一致する。

溶媒和力は，互変異性平衡において重要な役割を演じると共に[32]，log P計算では不測の異常性の原因となる。4-ヒドロキシピリジン類では，-オン/-オール比は気相で10^{-5}，クロロホルム相で>10であった[33]。これらのピリドン類が示す強い会合傾向（クロロホルム相では$K_a = 30,000$）は，非極性溶媒中での互変異性平衡定数の測定に疑問を投げかける[34]。しかし，log P

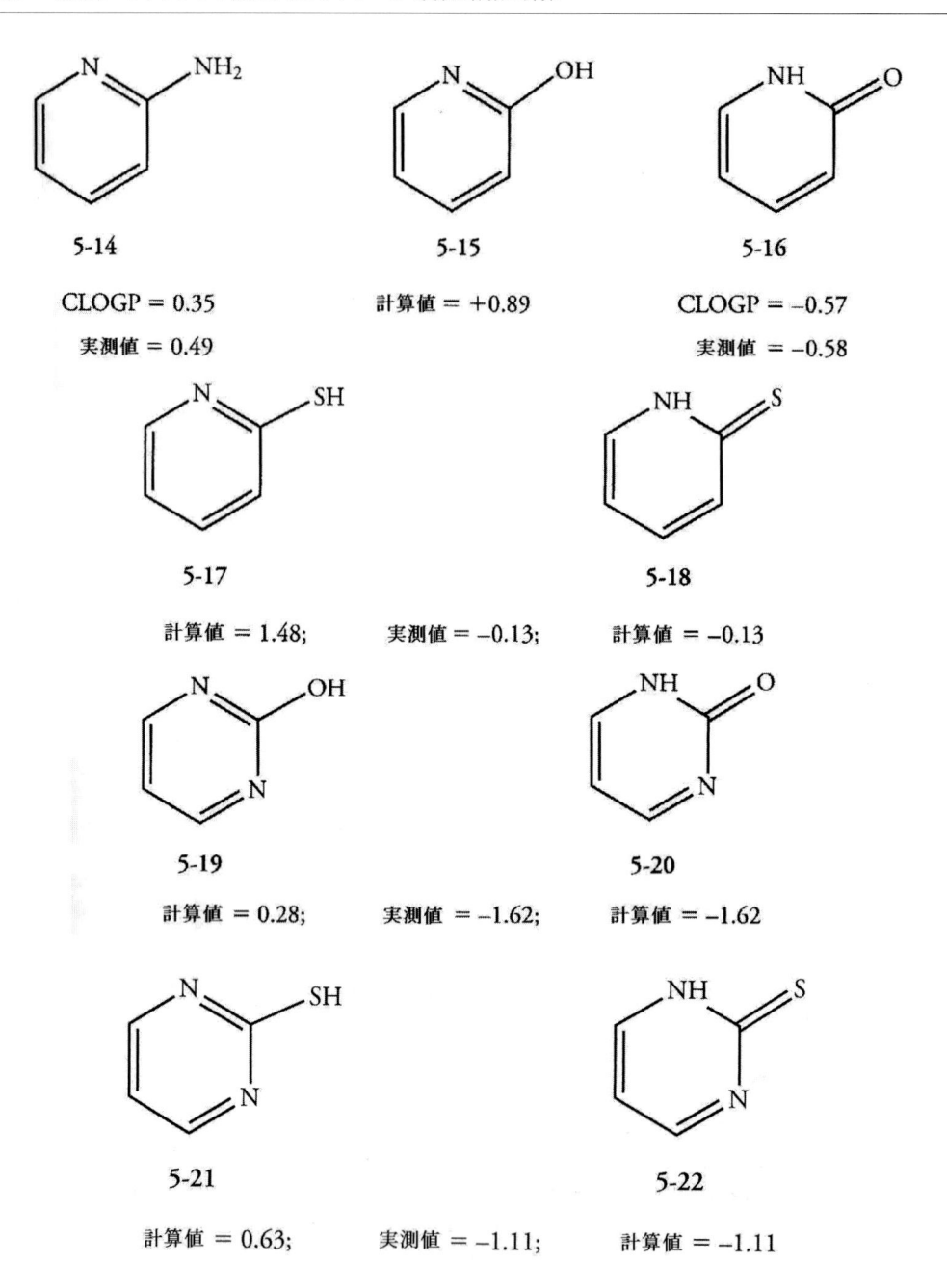

5-14
CLOGP = 0.35
実測値 = 0.49

5-15
計算値 = +0.89

5-16
CLOGP = −0.57
実測値 = −0.58

5-17
計算値 = 1.48;　実測値 = −0.13;

5-18
計算値 = −0.13

5-19
計算値 = 0.28;　実測値 = −1.62;

5-20
計算値 = −1.62

5-21
計算値 = 0.63;　実測値 = −1.11;

5-22
計算値 = −1.11

計算でさらに重要なのは，このK_aが環窒素に隣接する原子団の立体パラメータに依存することである[35]。しかし，これらの観察はどれも，NH-ピリドン(**5-23**)における計算値と実測値の間の大きな偏差を明快に説明するものではない。

5-23

$$^af_{NH} + {}^af_{C=O} + 4{}^af_C + 4f_H + F_{\sigma/\rho}$$
$$-0.67 + (-1.53) + 0.52 + 4(0.225) + 0.80 = 0.03$$
$$\text{実測値} = -1.30$$

この問題への一つの解は，芳香性孤立炭素の規則に対して例外を設け，介在する炭素が超フラグメント（*C(=O)CH=CHNH*）の一部になることを認めることである。しかし，極性フラグメントの同定を可能にする孤立炭素の定義は，現在のCLOGPプログラムの持つ融通性と修正しやすさの基礎である。我々は，この定義への超フラグメントの例外的な組み込みに反対した。というのは，このような例外の設定は，プログラムの理解と修正を困難にするからである。この問題へのもう一つの解では，負のσ値とρ値を持つ縮合芳香族フラグメントの存在が許容された。長い目で見たとき，この解はいっそう満足な結果を与えた。芳香族のNHとNに対して通常のσ/ρを使用し，$\sigma_{C=O} = -0.70$および$\rho_{C=O} = -1.2$としたとき，1-Hピリドン（**5-24**）と1-メチルピリドン（**5-25**）のCLOGP計算は次のようになる。

5-24

$$^af_{NH} + {}^af_{C=O} + 4{}^af_C + 4f_H + F_{\sigma/\rho}$$
$$-0.67 - 1.53 + 0.52 + 0.908 - 0.56 = -1.33$$
$$\text{実測値} = -1.30$$

5-25

$$^a f_N A + {}^a f_{C=O} + f_C + 4 {}^a f_C + 7 f_H + F_{\sigma/\rho}$$
$$-1.02 - 1.52 + 0.20 + 0.52 + 1.59 - 0.71 = -0.96$$
$$実測値 = -1.22$$

　2種の互変異性型がいずれも多量に存在する場合には，計算値は実測値とひとまとめにされ，K_tの尺度として使われる．しかし現状では，この仮定は多少危険を伴う．というのは，各相内の平衡に加え，相間の平衡も満たす必要があるからである．

　アセチルアセトン(**5-26**)を用いて，これらの問題を考えてみよう．

5-26

計算値 $= -0.50$　　実測値の平均 $= +0.24$　　計算値 $= -0.24$

　エノール型は，(CLOGPでは考慮されない) 分子内水素結合によって強く安定化される．改良された計算では，$+0.90$を加え，最終的に$+0.66$なる値が得られる．この値は，実測値とかなりよく一致する．すなわち，実測値によれば，気相と純液体の双方で，エノール型は全体の2/3を説明する[35]．K_tに及ぼす溶媒和力の効果は，まだ十分に検討されていない．しかしおそらく，水はケト型と溶媒和しやすく，オクタノールはエノール型を好む傾向がある．

　アントロンとアントラノールの間の互変異性平衡も同様である．構造(**5-27a**)と構造(**5-27b**)に示されるように，実測値の3.61は，2種の異性体のCLOGP値 (3.34, 3.82) とひとまとめにされる．1-ナフトールと2-ナフトールに対する$\log P$実測値の差に基づき，CLOGPはヒドロキシ基のペリ効果を$+0.20$と算定する．この効果を考慮すると，アントラノールの$\log P$計算値は4.02となる．これらの値によれば，水中ではケト型が77%以上の割合で優勢である．この結果は，他の知見ともよく合致する[36]．一方，オクタノール相では，58%ほどがエノール型である．

アントロン—アントラノール；実測値 = 3.61

	CLOGP	水相の%	オクタノール相の%
5-27a	3.345	77.5*	42*
5-27b	(3.823) 4.02*	22.5*	58*

*9-OH をペリ因子として計算

5.6 双性イオン

　飽和時に水をほとんど含まない非極性相と異なり，オクタノール相は α-アミノ酸類の双性イオンも収容することができる。ペプチド類や蛋白質類の基本単位としてのアミノ酸に対する疎水性の計算は興味深いものがある[37]。有効電荷がゼロとなる pH での双性イオンの $\log P$ は，かなり高い精度で計算可能である[38]。CLOGP の初期の版では，双性イオンの補正因子 ($F_{ZI} = -2.27$) に加え，中性のアミノ基やカルボキシ基に対するフラグメント値や相互作用因子も用いられた。この方式は，非極性側鎖を持つアミノ酸類ではうまく機能した（Δの平均値 = 0.08）。しかし，セリン（Δ = +1.15）やメチオニン（Δ = +0.98）といった α-アミノ酸では，側鎖極性基の隣接補正が過小評価されてしまう。たとえ孤立炭素の定義を修正したとしても，α-炭素原子が双性イオン電場に吸い込まれるという事実を無視することはできない。唯一可能な解は，孤立炭素の規則に例外を設け，-4.0 なる値を用いて，その炭素を超フラグメントと結びつけることである[38]。そうすれば，計算は大幅に改善される。

　ただし，この操作が正しく機能するのは，構造(5-28)に示した γ-アミノ酪酸（GABA）のように，双性イオンの電荷が分離している場合に限られる。

$$\text{H}_3\text{N}^+ - \text{CH}_2 - \text{CH}_2 - \text{CH}_2 - \text{COO}^-$$

5-28

計算値(F_{ZI}を使用) = −3.33; 実測値 = −3.17

非遮断ペプチド類もまた，分離した双性イオン電荷を持つ。そのため，その疎水性の推定は，遊離アミノ酸類に比べてはるかに興味深い。ただし，この場合には，双性イオンの極性以外の性質も関与すると考えられる。遮蔽ペプチド類を用いたFauchere-Pliskaの研究によれば，極性の側鎖は主鎖のアミド部分と意外な様式で相互作用する[37]。赤松らは，ジおよびトリペプチド類の計算で，側鎖の立体的なかさ高さが負の補正を必要とすることを指摘した[39,40]。また，高級なオリゴペプチド類では，（βターンやαヘリックスを開始する）ペプチド鎖に沿った水素結合は正の補正を必要とする。これらの因子は，CLOGPの現行版には組み込まれている。赤松らの報告によれば，これらの因子を用いれば，100種の非遮蔽ペプチド類と53種の遮蔽ペプチド類がうまく計算された。各ペプチド類に対する平均偏差は，それぞれ0.15または0.05よりも小さかった。

同じ方法論に基づいて，（アルギニン，リジン，グルタミン酸およびアスパラギン酸といった）荷電した側鎖を有する遮蔽ペプチド類に対する計算アルゴリズムが作成された。CLOGPでは，それらのペプチド類の値は，非イオン型のpHで計算される。pH 7.4でのイオン化に対する補正量は分かっているので，これらの補正を（荷電型側鎖を有する）非遮蔽ペプチド類へ適用することは容易である。手動操作によるテトラおよびペンタペプチド類のβ-ターンポテンシャルの補正はうまく機能した。しかし，アルゴリズムには，この補正はまだ組み込まれていない。

分離した双性イオン電荷を有する薬物は多数存在するが，それらの計算は，F_{ZI} = −2.27を用いる初期の方法論でも十分処理可能である。アモキシシリン(**5-29**)は，ベンジルペニシリン(**5-30**)の閉環状類似体に相当する。

5-29

計算値(F_{ZI} = −1.97);実測値= −1.99

5-30

計算値 = 1.68;実測値 = 1.83

5.7 イオン対

　第4章の序論で述べたように,真の分配係数は,溶け合わない2種の溶媒中における同一溶質の濃度比である。水中で完全に解離したイオンは,対を作ってオクタノール相へ入り込む。オクタノール相での水の解離定数は約 10^{-3} である。依存平衡にあるこの集合は,厳密には,抽出定数 E_{QX} を用いて処理される[41]。しかし,オクタノール-水系のイオン対分配にも,中性型溶質と同様の標準条件があると仮定すれば,(中性型溶質と比較可能な)再現性のある測定結果が得ら

れる。有機酸や有機塩基では，標準条件となるのは，HClやNaOHを用いて，pHをlog単位で5.0だけ，pK_aのイオン側へ調整した位置である。第四級アンモニウム化合物の標準条件は，本節で後ほど提示される。これらの測定値は，手計算の目標として役立つ。しかし，コンピュータ計算のためのアルゴリズムはまだ作成されていない。

　カルボキシ基やスルホン酸基からのプロトンの損失は，大きな疎水性カチオン類が妨害しない限り，log Pを−4.1だけ変化させる。イオン性フラグメントがいかなる構造と結合しても，この−4.1という値は一定である。この事実は，おそらく，負電荷が局在化していることを関係がある。フェノラート酸素が芳香環へ直接結合すると，予想通り，共鳴による負電荷の非局在化が起こる。中性型フェノールとイオン型フェノールとの差は，−4.1よりもはるかに小さい。

$$p\text{-}C_6H_5C_6H_4OH \quad \text{実測値} = 3.20;$$

$$p\text{-}C_6H_5C_6H_4O^- \quad \text{実測値} = 0.22 \text{ (pH} = 13.0)$$

　p-フェニルフェノールのpK_aは9.5である。pH 13では中性型が0.0316%存在するので，この補正を行うと，イオン型のlog Pは0.06となり，中性型とイオン型の差は−3.14になる。

　アニオン性溶質とは対照的に，正電荷はsp^3炭素原子鎖に沿い，かなりの距離にわたって非局在化する[42]。sp^3炭素やsp^2炭素を覆うこの正電荷の非局在化は，イオン型溶質の親水性を高める。しかし，非局在化の方向は，中性型溶質のそれとは逆である。アミン類では，0.1 N塩酸を水相としたとき，中性型の寄与はほとんどない。第四級化合物は，中性型から干渉を受ける。そこで，我々は，第四級化合物の分配係数を求めるに当たり，0.1 Mの小アニオンの存在下，これらの低濃度のカチオン類を測定し，ゼロ濃度へ外挿することにした。オクタノー系でのCl^-とI^-の差は0.35にすぎない。この補正を行えば，他のハロゲン化物のデータとも比較することができる。

　計算によれば，最も簡単な状況下では，鎖が長くなるにつれ，第四級アルキルアンモニウムのN^+カチオンは一層親水性になり，その電荷は最大限に非局在化される。（理解しやすく，かつコンピュータ化しやすい）この効果は，中性型溶質に適用される幾何学的結合因子（5.4.1節参照）に付け加えられる。プロトン化したアミン（quat）へは，できるだけ小さい負のフラグメント値を与える。最小数の孤立炭素へ結合しているためである。また，幾何学的結合因子に加えて，（中央の窒素原子からの距離の二乗に比例して減少する）負の電子的結合因子も追加される。モノおよびジアルキルアミン類では，標準的な幾何学的結合因子は−0.12である。しかし，第三級アミンは枝分かれフラグメントであるため，その幾何学的結合因子は−0.20になる。この論法によれば，第四級アンモニウム化合物は二重に枝分かれしているため，もし（電荷効果を含まない）単純な幾何学的結合因子を求めるとすれば，その値は−0.27か−0.28になる。

　プロトン化したアミンでは，結合因子の電子成分は4個のアルカン炭素に介して広がり，第四級アンモニウム化合物では，5個のアルカン炭素に介して広がっている。電荷の効果は距離の二乗に従って減少するので，中心に近づくにつれ，各結合に対する因子は2倍ずつ増えていく。比で示せば，アミン類では1, 2, 4, 8, 第四級アンモニウム化合物では1, 2, 4, 8, 16となる。現在のデータにうまく適合させるには，表5-9に示すように，これらの「理論比」に調整が必要

である。経験的には，−0.07 とか −0.04 といった値が使われる。

　現在，このような荷電型アルキル鎖へ芳香環が結合したとき，何が起こるかを明確に定義するデータを，我々は持ち合わせていない。塩酸フェニルプロパンアミン (**5-31**) のデータによれば，窒素から4番目の結合は，予想通り，フラグメント値にほとんど影響を及ぼさない[43]。

5-31

$$6f_c + 3f_C + 11f_H + f_{NH3Cl} + F_{b+1} + F_{b+2} + F_{b+3} + F_{b+4}$$

$$6(0.13) + 3(0.2) + 11(0.225) - 3.40 + (-0.78) + (-0.4) + (-0.26) + (-0.19) = -1.17;$$

$$実測値 = -1.13^{43}$$

芳香環内に荷電型窒素が存在する場合には，そのフラグメント値は，環内の電荷の寄与も考慮して決められる。次の N-ブチルピリジニウムブロミド (**5-32**) の場合，N-アルキル鎖は，以前の方法に従い，表5-9 の値を使って計算された[43]。

表5-9 カチオン類の手計算に対する負の結合因子

結合因子	省略記号	幾何学的 +	電子的	=	全体
第四級アンモニウム					
六番目およびそれ以降の結合	F_{bx}	−0.27	無		−0.27
五番目の結合	F_{bx+5}	−0.27	(-0.04)		$-0.31(0.30)^a$
四番目の結合	F_{bx+4}	−0.27	$2 \times (-0.04)$		−0.35
三番目の結合	F_{bx+3}	−0.27	$4 \times (-0.04)$		$-0.43(0.45)^a$
二番目の結合	F_{bx+2}	−0.27	$8 \times (-0.04)$		$-0.59(0.60)^a$
一番目の結合	F_{bx+1}	−0.27	$16 \times (-0.04)$		$-0.91(0.90)^a$
モノアミンとジアミン					
五番目およびそれ以降の結合	F_b	−0.12	無		−0.12
四番目の結合	F_{b+4}	−0.12	(-0.07)		−0.19
三番目の結合	F_{b+3}	−0.12	$2 \times (-0.07)$		−0.26
二番目の結合	F_{b+2}	−0.12	$4 \times (-0.07)$		−0.4
一番目の結合	F_{b+1}	−0.12	$8 \times (-0.07)$		$-0.68(-0.78)^a$
トリアミン					
五番目およびそれ以降の結合	F_{by}	−0.20	無		−0.2
四番目の結合	F_{by+4}	−0.20	(-0.07)		−0.27
三番目の結合	F_{by+3}	−0.20	$2 \times (-0.07)$		−0.34
二番目の結合	F_{by+2}	−0.20	$4 \times (-0.07)$		−0.48
一番目の結合	F_{by+1}	−0.20	$8 \times (-0.07)$		$-0.76(-0.78)^a$

[a] 憶えやすいように，値は多少調整されている．

[5-32]

$$^a f_{N+Br} + 5f_c + 4f_C + 14f_H + F_{B+1} + F_{B+2} + F_{B+3} + F_{B+4}$$
$$-5.02 + 5(0.13) + 4(0.2) + 14(0.225) + (-0.9) + (-0.6) + (-0.45) + (-0.35)$$

計算値 = -2.72; 実測値 = -2.69

芳香族性を縮合環や連結環へ拡張した際に生じる過剰の非局在化の効果は，過剰の芳香族炭素の数に -0.25 を掛けることにより経験的に説明がつく。この非局在化の効果は，電荷からの距離の二乗に従って減少する場効果とは別物である。そのため，結合距離を求める必要はない。この知見は，N-プロピルキノリニウムブロミド(5-33)によって確かめられた[44]。

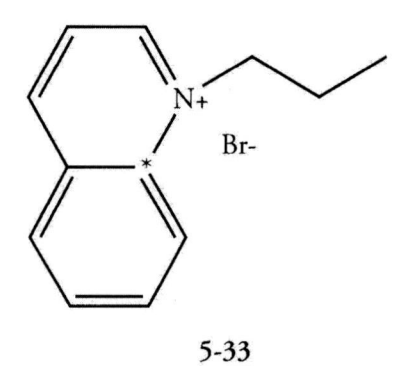

[5-33]

$$^a f_{N+Br} + 9f_c + 3f_C + 14f_H + 4F_{xc} + F_c^{\cdot} + F_c^{*} + F_{B+1} + F_{B+2} + F_{B+3}$$
$$-5.02 + 9(0.13) + 3(0.2) + 14(0.225) + 4(-0.25) + 0.1 + 0.31 + (-0.9) + (-0.6) + (-0.45)$$

計算値 = -2.64; 実測値 = -2.52

ここで，F_{XC} はカチオンへ拡張された芳香族性因子；$F_c^{\cdot}$ は芳香族炭素縮合因子；F_c^{*} は芳香族ヘテロ原子縮合因子である。芳香族炭素縮合因子と芳香族ヘテロ原子縮合因子は通常の因子で，中性型溶質へも適用される。F_{XC} が3個以上の縮合環を有する系へ適用できるか否かは不明である。

5.8 現況と結論

現在の知識によれば，$\log P$（オクタノール-水）を簡単に計算する方法はない。たとえ複雑な溶質のデータを利用したとしても，それは無理である。研究者によっては，この複雑性は人工

的に課せられたものと考える。そこで，彼らは，手計算で簡単に行える方法を提案した。構造変動の少ない溶質群では，この発想は的を射ている。しかし，我々の主張によれば，このような計算は，さまざまな官能基が結合したきわめて複雑な構造を要求する。これらの官能基は，トポロジー的に遠く離れた距離を介して，互い同士，しばしば相互作用している。本章で紹介した補正因子は，たとえ分類に問題があるとしても，真の溶媒和力を反映していると，我々は確信している。実を言えば，アトラジン，デキサメタドン，セファロチンといった複雑な溶質に対して，手計算によりすべての規則を適用することは，方法を設計した者にとってさえ実に退屈な仕事である。長い年月をかけて研究した知識を，これらの溶質へ一律に適用しようとすれば，我々はコンピュータに頼らざるを得ない。

　本章では，現在，解決されているか否かにかかわらず，$\log P$計算の問題点を取り上げた。この時点で，1993年初めに開発されたCLOGPプログラムの信頼性を検証することは適切と考える。その結果は，図5-2に示した通りである。棒グラフは，各精度レベルで計算された溶質の数を示している。信頼に足る$\log P_{オクタノール}$の測定データは8000種に達し，偏差は大多数の化合物で±0.5以下である。その内の7500種を用いた回帰方程式によれば，標準偏差は0.35よりも小さく，相関係数は0.978である。データには，(5.5節と本節で示した) 異性体や互変異性体の一方の構造だけの結果も含まれる。脂肪族系では，分子内水素結合の重要性も認識されたが，アルゴリズムにはこの因子はまだ含まれていない。図5-2のガウス分布の長い尾部を構成し，標準偏差のかなりの部分を占めるのは，偏差が log 単位で2.0を越す配糖体のような異常な溶質である。CLOGPのStarlistは，信頼できる値として7500種のデータを収録している。測定誤差も標準偏差に寄与していると思われる。

　理論に基づいた計算が，現在使われている経験的なエキスパートシステムと置き換わる可能性は十分考えられる。しかし，現時点では，多くの努力は，将来の需要を考慮し，柔軟性の高いコンピュータプログラム，CLOGPの設計に費やされている。CLOGPの特徴は，その使いやすさにある。これは，分子軌道法では実現できない特徴である。一方，CLOGPの弱点としては，次の4点が挙げられる。

1）構造異性体では，$\log P$値が大きく異なることがある。たとえば，フマル酸とマレイン酸の実測値は，log 単位でほぼ1だけ異なる。CLOGPは簡単なSMILES言語[9]を使って構造を入力するが，構造異性体を区別することはできない。また，分配やイオン化を考慮したとしても，マレイン酸とフマル酸における溶媒和の相対エネルギーを予測することもきわめて難しい。フマル酸と比較したマレイン酸の第一解離定数と第二解離定数は，構造(5-34)と構造(5-35)に基づいてうまく説明がつく。

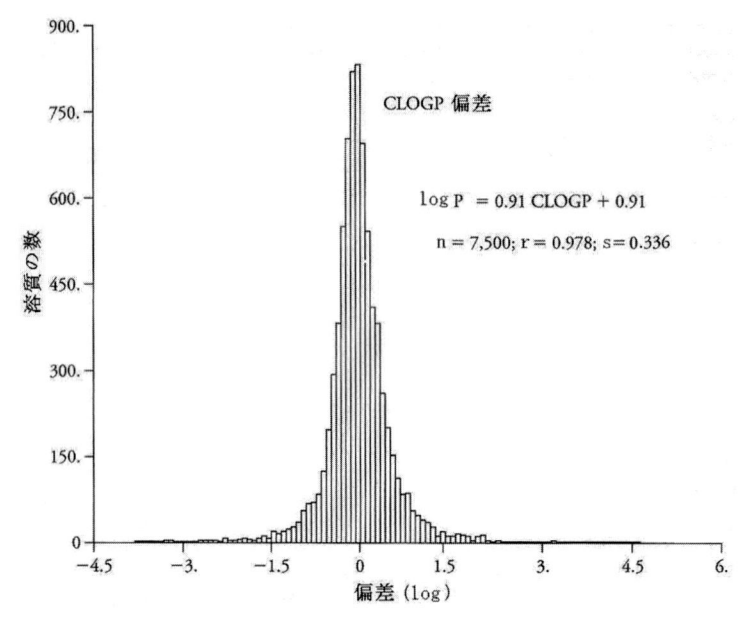

図 5-2　各精度レベルでの溶質の数の棒グラフ

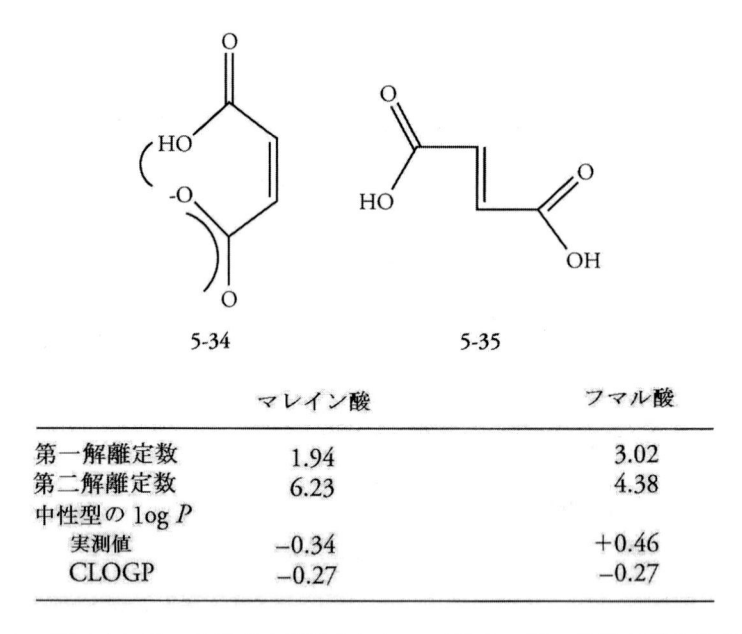

	マレイン酸	フマル酸
第一解離定数	1.94	3.02
第二解離定数	6.23	4.38
中性型の $\log P$		
実測値	−0.34	+0.46
CLOGP	−0.27	−0.27

　マレイン酸の一価イオンは，分子内水素結合にとって都合の好い条件を備えるが，その中性型溶質もまた分子内水素結合を行う．5.4.4.1節で見たように，カルボニル基とヒドロキシ基の間のこのような対合は $\log P$ を高めるが，その値（+0.18）は予想よりも小さい．相対溶媒和の差が分子内水素結合によるものであるならば，マレイン酸の $\log P$ はフマル酸のそれよりも大きい．また，両者の $\log P$ 値は逆の符号を持ち，その差は0.80である．マレイン酸の双極子モーメントは，フマル酸のそれよりも少し大きい（3.17対2.45）[45]．しかし，この説明には疑問が残る．

というのは，cis-1,2-ジクロロエチレンとtrans-1,2-ジクロロエチレンでは，log P の差は 0.23 にすぎないが，双極子モーメントの差はそれに比べてはるかに大きい（1.91 対 0.0）[45]。o-ジクロロベンゼンとp-クロロベンゼンの場合も同様で，双極子モーメントは大きく異なるが（2.27 対 0.0），log P には差がない[45]。

　フマル酸のlog P がマレイン酸のそれに比べて大きいことは，次のように説明される。すなわち，フマル酸のカルボキシ基は共平面性で，C=Cを介して交差共役を起こすが，マレイン酸では，このような交差共役は立体障害により妨害される。現行のCLOGPでは，各カルボキシ基に対して高級ビニルのフラグメント値を使用するが，それらは互いに独立しており，交差共役を生じない。このような交差共役フラグメントの疎水効果は，場合に応じて決められる。シス-トランスの対合では，他の効果も関与する。たとえば，マレイン酸(**5-36**)とフマル酸(**5-37**)のジメチルエステル類は，さまざまな問題を提示する[43]。

	5-36	**5-37**
	マレイン酸ジメチル	フマル酸ジメチル
実測値	0.22	0.74
CLOGP	0.78	0.78

　交差共役は，（水素受容体の）エステルフラグメントでは重要でない。このことは，フマル酸エステルの値から明らかである。一方，マレイン酸エステルにおける負の偏差は，いずれかのカルボニル基によるビニル二重結合への正常な非局在化が，立体障害により許容されないことを意味する。信頼に足る仮説が得られるまでは，（これらの偏差を改善しようとする）CLOGPアルゴリズムのいかなる改変も是認できない。

2) 環内に多原子H-極性フラグメントが存在する場合，それらのフラグメント値はlog単位でほぼ1だけ小さくなる。この効果の最も一般的な事例は，ラクトン類(**5-38**, **5-39**)である。ラクタム類(**5-40**)では，この効果は見られない*。というのは，カルボニル基に隣接するヘテロ原子が，孤立電子対を1個しか持たないからである。効果の正しい定義に必要

---

*少なくとも，γラクタムとδラクタムは正常である。ペニシリン類の縮合βラクタムもまた正常である。しかし，さらに簡単な類似体は正常でなくなり，より疎水性になる。

なデータが入手できるならば，プログラミング自体はそんなに難しくない。

5-38	5-39	5-40
計算値 = 0.66;†	計算値 = 1.20;	計算値 = −0.56;
実測値 = −0.35	実測値 = 1.21	実測値 = −0.46
Δ = −1.01	Δ = 0.00	Δ = +0.10

3) CLOGP-3 では，潜在的に相互作用するフラグメント間のトポロジー的距離のみが測定される。フラグメントは，4個以上の孤立炭素で隔てられていても，優先配座では相互作用距離に正しく配置される。ストリキニーネのようなアルカロイド類の多くはこの挙動を示し，そのアミン部分はカルボニル基のような強い極性基やフェニル環のπ電子雲へ接近する。$\log P$ の測定値は予想よりも大きく，pK_a は逆に予想よりも小さい。これらの異常性は，おそらく溶媒和効果に由来するため，同じアルゴリズムにより処理可能である。配座が固定された他の縮合環構造，たとえば，ジベレリン類似体，17α と 17β に置換基が付いたステロイド類およびエレファンチン類似体では，異常性は分子内水素結合からもたらされる。少なくともこの効果は，受容体単独の場合よりも，供与体−受容体対の方が大きい。同様の異常性はアデノシンでも観測される。アデノシンのアデニン部分とリボース部分は，CLOGP（3.54版）ではかなりうまく計算される（偏差はいずれも 0.3 より小さく，互いの符号は逆である）。なお，アデノシン(**5-41**)の偏差は +1.31 である。

5-41

実測値 = −1.23;   CLOGP(3.54版) = −2.54;   偏差 = +1.31

これは親水的重なりと呼ばれ，（オクタノールが好む）シス配座体の分子内水素結合からもたら

---

† CLOGP のラクトン因子（−0.24）を用いて計算された。

される。極性側鎖を有するアミノ酸類やペプチド類のような直線状溶質では,トポロジー的に離れた水素結合もかなり一般的に見られる。分子内水素結合には架橋水和物が介在するが,この効果を考慮することは,五員環や六員環の形成を確認することよりも重要である[37]。

Y型フラグメント間のトポロジー的距離を求める現在のCLOGPアルゴリズムは,批判に曝されている[28]。というのは,ヘテロ原子間の距離へ追加する際,フラグメント内の全炭素ではなく孤立炭素のみを計数するからである。Yフラグメントの一つがエステルの場合には,計算結果はこの措置により改善される。しかし,ベンゾトリアゾール類(**5-42**)では,解決できない多くの問題が発生する。

置換基	C_1	C_2	C_3	C_4	C_5	C_6
近接補正 ($Y-C_n-Y$)						
1-鎖						
OH		0.89	0.77	0.37	0.32	0.00
$CONH_2$	1.18	1.13	0.71	0.39	0.07	
CO_2Et	0.70	0.56	0.29	0.10	0.05	
2-鎖						
OH		0.82	0.77	0.42	0.25	0.05
$CONH_2$	1.06	1.03	0.62	0.33	0.20	
CO_2Et	0.74	0.59	0.35	0.26	0.05	

5-42

2種のトリアゾールフラグメントの評価は,1-および2-アルキル類似体(C_1~C_5)に基づいて行われた。非対称フラグメントは,対称フラグメントに比べて親水性がかなり高かった(-2.12対-1.63)。これらの類似体に異常性はなかった。溶質の中には,長さが2~6のアルキル鎖の末端炭素にヒドロキシ基が付いた類似体や,炭素1~5にエチルエステル基やアミド基が付いた類似体も含まれる。上の表は,各場合に必要となる近接補正因子($Y-C_n-Y$)の値を示したものである。

介在する孤立炭素が5個の場合でさえ,ヒドロキシ基は1-または2-トリアゾリルフラグメントと相互作用を行う。現行のCLOGPが使っているYCCY補正因子の値は,推定値として妥当である(f_1に対して+0.87,f_2に対して+0.75)。しかし,トリアゾリルフラグメントのYCCCY補正因子は,さらに大きい値になる。エステル類似体とアミド類似体では,本節の初めに示唆したように,トポロジー的距離はカルボニル炭素を包含する。エステルのYCYとYCCY,アミド

のYCYに対するCLOGPの過剰補正は，この条件により是正される。しかし，アミドのYCCYとYCCCYでの予想外の大きな補正は，この条件により是正されない。この過剰補正の必要性は，おそらく，供与体としてのアミド性NH_2との分子内水素結合に起因する。

フラグメントと補正因子の同定と評価を確実に行うには，アプローチの仕方を構成主義から還元主義へ切り替えた方がよい。すなわち，優先的な測定値（たとえば，CLOGPのStarlist）のファイルと各計算の偏差を計算する際，すべてのフラグメントと補正因子に関する利用のコンピュータアカウントを定期的に作成する。さらに，偏差を最小化し，歪みを取り除くために，統計的操作を施し，フラグメント値と補正因子の微調整を行う。

今後も測定を続けていけば，分配係数の計算法は改善されていくであろう。しかし，複雑な構造が手作業で計算できる程度にまで，計算が単純化されることはあり得ない。本章をこれまで読んでこられた読者なら，ペニシリンのような溶質のlog Pが手作業で計算できるとは考えていない。手計算に代わる方法がなければ，適当な親構造とそれに（ニトロ基やアミノ基といった）極性基を結合させた類似体の分配係数を実測してみると良い。系列内の他の化合物は，第4章で説明したπ法を用いれば計算できるはずである。

開発の現段階においてさえ，log Pのコンピュータ計算は，溶質の再測定をしばしば促し，新しい実測値の方が計算値とよく合うといった事態が発生する事実を忘れてはならない。また，log $P_{(o/w)}$ の値は，回帰方程式のパラメータとして用いる単なる数値ではないことにも留意されたい。各値はなぜそうなるか。たとえば，特定の構造では，どの補正因子が有用なのか，また，脂質膜と血清（または細胞血漿）との間の移行では，どのような溶媒和力が競合し合うのか。このような知識は，薬理学や薬物設計へのさらに深い洞察を可能にするであろう。

我々は，化学構造からlog $P_{(o/w)}$を計算するという着想に賛同する。しかし，計算の方法が明記されていなければ，これらの計算値を技術論文で使用すべきではない。たとえば，「Rekker（またはLeo）の方法によって計算した」といった具合に表現された場合，これらの方法に詳しい研究者でも，公表された結果を再現することは不可能である。また，計算の詳細を記述すると長くなるため，実際には最も有意な事例のみが報告されることも多い。この点において，コンピュータによる計算は，多くの明快な利点を備える。たとえば，出力形式は，この分野の研究者にとっては馴染み深い形式に標準化されている。また，使用バージョンの記載があれば，読者は最近の改良に気づき，見かけの矛盾を理解することもできる。手計算には落とし穴がある。もし計算値が予想したパターンと合致すれば，操作的な誤差や省略に対する吟味を忘れがちになる。一方，コンピュータプログラムは，常に同じ結果を与えるため，落とし穴に陥る心配がない。もっとも，これは我々の個人的な経験に基づいた感想である。

引用文献
1. Nys, G.; Rekker, R. *Chim. Therap.* **1973**, *8*, 521.
2. Rekker, R. *The Hydrophobic Fragmental Constant*; Elsevier: New York, 1977.

3. Rekker, R.; DeKort, H. *Eur. J. Med. Chem.* **1979**, *14*, 47.
4. Pomona College MedChem Project: Masterfile Database, Issue No. 3.
5. van de Waterbeemd, H.; Testa, B. *Int. J. Pharmaceutics* **1983**, *14*, 29.
6. van de Waterbeemd, H. *Hydrophobicity of Organic Compounds: How To Calculate It by Personal Computers*; Compudrug International: Vienna Austria, 1986.
7. Wolfenden, R. *Science (Washington, DC)* **1983**, *222*, 1087.
8. Ghose, A.; Crippen, G. *J. Comput. Chem.* **1986**, *7*, 565.
9. Weininger, D. *J. Chem. Inform. Comput. Sci.* **1988**, *28*, 31. CLOGPプログラムへの新しいデータの取込みに際し，SMILES言語とSMARTS言語は極めて重要な役割を演ずる。Steve Burnsは，ポモナ大学の学部学生の頃，MedChemプロジェクトのプログラマーとして，DEPICTアルゴリズムの設計に大いに貢献してくれた。
10. Chou, J.; Jurs, P. *J. Chem. Inform. Comput. Sci.* **1979**, *19*, 172.
11. Hansch, C.; Leo, A. *Substituent Constants for Correlation Analysis in Chemistry and Biology*; Wiley Interscience: New York, 1979.
12. Kamlet, M.; Abboud, J.-L.; Abraham, M.; Taft, R. *J. Org. Chem.* **1983**, *48*, 1877.
13. Leahy, D. *J. Pharm. Sci.* **1986**, *75*, 629.
14. Immirzi, A.; Perini, B. *Acta Crystallogr. Sect. A* **1977**, *33*, 216.
15. Taylor, P. *Comprehensive Medicinal Chemistry*; Pergamon: Oxford, United Kingdom, 1989; Vol. 4, Chapter 18.6.
16. Collander, R. *Acta Chem. Scand.* **1951**, *5*, 774.
17. Leo, A.; Hansch, C.; Jow, P. *J. Med. Chem.* **1976**, *19*, 611.
18. Harris, M. J.; Higuchi, T.; Rytting, J. H. *J. Phys. Chem.* **1973**, *77*, 2694.
19. Seidell, A. *Solubilities of Organic Compounds*; Van Nostrand: New York, 1941.
20. Gould, G.; Hansch, C. Pomona MedChem Database, Issue #30, Jan. 1987.
21. Pearlman, R. Univ. of Texas, Austin; Tripos社 (St. Louis, MO)の好意による。
22. Leo, A. *J. Chem. Soc. Perkin Trans. 2* **1983**, 825.
23. Ogino, A.; Matsumura, S.; Fujita, T. *J. Med. Chem.* **1980**, *23*, 437.
24. Takayama, C.; Fujinami, A. *Pest. Biochem. Physiol.*; **1979**, *12*, 163.
25. Hammett, L. P. *Physical Organic Chemistry*, 2nd ed.; McGraw Hill: New York, 1970.
26. Fujita, T. *Progress in Physical Organic Chemistry*; Taft, R., Ed.; Wiley Interscience: New York, 1985; Vol. 14, p 75.
27. Jaffe, H. H. *Chem. Rev.* **1953**, *53*, 191.
28. Taylor, P. private communication.
29. Lewis, S.; Mirrlees, M.; Taylor, P. *Quant. Struct.-Activ. Rel.* **1983**, *2*, 100.
30. Leo, A. *Methods in Enzymology.* **1991**, *202*, 581.
31. Topliss, J. private communication.
32. Beak, P.; Fry, F., Jr.; Lee, J.; Steele, F. *J. Am. Chem. Soc.* **1976**, *98*, 171.
33. Beak, P.; Covington, J.; Zeigler, J. *J. Org. Chem.* **1978**, *43*, 177; **1980**, *45*, 1347.
34. Frank, J.; Katritzky, A. *J. Chem. Soc. Perkin Trans. 2* **1976**, 1428.
35. Lowrey, A.; Geoge, C.; Dantonio, P.; Karle, J. *J. Am. Chem. Soc.* **1971**, *93*, 6399.
36. Wheland, G. *Resonance in Organic Chemistry*; Wiley: New York, 1955; p 403.

37. Fauchere, J.-L.; Pliska, V. *Eur. J. Med. Chem.* **1983**, *18*, 369.
38. Abraham, D.; Leo, A. *Proteins: Structure, Function and Genetics*, in press.
39. Akamatsu, M.; Yoshida, Y.; Hakamura, H.; Asao, M.; Iwamura, H.; Fujita, T. *Quant. Struct.-Activ. Rel.* **1989**, *8*, 195.
40. Akamatsu, M.; Okutani, S.; Nakao, K.; Hong, N.; Fujita, T. *Quant. Struct.-Activ. Rel.* **1990**, *9*, 189.
41. Modin, R.; Schill, G. *Acta Pharm. Suecica* **1967**, *4*, 301.
42. Pullman, B.; Courriere, P.; Coubeils, J. *Mol. Pharmacol.* **1971**, *7*, 397.
43. Mayer, J.; Testa, B.; van de Waterbeemd, H.; Bornand-Crausaz, A. *Eur. J. Med. Chem.* **1982**, *17*, 461.
44. Pomona College MedChem Project, Masterfile Database.
45. McClellan, A. *Tables of Experimental Dipole Moments*; W. H. Freeman: London.

第6章 非特異的毒性のQSAR

6.1 序論

　本章以降では，物理化学的パラメータを利用した生物学的構造活性相関の実例について紹介する。これまでに，さまざまな生物系で，多数の化学物質の相関が報告されてきた。しかし，代表事例に限ってみても，それらのすべてを扱うことは不可能である。そこで，本書では，我々の研究室の事例を多く取り上げることにした。というのは，我々はこれらの相関の内容を熟知しているので，正当化できない方程式を提示することが少ないと思われるからである。

　引用文献1～28には，興味ある事例が多数紹介されている。Wiley-VCHから出版されている *Quantitative Structure-Activity Relationships* なる定期刊行誌は，この分野の原報に加え，QSAR論文のすべての抄録を掲載している。また，興味ある事例を多数紹介した教科書も編纂されている[1-3]。Seydel-Schaperの総説には，ほとんどのタイプのQSARをまとめた38ページにも及ぶ文献が収録されている[1]。さらにまた，モノグラフやシンポジウムの議事録にも多数の事例の報告がある[4-28]。

　構造活性相関の問題はきわめて複雑である。そのため，この問題へのアプローチは，経験主義的な手法に頼らざるを得ない。1.2節で取り上げたHammett式ですら経験的アプローチに属する。暗中模索的に得られた唯一の指針は，認知に値するパターンの出現である。要するに，さまざまな生物単位に影響を及ぼす有機化学物質を，共通のパラメータを用いて記述するという発想である。我々は，この問題に対して，物理有機化学的手法を用いることにした。もっとも，これらの手法は，均一溶液中の低分子用に開発されているため，十分なものとは言いがたい。これらの単純な反応は，一般に副反応を伴うが，生命過程でのそれに比べれば，その数は取るに足りない。代謝反応に関する我々の理解にも限界がある。動物体内での病原体の成長を阻害するには，宿主を維持する無数の生化学的過程に影響を及ぼすことなく，病原体内部の受容体へ到達する阻害剤を開発しなければならない。代謝生成物もまた，中心となる過程に影響を与えてはならない。これらの反応のほとんどは，我々が知らない不均一な高分子上で起こる。原理的には，我々は還元主義に立脚し，宿主と病原体の両方の生体受容体について検討する。しかし，究極的には，構造活性相関の研究は，動物個体を用いた系でなされなければならない。

　この段階でQSARを記述することは，パズルを解く練習に等しい。確固たる規則の数はわずかしかない。コンピュータは，この研究にとってきわめて有用である。しかし，経験ある研究者

に取って代わるほどではない。我々は，共通のパラメータを用いて相互関係を調べることによって初めて，自分の仕事が有意義なものであるか否かを確認することができる。もっとも，他の研究者の支持が得られなかったら，QSARの相関係数（r）が大きいことはあまり意味がない。文献には，相関係数こそ高いが，無意味なQSARが満ち溢れている。

6.2 モデル系のQSAR

有機化合物と膜との相互作用に関する研究の多くは，モデル系を用いて行われる。その原理は，以下の実例に示される。もし他に指示がなければ，$\log P$ はオクタノール-水系の分配係数を表す。

・ホスファチジルコリン単分子層へのROHの浸透 [29]

$$\log 1/C = 0.87(\pm 0.01)\log P + 0.66(\pm 0.01)$$
$$n = 4,\ r^2 = 0.998,\ s = 0.002 \tag{6-1}$$

・ROHによるシラン化処理ガラスビーズの脱凝集 [29]

$$\log 1/C = 0.92(\pm 0.12)\log P - 0.71(\pm 0.07)$$
$$n = 4,\ r^2 = 0.998,\ s = 0.035 \tag{6-2}$$

・ROHによる標識ゴースト膜の電子常磁性共鳴（EPR）変化 [29]

$$\log 1/C = 0.93(\pm 0.09)\log P - 0.41(\pm 0.16)$$
$$n = 6,\ r^2 = 0.996,\ s = 0.092 \tag{6-3}$$

・ROHによる黒脂質膜の抵抗性変化 [29]

$$\log 1/C = 1.08(\pm 0.24)\log P - 0.40(\pm 0.40)$$
$$n = 7,\ r^2 = 0.966,\ s = 0.280 \tag{6-4}$$

・トルエン中でのフェニルアラニン，トリプトファン，ロイシン，チロシン，バリン，アラニンおよびグリシンの輸送速度 [30]

$$\log k_{相対} = 0.82(\pm 0.32)\log P + 3.72(\pm 0.70)$$
$$n = 7,\ r^2 = 0.897,\ s = 0.234 \tag{6-5}$$

・シリコンゴム膜でのバルビツレート類の透過速度 [30]

$$\log k_{相対} = 0.91(\pm 0.15)\log P - 1.04(\pm 0.29)$$
$$n = 11,\ r^2 = 0.956,\ s = 0.161 \tag{6-6}$$

・クロロホルム，ROH，エーテルおよびカルバミン酸エチルによるフィブリンの膨潤 [31]

$$\log 1/C = 0.81(\pm 0.41)\log P + 0.96(\pm 0.40)$$
$$n = 8,\ r^2 = 0.797,\ s = 0.386 \tag{6-7}$$

・ROHによる（9.3 dyn/cmへの）脂質単分子層拡張圧の増加 [32]

$$\log 1/C = 1.04(\pm 0.16)\log P + 0.22(\pm 0.16)$$
$$n = 5,\ r^2 = 0.990,\ s = 0.060 \tag{6-8}$$

・脂質膜に懸濁したスピンプローブ，3-スピロ-2′-（N-オキシ-4,4′-ジメチルオキサゾリジン）コレスタンに及ぼすROHとチモールの効果 [33]

$$\log 1/C = 0.81(\pm 0.07)\log P - 0.29(\pm 0.13)$$
$$n = 7, r^2 = 0.994, s = 0.078 \tag{6-9}$$

・ATPアーゼ（$Na^+ + K^+$）膜のスピンプローブ，3-(4',4'-ジメチルオキサゾリジニル)-5-α-アンドロスタン-17β-オールに及ぼすROHの効果[34]

$$\log 1/C = 0.93(\pm 0.09)\log P - 0.41(\pm 0.16)$$
$$n = 6, r^2 = 0.996, s = 0.092 \tag{6-10}$$

・臭化セチルトリメチルアンモニウムミセルへの各種化学物質の分配[35]

$$\log K = 0.54(\pm 0.08)\log P + 1.43(\pm 0.21)$$
$$n = 32, r^2 = 0.869, s = 0.209 \tag{6-11}$$

・ドデシル硫酸ナトリウムミセルへのさまざまな化学物質の分配[35]

$$\log K = 0.76(\pm 0.11)\log P + 0.62(\pm 0.15)$$
$$n = 27, r^2 = 0.895, s = 0.280 \tag{6-12}$$

・臭化ドデシルトリメチルアンモニウムミセルへのROHの分配[35]

$$\log K_s = 0.90(\pm 0.13)\log P + 0.44(\pm 0.18)$$
$$n = 17, r^2 = 0.933, s = 0.241 \tag{6-13}$$

これらの平衡定数の直線的自由エネルギー関係（LFER）において，Cは標準効果を引き起こす化学物質のモル濃度，Pはオクタノール-水分配係数である。データ点が少ないにもかかわらず，ほとんどの方程式は良好な相関を与える。式(6-1)～式(6-10)に対する平均勾配は0.91で，水からオクタノールへの分配は，人工系でのそれとよく似ている。方程式の切片は，最小の-0.71から最大の0.96まで変化する。このことは，（等親油性物質にとって）油状ガラスビーズでの脱凝集が，フィブリンの膨潤に比べて，約40倍難しいことを意味する（0.96+0.71の真数）。式(6-5)，式(6-6)，式(6-11)～式(6-13)は，従属変数が異なるため，切片の比較に使えない。

膜は，電子輸送や代謝，細胞栄養素の能動輸送系といった重要な生化学的機能に関与する酵素や酵素群を保持しており，細胞の中味を入れるための単なる袋ではない。また，非反応性有機化合物による単純な機械的摂動は，細胞の生命に有意な影響を及ぼす。細胞の構造と完全性は，疎水力に由来する。一般的な考え方に従えば，単純化されすぎてはいるが，膜構造の非特異的摂動は疎水物質の毒性と関係がある[36]。

Franks-Liebは，膜内の個々の分子の効果について検討を加えた[37,38]。麻酔性ハロタンのED_{50}濃度（検体の50%に有効な用量）を約0.3 mm，（分配係数が37の）典型的な血漿膜脂質の濃度を25mmと仮定したとき，麻酔では脂質分子80個当たり約1分子のハロタンが存在する。二分子膜はそれほど規則正しい系ではないので，このような小さい摂動が毒性作用を説明できるか否かは疑問である。そこで，彼らは，麻酔作用が，（特定蛋白質の活性部位が関与する）麻酔薬-蛋白質相互作用によって引き起こされると考えた。

赤血球ゴーストと水との間における簡単なアルコール類6種，ベンジルアルコール，フェノール類3種およびカルバミン酸エチルの分配に対しては，次式が成り立つ[39]。

$$\log P_{\text{ゴースト}} = 0.83\,(\pm 0.10)\log P_{\text{オクタノール}} - 0.34\,(\pm 0.26)$$
$$n = 11,\ r^2 = 0.974,\ s = 0.175 \tag{6-14}$$

　天然の膜と水との間の分配に関する式(6-3)と式(6-14)を比較すると，両者は95%信頼区間内でほぼ一致する．すなわち，単純な分配は，EPRシグナルにより検出される摂動と関係があると思われる．式(6-9)と式(6-10)もまた，式(6-3)や式(6-14)と類似している．さらに加えて，これらの方程式はいずれも黒脂質膜の摂動に対する式(6-4)とよく似ている．黒脂質膜は，小型オリフィス上のヒツジ赤血球ゴーストから脂質溶液を払い落とすことによって調製される．また，溶媒を蒸発させれば，脂質二分子層が得られる．分析の終点は，K^+存在下で膜の抵抗を10^8オーム$/cm^2$から10^6オーム$/cm^2$へ変化させるのに必要なROHのモル濃度である．

　同様の勾配を持つ式(6-9)と式(6-10)および式(6-1)と式(6-2)を用いて，天然膜と合成膜を比較することもできる．すなわち，これらの簡単な合成膜モデルでのオクタノール-水分配は，天然膜でのそれとよく似ている．これらの方程式は，切片こそ異なるが，分配への依存性が大きく，化学物質の疎水的性質に支配されている．勾配が1に近いという事実は，合成膜と天然膜での脱溶媒和過程がオクタノールへの分配とよく似ていることを示す．

　細胞膜のモデルとして用いるミセルの開発には，かなりの努力が費やされた．式(6-11)～式(6-13)では，さまざまな化合物の分配が3種類のミセルと相関づけられた[35]．式(6-11)の勾配は，式(6-12)や式(6-13)のそれらとは異なるが，その理由は不明である．

6.3　傾きが1に近い線形QSAR

　上述の数百にも及ぶ線形方程式は，あらゆる種類の*in vitro*生物系と有機化学物質の作用を相関づける．これらの生物系では，水相の薬物と生物受容体相（おそらく膜）の薬物との間に，平衡や擬平衡（または定常状態）が一般に仮定される[29-31]．これらは，いわゆる非特異的毒性と化学物質の疎水性を相関づけた方程式である．これらの事例では，標準応答（$> 1 \times 10^{-4}$M）を引き起こすのに，かなり高濃度の薬物が必要とされる．中性型の非特異的化合物に対する方程式の切片は-1～2の範囲にあり，荷電型同族体のそれは5程度である．この種の研究は，1900年頃MeyerとOvertonによりそれぞれ独立に開始された．彼らは，オリーブ油-水分配係数を参照系として用いた．Lipnickは，この初期の研究に関する興味ある総説を報告した[40]．直線的自由エネルギー関係（LFER）の概念が現れるのは，ずっと先のことである．MeyerとOvertonは，いずれも対数を使った研究を知らなかったし，方程式を誘導することもなかった．新しいタイプの研究は，数学的モデリングに対するHammettの着想（1935）や1960年代のコンピュータの到来を待たなければならなかった．いくつかの事例を式(6-15)～式(6-34)に示した．モデル系を用いた式(6-1)～式(6-13)と比較していただきたい．

　化学物質による赤血球の溶血は，生物検定が容易なため，広く研究されている．Seemanは，この種の研究に関する総説を報告した[39]．有機化学物質による赤血球の摂動は，さまざまな水準で行われる．低濃度の化合物は，細胞からのカリウムなどの細胞成分の漏出（プロリシス）を誘

発する。濃度が少し高くなると，細胞膜は溶解に対して安定化され，さらに高い濃度では，細胞膜の破裂を経て溶解（溶血）が起こる。Seemanは，赤血球ゴースト（溶血後に得られた膜）へのさまざまな化学物質の結合性について検討を加え，麻酔薬，催眠薬および精神安定薬の結合性とそれらの生物活性の間に並行関係があることを見出した。この知見は，式(6-14)に示したように，$\log P$とも相関を示した[39]。

溶血の調査によれば，15種の簡単な有機化合物（ROH，RCOOH，RNH$_2$，フェノール類，エステル類など）から成るデータセットは，$\log P$と線形相関があり，その平均勾配と標準偏差は0.93 ± 0.17であった。なお，7種の中性型化合物から成るデータセットでは，平均切片は0.09 ± 0.23になった。これらの知見は，中性型物質の溶血に関して，次の一般式をもたらした。

$$\log 1/C = 0.93(\pm 0.17)\log P + 0.09(\pm 0.23) \tag{6-15}$$

式(6-15)の勾配は，式(6-1)～式(6-10)に示した人工膜に対する平均値0.91に近く，切片も同じ範囲にある。（データを収集した）実験室によって実験条件が異なるにもかかわらず，切片の値がかなり狭い範囲に収まるのは興味深い。なお，実験には，さまざまな動物種の赤血球が使用された。

親油性イオンによる溶血は，切片の大きな方程式を与えた。この結果は，これらの薬物の溶血力価が大きいことを示唆する。カチオン類から成る6種のデータセットの平均切片は2.92 ± 0.21で，アニオン類から成る2種のデータセットの平均切片は2.11であった。ただし，これらのデータを他のイオン類や中性型化合物と比較する際には，注意が必要である。というのは，イオン類の分配は，対イオンの濃度とタイプに依存するからである（第4章参照）。

低濃度では，有機化合物は，低張液の浸透圧により，溶血に対して赤血球を安定化する。Machleidtらは，有効用量を求める方法について解説した[42]。Seeman-Rothは，14種のアルコール類，20種のフェノール類，3種のカルボン酸類，3種のバルビツレート類および数種の麻酔薬による浸透圧に対する赤血球の安定性について検討し，次の式(6-16)を得た[39,43]。

$$\log 1/C = 0.95(\pm 0.08)\log P + 1.26(\pm 0.36)I_1 + 1.17(\pm 0.36)I_2 \\ + 0.37(\pm 0.37)I_3 + 0.46(\pm 0.20) \tag{6-16}$$
$$n = 46, r^2 = 0.943, s = 0.288$$

ここで，CはAD$_{50}$（溶血を50%阻害する濃度）をもたらすに必要な薬物の濃度，I_1はダミー変数で，RCOOHのとき1，他の化合物はすべて0である。イオン型の$\log P$はlog単位で約-4ほど小さいので，イオン型の$\log P$を用いると，I_1の係数は約5になる。また，I_2はバルビツレート類に対して1，I_3はフェノール類に対して1をとるダミー変数である。

ダミー変数とは，現在の方法論では説明できない効果を説明するための工夫である。この部分集合を取り除いてQSARを誘導すると，切片のみ異なる同一形式の方程式が得られる。しばしば，この部分集合は小さすぎて，合理的なQSARの誘導に役立たない。ダミー変数の値は1か0しか取らないため，その係数は，この部分集合と他の化合物に基づいたQSARとの間の切片の差に等しい。

$\log P$項の勾配は，溶血で見出されたものと本質的に同じであるが，切片は平均値の0.23より

も少し大きい。この結果は，安定化にとって低濃度の方が望ましいことを意味する。フェノール類のダミー変数（I_3）の係数は小さく，かつその信頼限界は広い。このことは，フェノール類が特異性を持つことを示唆する。ダミー変数のI_1とI_2は，データ点が少なすぎるが，QSARの興味ある側面を表している。3種の化合物（モルヒネ，ジフェニルヒダントインおよびヘプタン酸）は，適合が悪いため，式(6-16)の誘導に使用されなかった。モルヒネは，実験条件下でプロトン化される唯一の同族体である。疎水性物質は少量では膜を強化するが，大量では逆に膜を破壊する。式(6-17)と式(6-18)は，他の細胞の溶解に関するQSARである。赤血球の溶血に対する結果と比較されたい。

・ROHとケトン類による酵母細胞の溶解 [29]

$$\log 1/C = 0.86(\pm 0.07)\log P - 0.26(\pm 0.10)$$
$$n = 8,\ r^2 = 0.994,\ s = 0.089$$
(6-17)

・フェノール類による酵母細胞の溶解 [31]

$$\log 1/C = 0.87(\pm 0.07)\log P - 0.06(\pm 0.14)$$
$$n = 6,\ r^2 = 0.996,\ s = 0.046$$
(6-18)

これらの事例によれば，膜との相互作用に関し，フェノール類はアルコール類よりも強力である（切片が大きい）。式(6-17)～式(6-18)は，式(6-15)とよく似ている。明快な証拠はないが，酵母は細菌よりも疎水化合物に対して感受性が高い [29]。

他の生物系に及ぼす簡単な化合物の疎水効果は，式(6-19)～式(6-34)に示される。ただし，これらの式の勾配は，すべてほぼ1に近い。

・さまざまな化学物質による赤血球酸素消費の50%阻害（I_{50}）[31]

$$\log 1/C = 0.91(\pm 0.10)\log P + 0.12(\pm 0.12)$$
$$n = 14,\ r^2 = 0.970,\ s = 0.176$$
(6-19)

・さまざまな化学物質によるカエル心臓の100%阻害（I_{100}）[31]

$$\log 1/C = 0.91(\pm 0.07)\log P + 0.14(\pm 0.12)$$
$$n = 34,\ r^2 = 0.951,\ s = 0.190$$
(6-20)

・ROHによる細菌発光の阻害 [31]

$$\log 1/C = 1.10(\pm 0.07)\log P + 0.21(\pm 0.12)$$
$$n = 8,\ r^2 = 0.996,\ s = 0.103$$
(6-21)

・ROHによるウサギ消化管の阻害（I_{100}）[31]

$$\log 1/C = 1.05(\pm 0.08)\log P + 0.30(\pm 0.06)$$
$$n = 5,\ r^2 = 0.998,\ s = 0.042$$
(6-22)

・さまざまな化学物質によるタマシキゴカイ幼生の麻酔 [31]

$$\log 1/C = 0.86(\pm 0.10)\log P + 0.40(\pm 0.16)$$
$$n = 20,\ r^2 = 0.943,\ s = 0.257$$
(6-23)

・カルバメート類による葉緑体（Hill反応）の50%阻害 [31]

$$\log 1/C = 0.85\,(\pm 0.32)\log P + 0.54\,(\pm 0.98) \tag{6-24}$$
$$n = 9,\ r^2 = 0.845,\ s = 0.213$$

・ROHによる膜ATPアーゼ（$Na^+ + K^+$）の50%阻害[34]

$$\log 1/C = 0.93\,(\pm 0.09)\log P - 0.44\,(\pm 0.17) \tag{6-25}$$
$$n = 6,\ r^2 = 0.994,\ s = 0.098$$

・さまざまな化合物のフラスモ細胞膜透過速度[44]

$$\log k_{相対} = 0.95\,(\pm 0.16)\log P' - 3.11\,(\pm 0.35) \tag{6-26}$$
$$n = 55,\ r^2 = 0.723,\ s = 0.606$$

ただし，P' はオリーブ油-水分配係数

・チフス菌に対するROHとRCORの最小致死用量[29]

$$\log 1/C = 0.94\,(\pm 0.04)\log P - 0.43\,(\pm 0.06) \tag{6-27}$$
$$n = 12,\ r^2 = 0.996,\ s = 0.067$$

・さまざまな化学物質によるオタマジャクシの麻酔[31]

$$\log 1/C = 0.90\,(\pm 0.07)\log P + 0.91\,(\pm 0.12) \tag{6-28}$$
$$n = 57,\ r^2 = 0.925,\ s = 0.312$$

・さまざまな化合物によるウサギ頸神経節・酸素消費の50%阻害[31]

$$\log 1/C = 1.10\,(\pm 0.39)\log P + 0.56\,(\pm 0.66) \tag{6-29}$$
$$n = 4,\ r^2 = 0.986,\ s = 0.241$$

・カエル坐骨神経に対するROHの最小阻害濃度[32]

$$\log 1/C = 1.05\,(\pm 0.10)\log P + 0.26\,(\pm 0.21) \tag{6-30}$$
$$n = 8,\ r^2 = 0.990,\ s = 0.142$$

・バルビツレート類による脳ミトコンドリア・リン酸取り込みの50%阻害[31]

$$\log 1/C = 1.12\,(\pm 0.58)\log P + 1.29\,(\pm 1.1) \tag{6-31}$$
$$n = 7,\ r^2 = 0.830,\ s = 0.184$$

・さまざまな化合物によるタマネギ根端細胞のコルヒチン有糸分裂の妨害[31]

$$\log 1/C = 0.96\,(\pm 0.14)\log P + 0.60\,(\pm 0.24) \tag{6-32}$$
$$n = 22,\ r^2 = 0.912,\ s = 0.390$$

・ROHによるイトミミズ運動の50%阻害（I_{50}）[29]

$$\log 1/C = 0.92\,(\pm 0.08)\log P + 0.16\,(\pm 0.11) \tag{6-33}$$
$$n = 18,\ r^2 = 0.974,\ s = 0.138$$

・バルビツレート類によるミトコンドリア酸素消費の50%阻害[29]

$$\log 1/C = 0.91\,(\pm 0.24)\log P + 1.58\,(\pm 0.41) \tag{6-34}$$
$$n = 14,\ r^2 = 0.848,\ s = 0.187$$

これらの方程式は，浸透の相対速度に基づいた式(6-26)を除き，いずれもよく似た形をしている。ROHによるATPアーゼ膜の摂動に対する式(6-25)は，このような膜におけるスピン標識分子の挙動に対する式(6-10)とほぼ一致する。

式(6-26)の相関は高くない。にもかかわらず、この方程式の勾配は、（膜を通る輸送が化学物質の疎水的性質に依存する）他の方程式の勾配とよく一致する。膜を通る化学物質の移行の際、親油性が重要な役割を演ずることを最初に示したのは、Collanderによるこの古典的研究であった[44]。この研究は、近代的な分析機器がまだ使えない時代のものである。そのため、標準偏差は予想よりも大きい。この研究では、細胞からの化学物質の消失速度を求めるのに、流出物中の化学物質濃度を測定しなければならなかった。毒性に関する他の初期研究では、必要とされたのは化学物質の初期濃度のみであった。

Collanderの研究は、QSARの枠組みの開発において重要な示唆を提示した[45]。

式(6-32)では、さまざまな化合物によるタマネギ根端のコルヒチン有糸分裂の妨害と疎水性との間に相関が認められる。この妨害は異常な紡錘体を作り出し、さらに染色体の多極後期障害を引き起こす。親油化合物のほとんどは、その $\log P$ に比例した効果を示す。また、親油性生体異物は、胚発生の初期相で胎児に障害をもたらす。

Östergrenによれば、このタイプの有糸分裂の妨害は化学物質の水溶解度と相関がある[46]。他の研究者もまた、有機化合物の水溶解度と非特異的毒性との間に関連があることに気づいた。共線性の問題は、他の科学的問題と同様、QSARの研究者を悩ませた。さまざまな液体の水モル溶解度（S）は $\log P$ と関連がある[47]。

$$\log 1/S = 1.21(\pm 0.05)\log P - 0.85(\pm 0.11)$$
$$n = 140, r^2 = 0.912, s = 0.344$$
(6-35)

有機化合物の水溶解度と生物学的効果は、いずれもオクタノール-水分配係数と相関を示す。明らかに、これらは相対疎水性に対する二つの異なる見方を表す。結晶内力は、分配ではなく溶解度において重要な役割を演じる。そのため、固体の水溶解度は、単独の $\log P$ とは良好な相関を示さない。Valvani-Yalkowskyは、$\log P$ と融点を組み合わせ、多数の固体集合の水溶解度を推定した[48]。しかし、最近の研究によると、融点を用いて結晶内力を説明することに疑問が投じられた[49]。問題は複雑である。Collett-Koo[50,51]やDearden-Patel[52]によれば、溶解速度は $\log P$ と相関がある。しかし、結晶の形を保つのに必要な特別な力（電荷、双極子など）を説明できないため、この相関はかなり密接に関連した同族体以外には拡張できない。

式(6-31)や式(6-34)によれば、バルビツレート類の疎水性は、ミトコンドリアにおける酸素消費の阻害やリン酸取り込みの阻害と関連がある。両式の勾配と切片はよく似ているが、式(6-31)はそれほど鋭敏ではない。赤血球に対する式(6-15)と式(6-19)および葉緑体に対する式(6-24)は、ミトコンドリアの式と同等である。葉緑体に作用するカルバメート類（式(6-24)）と、ミトコンドリアに作用するバルビツレート類（式(6-34)）では、それらの切片の値は赤血球における値よりも大きい。一般に、アミド類とバルビツレート類は、非特異型の活性において、より高い効力を示す[57,58]。

残念なことに、これらの方程式を導いた実験は、ほとんどすべて異なる実験室でなされたものである。この条件は、結果の違いを増幅する。場合によっては、同じ実験室でいくつもの系を扱うこともある。Rangの研究は、その好例である[56]。この事例では、4種の系におけるROHの作

用に関して，式(6-36)〜式(6-39)が導かれた。

・ROHによるゾウリムシ運動性の50%阻害

$$\log 1/C = 0.84(\pm 0.04)\log P + 0.38(\pm 0.07)$$
$$n = 8, r^2 = 0.998, s = 0.057$$
(6-36)

・ROHによる肺酸素消費の50%阻害

$$\log 1/C = 0.84(\pm 0.10)\log P + 0.16(\pm 0.15)$$
$$n = 7, r^2 = 0.988, s = 0.114$$
(6-37)

・ROHによるモルモット回腸収縮性の50%阻害

$$\log 1/C = 0.99(\pm 0.07)\log P + 0.61(\pm 0.12)$$
$$n = 8, r^2 = 0.994, s = 0.101$$
(6-38)

・ROHによる切断肝臓からのヒスタミン放出の50%阻害

$$\log 1/C = 0.58(\pm 0.07)\log P + 1.11(\pm 0.12)$$
$$n = 8, r^2 = 0.984, s = 0.107$$
(6-39)

式(6-36)〜式(6-38)はいずれもよく似ており，切片の平均は0.36，勾配の平均は0.91で，式(6-15)とほぼ同じである。しかし，式(6-39)は，式(6-36)〜式(6-38)とは明らかに異なり，勾配が小さく，切片が大きい。このことは，疎水性の増分に対する生物学的応答が小さいことを意味する。おそらく，単純な膜摂動以外の何かが，疎水化合物によるヒスタミン放出に関与しているのであろう。

式(6-40)〜式(6-42)は，もう一つ別の実験室で得られた結果である[59]。これらの事例では，次の化合物が用いられた：6種の脂肪族アルコール類，チモール，メントール，エーテルおよび殺虫剤のα-ヘキサクロロシクロヘキサン（α-BHC），β-ヘキサクロロシクロヘキサン（β-BHC），γ-ヘキサクロロシクロヘキサン（γ-BHC），δ-ヘキサクロロシクロヘキサン（δ-BHC），1,1'-(2,2,2-トリクロロエチリデン) ビス［4-クロロベンゼン］（DDT）および1,1'-(2,2,2-トリクロロエチリデン) ビス［4-フルオロベンゼン］（DFDT）。

・ウシ脳ATPアーゼ（$Na^+ + K^+$）の50%阻害

$$\log 1/C = 0.77(\pm 0.08)\log P + 0.53(\pm 0.23)$$
$$n = 14, r^2 = 0.976, s = 0.237$$
(6-40)

・酵母増殖の50%阻害

$$\log 1/C = 0.92(\pm 0.04)\log P + 0.53(\pm 0.11)$$
$$n = 12, r^2 = 0.996, s = 0.101$$
(6-41)

・ゴキブリ神経伝導のMIC（最小阻害濃度）

$$\log 1/C = 0.91(\pm 0.08)\log P + 0.19(\pm 0.19)$$
$$n = 12, r^2 = 0.986, s = 0.162$$
(6-42)

式(6-40)の勾配は，式(6-41)や式(6-42)に比べて小さく，かつ式(6-25)や式(6-10)よりも小さい。もしアルコール類以外の化合物をすべて除外して，式(6-40)を再誘導すれば，勾配は0.85となる。この結果は，殺虫剤が脂肪族アルコール類とは少し異なる様式で振舞うことを示唆する。

意外にも，本章でこれまでに紹介した式(6-1)～式(6-42)は，すべてよく似た勾配を持つ．細胞小器官，細胞および神経といった実体は，分子レベルではきわめて複雑で，DNAや複雑な膜を含めて，数百から数千の高分子で構成される．しかし，どの系においても，摂動の機構はほとんど同じである．式(6-42)は式(6-30)とよく似ており，それらはさらに，ROHによるゴキブリ神経の阻害に関する式(12-87)とも類似している．

平衡や擬平衡が存在するこれらの事例では，$\log P$によるモデリングは次のように描写される．

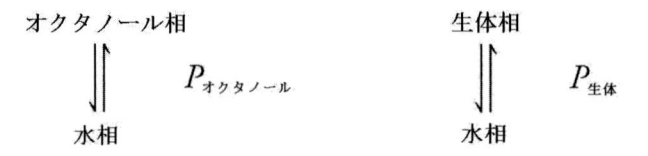

$$\text{オクタノール相} \rightleftharpoons \text{水相} \quad P_{\text{オクタノール}} \qquad \text{生体相} \rightleftharpoons \text{水相} \quad P_{\text{生体}}$$

相関方程式に対するHammett型の仮定は，次式で与えられる．

$$\log P_{\text{生体}} = a\log P_{\text{オクタノール}} + b \tag{6-43}$$

この直線的自由エネルギー関係を仮定するに際し，生体相の分配を制御する立体的，疎水的，電子的，水素結合等の効果は，すべてオクタノール-水分配係数で表せるとした．もちろん，生物応答が受容体での薬物の量で表される生体系では，この段階は無視され，生物応答は生体相での濃度に正比例すると仮定される．

たとえば，もし特別な水素結合がオクタノール相ではなく生体相で起これば，すなわち，生体相での空洞の形成がオクタノール相で起こらなければ，このモデルはうまく機能しない．多くの事例で，勾配がほぼ1であるという事実は驚きに値する．しかし，共線性の問題も忘れてはならない．考察された方程式のほとんどで，$\log P$は他の物理化学的パラメータと共線的関係にある．

式(6-43)において，$P_{\text{生体}}$は$C_{\text{生体}}/C_{\text{H2O}}$で定義される．ここで，$C$は生体相または水相での薬物の濃度を表す．水相の薬物濃度が標準応答に達したとき，生体相での各薬物の濃度（受容体1モル当たりのモル数）は，どの薬物でも同じであると仮定される．重要なのは，等価な生物応答が受容体当たりの等価な数の分子を意味する点である．このような条件下では，$P_{\text{生体}}$は一定となり，次式が成り立つ．

$$P_{\text{生体(S.R.)}} = k/C_{\text{H2O(適用)}}$$

すなわち
$$\log 1/C_{\text{H2O(適用)}} = \log P_{\text{生体(S.R.)}} - \log k \tag{6-44}$$

ここで，S.R.は標準応答を意味し，$C_{\text{H2O(適用)}}$は試験が行われたときの薬物の濃度を表す．$P_{\text{生体(S.R.)}}$は，式(6-43)の特別な場合である．すなわち，次式が成り立つ．

$$\log P_{\text{生体(S.R.)}} = a\log P_{\text{オクタノール}} + b \tag{6-45}$$

式(6-45)を式(6-44)へ代入すると，平衡または擬平衡の場合に対する一般的な方程式が得られる．

$$\log 1/C_{\text{H2O(適用)}} = a\log P_{\text{オクタノール}} + \text{定数} \tag{6-46}$$

ただし，この式の誘導に当たっては，分子のサイズは考慮されていない．もっとも，正常な組織の場合，分子量が500以下の化合物であれば，何ら問題は生じない[53]．しかし，耐性細胞のような例外もある．耐性細胞では，分子のサイズは，たとえ小さくても，細胞膜を通る分子の移動に

重要な役割を演じる[54]。Mullinsは，生体物質を通る化学物質の移動における分子サイズの重要性を強調した[55]。

Hammett式（1.2節参照）や一般にLFERと呼ばれる式のもつ理論的裏づけの貧弱さを思い起こすと，多様な化学物質を扱うさまざまな生体系で，得られた方程式が一貫したパターンを示すことは驚くに値する。

6.4　傾きが1よりも小さい線形QSAR

ほとんどの生化学的過程は，疎水性化学物質により阻害される。すなわち，$\log P$の係数をhで表せば，相関の一般式は次式で与えられる。

$$\log 1/C = h_1 \log P + h_2 \log P \ldots + h_n \log P + 定数 \tag{6-47}$$

個々の生化学的過程には，特定のhが対応する。ただし，式(6-47)に関与するのは，同族体の疎水性の違いだけで，高度に特異的な疎水効果や電子効果は関与しないと仮定される。$\log P$と$\log 1/C$の間の高い相関は，他の物理化学的性質が関与しないことを保証するものではない。同族アルコール類（ROH）では，$\log P$とRのサイズは完全に共線関係にある。サイズと$\log P$が共線関係にない同族体群を設計することは容易ではない。ただし，$\log P$との相関が大きなサイズ変化を含まず，かつ相関が良好であるならば，サイズ自体は独立した役割を果たしてはいないと考えて良い。サイズが役割を演じるのは，オクタノール相への分配の際である。溶質に対する空洞は必要である。しかし，エネルギー費用がオクタノール相と生体相で同じであれば，非特異的なサイズ効果は相殺される。

以下に示すのは，生物学的過程が簡単な疎水化合物により阻害され，かつQSARの勾配が1よりも小さい事例である。

・ROHによるシトクロムC Ⅵオキシダーゼの変性[29]

$$\log 1/C = 0.49(\pm 0.07)\log P - 0.72(\pm 0.03)$$
$$n = 5, r^2 = 0.994, s = 0.021 \tag{6-48}$$

・ROHによるキモトリプシン-プロフラビン複合体の形成阻害[29]

$$\log 1/C = 0.60(\pm 0.10)\log P + 0.63(\pm 0.12)$$
$$n = 13, r^2 = 0.940, s = 0.151 \tag{6-49}$$

・ROHによるα-キモトリプシノーゲンの変性[29]

$$\log 1/C = 0.62(\pm 0.12)\log P - 0.40(\pm 0.06)$$
$$n = 8, r^2 = 0.966, s = 0.069 \tag{6-50}$$

・ROHによるT-4ファージDNAの変性[29]

$$\log 1/C = 0.57(\pm 0.14)\log P - 0.02(\pm 0.09)$$
$$n = 11, r^2 = 0.901, s = 0.106 \tag{6-51}$$

・ROHによる酪酸エチルのヒツジ肝臓エステラーゼ加水分解の阻害（I_{25}）[29]

$$\log 1/C = 0.70(\pm 0.13)\log P + 3.78(\pm 0.23) \tag{6-52}$$
$$n = 18, r^2 = 0.891, s = 0.282$$

・ROHによるペプシン加水分解の阻害 [29]

$$\log 1/C = 0.67(\pm 0.19)\log P + 0.90(\pm 0.17) \tag{6-53}$$
$$n = 8, r^2 = 0.924, s = 0.168$$

・ROHによるアセチルコリンエステラーゼの阻害（I_{50}）[29]

$$\log 1/C = 0.72(\pm 0.21)\log P + 0.30(\pm 0.21) \tag{6-54}$$
$$n = 8, r^2 = 0.922, s = 0.198$$

・ROHによる細菌性アグマンチナーゼの阻害 [29]

$$\log 1/C = 0.73(\pm 0.15)\log P + 0.27(\pm 0.12) \tag{6-55}$$
$$n = 9, r^2 = 0.947, s = 0.127$$

・メタクリル酸フェニル類による *Sarcina lutea*（サルシナ属）の阻害 [31]

$$\log 1/C = 0.16(\pm 0.08)\log P + 2.72(\pm 0.33) \tag{6-56}$$
$$n = 10, r^2 = 0.721, s = 0.148$$

・マディソンキノコに対するROHの最小毒性用量 [29]

$$\log 1/C = 0.81(\pm 0.05)\log P + 0.26(\pm 0.10) \tag{6-57}$$
$$n = 25, r^2 = 0.980, s = 0.149$$

・フェノール類によるシトクロムP450のP420への変換 [31]

$$\log 1/C = 0.57(\pm 0.08)\log P + 0.36(\pm 0.19) \tag{6-58}$$
$$n = 13, r^2 = 0.958, s = 0.132$$

・アニリン類によるシトクロムP450のP420への変換 [31]

$$\log 1/C = 0.67(\pm 0.14)\log P + 0.34(\pm 0.19) \tag{6-59}$$
$$n = 7, r^2 = 0.968, s = 0.079$$

・アミド類によるT-4ファージDNAの変性 [29]

$$\log 1/C = 0.42(\pm 0.12)\log P + 0.43(\pm 0.12) \tag{6-60}$$
$$n = 5, r^2 = 0.976, s = 0.072$$

・バルビツレート類によるアスナロウニ卵細胞分裂の阻害（I_{50}）[29]

$$\log 1/C = 0.80(\pm 0.12)\log P + 1.08(\pm 0.24) \tag{6-61}$$
$$n = 19, r^2 = 0.922, s = 0.171$$

・黄色ブドウ球菌に対するフェノール類の最小阻害濃度 [29]

$$\log 1/C = 0.64(\pm 0.09)\log P + 1.10(\pm 0.47) \tag{6-62}$$
$$n = 24, r^2 = 0.901, s = 0.185$$

・ROHによる枯草菌胞子発芽の阻害 [29]

$$\log 1/C = 0.69(\pm 0.09)\log P + 1.07(\pm 0.18) \tag{6-63}$$
$$n = 20, r^2 = 0.940, s = 0.241$$

・マウス脾臓リンパ球に対するROHの50%致死量（LD_{50}）[29]

$$\log 1/C = 0.70(\pm 0.14)\log P + 0.80(\pm 0.62) \tag{6-64}$$
$$n = 8,\ r^2 = 0.960,\ s = 0.298$$

・ROHによる平滑筋収縮の阻害[29]

$$\log 1/C = 0.76(\pm 0.15)\log P + 1.00(\pm 0.12) \tag{6-65}$$
$$n = 11,\ r^2 = 0.992,\ s = 0.150$$

・$RCONH_2$によるウマ心臓シトクロムCの変性[29]

$$\log 1/C = 0.42(\pm 0.21)\log P - 0.34(\pm 0.22) \tag{6-66}$$
$$n = 4,\ r^2 = 0.974,\ s = 0.049$$

・HCONHRによる鯨ミオグロビンの変性[29]

$$\log 1/C = 0.43(\pm 0.07)\log P - 0.39(\pm 0.06) \tag{6-67}$$
$$n = 6,\ r^2 = 0.984,\ s = 0.051$$

・$H_2NCONHR$による鎌状ヘモグロビン・ゲル化の阻害[29]

$$\log 1/C = 0.33(\pm 0.12)\log P + 0.89(\pm 0.15) \tag{6-68}$$
$$n = 7,\ r^2 = 0.904,\ s = 0.145$$

・ベンゾイミダゾール類によるインフルエンザBウイルスの75％阻害 (I_{75})[29]

$$\log 1/C = 0.58(\pm 0.17)\log P + 1.58(\pm 0.46) \tag{6-69}$$
$$n = 15,\ r^2 = 0.815,\ s = 0.210$$

・さまざまな化合物による核蛋白質の沈降[4]

$$\log 1/C = 0.81(\pm 0.11)\log P - 0.25(\pm 0.10) \tag{6-70}$$
$$n = 13,\ r^2 = 0.958,\ s = 0.132$$

このタイプのQSARに関する実例をさらに多く知りたい読者は，引用文献の29と30を参照されたい。

　正確には，これらのQSARが具体的に表すものは不明である。最も初歩的なレベルで言えば，疎水性の定義すら十分明らかではない。術語自体は研究者の口から容易に漏れるが，それが意味するものを正確に答えられる人はいない。しばしば，サイズと疎水性を混同する人すらいる。有機化合物と生体系との疎水相互作用を定義する問題は，二つの面を備える。すなわち，(1) 分子全体の疎水性 ($\log P$)，(2) フラグメントまたは置換基の疎水性 (fまたはπ)。取り扱う問題により，これらの一方または両方が利用される。

　通常，疎水性のほとんどは，水相から生体相へ移動する化合物の脱溶媒和の自由エネルギー変化に由来する。溶媒和の水は，さまざまな様式で溶質に保持される。たとえば，非極性フラグメントのまわりに構造化された水もあれば，さまざまな様式で水素結合したもの，あるいは双極子相互作用したものもある。（勾配がほぼ1の）式(6-15)～式(6-42)では，生体相の環境はオクタノール相のそれと似ている。特に興味深いのは，大きな非極性殺虫剤と小さな極性アルコール類に基づいた式(6-42)である。というのは，この式は相関が高く，かつ勾配がほぼ1で，切片はほぼ0である。直線状の柔軟なアルコール類の形は，ヘキサクロロシクロヘキサン類のような緻密な殺虫剤とはまったく異なる。分配により定まる生体相での化学物質の存在は，相対的な生物学

的効果を説明するに過ぎない。

実際，ゴキブリ神経伝導の阻害に関する式(6-42)は，カエル神経や虫神経の阻害が関与する式(6-20)，式(6-30)および式(6-33)と非常によく似ている。

オタマジャクシの麻酔に関する式(6-28)は，勾配こそ同じであるが，切片（0.91）は大きく異なる。すなわち，同じ生物学的終点を示す等親油性化合物を得るのに，必要な化合物の用量は約1/5ですむ。大ざっぱに言えば，生化学系が複雑になればなるほど，同じ化合物クラスに対する切片は大きくなる。

さまざまな理由により，式(6-48)～式(6-70)の勾配は，1よりもかなり小さい。孤立した蛋白質や酵素のレベルでは，リガンドは部分的に脱溶媒和されるにすぎない。たとえば，平らな表面へ結合したリガンドは，一方の側だけが脱溶媒和されるのに対し，深い割れ目へ入り込んだリガンドは，全体が脱溶媒和される。すなわち，勾配（h）は，酵素表面へ結合した置換基では0.4～0.6であるが，完全に飲み込まれた場合には，はるかに大きな値をとる[60]。

もちろん，実験条件と研究の質は，QSARの形に大きな影響を及ぼす。最も重要な因子は，化学物質を投与した時点から終点までに経過した時間である。おそらく，系は擬平衡または定常状態のような状態に到達すると思われる。

6.5　大きな切片を持つ線形QSAR

非特異的毒性のQSARは，通常，切片の値が2よりも小さい。また，$\log 1/C$をモル単位で表したとき，その値は一般にlog単位で0.0±1の範囲にある。ただし，気相状態の薬物や荷電型化合物のQSARは例外である。式(6-71)～式(6-74)は，気相状態の薬物に対する事例である。

・米食い虫に対するROH蒸気のLD$_{50}$[29]

$$\log 1/C = 0.58(\pm 0.09)\log P + 2.92(\pm 0.05)$$
$$n = 5, r^2 = 0.994, s = 0.034$$
(6-71)

・ハダニに対するROH蒸気のLD$_{100}$[29]

$$\log 1/C = 0.59(\pm 0.06)\log P + 3.21(\pm 0.06)$$
$$n = 14, r^2 = 0.974, s = 0.067$$
(6-72)

・トマト苗に対するROH蒸気のLD$_{100}$[29]

$$\log 1/C = 0.60(\pm 0.07)\log P + 3.09(\pm 0.07)$$
$$n = 14, r^2 = 0.962, s = 0.083$$
(6-73)

・米食い虫に対するケトン蒸気のLD$_{50}$[29]

$$\log 1/C = 0.60(\pm 0.31)\log P + 2.90(\pm 0.21)$$
$$n = 4, r^2 = 0.976, s = 0.070$$
(6-74)

式(6-71)～式(6-74)は，勾配と切片がいずれもよく似ている。0.6という勾配は，水溶液での同様の研究でしばしば見られる1に比べるとかなり小さい。

式(6-71)～式(6-74)の切片に示される高い感受性は，生体受容体への蒸気の分配が直接起こる

ことを示唆する．すなわち，蒸気相から水相または受容体への分配は，水溶液を経た場合と同じ切片を与える．

式(6-75)～式(6-79)は，荷電型化合物に対する事例である．大きな切片は，これらの化合物の毒性が高いことを示す．

・黄色ブドウ球菌に対するRNH_2の最小阻害濃度 [29]

$$\log 1/C = 0.52(\pm 0.10)\log P + 2.80(\pm 0.24)$$
$$n = 10, r^2 = 0.945, s = 0.220$$
(6-75)

・肺炎双球菌に対するRNH_2の最小阻害濃度 [29]

$$\log 1/C = 0.60(\pm 0.15)\log P + 3.14(\pm 0.31)$$
$$n = 9, r^2 = 0.924, s = 0.274$$
(6-76)

・コリンエステラーゼに対する$RN^+(CH_3)_3$のI_{50} [29]

$$\log 1/C = 0.45(\pm 0.09)\log P + 4.08(\pm 0.31)$$
$$n = 7, r^2 = 0.970, s = 0.094$$
(6-77)

・$RN^+(CH_3)_3$による赤血球の溶血 [29]

$$\log 1/C = 0.77(\pm 0.23)\log P + 2.94(\pm 0.40)$$
$$n = 4, r^2 = 0.990, s = 0.120$$
(6-78)

・$ROSO_3^-$による赤血球の溶血 [41]

$$\log 1/C = 1.07(\pm 0.27)\log P + 1.91(\pm 0.42)$$
$$n = 4, r^2 = 0.994, s = 0.139$$
(6-79)

他の事例については，引用文献の29，31および41を参照されたい．

式(6-75)と式(6-76)に示したアミン類では，プロトン型に対する分配係数が用いられた．これらの値は，中性型の$\log P$に比べて$\log$単位で3ほど小さい．言い換えれば，もし中性型の$\log P$を使えば，切片は$\log$単位で約3だけ大きくなるはずである．アミンでは，プロトン型が活性であると仮定される．式(6-75)や式(6-76)を式(6-78)と比較してみると，第四級アンモニウム化合物の切片は，プロトン型で存在するアミン類のそれとよく似ていた[29]．

これまでに考察したQSARの勾配が意味を持つためには，実験の持続時間が問題となる．また，$\log P$値がカバーする範囲も重要である．この点に留意しなければ，$\log 1/C$と$\log P$の間の線形性は破綻する．線形関係を探索したければ，非線形性が始まる位置に近い点，$\log P_o$よりも小さい$\log P$範囲も十分カバーされなければならない（6.7節参照）．以前述べたように，勾配には0.9 ± 0.10，0.61 ± 0.10および$0.2 \sim 0.4$の三つのクラスがある．勾配の大きいQSARは，式(6-1)～式(6-10)でモデル化される．勾配が0.6に近いQSARは，ミセルのような別の系でモデル化した方が良い．式(6-11)～式(6-13)の勾配は，細菌の阻害で見出されたQSARのそれに近い．異なる参照溶媒が使われることもある．たとえば，次の方程式によれば，ブタノール-水系の分配とオクタノール-水系のそれとの間には良好な相関が存在する．

$$\log P_{ブタノール} = 0.70(\pm 0.02)\log P_{オクタノール} + 0.38(\pm 0.03)$$
$$n = 57, r^2 = 0.986, s = 0.123$$
(6-80)

すなわち，もし細菌に対する相関方程式の勾配が，log $P_{オクタノール}$系において0.70であるならば，log $P_{ブタノール}$系では1.0になるはずである。ただし，（極性か非極性かといった）活性部位の性質もまた，勾配（h）に影響を及ぼす。

6.6 動物個体に対する線形QSAR

相関方程式の多くは，動物個体を対象とする。オタマジャクシや魚を化学物質の溶液へ浸したり，動物体内へ薬物を注入することもある。これらの事例，特に薬物を注入する場合には，平衡とか定常状態といった状態は達成されない。にもかかわらず，以下に示すような良好な線形相関が多数見出される。

- ROHによるオタマジャクシの麻酔[29]

$$\log 1/C = 0.95(\pm 0.11)\log P + 0.79(\pm 0.33)$$
$$n = 10, r^2 = 0.982, s = 0.261 \tag{6-81}$$

- ROHによるフジツボ幼生の麻酔[29]

$$\log 1/C = 0.91(\pm 0.08)\log P + 0.64(\pm 0.11)$$
$$n = 14, r^2 = 0.980, s = 0.146 \tag{6-82}$$

- テンチに対するROHのLD_{100}[29]

$$\log 1/C = 0.70(\pm 0.25)\log P + 1.07(\pm 0.22)$$
$$n = 5, r^2 = 0.964, s = 0.145 \tag{6-83}$$

- ウナギに対するROHのLD_{100}[29]

$$\log 1/C = 0.71(\pm 0.28)\log P + 1.06(\pm 0.25)$$
$$n = 5, r^2 = 0.955, s = 0.164 \tag{6-84}$$

- コイに対するROHのLD_{100}[29]

$$\log 1/C = 0.81(\pm 0.20)\log P + 1.04(\pm 0.18)$$
$$n = 5, r^2 = 0.982, s = 0.117 \tag{6-85}$$

- ROHによるニシイソギンボ（*Blennius pholis*）の麻酔[29]

$$\log 1/C = 0.92(\pm 0.24)\log P + 1.04(\pm 0.13)$$
$$n = 7, r^2 = 0.953, s = 0.126 \tag{6-86}$$

- ROHによるヒメハヤの麻酔[29]

$$\log 1/C = 0.93(\pm 0.08)\log P + 0.90(\pm 0.07)$$
$$n = 8, r^2 = 0.992, s = 0.071 \tag{6-87}$$

- ROHによるファットヘッドミノー（*Pinephales promelas*）の麻酔[29]

$$\log 1/C = 0.93(\pm 0.07)\log P + 0.86(\pm 0.21)$$
$$n = 10, r^2 = 0.992, s = 0.191 \tag{6-88}$$

- ROHによるウサギの麻酔[29]

$$\log 1/C = 0.72\,(\pm 0.16)\log P + 1.35\,(\pm 0.12) \tag{6-89}$$
$$n = 11,\ r^2 = 0.924,\ s = 0.142$$

・イヌに対するROHのLD$_{100}$[29]

$$\log 1/C = 0.57\,(\pm 0.15)\log P + 1.37\,(\pm 0.12) \tag{6-90}$$
$$n = 6,\ r^2 = 0.966,\ s = 0.095$$

・ヒトに対するさまざまな化学物質のLD$_{100}$[53]

$$\log 1/C = 1.17\,(\pm 0.34)\log P' + 1.67\,(\pm 0.68) \tag{6-91}$$
$$n = 11,\ r^2 = 0.872,\ s = 0.493$$

ここで，P'はpH 7.4で測定された分布係数を表す。

・尿素類によるマウスの麻酔[31]

$$\log 1/C = 0.55\,(\pm 0.09)\log P + 2.42\,(\pm 0.12) \tag{6-92}$$
$$n = 23,\ r^2 = 0.889,\ s = 0.116$$

・バルビツレート類のよるラットの麻酔[29]

$$\log 1/C = 0.65\,(\pm 0.23)\log P + 2.30\,(\pm 0.43) \tag{6-93}$$
$$n = 14,\ r^2 = 0.759,\ s = 0.152$$

・グッピーに対するフェノール類のLD$_{50}$[29]

$$\log 1/C = 0.59\,(\pm 0.07)\log P + 2.66\,(\pm 0.23) \tag{6-94}$$
$$n = 19,\ r^2 = 0.953,\ s = 0.138$$

・マスに対するフェノール類のLD$_{50}$[29]

$$\log 1/C = 0.43\,(\pm 0.09)\log P + 3.69\,(\pm 0.32) \tag{6-95}$$
$$n = 13,\ r^2 = 0.908,\ s = 0.141$$

これらの事例では，勾配（h）の値は約0.5から1までの範囲で変化する。しかし，その解釈は難しい。式(6-83)～式(6-85)および式(6-90)は，生物の死をもって終点とする。これらの事例では，hは1よりも小さく，魚の麻酔に関する式(6-86)～式(6-88)とは対照をなす。後者の場合，hの値は1に近い。式(6-91)は，生物の死を終点とする他の事例とは趣きを異にする。式(6-91)では，P'はpH 7.4の緩衝液での分布係数を表し，Cは事故または自殺した犠牲者の血液中で見出される濃度である。個々の値は，多数の死の平均値である。自殺の場合，大量の薬物が服用されるので，薬物のすべてが血液中に見出される訳ではない。すなわち，これらの値は，溶液を静脈内または腹腔内へ注入した場合の最小致死用量とは意味合いが異なる。薬物作用では，代謝や排泄による薬物の消失もまた，重要な役割を演じる（第8章参照）。

式(6-94)と式(6-95)に示した，魚に対するフェノール類のLD$_{50}$の事例では，その勾配は，アルコール類による魚の麻酔よりも魚に対するアルコール類のLD$_{100}$の勾配に近い。哺乳動物に関する5件の事例では，ヒトの場合を除き，終点（麻酔，生物の死）のいかんにかかわらず，勾配の値は小さい。式(6-92)～式(6-95)に示した，アミド類とフェノール類に対する方程式の切片は，アルコール類の値に比べてはるかに大きい。この結果は，これらの化合物がある程度の特異性を示すことを示唆する。

6.7 非特異的活性に対する非線形QSAR

　数学や化学の概念を用いて生体系を解釈することは，容易なことではない。特別な説明を必要とする例外は，我々を常に悩ませる。この分野では，統計モデルなくして進むべき方向を知ることはほとんど不可能である。特に，薬物研究は，多変量解析の技法を最も必要とする分野の一つである。この手法なくして，無限の有機化合物と無数の生物体との相互作用を説明することは不可能である。

　簡単な蛋白質，DNA，酵素，細胞小器官，細胞，膜，器官および生物個体に対する有機化合物の作用に関する数多くの研究によれば，疎水効果を無視できる事例はほとんど存在しない。本章で考察したQSARは，これまでに構築された事例のほんの一部にすぎない。明らかに，疎水化合物は，細胞へ入り込むと，多数の高分子，膜および細胞小器官との間で，相互作用を行う。50%成長阻害，Ames試験陽性あるいは呼吸変化の背後には，分子レベルでのきわめて多数の変化が起こっており，それらを推測することは，現時点では不可能である。マウスやヒト中枢神経系における化学物質の作用を説明しようとするのは，考えるだに不遜な試みである。細胞の調和的な組織化は，さまざまな疎水相互作用により覆される。このことは，現在もまた将来においても，基礎研究の範囲外にある事柄である。生存細胞を用いた生化学反応の研究は，問題の過程とは無関係な他の過程をも，ある程度かき乱さずにはおかない。完全理解は，生物学的な「不確定性原理」によって妨げられる[29]。ある反応の研究に用いた化学的プローブは，他の細胞過程にも影響を及ぼす。この問題は，電子の位置と運動量を同時に定めようとする物理学者のそれと同じである。一方を定義するのに用いたプローブは，他方のプローブを変化させてしまう。すなわち，我々は完全な構造活性相関を期待することはできない。しかし，生命系に対する有機化合物の作用に関する実践的および理論的洞察を得ることはできる。この問題は，生化学や分子生物学の理論的領域だけでなく，医薬・農薬研究や環境毒性といった実践的な仕事において極めて重要である。しかし，我々は，必要な手段がすべて手に入るまで待つわけにはいかない。

　MeyerやOvertonなどの初期の研究は，かなり狭い範囲の分配係数しか扱わなかった。線形関係が常に見出されたのは，そのような理由に基づく。Fergusonの体系的研究[61-64]が行われるまで，例外は無視されてきた。Fergusonによれば，純粋な物理的機構で作用する等麻酔物質の化学ポテンシャルは，臨界カットオフ点に達するまで同じである。この見解は，(細胞内の等濃度の不活性化学物質が等麻酔効果をもたらすという)Meyer-Hemmiの着想を正確に記述したものと言える。

　完全気体や完全溶液では，物質の部分モル自由エネルギー($\overline{G}$)は次式で与えられる。

$$\overline{G} = G_0 + RT\log C = 化学ポテンシャル \tag{6-96}$$

非理想溶液では，活量係数はCと関連がある。Fergusonの原理は，多数の事例へ適用されるが，場合によっては，適用できないこともある。予想よりも活性な化合物は，おそらく化学反応に関係する特異な活性を持つと仮定された。Fergusonは，水に溶けにくい化合物の活性がしばしば

低下することに気づいた（同族系列では，この特性は通常log Pの増加と並行する）。活性のこのカットオフはカットオフ点と呼ばれる。このことは，十分な量の化合物が溶解しないため，生物学的効果に必要な濃度に達しないことによると説明された。しかし，Fergusonの時代以来，活性のカットオフは高いlog P値で起こり，水溶解度の制約を受けない事例も多く見出された。

　動物研究では，水溶解度項は意味を持たないことが多い。すなわち，化合物はある種のビヒクルへ注入され，溶液中に固定される。しかし，動物の体内に入ると，それらは蛋白質，膜などへただちに結合したのち，ランダムウォーク過程[65]を経て作用部位へ到達する。その間，それらは，塩化ナトリウムと同様の感覚で，溶液中に存在するわけではない。直線的自由エネルギー関係（LFER）の研究では，一般に期待され，かつ実際に見出されるのは非線形関係である[66,67]。しかし，Hammett式では，この非線形関係はそれほど頻繁には発生しない。というのは，（σ値が−0.66と0.78である）4-NH_2と4-NO_2基がもたらす変化よりも大きな置換基変化は起こらないからである（log単位で1.44の範囲）。この範囲は，σが誘導された安息香酸類のイオン化における変動の27倍程度でしかない。ほとんどのρ値は3以下であるが，グループ間共鳴（through-resonance）が関与すると，その限りではなくなる。この場合には，ρ^+は10といった大きな値をとる。一方，log Pでは，非線形性がしばしば現れる。そのため，log単位で6の範囲をカバーするといった事態は比較的よく発生する。

6.7.1　log Pと生物活性を関連づける放物線モデル

　非平衡条件で生物活性がlog Pに非線形的に依存する最初の数学的モデルでは，適用部位から律速反応部位への有機化合物の移行は，log Pの放物線関数で表される[65]。この仮定の背後にあるのは，Pの値が非常に小さい化合物は（脂質障壁を通過しにくいので）最初の水相にとどまり，Pが非常に大きい化合物は脂質相にとどまるという考え方である。この理論は，次のように説明される[68]。

　たとえば，図6-1は，二つの水コンパートメントの間に脂質コンパートメントが存在する最も簡単な場合である。

　このモデルは，脂質相が一つであること以外，脂質膜の特性に関して何も仮定をしない。コンパートメントの表面積はすべて同じで，Sで表される。生体組織では，よく撹拌された溶液が用いられ，かつ分子が通り抜ける穴の形成に必要なエネルギーは系によって供給されると仮定され

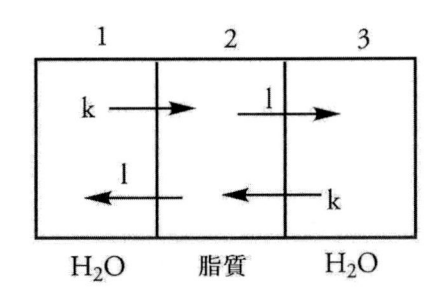

図6-1　受動拡散に対する3コンパートメントモデル

る。低速度顕微鏡写真術は，細胞や細胞小器官の絶え間のない運動について，豊富な証拠を提供する。三つのコンパートメント（A_1，A_2，A_3）における溶質の濃度は，次の微分方程式により記述される。

$$\frac{dA_1}{dt} = \frac{S}{V_1}(\ell A_2 - kA_1) \tag{6-97a}$$

$$\frac{dA_2}{dt} = \frac{S}{V_2}(kA_1 - 2\ell A_2 + kA_3) \tag{6-97b}$$

$$\frac{dA_3}{dt} = \frac{S}{V_3}(\ell A_2 - kA_3) \tag{6-97c}$$

ここで，V_1，V_2およびV_3は，対応するコンパートメントの容積，kは水から脂質への移行速度，lは脂質から水への移行速度である。容積が等しいと仮定すると，方程式は，二つの逐次一次化学反応を支配する式と等価である。その解は，超越関数を含む方程式で表される。

この図式は，さらに多数の脂質と水のコンパートメントが交互に繰り返される系へ拡張された。その場合，作用部位へ到達するには，薬物分子は，多数の膜を透過し，高分子の疎水ドメインや脂肪領域と幾度となく相互作用しなければならない。簡単のため，各障壁に対しては同一のkとlを適用し，かつコンパートメントの容積と表面積はすべて1に等しいと仮定する。脂質相での透過は速いため，その容積変動はPの値を変化させるが，いかなる場合でも，最大の透過速度を見出すことは可能である。

不可逆的な一次化学反応では，溶質は速度定数mで最終相に保持される。この任意定数は，lやkとは無関係である。シミュレーションでは，mは広い範囲で変化するが，曲線には影響を及ぼさない。検討すべき微分方程式群は，一般に次のように表される。

$$\frac{dA_1}{dt} = -kA_1 + \ell A_2 \tag{6-98a}$$

$$\frac{dA_{2i}}{dt} = -2\ell A_{2i} + k(A_{2i-1} + A_{2i+1}) \tag{6-98b}$$

$$\frac{dA_{2i+1}}{dt} = -2kA_{2i+1} + \ell(A_{2i} + A_{2i+2}) \tag{6-98c}$$

$$\frac{dA_{n-1}}{dt} = -(\ell+m)A_{n-1} + kA_{n-2} \qquad n=\text{奇数} \tag{6-98d}$$

$$\frac{dA_{n-1}}{dt} = -(k+m)A_{n-1} + \ell A_{n-2} \qquad n=\text{偶数} \tag{6-98e}$$

$$\frac{dA_n}{dt} = mA_{n-1} \tag{6-98f}$$

式(6-98a)〜式(6-98f)において，A_iはi番目の相における溶質の濃度を表す。A_i/A_nはA_iに依存しないので，初期濃度は任意である。特定のnに対して，分配係数（$P=k/l$）の値は，境界条件（$k \cdot l = 1$）を満たす範囲で変化する。Runge-Kutta近似により，時間tでの解を求める。図6-2の結果は，$t=10$，$m=1$としたときの，20障壁モデルの最終コンパートメントにおける薬物濃度を表す。実線は，最小二乗法により，計算点に放物線を当てはめた結果である［$\log C = a\log P - b(\log P)^2 + c$］。

初期の研究者，特にFergusonは，特定の親油性レベルにおけるカットオフについて言及した。

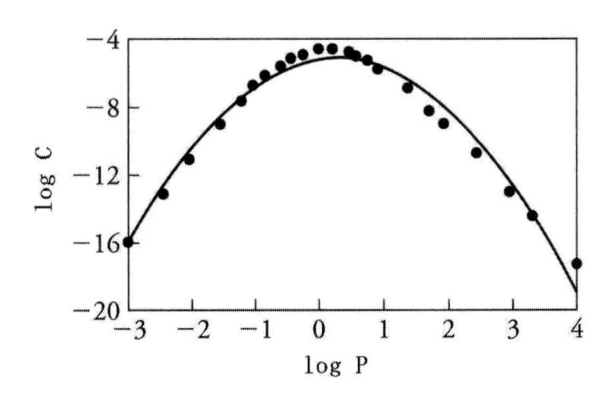

図 6-2　20 障壁モデルの最終コンパートメントにおける薬物の濃度と log P との関係

しかし，QSAR の枠組みを認めさせたのは，文献に掲載された多数のデータセットの点検や放物線による適合の妥当性である．図 6-2 の結果は，実験的に観察される放物線関係の仮定が正しいことを実証した[69]．しかし，放物線の右側もうまく作成されたものは少ない．また，高い相関を得るためには，log P 以外のパラメータもしばしば必要となる．log $1/C$ と log P の関係を放物線でうまく表せない理由の一つとして，log P が大きい化合物は，溶解度が低いため，取り扱いにくいことが挙げられる．この条件は，log P_0（放物線の頂点）を越えた点があまり正確でないことを示唆する．また，薬物の研究者は，活性の低い領域の研究を嫌がる傾向がある．このことも，良好な放物線が作成できない理由の一つである．

放物線に対する初期の理論的根拠は，次の前提からもたらされた[45]．

$$\frac{dBR}{dt} = Ak_x C \tag{6-99}$$

ここで，BR は標準的な生物学的応答，A は薬物分子が時間 Δt 以内に活性部位に到達する確率，C は投与された薬物のモル濃度（動物 kg 当たりのモル数），k_x は薬物–受容体相互作用の速度定数または平衡定数である．膜阻害を介した非特異的活性では，式(6-99)は単に膜への別の分配段階を表す．また，A は log P に関して正規分布すると仮定される．

$$A = \exp\{ae - (\log P - \log P_0)^2/b\} \tag{6-100}$$

薬物研究では，C は通常，一定時間間隔内に標準応答が得られるまで変化する．このような条件下では，dBR/dt は定数になるため，k で置き換えられる．

$$k = \exp\{ae - (\log P - \log P_0)^2/b\} k_x C \tag{6-101}$$

並び替えて対数を取ると，次式が得られる．

$$\log 1/C = -k_1(\log P)^2 + 2k_1 \log P \cdot \log P_0 - k_1(\log P_0)^2 + \log k_x + k_2 \tag{6-102}$$

しかし，log P_0 は与えられた系に対して一定であるから，式(6-102)は次のようになる．

$$\log 1/C = k_i(\log P)^2 + k_3 \log P + \log k_x + k_4 \tag{6-103}$$

もし log k_x が log P のみに依存するならば，式(6-103)は簡単な放物線になる．（親油膜への分配が作用部位へ到達後の最終段階と考えられる）非特異的毒性では，おそらくこのようなことが起きている．酵素や複雑な生体受容体との反応では，状況はさらに複雑となり，k_x は反応性に関す

るHammett-Taftアプローチにより処理される。すなわち，k_xは式(6-104)のような式で表される。

$$\log k_x = h\pi + \rho\sigma + \delta E_s + 定数 \tag{6-104}$$

式(6-104)を式(6-103)へ代入すれば，相関式は完成する。式(6-104)の各項は，薬物研究で使われる3種の主要な因子を象徴する。受容体が分子全体を包み込んでいれば，πよりも$\log P$を使う方が妥当である。しかし，ここでは疎水因子として置換基のπ定数を用いる。実際には，複雑な分子では，h，ρおよびδの値は部位によって異なる。そのため，πと$\log P$の両方を含んだ方程式が誘導されることもあり得る。このような事例は，たとえば式(11-88)に見られる。式(11-88)では，疎水項に対する依存性は，分離できないほどよく似ている。複雑な同族体集合に対して相関方程式を作成する作業は，（単にデータをコンピュータへ入力し，最終結果を印字するといった）型にはまった仕事ではない。その仕事は，かなりの程度まで，QSAR，置換基定数，構造有機化学および生化学といった分野での経験年数に強く依存する。

$\log P_o$は，与えられた系に対する$\log P$の最適値である。それは，作用部位へのランダムウォーク過程で薬物が遭遇する疎水障壁の数に一部依存する。このランダムウォークは，単に膜を横切るだけではない。親油性ポケットは，薬物の運動を抑制する。たとえば，血清アルブミンやヘモグロビン（7.2節参照）は疎水化合物を隔離するが[70,71]，親油性ポケットを持つ他の血清蛋白質もおそらく同様の作用を示す。実際，アルブミンやヘモグロビンへの親油化合物の結合は，いわゆる血液脳関門で重要な役割を演じている。すなわち，ランダムウォーク過程には，水相と疎水ポケットとの間の無数の分配現象が関与する。オクタノールは，分子と無数の疎水ドメインとの平均的な遭遇に対するおおざっぱなモデルである。

式(6-103)の誘導の際，薬物のサイズは考慮されなかった。また，比較的小さい分子では，サイズは重要な因子ではないと仮定された。しかし，場合によっては，サイズを考慮しなければならないこともある。Lien-Wongは，分子量（MW）を用いて，サイズの重要性を強調した[72]。Levinは，水（18）からブレオマイシン（1400）までの27種の化合物（ほとんどが抗腫瘍薬）を対象に，ラット脳毛細管の透過に関する独創的な研究を行い，次式を誘導した。

$$\log P_c = 0.41 \log[P(MW)^{1/2}] - 4.61 \tag{6-105}$$
$$n = 22, r^2 = 0.83$$

式(6-105)は，次のように書き換えられる。

$$\log P_c = 0.50(\pm 0.01)\log P - 1.43(\pm 0.58)\log MW - 1.84(\pm 1.3) \tag{6-106}$$
$$n = 23, r^2 = 0.859, s = 0.461$$

式(6-106)のように項を二つに分けると，相関はわずかに向上し，データ点を1個余計に説明できるようになる。明らかに，これらの結果は分子量の重要性を示唆する。しかし，もし水と分子量が500よりも大きな化合物を除外すると，$\log MW$項はかろうじて有意になるにすぎない。

分子量が重要となるもう一つの実例は，ラット鼻膜の透過に関するものである。

$$\log 吸収率 = -0.58(\pm 0.11)\log MW + 3.31(\pm 0.35) \tag{6-107}$$
$$n = 5, r^2 = 0.990, s = 0.074$$

ここで，吸収率は排泄率の測定から求められる。しかし残念ながら，70,000（デキストラン）ま

での分子量範囲では，検討された化合物は5種にすぎない．耐性細胞への薬物の透過では，分子量はさらに重要性を増す（第7章参照）．

　もちろん，最も重要な仮定は，オクタノール-水系の分配が，生体系のそれの良好なモデルであるという点である．式(6-105)の仮定は，（細胞膜を通る有機化合物の移行速度が分配係数と相関するという）式(6-43)に示したCollanderの研究に基礎を置いている．Collanderが用いたのは，オリーブ油（またはエーテル）-水分配からの値であった．彼はまた，2種の異なる系の分配係数の間に関連があることを示した．

$$\log P_1 = a\log P_2 + b \qquad (6\text{-}108)$$

しかし，その後の研究によれば，この関係が成り立つのは，よく似た溶媒の場合のみである[77]．（分配係数を用いて非特異的毒性をモデル化するという）Meyer-Overtonの初期の思いつきでは，膜脂質のモデルとして，トリグリセリドのオリーブ油が使えると仮定された[76]．しかし，膜脂質はトリグリセリドよりもはるかに複雑であることが分かったため，Meyer-Hemmiは，オリーブ油よりもオレイルアルコールの方が，モデルとして適していると考えた[78]．さまざまな理由により，オクタノールは，オレイルアルコールよりもさらに優れた選択であると思われた[79]．たとえば，オクタノール-水系の log P 値は，他の系に比べてはるかに数が多い．しかし，オクタノール-水系が最良の選択であるという保証はない．オクタノールに代わる溶媒を見つける作業は，退屈な仕事であるため試みられなかった（引用文献80参照）．

　図6-2のデータを得るのに使われた放物線モデルでは，$k \cdot l = 1$ または $l = 1/k$ という，もう一つの仮定がなされた．実際，オクタノールから水（k_{ow}）または水からオクタノール（k_{wo}）への移行速度は，（少なくとも限られたデータセットでは）log P と次のような関係にある[81,82]．

$$k_{ow} = \frac{cP}{\beta P + 1} \qquad (6\text{-}109)$$

$$k_{wo} = \frac{c}{\beta P + 1} \qquad (6\text{-}110)$$

ここで，c と β は，与えられた系では定数である．

　Deadden-Towendによれば，式(6-98)に基づいたモデルは実験データをうまく説明する[83]．

　実験データにおける log $1/C$ と log P の間の非線形関係の発生は，以下の理由により，相関方程式の解釈を妨げる．

1. 同族体系列の成員が多くなると，受容体の疎水的歪みは親和性を低下させる．同族体系列で観察される作動薬から拮抗薬への漸進的な変化は，この歪みにより説明される[84]．このような歪みは，場合によっては，過剰誘導適合と見なされる．この点に関して興味深いのは，次の式(6-111)である[85]．

$$\log \%\Delta_{\alpha D} = 0.28(\pm 0.13)\log P - 0.37(\pm 0.35) \\ n = 9,\ r^2 = 0.796,\ s = 0.172 \qquad (6\text{-}111)$$

ここで，$\Delta_{\alpha D}$ は，10^{-3}M のさまざまな化合物を含んだウシ血清アルブミン（BSA）溶液における左旋性（ナトリウムD線）の減少量を表す．ただし，疎水化合物を含まない類似溶

液を，基準として用いた。なお，Δ_{aD} は構造の歪みを表し，その値は疎水性と並行する。

2. 代謝もまた，$\log 1/C$ と $\log P$ の間に非線形相関をもたらす。明らかに，疎水性が高くなるほど，化合物はP450酵素による攻撃を受けやすくなる（8.4節〜8.6節参照）。
3. 系列内の高級な成員における溶解度の低下は，以前から問題として認識されていた。
4. 酵素に対する反応生成物の毒性は非線形性をもたらす。酵素-基質複合体の形成に対する π の係数は正であるが，触媒段階では負になる[86]。
5. ミセル形成は，動物個体では起こらないが，酵素研究では重要な問題となる。ミセルの形成は，薬物の有効濃度を低下させる。CMC（臨界ミセル濃度）と疎水性の間には，式(6-112)〜式(6-114)に示すような線形関係が認められる。

・$ROSO_3^- Na^+$ ($R = C_{10}$, C_{12}, C_{14} および C_{16}) のCMC[87]

$$\log 1/C = 0.60(\pm 0.04)\log P + 1.12(\pm 0.11) \tag{6-112}$$
$$n = 4,\ r^2 = 0.998,\ s = 0.023$$

・$ROO^- Na^+$ ($R = C_7$, C_9, C_{11} および C_{13}) のCMC[87]

$$\log 1/C = 0.54(\pm 0.22)\log P + 1.20(\pm 0.26) \tag{6-113}$$
$$n = 4,\ r^2 = 0.982,\ s = 0.116$$

・$O_2NC_6H_4CH_2N^+(CH_3)_2RCl^-$ のCMC[87]

$$\log 1/C = 0.69(\pm 0.08)\log P + 1.74(\pm 0.49) \tag{6-114}$$
$$n = 6,\ r^2 = 0.994,\ s = 0.120$$

式(6-112)〜式(6-114)で使われた $\log P$ 値は，無限希釈されたイオン対の分配に対する値である。関与する化合物タイプが異なり，かつ個々のQSARにおけるデータ点が少ないにもかかわらず，3種のQSARの間の一致は良好である。なお，$\log P$ の係数（h）の平均値は 0.61 である。

6. 受容体による基質結合性の立体的阻害

明らかに，QSARの誘導は研究者の問題解決能力に強く依存する。

6.7.2 $\log P$ と生物活性を関連づける双一次モデル

放物線モデルは，実験データの相関を表すモデルとして最も広く使用されるが，それよりも優れているのは，Kubinyiの開発した双一次モデルである。膜を透過する薬物の移行に対して，（$\log 1/C$ が $\log P$ 依存性を示す）双一次モデルを初めて提案したのはMcFarlandである[88]。水-脂質境界にある化合物では，脂質相への分配の確率（$p_{0,1}$）は k_1 に比例し，逆の過程の確率（$p_{1,0}$）は k_2 に比例する[81,82]。すなわち，

$$p_{0,1} = \frac{k_1}{k_1 + k_2} \tag{6-115}$$

$$p_{1,0} = \frac{k_2}{k_1 + k_2} \tag{6-116}$$

分子と分母を k_2 で割り，$P = k_1/k_2$ なる置き換えを行うと，

$$p_{0,1} = \frac{P}{P+1} \tag{6-117}$$

$$p_{1,0} = \frac{1}{P+1} \tag{6-118}$$

この計算から，多コンパートメント系では，所定の時間内に最終コンパートメント（$p_{0,n}$）に到達する薬物分子の確率は次式で与えられる。

$$p_{0,n} = (p_{0,1})(p_{1,2})\cdots(p_{n-1})(p_n) \approx \frac{P^{n/2}}{(P+1)^n} \tag{6-119}$$

最終コンパートメントの薬物濃度（C_r）が$p_{0,n}$に正比例すると仮定し，式(6-119)の対数を取ると，次のMcFarland式が得られる。

$$\log C_r = a\log P - 2a\log(P+1) + 定数 \tag{6-120}$$

この方程式は，放物線で連結された正負二つの直線領域から成る対称的曲線を与える。生物活性は，最終コンパートメント（受容体）での濃度に比例すると仮定される。

式(6-117)と式(6-118)から出発して，McFarlandの双一次モデルの一般化に貢献したのはKubinyiである[82]。3コンパートメント系（A⇔B⇔C）では，最終コンパートメント（C）の薬物濃度（C_c）は定数（$=k_1k_2$）になる。一方，nコンパートメント系では，nが水相（nは奇数）ならば，C_nは定数（$=(k_1k_2)^{(n-1)/2}$）になり，nが脂質相（nは偶数）ならば，C_nは定数（$=k_i(k_1k_2)^{(n-2)/2}$）になる。式(6-115)〜式(6-118)の対数をとり，整理すると，次式が得られる。

$$\log k_1 = \log P - \log(\beta P + 1) + 定数 \tag{6-121}$$
$$\log k_2 = -\log(\beta P + 1) + 定数 \tag{6-122}$$

3コンパートメントモデル（$k_1 \times k_2$ は定数）では，

$$\log C_c = \log P - 2\log(\beta P + 1) + 定数 \tag{6-123}$$

また，nコンパートメント系では，

$$\log C_n = a\log P - b\log(\beta P + 1) + 定数 \tag{6-124}$$

時間とコンパートメント数の異なるこのモデルのコンピュータシミュレーションは，正と負の両側においてさまざまな勾配を持つ双一次曲線をもたらす。

多くの事例で，放物線モデル[69]と双一次モデル[81,82,89]は，いずれも実験データにうまく適合する。ただし，双一次モデルの真の利点は，本章の初めに示した多数の線形方程式と両立する点にある。双一次式の左側の勾配は，単純な線形方程式のそれとほぼ同じである。この理論は，QSARを理解し解釈しようとする実験家に慰めを提供した。かといって，オクタノールと水を入れた袋が，マウスの代わりに使えるというわけではない。

第1章で指摘したように，これまでに50年以上経過したが，均一溶液での有機反応に対してHammett式がなぜ成り立つかは不明のままである。また，マウスの血液や内部系における薬物の研究では，終点のノイズが大きく，かつ代謝，排泄および毒性といった競合反応が事態を複雑にしている。そのため，我々を導くに足る確固たる理論があるとは言いにくい。

双一次モデルは，log Pと関連した薬物動態学的問題をはるかに越えたところでも使用される。

すなわち，このモデルは，(π, σ, MR, E_s などのパラメータと関連した）機構の変化を説明するのに役立つ。これらの項は，次の一般形で使用される：aQ-$b$log$(\beta \cdot 10^Q + 1)$。ただし，Q は特定の物理化学的パラメータを表す。

　Kubinyi の方程式を使用するに当たっては，いくつかの点に留意しなければならない。すなわち，放物線モデルでは，データの散らばりが良ければ，8〜10 個のデータ点でロバストな方程式が得られる。しかし，双一次モデルでは，パラメータ（β）が追加されるため，さらに多くのデータ点を必要とする。また，双一次式に対する妥当な解を得るには，log P_o を越えた位置にデータ点がいくつか必要である。しかも，それらの値は，しばしば簡単には求まらない。このような事例では，当てはめに放物線が使われるが，そのモデルの予測能力は低い。

　双一次モデルを使う際に遭遇するもう一つの問題は，従属変数に対する値の広がりが制限されると，時々不合理な h の値が得られることである。この問題は，log P_o 以下のデータ点だけを使って相関を試み，その勾配が双一次式のそれと一致するか否かを調べれば良い。

　現時点では，QSAR に及ぼす時間の効果はほとんど研究されていない。実験的には，これは非常に難しい問題である。この問題に挑戦を試みたのは，Baláz らのグループであった[90-92]。（物理化学的性質に立脚した）QSAR への他の理論的アプローチに関しては，Kubinyi[81] や Dearden[93] が総説を試みている。

　この時点で，双一次モデルを適用した事例のいくつかを示しておこう。他の事例については，次章以降の適当な節において考察を加える。

・膜吸収シミュレータにおけるバルビツレート類の拡散速度[81]

$$\log k = 0.95(\pm 0.06)\log P - 1.24(\pm 0.11)\log(\beta \cdot P + 1) - 3.13$$
$$n = 23,\ r^2 = 0.984,\ s = 0.081,\ \log P_o = 0.71 \quad (6\text{-}125)$$

式(6-125)の初期勾配は，シリコンゴム膜でのバルビツレート類の透過速度に対する式(6-6)の勾配とよく一致する。

・腹腔内投与された ROH によるラットの運動失調[29]

$$\log 1/C = 0.77(\pm 0.10)\log P - 1.53(\pm 0.12)\log(\beta \cdot P + 1) + 1.68(\pm 0.12)$$
$$n = 35,\ r^2 = 0.887,\ s = 0.165,\ \log P_o = 2.0 \quad (6\text{-}126)$$

式(6-126)における右側の勾配，すなわち 0.76 (0.77－1.53) は，方程式が対称的であることを示す。式(6-126)は，ROH によるウサギの麻酔に関する式(6-89)（勾配 0.72，切片 1.35）に似ている。予想通り，（より高濃度の等親油性化合物が要求される）麻酔は，式(6-126)に比べて切片の値が小さい。また，式(6-126)の log P_o は，中枢神経系作用薬で期待される値に近い（10.2 節参照）[53]。

・八連球菌属に対する RNH_3^+ の MIC[29]

$$\log 1/C = 0.57(\pm 0.20)\log P - 1.66(\pm 0.60)\log(\beta \cdot P + 1) + 2.61(\pm 0.42)$$
$$n = 12,\ r^2 = 0.852,\ s = 0.387,\ \log P_o = 3.7 \quad (6\text{-}127)$$

式(6-127)のパラメータ値は，他の細胞に対する RNH_2 の MIC に関する式(6-75)と式(6-76)や，R-N$^+$(CH$_3$)$_3$ による赤血球の溶血を関する式(6-78)における対応パラメータ値に近い。このよう

な比較は，他にも多数行われた[29]。しかし，対応関係は必ずしも良好ではない。

・大腸菌に対する RNH_3^+ の MIC [29]

$$\log 1/C = 1.29(\pm 0.36)\log P - 1.64(\pm 0.44)\log(\beta \cdot P + 1) + 0.65(\pm 0.98)$$
$$n = 10, r^2 = 0.935, s = 0.128, \log P_o = 3.8$$
(6-128)

式(6-128)の $\log P_o$ は，式(6-127)のそれとほぼ同じである。しかし，他のパラメータは，大きく異なる。式(6-128)の切片だけを見ると，大腸菌は他の細菌に比べて阻害されにくい。ただし，初期勾配の差はこの問題を複雑にしている。

・アルカン類によるマウスの麻酔[29]

$$\log 1/C = 0.74(\pm 0.27)\log P - 1.03(\pm 0.31)\log(\beta \cdot 10^{\log P} + 1) - 0.61(\pm 1.1)$$
$$n = 13, r^2 = 0.941, s = 0.121, \log P_o = 5$$
(6-129)

・マウスに対するアルカン類の LD_{100} [29]

$$\log 1/C = 1.01(\pm 0.31)\log P - 1.26(\pm 0.34)\log(\beta \cdot 10^{\log P} + 1) - 1.66(\pm 1.2)$$
$$n = 13, r^2 = 0.949, s = 0.102, \log P_o = 4.8$$
(6-130)

・ROR によるマウスの麻酔[29]

$$\log 1/C = 0.72(\pm 0.08)\log P - 0.99(\pm 0.10)\log(\beta \cdot 10^{\log P} + 1) + 1.33(\pm 0.15)$$
$$n = 7, r^2 = 0.998, s = 0.029, \log P_o = 3.0$$
(6-131)

・マウスに対する CH_3COR の LD_{50} [29]

$$\log 1/C = 0.51(\pm 0.11)\log P - 0.86(\pm 0.17)\log(\beta \cdot 10^{\log P} + 1) + 1.17(\pm 0.10)$$
$$n = 13, r^2 = 0.941, s = 0.068, \log P_o = 1.6$$
(6-132)

式(6-129)と式(6-130)は，式(6-89)に示した ROH によるウサギの麻酔や，式(6-90)に示したイヌに対する ROH の LD_{100} と似ている。しかし，式(6-89)と式(6-90)の切片は，マウスに対するアルカン類のそれと比べてはるかに大きい。同様のことは，マウスに対する極性化合物の作用に関する式(6-131)と式(6-132)においても成り立つ。すなわち，式(6-130)を除き，マウスに対する極性化合物（ROH，ROR および CH_3COR）の作用に関する方程式の勾配は互いによく似ている。しかし，式(6-129)のアルカン類は，切片こそ小さいが，その $\log P_o$ ははるかに大きい。すなわち，アルカン類は，活性こそ低いが，簡単な極性化合物よりも血液脳関門を透過しやすい。実験条件がほぼ等しいことから，麻酔作用は極性部分と疎水部分との相乗効果に基づくと考えられる。この効果は，マウスに作用する気体麻酔薬において注目された。

・マウスの立ち直り反射を阻害する気体の麻酔圧 (p) [94]

$$\log 1/p = 1.17(\pm 0.25)\log P + 1.88(\pm 0.33)I - 2.11(\pm 0.39)$$
$$n = 30, r^2 = 0.897, s = 0.438$$
(6-133)

極性化合物（電気陰性ヘテロ原子を含んだ化合物）では，I の値は 1 である。一方，希ガス類と炭化水素類には，I の値として 0 が割り当てられる。式(6-129)と式(6-130)に対する切片の平均値（-1.14）と，式(6-131)と式(6-132)に対する切片の平均値（1.25）の差を取ると，2.39 が得られる。この値は，式(6-133)における I の係数，すなわち 1.88（1×1.88）とよく一致する。すなわち，極性化合物は，飽和炭化水素類や希ガス類よりも約 100 倍（2 の真数）強力な非特異

的毒性を示す。おそらく、極性反応は薬物と膜の非特異的受容体との間で生じる。

6.8 非特異的毒性への他のアプローチ

これまでの議論では、単一のパラメータ（$\log P$）を非特異的毒性と関連づけた。同族体群と（酵素、細胞、動物個体といった）生物系との相互作用の多様性は、このパラメータにより説明される。化合物が同族体であるか否かは、所定の数学モデルに適合するか否かで確認できる。かつて、Fergusonは、生体内で毒物反応が起きない場合を非特異的毒性と呼び、反応が起きる場合を特異的毒性と呼んだ。

特異的毒性の多くは、不可逆的化学反応を必要としない。このような議論は、ある程度、有機化学の知識に基づいて行われる。たとえば、Lipnickらは、カルボニル基と共役した二重結合の異常な毒性に注目し、促進求電子毒性（proelectrophile toxicity）と名づけた[95]。

6.8.1 直線的溶媒和エネルギー関係（LSER）

これまでは、$\log P$ や π を用いて、生物系と相互作用する化学物質の疎水的性質を説明してきた。しかし、一般に認められた疎水相互作用の定義はいまだ存在しない。そこで、本書では、オクタノール–水分配係数を用いて、それを定義することにした。疎水性に対する理解は、Taftらのアプローチによって高められた[96-99]。彼らが用いた相関分析用の方程式は、次式で与えられる。

$$XYZ = XYZ_0 + m(V_1)/100 + s(\pi^*_2 + d\delta_2) + b(\beta_m)_2 + a(\alpha_m)_2 \tag{6-134}$$

（さまざまな化学的、生化学的および毒物学的性質を表す）XYZ は溶質–溶媒相互作用に依存し、式(6-134)はその合理的説明に役立つ。ここで、添字2は溶質、添字1は溶媒をそれぞれ表す。$mV_1/100$ 項は、溶質に適した空洞を提供するため、溶媒分子を引き離す吸熱過程の尺度である。ここで、V_1 は溶質のvan der Waalsモル容積を表し、その値はさまざまな方法で推定される[100-103]。また、$s(\pi^* + d\delta)$ 項は、溶質–溶媒間の発熱的な双極性–分極率相互作用の尺度である。ここで、π^* はソルバトクロミックなパラメータで、隣接する電荷や双極子を安定化する溶質または溶媒分子の能力を示す尺度である。まだ使われていないが、π^* を推定する経験的方法も開発されている[99]。δ 項は、分極率を補正するための一種のダミー変数で、非ポリ塩素化脂肪族化合物には 0.0、ポリ塩素化脂肪族化合物には 0.5、および芳香族化合物には 1.0 をそれぞれ割り当てる。溶質–溶媒間の水素結合相互作用は、$b(\beta_m)$ と $a(\alpha_m)$ によって説明される。ここで、β は塩基性度（水素受容体）の尺度であり、α は酸性度（水素供与体）の尺度である。添字の m は、自己会合する両性水素結合型化合物であることを表す。なお、このパラメータは非自己会合性溶質へ適用される。式(4-8)によれば、LSERアプローチは $\log P$ を相関づけるのに使われ、疎水性をより明快に定義する手段として役立つ。

Kamletらは、表6-1に示したデータを用いて、次の式(6-135)を誘導した[104]。ただし、C はモル濃度で表した LD_{50} である。

・golden orfe（ウグイの一種）に対する各種化学物質の LD_{50}

表 6-1 golden orfe（コイ科の一種）の LD_{50} に関する式(6-135)～式(6-139)の誘導に用いられたパラメータ

No.	化合物	log 1/C 実測値[a]	log 1/C 計算値[b]	log 1/C 計算値[c]	log P	π^*	a
1	エーテル	1.42	1.99	1.29	0.89	0.27	0.00
2	ジブチルエーテル	3.26	3.39	3.12	3.21	0.26	0.00
3	プロパノール	1.12	1.20	1.15	0.25	0.40	0.33
4	2-プロパノール	0.83	0.96	0.94	0.05	0.40	0.33
5	ブタノール	1.79	1.93	1.81	0.88	0.40	0.33
6	2-メチル-1-プロパノール	1.69	1.79	1.68	0.76	0.40	0.33
7	2-ブタノール	1.33	1.62	1.53	0.61	0.40	0.33
8	ペンタノール	2.26	2.68	2.50	1.56	0.40	0.33
9	2-メチル-2-ブタノール	1.56	1.94	1.82	0.89	0.40	0.33
10	ヘキサノール	2.90	3.09	2.95	2.03	0.40	0.33
11	2-ヘキサノール	2.55	2.87	2.70	1.76	0.40	0.33
12	3-ヘキサノール	2.46	2.77	2.59	1.65	0.40	0.33
13	ヘプタノール	3.45	3.40	3.47	2.72	0.40	0.33
14	オクタノール	3.81	3.37	3.69	3.30	0.40	0.33
15	シクロペンタノール	1.76	1.73	1.63	0.71[d]	0.40	0.33
16	トリクロロエチレン	2.99	3.32	3.11	2.42	0.53	0.00
17	1,1,1-トリクロロエタン	3.04	3.35	3.12	2.49	0.50	0.00
18	テトラクロロメタン	3.21	3.41	3.01	2.83	0.28	0.00
19	1,2-ジクロロエタン	2.44	2.60	2.79	1.48	0.91	0.00
20	テトラヒドロフラン	1.41	1.44	1.28	0.46	0.58	0.00
21	アセトン	0.71	0.62	0.73	-0.24	0.71	0.00
22	2-ブタノン	1.20	1.24	1.23	0.29	0.67	0.00
23	シクロヘキサノン	2.26	1.90	1.94	0.85	0.76	0.00
24	シクロペンタノン	1.42	1.27	1.38	0.31[d]	0.76	0.00
25	アセトニトリル	0.85	0.50	0.84	-0.34	0.75	0.15
26	m-クレゾール	3.75	3.04	3.61	1.96	0.75	0.55
27	フェノール	3.58	2.57	3.19	1.46	0.75	0.61
28	アニソール	2.95	3.15	3.14	2.11	0.73	0.00
29	ベンゼン	3.37	3.16	2.96	2.13	0.59	0.00
30	ニトロベンゼン	3.31	2.95	3.30	1.85	1.01	0.00
31	ベンゾニトリル	3.02	2.68	2.86	1.56	0.90	0.00
32	2-ニトロトルエン	3.67	3.26	3.54	2.30	0.90	0.00
33	ヘキサン	2.68	3.21	2.72	3.87[d]	-0.08	0.00
34	ヘプタン	2.61	3.02	2.70	4.40[d]	-0.08	0.00
35	シクロヘキサン	3.18	3.18	2.80	3.44	0.00	0.00
36	トルエン	3.11	3.40	3.33	2.73	0.54	0.00
37	キシレン	3.09	3.40	3.40	3.12	0.47	0.00
38	エチルベンゼン	3.38	3.40	3.42	3.15	0.48	0.00
39	イソプロイルベンゼン	3.40	3.28	3.49	3.66	0.47	0.00
40	t-ブチルベンゼン	3.34	3.12	3.42	4.11	0.42	0.00
41	1,2-ジエチルベンゼン	3.62	3.11	3.42	4.15[d]	0.42	0.00
42	クロロベンゼン	3.67	3.41	3.65	2.89	0.71	0.00
43	1,2-ジクロロベンゼン	3.70	3.34	3.93	2.43	0.80	0.00

[a] V. I. Juhnke, D. Z. Ludemann, Z. Wasser, *Abwasser Forsch.*, **11**, 161 (1978).
[b] 式(6-137)を用いて計算.
[c] 式(6-139)を用いて計算.
[d] 計算値.

$$\log 1/C = 5.71(V_1/100) + 0.92\pi^* - 4.36(\beta_m)_2 + 1.27(\alpha_m)_2 - 2.90 \tag{6-135}$$
$$n = 32, r^2 = 0.945, s = 0.246$$

Kamletらは，式(6-135)の各項を次のように説明した．すなわち，水は生体系の蛋白質や脂質よ

りも凝集性であり，正値のm（V_1の係数）は生体系への分配に有利である。おそらく，水は生体系よりも酸性である（α_1が大きい）。一方，化学物質が示す大きな$(\beta_m)_2$値は水相への分配に有利で，毒性を低下させる。生体系の蛋白質と脂質は，β_1が0.5～0.8で，（β_1が約0.4の）水よりも強力な塩基である。毒物が示す大きな$(\alpha_m)_2$値は，生体への分布に有利である。水は蛋白質や脂質よりも双極性である（π_1^*が大きい）。すなわち，大きなπ_2^*は，水への分布に有利である。以上の推理は，式(6-135)のパラメータと相関連する。

golden orfeのデータは，log Pと関連づけることもできる。しかし，このデータは，明らかにlog Pとは線形関係にない。このような知見は，動物個体においてのみ期待される。ジャックナイフ操作により，適合の悪い2個のデータ点，すなわち（予測よりも活性の低い）フェノールとクレゾールを除外すると，式(6-136)が誘導される。

$$\log 1/C = 1.08(\pm 0.18)\log P - 1.13(\pm 0.82)\log(\beta \cdot 10^{\log P} + 1) + 0.92(\pm 0.20)$$
$$n = 30,\ r^2 = 0.924,\ s = 0.277,\ \log P_0 = 4.51(\pm 3.3) \tag{6-136}$$

式(6-136)はそれほど鋭敏な相関とは言えないが，log Pを求めるだけでQSARが得られるという利点がある。また，hの値は1に近く，log Pの最適値も見出される。しかし，log Pが最適値よりも大きいデータ点が少ないため，（信頼限界に示されるように）この値はあまり信頼できない。32個すべてのデータ点を用いると，結果はかなり悪化する（$r^2 = 0.874$, $s = 0.365$）。この事実は，フェノール類の余計な毒性を立証するものと言える。

データセットを拡張して炭化水素類（表6-1の化合物33～43）も含めると，式(6-137)と式(6-138)が得られる。

$$\log 1/C = 1.19(\pm 0.18)\log P - 1.59(\pm 0.43)\log(\beta \cdot 10^{\log P} + 1) + 0.90(\pm 0.24)$$
$$n = 43,\ r^2 = 0.869,\ s = 0.355,\ \log P_0 = 2.8(\pm 0.45) \tag{6-137}$$

$$\log 1/C = 2.50(\pm 0.50)\,V_1/100 + 1.57(\pm 0.52)\pi^* - 3.26(\pm 0.77)\beta$$
$$+ 1.79(\pm 0.79)\alpha - 0.25(\pm 0.76)$$
$$n = 43,\ r^2 = 0.850,\ s = 0.385 \tag{6-138}$$

これらの2種の方程式は，適合の質がよく似ている。しかし，式に含まれる情報の内容はまったく異なる。すなわち，式(6-137)では，hの値はほぼ1で，かつlog Pに最適値が存在する。一方，項数の多い式(6-138)では，水素結合と分極率が重要となる。これらの二つのアプローチを組み合わせると，次の式(6-139)が得られる。

$$\log 1/C = 1.05(\pm 0.09)\log P - 1.15(\pm 0.31)\log(\beta \cdot 10^{\log P} + 1) + 1.41(\pm 0.30)\pi^*$$
$$+ 1.06(\pm 0.38)\alpha - 0.02(\pm 0.24)$$
$$n = 43,\ r^2 = 0.962,\ s = 0.196,\ \log P_0 = 3.5(\pm 1.5) \tag{6-139}$$

組み合せアプローチは，かなり改善された結果を与える。ただし，共線性の問題があるため，パラメータの相対的重要性を明確に定義するには，さらに良質のデータセットが必要である。

相関行列は次のようになる。

	$\log P$	$V_1/100$	π^*	β	α
$\log P$	1	0.815	−0.368	−0.751	−0.341
$V_1/100$		1	−0.314	−0.266	−0.151
π^*			1	0.143	−0.086
β				1	0.526
α					1

また，$\log P$ が 4 以上の化合物が少ないため，明確な $\log P_0$ は得られない。

LSER アプローチもまた，Grant-Higuchi により評価された[105]。

非特異的麻酔に関する最も興味深いデータセットの一つは，1900 年代初頭に Overton がオタマジャクシを使って得たデータセットである[106]。その一部に対しては，$\log P$ を使った相関も試みられた。最近，Lipnick は，この系列のデータを公開した（表 6-2）。また，Abraham-McGowan は，LSER パラメータを用いてデータの一部を処理し，次の式(6-140)を得た[103]。

$$\log 1/C = 5.10 V_1/100 - 0.37\pi^* - 4.38\beta - 0.49\alpha - 0.54 \tag{6-140}$$
$$n = 42,\ r^2 = 0.958,\ s = 0.244$$

$\log P$ を用いて同じデータを処理すると，式(6-141)が得られる。

$$\log 1/C = 0.88(\pm 0.09)\log P + 0.86(\pm 0.17) \tag{6-141}$$
$$n = 42,\ r^2 = 0.906,\ s = 0.349$$

これらの二つの方法を組み合わせると，式(6-142)が得られる。

$$\log 1/C = 0.92(\pm 0.05)\log P - 1.60(\pm 0.34)\pi^* - 0.42(\pm 0.42)\alpha \\ -0.08(\pm 0.23) \tag{6-142}$$
$$n = 42,\ r^2 = 0.972,\ s = 0.193$$

ただし，α 項の重要性は低く，この項を除外しても，$r^2 = 0.970$，$s = 0.201$ の相関方程式が得られる。

すべてのデータに関する LSER パラメータを入手することは不可能なため，$\log P$ のみに基づいて，我々は次の式(6-143)を誘導した。

$$\log 1/C = 0.84(\pm 0.06)\log P + 1.22(\pm 0.10) \tag{6-143}$$
$$n = 105,\ r^2 = 0.883,\ s = 0.360$$

表 6-2 に示した化合物の構造はかなり多様である。そのため，大きな標準偏差が予想される。また，適合の悪い化合物も多い。たとえば，ペンタン，ペンテン，尿素，ストリキニーネ，ニコチン，スルホナール，トリオナール，2-メチル-2-ブテン，モルヒネ，カルバミン酸フェニルおよびスクシンイミドといった化合物は，式(6-143)を誘導する際に除外された。3 種の炭化水素類（ペンタン，ペンテン，2-メチル-2-ブテン）を除いた化合物は，すべて予想よりも毒性が高かった。この知見は，単純な分配では説明できない特別な相互作用が関与することを示唆する。

疎水相互作用をその成分へ分解する手段としての LSER パラメータの利用は極めて有用で，もし他の問題が解決ずみならば，問題のより良い理解へ貢献するはずである。現時点における最大の難問は，実験的に求めたソルバトクロミックな値が少ないことである。次に問題となるのは，

表 6-2 オタマジャクシの麻酔に関する式 (6-143) の誘導に用いられたデータ

No.	化合物	log 1/C 実測値[a]	log 1/C 計算値[b]	偏差	log P
1	メタノール	0.24	0.58	−0.34	−0.77
2	エタノール	0.54	0.97	−0.43	−0.31
3	プロパノール	0.96	1.44	−0.48	0.25
4	ブタノール	1.42	1.96	−0.54	0.88
5	オクタノール	3.40	3.71	−0.31	2.97
6	2-プロパノール	0.89	1.27	−0.38	0.05
7	tert-ブチルアルコール	1.89	1.52	0.37	0.35
8	イソブチルアルコール	1.35	1.86	−0.51	0.76
9	イソアミルアルコール	1.64	2.20	−0.56	1.16
10	tert-アミルアルコール	1.24	1.97	−0.73	0.89
11	1,3-ジクロロ-2-プロパノール	1.92	1.39	0.53	0.20
12	チモール	4.26	3.99	0.27	3.30
13	1,3-ジメトキシベンゼン	3.35	3.08	0.27	2.21
14	1,4-ジメトキシベンゼン	3.05	2.93	0.12	2.03
15	アセトン	0.54	1.02	−0.48	−0.24
16	2-ブタノン	1.04	1.47	−0.43	0.29
17	3-ペンタノン	1.54	1.89	−0.35	0.79
18	アセトフェノン	3.03	2.55	0.48	1.58
19	アセタール	1.98	1.93	0.05	0.84
20	エチルエーテル	1.57	1.97	−0.40	0.89
21	アニソール	2.82	2.99	−0.17	2.11
22	酢酸メチル	1.10	1.38	−0.28	0.18
23	ギ酸エチル	1.15	1.45	−0.30	0.27
24	酢酸エチル	1.52	1.84	−0.32	0.73
25	プロピオン酸エチル	1.96	2.24	−0.28	1.21
26	酢酸プロピル	1.96	2.23	−0.27	1.20
27	酪酸エチル	2.37	2.66	−0.29	1.73
28	イソ酪酸エチル	2.24	2.49	−0.25	1.51
29	酢酸ブチル	2.30	2.67	−0.37	1.73
30	酢酸イソブチル	2.24	2.57	−0.33	1.60
31	吉草酸エチル	2.72	3.12	−0.40	2.26
32	酢酸アミル	2.72	3.12	−0.40	2.26
33	吉草酸ブチル	3.60	4.01	−0.41	3.32
34	酒石酸ジエチル	1.21	0.98	0.23	−0.29
35	カルバミン酸メチル	0.57	0.67	−0.10	−0.66
36	カルバミン酸エチル	1.39	1.10	0.29	−0.15
37	カルバミン酸フェニル*	3.19	2.13	1.06	1.08
38	ペンテン*	2.64	3.57	−0.93	2.80
39	ベンゼン	2.68	3.01	−0.33	2.13
40	p-キシレン	3.42	3.86	−0.44	3.15
41	ナフタレン	4.19	3.99	0.20	3.30
42	フェナントレン	5.43	4.96	0.47	4.46
43	塩化エチル	2.35	2.42	−0.07	1.43
44	臭化エチル	2.57	2.57	0.00	1.61
45	ヨウ化エチル	2.96	2.90	0.06	2.00
46	塩化エチレン	2.64	2.36	0.28	1.36
47	クロロホルム	2.85	2.88	−0.03	1.97
48	ニトロメタン	1.09	0.93	0.16	−0.35
49	アセトニトリル	0.44	0.94	−0.50	−0.34
50	アゾベンゼン	4.74	4.42	0.32	3.82
51	アセトアルドキシム	0.92	1.12	−0.20	−0.13
52	クロラロース A	2.49	2.08	0.41	1.02
53	パラアルデヒド	1.60	1.79	−0.19	0.67

No.	化合物	log 1/C 実測値[a]	log 1/C 計算値[b]	偏差	log P
54	抱水クロラール	1.82	2.05	−0.23	0.99
55	クロラールホルムアミド	1.77	1.90	−0.13	0.80
56	スルホナール*	2.06	0.86	1.20	−0.43
57	トリオナール*	2.16	1.31	0.85	0.10
58	二硫化炭素	3.28	2.85	0.43	1.94
59	エチルメルカプタン	2.09	2.21	−0.12	1.18
60	2-メチル-2-ブテン*	2.62	3.46	−0.84	2.67
61	二塩化エチレン	2.62	2.47	0.15	1.48
62	テトラクロロメタン	3.14	3.60	−0.46	2.83
63	アセトンオキシム	1.12	1.33	−0.21	0.12
64	リン酸トリエチル	1.96	1.90	0.06	0.80
65	硝酸エチル	2.14	2.39	−0.25	1.39
66	ピナコン	0.70	0.66	0.04	−0.68
67	モノクロロヒドリン	0.77	0.39	0.38	−1.00
68	ジクロロヒドリン	1.96	1.39	0.57	0.20
69	トリアセチン	1.64	1.44	0.20	0.25
70	アセト酢酸エチル	1.72	1.43	0.29	0.24
71	バレルアミド	1.31	1.52	−0.21	0.35
72	フェニル尿素	2.34	1.92	0.42	0.83
73	フェニルチオ尿素	2.19	1.84	0.35	0.73
74	メチルアセチル尿素	0.76	0.64	0.12	−0.70
75	トリエチルチオ尿素	1.60	2.06	−0.46	1.00
76	メントール	3.97	3.93	0.04	3.23
77	カンファー	2.88	3.00	−0.12	2.12
78	フタリド	2.30	1.90	0.40	0.80
79	クマリン	3.24	2.39	0.85	1.39
80	尿素	0.60	−0.54	1.14	−2.11
81	アセトアミド	0.77	0.17	0.60	−1.26
82	スクシンイミド	0.69	−0.36	1.05	−1.89
83	エチレングリコール	0.19	0.09	0.10	−1.36
84	フェノール	2.27	2.45	−0.18	1.46
85	o-クレゾール	2.91	2.86	0.05	1.95
86	m-クレゾール	2.73	2.87	−0.14	1.96
87	p-クレゾール	2.73	2.85	−0.12	1.94
88	1-ナフトール	4.06	3.60	0.46	2.84
89	アニソール	2.81	2.99	−0.18	2.11
90	レゾルシノール	1.64	1.90	−0.26	0.80
91	ヒドロキノン	2.12	1.72	0.40	0.59
92	グアイアコール	1.90	2.33	−0.43	1.32
93	オイゲノール	3.91	3.16	0.75	2.31
94	フロログルシノール	1.70	1.36	0.34	0.16
95	ピロガロール	2.10	1.34	0.76	0.14
96	バニリン	2.48	2.24	0.24	1.21
97	ピペロナール	2.78	2.11	0.67	1.05
98	アセトアニリド	2.31	2.20	0.11	1.16
99	メタセチン	2.09	2.09	0.00	1.03
100	フェナセチン	2.55	2.55	0.00	1.58
101	ジフェニルアミン	4.43	4.16	0.27	3.50
102	アニリン	1.97	1.98	−0.01	0.90
103	ピリジン	1.60	1.77	−0.17	0.65
104	キノリン	3.01	2.93	0.08	2.03
105	ニコチン	3.51	2.21	1.30	1.17
106	スパルテイン	3.45	3.03	0.42	2.15
107	モルヒネ*	2.76	1.86	0.90	0.76
108	ストリキニーネ*	4.34	2.84	1.50	1.93

No.	化合物	log 1/C 実測値[a]	log 1/C 計算値[b]	偏差	log P
109	カフェイン	1.93	1.17	0.76	−0.07
110	クエン酸エチル	2.04	2.15	−0.11	1.10
111	tert-アミルフェノール	4.52	4.43	0.09	3.83
112	アンチピリン	1.88	1.54	0.34	0.38
113	ジメチルアニリン	2.86	3.16	−0.30	2.31
114	o-ジヒドロキシベンゼン	2.12	1.96	0.16	0.88
115	ペンタン*	2.56	4.06	−1.50	3.39
116	コニイン	3.48	3.01	0.47	2.13

[a] R. L. Lipnick in "*Aquatic Toxicology and Environmental Fate,*" Vol. II, G. W. Suter II and M. A. Lewis, Eds., ASTM, 1989, p. 468.
[b] 式(6-143)を用いて計算.
* これらのデータ点は，式(6-143)を誘導する際，除外された．

生物活性がlog Pやπに放物線的に依存する事例において，これらのパラメータをどのように利用するかである．また，最後に問題となるのは，生物的構造活性相関の解決に必要な変数の数が多すぎることである．たとえば，親分子上に置換部位が数ヵ所ある場合，もしπを説明するのに4個，電子効果に1個，および立体効果に1～2個のパラメータが必要ならば，6～7個をひと組とする定数が必要になる．さらに，log Pとの線形性を仮定して作業を開始すると，変化する部位が3ヵ所の場合，30～35個のデータ点が必要になる．πやlog Pからもたらされる解決をはるかに越えた探索は，きわめて大規模な研究グループしか実施することができない．

6.9　類似性の経験的モデル

化学者には，基本的な着想，方程式，パラメータなどに基づいて，科学へのアプローチを考えるタイプと，実験こそすべてと考えるタイプの2種類がある．また，基本的パラメータも，別の人から見ると，経験的パラメータであるといったことは十分ありうる．この問題に関して，Sjöström-Wold[107,108]とKamletら[97,109]は興味ある議論を戦わした．Sjöström-Woldによると，直線的自由エネルギー関係（LFER）は，複雑な関係を線形化する類似性の経験的モデル（EMS）である．彼らの議論は，主成分分析と因子分析によるデータ解析に基づいていた．Sjöström-Woldは，相関分析の考察に当たって，LFERではなく超熱力学的関係（ETR）なる用語を用いた．彼らによれば，（薬物のような同族体の力価の推定といった）予測の目的には，この超熱力学的アプローチは特に有用である．すなわち，ETR系では，（たとえば，芳香族置換を相関づけるのにσ^+値を使うといった具合に）よく似た系からパラメータを転用することができる．しかし，一般には，主成分の方が好まれ，従属変数は類似系列からの主成分に対してプロットされる．その結果，共線性の問題は解決されるが，同時に不都合も生じる．

一方，Kamlet-Taftは，直線的溶媒和エネルギー関係（LSER）の観点から問題を考察し，（水素結合，分子容，分極率といった）基本的な化学概念に基づいて見出されたパラメータが，毒物学のデータを含め，あらゆる種類の溶質-溶媒相互作用のデータを関連づけるのに役立つことを

示した。我々の見解によれば，議論は次の二つの問題に要約される。1) 局所という用語が何を意味するのか，2) 共線性の問題を是非とも解決したいのか否か。

同族体群の構造変化が十分大きければ，ETRは，遅れ早かれ，すべて失敗に帰するであろう。このことは，生物的QSARの研究を行っている研究者には明白な事実である。しかし，同様のことは，（広範な研究が行われている）Hammett式にも当てはまる。数千件にも及ぶ相関方程式が誘導されているにもかかわらず，Hammett式やその変形式の限界を確立する努力はほとんどなされていない。大多数の研究者は，ρ値を定めるのに，最少の努力，すなわち通常10個以下のデータ点しか用いない。親化合物への多重置換がいくつ許容されるかは，いまだ不明である。置換基が互いに隣接していたり，反応中心に結合したりしている場合には，特に問題である。現在のHammett式は，多様な親構造を一つの集合として扱うには適してはいない。さまざまな多環式芳香族化合物やヘテロ芳香族化合物に結合した単一官能基の活性に関する研究は，その一例である。一つの観点から吟味すれば，Hammett相関がカバーする領域は広大である。しかし，多様な構造を有する数百から数千のデータ点を扱うとなれば，話は別で，ほとんど何も達成することはできない。

6.10 逆疎水効果

膜や細胞といった生体物質への化学物質の分配（およびその結果としての毒性）に対して推進力を提供しているのは，水のユニークな構造である。興味深いが，ほとんど顧みられることのない実験において，Enders-Rohrは，大腸菌に対するアルコール類の毒性を四塩化炭素中で測定し，細菌が四塩化炭素中でも長く生きられることを見出した[110]。

・四塩化炭素中の大腸菌に対するROHのMIC

$$\log 1/C = -0.42(\pm 0.20)\log P + 0.67(\pm 0.12)$$
$$n = 4, r^2 = 0.976, s = 0.054 \tag{6-144}$$

負のhは，アルコールが親水性であればあるほど，細菌に対する毒性が強いことを意味する。極性のアルコール類は，四塩化炭素中から追い出され，極性のより高い細菌膜へ入り込もうとする。Enders-Rohrによれば，大腸菌に対するアルコール類の毒性は，水中よりも四塩化炭素中の方がはるかに強い。ただし，黄色ブドウ球菌は周囲の溶媒の影響を比較的受けにくい。

6.11 環境毒性

6.11.1 序論

環境毒物学のテーマは，まだ発展の初期段階にあるため，その定義が難しい。しかし，その発展は爆発的である[7,19,25,111-115]。最も広い意味で，環境毒物学は化学物質とあらゆる形態の生命との相互作用を取り扱う。しかし，医薬や農薬の研究と異なり，化学物質が環境へどのように入り込み，どのように分布するかを考察するだけでなく，生態系全体に及ぼすその効果を予測できな

ければならない。これらの問題の解明は，ビジネスに強い影響を及ぼす政府の規制や社会の行動様式をも刺激する。これらは，（たとえば，オゾン層の消滅といった）世界規模の問題であり，その解決には諸国間の国際協力が必要となる。また，最終的な解析では，QSARがしばしば重要な役割を演じる。たとえば，オゾン層の場合には，冷媒や溶媒としての技術的要求を満たすだけでなく，オゾン層や生態系に影響を与えず，かつ動物や人間にとって安全な化学物質をどのように設計するかが問題となる。この種の毒物学は，類似点こそ多いが，（薬物研究と関係の深い）従来の動物毒物学の単なる拡張ではない。

環境中での化学物質の残留は，代謝が重要な役割を演じる動物におけるそれと似ている。ただし，環境では，追加因子として日光が加わる。いずれの場合も，ランダムウォーク問題が介在する。化学物質は，系内の導入部位から毒性効果が発揮される標的部位へどのように移行するのか。また，生態系を通って移動するならば，海洋へ排出される前に，化学物質は日光，大気中の酸素およびあらゆる種類の微生物の作用に曝される。広大な海洋に到達するまで，我々は化学物質のことを忘れてはならない。

環境毒物学なる学問を誕生させた力は，環境毒性物質の問題を考えねばならない官僚に対する社会の圧力である。もちろん，環境毒物学の問題には不可能な側面も多い。まず思い浮かぶのは，平均的なヒトに入り込む化学物質の短期的あるいは長期的な毒性を推定する問題である。化学物質に対する我々の知識は非常に限られており，このことは，特に長期的効果に当てはまる。（食品中の変異原物質などの）天然の毒性物質や化学物質の試験は，あらゆる面で終わりのない仕事の一つである。動物に対して副作用を生じる生化学過程はきわめて多い。また，毒性物質に対する個体差は大きく，市場に投入される新しい化学物質の数もきわめて多い。そのため，それらの安全性を絶対的に保証する方法は存在しない。曝露の程度や，きわめて少量の毒物の長期的な曝露効果の推測に関して，我々はごく初期の段階にあるにすぎない。

ヒトに対する毒性を推定するため，動物に対するジオキシン（2,3,7,8-テトラクロロジベンゾ-p-ジオキシン）のLD$_{50}$を表6-3に示した。

我々は，まずどの動物を標準動物にすべきかで悩む。モルモットにすべきか，それともマウスやハムスターにすべきか。あるいは，霊長類のLDデータが利用でき場合，そのデータに重きを置くべきなのか。さまざまなタイプの曝露をどの程度組み込むかの判断は，室内ゲーム以上のも

表6-3 さまざまな動物に対するジオキシンのLD$_{50}$

動物種	LD$_{50}$(μg/kg)
モルモット	0.6-2.5
ミンク	4
ラット	22-320
サル	<70
ウサギ	115-275
マウス	114-280
イヌ	>100->3000
ハムスター	1150-5000

出典：引用文献116.

のではない。製造や分布に携わる人々は，使用から遠く離れた地点にいる人々に比べて，はるかに曝露されやすい環境にいる。環境中に蓄積する毒剤の許容量の決定に当たっては，1年間に百万人につき1人以上の死者が出ないようにするといった，野蛮なゲームが最終的に行われる。言い換えれば，LD_{50}から$LD_{0.000001}$へどのように外挿するかという問題である。我々は，まったく何もしないか，あるいは安全な環境を整備するために数十億円を費やすかのどこか中間の位置にいる。

　もちろん，徹底的に試験し，安全性が保証されるまでは，市場への新しい化学物質の投入は法律で禁じられている。しかし，そのようなやり方は，科学の進歩を著しく制限する。すなわち，徹底的に試験を行えば，数千ドルの売上しかない新しい化学物質に数百万円もの費用を投入することになりかねない。

　少量の工業薬品が，特にそれらを扱う人達を危険に曝すことは周知の事実である。ところが，1日に3度食べる食品の毒性については，我々は明確な考えを持ち合わせていない。たとえば，ペプチドや蛋白質を調理した際に生じる食品性変異原物質は，食品中の他の天然化学物質と同様，動物においても発癌性を示す[117,118]。QSARや構造活性相関は，これらの問題を扱うための有用な手段である。

　問題への取組み方には，二つの方式がある。第一の方式は，本書で議論したように，さまざまな生物系に対する関連化合物系列のQSARを作成し，QSARのデータバンクを構築する。そして，そのデータバンクを利用して，化学物質とさまざまな形態の生命や生命過程との相互作用の科学を解決しようと試みる。このような研究は増加の一途を辿っており，数十年以内には，生命の基本過程に及ぼす化学物質の影響について，有用な判断を下せるようになると思われる。ただし，その時期は，今年や来年というわけではない。

　第二の方式は，これまでの議論よりもさらに経験的な方法を用いる。研究者の多くは，こちらの方式を採用する。このアプローチは，構造有機化学や生化学の知識を無視し，毒性有機化合物ファイルに登録された構造フラグメントを用いて，化合物の固有毒性を探索しようとする。パラメータ数が無限で，データベースが十分大きければ，有用な予測能を持つ方程式が得られる。新規化学物質の導入を法的に規制したり，徹底的に試験する必要のある化合物を検出したりする上で，このような方程式が有用であるか否かを判定するのはまだ早計である。しかし，QSARへの機構的アプローチの観点から，これらのアプローチが抱える困難を指摘することは決して無意味ではない。

　化学物質の生物活性を予測する作業は，いまだ不安定な基盤の上にある。満足のいくQSARを得るには，関連系列から1個またはそれ以上の化合物を除外せざるを得ないこともある。場合によっては，これらのアウトライアー（孤立値）は実験誤差を伴うかもしれないし，他の因子の関与も否定できない。現在，我々が使っているパラメータは，どれも完全とは言いにくい。均一溶液での単純な有機反応を扱うHammett式においてさえ，アウトライアーは出現する。小分子と高分子受容体との相互作用に関する我々の経験は，哀れなほど少ない。ゆるぎない方程式に基づき，新しい合成を試みる有機化学者は，彼の提案した化学修飾がしばしば完全に失敗すること

に驚きを隠せない。基礎有機化学に関する我々の知識は，完全とは程遠い状態にある。毒物学の前線から遠く外れた計画に従事する際には，このような問題があることを，我々は忘れてはならない。

　実験的または理論的パラメータを使わずに，構造活性相関の数学的モデルを初めて得ようとしたのはBruice-Kharasch-Winzlerである[119]。その後，Free-Wilsonはこの着想をさらに発展させ，現在，Free-Wilson法[120a]とか藤田-伴法[120b]と呼ばれる方法に到達した。これらの努力は，Cramerら[121]，Hodesら[122,123]，Tinker[124]，Klopmanら[125,126]，およびEnsleinら[127,128]によって，さらに一般化された。

　要するに，これらのモデルは次の仮定に立脚する。

$$生物活性(BA) = aA + bB + cC + \ldots + nN \tag{6-145}$$

ここで，$a, b, c \cdots n$の最良値は，構造的特徴A, B, C$\cdots$Nの寄与に重みづけを行うコンピュータプログラムを用いて見つけ出される。構造フラグメントの定義に，別の方法を用いる研究者もいる。Free-WilsonアプローチとEnsleinらのアプローチでは，有機化学で一般に受け入れられたフラグメント（TOPKAT, Toxicity Prediction by Komputer Assisted Technology）が用いられ，HodesらとKlopmanらのアプローチでは，コンピュータが発生したフラグメント（CASE, Computer Automated Structure Evaluation）が用いられる。たとえば，水素を省略すれば，データセット中のすべての化学物質に対して，3-，4-，5-などの原子フラグメントを発生させることができる[122,123,125]。もちろん，この操作は，大きなデータセットでは，数千種のフラグメントを生成する。次に，特定のフラグメントが，活性化合物や不活性化合物に見出される確率を計算する。この確率因子は，さらに各フラグメントと関連づけられる。

　一般に，このアプローチを適用する際には，活性の機構とは無関係に，（たとえば，変異原性または非変異原性といった）活性または不活性な化学物質のデータセットが構築される。分子レベルでは，（LD_{50}や変異原性などをもたらす）さまざまな機構が確かに存在する。この状況を表すために，式(6-145)は次のように書き直される。

$$BA_i = a'A + b'B + c'C + \ldots + n'N \tag{6-146}$$

ここで，BA_iは毒性効果を生じるさまざまな生化学機構を表す。変数は，方程式の右辺と左辺の両方に含まれる。すなわち，多数の独立変数に加え，複数の従属変数が存在するため，このようなQSARの意味に関して，我々は当惑せざるを得ない。

　Hodesらは，このタイプの解析に関して評価を試み，その結果を報告した[122]。彼らは，国立癌研究所（NCI）のデータベースから，マウス白血病（P388）の試験がまだなされていない化合物988種を選び出した。そして，白血病に関する以前の試験データを基に開発したアルゴリズムを，これらのデータへ適用し，各化合物の抗腫瘍活性の相対確率を推定した。これらの化合物群は，経験を積んだ化学者により分類され，抗白血病活性を持つ化合物として298種，新規化合物として14種，不活性化合物として676種が選び出された。これらの化合物は，次に白血病に対して試験され，さらなる試験が必要であった化合物70種を除いて，26種の化合物は活性であった。また，70種の化合物のうち33種は活性と推定されたが，さらなる試験が必要であった。また，

他の37種のうち，10種は活性が疑われ，27種は毒性が強すぎたため，試験の対象から外された。化学者が選択したのは，26種の活性体のうちの11種，推定活性体33種のうちの8種，疑わしい化合物10種のうちの5種，毒性化合物27種のうちの19種である。コンピュータを使って順位づけを行うと，上位298種の中には，活性体26種のうちの13種，推定活性体33種のうちの10種，疑わしい化合物10種のうちの4種，毒性化合物27種のうちの14種が含まれていた。

すなわち，データセットから化合物を無作為に選択したとき，コンピュータと化学者は，その中に活性体の1/3を見出すことができる。Hodesによれば，この結果は余裕のあるものではないが，偶然に比べれば良好である。

不活性データが活性データよりもはるかに多いデータセットでは，（活性に対して「はい」または「いいえ」といった）この種のアプローチはあまり良好な結果を与えない。もし化合物がすべて不活性であると化学者が指摘した場合，そのことは90%以上の確率で成立しなければならない。

CASEプログラムやTOPKATプログラムの最大の弱点は，化学物質と生体受容体との立体相互作用を扱えない点である。

CASEは現在，（同じビオフォアを持つ同族体の部分集合を最初に選択する）MULTICASEへと進化した。この部分集合は，さらに分子軌道パラメータを用いたQSAR解析に委ねられる。

TOPKATもまた，そのデータベースを部分集合へ分解する。さらに，各部分集合に対してQSARが誘導され，予測に活用される。最終的なQSARでは，原子電荷密度も計算される。

EnsleinやHodes-Klopmanの方法論に従ったQSARの興味深い側面は，πや$\log P$を使う必要がないことである。本書で考察した生物的QSARや（スペースの関係で）本書では取り上げなかった数千件のQSARでは，疎水項が不可欠であったことを考えると，この結果は意外である。省略した相対疎水性が，どんなパラメータで置き換えられたかは不明である。毒性の理解にとって，疎水性を考察から外すことは重大な障害になる。生体のさまざまなコンパートメントへの化合物の分配は，疑う余地のない事実である。

有機化合物の電子的性質は，生物活性において重要な役割を演じる。官能基（ビオフォア）のまわりの相対電子密度も生物活性に大きな影響を及ぼすが，この話題は第9章で詳しく取り上げる。ここでは，式(9-1)と式(9-4)を考察するに止めたい。式(9-1)における負のρ値は，電子供与基が変異原性を高めることを示す。一方，式(9-4)では，電子求引基が変異原性を高める。ある同族体群では，ニトロ基は変異原性を高めるが，別の同族体群では変異原性を低下させる。式(9-12)のアニリンマスタード類における負のρ値は，トリアゼン類におけるρの符号と似ている。一方，式(9-11)のニトロソアミン類における正のρ値は，式(9-14)の白金アミン類のそれに似ている。式(9-4)と式(9-9)に示した芳香族ニトロ化合物の変異原性の場合には，（ρが正で，ε_{LUMO}が小さい）電子求引基は変異原性を高める。以上の観察から言えることは，同じフラグメント（置換基）でも，反対の効果をもたらすことがありうるということである。文章では，単語の持つ意味以上のものを文脈から取り出せるが，分子では，ある種の補償がなければ，その環境からフラグメントを取り出すことはできない。

6.11.2 生物濃縮

環境毒性を理解するためには，動物やヒトが化学物質をどのように摂取するかを知らなければならない。これは手ごわい問題である。実験的観点から見て，魚や水生生物は，研究が最も容易で，かつ報告事例も多い。最初の研究は，20世紀初頭，Meyer[40]とOverton[40,129]により行われた。彼らは，オタマジャクシに対する簡単な有機化合物の麻酔作用を測定し，この麻酔作用がオリーブ油の分配係数と関連があることを示した。この研究における暗黙の仮定は，取り込みと毒性の間に共線性があることで，実際その通りであった。（暴露の制御が容易な）水生動物での取り込みは，動物やヒト集団でのそれとは大いに異なる。McKone-Ryanは，（大気経路や食物経路での）ヒトによる化学物質取り込みの評価に伴う不確定性について解析した[130]。彼らの指摘通り，個体群に対してこのような推定を行うことはきわめて難しい。この問題以外にも，化学物質が体内に吸収される際の代謝の問題がある。有機化合物を代謝する速度は，人によって異なる。喫煙者は比較的若い年齢で肺癌になりやすく，生涯喫煙しない人は癌になりにくいという事実は，このことの良い一例である。喫煙者におけるこのような代謝的差異は，デブリソキンを代謝する能力に基づいて定義される。

DDTのような親油化合物は，食物連鎖により，簡単な水生生物から鳥，動物およびヒトへと移行することは以前から知られていた。Neelyらは，魚における生物濃縮がオクタノール-水分配係数を使って推定できることを最初に示した[131]。

・マスの筋肉におけるさまざまな化学物質の生物濃縮

$$\log \text{BCF} = 0.54(\pm 0.18)\log P + 0.12(\pm 0.88)$$
$$n = 8,\ r^2 = 0.899,\ s = 0.343$$
(6-147)

生物濃縮係数（BCF）は，魚筋肉に取り込まれたときの化学物質の濃度と，魚を淡水中に入れたときの濃度の比で定義される。

他の研究者がその後の実験で求めた勾配は，式(6-147)のそれよりも大きかった。たとえば，Veith-Kosianは次の式(6-148)を導いた[132]。

$$\log \text{BCF} = 0.87(\pm 0.05)\log P - 0.82(\pm 0.23)$$
$$n = 115,\ r^2 = 0.899,\ s = 0.425$$
(6-148)

ただし，式(6-148)が立脚しているのは，複数の実験室から得られたさまざまな魚でのデータである。そのため，標準偏差は，式(6-147)のそれに比べてかなり大きい。我々は，この方程式の再誘導を試みた。その際，いくつかの化学物質では，より新しく，かつ信頼性の高い$\log P$値を使用した。また，7種の化合物はアウトライアーとして除外された。得られた結果は，Veith-Kosianのそれと本質的に同等であった。

MacKayは，別の化合物群を用いた次の研究で，勾配が0.88になることを確認した[133]。

$$\log \text{BCF} = 0.88(\pm 0.08)\log P - 0.83(\pm 0.38)$$
$$n = 59,\ r^2 = 0.895,\ s = 0.376$$
(6-149)

ただし，次の化合物は相関式から除外された：塩素化エイコサン，ヘキサクロロシクロヘキサジ

エン，ジビフェニル，フェニルエーテルおよびトリス(2,3-ジブロモプロピル)リン酸。なお，水素結合因子の追加はQSARを改善した。

式(6-147)～式(6-149)は，本章の最初に示した非特異的毒性に関するQSARの事例とよく似ている。すなわち，取り込みは，毒性と同様，化学物質の疎水的性質に強く依存する。

6.11.3 非特異的毒性

いわゆる非特異的毒性の事例については，本章ですでに議論した。これらのQSARのほとんどは，20世紀の最初の60年間に行われた学術研究からのものである。環境毒物学の到来と共に，環境中に見出される工業薬品に関して，大規模な類似研究が多数実施されたが，得られた結果はいずれもよく似ていた。これらの方程式は，現在，特定の活性を持つ未試験化合物を吟味する際に基準として利用される。たとえば，式(6-136)と式(6-137)は，いずれも1に近い初期勾配と切片を有する。これらの方程式を使えば，log Pの測定値や計算値から未試験化合物の毒性が推定できる。もし一致が良ければ，高度に特異的な毒性は存在しないと考えて良い。一方，毒性が予測値よりもはるかに強ければ，さらに詳細な研究が必要となる。このように単純化された仮定を使うことの危険性は，(動物種によって応答が異なる)ジオキサンに関する表6-3から明らかであろう。

Lipnickは，簡単な有機化合物の過剰毒性について興味ある事例を多数収集した[134]。その毒性は，(魚毒性やラットLD_{50}に関して)log Pを用いたQSARから予想される値をはるかに越えていた。すなわち，α-ブロモ酢酸メチル，無水コハク酸，アクロレイン，ナフトキノンおよびtrans-3-ヘキセン-2,5-ジオンといった化合物は，非特異的QSARから予想される値よりも数百倍ないし数千倍高い毒性を示した。求核試薬と容易に反応するα-ブロモエステル類や無水物類のような化合物もまた，特異的な毒性を示した。アクロレインやアクリロニトリルのようにMichael付加を受けやすい物質は極めて毒性が高い。酸化されてアクロレインを生成するアリルアルコールのように，体内で活性化される物質もまた，異常に高い毒性を示す。Ames試験によれば，変異原性の場合，このような事例は数百件にも達する。

Hermensは，魚に対するさまざまな求電子試薬の急性毒性を概観し，4-(4-ニトロベンジル)ピリジン(nbp)との反応に対する速度定数とlog Pを併用したQSARをいくつか提示した[135]。たとえば，魚に対するエポキシド類のLD_{50}は，次の式(6-150)によって相関づけられる。

$$\log 1/C = 0.39 \log P + 3.0 \log k_{\text{nbp}} + 3.80 \quad (6\text{-}150)$$
$$n = 12, r^2 = 0.889$$

式(6-150)は，エポキシド類の毒性を細菌と関連づけた式(9-22)を思い起こさせる。いずれの式も，log P項を含んでいる。式(9-22)は，電子求引基が求核試薬による攻撃を促進することを示す追加項を含んでいる。一方，式(6-150)は，k_{nbp}項を用いて，反応速度に対するエポキシド類の立体電子効果をモデル化する。すなわち，エポキシド類がヘテロ原子を含んだ置換基を持つならば，それらはnbpの反応速度に対して立体的かつ電子的な影響を及ぼす。

短期試験は，詳細な研究を必要とする化学物質をえり分けるのに役立つ。しかし，さらに重要

なのは，急性毒性ではなく，環境化学物質への長期曝露後でしか分からない微妙な毒性である。たとえば，発癌物質の同定は，多額な経費を要する長期試験を必要とする。また，動物研究から得られた結果は，ヒトへ外挿する際，常に疑問を生じる。基本的な生化学系から得られたQSARは，潜在的な危険物質に対して警告を発する手段として役立つ。

環境化学物質の催奇性は，環境毒物学者にとって重大な関心事である。先天的欠損症，妊娠中絶，ヒト（動物も同様）母体への再吸収による胚の早期死に関して，我々は貧弱な知識しか持ち合わせていない。生殖におけるこれらの問題が，環境化学物質と母体との接触によるものか否かは，いまだ推測の段階である。しかし，（薬物，農薬，溶媒およびタバコの煙といった）有機化合物が催奇性を示すことは，いくたの証拠から明らかである。Shaneは，この話題について総説した[136]。彼女によると，ヒトが暴露される可能性のある（60,000〜70,000種の）化学物質の中で，動物での胎児毒性や催奇性が実証されている化合物の数は1,600種にすぎない。さらに，動物で催奇性を示すのは，これらの化合物の約半分である。この事実は，高い確率で成立する。このことは，有機化合物の変異原性に関する最近の結論の一つを思い起こさせる。Gold-Amesによれば，これまで試験された天然および合成化学物質の約半数は，動物に対して発癌性を示す[137]。当然，次のような疑問が生じる。1）なぜ出産の多くは正常なのか。2）我々のすべてが癌で死なないのはなぜか。原因の一部は，化学物質の試験様式に由来する。すなわち，動物試験では，（ヒトの場合と異なり）きわめて高濃度の化学物質が使われる。また，有機化合物がヒトに及ぼす真の危険について，我々は十分理解していない。

胎児毒性の発生様式はさまざまであるが，特に重要なのは，DNAへの直接的な共有的攻撃である。しかし，式(6-51)や式(6-60)に示したような，疎水化合物がDNAをかき乱す非共有的相互作用もまた重要である。もう一つの微妙な問題は，微小管系の摂動である。式(6-32)によれば，簡単な疎水化合物は有糸分裂を攪乱する。

チューブリンから作られた微小管は，一部，疎水力によって相互に結合している。式(6-32)では，簡単な疎水化合物は正常な有糸分裂を妨げたが，このことはチューブリンの破壊によって引き起こされる。チューブリン構造の破壊に対して，コルヒチンは特に有効である。微小管網は解重合され，有糸分裂の過程を攪乱する。その結果，疎水化合物は正常な胚発生にとって脅威となる。式(6-32)では，タマネギ根端細胞におけるコルヒチン有糸分裂を取り上げた。Önfeldの最近の研究によれば，哺乳類の細胞では式(6-151)が成り立つ。

・さまざまな工業薬品によるチャイニーズハムスター細胞の10%コルヒチン有糸分裂の妨害[138]

$$\log 1/C = 0.85\,(\pm 0.26)\log P + 0.25\,(\pm 0.62) \qquad (6\text{-}151)$$
$$n = 10,\ r^2 = 0.878,\ s = 0.251$$

式(6-151)は，式(6-32)と酷似している。

本来，この過程は体内のシステムによって保護されている。DNAが損傷を受けると，さまざまな修復機構が働き，癌の増殖を妨げる。P450系は疎水性の生体異物を容易に代謝するが，欠損のあるP450系は子孫に先天性欠損症をもたらす。

Lacey-Watsonは，イミダゾール類（I）によるチューブリンからの微小管の形成阻害について検討した[139]。彼らは，力価とlog Pの間に放物線関係を見出した。ただし，我々の解析によると，式(6-152)に示した双一次モデルの方が多少良好な相関を与えることが分かった。

・in vitroでのイミダゾール類（I）によるチューブリンの50%阻害[139]

$$\log 1/C = 1.85(\pm 0.42)\log P - 1.87(\pm 0.52)\log(\beta \cdot 10^{\log P}+1) + 1.42(\pm 0.77) \quad (6\text{-}152)$$
$$n = 25, r^2 = 0.887, s = 0.185$$

（除外したデータ点：$C(CH_3)_3$，$CH(CH_3)_2$ および COC_4H_4S）

活性は，勾配がゼロに変わる約4（信頼限界は設定できない）に達するまで，log Pの増加と共に増大する。上昇勾配の1.85は，通常の値である約1.2よりもかなり大きい。このことは，（たとえば，チューブリン上の疎水結合領域の存在といった）単純な結合以上の何かが関与していることを示唆する。式(6-152)の切片は，非特異的毒性に対する値の範囲内にある。疎水物質に対するこれらの生命段階の感受性を正しく理解するには，明らかに，胚毒性と胎児毒性に関する系統的な研究が必要である。

細胞質の微小管系は，有糸分裂に関与するネットワーク以上の存在である。それは，（細胞質において細胞小器官を移動する微小管という名の）さまざまな電車で構成された一種の複雑な鉄道網である[140]。これらの小さな蛋白質の電車は，蛋白質の分類，細胞内膜の構成，細胞極性の樹立，有糸分裂中の染色体分離などに関与している[138]。また，胚発生の早期段階における微小管の摂動は，催奇効果を引き起こす。

発生中の胚は，正常には，母体のP450系により生体異物から保護されている。疎水物質によって胚が損傷を受ければ，このP450系も何らかの損傷を受けるに違いない。

催奇性に関するQSARはきわめて少ない。Gombarらは，催奇性試験で陽性または陰性となった化学物質の一覧を公表した[141]。また，この試験結果に基づき，判別分析による予測モデルを作成した。Kavlockは，フェノール類の発生毒性について検討し，精度は良くないが，QSARの誘導を試みた[142]。先天的欠損症に対して，再現性のある定量的終点を確立することは容易ではない。Schultz-Dawsonは，発生毒性に関する暫定的QSARを幾つか報告した[143]。

6.11.4 皮膚透過性

有機化合物の皮膚透過性は，皮膚貼付剤の設計や環境毒物学の観点からも重要である。（進化し，一部生体異物の侵入を妨げる）皮膚の複雑な特性に関しては，さまざまな研究がなされており，それらは難解な問題に光を投げかけている[144-151]。

皮膚における化学物質の移行速度は，皮膚を横切る化学物質の濃度差（ΔC）に依存する[147]。

$$\frac{d}{dt}\left(\frac{M_{in}}{A}\right) K_{p,s} \Delta C \tag{6-153}$$

ここで，M_{in}/A は単位暴露面積当たり角質層へ侵入した累積質量，$K_{p,s}$ は透過係数である。実際には，皮膚透過係数のこの定義は，問題を含んでいる。また，化学物質や輸送の促進に用いたビヒクルによる皮膚損傷はないと仮定される。本章で既に述べた通り，細胞への化学物質の非特異的毒性は，$\log P$ と共に増大し，化学物質に対するこの線形関係は，一般に $\log P$ 値が5以上になるまで成立する。したがって，非特異的毒性は $K_{p,s}$ で処理できるが，特異な毒性は処理がはるかに難しい。また，式(6-153)を用いると，ある種の化学物質では，代謝が評価に影響を及ぼす。皮膚では，P450系ではなく，ヒドロラーゼ類などの酵素が重要となる。化学物質の透過が遅ければ遅いほど，これらの代謝反応の重要性は増す。

皮膚は角質層（sc）と生表皮（ve）から作られており，定常状態では透過性に関して次の関係が成り立つ。

$$1/K_{p,s} = 1/K_{p,sc} + 1/K_{p,ve} \tag{6-154}$$

定常状態での角質層を通る透過性は，領域の拡散率（D_{sc}），拡散経路長（L_{sc}）およびビヒクルと角質層の間の化学物質の分配係数（$K_{sc/v}$）に依存する。同様の関係は，生表皮にも適用される。

$$K_{p,sc} = \frac{K_{sc/v} D_{sc}}{L_{sc}} \qquad K_{p,ve} = \frac{K_{ve/v} D_{ve}}{L_{ve}}$$

これらの二つの式を組み合わせると，次の式(6-155)が得られる[147]。

$$K_{p,s} = \frac{K_{p,sc}}{1+B} \qquad B = \frac{K_{p,sc}}{K_{p,ve}} = \frac{D_{sc} \cdot L_{ve} \cdot K_{sc/v}}{D_{ve} \cdot L_{sc} \cdot K_{ve/v}} \tag{6-155}$$

もしビヒクルや化学物質が角質層に影響を与えなければ，次式が成り立つ。

$$K_{sc/vc} = K_{sc/v} / K_{ve/v} \tag{6-156}$$

したがって，B は次式で定義される。

$$B = \frac{D_{sc} \cdot L_{ve} \cdot K_{sc/ve}}{D_{ve} \cdot L_{sc}} \tag{6-157}$$

すなわち，B はビヒクルに依存しない。B の値は小さいことが多いので，式(6-155)によれば，皮膚の透過性は実質的に角質層によって制御される[147]。実際には，イオン型化合物の分配係数は，pHと共存する対イオンに依存するため，この議論がうまく当てはまるのは，中性の非イオン型化合物に限られる。また，荷電型分子種は，生体高分子へ特異的に結合する。そのため，一般に次の仮定がなされる。1) 角質層は多かれ少なかれ均質である。2) 化学物質やビヒクル分子は，（担体効果のない）独自の実体として拡散する。3) 細孔径は，拡散の律速段階ではない。しかし，化学物質のサイズも，明らかに役割を演じている。研究に利用したデータでは，$\log P$，分子量およびモル体積といったパラメータはしばしば共線的であるため，それらの役割を定義することは容易ではない。式(6-158)と式(6-160)によれば，サイズの小さな変化は重要ではない。

この分野の開拓者であるScheuplein-Blankによれば，ある種の化合物は，拡散に数日を要する[148]。この知見は，毒性と代謝の問題を誇張することになった。

これまでの議論によると，皮膚透過性に関するQSARを作成するのは容易ではない．しかし，実際には，経験的アプローチに話を限定してみても，次のような有用なQSARが得られた．

- ヒト皮膚へのROHの浸透[148]

$$\log k = 0.57(\pm 0.05)\log P + 0.01(\pm 0.08) \tag{6-158}$$
$$n=8, r^2=0.994, s=0.064$$

- 無毛マウス皮膚へのβ遮断薬の浸透[149]

$$\log k = 0.43(\pm 0.13)\log D - 2.69(\pm 0.17) \tag{6-159}$$
$$n=9, r^2=0.893, s=0.200$$

- 無毛マウス皮膚へのフェノール類の浸透[144]

$$\log k = 1.08(\pm 0.34)\log P - 1.95(\pm 0.48)\log(\beta \cdot 10^{\log P}+1) - 0.17(\pm 0.47) \tag{6-160}$$
$$n=10, r^2=0.943, s=0.162, \log P_o=2.3(\pm 0.53)$$

- ヒト皮膚へのフェノール類の浸透[150]

$$\log k = 2.54(\pm 0.56)\log P - 0.40(\pm 0.12)(\log P)^2 - 7.02(\pm 0.64) \tag{6-161}$$
$$n=17, r^2=0.941, s=0.150, \log P_o=3.16(2.93-3.54)$$

- ヒト皮膚への$(RO)_3P=O$の浸透[151]

$$\log k = -0.31(\pm 0.08)\log P - 0.02(\pm 0.15) \tag{6-162}$$
$$n=5, r^2=0.980, s=0.071$$

- 乾燥ヒト角膜層への気体アルカン類（$C_5 \sim C_{10}$）の浸透[147]

$$\log k = 0.81(\pm 0.12)\log P - 6.72(\pm 0.57) \tag{6-163}$$
$$n=6, r^2=0.990, s=0.094$$

これらの事例では，オクタノール-水分配係数が皮膚透過データと高い相関を示す．しかし，方程式の形はさまざまである．式(6-158)と式(6-159)で扱われた化合物は，簡単な脂肪族アルコール類と複雑なβ遮断薬である．両者の化学構造は大きく異なるが，それらのQSARは互いによく似ている．式(6-159)におけるDは，pH 7.4で測定した分布係数を表す．式(6-160)では，初期勾配は非常に大きいが，$\log P_o(2.3)$を越えると，勾配は急に小さくなる．一方，式(6-161)は高い$\log P_o(3.2)$を有する．しかし，データをプロットしてみると，活性は$\log P_o$のあたりで横ばいになる．式(6-158)では，$\log P$の範囲は$-0.66 \sim 3.53$である．親油性が最も高いノナノールは，QSARを誘導する際に除外された．というのは，この化合物は直線より下にあり，しかも$\log P$が最適値よりも大きいため，放物線モデルの作成に役立たないと思われたからである．なお，このデータセットでは，$\log P_o$は3.5の近傍にある．このQSARに対する$\log P_o$が，式(6-160)のそれと異なる理由は不明である．式(6-160)と式(6-161)のデータは，定常状態条件の近傍で得られた．式(6-160)の誘導では，2個のデータ点（3-および4-ニトロフェノール）が除外された．これらの化合物は，予測よりも浸透性が悪かったためである．このことは，おそらくニトロ基が酵素的に容易に還元されることと関係がある．

式(6-162)は，勾配が負であることから特に興味深い．$\log P$の範囲は$-0.28 \sim 3.53$で，$\log P_o$は負である．勾配（h）が負である理由は，これらのエステル類が加水分解し，$\log P$のきわめ

て小さいイオン型化合物を生成することにある。加水分解の速度は，エステルの親油性に依存する。すなわち，log P が大きいほど，加水分解は速くなる。哺乳類は，(疎水性のエステル類を攻撃する) 非特異的ヒドロラーゼ類を多数保有する。式(6-162)はその一例である。

・ヒト血清エステラーゼ類による (シクロヘキセニル-COCH$_2$OCR) の加水分解 [152]

$$\log 半減期 = -0.98(\pm 0.48)E_s - 0.80(\pm 0.55)\log P - 2.22(\pm 0.91) \quad (6\text{-}164)$$
$$n = 10,\ r^2 = 0.800,\ s = 0.414$$

除外したデータ点：R = C$_6$H$_5$

式(6-164)によれば，エステルが親水性であればあるほど，加水分解はゆるやかになる。すなわち，log P が大きいほど，加水分解は速くなる。また，Rがかさ張るほど，加水分解は遅い。すなわち，Rがかさ張るほど，その E_s 値は負になる。予想通り，エステルの定義系では，E_s の係数は1に近い (3.2節参照)。皮膚を透過するエステル類の設計では，皮膚エステラーゼ類に伴う問題を回避するため，微妙な問題に直面する。たとえば，透過しやすいように疎水性を高めると，化合物はいっそう加水分解されやすくなる。また，かさ張る置換基は，透過段階での加水分解を抑制するが，同時に，血清ヒドロラーゼ類によるプロドラッグの加水分解も遅らせる。疎水的性質と立体的性質の両者を正しく最適化するには，細心の設計が要求される。分子全体のサイズもまた重要である[147]。しかし，現在のデータは，皮膚透過における分子サイズの役割を明確には示せない。分子サイズの重要性をある程度示した事例としては，式(6-106)が挙げられる。他のタイプの組織では，分子量が500に近づくまで，分子サイズは有意にならない。たとえば，式(6-160)では，双一次モデルの下降部分は，分子サイズと関連があると考えられる。もしこのことが真であるならば，双一次項をMW，log MW，log MV，MRなどで置き換えても良い。しかし，そうすると，相関はかなり低下する。

Scheuplein-Blankのデータに基づき，Guy-Pottsが誘導した式(6-163)は，(乾燥角質層における気体アルカン類の透過を利用して透過速度を求めた) もう一つの特殊な事例である[147]。Guy-Pottsによれば，log P が大きいデカン (5.98) を含めても，きわめて良好な線形方程式が得られる。なお，式(6-163)の誘導に際して，ペンタン (3.39) とヘキサン (3.90) は実測値，他の化合物は計算値を用いた。

6.12　まとめ

本章では，さまざまな生物系に対する有機化合物の非特異的毒性の説明に，オクタノール-水系のlog P がどのように利用できるかを詳しく論じた。その結果，2種類の状況が明らかになった。一つは，標準応答を引き起こすモル濃度と相対疎水性 (log P) の間に線形関係が成り立つ場合であり，もう一つは，関係が双一次的である場合である。そこで，これらの二つのモデルの

合理的説明を試みたが，モデルを支持する確固たる根拠は見出せなかった。問題をややこしくしている原因の一つは，同じ生物体と反応する同一タイプの化学物質では，log P の係数（h）が 0.5～1.0 の範囲で変動することである。この問題を回避するには，（麻酔や死といった）さまざまな生物的終点を対象に，（経口，腹腔内，静脈内といった）化合物の投与形態に関する注意深い研究が必要である。同様の注意は，試験を行う化学物質の選択に関しても必要である。係数 h の変動を正しく理解するには，物理的性質の変動が大きく，かつ代謝変化に抵抗する化学物質が必要である。同族系列の研究は，これまでに多数行われており，今日では，もはや有用な情報をもたらさない。はるかに価値があるのは，いくつかのデータセットを融合し，さまざまなパラメータ間の共線性を低下させるQSARを誘導することである。本章では，非特異的毒性について論じてきたが，実際には，2種のデータセットに関するQSARの違いをどの程度無視できるかがポイントになる。構造活性相関（SAR）の説明にどの数学的モデルを用いるかは，この問題をさらに複雑になる。一定の条件下で得られた良質の大規模データセットは，いかなる場合もきわめて有用である。式(6-40)～式(6-42)のQSARは，化学物質や生物系に関連した非特異的毒性の違いを明確にした点で画期的であった。相関の質は，（Hammett式を用いて）均一溶液での簡単な有機反応から得られたものに近い。これらの結果は，非常に厄介に思われがちなこの領域へ参入しようとする物理有機化学者を勇気づけるものである。毒物学は，魅惑に満ちた重要な研究領域である。そこでは，物理化学や生化学の精密な技術が科学の進歩や社会への現実的利益に役立つ，新しい時代に突入しようとしている。

引用文献

1. Seydel, J. K.; Schaper, K. J. *Chemische Structur und Biologische Aktivität von Wirkstoffen*; Verlag Chemie: Weinheim: Germany, 1979; pp 307-345.
2. Martin, Y. C. *Quantitative Drug Design*; Dekker: New York, 1978.
3. Franke, R. *Theoretical Drug Design Methods*; Academic: Berlin, Germany, 1984.
4. Hansch, C. In *Drug Design*; Ariëns, E. J., Ed.; Academic: New York, 1971; Vol. I, p 271.
5. *Biological Correlations: The Hansch Approach*; van Valkenberg, W., Ed.; ACS Monograph 114; American Chemical Society: Washington, DC, 1972.
6. Cammarata, A.; Rogers, K. S. In *Advances in Linear Free Energy Relationships*; Chapman, N. B.; Shorter, J., Eds.; Plenum: New York, 1972; p 401.
7. Veith, G. D.; Konasewich, D. E. *Symposium on Structure-Activity Correlations in Studies of Toxicity and Bioconcentration with Aquatic Organisms*; U.S. Environmental Protection Agency: Duluth, MN, 1975.
8. Hansch, C. In *Structure-Activity Relationships, International Encyclopedia of Pharmacology and Therapeutics*; Pergamon: Oxford, United Kingdom, 1973; p 75.
9. Kier, L. B.; Hall, L. H. *Molecular Connectivity in Chemistry and Drug Research*; Academic: New York, 1976.
10. *Quantitative Structure-Activity Relationships*; Tichy', M., Ed.; Birkhauser: Basal, Switzerland, 1976.

11. *Design of Biopharmaceutical Properties through Prodrugs and Analogs*; Roche, E. B., Ed.; American Pharmaceutical Association: Washington, DC, 1977.
12. *Biological Activity and Chemical Structure*; Buisman, J. A. K., Ed.; Elsevier: Amsterdam, Netherlands, 1977.
13. *Quantitative Structure-Activity Analysis*; Franke, R.; Oehme, P., Eds.; Akademie: Berlin, Germany, 1978.
14. Hansch, C. In *Correlation Analysis in Chemistry*; Chapman, N. B.; Shorter, J., Eds.; Plenum: New York, 1978; p 397.
15. *QuaSAR*; Barnett, G.; Trsic, M.; Willett, R. E., Eds.; NIDA Research Monograph 22; Department of Health, Education, and Welfare: Washington, DC, 1978.
16. *Chemical Structure-Biological Activity Relationships: Quantitative Approaches*; Darvas, F., Ed.; Akadémiai Kiadó: Budapest, Hungary, 1980.
17. *Quantitative Structure-Activity Relationships of Drugs*; Topliss, J. G., Ed.; Academic: New York, 1983.
18. *Quantitative Approaches to Drug Design*; Dearden, J. C., Ed.; Elsevier: Amsterdam, Netherlands, 1983.
19. *Structure-Activity Correlations as a Predictive Tool in Toxicology*; Goldberg, L., Ed.; Hemisphere: Washington, DC, 1983.
20. *Drug Design: Fact or Fantasy?* Jolles, G.; Wooldridge, K. R. H., Eds.; Academic: London, 1984.
21. *QSAR and Strategies in the Design of Bioactive Compounds*; Seydel, J. K., Ed.; VCH: Deerfield Beach, FL, 1985.
22. *QSAR in the Design of Bioactive Compounds*; Kuchar, M., Ed.; R. R. Prouse: Barcelona, Spain, 1984.
23. Hansch, C. In *Molecular Structure and Energetics*; Liebman, J. F.; Greenberg, A., Eds.; VCH: Deerfield Beach, FL, 1987; Vol. 4, p 341.
24. *QSAR in Drug Design and Toxicology*; Hadzi, D.; Jerman-Blazic, J., Eds.; Elsevier: Amsterdam, Netherlands, 1987.
25. *QSAR in Environmental Toxicology II*; Kaiser, K. L. E., Ed.; Reidel: Dordrecht, Holland, 1987.
26. *QSAR 88*; Turner, J. E.; Williams, M. W.; Schultz, T. W.; Kaok, N. J., Eds.; National Technical Information Service: U.S. Department of Commerce: Springfield, VA, 1988.
27. *QSAR: Quantitative Structure-Activity Relationships in Drug Design*; Fauchére, J. L., Ed.; Alan R. Liss: New York, 1989.
28. *Comprehensive Medicinal Chemistry*; Ramsden, C. Ed.; Pergamon: Oxford, United Kingdom, 1990; Vol. 4.
29. Hansch, C.; Kim, D.; Leo, A. J.; Novellino, E.; Silipo, C.; Vittoria, A. *CRC Crit. Rev. Toxicol.* **1989**, *19*, 185.
30. Dunn III, W. J.; Hansch, C. *Chem. Biol. Interact.* **1974**, *9*, 75.
31. Hansch, C.; Dunn III, W. J. *J. Pharm. Sci.* **1972**, *61*, 1.
32. Skou, J. C. *Biochim. Biophys. Acta* **1958**, *30*, 625.
33. Patterson, S. J.; Butler, K. W.; Haung, P.; Labelle, J.; Smith, I. C. P.; Schneider, H. *Biochim. Biophys. Acta* **1972**, *266*, 597.
34. Grisham, C. M.; Barnett, R. E. *Biochim. Biophys. Acta* **1973**, *311*, 417.

35. Henderson, T.; Hansch, C., unpublished results.
36. Ingram, L. O.; Buttke, T. M. *Adv. Microb. Physiol.* **1984**, *25*, 253.
37. Franks, N. P.; Lieb, W. R. *Trends Pharmacol. Sci.* **1987**, *8*, 169.
38. Franks, N. P.; Lieb, W. R. *Environ. Health Perspect.* **1990**, *87*, 199.
39. Seeman, P. *Pharmacol. Rev.* **1972**, *24*, 583.
40. Lipnick, R. L. *Trends Pharmacol. Sci.* **1989**, *10*, 265.
41. Hansch, C.; Glave, W. R. *Mol. Pharmacol.* **1971**, *7*, 337.
42. Machleidt, H.; Roth, S.; Seeman, P. *Biochim. Biophys. Acta* **1972**, *255*, 178.
43. Roth, S.; Seeman, P. *Biochem. Biophys. Acta* **1972**, *255*, 207.
44. Collander, R. *Physiol. Plant.* **1954**, *7*, 420.
45. Hansch, C.; Fujita, T. *J. Am. Chem. Soc.* **1964**, *86*, 1616.
46. Östergren, G. In *Mécanisme de la Narcose*; CNRS: Paris, France, 1950; p 77.
47. Hansch, C.; Quinlan, J. E.; Lawrence, G. L. *J. Org. Chem.* **1968**, *33*, 347.
48. Valvani, S. C.; Yalkowsky, S. H. In *Physical Chemical Properties of Drugs*; Dekker: New York, 1980; p 201.
49. Isnard, P.; Lambert, S. *Chemosphere* **1989**, *18*, 1837.
50. Collett, J. H.; Koo, L. *Pharm. Acta Helv.* **1976**, *51*, 27.
51. Collett, J. H.; Koo, L. *J. Pharm. Sci.* **1976**, *65*, 753.
52. Dearden, J. C.; Patel, N. C. *Drug. Dev. Ind. Pharm.* **1978**, *4*, 529.
53. Hansch, C.; Björkroth, J. P.; Leo, A. *J. Pharm. Sci.* **1987**, *76*, 663.
54. Selassie, C. D.; Hansch, C.; Khwaja, T. A. *J. Med. Chem.* **1990**, *33*, 1914.
55. Mullins, L. J. *Chem. Rev.* **1954**, *54*, 289.
56. Rang, H. P. *Br. J. Pharmacol.* **1960**, *15*, 185.
57. Hansch, C.; Anderson, S. M. *J. Med. Chem.* **1967**, *10*, 745.
58. Hansch, C.; Sinclair, J.; Sinclair, P. *Quant. Struct.-Act. Relat.* **1990**, *9*, 223.
59. Uchida, M.; Kurihara, N.; Fujita, T.; Nakajima, M. *Pestic. Biochem. Physiol.* **1974**, *4*, 260.
60. Hansch, C.; Klein, T. *Acc. Chem. Res.* **1986**, *19*, 392.
61. Ferguson, J. *Proc. Roy. Soc.* **1939**, *B127*, 387.
62. Ferguson, J.; Pirie, H. *Ann. Appl. Biol.* **1948**, *35*, 532.
63. Ferguson, J. *Mécanisme de la Narcose*; CNRS: Paris, France, 1950; p 25.
64. Ferguson, J. *Chem. Ind. (London)* **1964**, 818.
65. Hansch, C. *Acc. Chem. Res.* **1969**, *2*, 232.
66. Leffler, J. E.; Grunwald, E. *Rates and Equilibria in Organic Reactions*; Wiley: New York, 1963; Chapter 6.
67. Wold, S.; Sjöström, M. In *Correlation Analysis in Chemistry*; Chapman, N. B.; Shorter, J., Eds.; Plenum: New York, 1978; p 1.
68. Penniston, J. T.; Beckett, L.; Bentley, D. L.; Hansch, C. *Mol. Pharmacol.* **1969**, *5*, 333.
69. Hansch, C.; Clayton, J. M. *J. Pharm. Sci.* **1973**, *62*, 1.
70. Vandenbelt, J. M.; Hansch, C.; Church, C. *J. Med. Chem.* **1972**, *15*, 787.
71. Kiehs, K., Hansch, C.; Moore, L. *Biochemistry* **1966**, *5*, 2602.
72. Lien, E. J.; Wang, P. H. *J. Pharm. Sci.* **1980**, *69*, 648.

73. Levin, V. A. *J. Med. Chem.* **1980**, *23*, 682.
74. Fisher, A. N.; Brown, K.; Davis, S. S.; Parr, G. D.; Smith, D. A. *J. Pharm. Pharmacol.* **1987**, *39*, 357.
75. Collander, R. *Acta Chem. Scand.* **1951**, *5*, 774.
76. Lipnick, R. L. *Trends Pharmacol. Sci.* **1986**, *7*, 161.
77. Leo, A.; Hansch, C.; Elkins, D. *Chem. Rev.* **1971**, *71*, 525.
78. Meyer, K. H.; Hemmi, H. *Biochem. Z.* **1935**, *277*, 39.
79. Smith, R. N.; Hansch, C.; Ames, M. M. *J. Pharm. Sci.* **1975**, *64*, 599.
80. Leahy, D. E.; Taylor, P. J.; Wait, A. R. *Quant. Struct.-Act. Relat.* **1989**, *8*, 17.
81. Kubinyi, H. *Drug Res.* **1979**, *23*, 97.
82. Kubinyi, H. *Arzneim.-Forsch.* **1976**, *26*, 1991.
83. Dearden, J. C.; Towend, M. S. In *QSAR and Strategies in the Design of Bioactive Compounds*; Seydel, J. K., Ed.; VCH: Weinheim, Germany, 1985; p 328.
84. Ariëns, E. J. In *Drug Design*; Ariëns, E. J. Ed.; Academic: New York, 1971; Vol. I, pp 133-135, *156-176, 204-225*.
85. Helmer, F.; Kiehs, K.; Hansch, C. *Biochemistry* **1968**, *7*, 2858.
86. Hansch, C.; Deutsch, E. W.; Smith, R. N. *J. Am. Chem. Soc.* **1965**, *87*, 2738.
87. Mukerjee, P.; Mysels, K. J. *Critical Micelle Concentrations of Aqueous Surfactant Systems*; NSRDS-NBS 36; National Bureau of Standards: Washington, DC, 1971.
88. McFarland, J. W. *J. Med. Chem.* **1970**, *13*, 1192.
89. Kubinyi, H. *J. Med. Chem.* **1977**, *20*, 625.
90. Baláz, S.; Sturdik, E.; Hrmová, M.; Breza, M.; Liptaj, T. *Eur. J. Med. Chem.* **1984**, *19*, 167.
91. Baláz, S.; Sturdik, E.; Augustin, J. *Biophys. Chem.* **1986**, *24*, 135.
92. Baláz, S.; Sturdik, E.; Augustin, J. *Gen. Physiol. Biophys.* **1987**, *6*, 65.
93. Dearden, J. C. In *Comprehensive Medicinal Chemistry*; Pergamon: Oxford, United Kingdom, 1990; Vol. 4, p 375.
94. Hansch, C.; Vittoria, A.; Silipo, C.; Jow, P. Y. C. *J. Med. Chem.* **1975**, *18*, 546.
95. Lipnick, R. L.; Johnson, D. E.; Gilford, J. H.; Bickings, C. K.; Newsome, L. D. *Environ. Toxicol. Chem.* **1985**, *4*, 281.
96. Taft, R. W.; Abboud, J.-L. M.; Kamlet, M. J.; Abraham, M. H. *J. Solution Chem.* **1985**, *14*, 153.
97. Kamlet, M. J.; Taft, R. W. *Acta Chem. Scand., Ser. B* **1985**, *39*, 611.
98. Abraham, M. H.; Doherty, R. M.; Kamlet, M. J.; Taft, R. W. *Chem. Br.* **1986**, *22*, 551.
99. Kamlet, M. J.; Doherty, R. M.; Abraham, M. H.; Taft, R. W. *Quant. Struct.-Act. Relat.* **1988**, *7*, 71.
100. Leahy, D. E. *J. Pharm. Sci.* **1986**, *75*, 629.
101. Pearlman, R. S. In *Partition Coefficient Determination and Estimation*; Dunn III, W. J.; Block, J. H.; Pearlman, R. S., Eds.; Pergamon: New York, 1986.
102. Bondi, A. *J. Phys. Chem.* **1964**, *68*, 441.
103. Abraham, M. H.; McGowan, J. C. *Chromatographia* **1987**, *23*, 243.
104. Kamlet, M. J.; Doherty, R. M.; Taft, R. W.; Abraham, M. H.; Veith, G. D.; Abraham, D. J. *Environ. Sci. Technol.* **1987**, *21*, 149.
105. Grant, D. J. W.; Higuchi, T. *Solubility Behavior of Organic Compounds*; Wiley-Interscience: New York, 1990; p 83.

106. Overton, E. *Studien über die Narkose*; Gustav Fischer: Jena, Germany, 1901.
107. Sjöström, M.; Wold, S. *Acta Chem. Scand., Ser. B* **1981**, *35*, 537.
108. Wold, S.; Sjöström, M. *Acta Chem. Scand., Ser. B* **1986**, *40*, 270.
109. Kamlet, M. J.; Doherty, R. M.; Famini, G. R.; Taft, R. W. *Acta Chem. Scand., Ser. B* **1987**, *41*, 589.
110. Enders, G.; Rohr, E. *Liebigs Ann. Chem.* **1942**, *552*, 167.
111. *Dynamics, Exposure and Hazard Assessment of Toxic Chemicals*; Haque, R. Ed.; Ann Arbor Science: Ann Arbor, MI, 1980.
112. *Fundamentals of Aquatic Toxicology*; Rand, G. M.; Petrocelli, S. R., Eds.; Hemisphere, 1985.
113. *QSAR in Environmental Toxicology IV*; Hermens, J. L. M.; Opperhuizen, A., Eds.; Elsevier: Amsterdam, 1991.
114. *Practical Applications of Quantitative Structure-Activity Relationships (QSAR) in Environmental Chemistry and Toxicology*; Karche, W.; Devillers, J., Eds.; Kluwer, 1990.
115. *Applied Multivariate Analysis in SAR and Environmental Studies*; Devillers, J.; Karcher, W., Eds.; Kluwer, 1991.
116. Hanson, D. J. *Chem. Eng. News*, August 12, **1991**, *69*, 7.
117. Sugimura, T. *Environ. Health Perspect.* **1986**, *67*, 5.
118. Ames, B. N.; Profet, M.; Gold, L. S. *Proc. Natl. Acad. Sci. U.S.A.* **1990**, *87*, 7777.
119. Bruice, T. C.; Kharasch, N.; Winzler, R. J. *Arch. Biochem. Biophys.* **1956**, *62*, 305.
120a. Free, S. M.; Wilson, J. W. *J. Med. Chem.* **1964**, *7*, 395.
120b. Fujita, T.; Ban, T. *J. Med. Chem.* **1971**, *14*, 148.
121. Cramer III, R. D.; Redl, G.; Berkoff, C. E. *J. Med. Chem.* **1974**, *17*, 533.
122. Hodes, L.; Hazard, G. F.; Geran, R. I.; Richman, S. *J. Med. Chem.* **1977**, *20*, 469.
123. Hodes, L. *J. Chem. Inf. Comp. Sci.* **1981**, *21*, 128.
124. Tinker, J. *J. Chem. Inf. Comp. Sci.* **1981**, *21*, 3.
125. Klopman, G. *J. Am. Chem. Soc.* **1984**, *106*, 7315.
126. Klopman, G.; Frierson, M. R.; Rosenkranz, H. S. *Mutat. Res.* **1990**, *228*, 1.
127. Enslein, K.; Gombar, V. K.; Blake, B. W. *Mutat. Res.* in press.
128. Enslein, K.; Borgstedt, H. H.; Tomb, M. E.; Blake, B. W.; Hart, J. B. *Toxicol. Ind. Health* **1987**, *33*, 267.
129. Overton, C. E. *Studies of Narcosis*; Lipnick, R. L., Ed.; Chapman and Hall: London, 1991.
130. McKone, T. E.; Ryan, P. B. *Environ. Sci. Technol.* **1989**, *23*, 1154.
131. Neely, W. B.; Branson, D. R.; Blau, G. E. *Environ. Sci. Technol.* **1974**, *13*, 111.
132. Veith, G. D.; Kosian, P. In *Physical Behavior of PCBs in the Great Lakes*; Mackay, D.; Patterson, S.; Eisenrich, S. J.; Simmons, M. S., Eds.; Ann Arbor Science: Ann Arbor, MI, p 269.
133. Mackay, D. *Environ. Sci. Technol.* **1982**, *16*, 274.
134. Lipnick, R. L. In *QSAR in Environmental Toxicology IV*; Hermens, J. L. M.; Opperhuizen, A., Eds.; Elsevier, 1991; p 131.
135. Hermens, J. L. M. *Environ. Health Perspect.* **1990**, *87*, 219.
136. Shane, B. S. *Environ. Sci. Technol.* **1989**, *23*, 1187.
137. Gold, L. A.; Ames, B. N. *Science (Washington, DC)* **1990**, *249*, 970.
138. Önfelt, A. *Mutat. Res.* **1987**, *182*, 135.

139. Lacey, E.; Watson, T. R. *Biochem. Pharmacol.* **1985**, *34*, 1073.
140. Vale, R. D. *Trends Pharmacol. Sci.* **1992**, *17*, 300.
141. Gombar, V. K.; Borgstedt, H. H.; Enslein, K.; Hart, J. B.; Blake, B. W. *Quant. Struct.-Act. Relat.* **1991**, *10*, 306.
142. Kavlock, R. J. *Teratology* **1990**, *41*, 43.
143. Schultz, T. W.; Dawson, D. A. In *Chemical and Environmental Science Series*; Karcher, K.; Devillers, J., Eds.; Kluwer: Dordrecht, Netherlands, 1990; p 389.
144. Hinz, R. S.; Lorence, C. R.; Hodson, C. D.; Hansch, C.; Hall, L. L.; Guy, R. H. *Fundam. Appl. Toxicol.* **1991**, *17*, 575.
145. El Tayar, N.; Tsai, R.-S.; Testa, B.; Carrupt, P. A.; Hansch, C.; Leo, A. *J. Pharm. Sci.* **1991**, *80*, 744.
146. Guy, R. H.; Potts, R. O. *Am. J. Ind. Med.* **1993**, *23*, 711.
147. Guy, R. H.; Potts, R. O. *Pharm. Res.* **1992**, *9*, 663.
148. Scheuplein, R. J.; Blank, I. H. *Physiol. Rev.* **1971**, *51*, 702.
149. Ghosh, T. K.; Chiao, C. S.; Gokhale, R. R. *J. Pharm. Pharmacol.* **1993**, *45*, 218.
150. Roberts, M. S.; Anderson, R. A.; Swarbrick, J. *J. Pharm. Pharmacol.* **1977**, *29*, 677.
151. Marzulli, F. N.; Callahan, J. F.; Brown, D. W. C. *J. Invest. Dermatol.* **1965**, *44*, 339.
152. Flach, E.; Krogsgaard-Larsen, P. *J. Med. Chem.* **1981**, *24*, 285.

第7章　蛋白質と酵素のQSAR

7.1　モデル系

　Hammettの *Physical Organic Chemistry* が出版されたのは，第二次世界大戦が始まった1940年のことである．そのため，学会への衝撃は大幅に遅れ，影響が現れたのは50年代に入ってからである．1950年代から1960年代にかけて，生化学者は生化学反応の説明に σ 定数を用い始めた．しかし，成功を収めた研究はほとんどなかった．これは，回帰分析に対する理解の不足や，疎水効果と立体効果の評価に必要なパラメータが欠如していたことに原因があった．KirschとWilliamsは，これらの初期の研究に関してそれぞれ総説を試みた[1,2]．また，Guptaは，酵素反応のQSARに関する最近の試みについて広範な調査を行った[3]．

　蛋白質構造の知識に関する近年の急速な進歩は，新しい酵素を設計し合成できるという期待を我々に抱かせた[4]．また，アミノ酸に頼らず，標準的な分子フラグメントを用いて，*de novo* 合成を行う合成酵素の開発も始まっている[5]．しかし，まだいずれのアプローチも成功に至っておらず，希望的観測のみが広がっている．そのような時代が到来するまでは，魔法の酵素化学について価値ある洞察をもたらすのは，モデル系と真の酵素に関するQSAR研究である．

　模型酵素を用いた初期の事例の一つに，臭化セチルトリメチルアンモニウムのミセル中でのアシルニトロフェノール類（$RCOOC_6H_4\text{-}4'\text{-}NO_2$; $R = C_1$, C_2, C_3, C_4 および C_5）の加水分解に関するGitler & Ochoa-Solanoの研究がある．この反応では，*N*-ミリストイル-L-ヒスチジン（**7-1**）が活性部位として機能する．

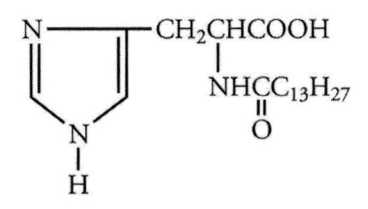

7-1

　疎水性のきわめて高いミリストイル基は，（加水分解反応が起こる）ミセル内にイミダゾール触媒を保持する．式(7-1)によれば，疎水性は加水分解の相対速度と相関を示す．

$$\log k_2 = 0.55(\pm 0.12)\log P + 1.72(\pm 0.33)$$
$$n = 5, \ r^2 = 0.986, \ s = 0.065$$

(7-1)

式(7-1)では，アルキル基のみを扱ったため，電子効果に関する項は必要でなかった。また，立体効果は，log P と E_s の間の共線性により覆い隠された。電子効果と立体効果を評価したければ，Rのさらに幅広い変動を探索する必要がある。式(7-1)によれば，エステルが疎水性であればあるほど，加水分解の速度は速くなる。すなわち，疎水ミセル内でエステルが触媒と接触する確率は，エステルが疎水性であればあるほど高い。

　触媒として，N-アセチルヒスチジンを用いると，式(7-1)で使われた条件の興味ある逆転が起こる。すなわち，この親水物質は水相に保持されるため，このような条件下では，log P と速度定数の間に式(7-2)が成り立つ。

$$\log k_2 = -0.38(\pm 0.34)\log P + 1.74(\pm 1.1)$$
$$n=4,\ r^2=0.920,\ s=0.096 \tag{7-2}$$

負の勾配は，エステルが親水性であればあるほど，加水分解が起こりやすいことを示す。遊離のミリストイルヒスチジンは，緩衝液のみの場合と同様，加水分解速度を高めることはない。Gitler & Ochoa-Solanoによれば，アシル類似体とプロピオニル類似体は，同一の速度で，アシルヒスチジン触媒と反応する。そのため，式(7-2)では，データ点は4個しか使われなかった。反応速度の有意な変化が起こる前に，疎水性は限界レベルに達すると思われる。π値の小さいRは，水相での基質の濃縮に有利で，π値の大きいRは，アシルヒスチジンとエステルとの疎水結合に有利である。

　式(7-3)は，水溶液中での小分子間の疎水相互作用の重要性を示した一例である。この式が扱うのは，$RCOO^-$($R=CCl_3$, $CHCl_2$, CH_2Cl, CF_3 および CH_3) による2-メチルナフトキノンの可溶化である[7]。

$$\log S/S_0 = 0.30(\pm 0.05)\pi - 0.23(\pm 0.06)$$
$$n=5,\ r^2=0.994,\ s=0.022 \tag{7-3}$$

式(7-3)によれば，1M濃度の$RCOO^-$による2-メチルナフトキノンの可溶化は，疎水性と相関を示す。ただし，S は塩溶液中での溶解度，S_0 は単純な緩衝溶液での溶解度である。Rが疎水性になればなるほど，キノンの溶解度は増加する。式(7-3)では，Hansteinらのデータが用いられた[8]。彼らは，他の二つの過程に対する同一化合物の作用に関しても検討を加え，式(7-4)と式(7-5)を得た。

・NADH-ユビキノン還元酵素の不安定化[7]

$$\log 1/C = 0.62(\pm 0.22)\pi - 0.79(\pm 0.34)$$
$$n=5,\ r^2=0.964,\ s=0.091 \tag{7-4}$$

・ミトコンドリア膜による脂質酸化の誘導[7]

$$\log 1/C = 0.74(\pm 0.32)\pi - 0.96(\pm 0.48)$$
$$n=5,\ r^2=0.949,\ s=0.131 \tag{7-5}$$

これらの二つの生化学過程は，式(7-3)に示したナフトキノンの可溶化に比べて，疎水力に対する感受性がより高い（すなわち，h がより大きい）。このようなことが期待できるのは，ナフトキノンによるRの脱溶媒和が，高分子系におけるよりも起こりにくい場合である。式(7-3)によ

れば，疎水相互作用は水溶液中の有機小分子間でも生じる。Breslowの広範な研究によれば，水中における簡単な有機化合物の反応は，疎水相互作用により促進される[9]。この知見は，式(7-3)の結果を立証することになった。

村上らはもう一つの興味ある模型酵素を呈示した[10]。この場合には，式(7-1)と異なり，ニトロフェニルエステル類の加水分解を触媒するのは構造(**7-2**)である。得られた結果は式(7-6)で与えられる[11]。

7-2

$$\log k = 0.45(\pm 0.09)\pi - 0.53(\pm 0.39) \quad (7\text{-}6)$$
$$n = 11, r^2 = 0.937, s = 0.260$$

式(7-6)におけるRの変動は，式(7-1)の場合よりもはるかに大きい。R＝$C_{15}H_{31}$，CH_2-シクロドデシルおよびCH_2-1-ナフチルといった大きな置換基も用いられた。実験は臨界ミセル濃度以下の濃度で行われた。構造(**7-2**)はおそらく不連続な実体として作用している。

式(7-1)，式(7-2)および式(7-6)の加水分解反応では，イミダゾール部分は，次の機構に従い，エステル加水分解を触媒すると仮定される。

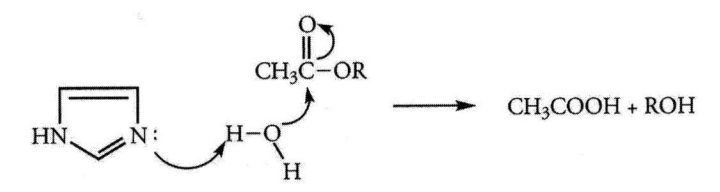

図式7- I

加水分解酵素の多くでは，ヒスチジンのイミダゾール環はこのような様式で機能する。Warshelらは最近，セリンプロテアーゼ類の触媒におけるヒスチジンの役割に関して，その詳細を報告した[12]。

7.2 蛋白質-リガンド結合のQSAR

血清アルブミンへの化学物質の結合は，薬物を取込む際，重要な役割を担う。そのため，これまでに多数の研究が行われた[13-22]。式(7-7)と式(7-8)は，ウシ血清アルブミンへの中性型化合物の結合に関する研究から得られた結果である[14,15]。

表7-1 さまざまな化合物のK_pと$\log K_p$

薬物タイプ	K_p	$\log K_p$
スルホンアミド類	17.0	1.23
テトラサイクリン類	8.3	0.92
ペニシリン類	2.6	0.41
ステロイドビスグアニルヒドラゾン類	0.9	−0.05
カルデノリド類	0.1	−1.00
ステロイドホルモン類	0.015	−1.82
アクリジン類	0.0025	−2.60

$$\log 1/C = 0.75(\pm 0.07)\log P + 2.30(\pm 0.15)$$
$$n = 42,\ r^2 = 0.922,\ s = 0.159 \tag{7-7}$$

$$\log 1/C = 0.67(\pm 0.10)\log P + 2.60(\pm 0.22)$$
$$n = 25,\ r^2 = 0.893,\ s = 0.242 \tag{7-8}$$

ここで，Cはリガンドと高分子の1：1複合体を生成するリガンドのモル濃度を表す。ただし，実験は，式(7-7)では4℃，式(7-8)では37℃で行われた。そのため，これらの式では，勾配と切片の値が少し異なる。これらの相関が示す興味ある側面は，リガンドの形状が結合過程でほとんど役割を演じないことである。そのため，ヒドロキシアダマンタン，ネオペンタノール，カンファーキノンおよびインドールといった化合物は，すべて同じように式(7-7)に適合する。また，ナフタレン，アゾベンゼンおよびアセトフェノンといった芳香族化合物やヘキサノール，2-ノナノンといった脂肪族化合物も式(7-7)に適合する。多少塩基性のアニリン類や多少酸性のフェノール類も同様に振舞う。さらにまた，水素結合ポテンシャルの弱い化合物も，強い化合物と同じように適合する。水素結合パラメータは，標準偏差を少し大きくするが，相関の改善に役立つ。

Sholtanは，イソブタノール分配係数を用いて，アルブミンへのさまざまな薬物クラスの結合を検討し，次の関係が成り立つことを示した[16]。

$$\log K = 0.9\log P_{イソブタノール} + \log K_p \tag{7-9}$$

ただし，切片K_pの値は，薬物タイプにより異なる（表7-1 参照）。

表7-1によれば，立体因子と電子因子もまた，さまざまな薬物タイプにおいて，血清アルブミンによる薬物の取込みに関与している。また，式(7-9)の勾配に示されるように，系列内では，疎水効果は意外なほど一定である。

式(7-9)は，式(7-10)の関係を用いて，オクタノール尺度へ変換される。

$$\log P_{イソブタノール} = 0.70\log P_{オクタノール} + 0.38$$
$$n = 57,\ r^2 = 0.986,\ s = 0.123 \tag{7-10}$$

式(7-10)によれば，二つの分配系，すなわちイソブタノール-水系とオクタノール-水系の間では，57種の溶質の分配に関して関連が認められる。式(7-10)を式(7-9)へ代入すると，次の式(7-11)が得られる。

$$\log K = 0.63\log P_{オクタノール} + \log K_p + 0.34 \tag{7-11}$$

Scholtanの研究は20℃で行われたため，式(7-11)の勾配は，予想通り，式(7-8)のそれに近い。

蛋白質へのリガンドの結合は複雑である。所定の蛋白質へはさまざまなリガンドが結合し得る。

このことは，結合部位が複数存在することを示唆する。そのため，同族体系列でも，リガンドが蛋白質へ1:1の比率で結合するという保証はない。平均すれば，1:1になると仮定できるに過ぎない。また，結合部位はすべて同じと仮定される。類似化合物も1:1で結合するならば，この仮定が重大な問題を引き起こすことはない。結合定数は次式で表される。

$$\frac{\bar{v}}{n-\bar{v}} = K[\text{L}] \tag{7-12}$$

ここで，n は結合部位の総数，$\bar{v}$ はリガンドLが占有する結合部位の平均数。$\bar{v}$ が大きい場合には，式(7-13)や式(7-14)のようなQSARが得られる。

・4℃，$\bar{v}=2$ におけるアルブミンへの中性化合物の結合 [14]

$$\log 1/C = 0.62(\pm 0.11)\log P + 2.16(\pm 0.23)$$
$$n=20, r^2=0.897, s=0.111 \tag{7-13}$$

・4℃，$\bar{v}=3$ におけるアルブミンへの中性化合物の結合 [14]

$$\log 1/C = 0.59(\pm 0.16)\log P + 2.03(\pm 0.36)$$
$$n=16, r^2=0.810, s=0.133 \tag{7-14}$$

式(7-7)と比較すると，これらの方程式の勾配と切片はいずれも小さく，相関係数も小さい。切片が小さければ小さいほど，結合は弱くなる。第二および第三のリガンドの結合はさらに弱くなり，疎水性の役割も少し変化する。第一のリガンドによる占有は，第二のリガンドの占有に影響を及ぼす。$\bar{v}=4$ に対する相関方程式は存在しない。同様の不連続性は，ヒト血清アルブミンとフルフェナム酸との結合においても，$\bar{v}=3$ のとき見出される [17]。

血清アルブミンは周知の通り，アニオン類に対して強い親和性を示す。このことは次の事例に示される [18]。

・pH 7.6，1℃および $\bar{v}=5$ におけるウシ血清アルブミンへのRCOO$^-$の結合

$$\log K = 0.69(\pm 0.39)\log P + 4.60(\pm 0.10)$$
$$n=5, r^2=0.914, s=0.279 \tag{7-15}$$

・pH 7.6，23℃および $\bar{v}=5$ におけるウシ血清アルブミンへのRCOO$^-$の結合

$$\log K = 0.59(\pm 0.29)\log P + 4.32(\pm 0.78)$$
$$n=5, r^2=0.931, s=0.213 \tag{7-16}$$

これらの式における勾配と温度効果の関係は，式(7-7)と式(7-8)におけるそれとよく似ている。すなわち，勾配は温度の上昇と共に小さくなる。ただし，結合定数の定義が異なるため，切片の比較はできない。

中性型化合物を用いた式(7-13)と式(7-14)とは対照的に，式(7-15)と式(7-16)は，$\bar{v}=5$ のとき良好な相関を与える。このことは，イオン化したカルボン酸塩が中性型とは異なる結合機構を持つことを示唆する。

血清蛋白質への薬物の結合において疎水性が果たす役割についての理解は，QSARの枠組みに初期の成功をもたらした [19]。

黄色ブドウ球菌に感染したマウスの50%治癒用量（CD_{50}）は次式で与えられる。

$$\log 1/C = -0.45\pi + 5.67$$
$$n = 22,\ r^2 = 0.826,\ s = 0.191 \tag{7-17}$$

式(7-17)によれば，ペニシリン類が親水性であればあるほど，CD_{50} (mol/kg) は小さくなる。言い換えれば，親水性の薬物ほど抗菌作用が強い。黄色ブドウ球菌に対するペニシリン類の in vitro 作用を調べてみると，毒性と π との間に相関は存在しない。しかし，ヒト血清を添加すると，次の式(7-18)が得られる。

$$\log 1/C = -0.47\pi + 6.44$$
$$n = 21,\ r^2 = 0.734,\ s = 0.267 \tag{7-18}$$

ここで，C は最小阻止濃度である。式(7-17)と式(7-18)の π 項は実質的に同一である。すなわち，in vitro と in vivo のいずれにおいても，ペニシリン類の抗菌活性は $\log P$ に依存する。

Bird-Marshall はヒト血清へのさまざまなペニシリン類(**7-3**)の結合を測定し，次の式(7-19)を誘導した[20]。

7-3

$$\log(B/F) = 0.49\pi - 0.63$$
$$n = 79,\ r^2 = 0.854,\ s = 0.134 \tag{7-19}$$

ここで，B は結合型ペニシリン，F は遊離型ペニシリンの濃度である。ペニシリンの濃度は約 200 mg/mL であり，これはおよそ 1 mol/mol のアルブミンに相当する。式(7-19)の勾配は，(疎水性と抗菌活性が逆相関の関係にある) 式(7-17)や式(7-18)のそれと，(符号こそ逆であるが) 同一のものである。この勾配は，以前考えられていたような定性的な項ではなく，定量的な項である。血清蛋白質は，疎水性薬物と結合して，薬物の有効性を低下させる。ペニシリン類では，COO^- 部分もまた，血清蛋白質への結合の際，重要な役割を担う。

同様の結果は，次の式(7-20)に示されるように，ウシ血清アルブミンへのチロキシン類似体の結合でも見出される[21]。

$$\log K = 0.46(\pm 0.15)\pi + 2.59(\pm 0.44)$$
$$n = 8,\ r^2 = 0.902,\ s = 0.237 \tag{7-20}$$

もう一つの重要な血清蛋白質はヘモグロビンである。たとえば，4℃，$\bar{v} = 1$ のとき，ヘモグロビンへの 8 種のフェノール類，5 種のアニリン類，4-アミノアゾベンゼン，ナフタレン，2-アセチルナフタレンおよび 1-クロロ-4-ニトロベンゼンの結合は次式で与えられる[22]。

$$\log 1/C = 0.71(\pm 0.10)\log P + 1.51(\pm 0.27)$$
$$n = 17,\ r^2 = 0.902,\ s = 0.160 \tag{7-21}$$

式(7-21)は式(7-7)はほぼ同じ勾配を持つ。このことは，ヘモグロビンへの結合がアルブミンへ

のそれと似ていることを意味する。切片の差は，リガンドへのアルブミンの親和性が，ヘモグロビンのそれに比べて，約6倍高いことを表す。ミオグロビンはこれらの化合物と結合しない。すなわち，ミオグロビンでは，その結合はサブユニット間の界面で起こると考えられる。同様の結合はアルブミンでも生じる。Weber-Youngによれば，ウシ血清アルブミンは，共有結合した球状サブユニットから作られている[23]。この球状サブユニットは，加水分解により，結合能力のきわめて低いユニットへと分解される。

全血には，約0.0023Mのヘモグロビンと約0.00054Mのアルブミンが含まれる。結合が強いのは，アルブミンの方であるが，含有量は，ヘモグロビンの方が4倍ほど多い。すなわち，これらの2種の蛋白質は，疎水性の生体異物から生体を保護すると共に，疎水性の分子や薬物の輸送にも関与している。

7.3　非特異的酵素阻害のQSAR

生体系への毒性と同様，簡単な有機化合物による酵素阻害の研究は多い（第6章参照）。いくつかの実例を次に示す。

- ROHによるp-ニトロフェニル-N-アセチル-L-トリプトファナートのパパイン触媒加水分解の阻害[24]

$$\log 1/C = 0.52\,(\pm 0.23)\log P - 0.40\,(\pm 0.21)$$
$$n = 5,\ r^2 = 0.945,\ s = 0.135 \tag{7-22}$$

- ROHによるコハク酸オキシダーゼの阻害[24]

$$\log 1/C = 0.65\,(\pm 0.25)\log P + 0.02\,(\pm 0.20)$$
$$n = 5,\ r^2 = 0.958,\ s = 0.134 \tag{7-23}$$

- ROHによるペプシン加水分解の阻害[24]

$$\log 1/C = 0.67\,(\pm 0.19)\log P + 0.90\,(\pm 0.17)$$
$$n = 8,\ r^2 = 0.924,\ s = 0.168 \tag{7-24}$$

- ROHによるペプシノーゲンの阻害（I_{50}）[24]

$$\log 1/C = 0.71\,(\pm 0.06)\log P + 0.12\,(\pm 0.06)$$
$$n = 7,\ r^2 = 0.994,\ s = 0.057 \tag{7-25}$$

- ROHによるアセチリコリンエステラーゼの阻害（I_{50}）[24]

$$\log 1/C = 0.72\,(\pm 0.21)\log P + 0.30\,(\pm 0.21)$$
$$n = 8,\ r^2 = 0.922,\ s = 0.198 \tag{7-26}$$

- ROHによるモノアミンオキシダーゼの阻害（I_{50}）[24]

$$\log 1/C = 0.98\,(\pm 0.14)\log P + 0.17\,(\pm 0.25)$$
$$n = 8,\ r^2 = 0.980,\ s = 0.213 \tag{7-27}$$

- ROHによる膵臓アミラーゼの阻害[24]

$$\log 1/C = 1.05(\pm 0.31)\log P - 0.58(\pm 0.31) \tag{7-28}$$
$$n = 12, r^2 = 0.854, s = 0.297$$

・ベンゾイミダゾール類によるアミノ-N-デメチラーゼ（ミクロソーム）の阻害（I_{50}）[24]

$$\log 1/C = 0.56(\pm 0.07)\log P - 0.68(\pm 0.16)\log(\beta \cdot 10^{\log P} + 1) \\ + 2.14(\pm 0.21) \tag{7-29}$$
$$n = 14, r^2 = 0.978, s = 0.107, \log P_0 = 5.77$$

・ベンゾイミダゾール類によるアニリノ-p-ヒドロキシラーゼ（ミクロソーム）の阻害（I_{50}）[24]

$$\log 1/C = 0.48(\pm 0.12)\log P - 0.61(\pm 0.28)\log(\beta \cdot 10^{\log P} + 1) \\ + 1.68(\pm 0.36) \tag{7-30}$$
$$n = 13, r^2 = 0.925, s = 0.147, \log P_0 = 5.22$$

・ベンゾイミダゾール類によるインフルエンザBウイルスの阻害（I_{75}）[24]

$$\log 1/C = 0.58(\pm 0.17)\log P + 1.58(\pm 0.46) \tag{7-31}$$
$$n = 15, r^2 = 0.815, s = 0.210$$

・$(CH_3)_3N^+(CH_2)_nN^+(CH_3)_3$によるコリンエステラーゼ（電気ウナギ）の阻害（$I_{50}$）[25]

$$\log 1/C = 1.12(\pm 0.27)\log P + 4.43(\pm 0.53) \tag{7-32}$$
$$n = 8, r^2 = 0.947, s = 0.385$$

式(7-22)〜式(7-28)は，簡単なアルコール類によるさまざまな酵素の阻害に関する事例である。第6章に示したさまざまな生物系に対する阻害効果と比較されたい。アルコール類や簡単な中性型化合物は，接触したほとんどすべての生化学系や生物系に対して疎水毒性を示す。これらのQSARの切片は，-0.58から0.90の範囲にあり，疎水性の低い化合物はかなり高い濃度を必要とする。たとえば，式(7-24)に示したペプシン阻害では，エタノール（$\log P = -0.31$）は0.2 M濃度を必要とするが，オクタノール（$\log P = 3.15$）なら10^{-3} M濃度でも有効である。切片の値は，疎水阻害に対する酵素の耐性についての知見をもたらす。ただし，その場合には，実験の終点（I_{50}など）も考慮すべきである。

式(7-29)〜式(7-31)は，2種類の酵素とウイルスに対するベンゾイミダゾール類の作用に関するQSARである。$\log P$に対する初期の依存性はいずれも同じで，切片も類似している。この事実は，これらの酵素反応がこの種の複素環式化合物による一種の非特異的阻害であることを示唆する。有機化学物質と生体との反応に関して一般化を行うには，この種の研究が多数必要となる。

ベンゾイミダゾール類と同様の方程式は，まったくタイプの異なる化学物質でも成立する。たとえば，アシルトリプトファン類(**7-4**)によるヒドロキシインドール-O-メチルトランスフェラーゼの阻害は，次の式(7-33)で与えられる[24]。

7-4

$$\log 1/C = 0.60(\pm 0.10)\log P + 1.49(\pm 0.42) \tag{7-33}$$
$$n = 21,\ r^2 = 0.899,\ s = 0.170$$

式(7-33)の勾配と切片は，式(7-31)のそれとほぼ同じである．また，その初期勾配は，式(7-29)や式(7-30)のそれに近い．しかし重要なのは，これらのQSARの背後にあるものを分子レベルで解明することである．また，この事例は，相互にまったく無関係と思われていた構造活性相関研究でも，実際には類似性が存在し，多くの共通点があることを我々に教えている．

7.4 特異的酵素-リガンド相互作用のQSAR

生体系への有機化学物質の影響を検討する際，欠かせないのがリガンドと酵素，特にX線結晶構造が分かっている酵素との相互作用の研究である[26]．病原体の選択的阻害剤の設計では，薬物研究者は宿主の酵素と病原体のそれとの違いを知りたい．その際，QSARと分子グラフィックスを組み合わせたアプローチは，生化学過程の反応機構の説明に強力な手段を提供する[27,28]．うまく設計された同族体群による受容体の系統的摂動は，他の方法では得られない情報，すなわち，受容体がどのように働くかに関する情報をもたらす．

酵素-リガンド相互作用の解析では，阻害剤を取り上げるのが最も都合が良い．というのは，阻害定数K_i（実際には解離定数）は，しばしば結合定数と見なせるからである．一方，基質の場合には，状況はさらに複雑で，阻害剤のように簡単にはいかない．

酵素反応は次の一般式で表される[29,30]．

$$E + S \underset{k_{-1}}{\overset{k_1}{\rightleftharpoons}} ES \overset{k_2}{\longrightarrow} E + P \tag{7-34}$$

ここで，$k_{-1}/k_1 = K_s$である．また，k_2はしばしばk_{cat}と表記される．

$$K_s = \frac{[E][S]}{[ES]} \tag{7-35}$$

ただし，Eは酵素，Sは基質，ESは酵素-基質複合体，Pは反応の生成物をそれぞれ表す．

一般に，基質の濃度[S]は酵素の濃度[E]よりも高い．反応速度(v)は，全酵素濃度$[E]_t$に比例し，k_{cat}と酵素-基質複合体の濃度[ES]に依存する．

$$v = k_{cat}[ES] \tag{7-36}$$

生成物が少量しか形成されない反応の初期では，逆反応は無視できる．また，全酵素濃度

$[E]_t$ と遊離酵素濃度 $[E]$ の間には次の関係が成り立つ。

$$[E] = [E]_t - [ES] \tag{7-37}$$

式(7-37)を式(7-35)へ代入すると，次の式(7-38)が得られる。

$$[ES] = \frac{[E]_t[S]}{K_s + [S]} \tag{7-38}$$

また，式(7-36)から

$$v = \frac{[E]_t[S]k_{cat}}{K_s + [S]} \tag{7-39}$$

式(7-39)は，Michaelis-Menten式に他ならない。同じ方程式は，定常状態を仮定しても誘導できる。また，酵素-基質複合体と生成物の間に中間段階が幾つもあっても，この式は成立する。

Briggs-Haldane溶液では，問題の時間間隔にわたって反応速度がほぼ一定ならば，$[ES]$ も一定である。すなわち，

$$\frac{d[ES]}{dt} = 0 = k_1[E][S] - k_2[ES] - k_{-1}[ES] \tag{7-40}$$

ただし，この関係が成り立つのは，K_s が K_m に等しい場合に限られる。ここで，$K_m = (k_2 + k_{-1})/k_1$ である。

式(7-38)によれば，次式が成り立つ。

$$[ES] = \frac{[E]_t[S]}{K_m + [S]} \tag{7-41}$$

また，式(7-39)より，

$$v = \frac{[E]_t[S]k_2}{K_m + [S]} \tag{7-42}$$

K_s は k_{-1}/k_1 に等しいので，厳密には，K_m と K_s の間には次の関係が成り立つ。

$$K_m = K_s + \frac{k_2}{k_1} \tag{7-43}$$

たとえば，エステル類やアミド類に作用するヒドロラーゼ類の場合（下記参照），中間に生成するアシル酵素は次のように加水分解される。

$$E + RCOOR' \underset{}{\overset{K_s}{\rightleftharpoons}} E \cdot RCOOR' \underset{R'OH}{\overset{k_2}{\longrightarrow}} ECOR \overset{k_3}{\longrightarrow} E + RCOOH \tag{7-44}$$

$[ECOR]$ に対して定常状態の仮定を適用し，$k_2 \ll k_{-1}$ とすれば，次式が成り立つ。

$$v = [E]_t[S]\left\{\frac{k_2 k_3/(k_2 + k_3)}{K_s k_3/(k_2 + k_3) + [S]}\right\} \tag{7-45}$$

ここで，$K_m = K_s \dfrac{k_3}{k_2 + k_3}$ \tag{7-46}

また、 $$k_{cat} = \frac{k_2 k_3}{k_2 + k_3} \tag{7-47}$$

式(7-45)は，Michaelis-Menten式と同じものである．式(7-44)のような中間体は，酵素過程では一般によく生成する．また，律速段階となるのは，k_2により支配される中間体形成の段階である．

Fershtによれば，(酵素-基質複合体が1個しか形成されず，かつすべての結合段階が速やかに起こる) 簡単なMichaelis-Menten速度論では，k_{cat}は，酵素-基質複合体から酵素と生成物への変換の一次速度定数を表す[30]．しかし，複雑な反応では，k_{cat}は，すべての一次速度定数の関数になる．たとえば，もしEPが速やかに解離すれば，k_{cat}は式(7-34)のk_2に等しい．しかし，もしEPの解離が遅ければ，そのことはk_{cat}に影響を及ぼす．また，EPの解離が化学反応よりもはるかに遅ければ，k_{cat}は解離の速度定数に等しくなる．式(7-47)では，k_{cat}はk_2とk_3の関数である．しかし，もしこれらの定数の一方が他方よりもはるかに小さければ，その値はk_{cat}に等しくなる (たとえば，$k_3 \ll k_2$ならば，$k_{cat} = k_3$である)．

Michaelis-Menten式では，$K_m = K_s$が成り立つのは機構が簡単な場合に限られ，K_mはしばしば見かけの解離定数と見なされる．

いわゆる特異性定数 (k_{cat}/K_m) は，通常の速度パラメータとして扱われ，直線自由エネルギー関係の記述に利用される．$v = (k_{cat}/K_m)[E]_t[S]$ が成り立つので，k_{cat}/K_mは見掛けの二次速度定数と考えて良い．しかし，(酵素と基質との出会いが律速段階になる) 極端な場合を除けば，$[S] \ll K_m$のとき，それは真の微視的速度定数とは言えない．Fershtによれば，k_{cat}/K_mが重要と見なされるのは，反応速度を遊離の酵素や基質の濃度と関連づけることができ，かつその結果がいかなる基質濃度でも成立する場合である．QSARの誘導に際しても，k_{cat}/K_mはしばしば利用される．しかし，K_mとk_{cat}を切り離すと，反応機構の解釈が難しくなる．

7.4.1 分子グラフィックス

Langridge-Kleinは，コンピュータを利用した高分子構造の表示の歴史と現状について概観した[31]．また，Blaney-Hanschは，その応用について解説した[28]．分子グラフィックスの進歩は，カラーグラフィックスが到来し，(カルフォルニア大学サンフランシスコ校のLangridgeの研究室で) 蛋白質表面を定義する手段が開発された1980年代に入るまで，遅々としたものであった．Richardsは，理想化された水分子をX線結晶座標上で転がすことにより，高分子表面を定義しようと試みた．また，Connollyらは，個々の接触点に小点 (ドット) を布置する方法を提案した[32,33]．この方法で定義された表面は，溶媒接触可能表面と呼ばれる．表面は，その特徴を示すため，さまざまな方法で色分けされる．我々の目的にかなったのは，疎水表面，親水表面および中間領域を，それぞれ赤，青および黄の3色で色分けする方法である．疎水表面は，一般に炭素と関連づけられる．ただし，炭素が電子求引基へ結合している場合は別である．分配の研究によれば，そのような炭素原子は正常な疎水性を示さない[34]．たとえば，ベンズアルデヒドの$\log P$は1.48である．CH_2単位を1個追加して，構造をアセトフェノンへ変更してみても，$\log P$の増加

はわずかである（1.58）。正電荷を持つグアニジニウムやプロトン化アミンのような置換基は，それらの周囲にある炭素の疎水性を低下させる。それゆえ，リシンのε-NH_2から3Å以内にある炭素や，アルギニンのグアニジニウム部分の炭素は，アミノ酸類のC_2と同様，黄色で色づけされる。分配の結果によれば，硫黄は一般には疎水性ではない。たとえば，CH_3CH_3のlog Pは1.77であるが，CH_3SSCH_3のlog Pもほぼ同じである（1.81）。しかし，スルフィドは，対応するアルカンよりも親水性である。たとえば，ブタンのlog Pは2.89であるが，$C_2H_5SC_2H_5$のlog Pは1.95である。実を言えば，上記の3種類の色で表面を色分けする話は単純化されすぎている。そのため，研究者の中には，これらの表面ではなく，静電表面ポテンシャルの計算値を使用する人も多い。視覚的には，静電表面ポテンシャルは，表面をより正確に定義できる。また，酵素の性質の理解にとって都合が良いのは，静電表面ポテンシャルの方である。ただし，この知見がQSARにも当てはまるか否かは不明である。リガンドの結合性に及ぼす表面ポテンシャルの影響を理解したければ，酵素－リガンド相互作用に関するさらに多くの経験的研究が必要である。厳密に言えば，リガンドと酵素の間の「脱溶媒和」過程における表面ポテンシャルの役割はまったく不明である。

これらの簡単な概念や分子グラフィックスの利用は，QSARから導かれた受容体表面の性質に関する結論が正しいことを保証する。明確なX線結晶構造を持つ酵素に対する分子グラフィックスとQSARの併用は，基本レベルでの薬物作用の理解にとって最良の手段の一つと言える。多数のこのような研究から，溶液中では，リガンドは酵素と動的な相互作用を行っていることが明らかになった[35-53]。この描像は，静的な結晶構造から期待されたものと矛盾しない。

本章では，Connolly表面を使ったグラフィックス画面が多数提示されている。高分子表面の表し方には，そのほかHuangらが開発した方法もある[54]。Huangらの方法では，Connolly表面の小点（ドット）は，線分で表した網目で置き換えられる（写真Ⅲ，ⅦおよびⅧ参照）。線分による表示は，より良好な三次元的手がかりが得られる点で，ドット表示よりも優れている。というのは，奥行きとか遠近といった効果は，ドットよりも線分を使った方が明確に示せるからである。三角形の網目のサイズは一様ではないが，この方法は分子の形状を非常にうまく伝えることができる。

線で表した三角形の網目の発生には，体積の視覚化で使われる「マーチングキューブ（marching cubes）」アルゴリズムが用いられる。本質的には，一組の矩形格子線が分子に重ね合わされる。格子線と分子表面との交点は，網目の頂点になる。同じ立方体を構成する頂点は，簡単な規則によってつなぎ合わされ，三角形の網目を作り上げる。分子表面と格子線の相対位置により，得られた三角形は，格子の立方体とほぼ同じ大きさのこともあれば，それよりもはるかに小さいこともある。このようなサイズの変動は避けがたい。しかし，一般には形状の記述を損なうことはない。

7.4.2 ヒドロラーゼ類

7.4.2.1 キモトリプシンのQSAR

キモトリプシンは，作用機構と構造がよく分かっている酵素の一つである[29,30]。取り扱いが簡単で，かつ純粋なものが容易に入手できるため，構造活性相関に恰好の問題を提供してきた。Carl Niemanらは，エステル同族体である構造(**7-5a**)と構造(**7-5b**)に関して広範な検討を行い，式(7-48)〜式(7-56)のQSARを誘導した[55,56]。ただし，式(7-48)は構造(**7-5a**)に対してのみ適用される。

ρ₃ の位置に示される構造式

7-5a　　　　　　**7-5b**
L-異性体　　　　　D-異性体

$$\log 1/K_m = 0.77(\pm 0.11)MR_1 + 1.13(\pm 0.11)MR_2 + 0.47(\pm 0.11)MR_3$$
$$-0.56(\pm 0.25)I + 1.35(\pm 0.22)\sigma_3^*$$
$$-0.055(\pm 0.01)MR_1 \cdot MR_2 \cdot MR_3 - 1.64(\pm 0.46) \tag{7-48}$$
$$n = 84,\ r^2 = 0.955,\ s = 0.333$$

構造(**7-5a**)と構造(**7-5b**)において，R_1 はCOR，R_3 はORをそれぞれ表す。また，式中のMRは，分子屈折度（ただし，0.10倍された値）である。添え字は置換基の位置を示す。また，I はダミー変数で，R_2 が $CH(CH_3)_2$ または $CH_2CH(CH_3)_2$ のとき1である。その係数は負である。このことは，他の因子が等しいとき，これらの同族体の活性が，他の同族体に比べて約3倍低いことを示す（0.56の真数）。Taftの場誘起パラメータ σ_3^* は，加水分解に電子的影響を及ぼす置換基のみが対象で，R_3 の置換基に適用される。負の係数を持つ交差項（$MR_1 \cdot MR_2 \cdot MR_3$）は，三つの置換基間にある種の協力作用が働くことを表す。すなわち，これらの置換基の効果は，単に加成的なものではなく，かさ高さの積の関数になる。Rの別の組み合せが，酵素-基質複合体の形成を阻害する際，同じ効果を生じることもある。この項が最も小さいのは式(7-48)である。項に重みづけをする際，どの置換基の組み合せが最良であるかは，よく吟味されなければならない。Nieman-Heinによれば，構造(**7-5a**)と構造(**7-5b**)におけるρの値は，酵素上の結合空間を特性づける。MR_1，MR_2 および MR_3 の係数はすべて正であるから，交差項が有意になるまで，置換基のかさ高さは酵素-基質複合体の形成を促進する。また，R_2 に関して言えば，πとMRの間に高度な共線性が認められる。R_2 は「疎水穴」と呼ばれる部位へ結合するので，πの方が重要と

思われる。しかし，実際には，かさ高さ（MR）もまた，構造(**7-5a**)の加水分解で重要な役割を演じる。

予想通り，σ_3^*は正のρ値を持つ。すなわち，酵素－基質複合体中の触媒セリンのOHへの接近にとって，R_3による電子の求引は有利に働く。

式(7-46)と式(7-47)から明らかなように，特別な状況を除き，k_{cat}とK_mは互いに独立なパラメータではない。すなわち，QSARの誘導に当たっては，いわゆる特異性定数（k_{cat}/K_m）を用いた方がよい。たとえば，構造(**7-5a**)からは次の式(7-49)が導かれる[55]。

$$\begin{aligned}\log k_{cat}/K_m = &\, 0.76(\pm 0.14)\mathrm{MR}_1 + 3.19(\pm 0.35)\mathrm{MR}_2 + 0.56(\pm 0.13)\mathrm{MR}_3 \\ &+ 1.30(\pm 0.26)\sigma_3^* - 2.27(\pm 0.28)I - 0.32(\pm 0.08)(\mathrm{MR}_2)^2 \\ &- 0.067(\pm 0.02)\mathrm{MR}_1 \cdot \mathrm{MR}_2 \cdot \mathrm{MR}_3 - 3.21(\pm 0.61) \\ & n = 77, r^2 = 0.976, s = 0.369\end{aligned} \quad (7\text{-}49)$$

式(7-49)のパラメータのうち，IとMR_2は，式(7-48)のそれらとは有意に異なる。枝分かれによるR_2の立体効果は，全体の反応を妨げる。MR_2の役割は，交差項から推察される以上に複雑である。すなわち，R_2はかなり制約のある疎水穴へ結合するのに対し，R_1とR_3はより開放された領域へ結合する。このことに思い及べば，上記の知見は驚くに当たらない。

式(7-48)と式(7-49)の結果は，構造(**7-5a**)の加水分解過程を構成する個々の段階を考えれば，容易に理解できる。次の式(7-50)は，酵素のセリンOHへアシル基が結合するアシル化段階と関連が深い（式(7-44)参照）[55]。

$$\begin{aligned}\log k_2 = &\, -0.52(\pm 0.22)\mathrm{MR}_1 + 1.10(\pm 0.25)\mathrm{MR}_2 - 1.56(\pm 0.50)I + 0.42(\pm 0.85) \\ & n = 18, r^2 = 0.943, s = 0.399\end{aligned} \quad (7\text{-}50)$$

式(7-50)において，MR_2は式(7-48)のそれと同じ役割を担う。一方，MR_1の係数は負である。このことは，R_1の立体効果が，酵素－基質複合体の形成にとって有害であることを意味する。また，R_2の枝分かれは，酵素－基質複合体の形成を阻害する。18種から成るこの同族体群では，R_3はほぼ一定であるため，R_3やσ_3^*の役割は不明である。R_3の内訳は，OCH_3が12例，OC_2H_5が5例，$O\text{-}i\text{-}C_3H_7$が1例である。それゆえ，σ_3^*はほぼ一定で，MRの値も狭い範囲でしか変動しない。Iの係数は，大きな負値をとる。このことは，おそらく，枝分かれしたR_2が疎水穴へ結合することと関係がある。この結合は制約を受けているため，アシル化段階でR_2が少し動けば，その影響は拡大されて伝わる。MR_1の係数は，結合段階の正からアシル化段階の負へと切り替わる。この変化は，アシル化過程で酵素表面からR_1を引き離す際のエネルギーコストに由来する（脱着反応）。構造(**7-5a**)と構造(**7-5b**)の場合，脱アシル化段階に対する式(7-51)は，この理論に光を投じる。

$$\begin{aligned}\log k_3 = &\, 0.75(\pm 0.14)\mathrm{MR}_2 - 1.79(\pm 0.28)I_2 - 1.48(\pm 0.26)I - 0.31(\pm 0.30) \\ & n = 33, r^2 = 0.955, s = 0.289\end{aligned} \quad (7\text{-}51)$$

式(7-51)において，Iの意味はこれまでと同じである。ただし，これまでの方程式と異なり，式(7-51)はD-異性体も同時に処理する。そのため，I_2なるダミー変数が導入され，D-異性体に1，L-異性体に0がそれぞれ割り付けられる。I_2の係数から明らかなように，他の因子が同じであ

れば，D異性体はL異性体に比べて約65倍脱アシル化を受けにくい。アシル化段階や脱アシル化段階でのIの係数が，式(7-48)に示したK_m段階のそれよりも大きいことは，触媒段階での鎖の枝分かれの重要性を示唆する。大きなIの係数は，セリンOHへ結合したアシル基が水と置き換わるのを妨げるR_2に由来する。あるいは，疎水穴へのR_2の適合や，これらの二つを組み合わせた効果と関連があるのかもしれない。R_3はアシル化段階で失われるため，式(7-51)はR_3に関する項を含んでいない。特に興味深いのは，MR_1の係数の変化，すなわち，式(7-48)の0.77から式(7-50)の−0.52（アシル化）および式(7-51)の0（脱アシル化）への変化である。明らかに，R_1は，脱アシル化段階では酵素と接触しない。ただし，脱アシル化に関しては，式(2-112)や式(2-113)のように別の見方もある。要するに，アシル化段階での負の係数は，この時点でアシル基が酵素から引き離されたことを示唆する。

式(7-51)が示す意外な側面は，MR_2の係数が正であることである。脱アシル化反応では，R_2は疎水穴から取り除かれるため，MR_2項の符号は，K_m段階のそれとは逆になるはずである。しかし，実際には，符号は同じである。この事実は，R_2に役割が二つあることを示唆する。すなわち，第一は酵素へ基質を保持するという役割，第二はアシル化や脱アシル化に対して正しい立体幾何を誘導するという役割である。脱アシル化段階において，MR_2の符号が正になる理由は，それ以外には考えられない。

アシル化や脱アシル化の段階で，電子効果が重要でないと結論づけてはならない。というのは，構造(**7-5**)に示した同族体の場合，R_1とR_2におけるσの変動は，電子効果を明るみに出すほど大きくないからである。しかし，構造(**7-6**)の同族体系列では，式(7-52)に示すように，電子効果は明らかに存在する[55]。

$$RCOOC_6H_4-4'-NO_2$$
7-6

$$\log k_3 = 2.09(\pm 0.34)\sigma_3^* + 1.21(\pm 0.27)E_s + 0.34(\pm 0.10)MR \\ -0.95(\pm 0.71)I - 1.91(\pm 0.30)$$

$$n = 36, r^2 = 0.951, s = 0.300$$

(7-52)

ここで，Iはダミー変数で，RがX-C_6H_4-のとき1を割り付ける。すなわち，フェニル環は，E_s値から予想されるよりも大きな立体効果をもたらす。Rの変動は大きく，Hから-$CH_2NHCOOCH_2C_6H_5$や*tert*-ブチルまでの範囲で変化する。それゆえ，得られたQSARの精度は高い。ただし，適合度の悪い次の3個のデータ点，すなわち，-$(CH_2)_3NHCOCH_3$，-CH_2-β-(C_9H_6N) および-C_6H_4-4'-NO_2 は除外された。E_sとIは，酵素からアシル基を取り除く際に，水分子が遭遇する困難（立体障害）を反映しており，式(2-112)や式(2-113)のように，Rとアシル酵素表面との相互作用を表す訳ではない。E_sの係数は，3.2節の定義から予想される通り，ほぼ1である。それに対し，ρは大きな値をとる。

式(7-48)と式(7-52)は，相関係数の点では良好な結果を与える。しかし，それらの標準偏差は，実験誤差よりもかなり大きい。この知見は，もちろん予想の範囲内である。というのは，構造変

化が非常に大きいため，QSARの観点からは，データセットの構築に失敗したと考えられるからである．

構造(**7-5b**)に示したD-エステル体の加水分解に関して，次の式(7-53)が提示された[55]．

$$\log 1/K_\mathrm{m} = 0.47\,(\pm 0.31)\,\mathrm{MR}_2 + 1.38\,(\pm 0.59)\,\mathrm{MR}_1 + 1.83\,(\pm 0.72)\,I + 2.76\,(\pm 1.9) \quad (7\text{-}53)$$
$$n = 15,\ r^2 = 0.986,\ s = 0.267$$

ここで，Iはダミー変数で，R_3が$OC_6H_4\text{-}4'\text{-}NO_2$のときのみ1を割りつけ，それ以外（$R_3 = OCH_3$）は0とする．$R_3$がこのような分布では，電子効果は明らかにならない．式(7-53)で興味深いのは，MR_2とMR_1の係数の大小関係が，式(7-48)のそれとは逆転していることである．このことは，構造(**7-5b**)において，結合が入れ替わったことを示唆する．

吉本-Hanschは，エステル体(**7-5b**)の加水分解を，構造(**7-7a**)と構造(**7-7b**)に示したアミド体のそれと比較した[57]．

$$\log 1/K_\mathrm{m} = 0.67\,(\pm 0.27)\,\mathrm{MR_L} + 0.23\,(\pm 0.12)\,\mathrm{MR_S} + 0.30\,(\pm 0.27)\,I - 0.87\,(\pm 0.99) \quad (7\text{-}54)$$
$$n = 24,\ r^2 = 0.682,\ s = 0.249$$

$$\log 1/K_\mathrm{i} = 0.74\,(\pm 0.18)\,\mathrm{MR_L} + 0.23\,(\pm 0.10)\,\mathrm{MR_S} + 0.34\,(\pm 0.37)\,I - 0.82 \quad (7\text{-}55)$$
$$n = 21,\ r^2 = 0.931,\ s = 0.234$$

L-基質 **7-7a**

D-阻害剤 **7-7b**

ここで，式(7-54)はL-アミド体の加水分解に対するQSAR，式(7-55)はD-アミド体の加水分解の阻害に対するQSARである．MR_Lは二つのR基のうち大きい方のMR値，MR_Sは小さい方のMR値をそれぞれ表し，結合の位置とは無関係である．7件の事例では，$CONH_2$は$CONHNH_2$で置き換えられた．なお，Iはダミー変数で，ヒドラジド体に1を割り付けた．すなわち，ヒドラジド体は，アミド体よりも2倍ほど高い活性を示す．式(7-54)と式(7-55)は実質的に同一なので，これらを融合すると，次の式(7-56)が得られる．

$$\log 1/K = 0.72\,(\pm 0.13)\,\mathrm{MR_L} + 0.23\,(\pm 0.07)\,\mathrm{MR_S} + 0.32\,(\pm 0.20)\,I$$
$$+ 0.31\,(\pm 0.15)\,I_2 - 1.06\,(\pm 0.45) \quad (7\text{-}56)$$
$$n = 45,\ r^2 = 0.861,\ s = 0.235$$

上記の3種の方程式，すなわち，式(7-54)～式(7-56)の標準偏差はほぼ同じである．K_mの変動は，K_iのそれに比べてかなり小さい．このことは，式(7-54)の小さなr^2値に示される．I_2はダ

ミー変数で，D-阻害剤に対してのみ1を割りつける。式(7-56)のKは，K_iまたはK_mを表す。この同族体群では，$K_m \fallingdotseq K_s$かつ$K_i \fallingdotseq K_m \fallingdotseq K_s$である。

ヒドラジド体に加えて，$CONH_2$を$CONHOH$で置き換えた事例が2例あり，N-メチルアミド（$CONHCH_3$）を用いた事例も3例含まれる。これらの化合物群は，特別なパラータを用いなくてもかなりよく適合する。

L-異性体は加水分解されるが，D-異性体は阻害剤である。結合が生じるのは，D-およびL-異性体が共に基質として振舞う構造(**7-5a**)や構造(**7-5b**)ではなく，構造(**7-7a**)と構造(**7-7b**)においてである。加水分解は，ρ_3空間で起こると仮定される。

α位に結合したRが水素で，CH_3CONHまたはC_6H_5CONHをアシルアミノ基とするグリシン類似体も2種類存在する。これらの類似体はD-同族体に属し，いずれも阻害剤である。これらの事例では，アシル基にMR_Lを割り当て，かつ結合はρ_2空間で起こると仮定される。このようにすれば，各事例はQSARへうまく適合する。次のような疑問が生じる。すなわち，構造(**7-7a**)と本質的に等価な立体配置が取れるにもかかわらず，これらの類似体はなぜ基質ではないのか。その理由は，構造(**7-8**)に示すように，ρ_1空間に水素を布置した立体配置が，加水分解に適さないことにある。

すなわち，アミド類の加水分解速度を有意に高めるには，ρ_1空間とρ_2空間にかさ高い置換基が必要である。（エステル体がはるかに加水分解されやすい）式(7-52)では，この条件は必須ではない。

7-8

式(7-56)を作成したのち，QSARの妥当性を検証するため，次に示す新しいL-同族体を3種調製し，試験を実施した[57]。

```
                                  CONH₂                                CONH₂
                                    |                                    |
          CONH₂                   H-C                                  H-C
      H    |                        |                                    |
       \  C                        CH₂      NHCO         N             CH₂      NHCO
        / \                         |          \        /                |          \
  N    /   CH₃                                  \      /                              \
   \\ /    ρ₁                                    \    /                                \
    ||                                            \  /                                  \
   /  \                                            \/                                   /
  N    CONH                                                                            /
       ρ₂                              ρ₂                ρ₁                ρ₂         ρ₁
                                        |
                                       NH
                                        |
                                       SO₂
                                        |
                                       CH₃
        7-9                              7-10                             7-11
```

これらの化合物のうち，構造(**7-9**)と構造(**7-11**)は，K_m値を用いたとき，式(7-56)に完全に適合した。しかし，構造(**7-10**)は，式(7-56)から予想されるよりもはるかに活性が低かった。構造(**7-10**)を合成した時点では，キモトリプシンの疎水穴に，如何なる制約があるのか不明であった。その後行われたグラフィックスによる解析から，4-NHSO₂CH₃は大きすぎて穴に収まらないため，加水分解されないことが分かった。上記の同族体のうちで最も興味深いのは構造(**7-9**)である。この同族体では，ρ_2空間に大きなアミド基，ρ_1空間にメチル基がそれぞれ収容される。MR_Lは，ρ_2空間と結合するアミドに割り当てられた。この事例は，MR_LとMR_Sの差が大きく（3.23対0.57），Neimanが結合様式の間違いと呼んでいるものに相当する。式(7-56)でこのパラメトリゼーションを用いると，構造(**7-9**)は良好な相関を与えるが，他の方法でパラメトリゼーションを行うと，劣悪な相関しか得られない。構造(**7-9**)のもう一つの興味ある側面は，比較的親水性の高いピリジン環が「疎水穴」に布置されることである。MRとの相関は良好であるが，πとの相関は良くない。MRとの相関が良好であるという事実は，式(7-51)で示されるように，ρ_2空間にかさ高い置換基が必要であることを示唆する。

　D-異性体とL-異性体の間の生物活性の差を説明するのは容易ではない。式(7-53)と式(7-56)によれば，QSARを構築する際，結合様式の違いを考慮すれば，見掛け上，かなり複雑な挙動も合理的に説明できる。

　写真Iは，キモトリプシンのQSARを視覚的に理解するのに役立つ。写真Iでは，リガンドは構造(**7-5a**)で，$R_1 = -CO-\text{(ピリジン)}$，$R_2 = -CH_2C_6H_5$ および $R_3 = -CH_2COCH_3$ である。R_2のベンジル基は，いわゆる疎水穴（ρ_2空間）に布置され，R_1のニコチノイル基は，半分が青く（極性），かつ半分が赤い（疎水性），かなり幅広のρ_1表面に布置される。式(7-48)で用いた84種の基質におけるR_1の変動はそれほど大きくない。考慮されたR_1のタイプは12種に過ぎず，しかもπとMRの間に高い共線性が認められる。結合に対するρ_1表面の影響や，K_mに対する環の反転と配座変化の影響を理解するには，R_1に関するさらに入念な検討が必要である。すでに述べたよ

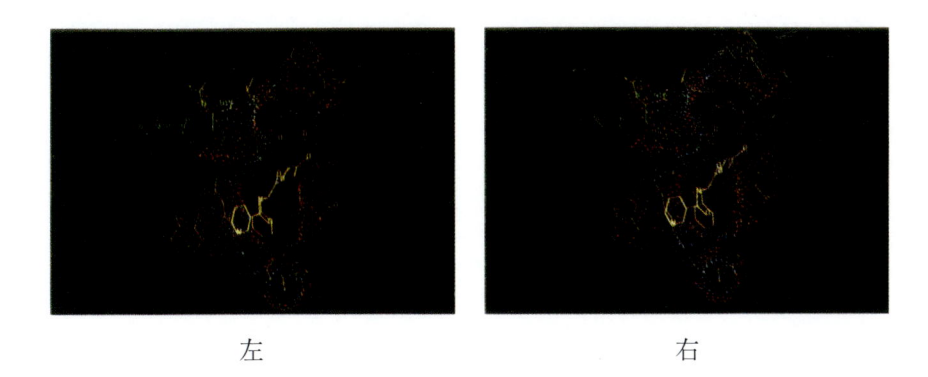

左	右

写真Ⅰ：キモトリプシンの活性部位へ結合した化合物(**7-5a**)。R_1 ($-CO-\langle pyridyl \rangle$) のN側は青い（極性）表面に布置され，ピリジン環の他の側は赤い（疎水）表面に布置されている。また，R_2 ($CH_2C_6H_5$) は「疎水穴」に入り込み，R_3 (CH_2COCH_3) の大部分は青い極性表面の上にある。

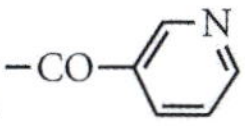

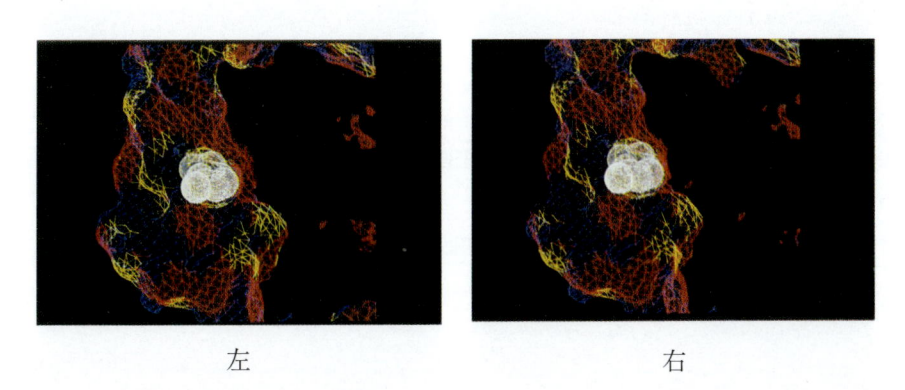

左	右

写真Ⅱ：トリプシンの活性部位に入り込んだ$3\text{-}Me\text{-}C_6H_4C(=NH_2)\text{-}NH_2$基。$CH_3$部分が結合したフェニル環は，極性穴の外側へ突き出している。黄色の表面は，極性の酸素または窒素表面（青）と疎水性の炭素表面（赤）との中間の性質を示す。メチル基が下の疎水空間と接触するには，リガンドと酵素の移動が必要である。

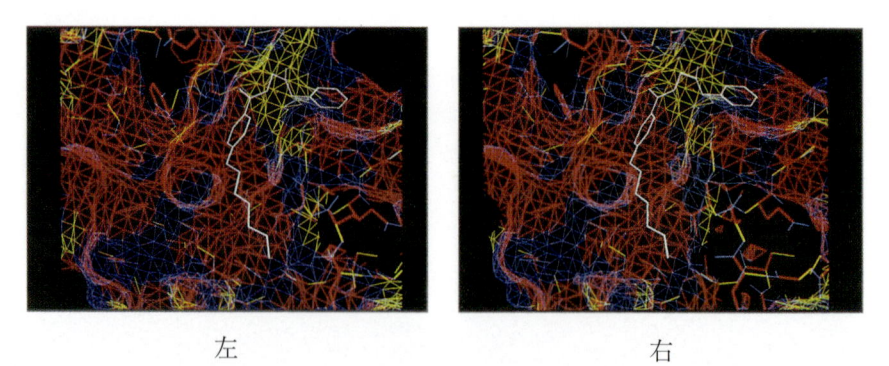

写真Ⅲ：パパインの活性部位に入り込んだ$CH_3(CH_2)_6-C_6H_4CONHCH_2COOC_6H_5$。長いアルキル鎖は，式(7-89)から示唆されるように，広い疎水領域（赤）と接触している。

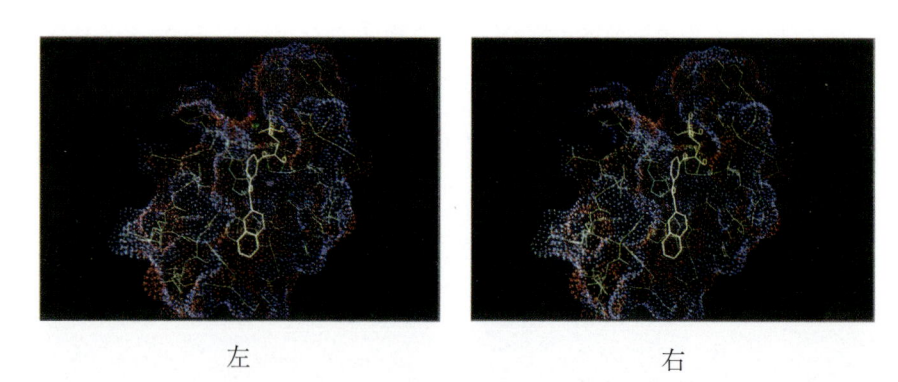

写真Ⅳ：3-(α-ナフチル-O-)$C_6H_4OCOCH_2NHSO_2CH_3$は，疎水性のナフチル基がトリプトファン残基から供給された疎水表面と接触するように布置された（式7-88）。フェニル環の3位に結合した小さな疎水基（CH_3，Cl，Br）は，ala-136と疎水性の接触をしている。

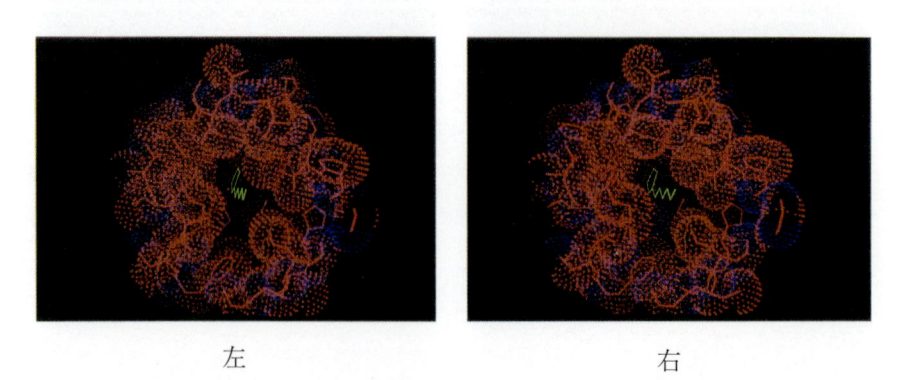

写真Ⅴ：アルコールデヒドロゲナーゼの活性部位に入り込んだ4-ヘキシルピラゾール（式7-99）。ヘキシル基は，観察者の方を向いている。

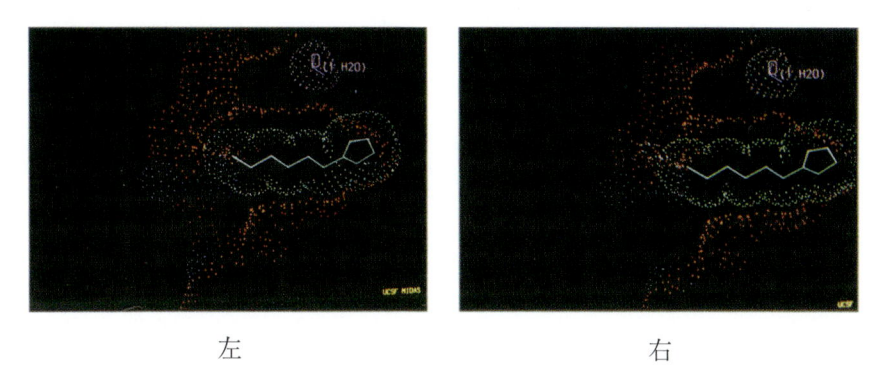

写真Ⅵ：観察者に近い酵素部分を取り除いた4-ヘキシルピラゾールの側面図。酵素のvan der Waals（VDW）表面とリガンドのVDW表面との間に，ぴったりとした適合が観察される。比較のため，水分子のVDW表面も示されている。

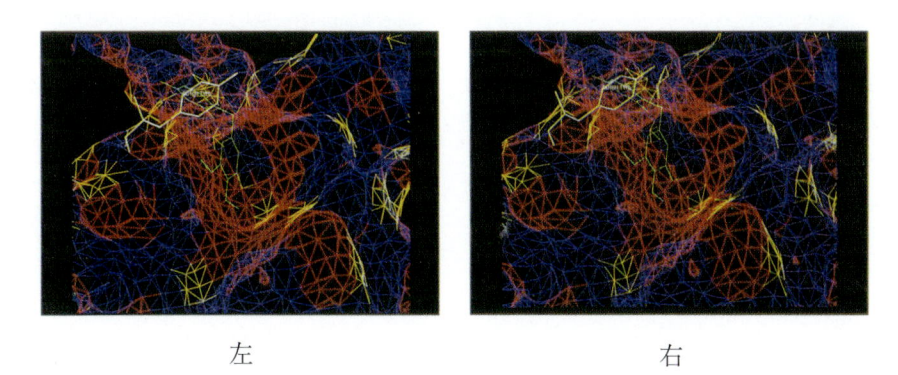

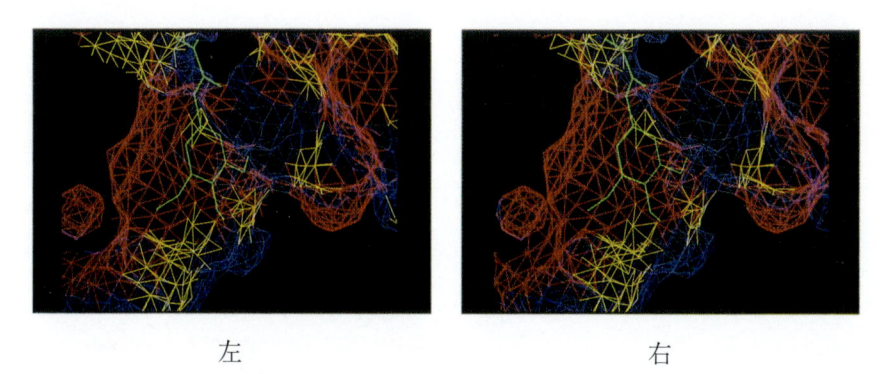

写真Ⅶ：ニワトリ肝臓ジヒドロ葉酸レダクターゼへ結合したトリメトプリム（式7-114）。緑の針金モデルは $(CH_3O)_3$-C_6H_2- を表す。フェニル環の3，4および5位に結合した置換基は，疎水性（赤）の酵素表面で覆われている。

写真Ⅷ：大腸菌ジヒドロ葉酸レダクターゼへ結合したトリメトプリム（式7-113）。3位置換基に対する疎水表面は限定され，5位置換基は青い極性空間の方向を向いている。4位置換基に対しても疎水空間は存在する。しかし，式(7-113)のMR_4をπ_4で置き換えることはできない。

| 左 | 右 |

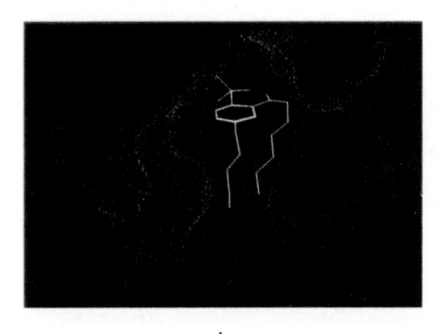

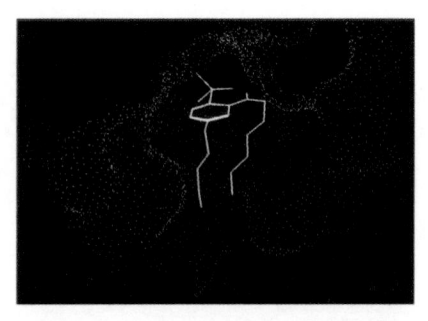

写真Ⅸ：2-COO(CH$_2$)$_4$CH$_3$と4-(CH$_2$)$_4$CH$_3$を有するスルファニルアミドとヒトカルボニックアンヒドラーゼとの結合（式7-167）。変数I_2で表される2-カルボン酸エステル基と酵素表面との接触は良好ではない。同様の接触不良は，3-カルボン酸エステル基と酵素表面との間でも生じる。2本のアルキル鎖は，疎水表面（赤）の上にある。

うに，置換基の容積と疎水性の間には共線性が認められるため，R_2 に関しては曖昧さが残る。

一方，ρ_3 空間の性質ははるかに明確である。すなわち，容積と疎水性の間に共線性は認められず，かつ ρ_3 空間は明らかに極性である。また，2個存在する0なるラベルは，強く結合した水分子の位置を表し，その領域は極性的性質を示し，青色で表示される。しかし，R_3 の明確な役割は不明である。最も重要なのは分散力で，表面の役割は，加水分解されやすいようにリガンドを配置することである。パパインの場合，位置調整の効果が明瞭に認められる。すなわち，溶液中の一組の分散力を表面のそれと取り替えたとき，自由エネルギー変化は最小となり，位置調整の効果が有意となる。

写真Iはまた，D-異性体の結合に関する式(7-53)の説明にも役立つ。すなわち，構造(**7-5a**)の二つの置換基，R_2 と NHCO ニコチニル基を入れ替えると，D-異性体が得られ，MR項の意味はさらに明確になる。ここでも，我々を困惑させるのは，π と MR の間の共線性である。構造(**7-8**)と構造(**7-9**)の検討は，この問題の解明に役立つ。キモトリプシンに関する他のグラフィックス解析の結果も，これらの結論を支持する[39]。

これまでの議論では，我々は $1/K_m$（解離定数の逆数）を結合定数の一種と考えて解析を進めた。しかし，実際には，K_m と k_{cat} は明快に分離できないため，この考察は厳密には正しくない。もっとも，内部的に自己矛盾のない結果が得られることから，この近似は正当化されると考えて良い。

我々は，これまで，単一の酵素に作用する同族体群が引き起こす摂動のみを解析してきた。酵素反応機構の理解を深めるもう一つのアプローチは，一組のリガンド群とさまざまな酵素との相互作用を研究することである。さまざまなヒドロラーゼ類による X-フェニル馬尿酸類(**7-12**)の加水分解は，このような研究の一つである。

7-12

Williams は，キモトリプシンによる馬尿酸類の加水分解について検討し，pH 6.9では，式(7-57)が得られることを示した[58]。

$$\log 1/K_m = 0.54(\pm 0.19)\sigma^- + 3.91(\pm 0.11)$$
$$n = 8,\ r^2 = 0.887,\ s = 0.110$$
(7-57)

このQSARは，パラ同族体のみを用いて誘導された。π 項を追加しても，相関は改善されなかった。我々はこの研究を拡張し，メタおよびジメタ誘導体も含めた解析を試み，次の式(7-58)を得た[46]。

$$\log 1/K_m = 0.42(\pm 0.08)\sigma^- + 0.28(\pm 0.06)\pi'_3 + 3.87(\pm 0.05)$$
$$n = 28,\ r^2 = 0.893,\ s = 0.081$$
(7-58)

ρ と切片に関して，式(7-57)と式(7-58)の一致は良好である。ただし，メタ置換基には，特別

の疎水項π'を用いた。すなわち，πが負値をとるメタ置換基のπ'値は，すべて0（水素に対するπ）とした。この特別な措置に対する合理的根拠は，親水基が疎水表面から遠ざかる配向をとりやすいという事実である[46]。また，2個のメタ置換基がいずれも疎水性の場合，データの良好な適合を得るには，両置換基のパラメトリゼーションは，π'を用いて行うべきである。そうすれば，いずれの置換基も疎水空間との接触が可能になる。式(7-58)では，hの値（0.28）は小さい。すなわち，メタ置換基間の疎水相互作用により脱溶媒和されるのは，一部のメタ置換基に限られる。QSARからのこの結論は，グラフィックスの解析結果からも立証された[46]。疎水表面との極性メタ置換基の接触は，フェニル環のわずかな動きによって回避される。その場合，フェニル環は，2個のメタ置換基が疎水表面と一部接触するように布置される。この結果は，式(7-57)や式(7-58)からも結論される。k_{cat}の変動はきわめて小さいので，k_{cat}に関して意味のあるQSARは得られない。要するに，$\log 1/K_m$の代わりに$\log k_{cat}/K_m$を用いる必要はまったくない。また，パラメトリゼーションに正常なπを用いるべきか否かについて知りたければ，2個の親水性メタ置換基を含んだ事例を検討してみると良い。

正のvan der Waals力は，極性メタ置換基による結合性を高めない。たとえば，3-$NHCONH_2$と3-$NHCOCH_3$はいずれもきわめて親水性で，σ値が小さいため，電子効果を期待できない。すなわち，これらの置換基は，（親化合物の）水素とほぼ同じK_m値を持ち，酵素と相互作用しない。言い換えると，極性基は酵素と接触するよりも，水空間に存在する方を好む。表7-2は，さまざまなヒドロキシラーゼ類の$\log 1/K_m$に及ぼす置換基の電子効果を，キモトリプシンのそれと比較したものである。

Fastrez-Fershtは，キモトリプシンに作用する置換ホルムアニリド類（**7-13**）の阻害定数を求めると共に，置換基のπ定数を測定し，次の式(7-59)を誘導した[59]。

表7-2 さまざまな酵素と緩衝液による2種のエステル類の加水分解($1/K_m$)におけるρ値の要約

ρ	酵素	ヒドロラーゼのタイプ	エステルのタイプ	pH	n	QSARのパラメータ
0.57	パパイン	システイン	II	6	25	σ, MR_4, π_3'
0.55	パパイン	システイン	I	6	32	σ, MR_4, π_3'
0.74	フィシン	システイン	II	6	27	σ, MR_4, π_3'
0.62	フィシン	システイン	I	6	32	σ, MR_4, π_3'
0.74	アクチニジン	システイン	II	6	27	σ, MR_4, π_3'
0.70^a	ブロメライン B	システイン	II	6	8	σ, MR_4
0.63^a	ブロメライン D	システイン	II	6	8	σ, MR_4
0.49	サブチリシン（カールスバーグ）	セリン	II	7	13	σ, MR_4
0.50	サブチリシン（BPN'）	セリン	II	7	13	σ, $B_{5,4}$
0.42	キモトリプシン	セリン	II	7	11	σ^-
0.40	トリプシン	セリン	II	6	8	σ^-
0.46	トリプシン	セリン	II	7	8	σ^-
1.91	緩衝液	—	II	6	26	σ^-
1.66	緩衝液	—	II	8	23	σ^-

^{a} これらのρは，特異性定数(k_{cat}/K_m)に対する値である．
エステルI：X-$C_6H_4OCOCH_2NHSO_2CH_3$．
エステルII：X-$C_6H_4OCOCH_2NHCOC_6H_5$．
出典：引用文献61．

7.4 特異的酵素-リガンド相互作用のQSAR

（構造式 7-13: ベンゼン環に NHCOH 基と X 置換基）

7-13

$$\log 1/K_\mathrm{i} = 1.33(\pm 0.36)\pi + 2.07(\pm 0.16) \tag{7-59}$$
$$n = 9,\ r^2 = 0.914,\ s = 0.170$$

彼らは，$\log K_\mathrm{i}$ と π との相関に対して，約 -1.5 なる勾配を報告した．水素はうまく適合しなかったが，勾配の説明に役立つという理由で，式(7-59)に含められた．$\log K_\mathrm{i}$ と π との相関は良好で，かつ π と MR との間に共線性は認められなかった（$r^2 = 0.056$）．すなわち，K_i を決定しているのは疎水相互作用と考えられる．しかし，この結論は，キモトリプシンと基質との相互作用に関するQSARの結果と合致しない．すでに述べたように，置換基は ρ_2 空間へ結合する．基質との相互作用では，置換基のかさ高さも重要であった．すなわち，ρ_2 空間での基質の結合には，置換基の疎水性とかさ高さが関与し，阻害剤の結合には，疎水性のみが関与する．つまり，かさ高さは，加水分解に有利な配座を誘起する際に必要であるが，阻害反応とは無関係である．

同様の結果は，pH 7.4 の 10% DMSO 中でキモトリプシンに作用する阻害剤(**7-14**)においても見出される [60]．

（構造式 7-14: ベンゼン環に OCH$_2$COCH$_3$ 基と X 置換基）

7-14

$$\log 1/K_\mathrm{i} = 0.82(\pm 0.21)\log P + 0.56(\pm 0.29)\sigma - 3.16(\pm 0.45) \tag{7-60}$$
$$n = 15,\ r^2 = 0.870,\ s = 0.222$$

式(7-60)の誘導に際しては，π の代わりに $\log P$ の計算値を用いた．含めた同族体は，4-NO$_2$, 3-NO$_2$, 2-NO$_2$, 4-CN, 3-CN, 4-OCH$_3$, 4-CH$_3$, 3-CH$_3$, 4-Cl, 3-Cl, 3,4-Cl$_2$, 2,3-Cl$_2$ および 3,4-ベンゾ体である．式(7-60)において，$\log P$ は MR よりもかなり高い相関を与えた．しかし残念なことに，$\log P$ と MR の間には有意な共線性が認められる（$r^2 = 0.45$）．式(7-60)へ MR 項を追加しても，相関は改善されない．すなわち，ρ_2 空間への阻害剤の結合では，疎水相互作用が最も重要であり，σ の寄与は副次的でしかない．

キモトリプシンのチオホスホネート系阻害剤では，式(7-48)に匹敵するQSARが得られる [39,62]．

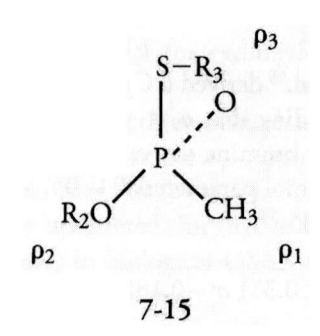

```
         S—R₃    ρ₃
          |    ⟋
          |   O
          P
        ⟋   ⟍
      R₂O    CH₃
      ρ₂     ρ₁
         7-15
```

$$\log k_i = 1.47(\pm 0.10)\mathrm{MR}_{\mathrm{OR2}} + 0.34(\pm 0.09)\mathrm{MR}_{\mathrm{SR3}} + 1.25(\pm 0.19)\sigma^*_{\mathrm{R3}}$$
$$-1.06(\pm 0.31)I - 3.43\log(\beta \cdot 10_{\mathrm{OR2}}^{\mathrm{MR}} + 1) - 5.26(\pm 0.38) \quad (7\text{-}61)$$
$$n = 53,\ r^2 = 0.970,\ s = 0.243,\ \mathrm{MR}_{\mathrm{OR2}}\text{の理想値} = 3.71$$

式(7-61)において，k_i は二分子速度定数である．I はダミー変数で，SR_3 が荷電している13種の阻害剤（S-$(CH_2)_n S^+(Me)C_2H_5$）に対して1を割り当てる．σ^* は，R_3 に対して適用される．Aaviksaarらは，式(7-61)のチオホスホネート類を擬基質と呼ぶ[62]．というのは，チオホスホネート類は酵素をリン酸化し，K_m や k_2 とよく似た構造的要求を持つからである．この点に関連し，式(7-61)と式(7-48)の ρ 値はよく一致する．また，$\mathrm{MR}_{\mathrm{OR2}}$ と $\mathrm{MR}_{\mathrm{SR3}}$ の関係は，式(7-48)における MR_2（1.13）と MR_3（0.47）の関係に似ている．k_2/K_s を用いれば，さらに良好な比較が可能である[62]．

$$\log k_2/K_s = 1.78(\pm 0.21)\mathrm{MR}_2 + 0.44(\pm 0.18)\mathrm{MR}_1 - 2.13(\pm 0.46)I$$
$$-1.06(\pm 0.70) \quad (7\text{-}62)$$
$$n = 20,\ r^2 = 0.980,\ s = 0.372$$

I はダミー変数で，R_2 がイソプロピルのとき1を割り当てる．ここでも，対応関係は良好である．キモトリプシンへのチオホスホネート類の結合に関しては，グラフィックスによる解析も行われた[39]．

以上のQSAR以外にも，キモトリプシンに関しては，さまざまなQSARが報告されている[63-67]．

7.4.2.2　トリプシンのQSAR

トリプシンは，セリンプロテアーゼ類の一つで，その三次元構造は，キモトリプシンやエラスターゼのそれらと類似している．これらの3種の酵素は，本質的に骨格を重ね合わせることができる[30]．しかし，構造間の相同性（ホモロジー）は高くない．すなわち，キモトリプシンとエラスターゼは，対応するトリプシンの残基を50%程度しか含まない．そのため，QSARは互いに異なる．その原因は，おそらく疎水穴のわずかな変化にある．たとえば，トリプシンでは，荷電したAsp-189残基はポケットの底にあるが，キモトリプシンでは，同じ位置にSer-189が存在する．また，キモトリプシンのポケットの入口付近にある2個のグリシンは，エステラーゼでは，バリンとトレオニンに置き換わっている．これらの変化は，QSARにも有意な影響を及ぼしている．

ベンズアミジン類（7-16）は，トリプシンの良好な阻害剤である．というのは，Asp-189のカ

ルボキシラートとの相互作用にとって，正に荷電したアミジン基は理想的であるからである。

$$X-\text{C}_6\text{H}_4-\text{C}(\text{NH}_2)_2^+ \quad + \quad ^-\text{OOC}-\text{Asp-189}$$

7-16

σのみを用いた初期の研究で，Mares-Guiaらは，4-X-ベンズアミジン類によるウシトリプシンの阻害に関し，$\rho=-0.88$および$r^2=0.723$なるQSARを提示した[68]。我々は，適合の悪い臭素誘導体を除外すると共に，STERIMOLパラメータのB_4を追加し，方程式を誘導し直した[43]。ただし，B_4は初期のパラメータで，B_5の前身に当たる（3.4節参照）[68]。

$$\log 1/K_\text{i} = -0.83(\pm 0.35)\sigma - 0.18(\pm 0.16)B_4 + 4.79(\pm 0.37)$$
$$n=9,\ r^2=0.908,\ s=0.167 \tag{7-63}$$

式(7-63)では，σで表される電子効果に加えて，（かさ高い置換基の負の立体効果を表すために）sterimolパラメータも必要であった。同様の結果は，MRを用いても得られるが，sterimolに比べると，その相関は良くない（$r^2=0.874$）。

ベンズアミジン類によるヒトトリプシンの阻害に関するAndrewsらのデータ[69]に基づき，我々は次の式(7-64)を誘導した。

$$\log 1/K_\text{i} = -0.71(\pm 0.52)\sigma - 0.42(\pm 0.20)B_4 + 0.18(\pm 0.18)\pi'_3$$
$$+ 5.30(\pm 0.39) \tag{7-64}$$
$$n=14,\ r^2=0.817,\ s=0.263$$

式(7-64)によれば，ヒトトリプシンもまた，電子因子と立体因子の両方を必要とする。しかし，式(7-63)との比較から明らかなように，負の立体効果は，ウシトリプシンに比べてヒトトリプシンの方が少し強い。式(7-64)では，メタおよびジメタ同族体のデータも利用された。疎水パラメータのπは，メタ置換基に対してのみ適用された。また，3,5-ジメチル同族体では，πを使ったパラメトリゼーションは，一方のメチル基のみを対象とした。式(7-63)と式(7-64)で用いたπは，（ベンズアミジンの適切な代替物と考えられる）ニトロベンゼン系の値である。

4-置換ベンズアミジン類の結合性に関するグラフィックス研究によれば，4-Xは疎水ポケットの端でSer-196の極性酸素と接触し，Serはさらに近傍のヒスチジンと水素結合している[43]。ヒスチジンの役割は，Serをその本来の位置に保持することである。4-Xのこの相互作用は，式(7-63)と式(7-64)における負のB_4項を説明する。我々は，ベンズアミジン類によるトリプシンの阻害に関するLabes-Hagenの大規模研究[70]に基づき，次の式(7-65)を誘導した[43]。

$$\log 1/K_\text{i} = -0.74(\pm 0.20)\sigma - 0.59(\pm 0.49)\text{MR}_4 + 0.88(\pm 0.52)\log(\beta\cdot 10^{\text{MR}_4}+1)$$
$$+ 0.23(\pm 0.07)\pi'_3 + 0.20(\pm 0.30)I\text{-}M + 0.65(\pm 0.22)I\text{-}1$$
$$+ 0.43(\pm 0.19)I\text{-}2 + 0.51(\pm 0.15)I\text{-}3 + 1.38(\pm 0.28) \tag{7-65}$$
$$n=104,\ r^2=0.854,\ s=0.222,\ \text{MR}_4\text{の最適値}=1.03$$

式(7-65)において，σ項は式(7-63)や式(7-64)のそれらと良好な一致を示し，π'_3項は式(7-64)

のそれと一致する。また，MR_4項は，式(7-63)や式(7-64)のB_4項に対応する。MR_4の初期勾配は負であり，その立体効果は，式(7-63)や式(7-64)のそれらと似ている。しかし，$0.1MR_4 = 1.03$より右側では，勾配は$(-0.59+0.88) = 0.29$となり，正値に変わる。この観察は，次のことを示唆する。すなわち，$MR_4 < 1.03$での接触は置換基にとって不利であるが，大きな置換基はその後，Ser-195を無視し，酵素表面と弱い正の相互作用を行うようになる。I-Mはダミー変数で，メタ同族体に対して1を割り付ける。また，ビニルを含んだ同族体（たとえば，CH=$CHCO_2R$）にはI-2=1，カルボニルを含んだ4-X置換基（たとえば，4-$OCH_2COOC_2H_5$や4-$OCH_2COC_6H_5$）にはI-3=1を割り付ける。

　（異なる研究室から報告された）ベンズアミジン類によるトリプシンの阻害に関するこれらの3件の事例では，（さまざまなMR効果，π効果およびいくつかのダミー変数により説明される）特殊な構造的特徴の効果を補正すれば，ρ値（-0.83，-0.71および-0.74）は実質的に同じである。生物的QSARにおけるこの種の一貫性は，このような複雑で難しい問題を扱う研究者を勇気づけることになろう。

　次に写真IIを用いて，式(7-65)におけるπ'_3項の重要性を説明する。疎水穴の外側に突き出したベンズアミジン部分のメタ位メチル基は，van der Waals表面によって覆われている。メチル基のすぐ下には，van der Waals表面から離れた，（切れ目のある）かなり疎水性の領域が存在する。hの値（0.23）が小さいことから，疎水相互作用は弱いと考えられる。3位置換基のいくつかはこの領域と接触するが，その様式は不明である。40種あるメタ置換基の多くはアシル基（OCOR）であるが，-OR基や-CH_2CO-アリール基もいくつか含まれる。もしvan der Waals表面の変化で説明できなければ，この空間と接触するさまざまなR基やアリール基は，歪みを含んでいると考えざるを得ない。

　これらの方程式における負のρ値の背後にある意味を最初に取り上げたのは，Mares-Guiaらである[68]。彼らは，我々が信じた通り，置換基による電子の供与が，アミジン部分のプロトン化を助長せず，むしろ結合を促進することを指摘した。ベンゼン環が入り込むポケットの静電表面ポテンシャルの計算によれば，van der Waals表面のほとんどは負に荷電しており，電荷移動機構は働かない。合理的に説明すれば，置換基は主にベンゼン環の疎水性に影響を及ぼし，求電子試薬による電子の求引は，アルキル基などの疎水基の疎水性を低下させる[71,72]。正に荷電したアミジン部分は，フェニル環の疎水性を低下させるが，この効果は電子供与基によって相殺される。

　ベンゾイルグリシンのエステル類の事例では（7.4.2.6節参照），置換基とグルタミン酸残基の極性ε-NH_2との衝突は，正のMR項により説明される。この状況は，（MRの初期効果が負になる）トリプシンのSer-195と衝突する置換基の場合とは異なる。すなわち，トリプシンの場合には，Ser-195のOHは近傍のHis-57へ水素結合し，強固な障壁を形成する。しかし，この障壁は，（Ser-195の向こうにある酵素と正の接触をする）大きな置換基に取って代わられる。Ser部分の無視に必要なエネルギーは，このようにして相殺される。

　さらに複雑なトリプシン阻害剤は構造(**7-17**)である。

7-17

この構造に関する青山らのデータ[73]を用いて，我々は次の式(7-66)を誘導した[43]。

$$\log 1/K_i = -1.40(\pm 0.40)\sigma + 0.47(\pm 0.17)MR_4 + 2.59(\pm 0.24)$$
$$n = 21, r^2 = 0.837, s = 0.322$$
(7-66)

式(7-66)には，(パラメトリゼーションにπやMRを使えない)3位置換基の同族体を3種含めた。ただし，これらの同族体は酵素表面とは接触しない。データ点のうち5個 ($4-N(CH_3)_2$, $4-NHCOCH_3$, $4-COOCH_3$, $CH_2NHCOOCH_2C_6H_5$ および $3,4-OCH_2O$) は除外されたが，これらのデータ点が適合しない理由は不明である。グラフィックスの解析によると，エステルのカルボニル基の酸素は，Ser-195の水素との水素結合に有利な位置を占める。式(7-66)における負のρは，このような水素結合を強化する電子供与基と関連があり，阻害剤の力価を増強する。

4位置換基は，Cys-42とCys-58の間のジスルフィド橋の上にくるので，MR_4項は特に興味深い。硫黄へのXの結合は，πよりもMRと高い相関を示す。この知見は予想外であるが，炭素よりも硫黄の方が親水性であることを考えると，筋が通らないわけではない[43]。

我々はまた，構造(**7-18**)によるトリプシンの阻害データ[74]を用いて，次の式(7-67)を誘導した[75]。

7-18

$$\log 1/K_i = 0.41(\pm 0.11)\log P - 0.45(\pm 0.45)\sigma - 1.07(\pm 0.30)$$
$$n = 8, r^2 = 0.995, s = 0.088$$
(7-67)

ここで，$\log P$ とMRの間には共線性が認められる。相関には，これらのパラメータの一方または両方が関与する。プロトン化したCH_2NH_2基は，リガンドを疎水ポケットに固定し，XはSer-195のOHの向こうに配置される。そのため，立体効果は存在しない。しかし，実際には，XがHの場合，その活性は，XがCH_3の場合に比べてわずかに高い。これは，小さな立体効果によるものである。ただし，データ点 ($X = C_6H_5$) は解析から除外された。

7.4.2.3 サブチリシン

サブチリシンは，パパインと同様，工業的に重要な酵素である．実際，サブチリシンは市販されている最も安価なプロテイナーゼ類の一つであり，酵素工学的にも興味深い酵素である．酵素工学は，QSARが役立つ分野の一つと考えられる．サブチリシンによるエステル類の加水分解に関して，我々は次の式(7-68)と式(7-69)を誘導した．

・サブチリシン（カールスバーグ）による $X-C_6H_4OCOCH_2NHCOC_6H_5$ の加水分解[76]

$$\log 1/K_m = 0.41(\pm 0.08)\sigma + 0.20(\pm 0.08)MR_4 + 0.19(\pm 0.17)\pi'_3 + 3.81(\pm 0.06) \quad (7\text{-}68)$$
$$n = 31, r^2 = 0.960, s = 0.085$$

・サブチリシン（BPN′）による $X-C_6H_4OCOCH_2NHCOC_6H_5$ の加水分解[48]

$$\log 1/K_m = 0.39(\pm 0.11)\sigma + 0.16(\pm 0.05)B_{5,4} + 0.29(\pm 0.07)\pi'_3 + 3.58(\pm 0.10) \quad (7\text{-}69)$$
$$n = 30, r^2 = 0.826, s = 0.097$$

BPN′酵素は，カールスバーグ酵素に比べて相関が低い．しかし，このことを除けば，式(7-68)と式(7-69)はよく似ている．また，BPN′では，4位置換基に関して，sterimolパラメータのB_5はMRよりも有用である（3.4節参照）．グラフィックス解析によると，立体パラメータのMR_4や$B_{5,4}$の係数から明らかなように，4位置換基は疎水空間と接触しない[48]．この空間はAsn-218のカルボニル酸素と関連があり，MRやB_5の係数から明らかなように，その内部相互作用は弱い．メタ置換基は，もし疎水性であるならば，近傍のチロシン残基のフェニル部分へ結合することもできる．しかし，グラフィックス解析によれば，この結合は弱い．このことは，式(7-68)と式(7-69)におけるhの値が小さいことからも予想された．

BPN′酵素の特異性定数との相関は，式(7-70)に示される．データ点（3,5-Cl_2）を除けば，予想通りの結果である．

$$\log k_{cat}/K_m = 0.47(\pm 0.15)\sigma + 0.20(\pm 0.06)B_{5,4} + 0.31(\pm 0.09)\pi'_3$$
$$+ 3.57(\pm 0.13) \quad (7\text{-}70)$$
$$n = 29, r^2 = 0.792, s = 0.126$$

k_{cat}の変動は小さく（約20倍），K_mの変動はそれよりもわずかに大きい（>60倍）．酵素-基質複合体形成時のエネルギーは，置換基により異なる．QSARはその差の説明に役立つ．式(7-68)と式(7-69)の場合，このエネルギー差はきわめて小さい．そのため，実験誤差は，たとえ小さくても有意になる．

7.4.2.4 コリンエステラーゼ

このファミリーに属する多数の酵素は，キモトリプシンと同様，式(7-44)に示した二重置換機構により，アセチルコリンなどのエステル類を加水分解する．

$$(CH_3)_3N^+CH_2CH_2OCCH_3 \xrightarrow{\text{AChE}} (CH_3)_3N^+CH_2CH_2OH + CH_3COOH$$
$$\text{アセチルコリン}$$

アセチルコリンは，神経インパルスの伝達において重要な役割を担う。シナプス接合部に到達した神経インパルスは，シナプス間隙へのアセチルコリンの放出を促す。アセチルコリンは，シナプス間隙を横切って受容体へと拡散する。受容体との相互作用は，シナプス後膜の脱分極を引き起こし，脱分極は第二の神経に沿ってインパルスを伝播する。アセチルコリンがアセチルコリンエステラーゼ（AChE）により加水分解されると，分極は回復する。これらの神経接合部は，コリン作動性であると言われる。アセチルコリンエステラーゼ活性の遮断は，アセチルコリンの蓄積をもたらすと共に，神経作用を破壊し，生物体を死に至らしめる。この機構は，第二次世界大戦中に開発された多くの神経ガスの基本原理を形る。重要な殺虫剤の多くもまた，同じ機構に基づく（第12章参照）。それゆえ，さまざまな形態の酵素とコリンエステラーゼ阻害剤との相互作用を理解するため，過去50年間にわたりいくたの努力が費やされてきた。X線結晶学による電気ウナギのアセチルコリンエステラーゼの構造解明は，この重要な酵素に関する我々の理解を高めるのに貢献した[77]。阻害剤の多くは，リン酸エステル類またはカルバメート類である（第12章）。次に示す神経ガス，ジイソプロピルフルオロリン酸（DFP）のように，これらの阻害剤は，酵素触媒部位のセリンOHと結合を形成する。

$$\text{AChECH}_2\text{OH} + [(\text{CH}_3)_2\text{CHO}]_2\text{PF} \longrightarrow \text{AChECH}_2\text{OP}[\text{OCH}(\text{CH}_3)_2]_2 + \text{HF}$$

この領域の研究者は，活性部位を説明する際，アニオン部位とエステル部位の二つを考慮する。

活性部位は，以前から疎水的性質を有すると考えられていたが[78]，最近得られたX線結晶座標は，この理論の正しさを立証した[77]。

Aldridge-Davisonが行った初期の構造活性研究の一つによれば，フェニルリン酸エチルの加水分解速度は，フェニル環上の置換基の電子求引性に強く依存し，コリンエステラーゼ阻害作用もまた，同様の様式で影響を受ける[79]。

脊椎動物のコリンエステラーゼに対する阻害剤の作用では，疎水性が重要な役割を演じる。それを証明するQSAR事例は多い。そのいくつかを次に紹介する。

・構造(**7-19**)によるウマ血清コリンエステラーゼの阻害[80]

[構造式 7-19: R-N-ピペリジン環に COOC₂H₅ とフェニル基が結合]

7-19

$$\log 1/K_i = 0.38(\pm 0.03)\pi + 3.58$$
$$n = 10, \ r^2 = 0.990, \ s = 0.059 \tag{7-71}$$

・$RN^+(CH_3)_3$ による電気ウナギ・コリンエステラーゼの阻害 [81]

$$\log 1/C = 0.76(\pm 0.29)\log P + 4.48(\pm 0.72)$$
$$n = 7, \ r^2 = 0.902, \ s = 0.174 \tag{7-72}$$

・構造(**7-20**)によるヒト血漿コリンエステラーゼの阻害 [82]

[構造式 7-20: $C_{10}H_{21}$-N-ピペリジン環に $CONR_2$ が結合]

7-20

$$\log 1/C = 0.74(\pm 0.12)\pi + 4.12(\pm 0.15)$$
$$n = 9, \ r^2 = 0.970, \ s = 0.103 \tag{7-73}$$

ただし，R_2 は H，アルキルまたはシクロアルキルである．

・R_4N^+ によるウシ赤血球コリンエステラーゼの阻害 [83]

$$\log 1/C = 0.46(\pm 0.09)\log P + 4.32(\pm 0.18)$$
$$n = 20, \ r^2 = 0.870, \ s = 0.184 \tag{7-74}$$

・$(CH_3)_3N^+(CH_2)_nN^+(CH_3)_3$ ($n = 4 \sim 12$) による電気ウナギ・コリンエステラーゼの阻害 [83a]

$$\log 1/C = 1.12(\pm 0.27)\log P + 4.46(\pm 0.52)$$
$$n = 8, \ r^2 = 0.947, \ s = 0.383 \tag{7-75}$$

・$ROPO(OC_2H_5)_2$ によるウシ赤血球コリンエステラーゼの阻害 [84]

$$\log 1/C = 1.17(\pm 0.34)\pi - 1.18(\pm 0.75)\log(\beta \cdot 10^\pi + 1) + 2.35(\pm 0.84)$$
$$n = 9, \ r^2 = 0.958, \ s = 0.178, \ \pi_\circ = 5.2(\pm 4.2) \tag{7-76}$$

・$3\text{-}X\text{-}C_6H_4CH_2N^+(CH_3)_3$ による電気ウナギ・コリンエステラーゼの阻害 [85]

$$\log 1/K_i = 0.96(\pm 0.36)\pi + 0.44(\pm 0.29)E_s + 1.12(\pm 0.37)HB$$
$$+ 3.83(\pm 0.29)$$
$$n = 13, \ r^2 = 0.984, \ s = 0.190 \tag{7-77}$$

ただし，水素結合に関与する置換基（NO_2，NH_2，OH，CN および SMe）に対して，HB = 1 とする．

・$X\text{-}C_6H_4OCH_2CH_2S(CH_3)POOC_2H_5$ によるウマ血液コリンエステラーゼの阻害 [86]

$$\log k_2 = 0.61(\pm 0.25)\pi - 0.16(\pm 0.18)\pi^2 + 0.23(\pm 0.35)\sigma \\ -3.46(\pm 0.13)$$
$$n = 13, r^2 = 0.845, s = 0.178 \qquad (7\text{-}78)$$

σ項の値は疑わしい。このデータは，残念ながら，双一次モデルには適さない。

・$X\text{-}C_6H_4OCONHCH_3$によるウシ赤血球コリンエステラーゼの阻害[87]

$$\log 1/k_d = 1.40(\pm 0.17)\pi_{2,3} + 0.31(\pm 0.16)\pi_4 + 1.66(\pm 0.38)\sigma_1^0 \\ -1.78(\pm 0.37)\sigma_2^0 + 0.17(\pm 0.13)E_s + 0.77(\pm 0.54)F_2 \\ +1.36(\pm 0.25)HB + 0.07(\pm 0.16)$$
$$n = 53, r^2 = 0.897, s = 0.238 \qquad (7\text{-}79)$$

ここで，FとE_sは，オルト置換基に対してのみ適用される。HBは，特定の置換基に対する水素結合定数である。また，σ_1^0は正値をとる置換基に適用され，σ_2^0は負値をとる置換基に適用される。我々にとって興味深いのは，このQSARでは，πをMRで置き換えられない点である。カルバメート系殺虫剤によるコリンエステラーゼ阻害の場合，MRはπよりも重要である（第12章参照）。

式(7-72)～式(7-77)におけるhの値は，酵素との相互作用で通常見出される値の範囲内にある。これらのQSARでは，各方程式の成員は，CH_2単位の数だけを異にする。そのため，MRとπとの間に完全な共線性が認められ，方程式は両価的メッセージを提供する。しかし，脊椎動物の酵素活性部位は疎水性であることから，これらの方程式では，疎水項を用いるのが妥当と考えられる。

式(7-78)，式(7-79)および式(7-81)では，Xの変動がかなり大きいため，πとMRとの間に高い共線性は認められない。すなわち，これらの方程式は，（活性部位が疎水性で，X線結晶構造と一致するため）化学プローブ的証拠となり得る。

アセチルコリンエステラーゼは，Dodsonらの方法で調べることもできる[88]。彼らは，コリンエステラーゼへのバルビツレート類の結合に関する見掛けのK_i値を測定した。

・電気ウナギ・アセチルコリンエステラーゼへのバルビツレート類の結合

$$\log 1/K_i = 0.90(\pm 0.40)\log P - 0.95(\pm 0.63)$$
$$n = 7, r^2 = 0.872, s = 0.184 \qquad (7\text{-}80)$$

ただし，式(7-80)を誘導する際，2種のバルビツレート類，すなわちアモバルビタールと5-(1,3-ジメチルブチル)-5-エチルバルビツール酸は除外された。というのは，これらのバルビツレート類は，式(7-80)から予想されるよりも強く結合したからである。にもかかわらず，QSARによれば，典型的な疎水相互作用は，一定の立体的制約を要求する。ただし，この相互作用が活性部位で生じるか否かは不明である。N-メチルバルビツレート類の結合はきわめて弱い。これは興味深い事実である。バルビツレート類の結合が弱い場合には，恐らく，水素結合が重要になると考えられる。

京都大学の研究グループは，脊椎動物のアセチルコリンエステラーゼに対するアンモニウムイオン型阻害剤の立体的問題について検討を加えた。

・ウシ赤血球コリンエステラーゼの阻害[89]

$$\log(1/K_i)^c = 0.46(\pm 0.16)[\pi(R_1)+\pi(R_4')] + 0.74(\pm 0.22)[\pi(R_2)+\pi(R_4'')]$$
$$+ 0.31(\pm 0.16)\pi(R_3) - 0.11(\pm 0.09)nH + 0.74(\pm 0.44)\Sigma\delta E_s^c(Ri) \quad (7\text{-}81)$$
$$+ 1.75(\pm 0.36)$$
$$n = 46, r^2 = 0.872, s = 0.269$$

除外したデータ点：$(CH_3)_3N^+H$ と $(CH_3)_3CN^+(CH_3)_3$

式(7-81)において，R_1 と R_4 はそれぞれ最小と最大の置換基を表す．枝分かれした置換基の場合，(炭素数が最大の) 主鎖の疎水相互作用は，枝分かれ部分のそれとは異なる．そこで，R_4 を R_4' と R_4'' へ分解し，前者を主鎖，後者を α-枝分かれ部分に割り当てる．

阻害反応は複雑で，競合的なこともあれば非競合的なこともあり，さらには両者が混合したような場合もある．また，$(K_i)^c$ は，一定の基準に基づき阻害定数と見なされる．

QSAR研究は，RN^+H_3, $R_2N^+H_2$, R_3N^+H および R_4N^+ といった広範なアンモニウムイオン類にも適用される．目標は，酵素へのアセチルコリンの結合における $(CH_3)_3N^+$ 部分の役割を理解することである．このような複雑な研究は，(アニオン部位への置換基の接近や疎水空間での他の置換基の配向に依存する) 疎水効果に関して，より優れた見解を提示する．たとえば，E_s 項で立体効果を表した場合，その係数からは，別の疎水空間の存在が示唆される．しかし残念ながら，著者らが指摘した通り，E_s と π との間には高い共線性が認められるため，立体因子と疎水因子を分離することはできない．とは言っても，立体因子の重要性は明らかである．たとえば，すでに述べたように，π のみを用いた場合，コリンエステラーゼのQSARは，しばしば大きな標準偏差を与える．しかし，疎水因子と立体因子の分離を試みるには，データ数が少なすぎる．式(7-81)は，そのような分離を行った最初の重要な試みである．この場合，立体効果のいくつかは E_s 項で説明され，窒素に結合した水素の特別な効果は nH 項で説明される．にもかかわらず，疎水項は従来のQSARのそれと同じである．なお，式(7-81)において独立変数として用いた $\Sigma\delta E_s^c(Ri)$ は，イオン対形成における立体効果の和に等しい．

置換アミン類や置換アンモニウムイオン類とピクリン酸とのイオン対形成を扱った初期の研究では，最小置換基のサイズがきわめて重要であった[90]．

要約すると，手元のQSARによれば，脊椎動物のコリンエステラーゼは，(大きなリガンドを収容する) 複雑な疎水活性部位を有するが，昆虫酵素はこのような特徴を持たない (第12章参照)．脊椎動物と昆虫における活性部位の違いは，(脊椎動物の活性部位は疎水性であるが，細菌酵素の活性部位は比較的極性である) ジヒドロ葉酸レダクターゼの問題を，我々に思い起こさせる．これらの事例では，生物活性化合物の設計者は，それぞれ独自の観点に従って，選択性を高める工夫をしている．

コリンエステラーゼ阻害剤は，戦争用毒ガスや殺虫剤以外にも，さまざまな潜在的利用法がある．たとえば，緑内障や重症筋無力症の治療に使われ[91]，また，Alzheimer病への応用にも関心が示される[92]．QSARは，(このような問題の解決に役立つ) 選択性の高い薬物の設計に重要な役割を演じるはずである．

7.4.2.5 エムルシン

式(7-82)～式(7-84)は，エムルシンによる配糖体類(**7-21**)の加水分解に関するQSARである。

$$\text{グルコース-O-C}_6\text{H}_4\text{-X} \quad \textbf{7-21}$$

$$\log 1/K_\text{m} = 0.39(\pm 0.22)\pi_4 + 0.84(\pm 0.34)\sigma + 0.76(\pm 0.18)$$
$$n = 13,\, r^2 = 0.778,\, s = 0.194 \tag{7-82}$$

$$\log k_\text{cat} = -0.53(\pm 0.21)\pi_4 + 1.30(\pm 0.34)\sigma - 1.81(\pm 0.17)$$
$$n = 13,\, r^2 = 0.941,\, s = 0.190 \tag{7-83}$$

$$\log k_\text{cat}/K_\text{m} = 2.24(\pm 0.52)\sigma + 1.51(\pm 0.22)$$
$$n = 13,\, r^2 = 0.891,\, s = 0.312 \tag{7-84}$$

これらの方程式では，最初，メタ置換基とパラ置換基は別々に扱われ，かつメタ置換基は疎水効果を含まないとした[93]。また，K_mとk_catは切り離して考察された。すなわち，式(7-82)と式(7-83)によれば，Xの疎水効果は，酵素-基質複合体の形成を促進するが，触媒段階に対しては阻害的に働く。おそらく，後者の効果は，酵素表面からのフェノキシ部分の脱着が妨げられることに原因がある。特異性定数（k_cat/K_m）に関する式(7-84)では，πは何ら役割を演じていない。すなわち，式(7-84)だけでは，反応機構を考察することは難しい。エムルシンの結果からも，置換基の配置のわずかな変化が，酵素との相互作用に影響を及ぼすことが確認された。

式(7-84)の結果は，100℃でのフェニルβ-グルコシド類の非触媒的アルカリ加水分解と比較された[94]。両者のρ値は定性的に一致する。

$$\log k = 2.47(\pm 0.36)\sigma^- - 2.98(\pm 0.20)$$
$$n = 7,\, r^2 = 0.984,\, s = 0.195 \tag{7-85}$$

グルコシド結合へのOH^-の攻撃は，効率が良くない。というのは，反応試薬が水で，反応の促進にかなり高い温度を必要とするからである。

式(7-82)～式(7-84)の係数は，新しいσ値を使用したため，以前報告された値とは少し異なる[93]。

7.4.2.6 パパイン

チオールヒドロラーゼの一つであるパパインは，産業的に重要な酵素で，肉の軟化剤として使用される。また，蛋白質によるビールの曇りを浄化する目的にも広く利用される。パパインは容易に入手でき，かつ安定で，X線結晶学的な分解能も高いため（1.65Å），優れた生体受容体の一つとしてQSAR研究で繁用される。受容体の多くは，次のタイプの基質と相互作用する[26,27]。

$$\text{ROCOCH}_2\text{NHCOC}_6\text{H}_5 \qquad \text{X-C}_6\text{H}_4\text{OCOCH}_2\text{NHSO}_2\text{CH}_3$$
$$\textbf{7-22} \qquad\qquad \textbf{7-23}$$

$$\text{3-ピリジル-O-COCH}_2\text{NHCOC}_6\text{H}_4\text{-Y} \qquad \text{CH}_3\text{OCOCH}_2\text{NHCOC}_6\text{H}_4\text{-Y}$$
$$\textbf{7-24} \qquad\qquad \textbf{7-25}$$

グリシンのこれらのエステル体の構造活性研究を最初に行ったのは，Loweらである[95,96]。彼らは，

エステル体(**7-22**)に関して，次の式(7-86)を誘導した[51]。

$$\log 1/K_m = 7.73(\pm 2.0)F + 0.56(\pm 0.24)MR_4 + 1.14(\pm 0.39)\pi'_3 + 2.00(\pm 0.30) \quad (7\text{-}86)$$
$$n = 37, r^2 = 0.872, s = 0.383$$

ただし，Rを構成するのは，次の置換基：CH_3，C_2H_5，C_3H_7，i-C_3H_7，C_4H_9，i-C_4H_9，CH_2CH_2Cl，CH_2CF_3，$CH_2C\equiv CCH_3$，$CH(CF_3)_2$ および C_6H_4-X (X = 4-NH_2，4-F，4-CH_3，H，4-OCH_3，4-Cl，4-CN，4-SO_2NH_2，4-$CONH_2$，4-$COCH_3$，4-NO_2，3-NH_2，3-$NHCOCH_3$，3-F，3-$CONH_2$，3-CN，3-NO_2，3-SO_2NH_2，3-CH_3，3-Cl，3-I，3-CF_3，3,5-$(NO_2)_2$，3,5-$(OCH_3)_2$，3,5-$(CH_3)_2$，3,5-Cl_2，3-CH_3 および 5-C_2H_5)。

また，R = -C_6H_4-X に関して，次の式(7-87)が誘導された[35]。

$$\log 1/K_m = 0.57(\pm 0.20)\sigma + 1.03(\pm 0.25)\pi'_3 + 0.61(\pm 0.29)MR_4 + 3.80(\pm 0.17) \quad (7\text{-}87)$$
$$n = 25, r^2 = 0.823, s = 0.202$$

除外したデータ点：4-SO_2NH_2 と 3,5-$(OMe)_2$

式(7-86)において，Rの場誘起効果を表すパラメータ F は，脂肪族置換基の電子効果を説明するのに必要である。また，パパインは芳香族置換基も収容するが，この事実は，酵素-基質複合体において共鳴相互作用があまり重要でないことを示唆する。ただし，2種の同族体(i-C_3H_7, $CH_2C\equiv CCH_3$)は，適合が悪いにもかかわらず，式(7-86)の誘導に利用された。また，これらのQSARにおいても，MR_4 を適用した置換基は，フェニル環上のパラ置換基と n-C_3H_7 よりも大きな脂肪族置換基である。さらに，式(7-86)において，パラ置換基の $0.1MR_4$ は，C_3H_7 の値が差し引いてある。CH_3，C_2H_5 および C_3H_7 の $\log 1/K_m$ 値はすべてほぼ同じなので，これらの置換基は，酵素と接触しないと仮定された。また，グラフィックスの解析結果によれば，フェニルの4-Xは，Gln-142 の ε-NH_2 と衝突する[26,27]。グルタミンの側鎖アミドは，酵素表面にあって柔軟性に富むので，活性部位に基質を布置する際の補強材として機能する。ε-NH_2 と接触する最も短い置換基は，-C_6H_4-4-Cl (6.3Å) である[51]。伸張したブチル基は 5.41Å しかないが，ε-NH_2 と接触しないため，MR_4 のパラメトリゼーションを必要とする。この置換基は，おそらく，Trp-177 (CZ2 と CH_2)，Gln-142 (NE2) および Ala-136 (CBとC) と側面接触している。小さいRにおける接触の欠如を説明するため，他の置換基では，C_3H_7 のMRを差し引いた値が，Rの MR_4 として用いられた。また，CH_3 と C_2H_5 に対しては，(負値が使用できないため)MR_4 はゼロと置かれた[51]。明らかに，このようなMRの使い方は，Rが酵素表面と接触した際のかさ効果と分散力を説明する方法としては，少々大まかすぎる。しかし，記述子の数を増やしても，問題は解決しない。というのは，パラメータ数を増やせば，それらの有意性を検証するために，さらに多くの同族体(パラメータ当たり4～5個)の試験が必要になるからである。

式(7-87)では，メタ置換基に対して疎水パラメータ π を用いた方が高い相関が得られた。また，親水性($\pi < 0$)のメタ置換基は，K_m に対して電子効果しか示さない[35]。すなわち，このような置換基は水相にとどまり，(MRを介した)極性空間や(πを介した)疎水空間とは接触しない。それゆえ，2種のメタ置換基のうち親水性の高い方に，π 値としてゼロを割り付けた。フェニル環は180°の環回転により，エネルギー的に等価な二通りの位置を生じ，それらはそれぞれ，水

相または疎水空間に布置される。式(7-87)は，このような現象が生じた最初の事例である。同様の事例は，その後多数報告された[27]。これらの事例のグラフィックス解析によると，置換基は蛋白質の炭素表面の反対側に配置されたり，フェニル環の反転により水相に配置されるといった状況も発生することが分かった。

現時点では，πの係数は理論的に説明できない。もし立体効果と電子効果が他のQSAR項で説明されれば，πの係数が大きいほど，脱溶媒和は完全であると見なせる。Fershtによれば，酵素表面への結合では，置換基と酵素表面はいずれも脱溶媒和される。しかし，参照系（オクタノール-水系）では，脱溶媒和されるのは置換基の表面のみである[30]。オクタノール-水系が疎水相互作用の完璧なモデルであるならば，膜内の非特異的毒性効果に対するhの値は1になる。しかし，疎水穴へ結合する置換基では，2種の表面（リガンドと酵素）の脱溶媒和が関与するため，hの値は1よりも大きくなる。この予想は，式(7-59)では正しい。しかし，MRの効果が欠如し，かつhが1よりも大きい酵素QSARも存在しないわけではない。この問題に関連して特に興味深い酵素は，（活性部位に大きなトンネル型疎水ポケットを有する）アルコールデヒドロゲナーゼである。阻害剤に関する多数の結合研究によると，hの値はほぼ1であった（7.4.3.1節参照）。しかし，置換基と酵素表面との動的出会いに関する詳細が不明で，水が酵素表面や置換基にどの程度強く保持されるか分からない。そのため，酵素表面の疎水性を定義することすら難しいのが現状である。酵素に関するQSAR研究の多くは，酵素-リガンド相互作用の問題への足場を理論家に提示し，その特徴の概略を示すために行われる。

式(7-86)と式(7-87)で使われたメタ置換基Xは，いずれも比較的小さい。また，hの値はほぼ1であるが，この事実は，脱溶媒和の度合いが大きいことを示唆する。グラフィックスの解析結果によると，X_3は浅いポケットに押し込まれ，少なくとも$tert$-ブチルほどの大きさの置換基では，ほとんど脱溶媒和されている。

$X-C_6H_4OCOCH_2NHCOC_6H_5$型の同族体が抱える問題の一つは，水に溶けにくく，扱いにくいことである。それゆえ，Williamsが最初に解析したのは，構造(**7-23**)の同族体群であった。我々は，この同族体群に対して，次の式(7-88)を誘導した[38]。

$$\log 1/K_m = 0.55(\pm 0.20)\sigma + 0.61(\pm 0.09)\pi_3' + 0.46(\pm 0.11)MR_4 + 2.00(\pm 0.12) \quad (7\text{-}88)$$
$$n = 32, \ r^2 = 0.893, \ s = 0.178$$

r^2とσに関して，式(7-88)の相関は，式(7-87)のそれに比べてかなり良好である。式(7-88)の切片が小さいのは，疎水性のくぼみへの$NHSO_2CH_3$の結合が，$NHCOC_6H_5$に比べてはるかに弱いことに原因がある[97]。式(7-88)が示す注目すべき側面は，hの値が小さく，式(7-87)のそれの約半分しかない点である。式(7-87)と式(7-88)は，いずれもきわめてロバストであり，hの差が人為的とは考えにくい。式(7-88)が使われた置換基の多くは，式(7-87)のそれと同じである。ただし，式(7-88)では，その他に，$(3-C_6H_5,\ 3-C(CH_3)_3,\ 3-OCH_2C_6H_5,\ 3-OCH_2C_6H_4\text{-}4\text{-}Cl$および$3-OCH_2\text{-}2\text{-}$ナフチルといった）大きな$X_3$も組み込まれた。しかし，$tert$-ブチルを除けば，これらの同族体が，構造(**7-22**)の3-Xと同じ様式で結合するとは考えられない。グラフィックスの解析結果によると，フェニル環の反転は，広くて多少平らな疎水領域に3-Xを布置する。この

ことは，脱溶媒和の効果が構造(**7-22**)に比べて小さいことを意味する。恐らく，大きな3位置換基は一方の様式で結合し，小さな置換基はもう一方の様式で結合すると考えられる。もっとも，大きな3位置換基をすべて除外し，式(7-88)を誘導し直しても，ほぼ同じQSARが得られる。すなわち，構造(**7-23**)のNHSO$_2$CH$_3$部分は，構造(**7-22**)のNHCOC$_6$H$_5$部分とは結合様式が少し異なる。そのため，その3位置換基もまた，構造(**7-22**)のそれとは異なる様式で結合する。この知見は，分子グラフィックスのみでは得られないが，QSARを併用すれば，その違いは明らかになる。分子レベルで見れば，この違いは，受容体-リガンド相互作用の小さな変化にすぎない。しかし，まさにこのような違いの検出こそ，生物的QSARを挑戦的かつ有用なものにしているのである。

我々は，構造(**7-24**)の同族体群を用いて，パパインの疎水性くぼみにおける置換基相互作用を検討し，次の式(7-89)～式(7-91)を得た[53]。

$$\log 1/K_m = 0.40(\pm 0.06)\pi_4 + 4.40(\pm 0.09) \tag{7-89}$$
$$n = 22, \; r^2 = 0.895, \; s = 0.176$$

$$\log k_{cat} = 0.45(\pm 0.08)\sigma + 0.17(\pm 0.04) \tag{7-90}$$
$$n = 23, \; r^2 = 0.870, \; s = 0.094$$

構造(**7-22**)と構造(**7-23**)では，k_{cat}は実質的に一定であった。しかし，構造(**7-24**)では，k_{cat}の変動がかなり大きいため，QSARを誘導することができる。式(7-89)と式(7-90)は，互いに著しく異なる。すなわち，酵素-基質複合体の形成には疎水力しか関与しないが，触媒段階では，疎水力の寄与はなく，置換基の電子効果のみが有意となる。ただし，式(7-89)では，2個のデータ点（4-NHCOCH$_3$と4-C$_6$H$_5$）が除外されたが，式(7-90)では，除外されたのは4-C$_6$H$_5$のみであった。式(7-87)と式(7-88)に含まれる電子項が，なぜ式(7-89)には含まれないのかは不明である。構造(**7-24**)では，Yは，フェニル基と-CH$_2$NHCO-によって，反応中心（エステル基）から隔てられている。おそらく，このことがその理由であろう。置換基と反応中心の間にCH$_2$単位を挿入すると，通常，ρの値は約半分になる。たとえば，式(7-89)では，ρの値は0.5×0.55，すなわち約0.28になり，さらに-NHCO-が追加されるため，ρの値はさらに半減し，0.14になると予想される。この値はきわめて小さいため，恐らくデータ中のノイズに隠れてしまうのであろう。

式(7-90)への疎水項や立体項の追加は，相関を改善しない。すなわち，k_{cat}段階では，構造(**7-24**)のYは，酵素から引き離されるに違いない。また，式(7-90)におけるρの有意性は，（脱アシル化が律速段階であるとして）次のように説明される。すなわち，第2章の相関方程式によれば，安息香酸エステル類の加水分解に対するρは約2であるが，（CH$_2$が挿入され，ρ値が半減した）フェニル酢酸エステル類のそれは約1である。それゆえ，式(7-90)に対するρ値は，-NHCO-の挿入により，フェニル酢酸エステル類の値よりも小さくなるはずである。したがって，0.45は妥当な値と思われる。

特異性定数の観点からは，次の式(7-91)が誘導される。

$$\log k_{cat}/K_m = 0.38(\pm 0.08)\pi_4 + 0.43(\pm 0.18)\sigma + 4.60(\pm 0.01) \tag{7-91}$$
$$n = 22, r^2 = 0.857, s = 0.193$$

この結果は，式(7-89)と式(7-90)を単に組み合わせただけに見えるが，その相関はもとの式に比べて悪い。しかし，重要なのは，相関の高いQSARを得ることではなく，それが持つ意味を理解することである。置換基効果を理解する上では，k_{cat}/K_m項よりもK_mとk_{cat}を別々に考えた方が分かりやすい。

初期の研究では，構造(**7-25**)に対するQSARも誘導された。しかし，それを再現する試みは失敗に終わった。そこで，我々は構造(**7-25**)の再検討を試み，次の式(7-92)と式(7-93)を誘導した[51]。

$$\log 1/K_m = 0.31(\pm 0.13)\pi + 1.64 \tag{7-92}$$
$$n = 7, r^2 = 0.880, s = 0.096$$

$$\log k_{cat} = 0.57(\pm 0.35)\sigma + 0.45 \tag{7-93}$$
$$n = 7, r^2 = 0.774, s = 0.152$$

式(7-89)や式(7-90)と比べて，相関こそよくはないが，反応機構は同一と考えられる。

写真IIIと写真IVは，パパインの活性部位に構造(**7-26**)と構造(**7-27**)をそれぞれ布置したときの結果である。リガンドを配置する際の重要な条件と制約は，エステルカルボニル基がヒドロラーゼのSH基と相互作用するように，四面体型に配置することである。

$CH_3(CH_2)_6-C_6H_4CONHCH_2COOC_6H_5$

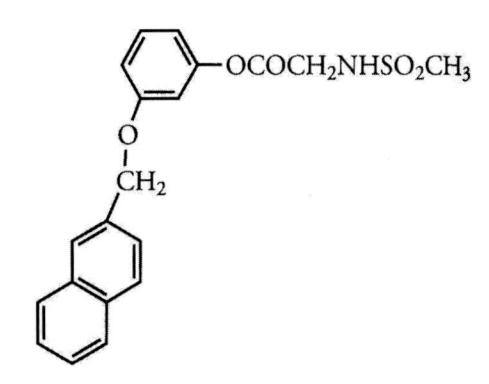

7-26

(構造: ナフタレン-CH_2-O-フェニル-$OCOCH_2NHSO_2CH_3$)

7-27

写真IIIによれば，大きな疎水基は赤色の疎水表面と接触している。この疎水表面との接触は，式(7-89)と式(7-91)が示す通り，アルキル基では平面的である。

π項の係数は，他の類似事例で見出される値に比べて少し小さい。しかし意外にも，式(7-90)や式(7-93)では，この大きな疎水表面はπ項を生じない。また，疎水結合は脱着段階を遅らせるので，式(7-83)と同様，k_{cat}段階でのπの係数は，負になることが予想される。

写真IIIから明らかなように，エステルフェニル環のメタ置換基は，浅い疎水ポケットの方向を向く。その結果，第二のメタ置換基は水相に布置される。この知見は，式(7-86)のπ'_3項を説明する。すなわち，大きな置換基はこのポケットに適合しないため，メタ位には小さな置換基しか存在しない。（$OCH_2C_6H_4$-ClやOCH_2-2-ナフチルといった）非常に大きなメタ置換基も使われた

式(7-88)では，π'_3の係数(h)はさらに小さくなる。

写真Ⅳによれば，構造(**7-27**)は，(トリプトファン残基から成る) 大きくかつ平らな疎水表面と結合する。パパイン–リガンド相互作用に関する他の立体図は，QSARの他の側面の記述に役立つと思われる[26,27]。

7.4.2.7 アクチニジン

他のチオールヒドロラーゼ類のQSARは，パパインのそれと同じである。アクチニジンによる構造(**7-22**)の加水分解は，式(7-94)のQSARで与えられえる[40]。

$$\log 1/K_m = 0.74(\pm 0.15)\sigma + 0.50(\pm 0.13)\pi'_3 + 0.24(\pm 0.21)MR_4 + 2.90(\pm 0.12) \quad (7\text{-}94)$$
$$n = 27, r^2 = 0.859, s = 0.158$$

アクチニジンの構造は，パパインのそれにきわめてよく似ている。それゆえ，式(7-87)と同様，式(7-94)の誘導に当たっては，4-SO_2NH_2と3,5-$(OCH_3)_2$は除外された。また，式(7-94)は，式(7-87)と定性的に似ている。主な違いは，式(7-94)では，MR_4で表されるパラ置換基の役割が小さいことと，hの値が式(7-87)よりも式(7-88)の値に近いことである。グラフィックスの解析結果は，アクチニジンへのリガンドの結合が，式(7-94)と矛盾しないことを示した[40]。

7.4.2.8 フィシン

フィシンもまたチオールヒドロラーゼである。その研究は，構造(**7-22**)を用いて行われ，次の式(7-95)が導かれた[98]。

$$\log 1/K_m = 0.57(\pm 0.16)\sigma + 0.84(\pm 0.14)\pi'_3 + 0.41(\pm 0.18)MR_{4,5}$$
$$+ 3.60(\pm 0.17) \quad (7\text{-}95)$$
$$n = 28, r^2 = 0.885, s = 0.147$$

式(7-95)の誘導に当たっては，適合の悪い2個のデータ点，すなわち3-$NHCOCH_3$と3,5-$(OCH_3)_2$は除外された。ジメトキシ類似体は，3種の酵素(パパイン，アクチニジンおよびフィシン)のすべてにおいて，予想よりも活性が高かった。フィシンの結晶構造解析はまだ行われていない。そのため，メタ置換基がMRとπによるパラメトリゼーションを必要とするか否かは不明である。しかし，そのQSARは，パパインに対する式(7-87)とよく似ている。

7.4.2.9 ブロメライン

(チオールヒドロラーゼに属する)2種のブロメラインに関するHawkins-Williamsのデータに基づき[99]，我々は次の式(7-96)〜式(7-98)を誘導した[98]。

・ブロメラインBによる構造(**7-22**)の加水分解

$$\log k_{cat}/K_m = 0.68(\pm 0.31)\sigma + 0.60(\pm 0.33)MR_4 + 1.16(\pm 0.19) \quad (7\text{-}96)$$
$$n = 8, r^2 = 0.956, s = 0.108$$

・ブロメラインDによる構造(**7-22**)の加水分解

$$\log k_{\text{cat}}/K_{\text{m}} = 0.63\,(\pm 0.09)\,\sigma + 0.46\,(\pm 0.12)\,\text{MR}_4 + 2.21\,(\pm 0.08)$$
$$n = 8,\ r^2 = 0.992,\ s = 0.041 \tag{7-97}$$

・ブロメラインBによる構造(**7-23**)の加水分解

$$\log k_{\text{cat}}/K_{\text{m}} = 0.70\,(\pm 0.31)\,\sigma + 0.50\,(\pm 0.41)\,\text{MR}_4 + 2.62\,(\pm 0.26)$$
$$n = 8,\ r^2 = 0.925,\ s = 0.137 \tag{7-98}$$

これらのQSARは，パラ異性体のみを用いて誘導されたため，式中にπ_3'項を含まない。また，使用したパラメータは，他のチオールヒドロラーゼ類の場合と同じである。

式(7-86)〜式(7-88)，式(7-94)および式(7-95)では，π'が重要な役割を演じた。すなわち，メタ置換基は，フェニル環の反転により，酵素や周囲の溶媒と接触しやすいように配置される。この環の反転は，QSARによって最初に発見され，その効果は，分子グラフィックスにより明快に説明された。本例では，反転はフェニル環で生じる。しかし，反転自体は，他の構造要素で生じても構わない。これらの結果には，パラ置換基よりもメタ置換基を検討した方が有利であるという，薬物設計に関する重要なメッセージが潜んでいる。すなわち，エネルギー的に等価な極小基質配座が二つ存在すれば，好都合な結合領域を見出す機会は2倍になる。もちろん，もしフェニル基が自由に旋回すれば，メタ置換基がホットスポットに命中する機会はさらに高くなる。また，次の点も考慮に入れたい。すなわち，薬物の設計では，一般に疎水性の最小化が重要な課題となる[100]。一般には，芳香環の一方の置換基は，疎水空間と接触し，もう一方の置換基は，周囲の水相に布置される。すなわち，一方の置換基のπ値を増加させ，同時に，もう一方の置換基をより親水性にして，薬物全体の$\log P$値の抑制を図れば，受容体への親和性は高まると考えられる。

7.4.3　オキシドレダクターゼ類
7.4.3.1　アルコールデヒドロゲナーゼ（ADH）

アルコールデヒドロゲナーゼ（ADH）は，反応条件に応じて，さまざまなアルコール類をアルデヒド類へ酸化したり，逆にアルデヒド類をアルコール類へ還元したりする，NAD^+依存性の亜鉛含有酵素である。亜鉛原子は，Cys-46，Cys-174，His-67および水分子へ結合している。触媒活性は，図式7-Ⅱに示した機構で生じる。

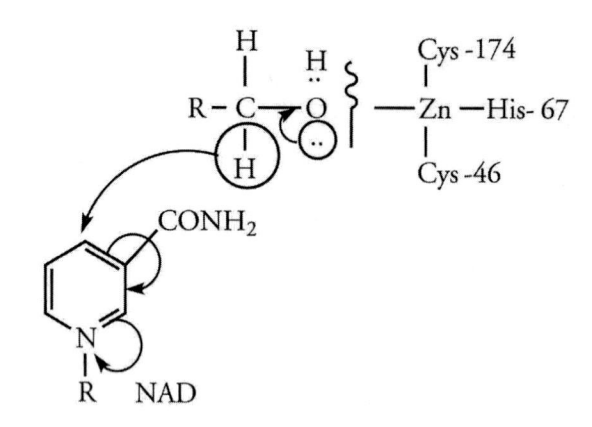

図式 7-Ⅱ

創薬化学者がアルコールデヒドロゲナーゼの作用に関心を示すのは，メタノールからホルムアルデヒドへの酸化を阻害する手段を提供し，メタノール中毒の解毒剤となるからである。また，この酵素は，アルコール中毒の理解にも役立つ。その構造は，X線結晶解析によりすでに解明され，かつ容易に入手できる。そのため，以前から構造活性相関の研究対象であった。Walshは，アルコール類の酸化に関与する立体化学について，明快な解説を行った[29]。ADHの阻害剤や基質に関するQSARは，これまでに多数報告されている[3,44,101,102]。また，グラフィックスによる解析は，QSARの意味を明らかにする上できわめて有用である[27]。

特に興味深いのは，4-X-ピラゾール類(**7-28**)によるラット肝臓ADHの阻害に関するCornellらの研究である[44,102]。

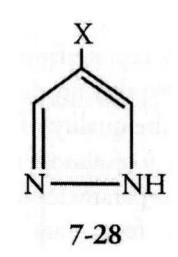

7-28

・構造(**7-28**)によるラット肝臓ADHの阻害

$$\log 1/K_i = 1.22(\pm 0.16)\log P - 1.80(\pm 0.78)\sigma_m + 4.87(\pm 0.28)$$
$$n = 14, \ r^2 = 0.970, \ s = 0.316 \tag{7-99}$$

ただし，XはH，CN，NO_2，NH_2，$NHCOCH_3$，OCH_3，OC_2H_5，OC_3H_7，$O\text{-}i\text{-}C_3H_7$，I，CH_3，C_3H_7，C_5H_{11}およびC_6H_{13}である。

・ラット肝細胞でのピラゾール類によるアルコール酸化の阻害

$$\log 1/K_i = 1.27(\pm 0.33)\log P - 0.20(\pm 0.12)(\log P)^2 - 1.89(\pm 0.87)\sigma_m$$
$$+ 4.75(\pm 0.29) \tag{7-100}$$
$$n = 14, \ r^2 = 0.941, \ s = 0.320, \ \log P_o = 3.2$$

式(7-99)と式(7-100)において，σ_mは，メタ置換基のHammett定数を表す。Xによる電子供

与は結合を促進する。これは，おそらく窒素上の電子密度が増加し，亜鉛への結合性が改善された結果である。グラフィックスの解析結果によると，Xは，C_6H_{13}を十分収容できるほど長い溝状の疎水ポケットの中へ落ち込む[44]。すなわち，置換基は疎水ポケットに吸い込まれ，酵素へ結合すれば，完全な脱溶媒和が起こる。この事例では，$\log P$の係数はほぼ1で，式(7-87)のそれと同じである。

式(7-100)は，生細胞でのADHの阻害と関連がある[102]。この*in vivo*でのQSARが，単離酵素のそれと類似したρ値を与えるという事実は，Hammett式が*in vivo*過程でも成立することを示す証拠となった。式(7-100)の指数項は，溶液から細胞内ADHへのランダムウォークが，親油性の同族体（$\log P > 3.2$）では妨げられることを示す。

式(7-99)は，多くの他の研究からも支持される[44]。

・X-$C_6H_4CH_2CONH_2$によるウマADHの阻害

$$\log 1/K_i = 0.89(\pm 0.20)\log P + 3.56(\pm 0.29) \tag{7-101}$$
$$n = 11, r^2 = 0.922, s = 0.197$$

・X-$C_6H_4CH_2NHCHO$によるウマADHの阻害

$$\log 1/K_i = 0.84(\pm 0.58)\log P + 6.01(\pm 0.83) \tag{7-102}$$
$$n = 5, r^2 = 0.874, s = 0.442$$

・4-X-ピラゾール類（X = H，CH_3，C_3H_7，C_5H_{11}およびC_6H_{13}）によるウマADHの阻害

$$\log 1/K_i = 0.96(\pm 0.25)\log P + 5.70(\pm 0.56) \tag{7-103}$$
$$n = 5, r^2 = 0.980, s = 0.207$$

式(7-101)と式(7-102)では，Xは（阻害剤をADHの亜鉛へ固定する）アミド部分から十分遠いため，その電子効果は無視できる。いずれの場合も，hはほぼ1に近い。データの適合度から判断すると，最良のQSARは式(7-103)である。この式で使用した置換基はすべてアルキル基で，かつhの値はほぼ正確に1である。また，アルキル基のσはほぼ一定なので，σ項は出現しない。

式(7-101)の誘導に当たっては，4個のデータ点（4-$OCH(CH_3)_2$, 4-$OCH_2CH_2CH(CH_3)_2$, 4-$OCH_2C_6H_4$-4-Brおよび4-$OCH_2C_6H_{11}$）が除外された。これらの誘導体はすべて，予想よりも活性が低かった。グラフィックスの解析結果によると，含臭素同族体の臭素は，酵素の向こうにまで延びている。また，他の3件の事例，すなわち，式(7-102)～式(7-104)では，疎水溝内での置換基の枝分かれが立体問題を引き起こした[44]。

かなり異質の脂肪族アミド類（X-$CONH_2$）によるADH阻害作用についても検討され，次の式(7-104)が得られた。

$$\log 1/K_i = 0.98(\pm 0.39)\log P - 0.83(\pm 0.21)\sigma^* + 3.69(\pm 0.38) \tag{7-104}$$
$$n = 14, r^2 = 0.878, s = 0.282$$

ただし，Xは，FCH_2, F_2CH, F_3C, $ClCH_2$, Cl_2CH, Cl_3C, $BrCH_2$, Br_2CH, Br_3C, ICH_2, $(C_2H_5)_2CH$, $(CH_3)_3C$, $CH_2 = CH$, $CH_2 = C(CH_3)$, $CH_3CH = CH$, $CH_3CH = (CH_3)$および$(CH_3)_2CH$である。

このQSARの誘導に当たっては，2個のデータ点，すなわち$(C_2H_5)_2CH$と$(CH_3)_3$は除外された。これらの化合物は，予想ほど有効でなかったからである。分子グラフィックスの解析結果に

よると，$(C_2H_5)_2CH$は，活性部位で立体障害に遭遇する。しかし，$(CH_3)_3C$の活性が低い理由は不明である。というのは，大きさがほぼ同じCCl_3やCF_3はうまく適合するからである。また，式(7-104)は，hがほぼ1であるという点で，式(7-103)とよく合致する。

ADHの活性部位の解明に役立つ阻害剤は，カルボン酸塩類（$RCOO^-$）である。R＝Hから$R＝C_{12}$までのアニオン類15種に関して，次の式(7-105)が誘導された[101]。

$$\log 1/K_i = 0.76(\pm 0.09)\log P + 0.56(\pm 0.46)E_s + 4.05(\pm 0.26) \tag{7-105}$$
$$n = 14, r^2 = 0.974, s = 0.278$$

除外したデータ点：$C_{10}H_{21}$

ただし，E_s項はあまり重要ではなく，変動が認められたのは，異常な挙動を示した最初の3種の成員のみであった。また，$\log 1/K_i$の値は，C_{11}からC_{15}に対してほぼ一定であった。Rを構成する置換基のうち，最初の3個と最後の4個を除外すると，次の式(7-106)が得られた。

$$\log 1/K_i = 0.95(\pm 0.27)\log P + 4.17(\pm 0.50) \tag{7-106}$$
$$n = 7, r^2 = 0.925, s = 0.356$$

式(7-106)の勾配は，他の阻害剤のそれとほぼ同じで，特にアルキル基のみを用いた式(7-103)のそれに近い。

写真Vは，アルコールデヒドロゲナーゼのトンネル型活性部位へ結合した4-ヘキシルピラゾールである。完全に包み込まれた置換基は，脱溶媒和が完全であることを証明する。また，πまたは$\log P$の係数はほぼ1であるが，この結果は，この種の相互作用では正常である。

写真VIは，写真Vを側面から眺めた図である。側鎖が受容体にぴったり収まっているのがよく分かる。観測者に最も近い受容体の側面は，図を見やすくするために削除された。正常な直鎖は，活性部位にぴったり適合するが，式(7-104)で取り上げた，枝分かれした置換基はうまく適合しない。その理由は，写真VIから明らかであろう。

ADH阻害剤は，すべて1に近いhを持つわけではない。たとえば，第四級アンモニウム化合物類(**7-29**)による酵母ADHの阻害は，式(7-107)のQSARを与える[101]。

7-29 (R = C_1 〜 C_{12})

$$\log 1/K_i = 0.51(\pm 0.03)\pi + 0.34(\pm 0.12) \tag{7-107}$$
$$n = 10, r^2 = 0.994, s = 0.061$$

ここで，hの値は1よりも小さい。その原因が，酵母ADHの構造の違いによるのか，それとも強く正に荷電した阻害剤によるのかは不明である。

ADHにはさまざまな種類がある。それらは，リガンドの疎水性に対して，必ずしも同じ依存

性を示すわけではない。いわゆるπ-ADHは，4-X-ピラゾール類による阻害に関して，次の式(7-108)を与える[102]。

$$\log 1/K_i = 1.51(\pm 0.29)\log P + 3.53(\pm 0.95)\sigma_m + 1.27(\pm 0.48) \tag{7-108}$$
$$n = 6, r^2 = 0.988, s = 0.223$$

式(7-108)と式(7-99)との比較は容易ではない。たとえば，切片が大きく異なるが，この事実は，ピラゾール類に対するπ-ADHの感受性の欠如に由来する。また，式(7-99)では，σの係数は負であるが，式(7-108)では正である。しかし，データ点が少ないため，このQSARを過大に評価すべきではない。

第一アルカノール類を基質としたBurnellらの研究に基づき，次の式(7-109)～式(7-111)が誘導された[103]。

・$\beta_3\beta_3$型ADHによるROHの酸化

$$\log 1/K_m = 0.69(\pm 0.21)\log P - 1.39(\pm 0.26) \tag{7-109}$$
$$n = 6, r^2 = 0.972, s = 0.120$$

・$\beta_2\beta_2$型ADHによるROHの酸化

$$\log 1/K_m = 0.58(\pm 0.23)\log P + 0.08(\pm 0.28) \tag{7-110}$$
$$n = 6, r^2 = 0.956, s = 0.129$$

・$\beta_1\beta_1$型ADHによるROHの酸化

$$\log 1/K_m = 0.00\log P - 1.74 \tag{7-111}$$
$$n = 6, r^2 = 0.001, s = 0.124$$

式(7-109)と式(7-110)の勾配は，式(7-99)～式(7-104)のそれらに比べて小さい。しかし，式(7-109)と式(7-110)は，いずれもlog Pのみに依存する。このことは，$\beta_1\beta_1$型ADHに関する式(7-111)には当てはまらない。すなわち，式(7-111)では，疎水性は酵素-基質複合体の形成にまったく関与していない。$\beta\beta$型アイソザイムは，ヒト肝臓に由来する。β_1型は，あらゆる個体群に見出されるが，白人系欧米人では特に優勢である。一方，β_2型は，日本人や中国人の約85％に見出されるが，白人系欧米人では，その発現率は15％以下にすぎない。また，β_3型は，黒人系米国人の約25％に見出される[103]。

7.4.3.2 ジヒドロ葉酸レダクターゼ（DHFR）

ジヒドロ葉酸レダクターゼ（DHFR）は，生化学や創薬化学において中心となる重要な酵素で，ジヒドロ葉酸からテトラヒドロ葉酸への還元を触媒する。

テトラヒドロ葉酸は，さらにさまざまな1-炭素誘導体へと変換され，プリン，チミジル酸，セリンおよびメチオニンの生合成に利用される[104]。DHFRは，創薬化学における重要な酵素であるため，その阻害に関しては，さまざまな側面から総説されている[41,105]。ジヒドロ葉酸からテトラヒドロ葉酸への変換の妨害は，DNA合成に必要な塩基の合成を遮断し，細胞分裂を抑制する。DHFRの特徴は，その構造が生物によってかなり異なることである。そのため，選択的阻害が可能で，薬物開発にとって魅力ある標的の一つである。2種のきわめて重要な薬物，すなわち，癌化学療法で用いるメトトレキセート (MTX)[106]と抗菌化学療法で用いるトリメトプリム (TMP)[107]の発見は，潜在的阻害剤の合成と試験に多大な刺激を与えた[41]。

メトトレキセート (MTX)   トリメトプリム (TMP)

MTXやTMPを超える薬物や他の疾病の治療に役立つ薬物を発見するために，これほど詳しく検討された酵素は他に存在しない。DHFRに関しては，結合型阻害剤の有無にかかわらず，さまざまなX線結晶解析の結果が報告されている。また，阻害剤のNMR研究も盛んで，QSAR，パターン認識，距離幾何学および分子グラフィックスといった技法も，この問題に投入されている。しかし，TMPやMTXよりも優れた薬物はいまだ開発されていない。本節の議論では，DHFRの選択性の問題に焦点を合わせる。DHFRの他の側面に関心のある読者は，引用文献の40と105を参照されたい。

　TMPは，ヒトDHFRよりも細菌のDHFRをはるかに強く阻害する。たとえば，ヒトDHFRよりも大腸菌DHFRに対して，約10万倍強い阻害作用を示す。この事実は，さらに優れた抗微生物薬として，構造(**7-30**)で示される誘導体の合成研究を刺激した[41]。

7-30

式(7-112)〜式(7-115)は，構造(**7-30**)の選択性に関するQSARの一部である[50,108]。

・構造(**7-30**)によるカゼイ菌DHFRの阻害[50]

$$\log 1/K_i = 1.24\,(\pm 0.21)\,\mathrm{MR}'_4 + 0.52\,(\pm 0.27)\,\mathrm{MR}'_3 + 0.42\,(\pm 0.45)\,\mathrm{MR}_5$$
$$-0.13\,(\pm 0.23)\,(\mathrm{MR}_5)^2 + 0.46\,(\pm 0.21)\,\pi_4 + 0.31\,(\pm 0.23)\,\pi'_3$$
$$-0.92\,(\pm 0.31)\log(\beta_4 \cdot 10^{\pi_4} + 1) - 0.71\,(\pm 0.36)\log(\beta_3 \cdot 10^{\pi_{3'}} + 1) \quad (7\text{-}112)$$
$$+5.45\,(\pm 0.17)$$
$$n = 65,\ r^2 = 0.799,\ s = 0.245,\ \pi_4^o = 0.49,\ \pi_3^{o'} = 1.33,\ \mathrm{MR}_5^o = 1.66$$

・構造(**7-30**)による大腸菌 DHFR の阻害[109]

$$\log 1/K_i = 0.95\,(\pm 0.24)\,\mathrm{MR}'_5 + 0.89\,(\pm 0.27)\,\mathrm{MR}'_3 + 0.80\,(\pm 0.22)\,\mathrm{MR}_4$$
$$-0.21\,(\pm 0.07)\,(\mathrm{MR}_4)^2 + 1.58\,(\pm 0.73)\,\pi'_3$$
$$-1.77\,(\pm 0.80)\log(\beta_3 \cdot 10^{\pi_{3'}} + 1) + 6.65\,(\pm 0.36) \quad (7\text{-}113)$$
$$n = 68,\ r^2 = 0.792,\ s = 0.290,\ \mathrm{MR}_4^o = 1.85,\ \pi_3^o = 0.73$$

・構造(**7-30**)によるニワトリ肝臓 DHFR の阻害[50]

$$\log 1/K_i = 0.39\,(\pm 0.09)\,\pi_3 + 0.44\,(\pm 0.21)\,\pi_4 - 0.75\,(\pm 0.17)\,\mathrm{MR}_5$$
$$+0.44\,(\pm 0.19)\,\sigma^- - 1.04\,(\pm 0.42)\log(\beta_3 \cdot 10^{\pi_3} + 1)$$
$$+0.37\,(\pm 0.29)\,\pi_5 - 0.32\,(\pm 0.28)\log(\beta_4 \cdot 10^{\pi_4} + 1) \quad (7\text{-}114)$$
$$+4.70\,(\pm 0.12)$$
$$n = 65,\ r^2 = 0.821,\ s = 0.207,\ \pi_3^o = 2.45,\ \pi_4^o \approx 3.00$$

・構造(**7-30**)によるウシ肝臓 DHFR の阻害[110]

$$\log 1/K_i = 0.50\,(\pm 0.12)\,\pi_{3,5} - 1.28\,(\pm 0.40)\log(\beta \cdot 10^{\pi_{3,5}} + 1)$$
$$+0.15\,(\pm 0.10)\,\mathrm{MR}_3 + 5.43\,(\pm 0.11) \quad (7\text{-}115)$$
$$n = 42,\ r^2 = 0.736,\ s = 0.237,\ \pi_o = 1.74$$

ここで，π と MR の添え字は，構造(**7-30**)のベンジル環における置換基の位置を表す。また，MR 項のプライム符号は，(0.1 倍した) MR 値が 0.79 で切り捨てられることを示す。この措置の背後には，MR が 0.79 よりも大きい置換基は，阻害作用の増減と無関係であるという事実がある。このようなカットオフ点は，放物線項や双二次項を用いてモデル化することもできる。しかし，ここで扱われたデータセットでは，切り捨てた値を用いた方が経済的である。式(7-112)と式(7-113)では，π'_3 項が用いられるが，これは 3,5-ジ置換体の場合，疎水性の高い方の置換基にのみ π 値を割り付けるという意味である。疎水性の低い方の置換基は，否応なしに 5 位置換基と呼ばれ，(環の反転により) 酵素の 5 位空間と接触すると仮定される。

Sansom らのモデリング研究によると，環の反転は，フェニルピリミジン系 DHFR 阻害剤でも起こり，メタ置換基は，その性質に依存して，極性空間または疎水空間と接触する[111]。

2 種の細菌の QSAR をニワトリのそれを比較してみると，細菌の QSAR は MR 項に支配されるが，ニワトリの QSAR は主に π 項に支配され，MR 項の寄与は小さい。一方，ウシ酵素の場合には，データ点が少なく，かつ相関もあまり良好ではない。そこで，本節では，細菌とニワトリの間でのみ，QSAR の比較を試みた。

ニワトリ肝臓 DHFR（写真Ⅶ）と大腸菌 DHFR（写真Ⅷ）へのトリメトプリム（TMP）の結合に関するグラフィックス解析は，式(7-113)と式(7-114)の違いを理解するのに役立つ。図中，

TMPは緑色の針金モデルで描かれ，酵素-阻害剤複合体のX線結晶座標に従って布置された。ニワトリ肝臓DHFRでは，複合体形成の際，チロシン環（図の中央上部の白色）は，TMPの5-OCH_3基によって正常な位置から外へ追いやられ，TMPは深く大きな疎水ポケットへ入り込む。（たとえば，3-OCH_2CH_3のように）3-OCH_3より長い置換基は，ポケットの中央に向かって結合する。しかし，π_3°の値が2.45であるという事実は，3位置換基がかなり広い結合空間を有し，かつπとlog $1/K_i$の間に，3-O-$(CH_2)_5CH_3$まで成立する線形関係があることを示唆する。しかし，実際には，3-ブチル基よりも長い置換基は，系の歪みなくしては，酵素の中心へ入り込めない。また，双一次曲線の右側では，π_3項の勾配は$-0.65(=0.39-1.04)$である。このことは，活性の急激な低下が起こらないことを示唆する。すなわち，O$(CH_2)_7CH_3$のように大きな置換基でさえ，強い立体効果は存在せず，かつ有意な活性を示す。3位に長い置換基が結合した事例では，4位または5位に置換基は存在しない。すなわち，直線状の3位置換基の疎水結合は，ポケット外側の赤い表面で生じる。この領域には，かなり広い空間が存在し，このことは，π_4°の値が3.00であることからも立証される。

二つの項，すなわち$+0.37\pi_5$と$-0.75MR_5$から明らかなように，5位置換基は，不自然な状態で疎水空間と接触している。疎水相互作用からは，負のMR_5項で相殺される以上のものが得られる。

一方，大腸菌のポケット（写真Ⅷ参照）には，はるかに大きな青色の表面が存在する。実際，疎水空間と効率よく接触するのは，一方のメタ置換基のみである。本例では，$\pi_3^{\circ\prime}$空間は，図の左側に向かっている。大腸菌のDHFRでは，環の反転が起こり，メタ位の極性基は，疎水空間と極性空間のいずれかに布置されるが，脊椎動物の酵素では，疎水空間が遍在するため，疎水空間にしか配置できない。もちろん，ベンジル環は，いずれの酵素においても，良好な疎水接触を行う。しかし，このことは，180°離れた二つの位置にベンジル環を限定してしまうことになる。

（項の係数に示されるように）3,4および5位置換基の初期の立体効果はほぼ同じで，すべて正である。一方，3位置換基の疎水効果の状況は不明である。もちろん，強い疎水相互作用（$h=1.58$）が存在し，この相互作用は，ほぼClに相当する$\pi_3^\circ=0.73$で横ばいになる。$\pi_3^\prime$項は信頼限界が大きいため，立体効果と疎水効果の分離が可能か否かは不明である。

リガンドの結合性に関して，特に興味深い誘導体は3,5-$(OCH_3)_2$ジ置換体と3,5-$(CH_2OH)_2$ジ置換体である。いずれの同族体も，大腸菌とニワトリのQSARにうまく適合する。これらの置換基の立体的なかさ高さはほぼ同じである。しかし，π値は大きく異なる。ニワトリ酵素における3,5-$(CH_2OH)_2$ジ置換体の活性の低さは，疎水酵素表面の存在を鮮やかに実証した。

酵素レベルの薬物設計におけるQSARの価値は明らかである。しかし，方程式は複雑になり，たとえ式が1個しかない場合でさえ，簡単な洞察から，次に合成すべき同族体を示すことは不可能である。また，DHFRの受容体部位は入り組んでおり，分子グラフィックスを用いてさえ，多重置換されたベンジルピリミジンの適合性を予測することは難しい。コンピュータではなく，直感に頼るならば，選択性の設計はさらに難しくなる。指針として式(7-112)～式(7-115)を用いたとしても，新規同族体における置換基の選択は，決して容易な問題ではない。

表7-3 さまざまなDHFRに対するベンジルピリミジン類(7-30)の活性比較

No.	誘導体	$\log 1/K_i$			SI^a		$\log P$
		ニワトリ	カゼイ菌	大腸菌	大腸菌	カゼイ菌	
1	3,4,5-$(OCH_3)_3$(TMP)	3.98	6.88	8.08	4.10	2.90	−1.55
2	3-C_2H_5,4,5-$(CH_2OH)_2$	3.58	6.71	7.96	4.38	3.13	−2.23
3	3-C_2H_5,4-CH_2OH,5-$NHCOCH_3$	3.15	6.82	8.02	4.87	3.36	−2.17

[a] SI=選択性指数($\log 1/K_i$(細菌)−$\log 1/K_i$(ニワトリ)).誘導体2と3に対する値は計算値である.
出典：引用文献50.

細菌のQSARにおけるMR項の係数は正である.すなわち,0.1MRの値が(OCH_3に相当する)0.79までは,正の立体効果が観測される.また,カゼイ菌のQSARでは,MR_5が1.66までの置換基は,有利な立体効果を及ぼすが,MR_5が最適値の1.66を越えると,置換基は結合を妨害する方向に働く.一方,ニワトリのQSARでは,MR_5は阻害に対して負の効果を及ぼす.しかし,その効果は,弱いπ_5項により一部相殺される.すなわち,適度に疎水性(たとえば,大腸菌では$\pi_3^o=0.73$,カゼイ菌では1.33)の置換基を3位に用いれば,5位のエチル基や大きな極性基は,ニワトリではなく細菌のDHFRに対して,選択的に有効な化合物を与えることになろう.

もちろん,全体の親油性($\log P$)がTMPの値に近く,動物個体でも高い有効性を示すことが必要である.それゆえ,5位の極性基の選択に際しては,*in vivo*で有効であるならば,極性はあまり高くなくてもよい.また,選択性をさらに高めるには,4位置換基も利用すべきである.4位置換基を収容する空間は疎水性で,ニワトリ酵素では$\pi_4^o \doteq 3.0$,カゼイ菌では$\pi_4^o=0.49$であるが,大腸菌ではπ_4効果は現れない.それゆえ,4位に比較的大きな極性基を配置すれば,脊椎動物の酵素への結合は阻害され,細菌DHFRへの結合は強化されるはずである.この研究は,酵素のQSARが,薬物設計での選択性の問題に道筋を示した最初の事例である.これらのQSARを深化させるには,さらに多くの研究を必要とするが,基本的な考え方は明らかである.

表7-3には,TMPよりも選択性が高いと計算された薬物2種の事例を,それらの$\log P$計算値と共に示した.表7-3によれば,誘導体3は,誘導体1(TMP)よりも約6倍選択性が高い(4.87−4.10=0.77).

式(7-116)〜式(7-123)は,トリアジン類(**7-31**)によるDHFRの阻害に関するQSARである.

7-31a

7-31b

・3-X型の構造(**7-31**)によるニワトリ肝臓DHFRの阻害[112]

$$\log 1/K_\mathrm{i} = 1.01\,(\pm 0.14)\,\pi'_3 - 1.16\,(\pm 0.19)\log(\beta\cdot 10^{\pi_3'}+1)$$
$$+ 0.86\,(\pm 0.57)\,\sigma + 6.33\,(\pm 0.14) \quad (7\text{-}116)$$
$$n = 59,\ r^2 = 0.821,\ s = 0.267,\ \pi_\mathrm{o} = 1.89$$

・3-X 型の構造(**7-31**)によるヒト DHFR の阻害 [113]

$$\log 1/K_\mathrm{i} = 1.07\,(\pm 0.23)\,\pi'_3 - 1.10\,(\pm 0.26)\log(\beta\cdot 10^{\pi_3'}+1)$$
$$+ 0.50\,(\pm 0.19)\,I + 0.82\,(\pm 0.66)\,\sigma + 6.07\,(\pm 0.21) \quad (7\text{-}117)$$
$$n = 60,\ r^2 = 0.792,\ s = 0.308,\ \pi_\mathrm{o} = 2.10$$

・3-X 型の構造(**7-31**)によるウシ DHFR の阻害 [114]

$$\log 1/K_\mathrm{i} = 1.10\,(\pm 0.19)\,\pi'_3 - 1.23\,(\pm 0.25)\log(\beta\cdot 10^{\pi_3'}+1)$$
$$+ 0.61\,(\pm 0.62)\,\sigma + 7.08\,(\pm 0.18) \quad (7\text{-}118)$$
$$n = 38,\ r^2 = 0.835,\ s = 0.277,\ \pi_{3}^{o'} = 1.72$$

・3-X 型の構造(**7-31**)によるマウス腫瘍（L5178 YR-C3）の阻害 [114]

$$\log 1/K_\mathrm{i} = 1.19\,(\pm 0.21)\,\pi'_3 - 1.38\,(\pm 0.28)\log(\beta\cdot 10^{\pi_3'}+1)$$
$$+ 0.50\,(\pm 0.24)\,I + 0.90\,(\pm 0.68)\,\sigma + 6.20\,(\pm 0.22) \quad (7\text{-}119)$$
$$n = 38,\ r^2 = 0.874,\ s = 0.289,\ \pi_{3}^{o'} = 1.56$$

・3-X 型の構造(**7-31**)による L1210 白血病 DHFR の阻害 [115]

$$\log 1/K_\mathrm{i} = 0.98\,(\pm 0.14)\,\pi'_3 - 1.14\,(\pm 0.20)\log(\beta\cdot 10^{\pi_3'}+1)$$
$$+ 0.79\,(\pm 0.57)\,\sigma + 6.12\,(\pm 0.14) \quad (7\text{-}120)$$
$$n = 58,\ r^2 = 0.810,\ s = 0.264,\ \pi_{3}^{o'} = 1.76$$

・3-X 型の構造(**7-31**)によるメトトレキセート耐性細胞由来カゼイ菌 DHFR の阻害 [116]

$$\log 1/K_\mathrm{i} = 0.53\,(\pm 0.11)\,\pi'_3 - 0.64\,(\pm 0.25)\log(\beta\cdot 10^{\pi_3'}+1)$$
$$+ 1.49\,(\pm 0.25)\,I + 0.70\,(\pm 0.65)\,\sigma + 2.93\,(\pm 0.26) \quad (7\text{-}121)$$
$$n = 44,\ r^2 = 0.908,\ s = 0.319,\ \pi_{3}^{o'} = 4.31$$

・3-X 型の構造(**7-31**)によるラット肝臓 DHFR の阻害 [41]

$$\log 1/K_\mathrm{i} = 1.12\,\pi_3 - 1.34\log(\beta\cdot 10^{\pi_3}+1) + 6.80 \quad (7\text{-}122)$$
$$n = 18,\ r^2 = 0.955,\ s = 0.171,\ \pi_{3}^{o'} = 1.68$$

・3-X 型の構造(**7-31**)による森林型熱帯リーシュマニア DHFR の阻害 [117]

$$\log 1/K_\mathrm{i} = 0.65\,(\pm 0.08)\,\pi'_3 - 1.22\,(\pm 0.29)\log(\beta\cdot 10^{\pi_3'}+1)$$
$$- 1.12\,(\pm 0.29)\,I_{\mathrm{OR}} + 0.58\,(\pm 0.16)\,\mathrm{MR_Y} + 5.05\,(\pm 0.16) \quad (7\text{-}123)$$
$$n = 41,\ r^2 = 0.931,\ s = 0.298,\ \pi_{3}^{o'} = 4.54$$

細菌と脊椎動物の DHFR に関するこれらの 8 種の QSAR において，最も重要なパラメータは 3 位置換基の疎水性である．π_3 のプライム符号は，構造(**7-31b**)の事例では，Y のパラメトリゼーションができないことを示す．すなわち，Y は活性にほとんど影響せず，かつ酵素とも接触しないと考えられる．脊椎動物の QSAR における π_o 値は，1.56（マウス腫瘍 DHFR）から 2.10（ヒト DHFR）の範囲にあり，平均値は 1.79 である．一方，細菌と原虫の QSAR における π_o 値は，脊椎動物の値に比べて，はるかに大きい（4.31 と 4.54）．これは，おそらく，置換基の疎水接触領

域が大きいことと関係がある。この特徴は，薬物設計にとって重要な利点と考えられる。脊椎動物のπ項の上昇勾配は0.98-1.19の範囲にあり，平均値は1.08である。一方，細菌と原虫のQSARでは，π項の初期勾配は小さく，それぞれ0.53と0.65である。カゼイ菌とリーシュマニアのQSARは，非常によく似たπ_0値を与える。しかし，リーシュマニア酵素は異常で，意外にも二官能性蛋白質としてのチミジル酸シンテターゼと共役している[118]。式(7-123)は，2種の酵素間のその他の違いをも明らかにする。

ラットのQSARが基礎を置くのは，18個のデータ点にすぎない。そのため，誘導体の範囲が限定され，他のQSARで現れる項が抜ける可能性がある。たとえば，σ項は，カゼイ菌を含め，6種のQSARに出現しており，その平均値は0.78である。しかし，式(7-122)と式(7-123)では，σ項は出現しない。これは，興味深い事実である。確かに，物理有機化学の立場から眺めれば，メタ置換基のみ電子効果を示し，パラ置換基は示さないという見解を支持する先例は存在しない。しかし，ニワトリDHFRの分子グラフィックス解析によれば，4位置換基は明らかに立体効果を示す[112]。おそらく，この立体効果が電子効果を覆い隠し，σが有意にならない程度にまで，酵素の構造を変化させるのかもしれない。

式(7-117)，式(7-119)および式(7-121)におけるIは，2個のフェニル環を架橋した構造(**7-31b**)を対象としたダミー変数である。たとえば，式(7-117)の場合，OCH_2，SCH_2およびCH_2Sに対してのみ$I=1$で，他の架橋はすべて$I=0$である。Iの係数はいずれも正で，その値はヒトDHFRやマウス腫瘍DHFRの0.50からカゼイ菌QSARの1.49まで変化する。他の因子が同じであれば，この架橋は阻害活性を3～30倍ほど増強する。ただし，その理由は不明である。

森林型熱帯リーシュマニアに対する式(7-123)は，最も複雑である。I_{OR}はダミー変数で，（予想よりも10倍ほど活性の低い）アルコキシ基に対して1を割り付ける。簡単なアルキル基は，この種のパラメトリゼーションを必要としない。この酵素の場合，構造(**7-31b**)の置換基Yは，MRの係数から判断して，システインヒドロラーゼ類と同じ様式で，酵素表面に接触する。しかし，この酵素のX線構造はいまだ不明なため，正確なことは分からない。DHFRに作用する2種の阻害剤のQSARによれば，たとえ結晶構造が解明されても，酵素間の類似性や相違を明らかにすることは容易ではない。

酵素阻害剤の研究を複雑にしているのは，DHFRを含め，「結合の遅い」阻害剤の問題である。TMPのように堅い結合を形成する化合物でしばしば見られるこの現象は，K_iの的確な定義を難しくする[119,120]。

精製酵素レベルのDHFRに作用する阻害剤のQSARを，生細胞に作用する同一化合物のそれと比較することは興味深い。

・構造(**7-31**)によるカゼイ菌細胞の50%阻害[116]

$$\log 1/C = 0.80(\pm 0.15)\pi'_3 - 1.06(\pm 0.27)\log(\beta \cdot 10^{\pi 3'}+1)$$
$$-0.94(\pm 0.39)MR_Y + 0.80(\pm 0.56)I + 4.37(\pm 0.19) \quad (7\text{-}124)$$
$$n=34, r^2=0.863, s=0.371, \pi_3^{0'}=2.94$$

・構造(**7-31**)によるメトトレキセート耐性型カゼイ菌細胞の50%阻害[116]

$$\log 1/C = 0.45(\pm 0.05)\pi_3 + 1.05(\pm 0.33)I - 0.48(\pm 0.24)\mathrm{MR_Y}$$
$$+ 3.38(\pm 0.13) \quad (7\text{-}125)$$
$$n = 38,\ r^2 = 0.929,\ s = 0.264,\ \pi_\mathrm{o} \approx 5.9$$

・構造(**7-31**)による大腸菌細胞の 50%阻害 [121]

$$\log 1/C = 0.51(\pm 0.06)\pi_3 + 2.35(\pm 0.19) \quad (7\text{-}126)$$
$$n = 18,\ r^2 = 0.947,\ s = 0.260$$

・構造(**7-31**)によるメトトレキセート耐性型大腸菌細胞の 50%阻害 [121]

$$\log 1/C = 0.54(\pm 0.07)\pi_3 + 2.29(\pm 0.22) \quad (7\text{-}127)$$
$$n = 18,\ r^2 = 0.939,\ s = 0.299$$

・構造(**7-31**)による大腸菌細胞の阻害（MIC）[122]

$$\log 1/C = 0.60\pi - 1.89\log(\beta \cdot 10^\pi + 1) + 2.84 \quad (7\text{-}128)$$
$$n = 66,\ r^2 = 0.927,\ s = 0.344,\ \pi_\mathrm{o} = 5.86$$

・構造(**7-31**)による黄色ブドウ球菌細胞の阻害（MIC）[122]

$$\log 1/C = 0.59\pi - 1.52\log(\beta \cdot 10^\pi + 1) + 2.83 \quad (7\text{-}129)$$
$$n = 23,\ r^2 = 0.972,\ s = 0.218,\ \pi_\mathrm{o} = 5.79$$

・構造(**7-30**)による大腸菌細胞の 50%阻害 [121]

$$\log 1/C = 1.15(\pm 0.22)\mathrm{MR'}_{3,4,5} + 0.27(\pm 0.22)\pi_{3,4,5}$$
$$- 0.14(\pm 0.08)(\pi_{3,4,5})^2 + 3.79(\pm 0.31) \quad (7\text{-}130)$$
$$n = 28,\ r^2 = 0.839,\ s = 0.341,\ \pi_\mathrm{o} = 0.94$$

・構造(**7-30**)によるメトトレキセート耐性型大腸菌の 50%阻害 [121]

$$\log 1/C = 1.39(\pm 0.16)\mathrm{MR'}_{3,4,5} + 0.35(\pm 0.08)\pi_{3,4,5} + 2.11(\pm 0.23) \quad (7\text{-}131)$$
$$n = 26,\ r^2 = 0.940,\ s = 0.238$$

ここで，Cは細胞増殖の 50%を阻害するのに必要なモル濃度である．正常なカゼイ菌細胞に対する式(7-124)を，カゼイ菌DHFRに対する式(7-121)と比較してみよう．これらの方程式の間には，重要な違いがある．すなわち，式(7-124)は，式(7-121)に比べて，π_oが有意に小さく，σ項を含まず，かつI項の係数が小さい．また，$\mathrm{MR_Y}$項の係数は負値をとる．特に興味深いのは，$\mathrm{MR_Y}$項である．というのは，細胞のDHFRでは，Yは極性空間と接触するが，単離したDHFRでは，そのようなことは起こらない．たとえば，式(7-123)に示した森林型熱帯リーシュマニアのDHFRでは，$\mathrm{MR_Y}$項は正値をとる．我々の知識によれば，この研究は，*in vivo*酵素と*in vitro*酵素の構造の違いを立証した最初の事例である．

しかし，大腸菌や黄色ブドウ球菌と異なり，カゼイ菌細胞では，DHFR阻害剤は能動輸送される．そのため，別の説明も可能である．すなわち，輸送蛋白質は構造的にDHFRと似ているため，耐性細胞では，MR項は阻害剤と輸送蛋白質との相互作用を反映しているのかもしれない．耐性細胞の輸送系は，しばしば強く阻害される．この阻害は，輸送蛋白質の構造変化ではなく，おそらく膜の変化に由来する．

耐性型カゼイ菌細胞に対する式(7-125)は，感受性細胞に対する式(7-124)とは大きく異なる．

すなわち，π_3の係数がはるかに小さい。また，方程式はπ_3に関して線形で，π_0値はおそらく約5.9付近にある。カゼイ菌細胞は，構造(**7-31**)の変異を輸送する能動輸送系を備える。ただし，MTXに耐性を示す細胞では，この能動輸送系は損なわれている。

一般に，正常細胞のQSARは，単離DHFRのそれと類似していることから，輸送系の活性部位も，DHFRのそれに似ていると考えられる。式(7-125)のπ_0値は，能動輸送系を持たない細胞に対する式(7-128)や式(7-129)のそれとほぼ一致する[122]。これは予想された結果であり，実際その通りになった。

ベンジルピリミジン類(**7-30**)による大腸菌細胞の50%阻害データを，感受性型に関する式(7-130)とメトトレキセート耐性型に関する式(7-131)との間で比較してみよう。これらのQSARは，さらに大腸菌DHFRに関する式(7-113)とも比較された。式(7-130)と式(7-131)は，式(7-113)に比べてデータ点が少ないため，明確なQSARの誘導が難しい。しかし，*in vitro*と*in vivo*のいずれにおいても，重要なパラメータはMR′であった。細胞透過の問題が，MRの役割を覆い隠すことはなかった。このことは，式(7-130)と式(7-131)におけるMR項が人為的なものではなく，他の方法では得られない重要な情報を含むことを示している。

大腸菌細胞から明らかになったことは，感受性型と耐性型が，トリアジン類では同じ様式で反応するが，ベンジルピリミジン類では様式が異なることである。また，耐性細胞では，阻害活性はπに関して直線的な依存性を示す。そのπ_0値は，3.2〜3.8の範囲にあると推定されるが，正確なことは分からない。他の葉酸拮抗剤もまた，大腸菌細胞の2種のタイプに対して選択性を示すが，メトプリンは別である[103]。現時点では，耐性型大腸菌細胞に対するピリミジン類とトリアジン類の挙動の違いは，いまだ説明されていない。

次に，精製酵素とマウス細菌に対する阻害剤の作用について比較した。しかし残念ながら，キナゾリン類(**7-32**)の事例を除けば，このような研究はほとんどなされていない。

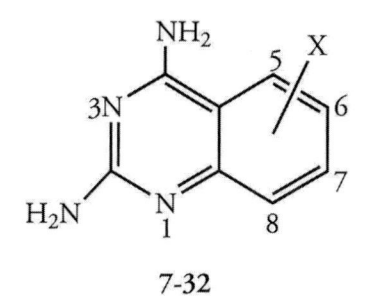

7-32

・キナゾリン類(**7-32**)によるラット肝臓DHFRの50%阻害[123]

$$\log 1/C = 0.81(\pm 0.12)\mathrm{MR}_6 - 0.064(\pm 0.02)(\mathrm{MR}_6)^2 + 0.78(\pm 0.12)\pi_5$$
$$- 0.73(\pm 0.49)I_1 - 2.15(\pm 0.38)I_2 - 0.54(\pm 0.21)I_3$$
$$- 1.40(\pm 0.41)I_5 + 0.78(\pm 0.37)I_6 - 0.20(\pm 0.12)\mathrm{MR}_6 \cdot I_1 \quad (7\text{-}132)$$
$$+ 4.92(\pm 0.23)$$
$$n = 101, \, r^2 = 0.924, \, s = 0.441, \, \mathrm{MR}_6^o = 6.4$$

式(7-132)では，2, 4, 5および6位へさまざまな置換基が導入されるが，式自体は必ずしも

複雑ではない[123]。2位と4位には，通常NH_2基が配置されるが，他の置換基で置き換わることもある。最も重要な変数は，MR_6とπ_5である。(0.1MR_6が6.4までの) かさ高い置換基が6位に付くと，阻害力価は増強され，5位の疎水基もまた力価を高める。ダミー変数のI_6は活性に正の寄与をなすが，他のダミー変数は，係数がすべて負になる。また，I_6は6-SO_2Ar基のとき1，I_1は2-OHまたは2-SHのとき1，I_2は2-Hのとき1である。2-NH_2基は，DHFRへ阻害剤を固定する際に重要な役割を演じる。そのため，水素に置き換えると，活性は著しく低下する。I_3は，4位置換基がOH，SHおよびHのとき1である。その係数は負であるが，これは4-NH_2をOH，SHおよびHで置き換えると，力価が低下することを示す。I_5は5位からアリール基へ(-S-，-SO-，-SO_2-，-CH_2S-および-CH=CH-といった) 架橋があるとき1を割り付ける。交差項の存在は興味深いが，それほど重要ではない。このような交差項の役割については，多年にわたり検討されたが，一般には，交差項はほとんど価値がないというのが我々の結論である(他の事例については，引用文献124を参照されたい)。式(7-132)によると，6位のかさ高い置換基は，5位の疎水基と同様，阻害活性を高める。

・キナゾリン類(**7-32**)によるマウスマラリア原虫の阻害[123]

$$\log 1/C = 0.88(\pm 0.28)\Sigma\pi - 0.16(\pm 0.05)(\Sigma\pi)^2 - 0.68(\pm 0.46)I_6 \\ + 0.37(\pm 0.32)I_8 + 1.53(\pm 0.29)I_9 + 1.19(\pm 0.40)I_{10} \\ + 3.27(\pm 0.40)$$

$$n = 60, r^2 = 0.821, s = 0.427, \pi_o = 2.82$$

(7-133)

ここで，Cはマラリアを経口的に90％抑制するに必要な薬物のモル濃度(mol/kg)である。式(7-133)では，すべての置換基の疎水性(π)の総和が重要で，π_o値は2.82となった。親構造の2,4-ジアミノキナゾリンの$\log P$は1.2であり，このデータセットに対する$\log P_o$は4.0である。この条件は，新しい同族体を設計する際に重要な制約となる。式(7-133)において最も重要な項は，ダミー変数のI_9とI_{10}である。I_9は6-N(Z)CH_2Arのとき1，I_{10}は6-CH_2NHArのとき1である。Xの変動が大きければ，Xの立体効果や電子効果は無視しても良い。また，-N(Z)CH_2-や-CH_2N-といった架橋は，$\Sigma\pi$では扱えない力価の大きな増加を説明するのに使われる。これらの架橋は，葉酸やその1-炭素類似体では，9位と10位に対応する。-OCH_2-単位は，このようなパラメトリゼーションを必要としないことから判断して，重要なのは架橋の長さではない。ダミー変数のI_8は，5位のCH_3(9例) とCl (1例) に対して1を割り付ける。これらの小さな疎水基は，よく似たπ値(0.56と0.71) を持つため，単一のパラメータを使ってまとめることもできる。式(7-132)によれば，これらの疎水基はDHFRと特別な疎水接触を行う。ただし，この接触は$\Sigma\pi$からは説明できない。2-NH_2と4-NH_2をアルキル基で置換した4件の事例は，2-または4-NH_2基を変更した式(7-132)の事例とよく似た結果を与えた。式(7-133)の切片は，式(7-132)のそれに比べて，log単位で1.65だけ小さい。このことは，マウスマラリアの90％抑制には，ラット肝臓DHFRの50％阻害に比べて，約40倍高い薬物濃度が必要であることを意味する。

残念ながら，使用された置換基は，酵素研究とマウス研究で大きく異なる。もし構造が似てい

れば，両者のQSARの一致は，はるかに良好であると思われる。

式(7-134)と式(7-135)は，通常の白血病細胞とメトトレキセート耐性型白血病細胞に関するQSARである。

・構造(**7-31**)によるL1210細胞の50％阻害[115]

$$\begin{aligned}\log 1/C = {} & 1.13(\pm 0.18)\pi_3 - 1.20(\pm 0.21)\log(\beta \cdot 10^{\pi_3} + 1) \\ & + 0.66(\pm 0.23)I_R + 0.94(\pm 0.37)\sigma - 0.32(\pm 0.17)I_{OR} \\ & + 6.72(\pm 0.13) \\ & n = 61, r^2 = 0.792, s = 0.241, \pi_3^{o'} = 1.45\end{aligned}$$ (7-134)

・構造(**7-31**)によるメトトレキセート耐性型L1210細胞の50％阻害[115]

$$\begin{aligned}\log 1/C = {} & 0.42(\pm 0.05)\pi - 0.15(\pm 0.05)MR + 4.83(\pm 0.11) \\ & n = 62, r^2 = 0.885, s = 0.220, \pi_o \approx 6\end{aligned}$$ (7-135)

式(7-134)では，ダミー変数のI_Rは，Xがアルキル基のとき1，I_{OR}はアルコキシ基のとき1である。すなわち，他の因子が同じであれば，アルキル基は予想よりも活性を増強し，アルコキシ基は逆に活性を低下させる。次に，式(7-134)を，L1210白血病DHFRに対する式(7-120)と比較してみよう。式(7-134)からI_RとI_{OR}を取り除けば，これらのQSARはまったく同等である。この事実は，輸送蛋白質の受容体が酵素受容体と似ていることを意味する。また，式(7-120)と式(7-134)は，ρ値もよく一致している。すなわち，DHFR分子は，輸送系でも使われている可能性が高い。

耐性型白血病細胞のQSARは，カゼイ菌細胞の場合と同様，感受性細胞のそれとはまったく異なる。式(7-135)における負のMR項は，構造(**7-31b**)のYだけでなく，すべての置換基に適用される。大腸菌細胞や黄色ブドウ球菌細胞のQSARは，耐性型カゼイ菌細胞のそれとほぼ同じ初期勾配とπ_o値を持つ。この事実は，耐性が輸送系の障害によって引き起こされることを示唆する。すなわち，阻害剤は，（πに関して約6まで線形過程である）受動拡散によって細胞へ入り込む。構造(**7-31**)の親化合物のlog Pは-3であるから，log Pの最適値は約3になる。式(7-135)におけるπの上昇勾配とπ_o値は，能動輸送系を持たない細菌での値と似ている。カゼイ菌細胞とL1210白血病細胞のいずれの場合も，耐性型細胞のQSARは，感受性細胞や単離DHFRのそれよりも簡単である。すなわち，受動拡散は，耐性細胞では重要な役割を演じるが，単離酵素や輸送系では，小さな構造的特徴による効果を遮蔽するにすぎない。

最近，Seydelらは，ベンジルピリミジン類による耐性型大腸菌細胞の阻害が，膜の摂動によって引き起こされることを示した[125]。式(7-130)と式(7-131)における切片の差は1.68である。すなわち，耐性細胞の阻害には，感受性細胞に比べて，約48倍の薬剤濃度を必要とする。このような高濃度では，膜の摂動が有意な阻害因子になると考えられる。しかし，式(7-130)と式(7-131)のMR項はよく似ており，このことは式(7-113)に示した精製DHFRの阻害にも当てはまる。これらの事実は，膜の摂動以外の機構も阻害作用に関与していることを示唆する。

式(7-134)や式(7-135)とよく似た結果は，マウス腫瘍細胞（5178Y）に対する3-X型の構造(**7-31**)の作用に関しても得られた[126]。同様の結果は，4-X型の構造(**7-31**)でも得られてい

る[115,126]。

7.4.3.3 多剤耐性

分子屈折度（MR）は，かさ高さを表す尺度であり，式(7-125)や式(7-135)における負値は，おそらく多剤耐性の問題と関連がある。本節では，この多剤耐性について考察する。

特異性に基づく難問の一つは，多剤耐性（MDR）の存在である。この多剤耐性は，癌の化学療法では特に重要である。癌が特定の薬物に対して耐性を獲得すると，同時に，他の薬物に対しても耐性を獲得することがしばしば起こる。これらの薬物は，化学構造や作用機序が，互いにまったく異なっていても構わない。この領域における画期的な研究は，Biedler-Riehmにより報告された[127]。彼らは，MDRが薬物の分子量と関連があることを指摘した。すなわち，薬物濃度を増やしながら，チャイニーズハムスター細胞をアクチノマイシンDへ暴露すると，チャイニーズハムスター細胞は，構造の異なるさまざまな薬剤に対して耐性を獲得する。この結果は，式(7-136)と式(7-137)を用いて合理的に説明される。

・抗腫瘍薬に対するチャイニーズハムスター細胞の交差耐性[128]

$$\log CR = 3.65(\pm 1.1)\log MW - 8.54(\pm 2.9) \tag{7-136}$$
$$n = 13, r^2 = 0.837, s = 0.470$$

$$\log CR = 3.21(\pm 1.1)\log MW + 0.16(\pm 0.18)\log P - 7.50(\pm 2.8) \tag{7-137}$$
$$n = 13, r^2 = 0.884, s = 0.417, F_{1,10} = 3.95$$

（Fの定義については第13章を参照されたい）

交差耐性（CR）は，$ED_{50}R/ED_{50}S$で定義される。ここで，$ED_{50}R$と$ED_{50}S$は，それぞれ耐性型細胞と感受性型細胞において，細胞増殖を50%阻害する薬物のモル濃度である。すなわち，（薬物が2種の細胞タイプに対して同じように有効で）交差耐性が起こらなければ，CR=1すなわちlog CR=0である。式(7-136)は，大型（MW=1300）のアクチノマイシンDにより誘導された薬物耐性の結果である。ただし，2種の薬物，ノボビオシンとヒドロコルチゾンはこの関係を満たさない。たとえば，ヒドロコルチゾンの場合，典型的な細胞傷害性抗腫瘍薬でないことが，その理由である。式(7-137)のlog P項は興味深いが，それほど重要ではない。最大の交差耐性を示す薬物は，ミトラマイソン（log CR = 2.83），ビンクリスチン（log CR = 2.28），アクチノマイシン（log CR = 2.58）およびビンブラスチン（log CR = 2.38）である。これらの薬物は，いずれも分子量が約1000である。ニトロキノリンオキシド，6-メルカプトプリンおよびナイトロジェンマスタードといった小型の薬物は，すべてlog CRが0に近い。式(7-137)によれば，小型の親水性薬物は，耐性型細胞に対して特に有効である。このような薬物は，大型のアクチノマイシンDとは物理的性質が大きく異なる。毒性化合物に対する防御では，細胞はサイズや疎水性といった性質を認識できなければならない。

Selassieらは，Biedler-Riehmの研究を追跡調査し，メトトレキセート感受性型L1210白血病細胞とメトトレキセート耐性型L1210白血病細胞から得たデータを用いて，次の式(7-138)を誘導した[128]。

$$\log CR = 7.44\,(\pm 2.10)\log MW - 14.97\,(\pm 3.9)\log(\beta \cdot 10^{\log MW} + 1)$$
$$-0.13\,(\pm 0.06)\log P - 13.13\,(\pm 4.2) \tag{7-138}$$
$$n = 29,\ r^2 = 0.759,\ s = 0.394,\ \log MW_\circ = 2.60$$

意外なことに，log MWへの依存性は，上昇勾配が7.44，下降勾配が7.53の対称的な双一次型であった。大型薬物と小型薬物は，いずれも耐性型細胞と感受性型細胞に対して同等の毒性を示した。ここでも，log P の役割は小さかった。しかし，log P の範囲が非常に広いため（-4.5から+4.5），その役割はQSARにおいて有意となった。MTXは，中型サイズ（MW=454）の親水性薬物（log P = -2.52）である。式(7-138)によれば，MW=400の親水性薬物（log $MW_\circ$ =2.60）は，最大の交差耐性を示す。言い換えれば，細胞防御は，中型の親水性薬物に対して提供される。このような細胞を攻撃するには，小型または大型の疎水性薬物が必要となる。細胞は，毒剤（MTX）が中型かつ親水性であることを認識して，防御機能を働かせる。データセット中で最も大きい薬物であるリブロマイシン（MW=2026, log P = -1.11）もまた，ほとんど交差耐性を示さない（log CR=0.239）。その交差耐性の大きさは，最も小さい薬物であるヒドロキシ尿素（MW=76）のそれ（log CR=0.29）とほぼ同じである。式(7-137)や式(7-138)とよく似たQSARは，その他にも報告されている[128]。

耐性型細胞は，毒性物質の侵入を防ぐため，孔や膜を固く閉ざすと仮定すれば，式(7-137)は合理的に説明される。ただし，式(7-137)により示唆される疎水性薬物に対する防御がいかなるものかは不明である。おそらく，入口に疎水性または親水性のチャンネルが存在し，毒性物質に対する耐性は，（逐次変異を介して）このようなチャンネル（11.3.3節参照）を選択的に閉ざすことにより調節されている。

式(7-138)の合理的説明は，さらなる難題に遭遇する。細胞内へのMTX分子の侵入を制限するには，細胞への入口を固く閉ざす必要がある。興味深いことに，最も制限されるのは，耐性を引き起こす化学物質に近い分子量を持つ薬物である。この点に関して，式(7-137)と式(7-138)のlog MWの係数（3.21対7.44）を比較すると，MTXに対して耐性を示す細胞は，log MWの変化にきわめて敏感であることが分かった。すなわち，細胞への入口を固く閉ざせば，MWのわずかな変化によって，CRの大きな変化が引き起こされる。細胞は，薬物の侵入を無駄なく制限し，中でもMTXを最も効率よく制御する。しかし，MTXを締め出すほどの強烈な作用は，必要な養分の侵入をも制限してしまう。その結果，耐性細胞では，エンドサイトーシスが促進される[129]。エンドサイトーシスを介して耐性細胞へ取り込まれた大型薬物は，膜や孔が固く閉ざされているため，排出されない。その結果，細胞内に長く留まり，その毒性は増強される。（固く閉ざされた）出口-入口経路に働くエンドサイトーシスは，要するにポンプとして機能している。感受性型細胞の場合には，エンドサイトーシスを介して侵入した分子は，正常な入口-出口経路を経て排出される。分子量が約400のとき生じる機構の変化は，双一次モデルで表される。いわゆる受動拡散による小型薬物の正常な侵入速度は，分子量が400に近づくにつれ遅くなっていく。機構の変化はこの時点で起こり，受動拡散による侵入が制限されると共に，エンドサイトーシスによる侵入が有意になり始める。大型薬物では，細胞からの排出が制限されるため，その毒性は

さらに強くなる。

選択毒性の説明にQSARを使ったこれらの事例は，QSARの比較がさまざまな問題の解決に役立つことを示唆している。

7.4.3.4 リンゴ酸デヒドロゲナーゼ

吉本-Hanschは，酵素阻害剤の広範な研究を試み，いくつかのデヒドロゲナーゼ類（DHFR，リンゴ酸，グルタミン酸，乳酸およびグリセルアルデヒド-3-リン酸）に関するQSARを誘導した[64]。特に興味深いのは，キノロンカルボン酸塩（**7-33**）によるリンゴ酸デヒドロゲナーゼの阻害に関する次のQSARである。

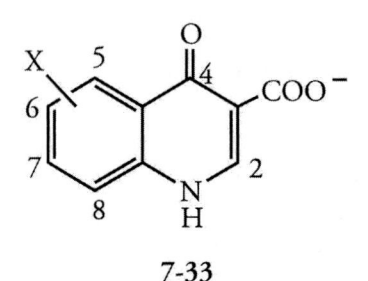

・構造（**7-33**）によるリンゴ酸デヒドロゲナーゼの50%阻害[64]

$$\log 1/C = 0.70(\pm 0.06)\pi_5 + 0.29(\pm 0.08)\mathrm{MR}_{6,7,8} - 1.21(\pm 0.37)I \\ + 3.16(\pm 0.18) \tag{7-139}$$
$$n = 75,\ r^2 = 0.889,\ s = 0.385$$

式(7-139)において，6-，7-および8位置換基はすべて，酵素の非疎水空間と接触し，正の立体効果を及ぼす。Iはダミー変数で，5-$\mathrm{O(CH_2)}_n\mathrm{OC_6H_5}$（ただし，$n=3$または4）に対してのみ1を割り付ける。$n=2$の事例は，$I$を用いなくてもうまく適合する。すなわち，負の立体効果を及ぼすのは，長い5位置換基のみである。

Coatsらは，抗腫瘍薬の研究の途上で，（7位のみを置換した）同一クラスの阻害剤の活性について検討し，リンゴ酸デヒドロゲナーゼに関して式(7-140)と式(7-141)，乳酸デヒドロゲナーゼに関して式(7-142)を誘導した[130]。

・構造（**7-33**）による細胞質リンゴ酸デヒドロゲナーゼの50%阻害[130]

$$\log 1/C = 0.75(\pm 0.39)\mathrm{MR}_7 - 0.07(\pm 0.06)(\mathrm{MR}_7)^2 + 2.25(\pm 0.39) \tag{7-140}$$
$$n = 17,\ r^2 = 0.85,\ s = 0.33,\ \mathrm{MR}_\circ = 5.29$$

・構造（**7-33**）によるミトコンドリア・リンゴ酸デヒドロゲナーゼの50%阻害[130]

$$\log 1/C = 0.58(\pm 0.06)\mathrm{MR}_7 + 2.46(\pm 0.24) \tag{7-141}$$
$$n = 29,\ r^2 = 0.92,\ s = 0.34$$

・構造（**7-33**）による骨格筋乳酸デヒドロゲナーゼの50%阻害[130]

$$\log 1/C = 0.79(\pm 0.31)\mathrm{MR}_7 - 0.07(\pm 0.05)(\mathrm{MR}_7)^2 + 2.46(\pm 0.27) \tag{7-142}$$
$$n = 11,\ r^2 = 0.96,\ s = 0.14,\ \mathrm{MR}_7^\circ = 5.56$$

Coats らによるこれらの3種のQSARでは，初期勾配と切片がよく似ている。ただし，式(7-141)では，MR_7 は置換基の全範囲で線形である。このことは，ミトコンドリア・リンゴ酸デヒドロゲナーゼでは，かさ高さの許容度が高いことを示す。式(7-140)と式(7-141)を式(7-139)と比較してみると，前者は後者よりもMRの係数が大きい。これらの阻害剤は，腫瘍細胞に対する活性に関しても検討された。

・構造(**7-33**)によるEhrlich腹水癌細胞呼吸の50%阻害[130]

$$\log 1/C = 0.46(\pm 0.11)\pi_7 + 3.22 \qquad (7\text{-}143)$$
$$n = 14, r^2 = 0.86, s = 0.28$$

腫瘍細胞に対する結果は，単離酵素のそれとはまったく異なる。すなわち，腫瘍細胞では，置換基の疎水性のみが有意であるのに対し，単離酵素では，7位置換基のかさ高さのみが重要である。問題は，デヒドロゲナーゼ類の阻害により，阻害剤が呼吸を遅らせるか否かである。しかしおそらく，阻害剤にそのような効果はない。細胞全体では，最も重要なのは，膜を経て酵素の作用部位へ到達する阻害剤の透過である。QSARは，πに依存するこの過程に支配される。もっとも，かさ高さの効果も認められるため，Coats らはπとMRに共線性のない置換基を使用すべきと考えた。これらのQSARに関連し，ベンジルピリミジ類による大腸菌DHFRと大腸菌細胞の阻害に関する式(7-113)と式(7-130)は，有益な情報を提供する。すなわち，式(7-113)に現れるMR項は，式(7-130)にも同様に出現する。ただし，式(7-130)では，全体の疎水性もまた重要となる。

カゼイ菌DHFRとカゼイ菌細胞では，式(7-112)と式(7-124)に示されるように，状況は大腸菌とは大きく異なる。すなわち，式(7-112)に現れるMR項は，式(7-124)には現れない。言い換えれば，精製酵素と異なり，細胞透過ではMR項は無視される。

7.4.3.5　キサンチンオキシダーゼ

キサンチンオキシダーゼは，（鉄とモリブデンを含有する）珍しい酵素で，キサンチンを尿酸へ酸化する。

図式7-Ⅲ

その結果，体内に過剰の尿酸が蓄積し，（関節での尿酸の結晶化により）痛風が引き起こされる。このような理由に基づき，キサンチンオキシダーゼ阻害剤の設計には，かなりの関心が示された。最初に成功を収めた薬物は，Hitchings-Elion が開発したアロプリノールであった。ここでは，9-(X-フェニル) グアニン類(**7-34**)によるキサンチンオキシダーゼの阻害に関するQSARを提示する[131]。

7-34

・構造(**7-34**)によるキサンチンオキシダーゼの 50% 阻害 [132]

$$\log 1/C = 0.20(\pm 0.09)\mathrm{MR}_{3,4} + 1.26(\pm 0.31)E_{s,2} + 0.43(\pm 0.11)E_{s,4}$$
$$+ 4.33(\pm 0.36) \tag{7-144}$$
$$n = 30, r^2 = 0.854, s = 0.228$$

式(7-144)によれば，E_s 項の正の係数は，2 位と 4 位の置換基による負の立体効果を表す。65 種から成る構造(**7-34**)の化合物群に基づき，さらに複雑な QSAR も誘導された [133]。

オキシドレダクターゼ類は，反応条件に依存し，基質を酸化することもあれば，還元することもある。キサンチンオキシダーゼによる還元の一例は，次の式(7-145)に示した，芳香族ニトロ化合物のヒドロキシルアミン類への還元である。

$$X-C_6H_4-NO_2 \rightarrow X-C_6H_4-NHOH$$

$$\log k = 1.09(\pm 0.20)\sigma^- + 1.73(\pm 0.11) \tag{7-145}$$
$$n = 21, r^2 = 0.876, s = 0.192$$

（グループ間共鳴を介した）電子求引のパラメトリゼーションには σ^- が使われたが，その相関は，σ を用いた場合（$r^2 = 0.740, s = 0.278$）に比べて良好であった。予想通り，置換基による電子の求引は，還元反応を促進した。また，疎水項や立体項を追加しても，式(7-145)は改善されなかった。この失敗の原因は，ニトロベンゼンの 3 位と 4 位の置換基が，酵素表面と接触しないことにある。細胞ゾル・オキシドレダクターゼ類によるニトロ化合物の還元は，変異原活性において重要な役割を演じる（第 9 章）。

7.4.3.6　アミノ酸オキシダーゼ

Neim らは，ブタ腎臓アミノ酸オキシダーゼによる X-フェニルグリシン類(**7-35**)の酸化について検討した [135]。

7-35

彼らは，この過程のV_{max}が，双一次形式でσと相関することを見出した。しかし，その後の研究によれば，σよりもσ^+やラジカル定数の方が良好な結果を与えることが分かった。

・アミノ酸オキシダーゼによる構造(**7-35**)の酸化（pH 8.5）[136]

$$\log V_{max} = 2.05(\pm 0.45)\sigma^+ + 0.28(\pm 0.31) \tag{7-146}$$
$$n = 15, r^2 = 0.882, s = 0.514$$

σ^+の代わりにσを用いると，相関は著しく悪化した（$r^2 = 0.731$, $s = 0.773$）。

式(7-146)における大きなρ値は，Xによるラジカルの安定化を示すものではない。というのは，このような反応のρ値は，通常小さいからである（2.11節参照）。大きなρ値は，式(2-159)を思い起こさせ，ラジカルイオンやアニオンの関与を予想させる。ラジカルの関与を示す証拠も存在するが，実際のところ，酸化の機構は未だ不明である。

7.4.3.7　モノアミンオキシダーゼ（MAO）

モノアミンオキシダーゼは，広く研究された酵素の一つで，創薬化学にとっても興味深い酵素である。その大部分は，ニューロン内のミトコンドリア外膜に遍在し，いわゆる生体アミン類をアルデヒド類へ変換すると共に，さらに酸類へ酸化したり，アルコール類へ還元したりする。すなわち，MAOは，ニューロン内アミン類の代謝を司る酵素である。ニューロンの機能には，フェノール性アミン類，ドパミン，チラミン，ノルエピネフリン，エピネフリンおよびセロトニンといった生体アミン類が関与する。それゆえ，生体アミン類の代謝を妨げるモノアミンオキシダーゼ阻害剤は，しばしば抗鬱効果を示す。

N-(フェノキシエチル) シクロプロピルアミン類(**7-36**)は，ラット肝臓ミトコンドリアのMAOを阻害する。

7-36

・構造(**7-36**)によるラット肝臓ミトコンドリアMAOの50%阻害[137]

$$\log 1/C = 0.79(\pm 0.16)E_{s3,5} + 1.80(\pm 0.40)\sigma + 0.19(\pm 0.21)\pi$$
$$+ 4.16(\pm 0.42) \tag{7-147}$$
$$n = 17, r^2 = 0.939, s = 0.254$$

除外したデータ点：3,5-$(CH_3)_2$

式(7-147)の誘導に当たっては，Fullerらのデータが用いられた[138]。彼らは最初，π，σおよび経験的立体パラメータ，ξを用いて，QSARの誘導を試みた。しかし，一般的な立体パラメータ，E_sとσを用いた式(7-147)の方が良好な相関を与えた。ただし，立体効果が認められたのは，メタ位の置換基のみであった。4位は，4-N=NC_6H_5のような大きな置換基でもうまく適合することから，立体的な許容度が高いと考えられる。また，π値としては，フェノキシ酢酸系を採用し，3，4および5位の置換基を加え合わせた値を用いた。しかし，(信頼限界の値から明らかなように) πの重要性は低い。また，E_sは改良値を用いたため，以前報告されたQSARでの値とは少し異なる。さらに大きなデータセットを用いれば，位置の異なる置換基の疎水効果に対して，別々の役割をあてがうことも可能である。モノアミンオキシダーゼのQSARに関する他の事例については，Guptaの総説を参照されたい[3]。

7.4.3.8　プロスタグランジンシンテターゼ

プロスタグランジンシンテターゼ（PGS）は，アラキドン酸を介したヒトプロスタグランジンE_2の生合成に関与している。プロスタグランジン類は，炎症反応に関与する組織で局所的に放出される。アスピリンは，プロスタグランジン生合成を阻害する。そのため，抗炎症薬の研究は，PGS阻害剤の発見に集中することになった。このクラスの薬物の重要性は，正しく評価されている。米国人は，1年間に16000トンのアスピリンを消費し，その費用は20億ドルに達する[139]。抗炎症薬は，市場で最もよく売れる医薬品である。

Van de Bergらは，構造(7-37)の化合物群に関して，次の式(7-148)を誘導した[140]。

7-37

・構造(7-37)によるアラキドン酸からのプロスタグランジンE_2合成の50%阻害（ウシ精嚢ミクロソーム）[140]

$$\log 1/C = 0.38(\pm 0.10)\log P + 1.56(\pm 0.42)\sigma + 2.43(\pm 0.43) \tag{7-148}$$
$$n = 24, r^2 = 0.819, s = 0.248$$

このQSARにおける電子求引の役割は不明であるが，酸性度とは無関係と思われる。反応はプロトンの解離や水素結合の形成を伴うことから，$\log P$の係数は妥当な値と考えられる。

7.4.3.9 チミジル酸シンテターゼ

チミジル酸シンテターゼは，$N^{5,10}$-メチレンテトラヒドロ葉酸（CH_2-H_4 葉酸）による，2′-デオキシウリジン-1-リン酸（dUMP）からデオキシチミジル酸（dTMP）への変換を触媒する酵素である。

この酵素は，dTMP生合成の *de novo* 経路を提供し，その阻害は，癌化学療法における重要な標的である。綿谷らは，5-X-2′-デオキシウリジル酸(**7-38**)によるカゼイ菌チミジル酸シンテターゼの阻害に対して，式(7-149)を誘導した[141]。

$$\log 1/K_i = 1.58(\pm 1.2)\sigma^- + 3.49(\pm 2.33)F - 1.43(\pm 1.1)\text{MR}$$
$$+ 5.88(\pm 0.84) \quad (7\text{-}149)$$
$$n = 9, r^2 = 0.908, s = 0.461$$

たとえF検定によって式(7-149)が正当化されたとしても，3変数式に対してデータ点が9個というのは，あまりにも少なすぎる。しかし，出発点としては有用であり，その後の新しい同族体の設計に役立つはずである。MRの係数が負であるが，このことは，大きな置換基ほど阻害力価を低下させることを意味する。もちろん，Xの主要な効果が電子効果であることは明らかである。

7.4.3.10 リポキシゲナーゼ

アラキドン酸-5-リポキシゲナーゼは，ロイコトリエン類の生合成で中心的な役割を演じる。この機構の制御は，喘息，乾癬および心筋梗塞の治療に役立つと考えられる[142]。日本の研究者は最近，構造(**7-39**)，構造(**7-40**)および構造(**7-41**)で示される3種のジオール体に関して，式(7-150)を誘導した。

7-39　　　　　　　　**7-40**　　　　　　　　**7-41**

- モルモット多形核白血球によるアラキドン酸からロイコトリエンB_4と5-ヒドロキシエイコサテトラエン酸への形成の阻害（I_{50}）[142]

$$\log 1/C = 0.49(\pm 0.11)\log P - 0.75(\pm 0.22)\log(\beta \cdot 10^{\log P} + 1)$$
$$- 0.62(\pm 0.18)D_{II} - 1.13(\pm 0.20)D_{III} + 5.50(\pm 0.33) \quad (7\text{-}150)$$
$$n = 51,\ r^2 = 0.801,\ s = 0.269,\ \log P_o = 4.61(\pm 0.49)$$

Dはダミー変数で，構造(**7-40**)に対して$D_{II}=1$，構造(**7-41**)に対して$D_{III}=1$である。Dの係数は負であることから，最大の固有力価を与えるのは構造(**7-39**)である。大きな$\log P_o$は，疎水結合領域が広いことを示唆する。

リポキシゲナーゼ阻害剤における疎水性の重要性は，次の研究からも明らかである[143]。

- ROHによる大豆リポキシゲナーゼの阻害（I_{50}）[143]

$$\log 1/K_i = 0.83(\pm 0.06)\log P + 0.39(\pm 0.07) \quad (7\text{-}151)$$
$$n = 12,\ r^2 = 0.990,\ s = 0.087$$

式(7-151)で扱われたのは，メタノールからヘプタノールまでの直鎖アルコール類とそれらの異性体で，最も親油性の化合物はヘプタノールであった（$\log P = 2.53$）。式(7-151)の切片は小さいが，このことは，他の非特異的阻害反応と同様（第6章），アルコール類の固有活性が低いことを示す。これらの方程式は，この種の酵素における活性部位の疎水的性質を解明できる点で興味深い。

広く研究されているもう一つのオキシゲナーゼは，ルシフェリン類のそれである。特に興味深いのは，蛍のルシフェラーゼで，その酸化反応は，次の機構により光を発生する。

[化学反応スキーム: ホタルルシフェリン + ATP → 中間体 + PPi、O₂ を経て AMP + オキシルシフェリン + CO₂ + 光]

Franksは，蛍ルシフェラーゼの反応が，麻酔薬のモデルとして使えると考え，酵素に対するさまざまな阻害剤の作用について検討を加えた。

・脂肪族炭化水素類，アルコール類，ケトン類などによる蛍ルシフェラーゼの阻害 (I_{50})[144]

$$\log 1/C = 0.88(\pm 0.05)\log P + 1.23(\pm 0.19)$$
$$n = 42, r^2 = 0.968, s = 0.395$$
(7-152)

除外したデータ点：ヘプタン，オクタンおよびヘキサデカノール

式(7-152)の勾配は，式(7-151)のそれに近い。しかし，切片ははるかに大きい。このことは，ルシフェラーゼが簡単な脂肪族阻害剤に対してより鋭敏に反応することを示唆する。さまざまな阻害剤の活性が式(7-152)で説明できるという事実は，阻害反応が非特異的であることを示唆する。テトラデカノールまでのアルコール類はQSARにうまく適合する。このことは，ルシフェラーゼが非常に大きな疎水結合部位を持つことを示唆する。

7.4.3.11 イノシン酸デヒドロゲナーゼ

イノシン—リン酸（IMP）は，イノシン酸デヒドロゲナーゼにより，キサントシン—リン酸（XMP）へ変換される。

[化学構造: IMP → XMP]

Skibo-Meyerは，構造(**7-42a**, **7-42b**)によるイノシン酸デヒドロゲナーゼの阻害に関して，次の式(7-153)を誘導した[145]。

7-42a	7-42b

$$\log 1/K_i = 0.75(\pm 0.25)F + 0.32(\pm 0.14)I + 3.87(\pm 0.11) \tag{7-153}$$
$$n = 14, r^2 = 0.870, s = 0.116$$

Iはダミー変数で，構造(**7-42a**)の類似体に対して1を割り付ける。場誘起パラメータ，Fの役割は不明である。Guptaは，Xの立体効果の重要性を示唆した[3]。立体効果は，リボヌクレオシド二リン酸レダクターゼ阻害剤においても重要であった。

7.4.3.12 腎臓レダクターゼ

ウサギ腎臓レダクターゼによる$X-C_6H_4COCH_3$から$X-C_6H_4CH(OH)CH_3$への還元は，次の式(7-154)で与えられる[146]。

$$\log k = 1.21(\pm 0.42)\sigma^+ - 0.31(\pm 0.21)E_s\text{-}4 + 1.59(\pm 0.20) \tag{7-154}$$
$$n = 10, r^2 = 0.941, s = 0.251$$

本例では，σ^+はσよりもかなり良好な相関を与える。4位置換基は，小さい正の立体効果を示す。次に，酵素によるアセトフェノン類の還元を，化学的方法による還元と比較してみよう。

・モルホリン-ボランによるアセトフェノン類の還元（34.8℃）[147]

$$\log k = 0.84(\pm 0.17)\sigma^+ - 4.49(\pm 0.11) \tag{7-155}$$
$$n = 8, r^2 = 0.958, s = 0.100$$

ここでも，σ^+はσよりも良好な相関を与える。2種の還元法におけるρ値の一致は良好である。酵素によるケトンの分極は還元に有利であるが，正電荷の非局在化は，反応中心の求電子的性質を低下させる。

また，正のρ値は，電子供与基が反応を阻害することを示す。

7.4.4 トランスフェラーゼ類
7.4.4.1 アセチルトランスフェラーゼ

酵素反応分野における初期の構造活性相関研究の一つは，ハト肝臓アセチルトランスフェラーゼによるアニリン類のアシル化であった。

$$X-C_6H_4-NH_2 + CH_3CONHC_6H_4-N=N-C_6H_4SO_3^- \xrightarrow{\text{アセチルトランスフェラーゼ}} X-C_6H_4NHCOCH_3$$

我々は，Jacobsonのデータを用いて，次の式(7-156)と式(7-157)を誘導した[148]。

$$\log k_{相対} = 0.21(\pm 0.05)\pi - 0.33(\pm 0.12)\sigma^- - 0.31(\pm 0.12)$$
$$n=6, r^2=0.992, s=0.043 \tag{7-156}$$

$$\log k_{相対} = 0.22(\pm 0.06)\pi - 21.5(\pm 7.0)q\text{N} - 40.3(\pm 13)$$
$$n=6, r^2=0.992, s=0.039 \tag{7-157}$$

これらのQSARにおいて，πはアニリン系から得られた値で，qNは，Perault-Pullmanが量子化学的に計算した窒素上の電子密度である。式(7-156)と式(7-157)は，適合度の点で実質的に同一であり，πの係数もほぼ同じである。本例は，QSARにおいてσの代わりにMO計算値が使えることを示した初期の事例の一つである。現在では，（たとえF検定で正当化されるとしても）データ点が6個しかないQSARで，二変数を使うことに難色を示す研究者も多い。しかし，この事例は，量子化学的パラメータをQSARで使用した初期の事例として興味深い。

7.4.4.2 N-アリールヒドロキサム酸 N,O-アセチルトランスフェラーゼ

Marhevkaらは，7-X-N-ヒドロキシ-2-アセトアミドフルオレン類によるN-アリールヒドロキサム酸N,O-アシルトランスフェラーゼ（AHAT）の阻害について検討した[149]。

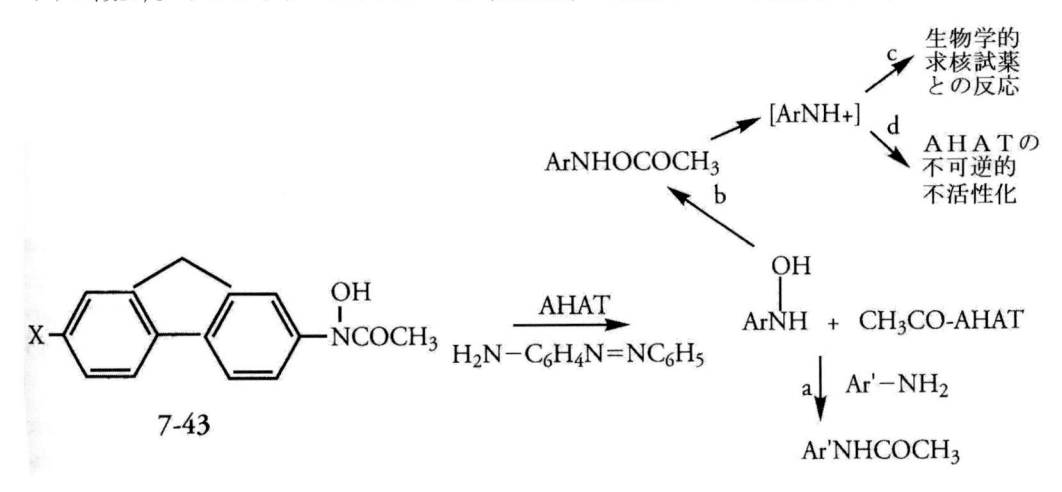

図式 7-IV

アセトアミドフルオレン類(**7-43**)によるAHATの阻害は，図式7-IVに示されるように複雑な過程である。Marhevkaらは，アセトアミドフルオレン類によるハムスター肝臓AHATの阻害に関して，次の式(7-158)を誘導した。

$$\log K_i = -1.54(\pm 0.74)\sigma - 0.64(\pm 0.39)\text{MR} + 0.46(\pm 0.44)$$
$$n=10, r^2=0.810, s=0.29 \tag{7-158}$$

この阻害反応には，おそらくニトレニウムイオン中間体が関与している。もしそうであるならば，σ^+はσよりも有用な変数と考えられる。この点を念頭に置き，次の式(7-159)が誘導された。

$$\log K_i = -0.99(\pm 0.46)\sigma^+ - 0.71(\pm 0.39)\text{MR} + 0.29(\pm 0.40)$$
$$n=10,\ r^2=0.821,\ s=0.285 \tag{7-159}$$

式(7-159)の相関は良好であるが，式(7-158)を有意に改善するほどではない．置換基の選択に当たっては，σとσ⁺のいずれが妥当かを決めなければならない．負のMR項は，大きな置換基が阻害活性に対して有害な効果を及ぼすことを示す．しかし，置換基の疎水的性質の役割は不明である．

構造(**7-43**)のような化合物は，アリールアセチルアミノ化合物の発癌性において重要な役割を演じる．また，構造(**7-44**)に示した硫酸エステル類は，生物的求核試薬を攻撃する電子欠乏種の形成を促すと考えられる．この問題を考察するため，Gassman-Granrudは次の熱転位反応について検討し，式(7-160)と式(7-161)を誘導した[150]．

$$\log k_{相対} = -9.27(\pm 1.9)\sigma^+ + 7.17(\pm 1.2)$$
$$n=7,\ r^2=0.968,\ s=0.238 \tag{7-160}$$

$$\log k_{相対} = -8.24(\pm 1.8)\sigma + 6.29(\pm 1.0)$$
$$n=7,\ r^2=0.964,\ s=0.246 \tag{7-161}$$

ここでも，σとσ⁺のいずれを選択するかに当たって，前と同様の困難が立ちはだかった．選択された置換基からは，σとσ⁺のいずれが有利かは分からない．しかし，硫酸エステル類の場合，ρ値が非常に大きいため，グループ間共鳴の存在が示唆される．構造(**7-44**)または構造(**7-45**)とよく似た中間体は，アリールニトロ化合物でも形成される．しかし，発癌性におけるその役割はいまだ不明である（第9章）．

7.4.4.3　カテコール-*O*-メチルトランスフェラーゼ（COMT）

カテコール-*O*-メチルトランスフェラーゼ（COMT）は，(*S*)-アデノシル-L-メチオニンからカテコールのOH基へのメチル基の転移を触媒する．COMTの阻害は，Parkinson病の動物モデルにおいて有益な効果をもたらした．創薬化学者がCOMTに注目するのは，このような理由に基づく．置換カテコール類(**7-46**)によるCOMTの阻害に関連し，Taskinenらは，AM1法で計算した$\varepsilon_{\text{LUMO}}$と阻害データが高い相関を示すことを指摘し，20個のデータ点と2種の変数（$\varepsilon_{\text{LUMO}}$, F_5^N）を用いて，式(7-162)を誘導した[151]．

7-46

・カテコール類(**7-46**)による COMT の 50% 阻害

$$\log 1/C = -1.06\,(\pm 0.36)\varepsilon_{\text{LUMO}} - 0.96\,(\pm 0.61)F_5^N + 4.57\,(\pm 0.38) \tag{7-162}$$
$$n = 20,\ r^2 = 0.885,\ s = 0.364$$

データ点を 1 個増やすと，次の式(7-163)が得られるが，その場合，F_5^N 項は有意でなくなる。ただし，$F_5^N = [f^n(C5) + f^n(R5)]/\varepsilon_{\text{LUMO}}$ で，$f^n(C5)$ と $f^n(R5)$ は，それぞれ C5 と置換基 R5 のフロンティア電子密度を表す。

$$\log 1/C = -1.35\,(\pm 0.24)\varepsilon_{\text{LUMO}} + 4.34\,(\pm 0.29) \tag{7-163}$$
$$n = 21,\ r^2 = 0.876,\ s = 0.374$$

また，これらの QSAR において，$\varepsilon_{\text{LUMO}}$ は LUMO 軌道のエネルギーである。解析には，全部で 26 種の誘導体を用いた。ただし，式(7-163)では，これらの誘導体のうち，一部イオン化した COO^- 基を含む 3 種の同族体と，別の 2 種の同族体（$R_1 = CH = CHNO_2$, $R_5 = NO_2$ および $R_1 = CHO$, $R_5 = CHO$）は除外された。後者の 2 種の同族体がうまく適合しない理由は不明である。

Taskinen らは，σ^- を用いると良好な結果が得られることに気づき，次の式(7-164)を誘導した[151]。

$$\log 1/C = 1.03\,(\pm 0.15)\sigma^- + 0.53\,(\pm 0.22)I_5 + 0.09\,(\pm 0.05)\pi$$
$$+ 3.77\,(\pm 0.23) \tag{7-164}$$
$$n = 22,\ r^2 = 0.964,\ s = 0.110$$

ただし，σ^- として，通常とは多少異なる値を用いた。

式(7-164)において，I_5 はダミー変数で，5 位に NO_2 基が存在するとき 1 を割り付ける。式(7-163)へのダミー変数の追加は，相関をほとんど改善しない（$r^2 = 0.891$, $s = 0.362$）。

X_5 による電子の求引は，4-OH のメチル化に影響を及ぼす。しかし，そのことが，なぜ酵素活性を阻害するのかは不明である。

7.4.4.4　チアミナーゼ

チアミナーゼは，塩基とチアミンとの反応を触媒する。Mazrimas らは，塩基としてアニリン類を用い，次の反応について検討した[152]。

反応条件をpH 6.4かつ40℃とし，コイから単離された酵素を用いたとき，速度定数とσ^-との間に双一次関係が見出された。また，4位置換基は立体効果を示した。得られた結果は，次の式(7-165)で与えられる。

$$\log k_{相対} = 5.20(\pm1.8)\sigma^- - 10.2(\pm2.8)\log(\beta \cdot 10^{\sigma^-}+1)$$
$$+0.30(\pm0.16)E_s + 1.77(\pm0.92) \quad (7\text{-}165)$$
$$n=12, r^2=0.978, s=0.160$$

除外したデータ点：4-COOH と 3-COOH

ただし，σ^-の最適値は0である。

Mazrimas らは，双一次関係が正と負の ρ 値を持つ二段階過程の結果であると推測した。置換基が示すこのような電子効果の実例は，式(8-39)～式(8-41)にも示される。

7.4.5 リアーゼ類

7.4.5.1 カルボニックアンヒドラーゼ（CA）

カルボニックアンヒドラーゼ（CA）は，CO_2 から H_2CO_3 への水和を触媒する酵素である。CAの阻害剤は，利尿薬として臨床的に重要で，緑内障の治療にも使われ，創薬化学者によって広く研究されてきた。スルホンアミド系阻害剤は特に注目されており，この領域に関する最初のQSARは，掛谷らにより報告された[153]。彼らは，疎水パラメータとして π を用いたが，今回，我々は $\log P$ を用いて，結果の再検討を試みた。

・スルホンアミド類(**7-47**)によるウシカルボニックアンヒドラーゼの阻害[154]

$$\log 1/K_i = 0.80(\pm0.22)\sigma + 0.27(\pm0.18)\log P + 0.33(\pm0.14) \quad (7\text{-}166)$$
$$n=16, r^2=0.937, s=0.168$$

X = 4-NHCH$_3$, 4-NH$_2$, 4-OCH$_3$, 4-CH$_3$, 3-CH$_3$, H, 4-Cl, 4-Br, 3-Cl, 4-COCH$_3$, 4-CN, 3-NO$_2$, 4-NO$_2$, 3,4-Cl$_2$, 3-NO$_2$-4-Cl および 3-CF$_3$-4-NO$_2$

式(7-166)によると，阻害力価を決定しているのは，Xの電子求引性と疎水性である。カルボニックアンヒドラーゼは亜鉛含有酵素であるが，阻害剤が正に荷電したZnへ結合する際，重要な役割を演じるのは，アニオン性のSO_2NH_2部分である。式(7-166)において，置換基の σ と $\log$

P は良好な変動を示す。しかし実際には，その値は小さく，この研究から明らかにされたのは，活性部位周囲の比較的小さな領域だけであった。

King-Burgen は，ヒト CA へのスルホンアミド類の結合に関して，次の式 (7-167) を誘導した[155]。

・ヒト CA への構造 (**7-47**) の結合[154]

$$\log K = 1.55(\pm 0.38)\sigma + 0.64(\pm 0.08)\log P - 2.07(\pm 0.22)I_1$$
$$\quad -3.28(\pm 0.23)I_2 + 6.94(\pm 0.18) \quad (7\text{-}167)$$
$$n = 29, \, r^2 = 0.982, \, s = 0.204$$

式 (7-167) の結合定数は，厳密には，式 (7-166) の阻害定数と比較できないが，両者の σ 項と $\log P$ 項は定性的には一致する。I_1 と I_2 はダミー変数で，前者はメタ置換基に対して 1 を与え，後者は -COOR 型（ただし，R は C_1 から C_5 までの直鎖アルキル基）のオルト置換基に対して 1 を与える。ダミー項の係数はいずれも負であるが，このことは，これらの位置での置換基の効果が，阻害性であることを意味する。特に興味深いのは，ダミー変数で補正した後，これらの位置の置換基が同じ疎水効果と電子効果を示すことである。

写真 IX には，$COOC_5H_{11}$ 基がベンゼンスルホンアミドのオルト位へ，C_5H_{11} 基がパラ位へ結合した状態が示されている。アルキル鎖はいずれも，少し窪んだ大きな疎水表面に入り込んでいる。もちろん，メタ置換基も同じ表面と接触する。グラフィックス研究に先立ち，QSAR が誘導されたが，意外にも，その $\log P$ 項はうまく説明された。（I_2 で表される）オルト位では，まずカルボキシ部分が酵素表面と接触した後，R 部分がパラ置換基と同様に酵素表面へ疎水結合する。ダミー変数における負の係数は，カルボン酸エステル基の立体効果を説明する。また，h の値 (0.64) は，多少平らな酵素表面との結合を予想させる。

Carotti らは，ウシ CA の阻害に関して，次の式 (7-168) を誘導した。

・構造 (**7-47**) によるウシカルボニックアンヒドラーゼの阻害[156]

$$\log 1/K_i = 0.95(\pm 0.33)\sigma + 0.54(\pm 0.12)\pi - 0.35(\pm 0.11)B_{5,3}$$
$$\quad + 6.29(\pm 0.22) \quad (7\text{-}168)$$
$$n = 31, \, r^2 = 0.835, \, s = 0.294$$

式 (7-168) と式 (7-166) における ρ 値の一致は良好であり，σ の変動もまた良好であった。疎水項に関しては，式 (7-168) の h は，式 (7-167) のそれとほぼ一致した。sterimol パラメータの B_5 は，3 位置換基のみに適用され，式 (7-167) の I_1 に対応する。I_1 は 3 位の COOR 基しか説明しないが，$B_{5,3}$ はメタ置換基のかなりの変動を説明する。ただし，B_5 は置換基の最大幅に関連した sterimol パラメータである。Carotti らは，30 種の同族体を用いて QSAR を誘導した後，その QSAR に基づき，既知のどの化合物よりも活性の高い誘導体 ($3\text{-}NO_2\text{-}4\text{-}OC_6H_{13}$) を設計し，期待通りの結果を得た。すなわち，この誘導体における $\log 1/K_i$ の計算値は 7.25 で，実測値は 7.56 であった。また，$4\text{-}OC_6H_{13}$ 基は，4 位置換基に対する疎水空間のほとんどを利用する。$\Sigma \sigma$ の値を増加させれば，さらに強力な阻害剤を作ることも可能である。

式 (7-166)〜式 (7-168) の ρ 値は，$X\text{-}C_6H_4SO_2NH_2$ のイオン化に及ぼす置換基効果のそれと似ている[153]。

$$\Delta \log K = 0.86\sigma + 0.08 \qquad (7\text{-}169)$$
$$n = 16,\ r^2 = 0.925,\ s = 0.146$$

ただし，式(7-167)との一致は，式(7-166)や式(7-168)の場合ほど良好ではなかった。この差は，おそらく（結合と阻害という）終点の違いによるものと考えられる。また，式(7-167)では，置換基は狭い範囲のσ値に基づいて選択された。あるいは，このことが両者の差を説明するかもしれない。

7.5 まとめ

QSARの背後にある期待は，同族体群（同一の機構で作用し，基準の終点を生成する化合物群）の構造活性相関が，疎水的，電子的および立体的性質の相対的な違いにより合理化に説明できることである。特定の水素結合や双極子モーメントといった性質もまた考慮される。基本的には，これらのパラメータはすべて，分子の電子構造の関数であり，その選択は人為的または恣意的に行われる。事実，主成分分析に関心を持つ研究者は，従来の物理化学的パラメータを混合した直交パラメータを使うことを提唱し，従来の物理化学的モデルに拘束されるべきではないと考える[157]。この手法は，共線性の問題を回避するのに役立つが，同時に物理化学的モデルから得られる洞察をも排除してしまう。本書では，我々は，ベクトル間の完全な直交性を求めるよりも，共線性の問題を耐え忍ぶ方を選びたい。実験に基づいたパラメータ（σ，π，$\log P$，E_sおよびMR）は，簡単な有機反応を扱う物理有機化学の分野で多年にわたり利用されてきたが，それだけではなく，本書で試みたように，さまざまな系や研究室から得られたQSARを比較する目的にも有用である（ただし，共線性が問題となる場合，系が異なれば，係数は同じにはならないことに留意されたい）。QSARの目標は，強力な生物活性化合物への経路を速やかに発見することでなく，むしろ有機化合物と生体との相互作用を幅広く理解することである。この分野の弛まぬ開拓は，間違いなく，より優れた医薬品，農薬および工業化学薬品の効率的な設計をもたらすことになろう。

Hammett式を用いてリガンドと酵素との電子相互作用を説明する場合には，酵素の表面や溝，ポケットにある置換基に対して，（少なくとも有用な近似として）Hammettの前提が成立することを仮定する。本章の結果は，単離酵素だけでなく生細胞の酵素においても，この観点が正しいことを示した。また，強い水素結合を形成する（NH_2やOHといった）置換基では，ρに及ぼす溶媒の効果も忘れてはならない。Jafféは，測定に使った溶媒に応じて，置換基のσが変化することに気づいており，そのことに対して，早くから説得力のある証拠を提示していた[158]。Hoefnagelらの研究は，ρに及ぼす溶媒の効果を合理的に説明するのに貢献した[159,160]。彼らは，疎水パラメータを付け加えた次の拡張型Hammett式(7-170)を使えば，混合溶媒でも良好な相関が得られることを示した。

$$\log K - \log K_H = \rho\sigma + h\pi \qquad (7\text{-}170)$$

電子効果の記述に当たっては，Hammett式から量子化学的パラメータへの移行が進んでいる。

しかし，後者における相関の質は，実験に基づいたσ定数ほど良好ではない。後者がその価値を示すのは，拘束の大きい親化合物系から変動の大きい構造系へ移行した場合である。しかし，ここで我々が直面しているのは，そのような問題ではなく，溶媒効果の問題である。式(7-170)とそれを変形した方程式は，ここでも有用である。事実，σと一緒に$\log P$またはπを使用すれば，σに及ぼす溶媒和効果の一部が合理的に説明される。

次に，酵素-リガンド相互作用を支配する三つの性質のうちの二番目のもの，すなわちQSARにおいてhの大きさが意味するものは何かという問題について考察する。この問題は，構造の確立された精製酵素の研究において特に重要となる。ここでは，置換基と酵素表面との間の脱溶媒和効果の性質について考察する。Kirschによれば，オクタノール-水系分配係数が酵素-リガンド相互作用の完全なモデルであるならば，QSARにおけるその係数は1になるはずである[1]。係数の値が1にならなければ，それはモデルが間違っていることを意味する。もちろん，この見方は単純すぎるかもしれない。明らかに，hの値は，置換基が酵素表面に接触したとき，いかに効率よく脱溶媒和されるかによって定まる。脱溶媒和における自由エネルギー変化は，2種の表面の性質と，置換基のどの部分が酵素と接触するかに依存する。問題はきわめて複雑であるが，これまでの結果によれば，脱溶媒和された置換基表面の量とhの間には，おおざっぱな対応関係が認められる。酵素表面は限られた領域においてのみ均質であり，その性質の定義は小領域においてさえ容易ではない。したがって，明確な結論を下す前に，経験的に問題を検討すべきである。生細胞や動物体内に埋め込まれた酵素や受容体の場合，それらの起源の明確な描写は，さまざまな疎水効果により妨げられる。線形モデルや双一次モデルでは，hの初期値が1.2よりも大きくなることは珍しい。しかし，（立体効果との）共線性を最小化したければ，このような知見も注意深く検討すべきである。

もちろん，立体効果の問題はきわめて難しい。受容体の幾何構造に関する知識がなければ，一般には，立体効果を理解することはできない。現時点では，もし特定の電子効果や疎水効果を取り除くことができれば，立体効果について有用な推論を行うことも可能である。

酵素に関するQSARは，一般に酵素反応の機構に光を投げかける。しかし，その目標とするところは，あくまでも（医薬品，農薬，神経ガス解毒剤などの）生物活性分子の設計である。酵素阻害剤の開発は，通常，まず酵素に対する基質構造の知識の習得から始まる。Bakerが多数の実例を用いて論証した通り[161]，経験豊かな化学者は，精製または一部精製した酵素の*in vitro*試験に基づき，ほとんどの酵素の阻害剤を速やかに開発する能力を備えている。Bakerの研究の多くは，良好なQSARをもたらした[64]。強力な酵素阻害剤の開発におけるBakerらの成功にもかかわらず，臨床的に重要な薬物が，このような研究から開発されたという事例はきわめて少ない。一般には，成功を収めた化合物の多くは，まったくの幸運により見出される[109]。ヒトDHFR（ジヒドロ葉酸レダクターゼ）ではなく，細菌DHFRのみを選択的に阻害するトリメトプリムの開発は，この種の見事な成功事例の一つである。

本章では，あらゆる酵素のQSARを取り上げたが，特に7.4.3.2節のDHFRでは，宿主酵素と病原体酵素に関する2種のQSARから，選択性がどのように得られるかについて詳しく説明

した。しかし, *in vitro* でのこの種の成功は, マウスやヒトにおける成功を約束するものではない。その理由は, 次章以降で考察される。特に重要なのは, 代謝の問題である（第8章）。代謝による薬物の損失は難問であるが, この問題は, ある程度, 大量投与や頻回投与によって解決できる。薬物から毒性代謝物, たとえば発癌物質への変換は, 慢性の投薬量において重大な毒性をもたらす。このような問題を, 薬物開発の初期段階で予測しようとすれば, 予測毒物学なる領域が緊急に必要となる。第9章では, ある種の化合物クラスの変異原性が構造と関連があることを示した。また, 第8章では, さまざまな代謝過程もまた, 合理的なQSARを与えることを示した。たとえAmes試験で変異原性を示しても, その化合物が動物試験で発癌性を示すという証明にはならない。しかし, 新薬の開発に際し, DNAを損傷する化合物を出発物質として使いたいとは, 誰も思わない。

疎水性に関して言えば, 少なくとも log P が2～3の範囲にある親油性化合物は明らかに血液-脳関門を透過する（第10章）。また, log P が1～3の範囲にある化合物は, 中枢神経系（CNS）を抑制すると共に, 他のCNS副作用も併せて示す。予測毒物学の観点からは, 投薬量のレベルでCNS副作用を示す化学薬品に, 我々は眼を奪われがちである。このような経験は, 効力と釣り合った親水性薬物ほど優れているという見解を生じる。疎水化合物は, 親水化合物よりもCNSへ入り込みやすい。また, 手元のデータ（第8章と第9章）によれば, （他の因子が等しいとき）疎水化合物は親水化合物よりも代謝されやすく, その結果, 毒性代謝物を生成する可能性も高い。酵素研究の結果を外挿して, 動物試験用の化合物を選抜する際には, 別の困難が立ちはだかる。それは, 疎水相互作用の関係で, 単離酵素でのみ高い阻害力価が達成されるという可能性である。最良阻害剤の log P は4～5であるが, 動物での log P の最適値（log P_o）は, それよりもかなり低い。このような問題が生じる可能性も忘れてはならない。

QSARの初期の時代には, まず log P_o を見出そうとし, 次にこの疎水性を維持しつつ, 立体因子と電子因子を操作して, 全体の特性を改善しようとした。しかし, この方法が使えるのは, 受容体に対する親和性が低く, かつ受容体部位に比較的高濃度存在する薬物に対してである。もし親化合物が受容体に対して高い親和性を示すならば, log P_o はそれほど重要ではない。たとえば, 初期のβ遮断薬はかなり親油性で（pH 7.4 で log P=1～1.5）, CNS副作用もごく普通に認められた。しかし, その後開発された薬物はさらに親水性となり（log $P ≒ 0$）, CNS副作用も有意ではなくなった。

動物では, 薬物の反応部位は多数存在する可能性が高い。また, 膜や生体受容体に存在する反応部位の数は, 単一の化合物の場合でさえ不明であり, 代謝物まで含めたら, その数は膨大すぎて当然分からない。すなわち, 予備知識がなければ, 安全かつ有効な薬物を設計することは不可能である。

グラフィックス-QSAR解析の立場から, 酵素活性部位の性質に関して, どのような一般的結論が引き出せるのか。このような解析は, リガンドと酵素との間の疎水相互作用を明らかにするが, 同時に多くの疑問も提起する。たとえば, アルコールデヒドロゲナーゼの活性部位は, なぜ疎水トンネルに似ているのか。もしあまり疎水性でないエタノール分子が進化の推進力であった

なら，このような進化は起こらなかったであろうか。活性部位は，大型のアルコール類やアルデヒド類の酸化-還元の制御といった他の機能も備えているのか。疎水トンネルは，きわめて親水性の高いアニオンから活性部位の（正の）亜鉛を保護しているのか，といった疑問である。

パパインの活性部位の周囲には，三つの疎水領域が存在するが，それらは，ペプチドや蛋白質の加水分解をどのように促進するのか。この点に関しては，ある種の説明が必要である。明らかに，トリプシンやキモトリプシンに存在する疎水穴は，ペプチドの疎水側鎖を捕捉し，加水分解においてアミド結合を適当な位置に配置するのに役立つ。

なぜ脊椎動物のDHFRの活性部位は疎水相互作用を利用し，細菌のDHFRは極性の立体効果を重視するのか。また，コリンエステラーゼの場合，脊椎動物の酵素は疎水性を示すが，昆虫の酵素は疎水性をほとんど示さないのはなぜか。

シトクロムP450酵素は，少なくとも一部，疎水性の生体異物から生体を保護するために進化したと考えられる。（P450によって先ずヒドロキシ化される）疎水化合物を硫酸化またはグルクロン酸化する第II相酵素は，疎水化合物を処理するため，予想通り，（hの値がほぼ1の）大きな疎水ポケットを保有する。

他方，QSAR研究によると，ハプテン類は，結合の際，疎水部位を利用しないと思われる[162-164]。また，抗体は，一般に疎水性の低い異物細胞の外表面や蛋白質を認識するように進化しており，そのQSARは，π項や$\log P$項を含まないことが多い。

補体の役割は，細胞表面上の活性部位を認識することである。すなわち，補体は親水性の活性部位を持つと考えられる。しかし，ベンジルピリジニウムイオン類による補体の阻害に関する研究では，πを重要因子とするQSARが得られた[164]。もちろん，これらの阻害剤は，認識に関与する活性部位には命中しない。

酵素に関するQSARをさらに多く収集すれば，活性部位の性質を一般化することも夢ではない。

本章では，主にQSARとグラフィックスを用いた，リガンド-酵素間相互作用について論じた。この問題に対しては，分子モデリングとグラフィックスの組み合せも用いられる。このようなアプローチで扱える問題は，よく似た分子間の小さな違いの説明だけに留まらない。分子モデリング解析の概要について知りたい読者は，Ripka-Blaneyの総説などを参照されたい[165-167]。

引用文献

1. Kirsch, J. F. In *Advances in Linear Free Energy Relationships*; Chapman, N. B.; Shorter, J., Eds.; Plenum: London, 1972; p 369.
2. Williams, A. In *New Comprehensive Biochemistry*; Neuberger, A.; van Deenen, L. L. M., Eds.; Elsevier: Amsterdam, Netherlands, 1984; Vol. 6, p 127.
3. Gupta, S. P. *Chem. Rev.* **1987**, *87*, 1183.
4. Mutter, M.; Vuilleumier, S. *Angew. Chem. Int. Ed. Eng.* **1989**, *28*, 535.
5. Kaiser, E. T. *Acc. Chem. Res.* **1989**, *22*, 47.
6. Gitler, C.; Ochoa-Solano, A. *J. Am. Chem. Soc.* **1968**, *90*, 5004.

7. Hansch, C.; Cornell, N. *Arch. Biochem. Biophys.* **1972**, *151*, 351.
8. Hanstein, W. G.; Davis, K. A.; Hatefi, Y. *Arch. Biochem. Biophys.* **1971**, *147*, 534.
9. Beslow, R. *Acc. Chem. Res.* **1991**, *24*, 159.
10. Murakami, Y.; Aoyama, Y.; Kida, M.; Nakano, A. *Bull. Chem. Soc. Jpn.* **1977**, *50*, 3365.
11. Hansch, C. *J. Org. Chem.* **1978**, *43*, 4889.
12. Warshel, A.; Naray-Szabo, G.; Sussman, F.; Hwang, J.-K. *Biochemistry* **1989**, *28*, 3629.
13. Steinhardt, J.; Reynolds, J. A. *Multiple Equilibria in Proteins*; Academic: New York, 1969.
14. Helmer, F.; Kiehs, K.; Hansch, C. *Biochemistry* **1968**, *7*, 2858.
15. Vandenbelt, J. M.; Hansch, C.; Church, C. *J. Med. Chem.* **1972**, *15*, 787.
16. Scholtan, W. *Arzneim.-Forsch.* **1968**, *18*, 505.
17. Chignell, C. F. *Mol. Pharmacol.* **1969**, *5*, 455.
18. Teresi, J. D.; Luck, J. M. *J. Biol. Chem.* **1952**, *194*, 823.
19. Hansch, C.; Steward, A. R. *J. Med. Chem.* **1964**, *7*, 691.
20. Bird, A. E.; Marshall, A. C. *Biochem. Pharmacol.* **1967**, *16*, 2275.
21. Hansch, C. In *Drug Design*; Ariëns, E. J., Ed.; Academic: New York, 1971; Vol. I, p 281.
22. Kiehs, K.; Hansch, C.; Moore, L. *Biochemistry* **1966**, *5*, 2602.
23. Weber, G.; Young, L. B. *J. Biol. Chem.* **1964**, *239*, 1415.
24. Hansch, C.; Kim, D.; Leo, A. J.; Novellino, E.; Silipo, C.; Vittoria, A. *CRC Crit. Rev. Toxicol.* **1989**, *19*, 185.
25. Hansch, C.; Dunn III, W. J. *J. Pharm. Sci.* **1972**, *61*, 1.
26. Hansch, C.; Klein, T. *Acc. Chem. Res.* **1986**, *19*, 392.
27. Hansch, C.; Klein, T. *Methods Enzymol.* **1991**, *202*, 512.
28. Blaney, J. M.; Hansch, C. In *Comprehensive Medicinal Chemistry*; Ramsden, C. A., Ed.; Pergamon: 1990; Vol. 4, p 459.
29. Walsch, C. *Enzymatic Reaction Mechanisms*; Freeman: New York, 1979.
30. Fersht, A. *Enzymic Structure and Mechanism*, 2nd ed.; Freeman: New York, 1985.
31. Langridge, R.; Klein, T. E. In *Comprehensive Medicinal Chemistry*; Ramsden, C. A., Ed.; Pergamon: 1990; Vol. 4, p 413.
32. Langridge, R.; Ferrin, T. E.; Kuntz, I. D.; Connolly, M. L. *Science (Washington, DC)* **1981**, *211*, 661.
33. Connolly, M. L. *Science (Washington, DC)* **1983**, *221*, 709.
34. Hansch, C.; Leo, A.; Nikaitani, D. *J. Org. Chem.* **1972**, *37*, 3090.
35. Smith, R. N.; Hansch, C.; Kim, K. H.; Omiya, B.; Fukumura, G.; Selassie, C. D.; Jow, P. Y. C.; Blaney, J. M.; Langridge, R. *Arch. Biochem. Biophys.* **1982**, *215*, 319.
36. Hansch, C.; Li, R.-L.; Blaney, J. M.; Langridge, R. *J. Med. Chem.* **1982**, *25*, 777.
37. Hansch, C.; Hathaway, B. A.; Guo, Z.-R.; Selassie, C. D.; Dietrich, S. W.; Blaney, J. M.; Langridge, R.; Volz, K. W.; Kaufman, B. T. *J. Med. Chem.* **1984**, *27*, 129.
38. Carotti, A.; Smith, R. N.; Wong, S.; Hansch, C.; Blaney, J. M.; Langridge, R. *Arch. Biochem. Biophys.* **1984**, *229*, 112.
39. Hansch, C.; Blaney, J. M. In *Drug Design: Fact or Fantasy?* Jolles, G.; Wooldridge, K. R. H., Eds.; Academic: 1984; p 185.
40. Carotti, A.; Hansch, C.; Mueller, M. M.; Blaney, J. M. *J. Med. Chem.* **1984**, *27*, 1401; **1985**, *28*, 261.

41. Blaney, J. M.; Hansch, C.; Silipo, C.; Vittoria, A. *Chem. Rev.* **1984**, *84*, 333.
42. Hansch, C.; McClarin, J.; Klein, T.; Langridge, R. *Mol. Pharmacol.* **1985**, *27*, 493.
43. Recanatini, M.; Klein, T.; Yang, C.-Z.; McClarin, J.; Langridge, R.; Hansch, C. *Mol. Pharmacol.* **1986**, *29*, 436.
44. Hansch, C.; Klein, T.; McClarin, J.; Langridge, R.; Cornell, N. W. *J. Med. Chem.* **1986**, *29*, 615.
45. Selassie, C. D.; Fang, Z.-X.; Li, R.-L.; Hansch, C.; Klein, T.; Langridge, R.; Kaufman, B. T. *J. Med. Chem.* **1986**, *29*, 621.
46. Morgenstern, L.; Recanatini, M.; Klein, T. E.; Steinmetz, W.; Yang, C.-Z.; Langridge, R.; Hansch, C. *J. Biol. Chem.* **1987**, *262*, 10767.
47. Recanatini, M.; Klein, T. E.; Langridge, R.; Hansch, C. *Farmaco Ed. Sci.* **1987**, *42*, 879.
48. Carotti, A.; Raguseo, C.; Klein, T. E.; Langridge, R.; Hansch, C. *Chem. Biol. Interact.* **1988**, *67*, 171.
49. Selassie, C. D.; Li, R.-L.; Hansch, C.; Klein, T.; Langridge, R.; Kaufman, B. T.; Freisheim, J.; Khwaja, T. In *QSAR: Quantitative Structure-Activity Relationships in Drug Design*; Fauchere, J.-L., Ed.; Alan R. Liss: New York, 1989; p 341.
50. Selassie, C. D.; Fang, Z.-X.; Li, R.-L.; Hansch, C.; Debnath, G.; Klein, T. E.; Langridge, R.; Kaufman, B. T. *J. Med. Chem.* **1989**, *32*, 1895.
51. Compadre, C. M.; Hansch, C.; Klein, T. E.; Langridge, R. *Biochim. Biophys. Acta* **1990**, *1038*, 158.
52. Hansch, C.; Klein, T. In *Frontiers in Drug Research*; Alfred Benzon Symposium 28; Munksgaard; Copenhagen, Denmark, 1990; p 327.
53. Compadre, C. M.; Hansch, C.; Klein, T. E.; Petridou-Fischer, J.; Selassie, C. D.; Smith, R. N.; Steinmetz, W.; Yang, C.-Z.; Yang, G.-Z. *Biochim. Biophys. Acta* **1991**, *1079*, 43.
54. Huang, Z. C.; Klein, T. E.; Ferrin, T.; Langridge, R., unpublished work.
55. Hansch, C.; Grieco, C.; Silipo, C.; Vittoria, A. *J. Med. Chem.* **1977**, *20*, 1420.
56. Grieco, C.; Hansch, C.; Silipo, C.; Smith, R. N.; Vittoria, A.; Yamada, K. *Arch. Biochem. Biophys.* **1979**, *194*, 542.
57. Yoshimoto, M.; Hansch, C. *J. Org. Chem.* **1976**, *41*, 2269.
58. Williams, A. *Biochemistry* **1970**, *9*, 3383.
59. Fastrez, J.; Fersht, A. R. *Biochemistry* **1973**, *12*, 1067.
60. Hansch, C.; Coats, E. A. *J. Pharm. Sci.* **1970**, *59*, 731.
61. Selassie, C. D.; Chow, M.; Hansch, C. *Chem. Biol. Interact.* **1988**, *68*, 13.
62. Silipo, C.; Hansch, C.; Grieco, C.; Vittoria, A. *Arch. Biochem. Biophys.* **1979**, *194*, 552.
63. Hansch, C. *J. Org. Chem.* **1972**, *37*, 92.
64. Yoshimoto, M.; Hansch, C. *J. Med. Chem.* **1976**, *19*, 71.
65. Grieco, C.; Silipo, C.; Vittoria, A.; Hansch, C. *J. Med. Chem.* **1977**, *20*, 586.
66. Smith, R. N.; Hansch, C. *Biochemistry* **1973**, *12*, 4924.
67. Dorovska, V. N.; Varfolomeyev, S. D.; Kazanskaya, N. F.; Klyosov, A. A.; Martinek, K. *FEBS Lett.* **1972**, *23*, 122.
68. Mares-Guia, M.; Nelson, D. L.; Rogana, E. J. *J. Am. Chem. Soc.* **1977**, *99*, 2331.
69. Andrews, J. M.; Roman, Jr., D. P.; Bing, D. H.; Corey, M. *J. Med. Chem.* **1978**, *21*, 1202.
70. Labes, D.; Hagen, V. *Pharmazie* **1979**, *34*, 649.
71. Leo, A. *J. Chem. Soc. Perkin Trans. 2* **1983**, 825.

72. Hansch, C.; Leo, A.; Nikaitani, D. *J. Org. Chem.* **1972**, *37*, 3090.
73. Aoyama, T.; Okutome, T.; Nakayama, T.; Yaegashi, T.; Matsui, R.; Nunomura, S.; Kurumi, M.; Sakurai, Y.; Fujii, S. *Chem. Pharm. Bull.* **1985**, *33*, 1458.
74. Markwardt, F.; Landmann, H.; Walsmann, P. *Eur. J. Biochem.* **1968**, *6*, 502.
75. Calef, D. F.; Hansch, C., unpublished results.
76. Carotti, A.; Raguseo, C.; Hansch, C. *Quant. Struct.-Act. Relat.* **1985**, *4*, 145.
77. Sussman, J.; Harel, M.; Frolow, F.; Oefner, C.; Goldman, A.; Toker, L.; Silman, I. *Science (Washington, DC)* **1991**, *253*, 872.
78. Kabachnik, M. I.; Ahbdurakhabov, A. A.; Agabekova, I. I.; Brestkin, A. P.; Volkova, R. I.; Godovikov, N. N.; Godyna, E. I.; Mikhailov, S. S.; Ya. Mikhel'son, M.; Rozengart, V. I.; Rozengart, E. V.; Sitkevich, R. V. *Russ. Chem. Rev. Engl. Transl.* **1970**, *39*, 485EE.
79. Aldridge, W. N.; Davison, A. N. *Biochem. J.* **1952**, *51*, 62.
80. Christian, S. T.; Gorodetzky, C. W.; Lewis, D. V. *Biochem. Pharmacol.* **1971**, *20*, 1167.
81. Bergmann, F.; Segal, R. *Biochem. J.* **1954**, *58*, 692.
82. Purcell, W. P. *J. Med. Chem.* **1966**, *9*, 294.
83. Kellett, J. C.; Doggett, W. C. *J. Pharm. Sci.* **1966**, *55*, 414.
83a. Bergmann, F. *Trans. Farad. Soc.* **1955**, *20*, 126.
84. Bracha, P.; O'Brien, R. D. *Biochem.* **1968**, *7*, 1545.
85. Miyagawa, H.; Fujita, T. *Farmaco Ed. Sci.* **1982**, *37*, 797.
86. Brestkin, A. P.; Brik, I. L.; Godovikov, N. N.; Kabachnik, M. I.; Teplov, N. E. *Izv. Akad. Khim. SSSR* **1967**, 1854EE.
87. Nishioka, T.; Fujita, T.; Kamoshita, K.; Nakajima, M. *Pestic. Biochem. Physiol.* **1977**, *7*, 107.
88. Dodson, B. A.; Urh, R. R.; Miller, K. W. *Br. J. Pharmacol.* **1990**, *101*, 710.
89. Takayama, C.; Akamatsu, M.; Fujita, T. *Quant. Struct.-Act. Relat.* **1989**, *8*, 90.
90. Takayama, C.; Akamatsu, M.; Fujita, T. *Quant. Struct.-Act. Relat.* **1985**, *4*, 149.
91. Taylor, P. In *The Pharmacological Basis of Therapeutics*; Gilman, A. G.; Rall, T. W.; Nies, A.; Taylor, P., Eds.; Pergamon: New York, 1990; p 131.
92. Hallak, M.; Giacobini, E. *Neuropharmacology* **1989**, *28*, 199.
93. Hansch, C.; Deutsch, E. W.; Smith, R. N. *J. Am. Chem. Soc.* **1965**, *87*, 2738.
94. Dyfverman, A.; Lindberg, B. *Acta Chem. Scand.* **1950**, *4*, 878.
95. Lowe, G.; Williams, A. *Biochem. J.* **1965**, *96*, 199.
96. Williams, A.; Lucas, E. C.; Rimmer, A. R. *J. Chem. Soc. Perkin Trans. 2*, ***1972***, 621.
97. Hansch, C.; Calef, D. F. *J. Org. Chem.* **1976**, *41*, 1240.
98. Carotti, A.; Casini, G.; Hansch, C. *J. Med. Chem.* **1984**, *27*, 1427.
99. Hawkins, H. C.; Williams, A. *J. Chem. Soc. Perkin Trans. 2* **1976**, 723.
100. Hansch, C.; Björkroth, J. P.; Leo, A. *J. Pharm. Sci.* **1987**, *76*, 663.
101. Hansch, C.; Schaeffer, J.; Kerley, R. *J. Biol. Chem.* **1972**, *247*, 4703.
102. Cornell, N. W.; Hansch, C.; Kim, K. H.; Henegar, K. *Arch. Biochem. Biophys.* **1983**, *227*, 81.
103. Burnell, J. C.; Li, T.-K.; Bosron, W. F. *Biochemistry* **1989**, *28*, 6810.
104. Benkovic, S. J. *Ann. Rev. Biochem.* **1980**, *49*, 227.
105. Gready, J. E. *Adv. Pharmacol. Chemother.* **1980**, *17*, 37.

106. Seeger, D. R.; Cosulich, D. B.; Smith, J. M.; Hultquist, M. E. *J. Am. Chem. Soc.* **1949**, *71*, 1753.
107. Roth, B.; Flaco, E. A.; Hitchings, G. H.; Bushby, S. R. M. *J. Med. Chem.* **1962**, *5*, 1103.
108. Li, R.-L.; Hansch, C.; Matthews, D.; Blaney, J. M.; Langridge, R.; Delcamp, T. J.; Susten, S. S.; Freisheim, J. H. *Quant. Struct.-Act. Relat.* **1982**, *1*, 1.
109. Selassie, C. D.; Li, R.-L.; Poe, M.; Hansch, C. *J. Med. Chem.* **1991**, *34*, 46.
110. Li, R.-L.; Hansch, C.; Kaufman, B. T. *J. Med. Chem.* **1982**, *25*, 435.
111. Sansom, C. E.; Schwalbe, C. H.; Lambert, P. A.; Griffin, R. J.; Stevens, M. F. G. *Biochim. Biophys. Acta* **1989**, *995*, 21.
112. Hansch, C.; Hathaway, B. A.; Guo, Z.-R.; Selassie, C. D.; Dietrich, S. W.; Blaney, J. M.; Langridge, R.; Volz, K. W.; Kaufman, B. T. *J. Med. Chem.* **1984**, *27*, 129.
113. Hathaway, B. A.; Guo, Z.-R.; Hansch, C.; Delcamp, T. J.; Susten, S. S.; Freisheim, J. H. *J. Med. Chem.* **1984**, *27*, 144.
114. Khwaja, T. A.; Pentecost, S.; Selassie, C. D.; Guo, Z.-R.; Hansch, C. *J. Med. Chem.* **1982**, *25*, 153.
115. Selassie, C. D.; Strong, C. D.; Hansch, C.; Delcamp, T. J.; Freisheim, J. H.; Khwaja, T. A. *Cancer Res.* **1986**, *46*, 744.
116. Coats, E. A.; Genther, C. S.; Deitrich, S. W.; Guo, Z.-R.; Hansch, C. *J. Med. Chem.* **1981**, *24*, 1422.
117. Booth, R. G.; Selassie, C. D.; Hansch, C.; Santi, D. V. *J. Med. Chem.* **1987**, *30*, 1218.
118. Meek, T. D.; Garvey, E. P.; Santi, D. V. *Biochemistry* **1985**, *24*, 678.
119. Morrison, J. F.; Walsh, C. T. *Adv. Enzymol.* **1988**, *61*, 201.
120. Schloss, J. V. *Acc. Chem. Res.* **1988**, *21*, 348.
121. Coats, E. A.; Genther, C. S.; Selassie, C. D.; Strong, C. D.; Hansch, C. *J. Med. Chem.* **1985**, *28*, 1910.
122. Wooldridge, K. R. H. *Eur. J. Med. Chem.* **1980**, *15*, 63.
123. Hansch, C.; Fukunaga, J. Y.; Jow, P. Y. C.; Hynes, J. B. *J. Med. Chem.* **1977**, *20*, 96.
124. Hansch, C.; Silipo, C.; Steller, E. E. *J. Pharm. Sci.* **1975**, *64*, 1186.
125. Seydel, J. K.; Wiese, M.; Cordes, H. P.; Chi, H. L.; Schaper, K.-J.; Coats, E. A.; Kunz, B.; Engel, J.; Kutscher, B.; Emig, H. In *QSAR: Rational Approaches to the Design of Bioactive Compounds*; Silipo, C.; Vittoria, A., Eds.; Elsevier, Amsterdam, Netherlands, 1991; p 367.
126. Selassie, C. D.; Hansch, C.; Khwaja, T. A.; Dias, C. B.; Pentecost, S. *J. Med. Chem.* **1984**, *27*, 347.
127. Biedler, J. L.; Riehm, H. *Cancer Res.* **1970**, *30*, 1174.
128. Selassie, C. D.; Hansch, C.; Khwaja, T. A. *J. Med. Chem.* **1990**, *33*, 1914.
129. Sehested, M.; Skovsgaard, T.; van Deurs, B.; Winther-Nelson, H. *J. Natl. Cancer Inst.* **1987**, *78*, 171.
130. Coats, E. A.; Shah, K. J.; Milstein, S. R.; Genther, C. S.; Nene, D. M.; Roesener, J.; Schmidt, J.; Pleiss, M.; Wagner, E. *J. Med. Chem.* **1982**, *25*, 57.
131. Hansch, C. *J. Chem. Educ.* **1974**, *51*, 360.
132. Silipo, C.; Hansch, C. *Farmaco Ed. Sci.* **1975**, *30*, 35.
133. Silipo, C.; Hansch, C. *J. Med. Chem.* **1975**, *19*, 62.
134. de Compadre, R. L. L.; Debnath, A. K.; Shusterman, A. J.; Hansch, C. *Environ. Mol. Mutagen.* **1990**, *15*, 44.
135. Neims, A. H.; DeLuca, D. C.; Hellerman, L. *Biochemistry* **1966**, *5*, 203.
136. Hansch, C.; Kerley, R. *J. Med. Chem.* **1970**, *13*, 957.
137. Kutter, E.; Hansch, C. *J. Med. Chem.* **1969**, *12*, 647.

138. Fuller, R. W.; March, M. M.; Mills, J. *J. Med. Chem.* **1968**, *11*, 397.
139. Raskin, I. *Annu. Rev. Plant Physiol.* **1992**, *43*, 440.
140. Van den Berg, G.; Bultsma, T.; Nauta, W. T. *Biochem. Pharmacol.* **1975**, *24*, 1115.
141. Wataya, Y.; Santi, D. V.; Hansch, C. *J. Med. Chem.* **1977**, *20*, 1469.
142. Naito, Y.; Sugiura, M.; Yamaura, Y.; Fukaya, C.; Yokoyama, K.; Nakagawa, Y.; Ikeda, T.; Senda, M.; Fujita, T. *Chem. Pharm. Bull.* **1991**, *39*, 1736.
143. Mitsuda, H.; Yasumoto, K.; Yamamoto, A. *Arch. Biochem. Biophys.* **1967**, *118*, 664.
144. Abraham, M. H.; Lieb, W. R.; Franks, N. P. *J. Pharm. Sci.* **1991**, *80*, 719.
145. Skibo, E. B.; Meyer, Jr., R. B. *J. Med. Chem.* **1981**, *24*, 1155.
146. Hansch, C. *J. Med. Chem.* **1970**, *13*, 964.
147. Wolfe, T. C.; Kelly, H. C. *J. Chem. Soc. Perkin Trans. 2* **1973**, 1948.
148. Hansch, C.; Deutsch, E. W.; Smith, R. N. *J. Am. Chem. Soc.* **1965**, *87*, 2738.
149. Marhevka, V. C.; Ebner, N. A.; Sehon, R. D.; Hanna, P. E. *J. Med. Chem.* **1985**, *28*, 18.
150. Gassman, P. G.; Granrud, J. E. *J. Am. Chem. Soc.* **1984**, *106*, 1498.
151. Taskinen, J.; Vidgren, J.; Ovaska, M.; Bäckström, R.; Pippuri, A.; Nissinen, E. *Quant. Struct.-Act. Relat.* **1989**, *8*, 210.
152. Mazrimas, J. A.; Song, P.-S.; Ingraham, L. L.; Draper, R. D. *Arch. Biochem. Biophys.* **1963**, *100*, 409.
153. Kakeya, N.; Yata, N.; Kamada, A.; Aoki, M. *Chem. Pharm. Bull.* **1969**, *17*, 2558.
154. Hansch, C.; McClarin, J.; Klein, T.; Langridge, R. *Mol. Pharmacol.* **1985**, *27*, 493.
155. King, R. W.; Burgen, A. S. V. *Proc. R. Soc. London* **1976**, *B193*, 107.
156. Carotti, A.; Raguseo, C.; Campagna, F.; Langridge, R.; Klein, T. E. *Quant. Struct.-Act. Relat.* **1989**, *8*, 1.
157. Franke, R. *Theoretical Drug Design Methods*; Akademie: Berlin, Germany, 1984; Chapter 9.
158. Jaffé, H. H. *Chem. Rev.* **1953**, *53*, 191.
159. Hoefnagel, A. J.; Wepster, B. M. *J. Chem. Soc. Perkin Trans. 2* **1989**, 977.
160. Hoefnagel, A. J.; de Vos, R. H.; Wepster, B. M. *Recl. Trav. Chim. Pays-Bas Belg.* **1992**, *111*, 22.
161. Baker, B. R. *Design of Active-Site Directed Irreversible Enzyme Inhibitors*; Wiley: New York, 1967.
162. Kutter, E.; Hansch, C. *Arch. Biochem. Biophys.* **1969**, *135*, 126.
163. Hansch, C.; Moser, P. *Immunochemistry* **1978**, *15*, 535.
164. Hansch, C.; Yoshimoto, M.; Doll, M. H. *J. Med. Chem.* **1976**, *19*, 1089.
165. Ripka, W. C.; Blaney, J. M. *Top. Stereochem.* **1991**, *20*, 1.
166. *Methods in Enzymology*; Langone, J. J., Ed.; Academic: San Diego, CA, 1991; Vol. 202.
167. *Comprehensive Medicinal Chemistry*; Ramsden, C. A., Ed.; Pergamon: 1990; Vol. 4.

第8章 代謝のQSAR

8.1 序論

　生体中には，（薬物などの）生体異物を代謝する酵素が多数存在する。中でも，最も重要なグループは，シトクロムP450系である[1]。この膜結合酵素群は，（まだその大きさが完全には定まっていないが）原核細胞や真核細胞の小胞体中に見出される。一般には，酸化機構により，あらゆる種類の化学結合を攻撃し，還元にも関与する。細胞のミクロソーム分画は，NADHや酸素と共に，多くの化学物質を攻撃する多数の酵素を含有する。Brodieらが以前指摘したように，ミクロソーム分画は，疎水化合物に対して特に有効である[2]。代謝の問題を考察する際には，酵素に関する理解が不可欠である。というのは，（薬物などの）生体異物を化学修飾すると，（しばしば発癌物質などの）毒性物質が生じるからである。代謝の問題は，常にQSARに覆いかぶさる不吉な暗雲であった。なぜならば，構造活性相関を誘導する際，代謝の問題を考慮することは容易ではないからである。

　その中にあって，P450代謝が生体異物の疎水性に依存するというBrodieの発見は，唯一の取り柄となった[3]。Brodieらによれば，P450が存在しなければ，疎水化合物の多くは，中毒レベルまで体内に蓄積することになる。通常，P450による酸化は，化合物を可溶化し，尿中への排泄を容易にする。（代謝に適さない）親油性薬物がほとんど無限に体内に残留するならば，薬物療法は実用的とは言いがたい。その一例は，（$\log P$の計算値が8.3の）2,2′,4,4′,5,5′-ヘキサクロロビフェニルである。この化合物は，P450によって酸化されず，（マウスの寿命の1/2に相当する）長い半減期を持つ[4]。また，殺虫剤のDDTは，南極の動物を含め，世界中に生息するヒトや動物の脂肪組織に，[一部1,1′-(ジクロロエテニリデン) ビス [4-クロロベンゼン] (DDE) として] 蓄積する。このDDTもまた，高い$\log P$ (6.9) を有する。

　薬物代謝についての正しい理解が得られなければ，「薬物の設計」は危険を伴う作業となる。（今なお読む価値のある）薬物代謝に関する古典は，1959年に出版されたR.W. Williamsの著作である[5]。また，この問題になじみの薄い読者には，Testa-Jennerの本をお薦めしたい[6]。

　Axelrodは，アンフェタミンの研究中に，細胞ミクロソーム分画が薬物を修飾する能力を持つことに気づいた[7]。

$$C_6H_5CH_2CHNH_2(CH_3) \longrightarrow C_6H_5CH_2COCH_3$$
アンフェタミン
$$\longrightarrow HOC_6H_4CH_2CHNH_2(CH_3)$$

図式 8-Ⅰ

また，鎮痛薬のアセトアニリドでは，次の反応が体内で進行する[8]。

図式 8-Ⅱ

すなわち，ミクロソーム酸化により，まず 4′-ヒドロキシアセトアニリドが生成し，この代謝物は，さらに PAPS（3′-ホスホアデノシン-5′-ホスホ硫酸）によって，高度に溶けやすく，尿中へ速やかに排泄される硫酸塩へと酵素的に変換される。これに代わる経路としては，肝酵素を介した，ウリジンジホスホグルクロン酸（UDPGA）との抱合による（極性の高い）グルクロニドへの変換も考えられる。これらの経路はいずれも，一般に親油性芳香族化合物の排泄に用いられる。

アニリンへのアセトアニリドの加水分解と，それに続くフェニルヒドロキシルアミンへの酸化は，P450系の持つ暗い側面の一例である。ヒドロキシルアミン類は，ニトレニウムイオン（$C_6H_4NH^+$）へ分解されたり，酢酸エステル類や硫酸エステル類へ変換される。これらの代謝物は，DNAの求核部位と反応して突然変異を引き起こし，癌を誘発する。芳香族アミン類は危険な化学物質クラスであり，ニトロ化合物やアミド類は，体内で芳香族アミン類へ変換される。特に危険なのは，（ミクロソーム分画へ分配する）これらの系列の親油性成員である。

1950年代の初めに行われた Axelrod の先駆的研究以来，ミクロソーム酸化に対する多数の化合物の感受性が検討された。その結果，現在では，さまざまな化合物の代謝が合理的に推定できるまでになった。

8.2 薬物代謝の諸相

代謝の問題は，現在，2相の過程としてとらえられている。第Ⅰ相は，図式8-Ⅰや図式8-Ⅱに示すように，新しい官能基がサブフラクションに作り出され，代謝される過程である。第Ⅱ相は，親水基が酸化生成物へ結合する過程で，しばしば抱合とも呼ばれる。たとえば，ヒドロキシアセトアニリドは，PAPSやUDPGAを介して，（硫酸イオンやグルクロニド部分を含んだ）可溶性の誘導体へと変換される（図式8-Ⅱ）。これらのアニオン類は，約-4のπ値を有する。

8.2.1 ミクロソーム酸化

ミクロソーム酵素には，二つのクラスが存在するが，いずれもニコチンアミドアデニンジヌクレオチドリン酸（NADP）と分子状酸素を用いて，さまざまな代謝反応を行う。第一のクラスはシトクロムP450と呼ばれ，第二のクラスはフラビンモノオキシゲナーゼ酵素と呼ばれる。これらの酵素は，いずれもNADPと酸素を必要とするので，混合機能オキシダーゼ（MFO）と呼ばれる。Silvermanは，（一般によく遭遇する代謝過程である）アミンからカルボニル化合物へのフラボ酵素依存性変換に対して次の機構を提案した[9]。この機構に関しては，他の研究者もまた議論を加えている[10,11]。

図式8-Ⅲによると，反応は，フラボ酵素が窒素の孤立電子対から電子を引き抜くところから始まる。最終生成物は，ケトン（図式8-Ⅰ）またはアルデヒド（図式8-Ⅲ）である[9]。

図式8-Ⅳには，P450酵素のヘム部分の活性化が示され，図式8-Ⅴには，P450による炭化水素とオレフィンの酸化が示されている[9]。

ただし，これらの図式では，ポルフィリンは，その中心部分しか描かれていない。また，図式8-Ⅴの電荷と電子は，単に電子的な帳尻を合わせただけで，最終的な構造ではないことに注意されたい。二つの図式における酸化過程の主要な特徴はほぼ一致している。図式8-Ⅳでは，分子状酸素の活性化が律速段階と考えられる。このように高い酸化状態では，鉄錯体はラジカル機構により不活性な炭素-水素結合を切断し，（疎水性活性部位に適合する）正しい幾何配置を採る有機化合物を酸化する。興味深いのは，攻撃される基質部分を予測する問題である。この問題は，基質の幾何配置に依存するが，それだけではない。（以下の事例に示されるように）ラジカルの形成に及ぼす基質の安定化効果も重要と考えられる。（デブリソキンを酸化する）シトクロムP450 2D6により酸化されるさまざまな基質の相互作用に関する興味深いモデルも最近報告された[12]。

炭化水素鎖の酸化は，どの位置でも起こるが，反応が特に起こりやすいのは，次のバルビツレートに示されるように，（ω-1）位と呼ばれる位置である[13]。

図式 8-Ⅲ

図式 8-Ⅳ

図式 8-Ⅴ

　なぜこの位置に攻撃が起こるかについては，多くの理由が考えられる。たとえば，この位置は分子の疎水部分にあり，ブチル基の2位よりも立体障害が少ない。また，この位置で発生したラジカルは，立体障害の少ない末端炭素よりも超共役による非局在化が起こりやすい。

酸化型バルビツレートは，疎水性が低いため，ほとんど催眠作用を示さない（$\pi_{OH} = -2.28$）。一方，抗住血吸虫症薬ルカントンの酸化では，攻撃されるラジカルは，疎水性の最も高い部位によって安定化される。なお，活性を示すのは酸化型の薬物である。

MFOの最も一般的な作用は，次に示すコデインのように，酸素や窒素へ結合したアルキル基の脱離である。

すなわち，主な酸化反応は，酸素，窒素および硫黄へ結合したアルキル基の除去である。一般には，脱メチル化が多いが，ブチル，ベンジル，イソプロピルおよびアリルといった置換基もまた酸化的に置換される[6]。反応は通常，α炭素に水素を有するアルキル基で起こる。ただし，N-tert-ブチルノルクロルシクリジンは，次のように脱アルキル化される[14]。

この事例では，メチル基はカルボキシ基へ酸化された後，脱炭酸されてN-イソプロピル類似体を生成し，さらに脱アルキル化される。

脱アルキル化は，次の事例のように，硫黄原子で起こることもある。

$$\text{6-メチルチオプリン} \xrightarrow{\text{MFO}} \text{6-メルカプトプリン}$$

親油性化合物では，脂肪族硫黄もまた容易に酸化される。

$$\text{C}_6\text{H}_5\text{-N-CO-CH(CH}_2\text{CH}_2\text{SC}_6\text{H}_5\text{)-CO-N-C}_6\text{H}_5 \xrightarrow{\text{MFO}} \text{C}_6\text{H}_5\text{-N-CO-CH(CH}_2\text{CH}_2\text{S(O)C}_6\text{H}_5\text{)-CO-N-C}_6\text{H}_5$$

$$\text{O}_2\text{N-C}_6\text{H}_4\text{-OP(S)(OC}_2\text{H}_5)_2 \xrightarrow{\text{MFO}} \text{O}_2\text{N-C}_6\text{H}_4\text{-OP(O)(OC}_2\text{H}_5)_2$$

疎水性芳香族化合物は，一般に酸化により不安定なエポキシドを形成し，さらに（DNA塩基，水あるいはグルタチオンといった）体内の求核基と反応する。

図式 8-Ⅵ

パラヒドロキシ化は，一般に有利な反応である。図 8-Ⅵにおいて，第Ⅰ相の過程はエポキシドの形成であり，極性の高いメルカプツール酸への変換は第Ⅱ相の過程に相当する。エポキシ化の過程は，多環式芳香族化合物やヘテロ環式化合物の変異原性や発癌性に関与すると考えられるため，徹底的に検討されてきた（第 9 章参照）。

ベンゼンは発癌性であるが，（エポキシ化をより受けやすいと思われる）トルエンはそうではない。これは，おそらくヒトでは，トルエンが安息香酸へ速やかに酸化されるためである。安息香酸塩は親水性がきわめて高く，エポキシ化されないのである。キシレン類の場合には，メチル基は 1 個だけカルボキシ基へ酸化される。おそらく，カルボキシ基の形成が基質の極性を高め，活性部位からの第二のメチル基の解離を妨げるのであろう。

Bigler らは，ヒトにおける血糖降下薬グリボルヌリドの研究を行い，立体因子が酸化を複雑にしていることを指摘した[15]。

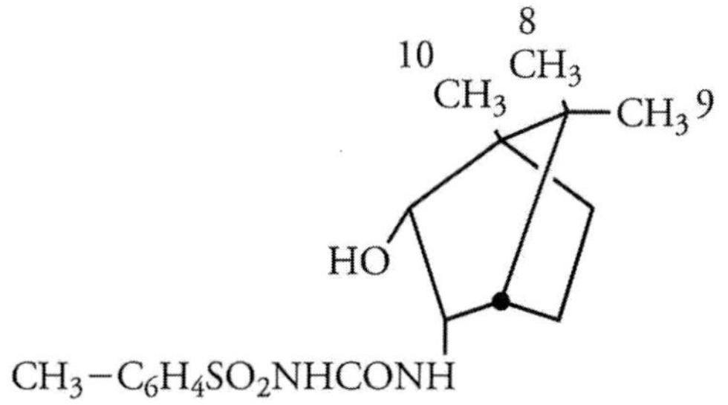

グリボルヌリド

すなわち，尿から単離された放射標識物質を調べたところ，芳香族メチルが酸化されたのは，薬物の約10%であった。一方，C_9 および C_{10} 酸化は，代謝的酸化の20%と35%をそれぞれ説明した。また，疎水性の高い部位ほど，攻撃を受けやすいことが分かった。

図式8-Ⅶと図式8-Ⅷに示されるように，窒素もまた酸化を受ける。芳香族アミン類の多くは変異原性または発癌性を示すが，その中で最も簡単な変異誘発剤はヒドロキシルアミンである。酸化は芳香族窒素に限定されない。たとえば，ウレタンは，ヒトではヒドロキシ誘導体やアセチル誘導体へ変換される。ただし，毒性物質を生じるのは*N*-ヒドロキシ化である[6]。

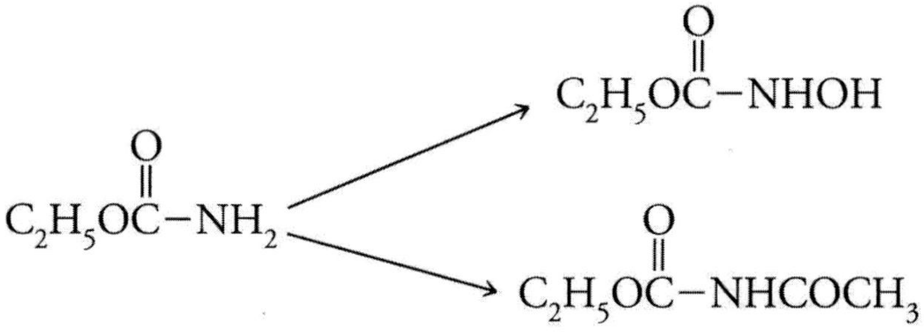

図式 8-Ⅶ

ジメチルアンフェタミンでは，重要な代謝物は*N*-オキシドである。

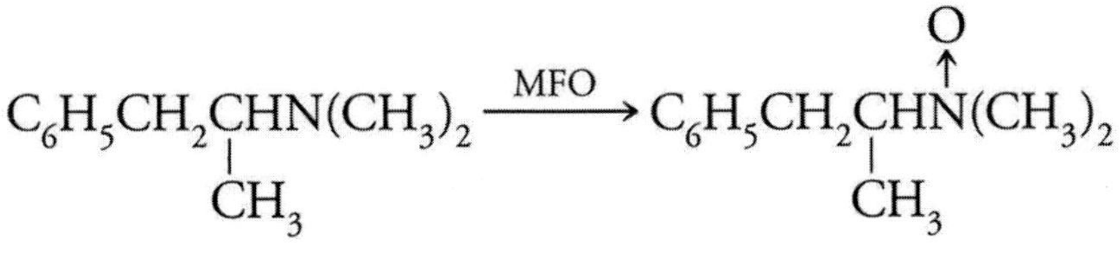

図式 8-Ⅷ

酸化はまた，リン，硫黄，ケイ素および砒素上でも起こりうる[6]。

8.2.2　ミクロソーム還元

芳香族ニトロ基は，サイトゾル酵素によって容易にヒドロキシルアミンへ還元される。また，すでに述べたように，ヒドロキシルアミンは，芳香族アミン類の酸化によっても形成される。

$$Ar-NO_2 \xrightarrow{還元} Ar-NHOH \longrightarrow [Ar-NH^+] \longrightarrow Ar-NHOCCH_3$$
$$Ar-NH_2 \xrightarrow{酸化}$$
(OSO$_2$O$^-$)

図式 8-IX

ヒドロキシルアミンは，（特に電子供与基へ結合したとき）不安定で，ニトレニウムイオンを生成し，酢酸や硫酸などの求核試薬と反応する。生成した誘導体もまた不安定で，さらに他の求核試薬と反応する。ニトロ基は，ミクロソームのNADPH依存性レダクターゼによっても還元される。この還元は，親油性のニトロ化合物ほど起こりやすい。それゆえ，メトロニダゾールのような親水性のニトロ化合物は，未変化のまま排泄される。

メトロニダゾール　　　$\log P = -0.02$

ヒドロキシルアミンは，さらにアミンへと還元される。

アゾ基の還元の古典的事例は，プロントジルからスルファニルアミドへの転換である。

プロントジル　　　スルファニルアミド

8.2.3 脱ハロゲン化水素

環境汚染物質のテトラクロロエタンの代謝は，図式8-Xに示した経路に従う[6]。

図式 8-X

一方，殺虫剤のDDTは，式(2-144)に従って脱塩化水素される。この反応は，昆虫が耐性を獲得する過程と関係がある。

8.2.4 ミクロソーム外代謝経路

脂肪酸類（またはアリール脂肪酸類）のβ酸化は，酸類や容易に酸類へ変換される化合物（アルコール類，エステル類，アミド類など）に対する重要な分解経路である。

図式 8-XI

エステル類やアミド類を酸類へ変換するヒドロラーゼ類は多数存在する。たとえば，ノボカインは次のように加水分解され，活性を消失する。

Hansch-藤田は，モルモットのデータを用いて，ノボカインのNH_2をOC_2H_5, $N(CH_3)_2$,

OCH_3, Cl, OH, $NHCOCH_3$ および NO_2 で置換した類似体を対象に，次の式(8-1)を誘導した[16]。

$$\log 1/C = 0.66(\pm 0.37)\log P - 1.25(\pm 0.53)\sigma + 2.03(\pm 0.54) \tag{8-1}$$
$$n = 8, r^2 = 0.895, s = 0.238$$

ここで，C は，モルモット腹部へ注入したとき鎮痛効果が現れる薬物のモル濃度である。ただし，用量-応答曲線は，持続的に1時間測定した結果に基づいている[17]。Galinskyらは，次式のグループ間共鳴によって酸素の電子密度が増加するので，ノボカインは，（アセチルコリンが結合する）いわゆるアニオン部位に対する良好な競合物質になりうると考えた[17]。

$$H_2N-\langle\text{benzene}\rangle-COCH_2CH_2N(C_2H_5)_2 \rightleftharpoons H_2\overset{+}{N}=\langle\text{benzene}\rangle=\overset{O^-}{C}OCH_2CH_2N(C_2H_5)_2$$

式(8-1)において，σ 項の係数が負であることは，この見解を支持する。

第2章で取り上げた芳香族エステル類の加水分解では，ρ 値は正であった。すなわち，式(8-1)における負の ρ 値は，σ が負の同族体における力価の増加が，加水分解に対する抵抗性と関係があることを示唆する。

同様の結果は，Büchiらが誘導した式(8-2)においても見出された[18]。

$$\log A = 0.25(\pm 0.22)\pi - 0.97(\pm 0.34)\sigma + 0.33(\pm 0.14) \tag{8-2}$$
$$n = 11, r^2 = 0.848, s = 0.175$$

除外したデータ点：4-NHEt，4-C_3H_7

ただし，Büchiらは，Hansch-藤田のそれとは少し異なる置換基群（4-NHC_2H_5，4-OC_2H_5，4-NH_2，H，4-CH_3，4-OH，4-Br，4-Cl，4-F および 4-NO_2）を使用した。また，式(8-2)で用いた π は安息香酸系の値であり，$\log A$ は X = H と比較したときの相対活性である。式(8-1)と式(8-2)はほぼ一致しており，いずれの場合も最重要項は σ である。Büchiらによれば，これらの局所麻酔薬では，エステル部分の加水分解は重要とは考えられない。

8.3 第Ⅱ相の過程

第Ⅱ相反応とは，一般には，第Ⅰ相反応で生成するか，またはすでに存在する官能基（OH，NH_2，SH および COOH）へイオン構造が結合する反応のことである。たとえば，すでに OH 基を持つか，あるいはミクロソーム酸化によって OH 基を導入された化合物は，求核置換によってウリジンジホスホグルクロン酸（UDPGA）から転移したグルクロン酸との間で抱合反応を行う。α-グルクロニル部分の反転は，（予想通り）S_N2 型反応によって起こり，その結果，β-グルクロニドが生成する（図式 8-XII）。

図式 8-XII

また，（図式8-IIに示した）解熱薬のアセトアニリドは，最初にヒドロキシ化された後，グルクロン酸と結合し，極性の高いグルクロニドを生成する。アルコール類，チオフェノール類，アミン類および酸類もまた抱合反応を行い，グルクロニド類として排泄される。興味ある一例は，鎮痛薬のフェノプロフェンである[19]。

フェノプロフェン

同様の抱合反応は，3′-ホスホアデノシン-5′-ホスホ硫酸（PAPS）が，フェノールスルホトランスフェラーゼ（PST）などのスルホトランスフェラーゼによって，その硫酸部分をアルコール類やフェノール類へ転移させた場合にも生じる（図式8-XIII）。

図式 8-XIII

体内でのグルクロニド類と硫酸塩類の形成は同時に進行するが，優位を占めるのは一般にグルクロニド化の方である。

カルボン酸類との抱合過程では，（グリシン，グルタミン酸およびオルニチンといった）アミノ酸類もまた利用される。反応は，補酵素A中間体と求核置換を経て進行する。

$$\text{PhCOO}^- + \text{CoA-SH} \xrightarrow{\text{ATP}} \text{PhCOSCoA}$$

$$\text{PhCOSCoA} + \text{H}_2\text{NCH}_2\text{COO}^- \xrightarrow[N\text{-アシラーゼ}]{\text{グリシン}} \text{PhCONHCH}_2\text{COO}^-$$

$$\text{PhCH}_2\text{COOH} \xrightarrow{\text{グルタミン}} \text{PhCH}_2\text{CONHCH(COO}^-)\text{CH}_2\text{CH}_2\text{CONH}_2$$

メルカプツール酸類は，電子に富んだグルタチオンチオール基との間で求核置換を行う化合物を除去するための手段を提供する（図式8-XIV）。

この経路は，ハロゲン化アルキル類，エポキシド類（図式8-Ⅵ），硫酸エステル類，スルホンアミド類およびある種の不飽和化合物を除去するのに利用される[6]。

酵素による有機化合物の代謝経路はきわめて多い。そのため，動物個体あるいはP450酵素を含んだ細胞系のデータに基づいたQSARの誘導は，我々を躊躇させる。このような多数の副反応に直面したとき，我々はどのようにしたら合理的なQSARを得られるのか。QSAR研究において一組の同族体群を設計する際，化学物質の代謝的安定性を理解することはきわめて重要である。

$$\text{R-X + HSCH}_2\text{CH(NHCOCH}_2\text{CH}_2\text{CH(NH}_2\text{)COOH)CONHCH}_2\text{COOH} \xrightarrow{\text{グルタチオントランスフェラーゼ}} \text{RCH}_2\text{SCH(NHCOCH}_2\text{CH}_2\text{CH(NH}_2\text{)COOH)CONHCH}_2\text{COOH}$$

$$\text{R-S-CH}_2\text{CH(NHCOCH}_3\text{)COOH} \xleftarrow{\text{アセチルトランスフェラーゼ}} \text{R-SCH}_2\text{CH(NH}_2\text{)COOH}$$

メルカプツール酸

図式 8-XIV

本節で引用した代謝反応の事例は単純化されており，主生成物しか示されていない。しかし実際には，しばしば多数の少量生成物も検出される。立体因子は，それらの性質の決定に重要な役割を演じる。

8.4 シトクロムP450の結合性と誘導

第6章において,我々は,酵素,細胞およびヒトに対する有機化合物の毒性が疎水性に強く依存することを示す事例をいくつか示した。本書では,その他にも多数の事例が紹介されている。生体異物に対して生命を防護する手段が発展したことは,決して意外ではない。本章では,P450への結合性,P450の誘導,およびP450による酸化と疎水性との関連について解説する。第Ⅱ相酵素は,OH基を含んだ疎水化合物をグルクロン酸や硫酸の抱合体へと変換する。相対疎水性は,第Ⅰ相と第Ⅱ相での疎水性生体異物の解毒において重要な役割を演じる。実際,これらの二つの系は,免疫系が大分子や細菌から生体を防護するように,疎水性小分子から動物個体を防護している。

薬物,天然物および工業化学薬品の代謝におけるシトクロムP450の重要性は,多くの研究を刺激しつつある。Okeyは,P450の誘導に関する研究を総説し[20],Ortiz de Montellanoは,P450のさまざまな側面を議論した書物を編纂した[21]。また,Mahneringシンポジウムでは,P450に関する研究が多数報告された[22]。P450に関する研究のほとんどは,バルビツレート類による誘導後に,肝小胞体から単離された酵素を用いて行われた。哺乳動物のP450は膜結合酵素であるため,そのX線結晶構造は解析されていない。しかし,細菌酵素の構造は,すでに解明されている[23]。Brown-Blackは,酵素が膜内へいかに適合するかについて,現在の見解を要約した[24]。P450は,疎水化合物と親水化合物のいずれをも酸化する。Brown-Blackによれば,活性部位への進入チャンネルは,親水性基質に対するものと疎水性基質に対するものの2種類から構成される。また,P450の一部のタイプは疎水化合物を攻撃するが,他のタイプは親水化合物を攻撃するといったこともありうる。Nebertらは,さまざまなタイプのP450に対して現在推奨されている命名法に関して,その概要を解説した[25]。

P450は,次のハロタンに示されるように,ハロゲン類をも還元する。

$$CF_3CHBrCl + e^- \longrightarrow CF_3CHCl\cdot + Br^-$$
$$CF_3CHCl\cdot + RH \longrightarrow CF_3CH_2Cl + R\cdot$$

また,好気条件下では,ハロアルキルラジカルは,酸素と反応し,酸素化物を生成する。

P450による不飽和化合物(オレフィン類,芳香族化合物)の酸化は,化学物質の毒性発現における重要な反応である。通常生成するのはエポキシド類である。しかし,併発反応として,酵素のアルキル化や不活性化も起こる。末端オレフィン類($RCH = CH_2$)は,自殺基質としても振舞う。Ortiz de Montellanoらは,この反応とその立体化学について検討した[21]。その結果,フェノバルビタール誘導型P450では,オレフィン類は(次に示した)A環をアルキル化し,このアルキル化は,エポキシドが形成される前に起こることが分かった。

アルキル鎖は，C環を越えてその向こうへ結合すると思われる．反応は，立体特異的であり，酵素のヘム部分のアルキル化に関与するのは，オクテン二重結合のre面である．エポキシ化はre面とsi面の両面で起こり，かつ両方の炭素原子で同時に起こると思われる．オレフィン類や歪んだ環分子によるこの不活性化は，P450でのQSARに複雑な影響を及ぼす．

P450酵素の持つ興味深い側面の一つは，それらが代謝した化学物質によってP450の形成が誘導されることである．このような酵素は多数存在し，かつ各化学物質は1個以上の酵素——おそらく，誘導物質を代謝しやすい酵素——を誘導するため，状況は複雑である．この点において，P450は，免疫系の抗体に似ている．酵素誘導は結合性と密接に結びついており，いずれの過程も誘導物質の疎水性に強く依存する．Cornellらは，4-X-ピラゾール類(**8-1**)による酵素誘導に関して，次の式(8-3)〜式(8-7)を誘導した[26]．

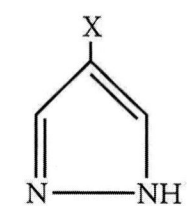

$X = H, NH_2, NHCOCH_3, NO_2, CH_3, I, OC_3H_7, C_3H_7, C_5H_{11},$ および C_6H_{13}

8-1

・ラット・ミクロソームP450へのピラゾール類の結合性

$$\log 1/K_s = 1.02(\pm 0.12)\log P + 2.98(\pm 0.22)$$
$$n = 9, r^2 = 0.982, s = 0.215$$
(8-3)

除外したデータ点：C_3H_7

・ヒヨコ・ミクロソームP450へのピラゾール類の結合性

$$\log 1/K_s = 1.01(\pm 0.15)\log P + 2.93(\pm 0.27)$$
$$n = 8, r^2 = 0.978, s = 0.215$$
(8-4)

式(8-3)と式(8-4)は，実質的に同一である．すなわち，2種のP450に対するピラゾール類の結合性は同じで，いずれもピラゾールの相対疎水性に強く依存する．ただし，K_sは解離定数で，その逆数は結合性を表す．

式(8-5)〜式(8-7)は，3種類の化学物質によるP450の誘導に関するQSARである[27,28]。

- 4-X-ピラゾール類によるヒヨコ肝細胞でのP450の誘導

$$\log 1/C = 0.85(\pm 0.21)\log P + 1.93(\pm 0.38) \tag{8-5}$$
$$n = 8, r^2 = 0.941, s = 0.305$$

- ROHによるヒヨコ肝細胞でのP450の誘導（R＝C_2〜C_5で，イソプロピル，イソブチルおよびイソペンチルアルコールも含む）

$$\log 1/C = 0.78(\pm 0.14)\log P + 1.46(\pm 0.13) \tag{8-6}$$
$$n = 7, r^2 = 0.976, s = 0.095$$

- 5,5-置換バルビツレート類によるヒヨコ肝細胞でのP450の誘導

$$\log 1/C = 1.02(\pm 0.16)\log P + 2.75(\pm 0.28) \tag{8-7}$$
$$n = 9, r^2 = 0.960, s = 0.186$$

式(8-5)〜式(8-7)において，CはP450の産生を50%高める誘導物質の濃度である。本質的に，P450への結合性とP450の誘導は，疎水性に対して同じ依存性を示す。（動物個体やヒトを含めた）あらゆるタイプの生化学系に対する簡単な疎水物質の毒性に関する第6章のQSARと式(8-5)〜式(8-7)との間の類似性は印象的である。特に，ROHによるDNAの変性に関する式(6-51)は興味深い。この式の切片は0.02と小さいが，作用はかなり激烈である。より穏やかな終点を用いれば，式(8-6)とあまり違わないQSARが得られるはずである。すなわち，P450の誘導には，非特異的な膜損傷以外の要因も関与していることが推測される。

フェノバルビタールによるシトクロムP450の誘導は，きわめて複雑な過程であり，遺伝子がどのように導入されたかはまったく分かっていない。Waxman-Azaroffは，この問題に関して総説した[29]。

今岡-舩江もまた，ケトン類（CH_3COR, R＝C_1〜C_4）や炭化水素類（C_6H_5R, R＝C_1〜C_4）を用いて，P450 2B1とP450 2B2の誘導が疎水性に依存することを示した[30]。

- 5 mmol/kgのケトン類を4日間投与されたラットにおけるP450 2B1の誘導

$$\log RBR = 1.06(\pm 0.69)\log P + 0.33(\pm 0.59) \tag{8-8}$$
$$n = 4, r^2 = 0.956, s = 0.198$$

- 5 mmol/kgのケトン類を4日間投与されたラットにおけるP450 2B2の誘導

$$\log RBR = 0.43(\pm 0.12)\log P + 0.90(\pm 0.10) \tag{8-9}$$
$$n = 4, r^2 = 0.992, s = 0.034$$

- 5 mmol/kgの炭化水素類を4日間投与されたラットにおけるP450 2B1の誘導

$$\log RBR = 0.53(\pm 0.37)\log P - 0.42(\pm 1.2) \tag{8-10}$$
$$n = 5, r^2 = 0.873, s = 0.201$$

- 5 mmol/kgの炭化水素類を4日間投与されたラットにおけるP450 2B2の誘導

$$\log RBR = 0.37(\pm 0.27)\log P + 0.03(\pm 0.90) \tag{8-11}$$
$$n = 5, r^2 = 0.869, s = 0.148$$

明らかに，2種の酵素（P450 2B1, P450 2B2）は，誘導剤の疎水性に対して異なる依存性を

示す．また，炭化水素類の傾きと切片は，対応するケトン類の値に比べて小さい．ラットP450系は，さまざまな親油性炭化水素類を攻撃するが，酵素誘導に利用できる化学物質は少ない．しかし，式(8-5)〜式(8-7)によれば，極性基は明らかに酵素誘導に関与している．

ある種の細菌は親油性化合物に反応し，P450を誘導する．その一例はアシル尿素類である．

・RCONHCONH$_2$ による巨大菌（*Bacillus megaterium*）でのP450依存性脂肪酸モノオキシゲナーゼの誘導[31]

$$\log A = 1.10\,(\pm 0.57)\log P - 2.02\,(\pm 0.95) \\ n = 6,\ r^2 = 0.876,\ s = 0.208 \tag{8-12}$$

除外したデータ点：$C_6H_5C(Me)_2CONHCONH_2$

式(8-12)の傾きは，ヒヨコ肝細胞に作用するバルビツレート類に対する式(8-7)のそれと同じである．ただし残念ながら，切片の比較はできない．

Kim-Fulcoによれば，バルビツレート類は細菌においてもP450を誘導する[32]．

・バルビツレート類による巨大菌でのP450依存性脂肪酸モノオキシゲナーゼの誘導

$$\log A = 1.19\,(\pm 0.59)\log P + 0.90\,(\pm 0.53)I - 1.78\,(\pm 1.2) \\ n = 11,\ r^2 = 0.753,\ s = 0.311 \tag{8-13}$$

除外したデータ点：5-アリル，5-(1-メチルブチル) チオバルビツール酸

ここでも，$\log P$ に関して，式(8-12)と同様の依存性を認めた．ただし，5位に結合した2個の置換基のうち1個がアリル基の場合には，ダミー変数の I に1を割り付けた．アリル基は，誘導能力をほぼ10倍（0.9の真数）高める．ダミー変数を用いた理由はここにある．

Romkesらは，構造(**8-2**)〜構造(**8-4**)に示した多環式芳香族化合物のP450結合性とP450の誘導に関して，以下のQSARを導いた[33]．

8-2　**8-3**

8-4　**8-5**

8-6

たとえば，2-X-3,7,8-トリクロロジベンゾ-p-ジオキシン(**8-3**)とラットP450の組合せに対しては，次のQSARが誘導された．

・ラット・サイトゾル受容体への構造(**8-3**)の結合性[33]

$$\log 1/C_{(B)} = 0.60\pi - 0.26E_s - 1.68\text{HB} + 7.20 \tag{8-14}$$
$$n = 11, r^2 = 0.996, s = 0.099$$

・構造(**8-3**)によるラット肝腫瘍細胞（H-4-II-E）でのアリール炭化水素ヒドロキシラーゼ（AHH）の誘導[33]

$$\log 1/C = 0.95 \log 1/C_{(B)} - 0.96 B_5 + 3.21 \tag{8-15}$$
$$n = 9, r^2 = 0.823, s = 0.453$$

式(8-14)と式(8-15)において，$C_{(B)}$はP450への結合性を50%高める化合物の濃度，πは疎水定数，およびE_sはTaftの立体パラメータである．また，HBは水素結合に関するダミー変数で，水素結合を形成する置換基（OH，NH_2およびNHCOCH$_3$）に対して1を割り付ける．B_5は，sterimol立体定数である．式(8-14)では，πの係数から明らかなように，重要なパラメータは相対疎水性である．しかし，式(8-15)において，結合定数$1/C_{(B)}$が使われることから，他の因子もまた関与している．

他のタイプのP450では，（ラットやヒヨコのP450に関する）式(8-3)や式(8-4)とは異なるQSARが導かれる．

・マウス肝臓サイトゾル受容体への構造(**8-3**)の結合性[33]

$$\log 1/C_{(B)} = 1.64\pi + 1.21\sigma^0 + 6.37 \tag{8-16}$$
$$n = 11, \ r^2 = 0.935, \ s = 0.359$$

ここで，σ^0 は，反応中心が置換基との共鳴相互作用から隔離された場合の Hammett 定数である。σ の代わりに，σ^0 を用いる理由は不明である。

・ハムスター肝臓サイトゾル受容体への構造(**8-3**)の結合性 [33]

$$\log 1/C_{(B)} = 0.91\pi - 0.56\Delta V_w + 0.91\sigma^0 + 7.54 \tag{8-17}$$
$$n = 13, \ r^2 = 0.953, \ s = 0.322$$

ここで，ΔV_w は水素を基準とした相対 van der Waals 体積である。

・モルモット肝臓サイトゾル受容体への構造(**8-3**)の結合性 [33]

$$\log 1/C_{(B)} = 1.04\pi + 6.89 \tag{8-18}$$
$$n = 11, \ r^2 = 0.953, \ s = 0.225$$

モルモット P450 を用いた式(8-18)は，式(8-3)や式(8-4)とよく似た QSAR を与える。また，Denomme らは，次の式(8-19)を誘導した [34]。

・ラット・サイトゾル受容体への構造(**8-2**)の結合性 [34]

$$\log 1/C_{(B)} = 1.24\pi + 6.11 \tag{8-19}$$
$$n = 14, \ r^2 = 0.903, \ s = 0.29$$

式(8-19)は，ほぼ 1 に近い傾きを持ち，式(8-3)，式(8-4)および式(8-18)と同様，単純な QSAR を与える。式(8-19)の誘導に当たっては，同族体(**8-2**)を全部で 16 種使用した。ただし，そのうちの 2 種（C_6H_5, tert-ブチル）は，誘導の際に除外された。

・構造(**8-2**)による AHH の誘導 [34]

$$\log 1/C_{(AHH)} = 1.29\log 1/C_{(B)} + 2.19\Delta B_5 - 1.31(\Delta B_5)^2 + 2.96 \tag{8-20}$$
$$n = 11, \ r^2 = 0.927, \ s = 0.27$$

ただし，$1/C_{(B)}$ としては，式(8-19)のそれと同じ値を用いた。また，ΔB_5 は，水素を基準とした相対 sterimol パラメータである。

タイプの異なる 2 種の誘導過程に関連し，次の QSAR が誘導された。

・AHH の誘導と EROD の誘導との比較 [34]

$$\log 1/C_{(EROD)} = 0.99\log 1/C_{(AHH)} - 0.07 \tag{8-21}$$
$$n = 15, \ r^2 = 0.970, \ s = 0.19$$

ただし，NH_2 同族体は，いずれの誘導試験においても不活性であったため，式(8-21)の誘導の際に除外された。また，式(8-20)と式(8-21)において，AHH はアリール炭化水素ヒドロキシラーゼ，EROD はラット肝癌（H-4-Ⅱ-E）培養細胞でのエトキシレゾルフィン-O-デエチラーゼをそれぞれ表す。式(8-21)の傾きは 1，切片はほぼ 0 である。このことは，タイプの異なる 2 種の酵素誘導が，本質的に同一であることを意味する。式(8-3)〜式(8-11)で扱われた小分子では，重要なのは疎水因子のみであったが，構造(**8-2**)のような大分子では，さらに多くの因子の関与が明らかに認められる。

同族体(**8-4**)の研究からは，次の式(8-22)と式(8-23)が誘導された。

・ラット・サイトゾル受容体への構造(**8-4**)の結合性 [34]

$$\log 1/C_{(B)} = 1.10\pi + 5.19$$
$$n = 8, r^2 = 0.943, s = 0.19$$
(8-22)

・同族体(**8-4**)によるラット肝癌細胞でのAHHの誘導 [34]

$$\log 1/C_{(AHH)} = 0.80\pi - 0.870B_5 - 0.35(\Delta B_5)^2 + 4.63$$
$$n = 9, r^2 = 0.904, s = 0.26$$
(8-23)

式(8-22)は,小分子に対する単純なQSARと同じ線形関係を満たす。疎水効果は,式(8-23)においても重要である。ただし,式(8-23)は,9個のデータ点を相関づけるのに,変数項を3個も使用する。すなわち,(リスクを伴う)その結果は,無条件には受け入れられない。また,式(8-23)によれば,酵素誘導は,単純な結合性に比べて複雑な過程と考えられる。

ベンゾフラン類(**8-5**)の研究からは,次の式(8-24)～式(8-26)が誘導された。

・ラット・サイトゾル受容体への構造(**8-5**)の結合性 [35]

$$\log 1/C_{(B)} = 1.09\pi + 5.77$$
$$n = 11, r^2 = 0.714, s = 0.33$$
(8-24)

・構造(**8-5**)によるラット肝癌細胞 (H-4-Ⅱ-E) でのAHHの誘導 [35]

$$\log 1/C = 0.76\pi - 1.11\Delta B_5 + 2.23\sigma_p^0 + 6.78$$
$$n = 11, r^2 = 0.899, s = 0.44$$
(8-25)

・タイプの異なる2種のP450による酵素誘導間の相関

$$\log 1/C_{(EROD)} = 0.92\log 1/C_{(AHH)} + 0.28\pi + 0.27$$
$$n = 13, r^2 = 0.982, s = 0.16$$
(8-26)

式(8-24)と式(8-22)は,サイトゾル受容体へのベンゾフラン類の結合性に関するQSARである。これらの式は,いずれも傾きがほぼ1で,log P に対する一般的な線形依存性のパターンに適合する。しかし,式(8-24)の相関はかなり悪く,他の因子の関与が示唆される。一方,酵素誘導に関する式(8-25)は,式(8-24)とはかなり様相が異なる。すなわち,11個のデータ点を相関づけるのに,パラメータを3個も使用し,かつその標準偏差は大きい。なお,式(8-26)の π 項が意味するものは不明である。

最後になるが,テトラクロロビフェニル類(**8-6**)の研究からは,次の式(8-27)と式(8-28)が誘導された。

・ラット・サイトゾル受容体への構造(**8-6**)の結合性 [36]

$$\log 1/C_{(B)} = 1.31\pi + 1.39\sigma_x + 1.12\text{HB} + 4.20$$
$$n = 15, r^2 = 0.839, s = 0.31$$
(8-27)

ここで,HBは水素結合に関するダミー変数で,置換基がOH,OCH$_3$,COCH$_3$,CNおよびNHCOCH$_3$ のとき,1を割り付ける。

Bandieraらによる酵素誘導のデータ [36] を用いて,我々は次の式(8-28)を誘導した。

・テトラクロロビフェニル類(**8-6**)によるEROD活性の誘導

$$\log 1/C_{\text{(EROD)}} = 1.14(\pm 0.57)\log P - 1.81(\pm 3.7)$$
$$n = 10, r^2 = 0.726, s = 0.633 \tag{8-28}$$

式(8-28)を得るために，データ点が2個除外されたが，それでもなお，相関は良くなかった．Safeらが検討した大型の化合物は，式(8-3)～式(8-11)で取り上げた小型の化合物に比べて，明らかに複雑なQSARを与える[34-36]．この件については，さまざまな理由が考えられる．たとえば，化合物のうち最大のものは，受容体上の一様な結合領域を越えて，その向こうにまで広がっている．そのため，分子の一部は，受容体を越えて水相にまで広がったり，あるいは一様な疎水領域を越え，（立体効果が機能し始める）受容体の制限区域にまで達する．また，ポリハロゲン化物の溶解度の低さは，それらの取扱いを難しくするだけでなく，それらの$\log P$値を，活性が非線形になる領域に近づけてしまう．また，共存する他の蛋白質への結合は，活性部位への直接的な分配を妨げる．構造(8-3)は，結合性に関して最も複雑なQSARを与える．

同族体(8-3)に比べて，すこし小型で，かつ疎水性の低い同族体(8-2)と(8-4)は，式(8-3)や式(8-4)に匹敵するQSARを与える．同族体(8-6)もまた，結合性に関して単純なQSARを与えるが，その相関の質は悪い．

現在のQSARが抱えるもう一つの問題は，さまざまな受容体のサイトゾル結合定数に対して，QSARが得られることである．すなわち，誘導剤のほとんどは，複数の酵素を誘導する．しかも，我々は，サイトゾル受容体に関する情報を持ち合わせていない．この問題に関連し，Safeは彼の研究室から報告された研究について総説を試みた[37]．

構造(8-2)～構造(8-5)による酵素誘導で見出された複雑なQSARは，アルコール類，ピラゾール類およびバルビツレート類に対する簡単なQSARとは明らかに異なる．結合性と誘導の過程において最も重要な因子は，全疎水性すなわち$\log P$である．しかし，式(8-5)～式(8-7)の切片の比較から明らかなように，他の因子も関与している可能性がある．切片の違いを説明するのは，おそらく極性の因子である．このことは，別の観点からも明らかである．すなわち，アルコール類とバルビツレート類による酵素誘導のQSARは，ピラゾール類のそれに比べて，はるかに標準偏差が小さい．前者のデータセットでは，成員間の違いは-CH_2-単位の数だけであるが，ピラゾール類のXは，ヘテロ原子であっても構わない．ヘテロ原子は，Safeらが扱った置換基にも含まれる．これらの原子の水素結合能は，双極子モーメントと同様，P450の結合性や酵素誘導において重要と考えられる．あいにく，式(8-3)～式(8-7)で使われた実験系は，式(8-14)～式(8-28)のそれらとは異なるため，厳密な比較は不可能である．

より幅広い見解を得るため，我々は同族体(8-2)～(8-5)のデータをひとまとめにし，置換基のπ定数ではなく，（分子全体の疎水性を表す）$\log P$を用いて，総括的なQSARの誘導を試みた．その際，$\log P$の実測値は，入手が困難であったため，一貫性を保つため，計算値が用いられた．それらの値は，（$\log P$の加成的かつ構成的な性質に基づいた）LeoのCLOGPプログラムを用いて計算された[39]．

式(8-29)や式(8-30)で取り上げた化合物の場合，表8-1に示した実測値と比べて，CLOGPは終始一貫して高い$\log P$値を与える．この一貫性は，h（$\log P$の係数）ではなく，QSARの切片

に影響を及ぼす.

・ラット・サイトゾル受容体への同族体(**8-2**)〜(**8-5**)の結合性

$$\log 1/C_{(B)} = 1.05\,(\pm 0.15)\,\mathrm{CLOGP} + 0.35\,(\pm 0.29)\,\sigma^- - 0.41\,(\pm 1) \tag{8-29}$$
$$n = 45,\ r^2 = 0.839,\ s = 0.374$$

・同族体(**8-2**)〜(**8-5**)によるラットAHHの誘導

$$\log 1/C_{(AHH)} = 1.14\,(\pm 0.32)\,\mathrm{CLOGP} - 0.64\,(\pm 0.31)\,B_5$$
$$- 1.24\,(\pm 0.38)\,E_s + 0.58\,(\pm 2) \tag{8-30}$$
$$n = 43,\ r^2 = 0.824,\ s = 0.670$$

同族体のいくつかは，適合が悪いため，式(8-29)や式(8-30)を誘導する際に除外された．sとr^2を見る限り，相関は良くない．しかし，構造的変動の範囲や$\log P$の計算値が使われたことを考慮すると，決して悪い相関ではない．これらのQSARでは，hの値はいずれも1に近い．式(8-30)において，B_5は同族体(**8-2**)，(**8-4**)および(**8-5**)のXに適用され，E_sは同族体(**8-3**)に適用された．B_5の係数が負であることは，同族体(**8-2**)，(**8-4**)および(**8-5**)において，大きなXが酵素誘導能力を低下させることを意味し，E_sの係数が負であることは，同族体(**8-3**)において，大きなXが誘導能力を高めることを意味する．すべての事例で，Xは同一の受容体領域へ結合すると仮定したので，この相関はかなり意外である．おそらく，この仮定は正当化されない．

シトクロムPの誘導に及ぼす雑多な同族体群の研究についても報告されている．Ioannidesらは，モデル基質としてO-エトキシレゾルフィンを用い，雑多な化合物によるラット肝臓でのP448誘導に関して，*in vivo*研究を試みた[40-42]．この研究において，ラットは，1日腹腔内用量（50 mg/kg）の誘導剤を3日間連日投与され，最終投与24時間後に殺された．なお，式(8-31)のIは，ラット肝臓での誘導速度（nmol/分/mg蛋白質）を表す．

・ラット *in vivo* におけるP448の誘導速度[40]

$$\log I = 0.28\,(\pm 0.06)\,\mathrm{CLOGP} - 1.80\,(\pm 0.23) \tag{8-31}$$
$$n = 27,\ r^2 = 0.759,\ s = 0.302$$

表8-2の化合物は，雑多な構造的特徴を持つため，式(8-3)〜式(8-30)で扱われた関連同族体群に比べて，QSARの誘導がはるかに困難であった．それゆえ，式(8-31)におけるr^2値が小さいのは，驚くに当たらない．式(8-31)で示した *in vivo* での酵素誘導は，式(8-3)〜式(8-30)の *in vitro* 研究と同様，疎水性に強く依存する．しかし，その傾きは，*in vitro* の場合ほど急ではない．

疎水化合物は，明らかにP450を誘導する．この事実は，喫煙者が非喫煙者に比べて，（薬物などの）生体異物を代謝しやすいこととも関係がある．すなわち，紙巻きタバコの煙は，文字通り数千種の化学物質を含有し，それらの多くは親油性である．バルビツレート類は，科学研究に供するため，ラット・ミクロソーム中でのP450の誘導に利用されるが，（中枢神経系作用薬などの）他の親油性薬物もまた，ヒトや動物において明らかにP450を誘導する．

代謝，分布および排泄に対する疎水化合物の感受性の増大は，動物個体におけるP450の誘導研究を分かりにくくする．式(8-31)のhが *in vitro* 研究のそれに比べて小さいのは，これらの問題に起因すると考えられる．

表 8-1 ラット・サイトゾル受容体への同族体(8-2)～(8-5)の結合性および同族体(8-2)～(8-5)によるラットでのアリール炭化水素ヒドロキシラーゼ(AHH)の誘導

No.	同族体		log $1/C$(B)		log $1/C$(AHH)		log P	B_5	E_s
			実測値	計算値	実測値	計算値			
1	2-CF$_3$	8-3	8.50	8.06	10.31	10.43	7.95	1.61	-2.40
2	2-F	8-3^a	7.40	7.14	10.29	7.88	7.11	0.35	-0.46
3	2-Cl	8-3	8.00	7.76	10.10	8.87	7.68	0.80	-0.97
4	2-CN	8-3^a	7.24	6.66	9.60	7.28	6.67	0.60	-0.51
5	2-NO$_2$	8-3	7.45	6.98	9.26	9.56	6.96	1.44	-2.52
6	2-I-3	8-3	8.20	8.19	9.25	9.63	8.07	1.15	-1.40
7	2-Br	8-3	6.94	7.93	9.04	9.18	7.83	0.95	-1.16
8	2-OCH$_3$	8-3	7.50	6.86	8.48	7.42	6.85	2.07	-1.21
9	2-OH	8-3	5.50	6.39	7.32	6.83	6.42	0.93	-0.55
10	2-CH$_3$	8-3	6.90	7.38	7.85	8.65	7.33	1.04	-1.24
11	2-H-3	8-3	7.15	6.86	7.27	7.23	6.85	0.00	0.00
12	7-F	8-2	6.95	6.33	7.11	6.47	6.37	0.35	0.00
13	7-CF$_3$	8-2	7.71	7.25	6.15	6.62	7.21	1.61	0.00
14	7,8-(CH)$_4$	8-2	7.73	7.45	6.13	5.75	7.39	3.31	0.00
15	7-OCH$_3$	8-2	6.51	6.05	4.58	5.08	6.11	2.07	0.00
16	7-Cl	8-2	7.33	6.96	7.05	6.83	6.94	0.80	0.00
17	7-Br	8-2	7.32	7.12	7.88	6.91	7.09	0.95	0.00
18	7-I	8-2	7.27	7.38	7.15	7.05	7.33	1.15	0.00
19	7-CN	8-2	5.92	5.85	5.43	5.81	5.93	0.60	0.00
20	7-C$_6$H$_5$	8-2^b	6.62	8.08	6.41	7.17	7.97	2.11	0.00
21	7-CH$_3$	8-2	6.43	6.57	5.95	6.28	6.59	1.04	0.00
22	7-NO$_2$	8-2	6.34	6.17	5.62	5.60	6.22	1.44	0.00
23	7-COOCH$_3$	8-2	6.27	6.22	5.89	5.08	6.27	2.36	0.00
24	7-H	8-2^a	6.12	6.05	4.63	6.39	6.11	0.00	0.00
25	7-OH	8-2	5.35	5.58	4.83	5.31	5.68	0.93	0.00
26	7-NH$_2$	8-2^a	4.54	4.87	—	5.30	5.03	0.97	-0.61
27	8-t-C$_4$H$_9$-2,3-di-Cl	8-4	6.57	7.25	6.57	6.27	7.21	2.17	0.00
28	8-F-2,3-di-Cl	8-4	5.15	5.45	6.51	5.54	5.56	0.35	0.00
29	8-I-2,3-di-Cl	8-4	6.43	6.50	6.36	6.13	6.52	1.15	0.00
30	8-i-C$_3$H$_7$-2,3-di-Cl	8-4	6.52	6.79	5.67	5.79	6.79	2.17	0.00
31	8-Br-2,3-di-Cl	8-4	6.35	6.23	5.65	5.97	6.27	0.95	0.00
32	8-Cl-2,3-di-Cl	8-4	6.16	6.06	5.60	5.90	6.12	0.80	0.00
33	8-CH$_3$-2,3-di-Cl	8-4	5.70	5.74	5.40	5.40	5.82	1.04	0.00
34	8-OCH$_3$-2,3-di-Cl	8-4^b	6.51	5.24	4.95	4.24	5.37	2.07	0.00
35	8-OH-2,3-di-Cl	8-4	4.44	4.61	4.77	4.30	4.79	0.93	0.00
36	8-H-2,3-di-Cl	8-4	5.40	5.27	4.66	5.57	5.39	0.00	0.00
37	8-Cl-2,3,4-tri-Cl	8-5	6.77	6.71	7.38	6.57	6.71	0.80	0.00
38	8-Br-2,3,4-tri-Cl	8-5	6.58	6.87	7.45	6.65	6.86	0.95	0.00
39	8-CF$_3$-2,3,4-tri-Cl	8-5	7.06	6.97	6.68	6.33	6.95	1.61	0.00
40	8-I-2,3,4-tri-Cl	8-5	6.57	7.15	6.56	6.81	7.11	1.15	0.00
41	8-F-2,3,4-tri-Cl	8-5	6.23	6.10	7.09	6.22	6.15	0.35	0.00
42	8-CH$_3$-2,3,4-tri-Cl	8-5	6.87	6.45	5.89	6.15	6.47	1.04	0.00
43	8-i-C$_3$H$_7$-2,3,4-tri-Cl	8-5	6.73	7.44	5.76	6.47	7.38	2.17	0.00
44	8-C$_2$H$_5$-2,3,4-tri-Cl	8-5	6.80	6.92	4.77	5.92	6.90	2.17	0.00
45	8-t-C$_4$H$_9$-2,3,4-tri-Cl	8-5^b	6.59	7.90	5.03	6.95	7.80	2.17	0.00
46	8-H-2,3,4-tri-Cl	8-5	5.56	5.91	4.82	6.25	5.98	0.00	0.00
47	8-OCH$_3$-2,3,4-tri-Cl	8-5	5.90	5.89	4.37	4.91	5.96	2.07	0.00
48	8-OH-2,3,4-tri-Cl	8-5	5.27	5.26	4.19	4.97	5.38	0.93	0.00
49	8-CH$_2$Br-2,3,4-tri-Cl	8-5^b	6.63	5.06	5.90	3.61	5.20	2.75	0.00

^{a} これらのデータ点は,式(8-29)の誘導に使われていない.
^{b} これらのデータ点は,式(8-30)の誘導に使われていない.

表 8-2 さまざまな化学物質による CYP1A2 の誘導

No.	化合物	log I 実測値	log I 計算値[a]	log P
1	3-メチルコラントレン	0.04	−0.04	6.42
2	アロクロール 1254	0.32	0.15	7.09[b]
3	7,12-ジメチルベンズ[a]アントラセン	−0.25	−0.21	5.80
4	2-アセトアミドフルオレン	−0.48	−0.99	2.94[b]
5	フェニルブタゾン	−0.80	−0.93	3.16
6	パラセタモール	−1.40	−1.60	0.73
7	アンチピリン	−1.70	−1.70	0.38
8	フェブラゾン	−1.22	−0.96	3.08[b]
9	リファンピシン	−1.52	−1.36	1.60[b]
10	1,2:5,6-ジベンゾアントラセン	−0.44	−0.02	6.50
11	β-ナフチルアミン	−0.62	−1.18	2.28
12	ベンジジン	−1.52	−1.43	1.34
13	4-ニトロキノリン-N-オキシド	−1.82	−1.50	1.09
14	3-メチル-4-ニトロキノリン-N-オキシド	−1.70	−1.51	1.06
15	p-ジメチルアミノアゾベンゼン	−1.00	−0.54	4.58
16	2-アミノフルオレン	−0.54	−0.94	3.14
17	ベンゾ[a]ピレン	0.03	−0.16	5.97
18	p-アミノビフェニル	−1.30	−1.02	2.86
19	サフロール	−0.77	−1.10	2.57[b]
20	2-アミノアントラセン	−0.49	−0.91	3.26[b]
21	ミリスチシン	−0.92	−1.08	2.62[b]
22	o-トルイジン	−1.40	−1.44	1.32
23	シトキサン	−2.00	−1.63	0.63
24	エストラゴール	−1.00	−0.94	3.13[b]
25	アリルベンゼン	−0.77	−0.91	3.23
26	オイゲノールメチルエーテル	−1.30	−0.92	3.22[b]
27	1,2,3,4-テトラヒドロクリセン-1-オン	−0.87	−0.57	4.47[b]

[a] 式(8-31)を用いて計算.
[b] 計算値.

有機化合物の P450 結合性における疎水性の重要性を支持する証拠は,他にも多数存在する。たとえば,次の式(8-32)と式(8-33)は,間接的な証拠となりうる[43]。ただし,C は P450 から P420 への変換を引き起こすのに必要な化合物のモル濃度である。この反応は,分光光度的に追跡可能である。

・フェノール類[43]

$$\log 1/C = 0.57(\pm 0.08)\log P + 0.36(\pm 0.19)$$
$$n = 13, r^2 = 0.958, s = 0.132$$
(8-32)

・アニリン類[43]

$$\log 1/C = 0.67(\pm 0.14)\log P + 0.34(\pm 0.21)$$
$$n = 13, r^2 = 0.968, s = 0.079$$
(8-33)

明らかに,活性部位へのフェノールまたはアニリンの結合は,分光光度的変化を引き起こす。これらの 2 種の化合物クラスは,塩基性度と水素結合能が互いに大きく異なる。それにもかかわらず,式(8-32)と式(8-33)は,意外にも,実用的には同等である。母核を共有する化合物群では,P450 の誘導は疎水性と共に増大する。一方,式(8-5)～式(8-7)によれば,母核に結合した官能基などの因子は,QSAR の切片(系列の固有活量)に対して影響を及ぼす。

Al-Gailanyらは，ハムスター肝臓ミクロソームP450への9種のカルバメート類，4種の脂肪族エステル類および23種の炭化水素類の結合性について検討し，次の式(8-34)と式(8-35)を誘導した[44]。

・ハムスター・ミクロソームP450へのX-C_6H_5の結合性（X = H，CH_3，C_2H_5，C_4H_9，C_6H_{13}，$(CH_3)_2CH$および$(CH_3)_3C$）

$$\log 1/K_s = 0.58(\pm 0.24)\log P + 1.29(\pm 0.91) \quad (8\text{-}34)$$
$$n = 7, r^2 = 0.885, s = 0.258$$

・ハムスター・ミクロソームP450への$ROCONH_2$の結合性（R = C_4H_9，C_5H_{11}，C_6H_{13}，C_7H_{15}，C_8H_{17}，$C_{10}H_{21}$，$CH_2C(CH_3)_3$，$(CH_2)_2C(CH_3)_3$および$CH_2C_6H_5$）

$$\log 1/K_s = 0.61(\pm 0.14)\log P + 2.23(\pm 0.28) \quad (8\text{-}35)$$
$$n = 9, r^2 = 0.943, s = 0.160$$

ただし，ベンジル類似体は適合が悪いため，式(8-35)を誘導する際に除外された。

Backesらもまた，ラット・シトクロムP450へのアルキルベンゼン類の結合性について検討を加えた[45]。我々は，彼らのデータを用いて，次の式(8-36)を誘導した。

$$\log K = 0.79(\pm 0.38)\log P + 1.46(\pm 1.2) \quad (8\text{-}36)$$
$$n = 5, r^2 = 0.937, s = 0.205$$

ここで，Kは会合定数を表す。この結果は，式(8-34)のそれとよく似ている。

単離ラット肝細胞懸濁液のP450へのカルバメート類の結合性についても検討され，次の式(8-37)が誘導された（R = C_4，C_5，C_6，C_7，C_8およびC_{10}）[46]。

$$\log 1/K_s = 0.61(\pm 0.14)\log P + 2.23(\pm 0.33) \quad (8\text{-}37)$$
$$n = 6, r^2 = 0.974, s = 0.120$$

この結果は，式(8-35)のそれと本質的に同じである。

式(8-34)〜式(8-37)の傾きはほぼ同じである。しかし，切片は大きく異なる。すなわち，カルバメート類は，炭化水素類に比べて約10倍高い親和性を示す。式(8-3)と式(8-4)に示したピラゾール類はさらに親和性が高く，その傾きも，式(8-34)や式(8-35)に比べてかなり大きい。

ラット肝臓ミクロソームへの4-ニトロフェニルアルキルエーテル類の結合性は，$\log P$に対して通常の依存性を示す[47]。

$$\log 1/K_s = 1.05(\pm 0.47)\log P + 1.22(\pm 1.2) \quad (8\text{-}38)$$
$$n = 6, r^2 = 0.908, s = 0.212$$

α-重水素化-4-ニトロアニソールとα-重水素化-4-ニトロフェネトールは，それらの水素類似体と同様の結合性を示す。しかし，この型の代謝では，α-水素（D）の除去が律速段階になるため，それらの脱アルキル化速度は，対応する水素類似体に比べてかなり遅い。

8.5　ミクロソーム酸化のQSAR

（酵素，細胞小器官およびヒトという）異なる3種のレベルでの脱メチル化は，構造活性相関

に関して興味深い見方を提示する。

単離P450によるX-C$_6$H$_4$N(CH$_3$)$_2$の脱メチル化は，次の式(8-39)～式(8-41)で表される[48]。

$$\log 1/K_\mathrm{m} = 0.46\,(\pm 0.34)\log P + 0.63\,(\pm 0.29)\sigma^- + 2.62\,(\pm 0.99) \tag{8-39}$$
$$n = 8,\ r^2 = 0.861,\ s = 0.137$$

除外したデータ点： CHO

$$\log k_\mathrm{cat} = -0.68\,(\pm 0.12)\sigma^- + 1.06\,(\pm 0.07) \tag{8-40}$$
$$n = 8,\ r^2 = 0.972,\ s = 0.065$$

除外したデータ点： CHO

$$\log k_\mathrm{cat}/K_\mathrm{m} = 0.53\,(\pm 0.19)\log P + 3.47\,(\pm 0.53) \tag{8-41}$$
$$n = 8,\ r^2 = 0.878,\ s = 0.093$$

除外したデータ点： CHO

ここで，式(8-39)～式(8-41)が提供するものは，酵素レベルでの脱アルキル化の詳細である。ただし，置換基の電子効果は，酵素-基質複合体の形成段階と触媒段階では逆方向に作用するため，全体の過程を表す式(8-41)は電子効果を含まない。

7種のX-C$_6$H$_4$N(CH$_3$)$_2$，カフェイン，フィゾスチグミン，エフェドリン，コデインおよび3種のバルビツレート類を扱ったMartin-Hanschの研究は，代謝過程に関する最も初期のQSARの一つである[49]。

$$\log 1/K_\mathrm{m(補正)} = 0.69\,(\pm 0.14)\log P' + 2.86\,(\pm 0.29) \tag{8-42}$$
$$n = 13,\ r^2 = 0.914,\ s = 0.260$$

除外したデータ点： エフェドリン

ただし，K_mは，pH 7.4でかなりイオン化する化合物の非イオン型へも適用できるように，補正が施されている。その値を得るには，ラット肝臓ミクロソームによる酸化の際のNADPHの消失を分光光度的に追跡すれば良い。化合物のほとんどは，脱メチル化されるメチル基を含んでいたが，2種のバルビツレート類は例外であった。おそらく，これらのバルビツレート類の酸化は，5位アルキル基の酸化を伴うと考えられる。V_maxは本質的に一定であるから，結合性は酸化と等価である。酸化されるメチル基の数を補正する試みはなされなかった。また，N-メチル基やO-メチル基を持たない化合物も含まれていた。このように構造的に多様な化合物群が，式(8-42)のような簡単な式で説明できたのは意外であった。

2名の被検者におけるN-アルキルアンフェタミン類のN-脱アルキル化は，次の式(8-43)と式(8-44)で与えられる[50]。

$$\log k\mathrm{I} = 0.49\,(\pm 0.19)\mathrm{CLOGP} - 2.83\,(\pm 0.57) \tag{8-43}$$
$$n = 12,\ r^2 = 0.764,\ s = 0.198$$

除外したデータ点： 2-ブチル

$$\log k\mathrm{II} = 0.60\,(\pm 0.19)\mathrm{CLOGP} - 3.09\,(\pm 0.59) \tag{8-44}$$
$$n = 13,\ r^2 = 0.815,\ s = 0.262$$

除外したデータ点： ベンジル

ヒトを対象としたQSARデータはきわめて稀なので，これらの結果は特に興味深い。式(8-43)と式(8-44)の一致は良好である。しかし，式(8-44)は，式(8-43)に比べて，r^2値が大きく，かつ標準偏差もかなり大きい。この結果は，一方の被検者の相対活性の範囲が，他の被検者のそれに比べて広いことを意味する。

式(8-43)と式(8-44)の傾きは，式(8-41)や式(8-42)のそれとよく似ている。しかし，切片の比較はできない。また，式(8-43)と式(8-44)で用いたlog P値は，CLOGPプログラムにより計算された中性型アミン類の値である。個々のQSARは，同じ被検者のデータを用いて誘導された結果である。試験に協力した被検者は，全部で3名であった。しかし，そのうちの1名は，良好な相関を与えなかった。その原因は個体間変動にあると思われる。

式(8-41)～式(8-44)におけるQSARの大雑把な一致は，*in vitro* ミクロソーム研究が，ヒトにおける相対代謝挙動の予測に役立つことを示唆する。

Wilmanらは，トリアジン類(**8-7**)の脱メチル化速度と全代謝速度が，log Pに依存することを示した[51]。

8-7

また，Duquetteらは，ホルムアルデヒド形成速度の測定結果に基づき，ラット肝臓ミクロソームによる3-O-アルキルモルフィン類似体のN-脱メチル化について検討を加えた[52]。その結果，P450酵素に対するリガンドの親和性に関して，次の二つのQSARを提示した。

$$\log K_m = -0.55 \log P' + 2.67$$
$$n = 8, r^2 = 0.850, s = 0.047 \tag{8-45}$$

$$\log K_s = -0.37 \log P' + 1.61$$
$$n = 8, r^2 = 0.972, s = 0.038 \tag{8-46}$$

ここで，Pは，pH 7.4の緩衝液中で測定された分布係数である。V_{max}に関するQSARは誘導されなかった。しかし，データのプロットから，活性とlog Pとの間には，放物線関係の存在が認められた。すなわち，活性はC_4まで増加し，その後，減少に転じる。Duquetteらは，式(8-45)と式(8-46)の差が，結合部位タイプの違いによるものと解釈した。また，V_{max}と鎖長との間の放物線関係から，鎖長の長い誘導体ほど，受容体部位への適合の質が低下すると考えた。しかし，C_4よりも長い鎖長に伴うV_{max}の減少は，脱メチル化種が活性部位から脱離しにくくなった結果なのかもしれない。

McMahon-Eastonは，立体障害の大きい第三級メチルアミン類に関する研究を行った[53]。我々は，そのデータを用いて初期のQSARを誘導した[54]。次の式(8-47)は，それを改良したQSARである。用いたデータは同じであるが，既報の放物線モデルに代わり，ΔpK_aの双一次モデルが使われた点が異なる。

8.5 ミクロソーム酸化のQSAR

$$\log k_{相対} = 0.31(\pm 0.10)\log P + 0.12(\pm 0.14)\Delta pK_a$$
$$-0.56(\pm 0.27)\log(\beta \cdot \Delta pK_a + 1) - 0.23(\pm 0.34) \quad (8\text{-}47)$$
$$n = 22,\ r^2 = 0.837,\ s = 0.154,\ \Delta pK_a の理想値 = -0.50$$

ここで，$k_{相対}$は，（発生したホルムアルデヒドの形成速度を測定して確認された）脱メチル化の相対速度である。また，$\Delta pK_a = pK_a - 9.5$ であるが，この値が意味するものは正確には分からない。というのは，アミンのプロトン化は，その分配係数に影響を及ぼすからである。式(8-47)の $\log P$ は，アミンの中性型に対する値であるため，$\log P$ と ΔpK_a は互いに独立な変数ではない。

立体パラメータを使わなくても，式(8-47)で良好な相関が得られるという事実は，ミクロソーム脱メチル化の機構において重要な意味を持つ。QSARの誘導に使われた化合物のうち，構造(8-8)～(8-10)では，アミノ窒素のまわりにきわめて大きな立体障害が認められるが，構造(8-11)～(8-12)では，立体効果は比較的小さい。しかし，得られたQSARは，いずれの化合物群にも適合する。

脱アルキル化の初期段階が，窒素の孤立電子対への攻撃なのか，それとも α-水素への攻撃なのかについては，多年にわたり議論がなされてきた。QSARの結果は，α-水素機構を支持する。というのは，構造(8-8)～(8-10)のような事例では，大きな立体効果なくして，窒素に作用する酵素過程を想定することは難しいからである。可能性の最も高い初期段階は，C-H結合へのラジカルの攻撃である（図式 8-Ⅲ，図式 8-XV および引用文献の10と11を参照）。

図式 8-XV

アルキル鎖に対する（ω-1）攻撃，N-またはO-アルキル基への攻撃，またはベンジルCH結合への攻撃といった反応において，電子を非局在化する隣接置換基が有利に働くことはよく知られている。

Sargentらは，カルバメート類（$ROCONH_2$，$R = C_4$，C_5，C_6，C_7およびC_8）の代謝について検討し，次の式(8-48)を誘導した[46]。

$$\log A = 0.41(\pm 0.16)\log P + 0.96(\pm 0.31)$$
$$n = 5, r^2 = 0.960, s = 0.078$$
(8-48)

ここで，Aは，ラット肝細胞の細胞懸濁培地中で1時間に形成される（ヒドロキシおよびケトン）代謝物の全量である。式(8-48)の切片を，式(8-35)や式(8-37)のそれらと比較することはできないが，傾きは互いによく似ている。P450へのさまざまな化合物クラスの結合性と酵素誘導に関する式(8-5)～式(8-18)の傾きが，式(8-48)のそれよりも大きい理由は不明である。

White-McCarthyは，ウサギ肝臓ミクロソームによるトルエン誘導体のP450ヒドロキシ化について検討し，次の式(8-49)と式(8-50)を誘導した[55]。

・ウサギ肝臓ミクロソームによる$X-C_6H_4CH_3$のP450ヒドロキシ化

$$4-X-C_6H_4CH_3 \longrightarrow 4-X-C_6H_4CH_2OH$$

（X = I，H，CH_3，Br，NO_2，CN，F，Cl，$CH(Me)_2$および$C(Me)_3$）

$$\log 1/K_d = 3.33(\pm 0.68)V + 0.33(\pm 0.86)$$
$$n = 10, r^2 = 0.945, s = 0.187$$
(8-49)

$$\log 1/K_d = 0.79(\pm 0.44)\log P + 2.02(\pm 1.45)$$
$$n = 10, r^2 = 0.686, s = 0.434$$
(8-50)

置換基の体積Vと$\log P$との間に高い共線性が存在するため（$r^2 = 0.74$），状況は混乱している。もしシアノ類似体を除外すれば，式(8-50)は改善され，次の式(8-51)が得られる。

$$\log 1/K_d = 1.04(\pm 0.38)\log P + 1.10(\pm 1.30)$$
$$n = 9, r^2 = 0.856, s = 0.313$$
(8-51)

$$\log k_{cat} = 0.64(\pm 0.39)\log P - 1.14(\pm 1.40)E_R - 1.05(\pm 1.36)$$
$$n = 8, r^2 = 0.861, s = 0.179$$
(8-52)

ただし，これらのQSARでは，重水素化トルエン類似体はすべて除外された。というのは，重水素化物では，ヒドロキシ化の際，切断される結合が異なるからである。式(8-51)の同族体では，$\log P$とVとの間に高い共線性が認められる（$r^2 = 0.818$）。しかし，$\log P$との相関は，Vとの相関と同様に良好である。残念ながら，$\log P$とVとの間の高い共線性は，いずれのパラメータを使用すべきについて，明快な選択ができないほど大きい。しかし，P450反応に関する他の研究成果に基づき，我々は置換基の疎水的性質こそ最も重要であると考える。

触媒段階における水素のラジカル的引き抜きの可能性を示す上で，式(8-52)のE_R項はあまり重要ではない。

市川らは，3-置換およびN-アルキルアニリン類のパラ位ヒドロキシ化について検討を加えた[56]。

我々は，彼らのそのデータを用いて，次の式(8-53)を誘導した。

$$\log \mathrm{RBR} = 0.35\,(\pm 0.07)\,E_s + 0.27\,(\pm 0.09)\log P + 1.47\,(\pm 0.19)$$
$$n = 11,\ r^2 = 0.970,\ s = 0.076$$
(8-53)

除外したデータ点：3-OCH$_3$

ただし，RBRは相対生物応答を表す。また，除外された3-OCH$_3$体は，活性が予想よりもかなり低かった。ニトロ基に対するE_s値は2種類存在する。環に対して直角のニトロ基は，立体障害が最小と考えられるため，$E_s = -1.01$とした。一方，障害が最大となる平面内ニトロ基に対しては，$E_s = -2.52$が使用された[57]。なお，E_sは，メタ置換基に対してのみ適用される。E_sの係数が小さいのは意外である。このことは，パラ位を攻撃する化学種（おそらくOH）が，実際に小さいことと関係がある。

Janssonらは，バルビツレート類のミクロソーム代謝について検討を加えた[58]。彼らは，油-水分配係数を用いてデータを相関づけた。我々は，オクタノール-水分配係数を用いて再検討を試み，次の式(8-54)を誘導した。

$$\log k = 0.55\,(\pm 0.16)\log P - 0.00\,(\pm 0.26)$$
$$n = 12,\ r^2 = 0.856,\ s = 0.104$$
(8-54)

ただし，5-アリル-5-ネオペンチル誘導体と5-メチル-5-(1'-シクロヘキセニル)-3-メチル誘導体は，適合が悪いため，QSARを誘導する際に除外された。代謝速度の追跡は，NADPH酸化に基づいた。式(8-54)の傾きは，式(8-41)のそれとよく似ている。

Estus-Mieyalは，Rの変動を4種類としたとき，RO-C$_6$H$_4$NHCOCH$_3$のミクロソーム脱アシル化速度と$\log P$との間に関連があることを示した[59]。

混合機能オキシダーゼ（MFO）代謝に関する議論は，通常，QSARの見地から行われる。QSARを誘導できない場合でも，物理化学的パラメータを用いて代謝過程を眺めてみると，さまざまな事実が明らかになる。Mannersらによるチアラミドの複雑な代謝の解析は，その一例である（図式8-XVI参照）[60]。この図式には，体内での薬物のさまざまな代謝様式が示されている。疎水性（pH 7.4での分布係数）の変化は，大きい場合もあり（C，D，E），そうでない場合もある（A，B）。負に荷電した化合物（C，DおよびE）は，血清アルブミンに対して高い親和性を示した（第7章参照）。

図式 8-XVI

8.6 ミクロソーム阻害のQSAR

　P450の阻害は，阻害薬が備える二つの構造的特徴，すなわちヘム部分に対する官能基の疎水性と親和性によって合理的に説明される．本章で取り上げたQSARは，結合段階や誘導段階におけるリガンドの疎水性の重要性を明らかにした．

　予想通り，疎水相互作用は，P450酵素の阻害においても重要な役割を演ずる．Little-Ryanは，ベンゾイミダゾール類(**8-13**)による阻害について検討を加えた[61]．

8-13

・ベンゾイミダゾール類によるミクロソーム・アリールヒドロキシラーゼの50%阻害[61]

$$\log 1/C = 0.36(\pm 0.12)\log P + 2.55(\pm 0.44)$$
$$n = 9,\ r^2 = 0.882,\ s = 0.238$$

(8-55)

Little-Ryanによると，置換基が3ヵ所で変化する10種の同族体群では，log P に関して放物線的依存性が見出された（$r^2=0.835$, $s=0.284$）。この式からデータ点を1個，すなわち2-メチルベンゾイミダゾールを取り除くと，式(8-55)に示した良好な線形関係が得られる。活性が予測よりもはるかに高い化合物は，4(5)-フェニルベンゾイミダゾールであった。

同じ化合物群によるアミノピリン-N-デメチラーゼの阻害では，初期勾配は式(8-55)のそれに似ていた。しかし，活性はその後横ばいになった。

・ベンゾイミダゾール類によるアミノピリン-N-デメチラーゼの50%阻害[62]

$$\log 1/C = 0.53(\pm 0.10)\log P - 0.54(\pm 0.19)\log(\beta \cdot 10^{\log P}+1)+2.00(\pm 0.33) \tag{8-56}$$
$$n=18, r^2=0.939, s=0.158, \log P_\circ = 7.3(\pm 3.5)$$

1-アルキルイミダゾール類(**8-14**)に関する広範な研究は，いくつかの過程における阻害作用の存在を明らかにした。

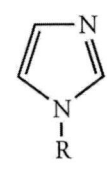

R = (H, CH$_3$, C$_2$H$_5$, C$_3$H$_7$, C$_4$H$_9$, C$_5$H$_{11}$, C$_6$H$_{13}$, C$_7$H$_{15}$, C$_8$H$_{17}$, C$_9$H$_{19}$, C$_{10}$H$_{21}$, C$_{12}$H$_{25}$ および C$_{14}$H$_{29}$)

8-14

・アルキルイミダゾール類によるラットミクロソームでのアルドリンエポキシ化の50%阻害[63]

アルドリン

$$\log 1/C = 0.74(\pm 0.10)\log P - 3.04(\pm 1.0)\log(\beta \cdot 10^{\log P}+1)+2.96(\pm 0.29) \tag{8-57}$$
$$n=12, r^2=0.974, s=0.244, \log P_\circ = 5.16(\pm 0.34)$$

ただし，プロピル同族体は，予想よりも約5倍高い活性を示したため，式(8-57)を誘導する際に除外された。

・アルキルイミダゾール類によるヨトウムシ消化管でのアルドリンエポキシ化の50%阻害[63]

$$\log 1/C = 1.32(\pm 0.15)\log P - 1.83(\pm 0.33)\log(\beta \cdot 10^{\log P}+1)+3.35(\pm 0.30) \tag{8-58}$$
$$n=12, r^2=0.980, s=0.232, \log P_\circ = 3.67(\pm 0.42)$$

ただし，エチル同族体は，予想よりも約8倍低い活性を示したため，式(8-58)を誘導する際に除外された。

・ラット肝臓ミクロソームのP450へのアルキルイミダゾール類の結合性[63]

$$\log 1/K_\mathrm{s} = 0.65(\pm 0.12)\log P - 0.76(\pm 0.20)\log(\beta \cdot 10^{\log P}+1)+4.08(\pm 0.17) \tag{8-59}$$
$$n=13, r^2=0.960, s=0.149, \log P_\circ = 3.33(\pm 0.61)$$

・アルキルイミダゾール類によるフェノバルビタール処置ラットの睡眠時間の増加[63]

$$\log T = 0.24(\pm 0.08)\log P - 0.42(\pm 0.18)\log(\beta \cdot 10^{\log P} + 1) + 1.85(\pm 0.16)$$
$$n = 12,\ r^2 = 0.856,\ s = 0.129,\ \log P_0 = 3.45(\pm 0.61)$$
(8-60)

ただし，T は分で表した時間である．エチル同族体は，予想よりも約2倍低い活性を示したため，式(8-60)を誘導する際に除外された．

式(8-59)に示したP450へのイミダゾールの結合性は，評価の基準として興味深い．というのは，親和性は，初期の傾きが0.65で，$\log P_0 = 3.33$ まで増加し，それ以降は一定になる（0.65 − 0.76 = − 0.11）．この知見は，次のことを示唆する．すなわち，炭素を約7個含むアルキル鎖は（$\log PC_7 = 3.3$），十分に長いため，P450受容体の彼方にまで広がり，結合性に対して何ら影響を及ぼさない．式(8-57)の $\log P_0$ も，同様の値を取ることが期待されたが，実際には，その値は約1.8だけ大きいにすぎなかった．また，式(8-57)に示した双一次モデルの右側は，傾きが急であるのに対し（0.74 − 3.04 = − 2.3），式(8-59)の右側は，平らであることも興味深い．しかし，この結果を明快に説明するのは難しい．さらに大きなデータセットを用いれば，矛盾の少ない結果が得られるかもしれない．

ヨトウムシ消化管の阻害とマウス睡眠時間の増加に対する $\log P_0$ は，ミクロソームのP450への結合性のそれと良好な一致を示した．睡眠時間の増加は，イミダゾール類によるP450の阻害が，フェノバルビタールへのP450の攻撃を妨げることを意味する．

データ解析の際，Wilkinsonらは最初，放物線モデルを用いてQSARを誘導した[63]．しかし，双一次モデルを用いたところ，さらに良好な相関が得られた．双一次モデルの利点は，その初期勾配を，簡単な線形モデルのそれと比較できることである．

メチレンジオキシベンゼン類は，P450に対する阻害剤として知られ，殺虫剤の代謝を阻害する目的に使用される（第12章）．Murrayらは，阻害剤の力価と π との間に放物線関係があることを示した[64]．我々は，$\log P$ と双一次モデルを用いてQSARを再誘導し，次の式(8-61)を得た．

・5-RO-メチレンジオキシベンゼン類によるラット肝臓ミクロソームのモノオキシゲナーゼの50%阻害（I_{50}）[64]

$$\log 1/C = 0.95(\pm 0.31)\mathrm{CLOGP} - 1.45(\pm 0.52)\log(\beta \cdot 10^{\mathrm{CLOGP}} + 1) + 1.79(\pm 0.70)$$
$$n = 8,\ r^2 = 0.925,\ s = 0.144,\ \log P_0 = 3.38(\pm 1.0)$$
(8-61)

双一次モデルは，放物線モデルに比べて多少良好な相関を与え，かつ式(8-57)〜式(8-60)との比較を可能にした．すなわち，これらのQSARでは，$\log P_0$ の一致は良好であるが，初期勾配の一致はあまり良くない．

Murrayらによると，短鎖誘導体（C_1〜C_3）は不安定な代謝複合体を形成し，多量の一酸化炭素（CO）を発生した．一方，長鎖誘導体（C_7〜C_8）はCOをまったく発生せず，中間鎖誘導体は中間量のCOを発生した．これらの事実と式(8-61)との関連は不明である．しかし，COの放出には脱着が必要であり，また疎水性の高い化合物は酵素へ不可逆的に結合すると思われる．

Yuらは，（σ と π が共に良好な変動を示す）メチレンジオキシベンゼン類によるCO発生について検討し，次の式(8-62)を得た[65]．

・メチレンジオキシベンゼン類によるラット肝臓ミクロソームからのCO発生[65]

$$\log k = 1.13(\pm 0.33)\sigma + 1.59(\pm 0.13)$$
$$n = 9,\ r^2 = 0.902,\ s = 0.144 \tag{8-62}$$

除外したデータ点： 4-OH と 4-NO_2

ここで，k はCOの発生量で，その単位は（nmol／分）× 100 である．このQSARの持つ意外な側面は，式(8-61)と異なり，疎水項を含まないことである．除外された2種の化合物は，σ が最も高い正値と負値を与えた．また，CO発生とモノオキシゲナーゼ阻害との間に，機構的関連はなかった．

Little-Ryanは，ベンゾオキサゾール類(**8-15**)によるミクロソーム・アミノピリン-N-デメチラーゼの阻害に関して，次の式(8-63)を誘導した[66]．

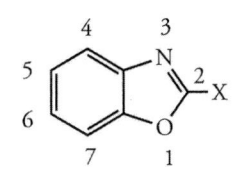

ベンゾオキサゾール

8-15

・2-X-ベンゾオキサゾール類によるフェノバルビタール誘導型ミクロソーム P450 の 50 % 阻害（I_{50}）[66]

$$\log 1/C = 0.39(\pm 0.15)\log P + 2.57(\pm 0.44)$$
$$n = 10,\ r^2 = 0.812,\ s = 0.219 \tag{8-63}$$

データセットにおける $\log P$ の最大値は 4.9 にすぎないため，双一次モデルの誘導は不可能であった．適合の悪かった 2,5-ジメチル体と 2-パラヒドロキシフェニル体を除外すると，線形の式(8-63)が得られた．そのパラメータ値を，他の同様の研究のそれと比較されたい．

たとえば，式(6-34)は，かなり高濃度のバルビツレート類が，P450の阻害を介して，ミトコンドリアの酸素消費を抑制している事例である．

・ラット肝臓ミクロソーム P450 によるテトラ-, ペンタ-およびヘキサクロロシクロヘキセン類の嫌気的分解[67]

$$\log \text{分解速度} = 0.29(\pm 0.25)\log P - 0.79(\pm 0.42)E_{1/2} + 1.39(\pm 1.4)$$
$$n = 12,\ r^2 = 0.870,\ s = 0.128 \tag{8-64}$$

ただし，2個のデータ点，すなわち (36/45)-ヘキサクロロシクロヘキセンと (35/46)-テトラクロロシクロヘキセンは，適合が悪いため除外された．また，右辺の $E_{1/2}$ は半波還元電位である．著者らは，式(8-64)に基づき，最初に 1,2- または 1,4-脱塩素が起こり，続いて脱塩化水素が起こると結論づけた．基質の疎水的性質と電子的性質は，いずれも全反応にとって重要であった．しかし，有意性がより高いのは，$\log P$ ではなく $E_{1/2}$ の方であった．ただし，QSARの価値は，2変数間の共線性によりいくらか損なわれた．

式(8-55)～式(8-64)によれば，疎水性は，P450 酵素の阻害に対して正の効果を及ぼす．また，式(8-39)～式(8-54)によれば，疎水性は，P450 による代謝に対しても同様の効果を及ぼす．こ

れらの事実は，どのように説明されるのか。その答えは，おそらく，酵素に対する官能基の固有親和性に潜んでいる。もしこの親和性が高ければ，リガンドは活性部位を遮断し，かつ疎水効果は結合性を増強する。もしそうであれば，代謝された同族体群では，代謝後の脱離が遅れ，結合性と $\log P$ との間に放物線関係が観察されるはずである。

Guengerich-Macdnaldは，（酵素と阻害剤との間で共有結合が形成される）P450の自殺阻害剤について総説した[68]。彼らは，シクロプロピル誘導体に対して，図式8-XVIIに示した反応機構を提案した。

図式 8-XVII

ここで，Xは（酸素，硫黄，窒素またはハロゲンといった）ヘテロ原子を表す。Guengerich-Macdnaldによると，不活性化速度 (k) は，基質の一電子酸化電位 ($E_{1/2}$) と相関を示す。我々は，Guengerichらのデータを用いて，次の式(8-65)を誘導した[69]。

$$\log k = -1.31(\pm 0.34)E_{1/2} + 2.06(\pm 0.81)$$
$$n = 12, \ r^2 = 0.880, \ s = 0.300 \tag{8-65}$$

除外したデータ点： 1-Me-1-Br, 1-Br, 1-SC$_6$H$_5$

なお，QSARへの $\log P$ 項の追加は，相関を改善しなかった。しかし，標準偏差がかなり大きいことから，$\log P$ の実験値（CLOGP値で代用）は，疎水相互作用で何らかの役割を担っている可能性もある。R$_2$ における広範な構造変化（R$_2$ = NHCH$_2$C$_6$H$_5$，OH，OC$_2$H$_5$，OCH$_2$C$_6$H$_5$，Cl，Br，I，NHCOC$_6$H$_5$ および SC$_6$H$_5$）を考えると，一変数だけで高い相関が得られることは意外である。

8.7 グルクロン酸抱合

親油性化合物を排泄する上で重要な代謝経路は，図式8-XIIに示したグルクロン酸抱合を経る経路である。図式8-XIIの求核反応には，アルコール類，フェノール類，カルボン酸類，チオール類およびアミン類といったさまざまな求核基が関与する。グルクロン酸抱合では，（第I相過程で導入される）これらの求核基を含んだ生体異物に対して，親水構造（グルクロン酸）が付加される。生成したグルクロニド類は，通常きわめて親水性であり，尿中へ速やかに排泄される。次に示す事例は，この過程に影響を及ぼす構造的特徴の解明に役立つと思われる。

・ミクロソームUDP-グルクロノシルトランスフェラーゼへのフェノール類の結合性[70]

$$\log 1/K_\mathrm{m} = 0.83\,(\pm 0.22)\log P + 1.37\,(\pm 0.54) \tag{8-66}$$
$$n = 16,\ r^2 = 0.819,\ s = 0.248$$

・ミクロソーム蛋白質によるフェノール類のグルクロン酸抱合（nmol/分/mg）[70]

$$\log A = 0.58\,(\pm 0.14)\log P + 1.68\,(\pm 0.42)F_2 - 0.48\,(\pm 0.14)\mathrm{MR}_2$$
$$\quad\quad - 0.02\,(\pm 0.28) \tag{8-67}$$
$$n = 16,\ r^2 = 0.912,\ s = 0.113$$

　式(8-66)の誘導に際しては，（適合の悪い）2個のデータ点（2-Br，4-CH$_3$）は除外された。データセットには，適合の良い2位置換基を含んだ他のフェノール類3種も含まれる。意外にも，F_2項とMR$_2$項は，式(8-67)では明確な役割を担うが，式(8-66)では使用されない。式(8-67)によれば，グルクロン酸抱合は，オルト置換基の場誘起効果（F_2）によって促進される。しかし，（σ^-によってモデル化される）3位および4位置換基の電子効果が，活性に関与しないのは意外である。というのは，式(8-71)に示した硫酸化では，σ^-による電子効果が検出されるからである。式(8-67)におけるMR$_2$項の係数は負である。このことは，かさ高いオルト置換基が有害な効果を及ぼすことを示唆する。また，使用パラメータの確認には，置換基の適切な選択が不可欠である。フェノール類をもう少し多く用いた初期の研究は，次の式(8-68)を与えた。

・ミクロソーム蛋白質によるフェノール類のグルクロン酸抱合（nmol/分/mg）[71]

$$\log A = 0.46\,(\pm 0.12)\log P + 0.92\,(\pm 0.66)F_2 - 0.82\,(\pm 0.64)\mathrm{MR}_2$$
$$\quad\quad + 0.80\,(\pm 0.24) \tag{8-68}$$
$$n = 19,\ r^2 = 0.863,\ s = 0.183$$

　式(8-68)の誘導に際して，適合の悪い3個のデータ点（H，4-Fおよび4-COOC$_2$H$_5$）は除外された。4-COOC$_2$H$_5$同族体の活性が予想よりも低いのは，併発する加水分解が原因である。このデータセットでは，F_2とMR$_2$との間に高い共線性が認められた（$r^2 = 0.743$）。式(8-68)は，式(8-67)と良く似ている。このことは，全グルクロン酸抱合過程におけるオルト置換基の重要性を立証する。親油性のフェノール類は，予想通り，親水性のものよりも速やかにグルクロン酸抱合される。というのは，この酵素の役割は，体外への疎水化合物の排泄を促進することにあるからである。

　ウサギを用いたアルコール類の*in vivo*グルクロン酸抱合研究を，上記の*in vitro*研究と比較してみると，興味深い知見が得られる。

・ウサギにおけるROHのグルクロン酸抱合[72]

$$\log A = 0.90\,(\pm 0.27)\log P - 1.17\,(\pm 0.398)\log(\beta \cdot 10^{\log P} + 1)$$
$$\quad\quad + 0.72\,(\pm 0.21)I - 0.01\,(\pm 0.25) \tag{8-69}$$
$$n = 24,\ r^2 = 0.876,\ s = 0.227,\ \log P_\mathrm{o} = 1.99\,(\pm 0.33)$$

　ただし，Aの単位は用量％である。なお，式(8-69)の誘導には，Kamilらのデータが用いられた[72]。同じデータを用いたQSARは，かなり以前にも誘導されたことがある[73]。その当時，第一級と第二級のアルコール類は別々に取り扱われた。しかし今回は，ダミー変数（第二アルコール類に対して$I = 1$）を採用し，双一次モデルを介して二つの集合を結合させた。式(8-69)によれば，

第二アルコール類は，第一アルコール類に比べて約5倍効率よくグルクロン酸抱合される。これは，第二アルコール類が酸化されにくく，より効率よくグルクロン酸抱合体へ変換されるためである。また，グルクロン酸抱合速度は，$\log P_o = 1.99$ になるまで，$\log P$ と共に直線的に増加する。そして，その点に達すると，曲線は平らになり（$0.90 - 1.17 = -0.27$），$\log P$ がさらに増加すると，活性はわずかに低下していく。グルクロン酸抱合速度のこの横ばい状態は，親油性の高いアルコール類が混合機能オキシダーゼ（MFO）によって酸化され，グルクロン酸抱合される量が減少した結果と考えられる。in vitro における式(8-66)～式(8-68)は，$\log P$ に関して線形依存性を示すが，in vivo における式(8-69)は，典型的な最適値を有する。あいにく，データは（終点として不適当な）代謝用量％の形で表されている。

最近，Kim は多数の in vivo 例を検討し，グルクロン酸抱合に対する $\log P_o$ が約2であることを示した[74]。この研究において，Kim は，ウサギにおけるフェノール類のグルクロン酸抱合に関する Bray らのデータを取り上げ[75]，$\log P$ との間で良好な放物線関係が成り立つことを指摘した[75]。我々は，CLOGP ではなく $\log P$ の実測値を用い，双一次形の QSAR として次の式(8-70)を得た。

・ウサギにおけるフェノール類のグルクロン酸抱合

$$\log 速度 = 1.37(\pm 0.33)\log P - 1.76(\pm 0.42)\log(\beta \cdot 10^{\log P} + 1)$$
$$- 0.86(\pm 0.14) \tag{8-70}$$
$$n = 14, r^2 = 0.885, s = 0.095, \log P_o = 1.61(\pm 0.47)$$

しかし残念ながら，双一次モデルを用いた相関は，放物線モデルに比べて良くなかった。式(8-70)では，対称的関係は見出せない。しかし，2,6-ジメチルフェノールが，強い電子求引基の付いたフェノール類と同様，うまく適合するのは興味深い。

Bray らは，ウサギにおける安息香酸類のグルクロン酸抱合と馬尿酸形成についても検討を加えた[76]。$\log P$ との相関づけも試みられたが，満足な結果は得られなかった。

8.8 フェノールスルホトランスフェラーゼ（PST）による硫酸化

フェノールスルホトランスフェラーゼ（PST）は，多くのフェノール類，カテコール類，生体異物および神経伝達物質と硫酸塩との間の抱合反応を触媒する（図式8-Ⅱ，図式8-XIII）。ヒト組織には，熱安定型（TS PST）と熱不安定型（TL PST）という，少なくとも二つの酵素型が存在する。PST のこれらの型の構造活性相関は重なり合っており，それらの主要機能が何かは不明である。しかし，いずれの型も第Ⅱ相過程に関与し，排泄されやすい水溶性の OH 化合物を生成する。また，基質特異性の重なりも見られるが，TS PST と TL PST の性質はまったく異なる。TL PST の主要機能の一つは，（ドパミン，ノルエピネフリンおよびセロトニンといった）生体モノアミン類の硫酸抱合である。TL 型酵素はフェノール性薬物の硫酸抱合を触媒し，これらの化合物に対する K_m は，TS 型酵素のそれに比べて2～3桁大きい。逆に言えば，TS 型酵素は，（ドパミンやノルエピネフリンといった）モノアミン類よりもフェノール性薬物に対してはるかに高い親和性を示す。

PSTによる多重置換フェノール類の硫酸化に関するQSARを次に示す[77,78]。

・ヒト熱安定型PSTによるフェノール類の硫酸化[77]

$$\log 1/K_m = 0.92(\pm 0.18)\log P - 1.48(\pm 0.38)MR'_4 - 0.64(\pm 0.41)MR_3$$
$$+ 1.04(\pm 0.63)MR_2 + 0.67(\pm 0.44)\sigma^- + 4.03(\pm 0.42) \quad (8\text{-}71)$$
$$n = 35,\ r^2 = 0.902,\ s = 0.477$$

・熱不安定型PSTによるフェノール類とヒドロキシフェニルエチルアミン類の硫酸化[78]

$$\begin{array}{c}\text{OH}\\ \mid\\ \text{X}-\!\!\!\bigcirc\!\!\!-\!\text{CH}_2\text{CH}_2\text{NHR}\\ \quad\quad\beta\quad\alpha\end{array}$$

8-16

$$\log 1/K_m = 2.93(\pm 0.60)F_2 + 1.16(\pm 0.42)\pi'_2 + 0.91(\pm 0.30)\pi'_3$$
$$+ 0.82(\pm 0.37)MR_2 - 0.59(\pm 0.26)I_{\beta OH} + 1.29(\pm 0.23)I_{Et} \quad (8\text{-}72)$$
$$+ 2.59(\pm 0.14)$$
$$n = 69,\ r^2 = 0.908,\ s = 0.345$$

式(8-71)では，最も重要なパラメータは，フェノール分子全体の疎水性である。hの値はほぼ1である。このことは，フェノール分子が疎水ポケットまたは深い割れ目の中へほぼ完全に入り込むことを示唆する。MR_2項は，かさ高いオルト置換基が結合を促進することを示す。一方，(負のMR_3項で表される) かさ高いメタ置換基は結合を阻害する。また，MR_4のプライム符号は，パラメトリゼーションの際，MRが0.74より小さい置換基の寄与を無視することを表す。すなわち，(4-CNや4-NH_2といった) 小さな親水性置換基の寄与を無視すると，活性がうまく説明される。一方，MR値が大きい置換基はうまく結合しない。たとえば，4-C_6H_5はうまく結合しないため，QSARを誘導する際に除外された。おそらく，大きなパラ置換同族体では，立体障害が結合部位に現れるのであろう。もっとも，この特徴は，ある程度柔軟性に富むと思われる。というのは，最も大きな同族体でも，わずかながら結合するからである。電子項σ^-の重要性は低い。式(8-71)の相関は良好であり，$\log 1/K_m$の分散の91％を説明する。しかし，標準偏差がかなり大きい。このことは，K_mに影響する (我々の知らない) 構造的特徴が，他にも存在することを示している。

第Ⅱ相過程の酵素に期待される通り，熱安定型PSTによって特に効率良く捕獲されるのは疎水化合物である。式(8-71)は，大きな多環式フェノール類へは適用されない。というのは，熱安定型PSTは，それらをうまく収容できないからである。たとえば，3,5-ジメチル同族体はうまく適合するが，3,5-ジクロロ同族体は，予想よりもはるかに活性が低い。もし受容体部位が割れ目ではなくポケットであるならば，幅広の大型分子でも受容体へうまく適合するはずである。

熱不安定型PSTに対する式(8-72)は，式(8-71)とは根本的に異なる。最も重要な項は，オル

ト置換基の場誘起効果を表すF_2である。MR_2項は，式(8-71)のそれに似ているが，疎水項はまったく異なる。パラ置換基は，疎水効果や立体効果を示さないことから，水相に突き出ていると考えられる。π_2とπ_3のプライム符号は，正のπ値を持つ置換基のみがパラメトリゼーションの対象であることを表す（環の反転が起こるらしい。7.4.2.6節と7.4.3.2節を参照）。すなわち，親水性置換基は親水相に突き出ている。また，2個の疎水性置換基による3,5-ジ置換（たとえば，3,5-ジクロロ）の場合には，一方の置換基にのみπ値を割り付ける。この措置は，いくつかの事例において，データの良好な適合をもたらす。おそらく，一方の置換基は疎水性の割れ目に結合し，他方は水相に配置される。オルト置換基の場合も，同様に扱われる。これらの知見から，熱不安定型PSTの活性部位は，疎水性の割れ目構造を有し，その一方の端は溶媒の方へ開いていると考えられる。

式(8-72)の興味深い特徴が，ダミー変数のI_{Et}（フェニルエチルアミン類に対して$I_{Et}=1$）を用いることにより，27種のフェニルエチルアミン類を同じQSARに含めることができた点である。これらの化合物の多くは，（結合に対して有害な効果を及ぼす）βOH基を有する。このβOH基の効果は，ダミー変数の$I_{\beta OH}$により説明される。ほとんどの場合，$-CH_2CH_2NHR$基は4位にあり，極性空間に突き出ている。同様のことは，$-CH_2CH_2NHR$基がメタ位に付いた3件の事例に対しても当てはまる。もっとも，この置換基はpH 7.4では完全にプロトン化され，高度に親水性であるため，他の極性メタ置換基と同様に扱われ，特別扱いはなされなかった。

8.9　グリシンとの抱合

グリシンと安息香酸との抱合は，これまでとは別の2相過程である。我々は，粕谷らのデータ[79]を用いて，次の式(8-73)を誘導した。

・マウス肝臓ミトコンドリアによる安息香酸類とグリシンとの抱合[79]

$$\log k = 0.54(\pm 0.13)\log P - 0.58(\pm 0.18)\sigma - 0.52(\pm 0.17)MR_{3,4}$$
$$+ 0.54(\pm 0.24) \quad (8\text{-}73)$$
$$n = 19, r^2 = 0.874, s = 0.159$$

除外したデータ点：　4-N(Me)$_2$，　3-NO$_2$-4-Cl

式(8-73)は，粕谷らが誘導したQSARとは少し異なる。彼らは，MRの代わりにvan der Waals体積を用い，かつQSARの誘導に際して，21個のデータ点をすべて利用した。そのため，彼らが得た相関は，式(8-73)に比べてかなり悪かった（$r^2=0.638$）。グルクロン酸抱合や硫酸抱合と同様，グリシン抱合においても疎水性は重要なパラメータである。3位置換基の負の立体効果は，式(8-71)のそれと似ている。4位置換基もまた負の立体効果を示すが，式(8-71)のそれほど強くはない。

以上示した第Ⅱ相のQSARは，複雑な排泄過程と関連がある。これらの抱合過程では，疎水性が重要な役割を担う。すなわち，抱合過程は，化学物質の水溶性を高めると共に，より排泄されやすくする。また，P450による代謝は，一般に疎水化合物で起こりやすい。この疎水化合物

は親水性の高い化合物へ変換され，さらに抱合されるか，または直接排泄される。これらの過程は，複雑な薬物の排泄に寄与する因子に関する描像を混乱させる。疎水性は，生化学過程の多くにおいて中心的役割を演じる。QSARでは，当然のことながら，疎水性は（放物線または双一次の）$\log P$項を用いて処理される。我々は，この方式を用いて初めて，立体因子や電子因子から疎水因子を分離することができ，かつ過剰の代謝や排泄を抑えて疎水毒性を最小化し，活性部位へ到達する薬物量を最大化することができる。

8.10 排泄

創薬化学者は，親水化合物が尿中へ速やかに排泄されることをよく知っている[80]。QSARの多くも，このことを立証する[81,82]。しかし，QSARに適したデータは比較的少ない。

腎臓の糸球体を通過した親水化合物は，尿細管により糸球体濾液から再吸収されるため[80]，ほとんど排泄されない。これは，尿細管上皮細胞の脂質的特性によるものである。グルクロニドや硫酸塩といった極性分子は，この上皮細胞の障壁を簡単には通過できない。親油化合物は脂肪コンパートメントに濃縮されるため，体内での滞留時間が長い。すでに述べたように，親油化合物はミクロソームによって容易に酸化され，さらに第II相過程において，硫酸化されたり，グルクロン酸抱合化されるため，その描像は複雑である。代謝，吸収および排泄の複雑性は互いに結びついており，排泄のみを切り離して理解するのは難しい。Smithらは，クロモン-2-カルボン酸類の研究を行い，親油性の重要性を指摘した[83]。

また，Lienは，QSARの観点から，問題の複雑性を明らかにした[81]。構造-吸収-分布の関係に関する総説において，彼が指摘したのは，動物における化学物質の吸収と排泄についての多くの誤解である。薬物は，その標的に到達したり，排泄される前に，さまざまな障壁を通過しなければならない。Lienは，掛見らのデータを用いて，バルビツレート類とサルファ剤の胃吸収を，酢酸イソアミル-水系の$\log P'$値と関連づけ，次の式(8-74)を誘導した[82]。

$$\log k = 0.29 \log P' - 1.18$$
$$n = 32, r^2 = 0.859, s = 0.137$$
(8-74)

実際には，2種の薬物系列は，構造がかなり異なる。次の式(8-75)は，そのことを考慮したQSARである。

$$\log k = 0.31(\pm 0.05)\log P' - 0.15(\pm 0.12)I + 0.16(\pm 0.14)\text{NMe}$$
$$- 1.16(\pm 0.06)$$
$$n = 32, r^2 = 0.895, s = 0.122$$
(8-75)

除外したデータ点： 5-アリル-5-エチルバルビツール酸

ただし，Iはダミー変数で，バルビツレート類に対して1，サルファ剤に対して0をそれぞれ割り付ける。また，NMe項もダミー変数で，N-CH$_3$基を含んだ5種のバルビツレート類に対して1を割り付ける。これらの同族体は，非アルキル化バルビツレート類に比べて若干吸収されやすい。我々は，オクタノール-水分配係数（$\log P$）による式(8-75)の書き換えを試みたが，はる

かに悪い結果しか得られなかった。その原因は一部，log P の誤差によるものと考えられる。すなわち，オクタノール-水分配係数（log P）は，さまざまな実験室で測定された混成値であるのに対し，酢酸イソアミル-水分配係数（log P'）は，すべて同じ実験室で測定された値であった[82,84]。もっとも，溶質の水素結合供与性の低下は，オクタノール-水系よりも酢酸イソアミル-水系において，より顕著に現れる（第4章参照）。吸収には，おそらくこのことも関与している。

Lienはまた，胆汁排泄に関してもQSARを誘導した。しかし，化合物の数が少ないため，その結果は暫定的なものにすぎない。

Workman-Brownは，ミソニダゾール類(**8-17**)に関し，その排泄とlog P との間に，式(8-76)の関係が成り立つことを示した[85]。

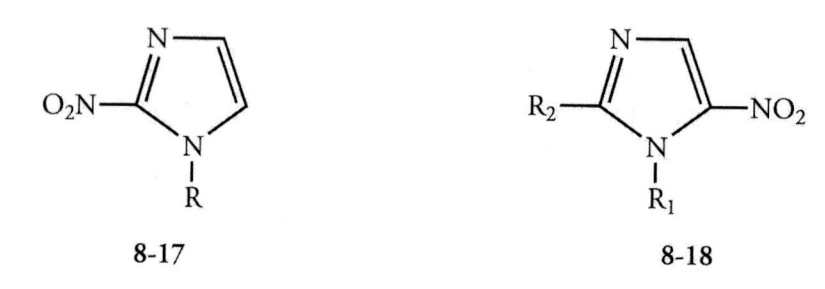

8-17　　　　　　　　**8-18**

・マウスによる未変化体(**8-17**)の排泄率（％）[85]

$$\log\%E = -0.30(\pm0.21)\log P + 1.47(\pm0.19)$$
$$n = 7,\ r^2 = 0.731,\ s = 0.136$$
(8-76)

ただし，log P の値は，-1.59 から 0.18 までの範囲にあった。また，親油性の高いベンズニダゾール（log $P = 0.91$）は蛋白質と結合するが，親水性類似体は結合しない。Workman-Brownによれば，フェノバルビタールによるP450酵素の誘導は，親油性類似体のクリアランスを促進する。しかし，親水性類似体に対しては影響を及ぼさない。両側腎の摘出は，親水性類似体の排泄を遅らせる。この遅延は，高用量において特に顕著であった。これらの知見に基づき，Workman-Brownは，親油性類似体が主に誘導性ミクロソーム代謝によって除去されると結論づけた。しかし，式(8-76)では，排泄率（％）が使われたため，その結果はあまり信用できない。

同族体(**8-17**)のLD$_{50}$に関しても検討が加えられ，次の式(8-77)が誘導された。

$$\log 1/C = 0.68(\pm0.50)\log P + 2.52(\pm0.45)$$
$$n = 7,\ r^2 = 0.712,\ s = 0.329$$
(8-77)

以上の2種のQSARでは，RがCH$_2$CH(OH)CH$_2$OC$_2$H$_5$のとき，適合が悪かった。そこで，この誘導体を除外したところ，$r^2 = 0.90$ のQSARが得られた。結論として，親水性の高い薬物ほど毒性が低く，代謝による影響を受けにくいことが分かった。Cantelli-Fortiらは，化合物(**8-18**)についても検討し，ラットでの36時間排泄に関して次の式(8-78)を誘導した[86]。

$$\log BR_{uv} = -0.14(\pm0.07)\log P - 0.23(\pm0.06)(\log P)^2 + 2.58(\pm0.04)$$
$$n = 26,\ r^2 = 0.711,\ s = 0.180,\ \log P_0 = -0.36(-1.4\sim-0.03)$$
(8-78)

また，同じデータに対して双一次モデルを適用すると，次の式(8-79)が得られた。

$$\log \mathrm{BR_{uv}} = 2.69\,(\pm 1.2)\log P - 3.36\,(\pm 1.3)\log(\beta \cdot 10^{\log P}+1)+5.75\,(\pm 1.3) \quad (8\text{-}79)$$
$$n=26,\ r^2=0.787,\ s=0.161,\ \log P_\mathrm{o}=-0.39\,(\pm 0.37)$$

ここで，$\mathrm{BR_{uv}}$は，紫外線分光光度法で測定した未変化物の尿中排泄量である。式(8-79)は，式(8-78)に比べて，多少良好な相関と信頼限界（$\log P_\mathrm{o}$）を与える。しかし，初期の傾きは非現実的な値であり，満足のいく結果ではない。データのプロットによると，$\log P$が-0.39より小さいデータ点は比較的少ない（最小値は-1.0）。そのため，式(8-79)の$\log P$項は信頼に値しない。一方，下向きの傾きは-0.67（$=2.69-3.36$）である。この値は，広がりの良い多数のデータ点を用いて確認された。式(8-79)によれば，排泄は，疎水性の増加と共に最初促進され，$\log P_\mathrm{o}$を越えると-0.67の傾きで減少し始める。この知見は，薬物が疎水性になるほど，代謝が促進され，尿中に見出される未変化物が減少することを示す。

初期の代謝研究において，藤田は，ラット，ウサギおよびヒトによるサルファ剤の排泄について解析した[87]。式(8-80)はウサギに対する結果である。

$$\log k_{排泄}-\log\frac{K_\mathrm{A}+[\mathrm{H^+}]}{[\mathrm{H^+}]}=-0.42\,(\pm 0.28)\Delta pK_\mathrm{a}-0.51\,(\pm 0.56)\pi-0.86\,(\pm 0.69) \quad (8\text{-}80)$$
$$n=12,\ r^2=0.901,\ s=0.345$$

ただし，排泄速度$k_{排泄}$には，スルホンアミド類のイオン化に対する補正が施された。また，QSARの誘導に当たっては，中性型薬物のみが考慮された。補正因子のうち，K_Aはスルホンアミドの解離定数，$[\mathrm{H^+}]$は細胞外相の水素イオン濃度である。また，ΔpK_aは，各誘導体とスルファニルアミドとの間のpK_a差であり，事実上σに等しい。式(8-80)で扱われた薬物のΔpK_aは，$0 \sim 5.8$の範囲にある。このQSARにおいて，最も重要な項は，（分散の85%を説明する）ΔpK_aである。一方，π項は分散の5%を説明するにすぎない。$[\mathrm{H^+}]$は尿の水素イオン濃度で，$10^{-8.8}$と仮定される。π項の重要性は低いが，その係数（h）が負であることは興味深い。

ウサギにおける薬物のアセチル化速度は，次の式(8-81)で与えられる[87]。

$$\log k_{アセチル化}+\log\frac{K_\mathrm{A}+[\mathrm{H^+}]}{[\mathrm{H^+}]}=1.16\,(\pm 0.47)\pi-1.01\,(\pm 0.65) \quad (8\text{-}81)$$
$$n=10,\ r^2=0.806,\ s=0.468,\ 血液の[\mathrm{H^+}]=10^{-7.4}$$

ただし，ΔpK_aは，式(8-81)の場合ほど有意ではなかった。他の因子が等しければ，式(8-80)は，親水性薬物の方が排泄されやすいことを示し，式(8-81)は，疎水性薬物の方がアシル化（代謝）されやすいことを示す。

Seydelらは，サルファ剤(**8-19**)の排泄に関して，次の式(8-82)を誘導した[88]。

$$\mathrm{H_2N}-\underset{}{\bigcirc}-\mathrm{SO_2NH}-\underset{\mathrm{N}}{\bigcirc}-\mathrm{X}$$

8-19

$$\log k_{排泄}=-0.77\,(\pm 0.20)\Delta R_\mathrm{m}+0.23\,(\pm 0.07)pK_\mathrm{a}+0.26\,(\pm 0.20)I-2.28\,(\pm 0.63) \quad (8\text{-}82)$$
$$n=19,\ r^2=0.897,\ s=0.183$$

ここで，ΔR_mは，薄層クロマトグラフィーから得られた疎水性の尺度である。ΔR_mの係数は，式(8-80)のπのそれとほぼ同じである。ただし，ΔR_mは，式(8-82)において最も重要な項である。また，Iはダミー変数で，Xが環窒素のオルト位にある場合のみ1を割り付ける。

Seydelらは，スルファピリジン類の蛋白質結合性についても検討し，次の式(8-83)を誘導した。

$$\log k_\text{会合} = 0.42(\pm 0.11)\Delta R_\mathrm{m} - 0.15(\pm 0.04)pK_\mathrm{a} + 0.44(\pm 0.11)I - 0.95 \quad (8\text{-}83)$$
$$n = 17, r^2 = 0.723, s = 0.19$$

式(8-83)は，蛋白質結合性における疎水性の重要性を立証する。この事実は，これまでに何度も指摘されてきた（第7章参照）。ただし，式(8-83)の相関はあまり良くないため，結果の受け入れには注意が必要である。

以上の研究は，排泄に及ぼす親油性，イオン化度および代謝の重要性を明らかにした。Martinによれば，部分的にイオン化した化合物の取り扱いには困難が伴う[89]。分配係数は，プロトン化や脱プロトン化に依存する。そのため，生物学的過程に及ぼすこれらの効果を明確に分離することは難しい。代謝の役割は，本章の初めに指摘した通り，きわめて複雑である。第Ⅰ相過程は確かに疎水性に依存する。第Ⅱ相過程もまた同様である。しかし，第Ⅱ相過程は，（制約のある活性部位を持つ）酵素によって制御されるため，第Ⅰ相過程よりも複雑である。代謝生成物の性質を確認し，排泄に関するさらに広範な研究を行うまでは，全過程に対する理解は満足なものとはならない。代謝の問題は，QSAR研究における永久の悩みである。化合物の相対疎水性は，問題を単純化するのに役立つ。たとえば，$\log P$の最大値は，スルファピリジン類では2.5であり，化合物(**8-18**)では2である。また，疎水性が比較的低い化合物を扱う場合には，代謝の問題は緩和される。

この問題に関連し，ラットにおける5-エチル-5-X-バルビツール酸類の排泄に関するToon-Rowlandの研究は啓発的である[90]。我々は，そのデータを用いて，次に示す式(8-84)～式(8-86)を誘導した。

$$\log T = -0.96(\pm 0.43)\log P + 1.49(\pm 0.52)\log(\beta \cdot 10^{\log P} + 1) - 0.35(\pm 0.34) \quad (8\text{-}84)$$
$$n = 12, r^2 = 0.891, s = 0.237, \log P_\mathrm{o} = 0.32$$

$$\log \mathrm{NR} = -1.54(\pm 0.75)\log P + 2.10(\pm 0.85)\log(\beta \cdot 10^{\log P} + 1) - 1.56(\pm 0.75) \quad (8\text{-}85)$$
$$n = 12, r^2 = 0.896, s = 0.277, \log P_\mathrm{o} = -0.04$$

$$\log \mathrm{R} = -0.67(\pm 0.12)\log P - 0.15(\pm 0.17) \quad (8\text{-}86)$$
$$n = 8, r^2 = 0.970, s = 0.158$$

ここで，Tは全クリアランス，NRは非腎クリアランス，およびRは腎クリアランスをそれぞれ表す。また，$\log P$が3.08，3.64，3.85および4.13の4種のバルビツレート類は，式(8-84)と式(8-85)でのみ考慮され，式(8-86)では除外された。いずれのQSARにおいても，クリアランスは，$\log P$が増加するにつれ，最初低下した。式(8-84)と式(8-86)では，初期の傾きはほぼ一致する。また，$\log P_\mathrm{o}$を境に変化が起こり，クリアランスは，疎水性の増加と共に増加し始める。親油化合物は，親水性の生成物へ代謝されて，すみやかに排泄される。もしこの知見が正しければ，ヒドロキシ基の付加は，$\log P$を-2.1程度しか低下させない。すなわち，この反応には，

（ω−1）酸化以外の機構も関与するに違いない。第II相変換もまた起こるはずである。

logクリアランスに基づいた上記のQSARは，構造活性相関に磨きをかけた。Toon-Rowlandによるデータプロットは，さらなる洞察を可能にした。

図8-1と図8-2は，ほぼ双一次曲線に従う。しかし，log P が最も大きい化合物6〜9において，線形性からの逸脱が生じ始める。データ点12はフェノバルビタールである。曲線をさらに延長すると，クリアランスは，（点線で示したように）横ばい状態を維持するか，あるいは若干低下していく。

式(8-84)と式(8-85)によると，図8-1や図8-2と同様，最初は親油性の増加により，クリアランスは低下するか，log P がゼロに近づき，疎水性が増加に転じると，クリアランスも促進されるようになる。しかし，この効果は，log P が約3〜4になると横ばいになる。親油化合物が未変化のまま排泄されることはほとんどない。この事実は，log P が増加すると，代謝を介して，血液からのクリアランスが増加することを示唆する。ほぼゼロにある変曲点は，尿中の未変化物を終点とする式(8-78)のそれとよく一致する。

Yih-van Rossumは，ミクロソームP450へのバルビツレート類の結合性とそれらの肝クリアランスについて検討した[91]。我々は，彼らのデータを用いて，次に示す式(8-87)と式(8-88)を誘導した。

- ミクロソームP450へのバルビツレート類の結合性

$$\log 1/K_s = 0.58(\pm 0.12)\log P - 3.79(\pm 1.1)\log(\beta \cdot 10^{\log P} + 1)$$
$$- 0.13(\pm 0.14)I - 0.31(\pm 0.13)I_2 + 3.23(\pm 0.26) \quad (8\text{-}87)$$
$$n = 30, r^2 = 0.874, s = 0.136, \log P_o = 3.26(\pm 0.18)$$

除外したデータ点： 5-CH$_2$C(Br)=CH$_2$, 5-CHMe$_2$；

5-アリル, 5-2-シクロペンテン-1-イル, NCH$_3$

- 単離潅流ラット肝臓におけるバルビツレート類のクリアランス

$$\log CR = 1.32(\pm 0.44)\log P - 1.35(\pm 0.81)\log(\beta \cdot 10^{\log P} + 1)$$
$$+ 0.50(\pm 0.27)NMe - 0.56(\pm 0.28)I_2 - 3.23(\pm 0.77) \quad (8\text{-}88)$$
$$n = 30, r^2 = 0.837, s = 0.297, \log P_o = 3.60(\pm 5.0)$$

除外したデータ点： 5-アリル, 5-ネオペンチル；

5-エチル, 5-フェニル, NCH$_3$

ここで，I, I_2 およびNMeは，いずれもダミー変数で，I はCH$_2$C(Br)=CH$_2$に対して1，I_2 はアリル基に対して1，NMeはN-メチル基を含む化合物に対して1をそれぞれ割り付ける。また，CRはクリアランス速度である。

Yih-van Rossumは，5-エチル-5-アルキルバルビツレート類の結合性（$1/K_s$）とlog P の間に放物線関係が存在することを見出した[91]。我々は，彼らのデータに双一次モデルを適用し，より高い相関を示す式(8-87)を誘導した。この双一次モデルからは，立体効果の存在が明らかになった。log P の傾きは，初期の0.58から，log P_oを経て，−3.21 へと変化した。このような結果をもたらしたのは，大きな分子による負の立体効果である。データセットにおける構造変化の

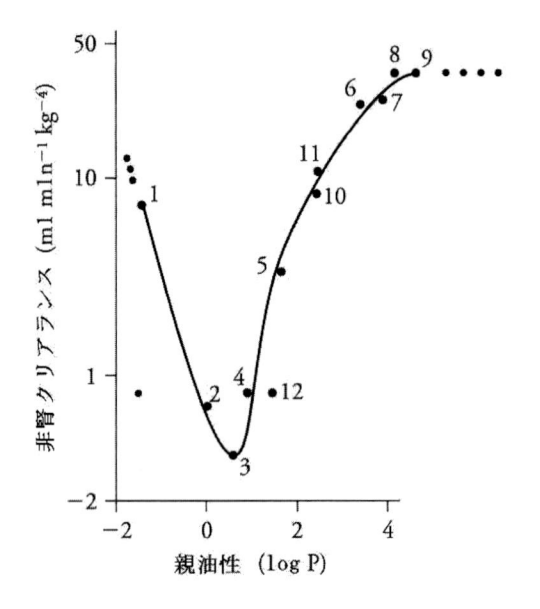

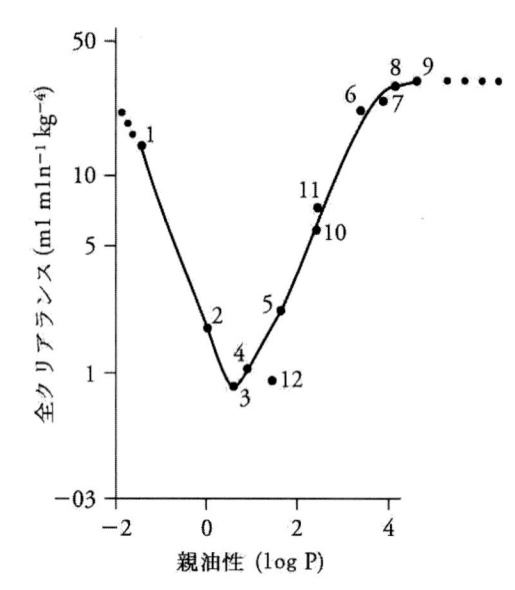

図 8-1 親油性に対する非腎クリアランスのプロット　　図 8-2 全クリアランスと親油性の間の非線形関係

ほとんどは，炭素原子に由来する。すなわち，疎水性とかさ高さの間には，ほぼ完全な共線性が成立する。そのため，立体因子と疎水因子を分離することは不可能であった。Yih-van Rossum は，結合性がこれらの二つの因子の影響を受けていると結論した[91]。

式(8-87)の2種のダミー変数はいずれも負の係数を有し，結合性に対して有害な影響を及ぼす。I項の効果は小さく，ブロモアリル基がほぼ正常に振舞うことを示唆する。また，臭素の強い場誘起効果と立体効果は，ブロモアリル基におけるπ電子の反応を阻害する。これらのπ電子は，簡単なアリル基では，逆に反応に利用される。I_2項は，結合性に関して，アリル基がさらに強い影響を及ぼすことを示す。結合と同時に，アリル基の酸化が起こるのかもしれない。シクロヘキセニル体のような不飽和バルビツレート類は，良好な適合性を示し，特別なパラメトリゼーションを必要としない。

単離灌流ラット肝臓におけるバルビツレート類のクリアランスは，まったく異なるQSARすなわち式(8-88)を与える。ここで，CRは，ヘプタバルビタールを基準としたときのクリアランス速度である。$\log P$との相関はほぼ線形であるが，$\log P_0$の信頼限界はきわめて大きい。これは，$\log P$が4よりも大きい誘導体が，データセットに1個混じっていることによる。$\log P$項の係数は，溶質が親油性であるほど，クリアランスが速くなることを示し，クリアランスの背後に潜む推進力が代謝であることを示唆する。また，式(8-88)のNMe項は有意であり，メチル置換がクリアランスを促進することを示す。意外にも，脱メチル化の証拠は見出せなかった。アリル基（$I_2=1$）はクリアランスを抑制する。すなわち，アルキル化を介したアリル基によるP450の不活性化は，代謝速度を低下させ，その結果として，クリアランスを遅らせる（8.4節参照）。

Yih-van Rossumの結果を，Toon-Rowlandのそれと比較してみよう。後者では，図8-1と図

8-2に示すように，クリアランスは最初，疎水性と共に低下するが，極小点を越えると，今度は疎水性と共に増加していく。図8-1と図8-2におけるデータ点1は，5-エチルバルビツール酸（log $P=-1.51$）を表すが，この化合物は，式(8-87)で使われたどの化合物よりもはるかに親水性である。また，この化合物は，隣接カルボニル基によって活性化される特別な水素を持ち，この水素の酸化は，極性を著しく高める。データ点2（5-エチル-5-メチル；log $P=0.02$）もまた，式(8-87)で使われた最も親水性の化合物（5-エチル-5-プロピル；log $P=0.87$）に比べて，さらに親水性が高い。この点に留意すると，Toon-Rowlandの結果は，最初に感じたほど異質ではない[90]。

疎水性に対する代謝と排泄の依存性は，作用持続時間の観察からも解析可能である。

・バルビツレート類によるラットでの麻酔持続時間[92]

$$\log T = -0.42(\pm 0.10)\log P + 1.23(\pm 0.23) \tag{8-89}$$
$$n=15, r^2=0.857, s=0.103$$

除外したデータ点：$5\text{-}C_6H_5$, $5\text{-}CH_2CMe=CH_2$；$5\text{-}CH_2CMe=CH_2$, $5\text{-}CH_2CMe=CH_2$

・バルビツレート類によるマウスでの麻酔持続時間[93]

$$\log T = -0.50(\pm 0.15)\log P + 0.75(\pm 0.26) \tag{8-90}$$
$$n=9, r^2=0.893, s=0.110$$

ただし，Tは作用持続時間（単位：時間）である。式(8-89)と式(8-90)の傾きはほぼ一致している。すなわち，バルビツレートが親水性であるほど，作用の持続時間は長い。また，式(8-89)を構成する化合物のlog Pは1.15～3.15の範囲にあり，式(8-90)のそれは0.59～2.25の範囲にある。これらの線形関係が，さらに高い親水性を示す化合物においても成立するか否かは不明である。

8.11 まとめ

8.2節で述べた代謝過程の概要からも明らかなように，動物における薬物作用を理解する上で，代謝は重要な問題である。さまざまな副反応に直面したとき，QSARを誘導する意義を疑問視する声も聞かれる。しかし，代謝過程の多くが有機化合物の相対疎水性に依存することは，かなり以前から指摘されている[94]。QSARの唯一の取りえは，正にこの事実にある。ここでも，直線自由エネルギー関係を記述した際に遭遇した問題が立ちはだかる。直線自由エネルギー関係では，エンタルピー（ΔH）とエントロピー（ΔS）の両者に依存する平衡定数を関連づけることを試みる。この手法が成功を収めるのは，ΔHとΔSとの間に線形関係が成立するか（第1章），あるいはΔSが一定と見なせる場合に限られる。見掛け上，ΔHとΔSの挙動に統一性がなくても，Hammett式はうまく機能する。

代謝に関して，考察すべき状況は次の三つである。第一は，所定の化合物群において，有意なレベルの代謝が起こらない場合である。このような事態は，代謝的に安定な置換基が結合した極性化合物群で起こりやすい。第二は，すべての化合物が代謝されるが，この過程に対して，疎水

性がほぼ同程度に影響を及ぼす場合である。たとえば，系列のすべての成員で，メトキシ基の脱メチル化が起こるような場合である。もちろん，このような脱メチル化は，分子の全疎水性に依存し，各成員は，log P のかなりの範囲で，矛盾のない挙動を示す。第三は，最もよく見られる状況で，すべての化合物がある程度代謝され，その度合いが log P 値やさまざまな化合物部位の代謝的感受性に依存する場合である。

QSARは一種の最終結果であり，h と log P_o は，疎水性に依存するさまざまな過程によって決定される。これらの過程の多くは，作用部位への化学物質のランダムウォークと関係がある。もしこの移動によって，化学物質が疎水トラップへ落ち込むならば，その化学物質は，代謝的攻撃により破壊されるか，あるいは親油相に保持され，(実験時間内での)生物応答の達成に関与することはない(ただし，全試験系に影響を及ぼす重大な毒作用は起こらないとする)。もっとも，これは単純化されすぎた見解かもしれない。というのは，もし親化合物の誘導体化を行えば，疎水性がもたらす変化よりも大きな変化が，同族体に導入されるのは避けがたいからである。

しかし，同族体群の活性が，(たとえば100倍以上の)幅広い変動を持つならば，状況は必ずしも絶望的ではない。log $1/C$ をモル単位で表したとき，動物個体研究の標準偏差は0.3の範囲に収まることが多い。0.3の真数の2であるから，C は±2の水準で予測できるはずである。このことは，特定薬物の50%が代謝により失われたとしても，ある程度価値のあるQSARが得られることを意味する。

関連の深い同族体群における疎水性の増加は，一般にP450活性を高める。しかし，さまざまなヘテロ原子群が，代謝過程の固有活量に及ぼす効果についてはほとんど分かっていない。アルコール類，ピラゾール類およびバルビツレート類によるP450の誘導に関するQSAR切片の比較から，少なくともこれらの化合物では，固有活量は明らかに異なる。生体異物がP450をどのように誘導し，どのように変換されるかに関して，有用な知識を提供しようとすれば，この種の情報を大量に入手する必要がある。化学物質の毒性とP450誘導能との間に関連があるという興味深い知見もある。しかし，このような概念を実際に適用するには，それを実証するための多くの研究が必要である。ここでも，QSARは，関連のない個々の化学物質の研究からは分からない，問題の一般化に役立つと考えられる。

単離酵素や細胞を用いた研究は，容易に実施でき，かつ作用機構に関しても明快な洞察を提供する。しかし，薬物設計や毒物学的研究で最終的に必要なのは，動物個体に関するデータである。

引用文献

1. de Groot, H.; Sies, H. *Drug Metab. Rev.* **1989**, *20*, 275.
2. Brodie, B. B.; Gillette, J. R.; La Du, B. N. *Annu. Rev. Biochem.* **1958**, *27*, 427.
3. Brodie, B. B.; Maickel, R. P.; Jondorf, W. R. *Fed. Proc.* **1958**, *17*, 1163.
4. Bickel, M. J. *Drug Metab. Rev.* **1989**, *20*, 441.
5. Williams, R. T. *Detoxification Mechanisms*, 2nd ed.; Wiley: New York, 1976.

6. Testa, B.; Jenner, P. *Drug Metabolism*; Dekker: New York, 1976.
7. Axelrod, J. *J. Pharmacol. Exp. Ther.* **1954**, *110*, 315.
8. Axelrod, J. *J. Biol. Chem.* **1955**, *214*, 753.
9. Silverman, R. B. *The Organic Chemistry of Drug Design and Drug Action*; Academic: San Diego, 1992; p 136.
10. White, R. E. *Pharmacol. Ther.* **1991**, *49*, 21.
11. Guengerich, F. P.; Macdonald, T. L. *FASEB J.* **1990**, *4*, 2454.
12. Koymans, L.; Vermeulen, N. P. E.; van Acker, S. A. B. E.; Te Koppele, J. M.; Heykants, J. J. P.; Lavrijsen, K.; Meuldermans, W.; den Kelder, G. M. D. O.; Gabrielle, M. *Chem. Res. Toxicol.* **1992**, *5*, 211.
13. Bush, M. T.; Sanders, E. *Annu. Rev. Pharmacol.* **1967**, *7*, 57.
14. Kamm, J. J.; Szuna, A. *J. Pharmacol. Exp. Ther.* **1973**, *184*, 729.
15. Bigler, F.; Quitt, P.; Vecchi, M.; Vetter, W. *Arzneim.-Forsch.* **1972**, *22*, 2191.
16. Hansch, C.; Fujita, T. *J. Am. Chem. Soc.* **1964**, *86*, 1616.
17. Galinsky, A. M.; Gearien, J. E.; Perkins, A. J.; Susina, S. V. *J. Med. Chem.* **1963**, *6*, 320.
18. Büchi, J.; Bruchin, H. K.; Perlia, X. *Arzneim.-Forsch.* **1972**, *21*, 1003.
19. Rubin, A.; Warrick, P.; Wolen, R. L.; Chernish, S. M.; Ridolfo, A. S.; Gruber, C. M. *J. Pharmacol. Exp. Ther.* **1972**, *183*, 449.
20. Okey, A. B. *Pharmacol. Ther.* **1990**, *45*, 241.
21. Ortiz de Montellano, P. R. *Cytochrome P-450*; Plenum: New York, 1986.
22. *Drug Metab. Rev.* **1989**, *20*, 153.
23. Poulos, T. L.; Finzel, B. C.; Howard, A. J. *Biochemistry* **1986**, *25*, 5314.
24. Brown, C. A.; Black, S. D. *J. Biol. Chem.* **1989**, *264*, 4442.
25. Nebert, D. E.; Nelson, D. R.; Coon, M. J.; Eatabrook, R. W.; Feyercisen, R.; Fuji-Kuriyama, Y. *DNA Cell. Biol.* **1991**, *10*, 1.
26. Cornell, N. W.; Sinclair, J. F.; Stegeman, J. J.; Hansch, C. *Alcohol Alcohol.* **1987**, 251.
27. Sinclair, J.; Cornell, N. W.; Zaitlin, L.; Hansch, C. *Biochem. Pharmacol.* **1986**, *35*, 707.
28. Hansch, C.; Sinclair, J. F.; Sinclair, P. R. *Quant. Struct.-Act. Relat.* **1990**, *9*, 223.
29. Waxman, D. J.; Azaroff, L. *Biochem. J.* **1992**, *281*, 577.
30. Imaoka, S.; Funae, Y. *Biochem. Pharmacol.* **1991**, *42*, 5143.
31. Ruettinger, R. T.; Kim, B.-H.; Fulco, A. J. *Biochem. Biophys. Acta* **1984**, *801*, 372.
32. Kim, B.-H.; Fulco, A. J. *Biochem. Biophys. Res. Commun.* **1983**, *116*, 843.
33. Romkes, M.; Piskorska-Pliszczyanska, J.; Keyes, B.; Safe, S.; Fujita, T. *Cancer Res.* **1987**, *47*, 5108.
34. Denomme, M. A.; Komonoko, T.; Fujita, T.; Sawyer, T.; Safe, S. *Mol. Pharmacol.* **1985**, *27*, 656.
35. Denomme, M. A.; Homonoko, K.; Fujita, T.; Sawyer, T.; Safe, S. *Chem. Biol. Int.* **1986**, *57*, 175.
36. Bandiera, S.; Sawyer, T. W.; Campbell, M. A.; Fujita, T.; Safe, S. *Biochem. Pharmacol.* **1983**, *32*, 3803.
37. Safe, S. H. *Annu. Rev. Pharmacol. Toxicol.* **1986**, *26*, 371.
38. Hansch, C.; Zhang, L. *Drug Metab. Rev.* **1993**, *25*, 1.
39. Leo, A. In *Comprehensive Medicinal Chemistry*; Ramsden, C. A., Ed.; Pergamon: Oxford, United Kingdom, 1990; Vol. 4, p 295.
40. Iwasaki, K.; Lum, P. Y.; Ioannides, C.; Parke, D. V. *Biochem. Pharmacol.* **1986**, *35*, 3879.

41. Ioannides, C.; Delaforge, M.; Parke, D. V. *Chem. Biol. Int.* **1985**, *53*, 303.
42. Ioannides, C.; Lum, P. Y.; Parke, D. V. *Xenobiotica* **1984**, *14*, 119.
43. Ichikawa, Y.; Yamano, T. *Biochim. Biophys. Acta* **1967**, *147*, 518; **1970**, *200*, 220.
44. Al-Gailany, K. A. S.; Houston, J. B.; Bridges, J. W. *Biochem. Pharmacol.* **1978**, *27*, 783.
45. Backes, W. L.; Hogaboom, M.; Canady, W. J. *J. Biol. Chem.* **1982**, *257*, 4063.
46. Sargent, N. S. E.; Upshall, D. G.; Bridges, J. W. *Biochem. Pharmacol.* **1982**, *31*, 1309.
47. Al-Gailany, K. A. S.; Bridges, J. W.; Netter, K. J. *Biochem. Pharmacol.* **1975**, *24*, 867.
48. Macdonald, T. L.; Gutheim, W. G.; Martin, R. B.; Guengerich, F. P.; *Biochemistry* **1989**, *28*, 2071.
49. Martin, Y. C.; Hansch, C. *J. Med. Chem.* **1971**, *14*, 777.
50. Donike, M.; Iffland, R.; Jaenicke, L. *Arzneim.-Forsch.* **1974**, *24*, 556.
51. Wilman, D. E. V.; Cox, P. J.; Goddard, P. M.; Hart, L. I.; Merai, K.; Newell, D. R. *J. Med. Chem.* **1984**, *27*, 870.
52. Duquette, P. H.; Erickson, R. R.; Holtzman, J. L. *J. Med. Chem.* **1983**, *26*, 1343.
53. McMahon, R. E.; Easton, N. R. *J. Med. Chem.* **1961**, *4*, 437.
54. Hansch, C. *Drug Metab. Rev.* **1972**, *1*, 1.
55. White, R. E.; McCarthy, M.-B. *Arch. Biochem. Biophys.* **1986**, *246*, 19.
56. Ichikawa, Y.; Yamano, T.; Fujishima, H. *Biochem. Biophys. Acta* **1969**, *171*, 32.
57. Unger, S. H.; Hansch, C. *Prog. Phys. Org. Chem.* **1976**, *12*, 91.
58. Jansson, I.; Orrenius, S.; Ernster, L. *Arch. Biochem. Biophys.* **1972**, *151*, 391.
59. Estus, G. S.; Mieyal, J. J. *Drug Metab. Dispos.* **1983**, *11*, 471.
60. Manners, C. N.; Payling, D. W.; Smith, D. A. *Xenobiotica* **1988**, *18*, 331.
61. Little, P. J.; Ryan, A. J. *J. Med. Chem.* **1982**, *25*, 622.
62. Holder, G. M.; Little, P. J.; Ryan, A. J.; Watson, T. R. *Biochem. Pharmacol.* **1976**, *25*, 2747.
63. Wilkinson, C. F.; Hetnarski, K.; Cantwell, G. P.; DiCarlo, F. J. *Biochem. Pharmacol.* **1974**, *23*, 2377.
64. Murray, M.; Hetnarski, K.; Wilkinson, C. F. *Xenobiotica* **1985**, *15*, 369.
65. Yu, L.; Wilkinson, C. F.; Anders, W. M. *Biochem. Pharmacol.* **1980**, *29*, 1113.
66. Little, P. J.; Ryan, A. J. *Biochem. Pharmacol.* **1982**, *31*, 1795.
67. Kurihara, N.; Yamakawa, K.; Fujita, T.; Nakajima, M. *Nippon Noyaku Gakkaishi* **1980**, *5*, 93.
68. Guengerich, F. P.; Macdonald, T. L. *Acc. Chem. Res.* **1984**, *17*, 9.
69. Guengerich, F. P.; Willard, R. J.; Shea, J. P.; Richard, L. E.; Macdonald, T. L. *J. Am. Chem. Soc.* **1984**, *106*, 6446.
70. Schaefer, M.; Okulicz-Kozaryn, I.; Batt, A.-M.; Siest, G.; Loppinet, V. *Eur. J. Med. Chem.* **1981**, *16*, 461.
71. Mulder, G. J.; Van Doorn, A. B. D. *Biochem. J.* **1975**, *151*, 131.
72. Kamil, I. A.; Smith, J. N.; Williams, R. T. *Biochem. J.* **1953**, *53*, 129.
73. Hansch, C.; Lien, E. J.; Helmer, K. *Arch. Biochem. Biophys.* **1968**, *128*, 319.
74. Kim, K. H. *J. Pharm. Sci.* **1991**, *80*, 966.
75. Bray, H. G.; Humphris, B. G.; Thorpe, W. V.; White, T. K.; Wood, P. *Biochem. J.* **1952**, *52*, 416.
76. Bray, H. G.; Humphris, B. G.; Thorpe, W. V.; White, T. K.; Wood, P. *Biochem. J.* **1955**, *59*, 162.
77. Campbell, N. R. C.; Van Loon, J. A.; Sundaram, R. S.; Ames, M. M.; Hansch, C.; Weinshilboum, R. *Mol. Pharmacol.* **1987**, *32*, 813.

78. Weinshiboum, R. et al., in preparation.
79. Kasuya, F.; Igarashi, K.; Fukui, M. *J. Pharmacobio-Dyn.* **1991**, *14*, 671.
80. Foye, W. O. *Principles of Medicinal Chemistry*; Lea; Febiger: Philadelphia, PA, 1974; p 46.
81. Lien, E. J. In *Drug Design*; Ariëns, E. J., Ed.; Academic: New York, 1975; Vol. V, p 81.
82. Kakemi, K.; Arita, T.; Hori, R.; Konishi, R. *Chem. Pharm. Bull.* **1967**, *15*, 1534.
83. Smith, D. A.; Brown, K.; Neale, M. G. *Drug Metab. Rev.* **1985-1986**, *16*, 365.
84. Koizumi, T.; Arita, T.; Kakemi, K. *Chem. Pharm. Bull.* **1964**, *12*, 413.
85. Workman, P.; Brown, J. M. *Cancer Chemother. Pharmacol.* **1981**, *6*, 39.
86. Cantelli-Forti, G.; Guerra, M. C.; Barbaro, A. M.; Hrelia, P.; Biagi, G. L.; Borea, P. A. *J. Med. Chem.* **1986**, *29*, 555.
87. Fujita, T. In *Biological Correlations: The Hansch Approach*; Van Valkenburg, W., Ed.; Advances in Chemistry Series 114; American Chemical Society: Washington, DC, 1972; p 80.
88. Seydel, J. K.; Trettin, D.; Cordes, H. P.; Wassermann, O.; Malyusz, M. *J. Med. Chem.* **1980**, *23*, 607.
89. Martin, Y. C. *Quantitative Drug Design*; Dekker: New York, 1978; p 142.
90. Toon, S.; Rowland, M. *J. Pharmacol. Exp. Ther.* **1983**, *225*, 752.
91. Yih, T. D.; van Rossum, J. M. *Biochem. Pharmacol.* **1977**, *26*, 2117.
92. Doran, W. J.; Shonle, H. A. *J. Am. Chem. Soc.* **1937**, *59*, 1625.
93. Cope, A. C.; Kovacic, P.; Burg, M. *J. Am. Chem. Soc.* **1949**, *71*, 3658.
94. Hansch, C. *Acc. Chem. Res.* **1969**, *2*, 232.

第9章 変異誘発，発癌および抗腫瘍薬のQSAR

9.1 序論

　化学物質による発癌は，1775年，ロンドンの外科医Percival Pottによって発見された。彼は，煙突掃除人が陰嚢癌に罹りやすいことに気づいたのである[1]。しかし，その後の150年間，この発見にはほとんど注意が払われなかった。Volkmannは，その100年後にコールタールを扱う労働者が癌に罹りやすいこと，また1895年には，Rehmが染料工場の労働者も癌に罹りやすいことを発見した。しかし，山極-市川がウサギの耳へコールタールを塗ると皮膚癌ができることを証明したのは1915年のことである[2]。コールタールに含まれる化学物質が癌を引き起こすことは明らかであった。Cookらは，1932年ついに，2トンのコールタールから2オンスのベンゾピレンを単離し，それが発癌性であることを示した[3]。この発見に触発され，あらゆる種類の芳香族化合物やヘテロ芳香族化合物が合成有機化学者によって合成され，それらの皮膚癌誘発性が試験された。その結果は，理論化学者を興奮させた。1940年代に入ると，パリのPullman夫妻[4]とDaudel夫妻[5]は，量子化学的計算を適用して，発癌の構造活性相関（SAR）を解明しようと企てた。最近の50年間に，このような研究は数多く行われたが，悪性腫瘍のSARに関する我々の知識はいまだ不完全である。
　しかし，変異原性や発癌性の発現において，DNAの化学的損傷や放射線損傷が重要であるという認識は，これらの過程への我々の理解を急速に進捗させ始めた[6]。
　工業薬品や環境化学物質における発癌物質の探索は，試験に用いる動物が高価なため，ゆっくりとしたペースで進行した。このことは，活性の低い化学物質や微量しか生成しない化学物質において，特によく当てはまった。今日，げっ歯類を用いて，化学物質の適切な発癌試験を実施しようとすると，100万ドルほどの費用がかかる。
　変異原性試験における主要な発展は，Amesらが確立したAmes試験によってもたらされた[7]。彼の初期の業績の一つは，毛染め剤として広く使われていたフェニレンジアミン類に変異原性があることを示したことである[8]。Ames試験の華々しい応用は，小菅らによりなされた[9]。彼らは，調理した食品から変異原性のきわめて強い化合物を多数単離し，それらがアミノ酸やペプチドの加熱により生じることを指摘した。同時に，これらの化合物が発癌性であることも見出された[10]。焼肉は発癌物質を生成するが，一般に，それらは多環式芳香族炭化水素類である。一方，小菅らが単離した化合物は，（それよりもはるかに低い温度で形成する）複雑なヘテロ環式化合物で，

多環式芳香族炭化水素類よりもはるかに強力な発癌物質であった[9]。この衝撃的な発見は，（いまだ解決されていない）食品の調理法についての問題を投げかけた。

　食物中の肉量と癌の発生との間には相関が認められる。肉の高温調理は，発癌性変異原物質の最大の誘発源の一つであることから，我々は調理方法を工夫する必要がある。たとえば，マイクロ波調理は変異原物質の生成量が少ない。

　調理の際の熱分解に関連した化学として，トリプトファンの事例を次に示す。

　Ames試験から明らかにされたもう一つの興味ある事実は，変異原物質が喫煙家の尿中には見出されるが，非喫煙家からは検出されないことである。

　Ames試験の初期の頃には，変異原性と発癌性は同一のものと考えられていた。すべての変異原物質は発癌性で，その逆も正しいと仮定された。しかし，現在では，この仮定は成立しないことが明らかになっている。もっとも，このことは，DNAを損傷する能力を備えた化学物質を見分ける上で，Ames試験の価値を損ねるものではない。Ames試験は，曝露規模の大きい工業的利用の際や，薬物，食品添加物として変異原物質を使う際，我々に再考を促すのに役立つ。Ames試験は，1化合物当たり数百ドルで行えるので，毒性物質を調査する上できわめて有用な手段である。

　Ames試験は，（必須アミノ酸ヒスチジンを産生しない）ネズミチフス菌（*Salmonella typhimurium*）を用いて行われる。変異原物質が存在すると，細胞は変異を起こし，ヒスチジンを産生する型へと変化する。変異数の観察は容易である。すなわち，変異原物質を含んだ細胞の懸濁液を寒天培地に塗布する。変異した細胞から細胞のコロニーが形成されるので，肉眼または機器によりそれらのコロニーを計数すればよい。

　初期の重要な発見は，変異原物質でない化学物質の多くが，シトクロムP450を含んだミクロソームで処理すると活性化されることであった。通常，化学物質は，ラット肝臓ミクロソームのS9分画を含む場合と含まない場合について試験される。この試験法は，しばしば変異機構への手がかりを提供する。

　ほとんどの抗癌薬は，意外にも変異原性かつ発癌性である。それらの有効性は，正常細胞のDNAに比べて，腫瘍細胞のそれをどれだけ多く損傷できるかに依存する。選択性は，正常細胞系よりも腫瘍細胞系の方が速やかに分裂することと一部関係がある。本章では，発癌性があるという理由で，抗癌薬の話題についても取り上げる。

9.2 変異誘発

9.2.1 トリアゼン類

トリアゼン類(**9-1**)を用いて，まず癌化学療法の両面価値的性質について説明する。すなわち，トリアゼン類は発癌性であるが，同時に黒色腫の治療にも利用される。

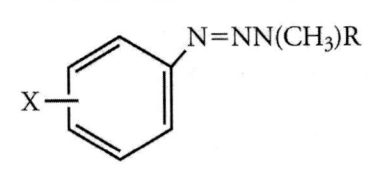

9-1

式(9-1)は，変異誘発に関する初期のQSARの一つである。

・S9存在下での構造(**9-1**)によるネズミチフス菌TAP2の変異[11]

$$\log 1/C = 1.04(\pm 0.17)\log P - 1.63(\pm 0.34)\sigma^+ + 3.06(\pm 0.43) \tag{9-1}$$
$$n = 17,\ r^2 = 0.949,\ s = 0.315$$

ここで，Cは，10^8個の細菌の中で30個以上，変異が生じたときのトリアゼン類のモル濃度である。

$\log P$項は，$\log 1/C$の分散の約58％，グループ間共鳴項は約37％をそれぞれ説明する。X = 4-$CONH_2$かつR = *tert*-ブチルの誘導体は適合が悪く，予想よりもはるかに活性が低いため，式(9-1)を誘導する際に除外された。これは，おそらく，かさ高い*tert*-ブチル基の立体効果によるものである。

トリアゼン類の変異原性の背後にある機構は，一般に，図式9-Ⅰに示したアルキル化であると考えられる[12-15]。

$$C_6H_5N=NN\begin{matrix}CH_3\\R\end{matrix} \xrightarrow[\text{酸化}]{\text{ミクロソーム}} C_6H_5N=NN\begin{matrix}CH_2OH\\R\end{matrix} \longrightarrow C_6H_5N=NNHR + CH_2O$$

$$\rightleftharpoons C_6H_5NHN=NR \xrightarrow{H_2O} C_6H_5NH_2 + N_2 + [R^+]$$

図式9-Ⅰ

活性化の第1段階は細胞外で起こる。そのため，変異原物質の疎水性は，細胞壁の透過だけでなく，細胞質内のDNA作用部位への移動にも関与する。すなわち，式(9-1)における$\log P$の係数hは，疎水性に依存するいくつかの段階に対するhの総和を表す。これらのトリアゼン類の変異原性はS9を必要とする。また，第8章で述べた通り，P450による酸化もまた通常，疎水性に依存する。

アルキル化過程の詳細は明らかではないが，DNAのアルキル化が起こることはほぼ間違いが

ない。また，RはCH$_3$であることが多い。ただし，CH$_3^+$は非常に不安定なため形成されない。この場合，転移試薬となるのは前駆中間体である。式(9-1)の電子項は，電子供与基が変異原性を促進することを示す。電子項は，2個のN-アルキル基の一つからの水素の引き抜きに関与すると考えられる。この引き抜き反応は，最終カルボカチオンの形成を誘発し，DNAをアルキル化する（図式8-XV参照）。Wilmanらは，トリアゼン類の脱メチル化速度における疎水性の重要性を指摘した（第8章の文献51参照）。このことは，式(8-41)～式(8-43)，式(8-45)および式(8-47)からも明らかである。

式(9-1)におけるN-C(CH$_3$)$_3$類似体の適合の悪さは，N-CH$_3$部位へのミクロソームの攻撃と関連がある。しかし，式(8-47)によれば，むしろ重要なのは，DNAを攻撃する*tert*-ブチルカルボカチオンの立体問題かもしれない。

Hammettの電子パラメータが使用できないため，構造(**9-2**)～構造(**9-7**)といった複雑なトリアゼン類へ式(9-1)を拡張することは容易ではない。この限界を回避するため，Shustermanらは，MOパラメータを用い，これらの複雑なヘテロ環式化合物を含めたフェニルトリアゼン類に関して，次の式(9-2)と式(9-3)を誘導した[16]。

$$\log 1/C = 0.95(\pm 0.25)\log P + 2.22(\pm 0.88)\varepsilon_{HOMO} + 22.69 \quad (9\text{-}2)$$
$$n = 21, r^2 = 0.845, s = 0.631$$

$$\log 1/C = 0.97(\pm 0.24)\log P - 7.76(\pm 2.73)q_N\text{HOMO} + 5.96 \quad (9\text{-}3)$$
$$n = 21, r^2 = 0.867, s = 0.585$$

ここで，量子化学的パラメータのε_{HOMO}（最高被占分子軌道のエネルギー）とq_N（アルキル化された窒素原子のHOMO電子密度）は，MNDOプログラムを用いて計算された。ただし，上記のヘテロ環式化合物のうち2種は，式(9-2)と式(9-3)を誘導する際に除外された。すなわち，構造(**9-4**)は，活性が低すぎるという理由で除外された。しかし，このことは，log Pとε_{HOMO}の値が

共に小さいことから，予想された結果である。もう一つのトリアゼン，すなわち構造(**9-3**)もまた，これらのQSARへの適合がよくなかった。この適合の悪さは，MNDO計算の結果またはミクロソーム活性化段階での硫黄原子の代謝に基づくと考えられる。もっとも，代謝が原因とは考えにくい。というのは，この機構は，ε_{HOMO}と$\log P$をさらに低下させ，その結果として，さらに低い変異原性をもたらすからである。しかし，実際には，この化合物は，式(9-2)または式(9-3)から予測されるよりも，はるかに高い活性を示した。また，電子供与性酸素を持ち，親油性のきわめて高い化合物(**9-7**)は，予想通り，これまで作られたトリアゼン類の中で最も強力な変異原性物質であった。

　量子化学的指標を用いたQSARの結果は有望である。というのは，少なくとも炭素，酸素および窒素を含んだ化合物に対して，Hammett式の限界を越えたQSAR研究を可能にするからである。また，式(9-3)の相関は式(9-1)ほど良好ではないが，全体的な結論は，いずれの場合も基本的に同じである。

9.2.2　芳香族ニトロ化合物と芳香族アミン類

　変異原性と発癌性を理由に関心を集めている化合物群の一つに，芳香族およびヘテロ芳香族のニトロ化合物とアミン類がある。たとえば，ディーゼル排気ガス中にはさまざまなニトロ多環式化合物が存在し，焼き鳥からはモノおよびジニトロピレン類が単離される[17]。また，芳香族ニトロおよびアミン化合物の多くは，工業薬品の合成中間体として利用され，そのいくつかは農薬や医薬品としても用いられる。これらの理由から，芳香族ニトロ化合物や芳香族アミン類の変異原性は広く検討されてきた。

　アミノ化合物とニトロ化合物は，図式9-Ⅱに示した活性中間体を介して，ある程度まで関連づけられる。

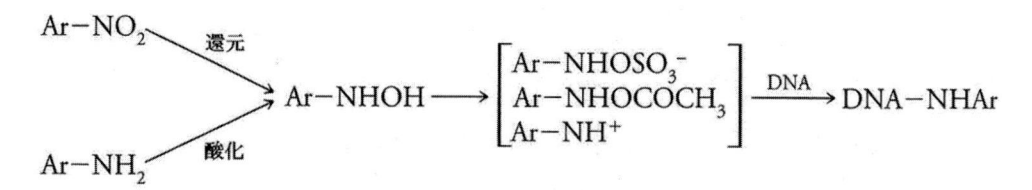

$$Ar-NO_2 \xrightarrow{還元} Ar-NHOH \longrightarrow \begin{bmatrix} Ar-NHOSO_3^- \\ Ar-NHOCOCH_3 \\ Ar-NH^+ \end{bmatrix} \xrightarrow{DNA} DNA-NHAr$$
$$Ar-NH_2 \xrightarrow{酸化}$$

図式 9-Ⅱ

　アミノ化合物は，細胞外S9による活性化を必要とする。一方，ニトロ化合物は，細胞内のサイトゾル酵素によって還元されるため，ミクロソームによる活性化を必要としない。ヒドロキシルアミンがDNAを攻撃する様式は不明である。しかし，ヒドロキシルアミンは，変異原性が引き起こされる前に，エステル化されると考えられる。もっとも，電子供与部位がArの一部を成すならば，ヒドロキシルアミン自体がこのような作用を生じる可能性もある。(塩素のような)電子求引基を持つフェニルヒドロキシルアミン類はある程度安定であるが，(OCH_3のような)電子供与基を持つものはきわめて不安定である。

式(9-4)は，芳香族およびヘテロ芳香族ニトロ化合物群に対して誘導されたQSARである。

・TA98におけるニトロ芳香族化合物の変異原性[18]

$$\log \text{TA98} = 0.65(\pm 0.16)\log P - 2.90(\pm 0.59)\log(\beta \cdot 10^{\log P} + 1)$$
$$- 1.38(\pm 0.25)\varepsilon_{\text{LUMO}} + 1.88(\pm 0.39)I_1 - 2.89(\pm 0.81)I_a - 4.15(\pm 0.58) \quad (9\text{-}4)$$
$$n = 188,\ r^2 = 0.815,\ s = 0.886,\ \log P_\text{o} = 4.93(\pm 0.35),\ \log \beta = -5.48$$

ここで，TA98は，ニトロ化合物のnmol当たりのネズミチフス菌TA98株の復帰変異体の数であり，$\varepsilon_{\text{LUMO}}$は，AM1法で計算された最低空分子軌道のエネルギーである。また，I_1はダミー変数で，三員環以上の縮合環を含んだ同族体（たとえば，アントラセン類，アクリジン類など）に対して1，二員環以下の縮合環しか含まない同族体（たとえば，ナフタレン類，ベンゼン類，ピリジン類など）に対して0をそれぞれ割り付ける。I_aは，アセアントリレン環を有する5種の化合物に対するダミー変数である。これらの化合物は，他の因子が等しいとき，（I_aを除いた）式(9-4)から予測される値よりも，活性が約1000倍低い。

$\varepsilon_{\text{LUMO}}$項によれば，最低空分子軌道のエネルギーが低いほど（すなわち，電子を受け入れやすいほど），強力な変異原物質が得られる。この事実は，電子効果が図式9-Ⅱに示した還元段階と関連があることを示唆する。（キサンチンオキシダーゼによるヒドロキシルアミン類へのニトロベンゼン類の還元に関する）原田-大村の研究は，この理論を支持する[19]。我々は，彼らのデータに基づき，（以前報告したMNDO法ではなくAM1法を用いて）次の式(9-5)と式(9-6)を誘導した[20]。

・キサンチンオキシダーゼによるニトロベンゼン類の還元

$$\log k = -1.53(\pm 0.36)\varepsilon_{\text{LUMO}} - 0.06(\pm 0.50)$$
$$n = 21,\ r^2 = 0.805,\ s = 0.242 \quad (9\text{-}5)$$

$$\log k = 1.09(\pm 0.20)\sigma^- + 1.73(\pm 0.11)$$
$$n = 21,\ r^2 = 0.876,\ s = 0.192 \quad (9\text{-}6)$$

キサンチンオキシダーゼは，ニトロ化合物の活性化に関係する酵素の一つである。式(9-5)における$\varepsilon_{\text{LUMO}}$の係数は，式(9-4)のそれとほぼ同じで，納得のいく値である。しかし，式(9-1)と式(9-2)の関係と同様，実験に基づいたHammett定数はさらに良好な相関を与える。また，式(9-5)は，我々が知らなければならないものを定性的に教えてくれる。

式(9-4)における$\log P$項の係数は，式(9-1)や式(9-2)のそれに比べてかなり小さい。式(9-4)に示したニトロ化合物の活性化は細胞内で起こるが，式(9-1)や式(9-2)に示した化合物の活性化は細胞外で起こる。すなわち，$\log P$の係数が一致しなければならない理論的理由は存在しない。しかし，他の証拠が示すところによれば，それらはよく似た値をとると考えられる。実を言えば，$\log P$とI_1の間には多少の共線性が認められる。式(9-4)からI_1項を取り除くと，相関は悪化するが，hの値は1に近づく。

式(9-4)は，きわめて広範な化学構造（ベンゼン，ビフェニル，インデン，アントラセン，フェナントレン，フルオレン，ピレン，クリセン，インドール，ベンゾイミダゾール，イサチン，キノリン，カルバゾール，ジベンゾフランなど）と広範な変異速度（1×10^8倍）に適用される。

しかし，問題の多くは未解決のままである。I_1項の意味は興味深い。というのは，式(9-8)や式(9-9)のように，ネズミチフス菌TA100株を試験微生物としたとき，（ニトロ化合物やアミノ化合物では）I_1項は使われないからである。おそらく，大きな縮合環化合物は，DNAへ効率良く結合するか，あるいはDNAを効率よく歪めて変異を引き起こすと考えられえる。

式(9-4)における$\log P_0 = 4.93$は妥当な結果である。しかし，曲線の下降部分の傾き（-2.25）は，予想よりも急勾配である。この件に関しては，超最適な$\log P$に加えて，大きな分子の立体効果がある程度関係すると考えられる。I_1とI_aは立体項と見なせるが，他の立体項を加えなくても，式(9-4)が広範な構造へ適用できることは驚きに値する。しかし，標準偏差が大きいのは問題である。この問題には，おそらくいくつかの因子が関与している。たとえば，すでに指摘した通り，AM1計算はHammett定数ほど有効でない。すなわち，相関が低い理由の一つは，不完全なMOパラメータにあると考えられる。また，式(9-4)で用いた$\log P$値の約2/3は計算値であり，明らかに，この事実も標準偏差を大きくした原因の一つと考えられる。しかし，最も主要な原因は，変異誘発速度を求める方式の違いにあると思われる。すなわち，同じ化合物でも研究室が異なれば，その活性値は10倍，場合によっては100倍も異なる。にもかかわらず，式(9-4)では，さまざまな研究室から得られた活性値が一緒に使用されている。

同一化合物中に，アミノ基とニトロ基が同時に存在する事例も多い。式(9-4)で使われたデータはすべて，（ミクロソームによる活性化を必要とするアミン類と異なり）活性化にミクロソームを必要としない試験系で得られた値であり，その意味でニトロ化合物と見なせる。すなわち，このことが，他のニトロ化合物と同様，式(9-4)にうまく適合する理由である。

化合物のうち，適合の悪かった10種は，式(9-4)を誘導する際に除外された。それらの化合物の多くは，9-ニトロアントラセン型構造を持ち，活性が予想よりもはるかに低かった。

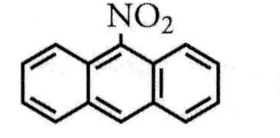

9-ニトロアントラセン

また，側面にニトロ基を持つ2種の縮合環では，DNAとの相互作用の際，立体障害が認められた。

芳香族アミン類によるTA98の変異速度は，次の式(9-7)で与えられる。

・TA98における芳香族およびヘテロ芳香族アミン類の変異誘発作用[20a]

$$\log \text{TA98} = 1.08(\pm 0.26)\log P + 1.28(\pm 0.64)\varepsilon_{\text{HOMO}}$$
$$-0.73(\pm 0.41)\varepsilon_{\text{LUMO}} + 1.46(\pm 0.56)I_1 + 7.20(\pm 5.4) \quad (9\text{-}7)$$
$$n = 88,\ r^2 = 0.806,\ s = 0.860$$

式(9-7)において，hの値は予想通りほぼ1で，ダミー変数のI_1は，式(9-4)のそれと同じである。2種の分子軌道項はいずれも統計的に有意であったが，$\log \text{TA98}$の変動の約3.5%しか説明できず，重要な項とは見なせなかった。$\varepsilon_{\text{HOMO}}$値の増加と$\varepsilon_{\text{LUMO}}$値の減少は変異誘発能を高めた。式(9-7)は，式(9-4)と異なり，双一次項を含まない。というのは，アミン類の$\log P$値はすべて5以下であったため，双一次項の確立に必要な条件が満たされなかったのである。すなわち，極

性の高いアミノ基（＝−1.23）は，対応するニトロ化合物と異なり，アミン類のlog P 値を大きく低下させた。

ミクロソームによる活性化が不可欠な今回の事例では，アミノニトロ芳香族化合物を多数扱った。それらは最初，ニトロ化合物ではなくアミン類として振舞うと仮定された。しかし，適合が悪いため，ニトロ化合物として扱われた。9-アミノアントラセンは，対応するニトロ化合物と同様，活性が予想よりもはるかに低かった。

TA100細胞における芳香族アミン類の変異誘発作用についても検討され，次の式(9-8)と式(9-9)が誘導された。

・TA100における芳香族およびヘテロ芳香族アミン類の変異誘発作用 [21]

$$\log \text{TA}100 = 0.92(\pm 0.23)\log P + 1.17(\pm 0.83)\varepsilon_{\text{HOMO}} \\ -1.18(\pm 0.44)\varepsilon_{\text{LUMO}} + 7.35(\pm 7) \qquad (9\text{-}8) \\ n = 67, r^2 = 0.769, s = 0.708$$

式(9-8)で特に興味深いのは，I_1 項を含まない点である。これは，塩基置換変異(TA98)とフレームシフト変異(TA100)の違いに基づくと考えられる。それ以外に関しては，式(9-7)と式(9-8)はよく似た傾向を示す。

$\varepsilon_{\text{LUMO}}$ 項は，ニトロ化合物ではきわめて重要であるが，芳香族アミン類ではそれほど重要ではない。この結果は，活性化段階における電子効果の逆転によるものである。式(8-39)～式(8-41)を用いて，この点を説明しよう。ミクロソームによる芳香族アミンの脱メチル化では，ρ は K_m 段階では正であるが，k_cat 段階の終わりには負になり，全体の反応（k_cat/K_m）では，反応速度に及ぼす置換基の電子効果は見かけ上消失する。

芳香族アミン類の事例では，アミノ基の酸化は $\varepsilon_{\text{HOMO}}$ と関連があった。また，$\varepsilon_{\text{LUMO}}$ の低下は，ヒドロキシルアミン（またはそのエステル）の安定性を高め，還元部位からDNAの反応部位へのその移行を助ける。

・TA100における芳香族およびヘテロ芳香族ニトロ化合物の変異誘発作用 [20a]

$$\log \text{TA}100 = 1.20(\pm 0.15)\log P - 3.40(\pm 0.74)\log(\beta \cdot 10^{\log P} + 1) \\ -2.05(\pm 0.32)\varepsilon_{\text{LUMO}} - 3.50(\pm 0.82)I_\text{a} + 1.86(\pm 0.74)I_{\text{Ind}} \\ -6.39(\pm 0.73) \qquad (9\text{-}9) \\ n = 117, r^2 = 0.785, s = 0.835, \log P_\text{o} = 5.44(\pm 0.24)$$

TA98とTA100に作用するニトロ化合物におけるQSARの主な違いは，アミン類の場合と同様，TA100のQSARが I_1 項を含まないことである。また，TA100のQSARは，TA98のそれと異なり，イミダゾール類に対するダミー変数 I_{Ind} を必要とする。要するに，相関分析は，2種の試験系（TA98，TA100）の違いを明確に示すのに役立った。

9.2.3 ニトロソアミン類

TA1535系におけるニトロソアミン類(**9-8**)の変異誘発作用に関して，次の式(9-10)と式(9-11)が誘導された [22]。

$$\text{9-8}$$

構造: $X-C_6H_4-CH_2N(CH_3)-N=O$

$$\log 1/C = 3.55(\pm 1.4)\sigma - 3.88(\pm 1.9)\sigma^2 + 1.62(\pm 0.71)3\chi_p^v - 5.11 \tag{9-10}$$
$$n = 13, r^2 = 0.762$$

$$\log 1/C = 0.92(\pm 0.43)\pi + 2.08(\pm 0.88)\sigma - 3.26(\pm 0.44) \tag{9-11}$$
$$n = 12, r^2 = 0.794, s = 0.314$$

Singerらは，（ニトロソアミン類から）実験的に求めたπ値が，式(9-10)の誘導に役立たないことを指摘した[22]。すなわち，彼らが用いたπ値のいくつかは，明らかに期待値の範囲外にあったのである。そこで，ベンゼン系に基づく通常のπ値を用いてデータを解析し直し，式(9-11)を得た。ただし，式(9-11)を誘導する際，データ点（3-OCH$_3$）は除外された。にもかかわらず，式(9-11)は，相関係数（r^2）が少し高く，かつ変数が1個少ないという点で，式(9-10)よりも良好な相関を与えた。もっとも，これらの結果のみに基づいて，どちらのQSARが優れているかを判断することはできない。QSARの結果に自信を持つための唯一の方法は，水平思考的な確認を行うことである。これまでに得た知見によれば，直接的なアルキル化が関与しない変異誘発作用では，重要なパラメータは通常，疎水性である。また，いくたの証拠から，hの値は1に近いと考えられる（表9-1参照）。これらの情報は，式(9-11)が最良のQSARであることを示唆する。さらに加えて，式(9-11)にはもう一つの利点がある。それは，πとσが実験に基づいたパラメータであり，しかもQSARの解析に適したモデル系から得られたことである。一方，式(9-10)で使われた$3\chi_p^v$は，具体的なイメージを描きにくい抽象的な結合性指数である。従来の変数を用いた式(9-11)によれば，疎水性の電子求引基は変異誘発作用を増強する。

研究者のライブラリーの品質は，解析するデータセットに反映される。現在，（無数の方法で変換可能な）パラメータの数はきわめて多い。それらを組み合わせれば，従来の統計尺度を使っ

表9-1　細菌による変異原性試験で用いられた化合物群に対する log P の係数（h）

No.	化合物の数	化合物のタイプ	試験系	h	引用文献
1	188	芳香族およびヘテロ芳香族ニトロ化合物	TA98	0.65	18
2	117	芳香族およびヘテロ芳香族ニトロ化合物	TA100	1.10	18
3	88	芳香族およびヘテロ芳香族アミン類（+S9）	TA98	1.08	25
4	67	芳香族およびヘテロ芳香族アミン類（+S9）	TA100	0.92	25
5	21	$X-C_6H_4N = N-NR(CH_3)$（+S9）	TA92	0.97	16
6	15	芳香族ニトロ化合物	大腸菌	1.07	26
7	21	キノリン類（+S9）	TA100	1.14	27
8	12	$X-C_6H_4CH_2N(CH_3)N=O$（+S9）	TA1535	0.92	21
9	40	ニトロフラン類	大腸菌	1.00	28
10	20	ニトロフラン類	TA100	1.15	28
11	30	N-メチル-2-アミノベンゾイミダゾール類（+S9）	TA98	0.96	28
12	15	CH_3SO_2OR	TA100	1.10	28

て，妥当なQSARを誘導することは常に可能である。(どのようなアプローチを用いても良いが)重要なことは，意味のあるQSARを提示することである。

式(9-11)で用いたTA1535系では，4種の置換基（4-CH$_3$，4-OCH$_3$，4-COOHおよび4-COOCH$_3$）は不活性であった。たとえば，カルボキシ基は，πが非常に大きな負値（-4.36）をとる。このことが，不活性の原因と考えられる。一方，エステル基は，速やかにカルボン酸へ加水分解されることが，不活性の原因と考えられ，4-CH$_3$体と4-OCH$_3$体は，σ値が負であることが，低活性（それぞれ，-3.1と-3.8）の原因と考えられる。しかし，それ以外の因子も，おそらく関与している。たとえば，パラ置換基はミクロソーム酸化を受けやすい。この因子は，検出限界を越える程度にまで，パラ置換体の活性を低下させる。

QSARの誘導に用いられるデータが持つもう一つの興味ある側面は，ニトロ基自体が変異原性を示すにもかかわらず，3-NO$_2$体と4-NO$_2$体がいずれも式(9-11)にうまく適合することである。このことは偶然によるのか，それともニトロソ基が変異誘発過程を支配していることと関係があるのか。

9.2.4 アニリンマスタード類

TA-1535を用いたAmes試験におけるアニリンマスタード類(**9-9**)の変異原性に関して，次の式(9-12)が誘導された[23]。

9-9

$$\log 1/(B+100) = 0.28(\pm 0.08)\pi - 0.61(\pm 0.35)\sigma + 1.28(\pm 0.14) \qquad (9\text{-}12)$$
$$n = 13, \ r^2 = 0.874, \ s = 0.224$$

除外したデータ点：Hと4-CONHC$_3$H$_7$

ただし，$1/(B+100)$は，背景よりも100個以上多く変異を生じる変異原物質の濃度を表す。また，Y=Clである。式(9-12)によれば，電子供与性の疎水基は，変異原性を増強する。

アニリンマスタード類の結果は意外である。というのは，これらの化合物は通常，DNAを直接的にアルキル化し，活性化を必要としないからである。しかし，本事例では，化合物の変異原性は，ミクロソームによる活性化で増強され，かつ，置換基（4-Cl，4-OCH$_3$，4-CH=C(CN)$_2$，4-CH=CHC$_6$H$_5$および4-CN）の活性を検出するのに，S9が必要であった。これらの置換基群はかなり異常で，何が共通で，どこが互いに異なるかはまったく不明である。式(9-12)によれば，π項はσ項よりも重要である。また，σをσ^-で置き換えても，結果は改善されない。なお，πの係数は，活性化を必要とする薬物と必要としない薬物の間の中間値をとる（下記参照）。

9.2.5 2-ニトロフラン類

2-ニトロフラン類は特に興味深い。というのは，この化合物は式(9-4)に適合しないため，初期の頃，研究者に挫折感を味わわせていたからである。しかしその後，次のタイプの2-ニトロフラン類に関して，次の式(9-13)が誘導された。

・TA100 における 2-ニトロフラン類の変異原性 [24]

$$\log \text{SOSIP} = 1.00(\pm 0.26)\log P - 33.1(\pm 12)q_{c2} - 1.50(\pm 0.49)I_{sat}$$
$$- 1.19(\pm 0.49)\text{MR} - 0.76(\pm 0.49)I_{5,6} - 3.76(\pm 1.56) \quad (9\text{-}13)$$
$$n = 40, \; r^2 = 0.810, \; s = 0.475$$

ここで，SOSIPは，Quillardet-Hofnungが開発したSOSクロモテストにおける（変異原性の）誘導ポテンシャルである[25]。SOSクロモテストでは，大腸菌が用いられ，変異原物質はβ-ガラクトシダーゼを誘導する特異的変異を引き起こす。誘導された酵素の量は，5-ブロモ-4-クロロ-3-インドリル-β-D-ガラクトシドの加水分解により，分光光度的に測定される。最も重要なパラメータはq_{c2}で，NO_2が結合している炭素の実効電荷を表す。ダミー変数のI_{sat}は，環の一つが飽和した6件の事例に対して1を割り付ける。この変数は，立体効果を生じる。MRは，NO_2に隣接する置換基のかさ高さの尺度である（16例）。また，$I_{5,6}$はダミー変数で，5または6位に置換基が存在する事例に対して1を割り付ける。ダミー変数項とMR項の係数はすべて負である。この事実は，立体効果との関連を示唆する。CoMFA解析は，この結果を実証した[24]。式(9-4)と比べたとき，式(9-13)の印象的な側面は，c2の電子密度の増加が変異誘発を促進することである。一方，式(9-4)で重要であったε_{LUMO}項は，式(9-13)では活性と無関係であった。これらの観察結果は，2-ニトロフラン類の代謝に基づいて合理的に説明された[24]。

表9-1 (p.357) には，活性化が必要な化合物のQSARにおけるlog P項の係数（h）の値を示した。S9による活性化事例やニトロ化合物の事例では，活性化（還元）は細菌の細胞内で起こった。また，1例を除いて，係数の値はほぼ1であった。この係数は，共線性の問題がなければ，式(9-4)においてもほぼ同様の値であった。Ames試験で疎水相互作用が重要になるのは，次の三つの段階においてである。1) 活性化の段階，2) ランダムウォークによるDNAへの透過の段階，3) DNAとの反応の段階。しかし，hの値へのこれらの各段階の寄与率は不明である。

9.2.6 直接作用型の変異誘発物質

DNAへ直接的に求電子攻撃を行い，（代謝的活性化を必要としない）変異誘発物質は多数存在する。ここでは，次にそれらの変異誘発物質のQSARについて紹介する。

9.2.6.1 白金アミン類

白金アミン類(**9-10**)の変異原性は，前節のそれとは大きく異なる。

9-10

・TA92における構造(**9-10**)の変異原性 [29]

$$\log 1/C = 2.23(\pm 0.32)\sigma^- + 5.78(\pm 0.18)$$
$$n = 13, r^2 = 0.956, s = 0.260 \tag{9-14}$$

ここで，Cの意味は，式(9-1)のそれと同じである。σ^-の代わりにσを用いると，相関は若干悪化する（$r^2=0.935, s=0.313$）。4,5,6-トリクロロ体を除けば，置換基はすべて4または5位へ結合している。σ定数としては，全事例においてσ_p^-が用いられた。というのは，置換基は，どの位置に結合していても，2個のアミノ基のいずれかと共役しているからである。ρの値はかなり大きい。この事実は，最も活性な同族体（4-NO_2）が，最も活性の低い同族体（4,5-di-OCH_3）に比べて，10000倍高い変異原性を示す理由を説明する。式(9-14)において，最も意外な側面は疎水項を含まないことである。この知見が，ミクロソームによる活性化を必要としない事実と関係があるか否かは不明である。Rによる電子求引は，窒素-白金結合を弱め，DNAへの攻撃を促進すると考えられる（図式9-Ⅲ参照）[29]。

図式9-Ⅲ

式(9-14)のρを，置換アニリン類のイオン化に関する次の式(9-15)のρと比較してみよう [30]。

$$\log k = -2.85(\pm 0.09)\sigma^- + 4.57(\pm 0.05)$$
$$n = 17, r^2 = 0.996, s = 0.069 \tag{9-15}$$

式(9-15)では，窒素の孤立電子対と結合するのはプロトンであるが，式(9-14)では，白金の軌道がそれに対応する．この情報は，寒天培地上でのヒスチジン復帰突然変異体を介してもたらされる．アニリンの塩基強度は，置換基の電子供与により増大するが，白金化合物の変異原性は，電子供与により低下する．二つの過程のρ値は，大きさが等しく，かつ符号は逆である．しかし，このことは決して意外ではない．

9.2.6.2 スルホン酸エステル類

TA100におけるCH_3SO_2ORの変異原性は，次の式(9-16)で与えられる．

・TA100におけるCH_3SO_2ORの変異原性[28]

$$\log TA100 = 1.10(\pm 0.37)\log P + 0.73(\pm 0.24)\log MMI - 2.53 \quad (9\text{-}16)$$
$$n = 15, \, r^2 = 0.810, \, s = 0.402$$

ここで，MMIは，エステル類と1-メチル-2-メルカプロイミダゾールとの反応に対する速度定数を表す．Eder-Kuttがこのモデルを選んだのは，エステル類とDNAの求核部位との反応に及ぼすRの立体電子効果を表すためであった．この事例は，エステル類が活性化を必要としない点で異常である．しかし，その$\log P$項は，表9-1のそれらと類似している．

次の式(9-17)は，別のスルホン酸エステル類（$R_1OSO_2R_2$）のデータから誘導された．このQSARは，TA100細胞におけるこれらのエステル類の変異原性に関して，さらに深い洞察を可能にした．ただし，R_2はSへ結合している．

$$\log TA100 = 1.53(\pm 0.28)\pi\text{-}1 - 5.23(\pm 0.34) \quad (9\text{-}17)$$
$$n = 12, \, r^2 = 0.937, \, s = 0.181$$

除外したデータ点：$CH_3CH_2OSO_2CH_2CH_2CH_3$

ここで，π-2とR_2は十分な変動を伴う．しかし，R_2がQSARに影響を及ぼしているという証拠はない．残念ながら，E_s-1とπ-1の間には，高い共線性が認められる．そのため，π-1の代わりにE_s-1を用いると，方程式の統計量は悪化する（$r^2=0.829$, $s=0.325$）．また，E_s-1とπ-1を併用しても，大きな改善は見られない．R_1の選択が適切であれば，立体効果と疎水効果の役割も明らかになると思われる．式(9-16)と式(9-17)に示したスルホン酸エステル類における脱離基ORは，（おそらくDNA上の）疎水空間と接触する．しかし，スルホン酸のS-アルキル部分は，そのような接触を行わない．π-2の変動は十分大きいので，この結論は正しいと考えて良い．

9.2.6.3 ラクトン類

TA100におけるラクトン類の変異原性は，次の式(9-18)で与えられる[31]．

・TA100におけるラクトン類の変異原性[31]

$$\log \mathrm{Mn} = -6.50\varepsilon_{\mathrm{LUMO}} - 6.24$$
$$n = 58, r^2 = 0.925 \quad (9\text{-}18)$$

式(9-18)は，LaLondeにより誘導された．nは58となっているが，この値は，異なる化合物が58種という意味ではなく，同じ化合物が何度も繰り返し試験されるため，化合物の数は，実際には10種に過ぎない[31]．また，$\varepsilon_{\mathrm{LUMO}}$は，MNDO-PM3プログラムで計算された最低空分子軌道のエネルギーである．

Tuppurainenらもまた，ラクトン類について検討し，次の式(9-19)を誘導した[32]．

$$\ln \mathrm{TA100} = -13.7(\pm 1.0)\varepsilon_{\mathrm{LUMO}} - 12.7(\pm 1.0)$$
$$n = 17, r^2 = 0.924, s = 1.26 \quad (9\text{-}19)$$

我々は，疎水項として$\log P$の計算値を追加し，式(9-19)の改善を試みたが，失敗に終わった．なお，式(9-19)における$\varepsilon_{\mathrm{LUMO}}$の値は，AM1法を用いて計算された．以上の二つの研究によれば，ラクトン類の変異原性では，疎水性は何ら役割を演じていない．

9.2.6.4 エポキシド類

TA100におけるエポキシド類の変異原性は，次の式(9-20)で与えられる[33]．

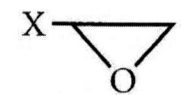

・TA100におけるエポキシド類の変異原性[33]

$$\log \mathrm{TA100\text{-}LSA} = 1.28(\pm 0.37)\mathrm{NICOT} - 0.56(\pm 0.21)$$
$$n = 14, r^2 = 0.823, s = 0.302 \quad (9\text{-}20)$$

除外したデータ点：$CHCl_2$と$CHBr_2$

ここで，TA100-LSAは，TA100における変異原性の尺度で，液体懸濁試験により測定される．ただし，単位はren/nmol（復帰変異体/nmol）である．また，NICOTは，ニコチンアミドとの反応の速度定数である．この反応は，DNA反応におけるXの立体電子効果のモデルとして使われる．疎水項として$\log P$の実測値を追加しても，式(9-20)の相関は改善されない．

式(9-20)における疎水性の重要性の欠如は，大腸菌に作用する3-および4-置換スチレンオキシド類の変異原性に関して，杉浦-後藤が誘導した式(9-21)によっても支持される[34]．すなわち，式(9-21)では，式(9-20)と同様，疎水項は重要とは見なされなかった．

$$\log(\mathrm{rev/nmol}) = -1.93(\pm 0.57)\sigma^+ + 1.40(\pm 0.12)$$
$$n = 6, r^2 = 0.956, s = 0.101 \quad (9\text{-}21)$$

除外したデータ点：3-Cl

式(9-21)へCLOGP項（第5章参照）を追加しても，QSARは改善されない．また，σ^+は，σに比べて良好な相関を与える（$r^2 = 0.956$対0.936）．もっとも，この点を確認するには，さらに適切な置換基群についても検討する必要がある．

大腸菌に対するスチレンオキシド類の毒性（LD$_{30}$）は，まったく異なるQSARを与える[34]。

・大腸菌に対するスチレンオキシド類の毒性（LD$_{30}$）[34]

$$\log 1/C = 0.61(\pm 0.38)\sigma + 0.75(\pm 0.21)\text{CLOGP} + 0.91(\pm 0.48)$$
$$n = 7,\ r^2 = 0.966,\ s = 0.073$$
(9-22)

式(9-22)において，最も重要な項はCLOGPである。また，σはσ^+とほぼ同等の価値を示す。おそらく，毒性は，（DNAに代わる）別の細胞実体とエポキシド類との相互作用からもたらされる。

要約すると，式(9-14)～式(9-21)は，変異原性の構造活性相関に対して，新しいいくつかの洞察を提供した。S9による活性化では，疎水項が常に含まれる。しかし，直接作用型の変異誘発物質はそれほど単純ではない。本節で取り上げた7件の事例のうち5件では，疎水項は必要でなかった。また，スルホン酸エステル類に関する2例では，疎水性に依存したのは脱離基であった。この知見は，脱離基のRが，DNAの一部と疎水接触することを意味する。式(9-17)は，log P 項を必要としない。このことは，細胞外相から作用部位への移行の際，R_1による疎水相互作用が有意でないことと関係がある。変異原性は，細胞表面に近い部位から誘導されるのかもしれない。

式(9-12)は，どのカテゴリーにも適合しない。hの値は小さいが，それでも直接作用型の変異誘発物質と異なり，ゼロではない。それに反して，データセットは両価性で，変異原性は，ある程度活性化に依存する。アニリンマスタード類は，二つの機構で変異原性を引き起こす。すなわち，直接的なアルキル化に加え，芳香環のエポキシ化も同時に生じる。後者の段階は，シトクロムP450との疎水相互作用に依存する。πの係数が小さいのは，直接的アルキル化に比べて，環酸化の重要性が低いことによる。直接型アルキル化剤の場合，変異誘発物質は，有意な疎水相互作用に遭遇することなく作用部位に到達する。また，DNAとの疎水相互作用は，変異誘発物質のタイプに依存することもあれば，依存しないこともある。

9.3 発癌

9.3.1 多環式芳香族およびヘテロ芳香族化合物類

皮膚の発癌に関する初期の研究では，多環式芳香族炭化水素類のK領域の電子密度と発癌性との関連が主に検討された。しかし，その後の研究によれば，活性化が起こる部位はK領域ではなく，湾領域であることが分かった[35-41]。

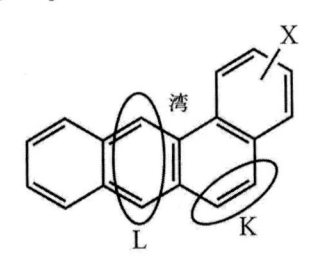

9-11

また，L領域は酸化されやすいため，活性を低下させ，消失させるという見方が現れた。さらに，

ミクロソーム酸化が起こる湾領域の環置換（X）もまた，活性を消失させることが分かった[35]。ただし，ミクロソームによる活性化は，次の機構で起こる（図式 9-Ⅳ参照）[36-38]。

図式 9-Ⅳ

湾領域の封鎖は活性化を妨げ，通常，活性を完全に消失させる。湾-K領域の問題は，共線性の事例としても興味深い。初期の研究で扱われた化合物のほとんどは，湾領域とK領域の両方を含んでいた。今日，湾領域しか含まない化合物はきわめて稀である[35]。式(9-23)では，湾領域が塞がれていない化合物群のみが取り上げられた。

・皮膚における芳香族およびヘテロ芳香族化合物の発癌性 [35]

$$\log(\text{Iball}) = 0.55(\pm 0.09)\log P - 1.17(\pm 0.14)\log(\beta \cdot 10^{\log P} + 1)$$
$$+ 0.39(\pm 0.11)\text{LK} + 0.47(\pm 0.26)\varepsilon_{\text{HOMO}} + 1.93(\pm 2.4) \quad (9\text{-}23)$$
$$n = 161,\ r^2 = 0.714,\ s = 0.350,\ \log P_0 = 6.77(\pm 0.22)$$

ただし，活性はIball指数を用いて定義される。すなわち，

　Iball指数＝(腫瘍発生率)(100％)/(潜伏期間の平均日数)

　腫瘍発生率＝(腫瘍を持つ動物数)/(腫瘍出現時点における生存動物数)

式(9-23)において，LKはダミー変数で，KまたはL領域に置換基が付いた事例に対して1を割り付ける。すなわち，これらの位置への置換基の導入は発癌性を増強し，その効果はいずれの位置でも同じである。また，これらの位置の酸化は不活性な生成物を与え，置換基の導入は環の代謝的酸化を妨げる。すでに述べたように[35]，もしKまたはL領域以外の位置で酸化が起こるならば，正の $\varepsilon_{\text{HOMO}}$ 項は，酸化されやすさが発癌性を促進することを示唆する。$\varepsilon_{\text{HOMO}}$ 項は統計的に有意ではあるが，分散のほんの一部しか説明できない。このことは，次のように説明される。すなわち，データ点は多く，化合物の構造は幅広い変動を示すにもかかわらず，$\log P$ と $\varepsilon_{\text{HOMO}}$ の間には，小さいながらも有意な共線性が存在する（$r^2 = 0.36$）。そのため，構造活性相関の電子成分は，式(9-23)から予想されるよりもいくらか大きい。また，単一の電子パラメータは出発分子しか記述できない。図式 9-Ⅳに示した活性化過程は，いくつかの段階から構成され，各段階の電子的要求はそれぞれ異なる。説明できない分散のうち，どれだけが電子パラメータの欠如により，どれだけがデータ内のノイズによるのかは不明である。また，式(9-23)が依拠する生物学的終点は，構造活性相関で使われる終点としてきわめて貧弱である。すなわち，Iballの時間因子は，正確な指定が困難である。また，初期の頃には，高性能クロマトグラフィーがまだ利用できなかったため，試験には不純物を含んだ化合物が使われていた。不純物は，たとえ微量であっても，不正確な結論をもたらす。立体因子の関与も無視できない。なお，適合が悪かった化

合物 25 種は，式(9-23)を誘導する際に除外された。

式(9-23)において，$\log P$ 項はきわめて重要である。実際，$\log P$ 項がなければ，有意な相関は得られない。QSARにおける疎水性の重要性が明確に指摘されたのは，1964年のことである[39]。にもかかわらず，過去25年間に行われた発癌性の構造活性相関研究では，この因子は，意外にもほとんど注目されなかった（例外について知りたい読者は，引用文献の40と41を参照されたい）。

式(9-23)によれば，（少なくとも，ε_{HOMO} 値が現在利用できる範囲内にある化合物では）$\log P$ が4よりも小さい化合物は不活性であると予測される。多環式芳香族化合物では，この区切り点は，ほぼ三員環のときに現れる（フェナントレンの $\log P$ は4.46）。ただし，$\log P$ 値がはるかに小さい（ジオールエポキシド類などの）酸化型芳香族化合物は発癌性である[35]。それどころか，ベンゼン（$\log P = 2.13$）でさえ，（皮膚癌ではないが）発癌性を示す。このカットオフ点は興味深いが，さらなる考察を必要とする。この問題は，式(9-4)で用いたダミー変数，I_1 を思い起こさせる。すなわち，式(9-4)では，三員環の化合物は，（TA98において）二員環以下の縮合化合物に比べて，はるかに高い変異原性を示した。考察すべき問題は，これ以外にも二つほどある。

すなわち，周知の通り，皮膚はシトクロムP450をほとんど含まない。式(8-5)～式(8-13)から明らかなように，親油化合物はP450を誘導しやすい。そのため，多環式芳香族化合物による皮膚癌の発生は，比較的長い時間を要する。このことは，活性化に必要なP450の生成と関係がある。さらに，P450の生成は，適用した発癌物質の親油性に依存する。

癌の出現は，二つの事象，すなわち，初期の変異とそれに続く「プロモーション（発癌促進）」に依存する。（ホルボールエステル類のように）発癌促進作用の強い物質は，親油性であることが多い。すなわち，親油性の高い化合物は，発癌促進物質になりうる。Rippmanは，発癌促進における疎水性の重要性を指摘し，次の式(9-24)を誘導した[42]。

・ホルボールエステル類による発癌促進

$$\log(\mathrm{nrtpa}) = 0.44\log P - 0.74(\beta \cdot 10^{\log P} + 1) - 2.57 \tag{9-24}$$
$$n = 42,\ r^2 = 0.728,\ s = 0.326,\ \log P_0 = 5.2$$

式(9-24)の双一次項は，$\log P_0$ の値こそ多少小さいが，式(9-23)のそれと似ている。ただし，従属変数は，数字で表した相対発癌促進活性（nrtpa）である。

9.3.2 アルキル化剤とSwain-Scott式

変異原性や発癌性の構造活性相関への物理有機化学の応用は，Swain-Scott式を用いて初めて可能になった。Swain-Scottが提案したのは，プロトン性溶媒における S_N2 求核反応の相関づけに役立つ，次の一般式であった[43]。

$$\log k/k_0 = ns \tag{9-25}$$

ここで，n は試薬の求核性を表し，s は試薬の求核性に対する基質の感受性を表す。定義系としては，最初，水中における CH_3Br^+ の求核反応を用いた。しかし現在では，25℃のメタノール中での CH_3I が，定義系として用いられる。

表 9-2 Swain-Scott パラメータの値

	求核試薬	n_{CH_3I}
1	CH_3OH	0.00
2	CH_3COO^-	4.30
3	Cl^-	4.37
4	イミダゾール	4.97
5	ピリジン	5.23
6	CH_3SCH_3	5.54
7	$C_6H_5O^-$	5.75
8	アニリン	5.70
9	N_3^-	5.78
10	Br^-	5.79
11	CH_3O^-	6.29
12	$(C_2H_5)_3N$	6.66
13	SCN^-	6.70
14	CN^-	6.70
15	$(C_2H_5)_3As$	6.90
16	ピペリジン	7.30
17	I^-	7.42
18	HS^-	~8
19	$(C_2H_5)_3P$	8.72
20	$C_6H_5S^-$	9.92

出典：引用文献 44.

$$n = \log k(CH_3I + nucl) - \log k(CH_3I + CH_3OH) \quad (9\text{-}26)$$

表 9-2 には，Pearson らが求めた n の値を示す[44]。

一方，パラメータ s を求めるには，いくつかの求核試薬との反応に関して，$\log k/k_0$ の値を n に対してプロットすれば良い．この直線の勾配が s になる．

Barbin-Bartsch は，（表 9-3 に示した）化合物の一部において，アルキル化剤の発癌性と s との間に良好な相関を見出した[45]。我々は，彼らのデータを用いて，次の式(9-27)を誘導した。

$$\log TD_{50} = 5.12(\pm 1.4)s - 0.64(\pm 1.08)$$
$$n = 15, r^2 = 0.819, s = 0.560 \quad (9\text{-}27)$$

ただし，発癌力価は次式で定義された．

$$\log TD_{50}(mg/kg/日) = dt^2/\ln[(1 - nc/Nc)/(1 - ne/Ne)]$$

ここで，d は mg で表した 1 日の用量，t は実験の時間，nc は対照群における腫瘍の発生率，Nc は対照の総数，ne は実験動物における腫瘍の数，Ne は実験動物の総数である．相関は，式(9-27)へ $\log P$ 項を追加しても改善されなかった．9.2.6 節の知見によれば，アルキル化剤の変異誘発作用は，$\log P$ に依存しないので，この結果は予想の範囲内である．

Barbin-Bartsch は，表 9-3 に示した化合物のうち，最初の 16 種だけを研究の対象とした．しかし，我々は，s を用いたとき，適合の悪かった化合物 14 を，その中から除外した．表 9-3 における化合物 17~22 が，なぜ直線の外にあるのかは不明である．しかし，式(9-27)の結果は，求電子試薬の反応性に関するさらなる洞察を可能にした．我々は，化合物 17~22 に関する他の性質についても調査し，それらの力価の異常を説明しようと試みた．しかし，すべてのアルキル化剤の発癌性を，単一のパラメータで説明しようとしたのは，明らかに行き過ぎであった．

表 9-3 式(9-27)の誘導に用いられた化合物(1～16)およびその他の発癌性化合物(17～22)のパラメータ値

No.	化合物	log TD$_{50}$			s
		実測値	計算値	Δ	
1	リン酸トリメチル	5.22	4.02	1.20	0.91
2	プロピレンオキシド	4.46	4.28	0.18	0.96
3	メタンスルホン酸メチル	4.09	3.62	0.47	0.83
4	エピクロロヒドリン	4.14	4.13	0.01	0.93
5	エチレンオキシド	4.01	4.28	−0.27	0.96
6	グリシドアルデヒド	3.77	3.62	0.15	0.83
7	塩化ベンジル	3.43	3.77	−0.34	0.86
8	1,3-プロパンスルトン	3.25	3.00	0.25	0.71
9	β-プロピオラクトン	2.75	3.31	−0.56	0.77
10	ストレプトゾトシン	2.49	3.41	−0.92	0.79
11	N-メチル-N'-ニトロソ-N-ニトログアニジン	2.01	1.51	0.50	0.42
12	メチル-N-ニトロソウレタン	1.70	1.92	−0.22	0.50
13	クロロゾトシン	1.60	2.33	−0.73	0.58
14	N,N-ビス(2-クロロエチル)-N-ニトロソ尿素	1.53[a]	4.18	−2.65	0.94
15	N-メチル-N-ニトロソ尿素	1.45	1.51	−0.06	0.42
16	N-エチル-N-ニトロソ尿素	1.04	0.69	0.35	0.26
17	臭化メチル	2.42[a]	4.48	−2.06	1.00
18	マイトマイシンC	−0.17[a]	3.51	−3.68	0.81
19	ヨウ化メチル	2.26[a]	5.51	−3.25	1.20
20	チオテパ	1.70[a]	5.00	−3.30	1.10
21	クロラムブシル	1.96[a]	5.82	−3.86	1.26
22	メルファラン	1.83[a]	6.48	−4.65	1.39

[a] これらのデータ点は,式(9-27)の誘導に使用されなかった.
出典：引用文献 45.

表 9-3 によれば,発癌性の最も低い化合物は,最も大きな TD$_{50}$ 値を有し,s 値も大きくなった。すなわち,s に関して反応性の高いアルキル化剤は,発癌性が低かった。この知見は,反応した動物における求核試薬の違いを反映した結果と考えられる。表 9-2 によれば,蛋白質の SH 基と S-S は,高度に活性な部位である。これらの部位は,おそらく喪失部位として機能している。アルキル化は,(グアニンの O6 と N7 のような)DNA 上の求核性の低い部位で開始され,癌へ至ると考えられる。s の値は,最適値を持つかもしれない。しかし,現在のデータに,その証拠を求めることはできない。

発癌性,変異原性および s の間の関係については,他にもさまざまな研究者が検討している[46-48]。

9.4 癌化学療法

9.4.1 アニリンマスタード類

最初の癌化学療法を成功に導いたのは,細胞に対するサルファマスタード(**9-12**)とナイトロジェンマスタード類(**9-13**)の毒作用についての理解であった[49,50]。

ClCH₂CH₂SCH₂CH₂Cl
9-12

R
|
ClCH₂CH₂NCH₂CH₂Cl
9-13

第二次世界大戦中，米国と英国は，第一次世界大戦で使用されたマスタードガス（サルファマスタード）の毒性に関して合同研究を行い，細胞増殖に及ぼす作用がX線のそれに似ていることを発見した。これをきっかけに，研究者は腫瘍に及ぼすマスタードガスの作用を検討し，現在もなお使用されているナイトロジェンマスタード系抗腫瘍薬の開発に至った。このクラスの薬物は，DNAをアルキル化することにより，速やかに分裂する腫瘍細胞や血液細胞，抗体産生細胞に対して毒性を示す。

物理有機化学的手法を適用した初期の努力において，Everettらは，60℃の50%アセトン水中で30分間，アニリンマスタード類の加水分解を行い，その割合を測定した[51]。加水分解が最も速い化合物は，最も強い抗腫瘍活性を示した。彼らはまた，12種の化合物群を用いて，加水分解速度がHammett式に従い，$\rho = -2.10$であることを示した[50]。さらに大きなデータセットでは，次の式(9-28)が誘導された[52]。

・アセトン水によるアニリンマスタード類 $[X\text{-}C_6H_5N(CH_2CH_2Y)_2]$ の加水分解

$$\log(\text{加水分解率}/30\text{分}) = -1.42(\pm0.18)\sigma + 0.45(\pm0.15)I_o$$
$$+ 0.70(\pm0.11)I + 1.21(\pm0.06) \qquad (9\text{-}28)$$
$$n = 42, r^2 = 0.906, s = 0.157$$

ここで，I_o と I はダミー変数で，I_o は，オルト置換基を持つ5種の化合物に対して1を割り付け，I は，YがBrのとき1を割り付ける。オルト置換基を持つ化合物を除外しても，得られるQSARは実質的に同じである（$r^2 = 0.904, s = 0.156$）。明らかに，オルト置換基は加水分解を促進する。これはおそらく，フェニル環との共役からアミノ窒素を外し，窒素の電子密度を高めた結果である。負の ρ 値は，窒素の電子密度が加水分解を促進することを示す。また，I の正係数は，Cl^- よりも Br^- の方が良好な脱離基であることを示す。

30分間の加水分解率は，理想的な速度定数とは言えないが，オルト置換の効果の確認や，塩素と臭素の活性の比較には役立つ。我々は，アニリンマスタード類の小さなデータセットを用いて，正確な速度定数を求め，次の式(9-29)を誘導した[52]。

$$\log k = -1.84(\pm0.40)\sigma - 4.02(\pm0.08) \qquad (9\text{-}29)$$
$$n = 11, r^2 = 0.924, s = 0.116$$

式(9-29)において，σ^- は σ よりも良好な結果を与える。しかし，ここで取り上げた置換基の場合，σ と σ^- は値にほとんど差がないため，σ^- の使用が有利か否かは不明である。抗癌薬のQSARに関するもう一つの先駆的研究において，Kahn-Rossは，分配係数を用いて，抗腫瘍薬の活性を説明し，式(9-52)を得た[53]。

一方，Bardosらは別のモデル系を用いた[54]。我々は，そのデータに基づき，次の式(9-30)を誘導した[52]。

$$\log k = -1.92(\pm 0.34)\sigma^- + 1.12(\pm 0.31)I - 1.77(\pm 0.21)$$
$$n = 14, r^2 = 0.945, s = 0.251$$
(9-30)

式(9-30)は，アニリンマスタード類と求核試薬（:N⟨⟩CH₃⟨⟩NO₂）との反応と相関を示した。Bardosらによれば，ピリジン窒素は，DNAの求核部位の代用として，水よりも優れている。式(9-30)において，Iはダミー変数で，Yが臭素またはヨウ素のとき1，塩素のとき0である。式(9-29)と式(9-30)における ρ 値の一致は良好である。式(9-30)では，十分大きな変動を示す σ^- がパラメータとして選択された。

アニリンマスタード類の加水分解には，図式9-Vに示すアジリジニウム中間体が関与する。

図式9-V

明らかに，窒素の電子密度の増加は，中間体の形成を促進する（ρ_1）。しかし，電子供与基は求核攻撃にとっては不利である（ρ_2）。

Panthananickalらが誘導したアニリンマスタード類の抗腫瘍活性に関するQSARを，モデル系を用いた結果と比較してみよう[52]。

・L-1210白血病に対するアニリンマスタード類の抗腫瘍活性[52]

$$\log 1/C = -0.31(\pm 0.10)\pi - 0.96(\pm 0.54)\sigma^- + 0.86(\pm 0.37)I_o + 4.07(\pm 0.21)$$
$$n = 19, r^2 = 0.857, s = 0.313$$
(9-31)

・P-388白血病に対するアニリンマスタード類の抗腫瘍活性[52]

$$\log 1/C = -0.39(\pm 0.08)\pi - 1.01(\pm 0.35)\sigma^- + 0.19(\pm 0.32)I_o + 4.56(\pm 0.13)$$
$$n = 19, r^2 = 0.910, s = 0.236$$
(9-32)

除外したデータ点：3-CH₂CH₂COOH，3-CH(NH₂)CH₂COOHおよび4-(CH₂)₃CHO

ここで，C はマウスの寿命を25%延ばす（$T/C=125$）のに必要な薬物のモル濃度である。式(9-31)と式(9-32)の間では，ρ と h は良好な一致を示す。式(9-31)の I_o 項は，式(9-28)のそれに対応する。I_o 項は式(9-32)では有意にならないが，その理由は不明である。

疎水性に対する抗腫瘍活性の依存性は興味深い。というのは，親水性の薬物ほど活性が高いからである（下記参照）。

通常の構造とは異なるアニリンマスタード類(**9-14**)は，次の式(9-33)を与える。

X⟨⟩N(CH₂CH₂OSO₂R)₂

9-14

・L1210 白血病におけるマウス寿命の 25% 増加[52]

$$\log 1/C = -0.35(\pm 0.13)\text{CLOGP} - 1.31(\pm 0.43)\sigma^- + 3.08(\pm 0.61)I \\ + 5.77(\pm 0.50) \tag{9-33}$$
$$n = 16,\ r^2 = 0.940,\ s = 0.296$$

ここで，I はダミー変数で，4-ニトロソ基を持つ誘導体に対して 1 を割り付ける。このような誘導体は，通常の誘導体に比べて，活性が約 1000 倍高い。この高い活性は，ニトロソ基がヒドロキシルアミンへ還元された結果と考えられる。$\log P$ と σ の係数は，ハロゲンを脱離基とする式 (9-31) や式 (9-32) の値と似ている。ここでも，有利なのは親水性の薬物である。

Bardos らは，固形腫瘍（Walker256 ラット腫瘍）に対するアニリンマスタード類の抗腫瘍活性について試験した[54]。我々は，彼らのデータを基に，QSAR の再評価を試み，次の式 (9-34) を得た[52]。

$$\log 1/C = -1.52(\pm 0.37)\sigma^- + 0.57(\pm 0.34)I + 0.44(\pm 0.39)I_2 + 4.26(\pm 0.24) \tag{9-34}$$
$$n = 17,\ r^2 = 0.867,\ s = 0.207$$
除外したデータ点：X = H, Y = Cl

ここで，I と I_2 はダミー変数である。I は，Y が臭素またはヨウ素のとき 1，塩素のとき 0 をそれぞれ割り付ける。また，I_2 は，カルボキシ基が存在するとき 1 を割り付ける。C は生物学的終点で，ラットの 90% が治癒する用量（ED_{90}）を表す。I の係数は，式 (9-30) のそれと定性的に一致する。また，式 (9-34) の ρ は，式 (9-31) や式 (9-32) のそれらとほぼ一致する。興味深いのは，式 (9-34) が疎水項を含まないことである。しかし，I_2 の係数は正である。このことは，間接的に疎水性と関係があると思われる。すなわち，イオン化した親水性のカルボキシ基は，他の因子が等しければ，中性型の置換基よりも少し活性が高い。

A 株マウスにおける肺癌の生成に関して，次の式 (9-35) が誘導された。

・マスタード類によるマウスの肺癌生成[55]

$$\log 1/(B+1) = -1.68(\pm 0.91)I_4 + 2.65(\pm 2.5)\sigma^2 - 1.30(\pm 1.09)\sigma \\ + 3.75(\pm 0.75) \tag{9-35}$$
$$n = 11,\ r^2 = 0.790,\ s = 0.530,\ \sigma_o = 0.24$$

式 (9-35) の各項は F 検定により正当化されるが，難を言えば，データ点の数が変数の数に比べて少なすぎる。しかし，さらなる研究への手掛かりになるという意味では，有用な QSAR かもしれない。I_4 はダミー変数で，4 位置換基の存在に対して 1 を割り付ける。負の係数は，パラ置換基がマスタード類の発癌性を（50 倍ほど）低下させることを示す。この低下は，（発癌を引き起こす）アジリジニウムイオンによる DNA のアルキル化ではなく，パラ位が関与する酸化生成物（エポキシド）によるものと考えられる。この結果は，アニリンマスタード類の変異原性が，2 種の様式（直接的アルキル化，代謝的活性化）で起こることを示した式 (9-12) を思い起こさせる。ただし，第二の様式とは，環の酸化を指す。

σ に対する放物線的依存性は，アジリジニウムイオンが容易に形成されないこと，あるいは，肺へのランダムウォークの際に，アジリジニウムイオンが擬似求核試薬と反応することを示唆す

る。疎水性の役割は不明である。しかし，うまく設計された，さらに大きなデータセットを使えば，疎水性の重要性が明らかになると思われる。式(9-12)に示した変異原性と式(9-35)に示した発癌性の間には，次の式(9-36)に示すように，良好な相関は見出されない。

・マスタード類の発癌性と変異原性との相関[54]

$$\log(1/B+1)(マウス) = -0.64(\pm 0.92)\log(1/Th+200) + 3.82(\pm 1.36)$$
$$n = 11, r^2 = 0.22, s = 0.90, F_{1,9} = 2.5$$
(9-36)

ここで，$(B+1)$は，背景よりも腫瘍を1個多く生成するに必要なマスタード類の濃度である。また，$(Th+200)$は，閾値濃度よりも200個多く変異を生成するのに必要なマスタード類の濃度を表す。両者の相関は有意ではない。実際に，もし有意な相関が得られるならば，その相関は負になると考えられる。

式(9-12)と式(9-35)は，小さなデータセットに基づいたQSARであるが，広範な生物系における有機化合物の生物活性に関して重要な知見を含んでいる。式(9-12)や式(9-29)～式(9-34)におけるρの値は，すべて定性的に一致する。この結果は，(アニリンマスタード類の in vivo 抗癌活性や変異原性に対する基礎としての) 図式9-Vを支持する。しかし，疎水性に対する要求は，QSARによってそれぞれ異なる。薬物として優れているのは親水性の化合物である。この事実は，おそらく，毒性の低さやランダムウォーク過程における親油領域（喪失部位）での求核試薬との反応の制限と関連がある。薬物設計における最小疎水性の原理は，ここでも適用できる[56]。

Denny-Wilsonは，アニリンマスタード類のQSARから得られた情報に基づき，さらに選択性の高い化合物群を設計するための指針を提示した[57]。

9.4.2 トリアゼン類

トリアゼン類(**9-1**)の腫瘍増殖阻害作用は1955年に発見され[58]，それ以来，有効な類似体を得るために，多くの研究が行われた。特に検討されたのはヘテロ環式系であり，そのうちの一つ，5-(3,3-ジメチル-1-トリアゼニル)-1H-イミダゾール-4-カルボキサミド（DTIC）(**9-2**)は，現在，黒色腫の治療に利用される。これらの研究から，少なくとも1個，N-メチル基が構造中に存在しなければならないことが分かった。

トリアゼン類(**9-1**)の抗癌作用に関する予備研究は，次の2種のQSAR，すなわち式(9-37)と式(9-38)をもたらした。

・マウスのL1210白血病に対するトリアゼン類(**9-1**)の抗腫瘍活性[59]

$$\log 1/C = 0.59(\pm 0.24)\log P - 0.28(\pm 0.19)(\log P)^2 + 3.45(\pm 0.18)$$
$$n = 10, r^2 = 0.863, s = 0.146, \log P_o = 1.1$$
(9-37)

・マウス肉腫180に対するトリアゼン類(**9-1**)の抗腫瘍活性[59]

$$\log 1/C = -0.68(\pm 0.19)\sigma + 3.41(\pm 0.08)$$
$$n = 13, r^2 = 0.845, s = 0.094$$
(9-38)

式(9-37)において，$\log 1/C$のCは，$T/C = 150$の達成に必要な薬物濃度である。ただし，T/CのTは処理マウスの生存時間，Cは対照マウスの生存時間をそれぞれ表す。式(9-37)は，CH_3の

1個をさまざまなアルキル基で置き換えた誘導体(**9-1**)の変動に基礎を置いている。Rでの電子効果の変動はほとんどないため，式(9-37)は電子項を含まない。抗癌活性は$\log P$のみに依存し，その最適値は1.1である。

　Dunnらは，マウス肉腫180に対するトリアゼン類(**9-1**)の抗癌活性に関するQSARを報告した[60]。我々は，さらに簡単なQSARを得るため，同じデータを用いて式(9-38)を誘導した。式(9-38)は，Dunnらが誘導したQSARと同様，疎水項を含んでいない。

　我々はまた，国立癌研究所（NCI）から入手したデータを用いて，トリアゼン類(**9-1**)の抗腫瘍活性に関する追跡研究を行い，次の式(9-39)を得た[61]。

・マウスL1210白血病に対するトリアゼン類(**9-1**)の抗腫瘍作用

$$\log 1/C = 0.10(\pm 0.08)\log P - 0.042(\pm 0.02)(\log P)^2 - 0.31(\pm 0.11)\sigma^+$$
$$- 0.18(\pm 0.08)\mathrm{MR}_{2,6} + 0.39(\pm 0.18)E_\mathrm{s}\text{-R} + 4.12(\pm 0.27) \quad (9\text{-}39)$$
$$n = 61,\ r^2 = 0.700,\ s = 0.191,\ \log P_\mathrm{o} = 1.18(0.36\text{-}1.68)$$

ここで，Cは，$T/C=150$の達成に必要な薬物濃度である。また，$\mathrm{MR}_{2,6}$は，2位と6位の置換基の分子屈折度（0.1倍した値）である。負の係数は，オルト置換が有害であることを表す。E_s-Rは，2種のN-アルキル基のうち大きい方と関連があり，その正係数は，大きな置換基が抗癌作用を抑制することを示す（E_s値は，Hを除き，すべて負である）。式(9-39)は，興味深い特徴を二つ備える。すなわち，$\log P_\mathrm{o}$は，式(9-37)のそれと同じである。また，ρは，式(9-38)と同様，負値をとり，かつその大きさは，式(9-1)に比べて小さい。また，式(9-1)と式(9-39)のいずれにおいても，σ^+がσよりも良好な相関を与える。式(9-39)のσ^+項は，式(9-1)と同様，ミクロソームによるトリアゼン類の活性化と関連がある。問題は，式(9-39)のρ値が，式(9-1)のそれに比べて小さいことである。P450系によって攻撃されやすい化合物は，肝臓で破壊されるため，遠方の黒色腫部位にまで到達しない。すなわち，活性化は作用部位の近傍で起こることが望ましい。

　他のトリアゼン類に関しても，同様のQSARが誘導された。

・マウスL1210白血病に対するトリアゼン類(**9-15**)の抗腫瘍活性[61]

9-15

$$\log 1/C = 0.35(\pm 0.17)\log P - 0.17(\pm 0.09)(\log P)^2 - 0.35(\pm 0.18)I$$
$$+ 3.61(\pm 0.12) \quad (9\text{-}40)$$
$$n = 13,\ r^2 = 0.801,\ s = 0.131,\ \log P_\mathrm{o} = 1.01(0.75\text{-}1.49)$$

・マウスL1210白血病に対するトリアゼン類(**9-16**)の抗腫瘍活性[61]

$$\text{9-16}$$

構造式: X置換イミダゾール環に N=NN(CH₃)(R) 基を持つ化合物 **9-16**

$$\log 1/C = 0.18(\pm 0.10)\log P - 0.096(\pm 0.04)(\log P)^2 + 3.51(\pm 0.09) \quad (9\text{-}41)$$
$$n = 21,\ r^2 = 0.608,\ s = 0.154,\ \log P_0 = 0.93(0.59\text{-}1.25)$$

除外したデータ点：X = 5-CO₂CH₃, R = CH₃ ; X = 2-CH₃, 5-CONH₂, R = CH₃ ;
X = 2-CH₂C₆H₅, 5-CONH₂, R = CH₃

ただし，式(9-40)と式(9-41)において，C は $T/C = 150$ の達成に必要な薬物濃度である。式(9-39)～式(9-41)の相関はあまり良好とは言えないが，$\log P_0$ 値は，式(9-37)を含め，すべて良く一致している。式(9-40)と式(9-41)で使われた置換基の σ は，変動が小さいため，QSARの誘導に用いられなかった。式(9-40)における変数 I は，エステル類（CO₂R）に1を割り付けるダミー変数で，その符号が負である。このことは，おそらく加水分解による活性の低下を示唆する。式(9-37)や式(9-39)～式(9-41)には，抗腫瘍活性を高める方法は示されていない。役に立ちそうな特徴は，式(9-39)の σ^+ 項のみである。我々は，トリアゼン類の加水分解に関する研究に基づき，次の式(9-42)を誘導した[61]。

$$\text{X-C}_6\text{H}_4\text{N=NN(CH}_3)_2 + \text{H}_2\text{O} \longrightarrow \text{X-C}_6\text{H}_4\text{N}_2^+ + \text{HN(CH}_3)_2$$

$$\log k_X/k_H = -4.42(\pm 0.29)\sigma - 0.016(\pm 0.13) \quad (9\text{-}42)$$
$$n = 14,\ r^2 = 0.990,\ s = 0.171$$

この加水分解反応では，式(9-1)で用いた σ^+ よりも，σ の方が良好な相関を与えた。このことは，加水分解における電子効果が，（DNAへの攻撃に依存する）変異原性や抗腫瘍活性のそれらとは異なることを示唆する。

式(9-39)によれば，（4-OHや4-OCH₃といった）電子供与基を導入すると，より強力な同族体が得られると考えられる。しかし，これらの置換基は，式(9-42)の ρ 値から明らかなように，強い不安定化効果を生じる。すなわち，これらの化合物は不安定すぎて，取り扱うことができない。

マウスに対するトリアゼン類の毒性に関しては，次の式(9-43)が誘導された[62]。

$$\log 1/C = -0.024(\pm 0.013)(\log P)^2 - 0.26(\pm 0.16)\sigma^+ + 3.49(\pm 0.12) \quad (9\text{-}43)$$
$$n = 11,\ r^2 = 0.834,\ s = 0.110,\ \log P_0 = 0$$

ここで，C はモル濃度で表した LD_{50} である。係数が小さいため，$\log P$ が大きく変化した場合のみ，$\log 1/C$ の変化は有意となる。たとえば，式(9-43)において，$\log P = 6$ とすると，（$\sigma^+ = 0$ のとき）$\log 1/C$ の変化は2.63となる。一方，式(9-39)において，$\log P = 6$ とすると，（$\sigma^+ = 0$，$MR_{2,6} = 0.2$ および E_s-R $= -1.24$ のとき）$\log 1/C$ の変化は2.69となる。したがって，トリアゼン類の治療比は1である。（抗腫瘍活性に対する理想値である）$\log P = 1$ を使って同じ手続きを

行うと，治療比は 0.95 となる。すなわち，log P を操作しても，治療上得るものは何もない。さらに，式(9-39)と式(9-43)によれば，毒性と効力は，σ^+に対して同等の関連性を示す。また，式(9-39)と式(9-43)の切片は，トリアゼン類の安全域が小さいことを示唆する。実際，高い毒性と低い効力は，このクラスの薬物の臨床価値を著しく低下させた。

この研究は，学ぶべき重要な教訓を含んでいる。式(9-43)の誘導に用いたトリアゼン類以外にも，何百種もの化合物が，これまでに合成され試験されてきた。初期段階での簡単な解析からは，QSARの多くは log P の放物線関数になることが指摘された。しかし，新規化合物を合成し試験してみると，活性の変動が見出され，しかも，その活性は，化学物質の非特異的な疎水性に依存することが分かった。勾配が大きい式(9-42)では，σ を操作してみても得られるものはない。

薬物のQSAR研究を遡及的に調査してみると，log P の放物線関係が追及されることが多い。しかし，いったん log P_0 が見出されると，新規リード発見のための抜本的変化が見られない限り，研究はそこで終了する。

9.4.3 ニトロソ尿素類

ニトロソ尿素類(9-17)は，臨床で広く利用されている重要な抗腫瘍薬の一つである。この系列の薬物は，次の機構でDNAをアルキル化すると考えられる。

図式 9-Ⅵ

分解生成物からは，アセトアルデヒドと 2-クロロエタノールが単離される。

ニトロソ尿素類は親油性で，かつ血液脳関門を容易に透過する。特に興味深いのは，中枢神経系（CNS）の癌に対する作用である。このクラスの薬物に関する最初のQSARは，（10^4 個のL1210白血病細胞を大脳内に接種された）BDFマウスのデータに基づいて誘導された次の式(9-44)である。

・マウスのL1210白血病に対するニトロソ尿素類の抗腫瘍活性[59]

$$\log 1/C = 0.069(\pm 0.17)\log P - 0.057(\pm 0.042)(\log P)^2 + 4.53(\pm 0.17) \quad (9\text{-}44)$$
$$n = 22,\ r^2 = 0.850,\ s = 0.163,\ \log P_\circ = -0.6(-7.6 - 0.5)$$

ここで，C は，$T/C = 175$（マウスの寿命を 75% 延長）を達成するのに必要な薬物のモル濃度である。また，R は，（適切な電子パラメータや立体パラメータを設定できない）ヘテロ原子も含めたため，その変動は非常に大きい。$\log P_\circ$ の結果は，（95% 信頼区間が広いにもかかわらず）興味深い。というのは，親水性の薬物が最も高い活性を示すからである。

・マウスに対するニトロソ尿素類の LD_{10} [63]

$$\log 1/C = 0.059(\pm 0.21)\log P - 0.069(\pm 0.05)(\log P)^2 + 4.07(\pm 0.21) \quad (9\text{-}45)$$
$$n = 28,\ r^2 = 0.651,\ s = 0.206,\ \log P_\circ = 0.43(-3.7 - 1.2)$$

式(9-45)によれば，毒性が最大になるのは，$\log P$ が 0.43 のときである。この値は，効力の最大値（-0.6）に比べて，log 単位で約 1 だけ大きい。もっとも，信頼区間が広いため，得られた結果は示唆的な価値しかない。

L1210 白血病に作用するニトロ尿素類の抗腫瘍活性に関しては，第二の QSAR として，次の式(9-46)が誘導された。

・マウスの L1210 白血病に対するニトロソ尿素類の抗腫瘍活性 [63]

$$\log 1/C = -0.13(\pm 0.07)\log P - 0.014(\pm 0.015)(\log P)^2 - 0.76(\pm 0.15)I_1$$
$$+ 0.33(\pm 0.17)I_2 - 0.24(\pm 0.11)I_3 + 1.78(\pm 0.09) \quad (9\text{-}46)$$
$$n = 90,\ r^2 = 0.753,\ s = 0.206,\ \log P_\circ = -4.4$$

ここで，C は，腹腔内（i.p.）投与したとき，白血病細胞の増殖を 1000 倍抑制するのに必要な薬物のモル濃度である。また，I_1，I_2 および I_3 はダミー変数である。I_1 は，構造(**9-17**)のうち，次の条件を満たす事例に対して 1 を割り付ける（図式 9-Ⅵ参照）。

$$R = \begin{array}{c}\text{Y}\\ \diagup\hspace{-0.5em}\bigcirc\end{array} \qquad \text{ここで，Y} = COOC_2H_5,\ CH_3$$
$$COOH\ \text{または}\ C(Y)HR'$$

この位置での枝分かれは，活性をかなり低下させる。また，I_2 は，（シクロヘキシル環の一部として）硫黄を含んだ化合物に対して 1 を割り付ける。硫黄は *in vivo* で酸化され，親水性がより高く，かつより強力な化合物を生成する。I_3 は，構造(**9-17**)のハロゲンが，フッ素のとき 1，塩素のとき 0 をそれぞれ割り付ける。活性は，フッ素類似体の方が低い。$\log P_\circ$ の信頼区間は設定できなかったが，式(9-44)のそれよりも低いはずである。また，式(9-46)の切片は，式(9-44)のそれよりも小さい。この知見は，式(9-46)の C が mmole/kg で表された結果である。モル基準に直すと，切片は 4.78 となり，式(9-44)のそれとほぼ一致する。

・マウスに対するアニリンマスタード類，トリアゼン類およびニトロソ尿素類の LD_{10} [63]

$$\log 1/C = -0.041(\pm 0.007)(\log P)^2 - 0.62(\pm 0.15)I_1 + 1.01(\pm 0.06) \quad (9\text{-}47)$$
$$n = 96,\ r^2 = 0.687,\ s = 0.211,\ \log P_\circ = 0$$

ここでも，式(9-45)と同様，最大毒性時の $\log P$ は，最大効力時のそれよりも大きい。

ニトロソ尿素類のQSARは，極性の高い化合物ほど，効力が強く，かつ毒性が低いことを示唆する。この結論は，R＝β-マルトシル，β-ラクトシルおよびβ-セロビオシルとした日本人の研究からも支持された[64]。

特定の腫瘍モデルから得られた結果は，同一の薬物群を用いた場合でさえ，必ずしも別のモデルへ直接翻訳できるわけではない。たとえば，固形Lewis肺腫瘍に作用するニトロソ尿素類は，異なる構造活性パターンを示す[65,66]。すなわち，固形腫瘍では，親油性の化合物の方が有効である。この知見は，固形腫瘍に対して有効な薬物が開発されない理由の一部を説明する。新規の抗腫瘍薬の開発に当たって，国立癌研究所（NCI）は，最近までL1210系に強く依存してきた。しかし，このタイプの癌は，親水性の薬物に対して特に反応しやすい。

アニリンマスタード類，トリアゼン類およびニトロソ尿素類に対する式(9-47)は，見通しと多様性の点で問題を残すが，薬物開発の初期段階における多重QSARの重要性を明らかにした。ただし，この場合，「疎水性に関する放物線」に固執することは避けた方がよい。というのは，$\log P_o$が常に得られるとは限らないし，診療所では$\log P$の大きい薬物が処方される可能性もあるからである。さまざまな観点から，我々の努力目標は，（効力と釣り合った）最小疎水性を求めることである[56]。薬物開発におけるQSARは，置換基空間に適切に広がった最小数のデータ点を用いて，リード化合物の活性と毒性が，置換基の電子的，立体的および疎水的変動の影響をどの程度受けるかを解明しようと試みる。この目標が達成されれば，次は選択毒性という新しい領域に向かって舵を切ることになろう。

9.4.4 アニリノアクリジン類

これまでに報告された抗腫瘍薬の開発研究の中で，最も明晰かつ入念な検討が行われたのは，ニュージーランド癌研究所のDennyらの研究である[67]。彼らは，9-アニリノアクリジン類(**9-18**)に関して，次の式(9-48)を誘導した。

9-18

・マウスL1210白血病に対する9-アニリノアクリジン類(**9-18**)の抗腫瘍活性[67]

$$\begin{aligned}
\log 1/C = &\ 0.63\,(\pm 0.27)\,\pi - 0.75\,(\pm 0.23)\log(\beta\cdot 10^{\pi}+1) - 1.01\,(\pm 0.09)\,\Sigma\sigma \\
& - 1.21\,(\pm 0.36)\,R_{\mathrm{BS}} - 0.26\,(\pm 0.16)\,\mathrm{MR}_2 + 4.95\,(\pm 0.75)\,\mathrm{MR}_3 \\
& - 5.13\,(\pm 0.86)\log(\beta\cdot 10^{\mathrm{MR3}}+1) - 0.67\,(\pm 0.12)\,I_{3,6} - 1.67\,(\pm 0.20)\,E_{\mathrm{s}(3')} \\
& - 1.57\,(\pm 0.21)(E_{\mathrm{s}(3')})^2 + 0.58\,(\pm 0.13)\,I_{\mathrm{NO2}} + 0.87\,(\pm 0.31)\,I_{\mathrm{DAT}} \\
& + 0.52\,(\pm 0.17)\,I_{\mathrm{BS}} + 9.24\,(\pm 1.33)
\end{aligned} \qquad (9\text{-}48)$$

$$n = 509,\ r^2 = 0.797,\ s = 0.305,\ \pi_\mathrm{o} = -4.93,\ \mathrm{MR}_3^\mathrm{o} = 1.44,\ E_{\mathrm{s}(3')}^\mathrm{o} = -0.53$$

ここで，C は，D_{50}（マウスの寿命を50%延長させるのに必要な用量）を表す．また，対象とした化合物は509種で，それらの抗白血病力価は3300倍の範囲にわたる．使用した変数は13種で（変数当たり39データ点），π 項は π 値の合計を表す．活性は，$\pi = -4.93$ までは $\Sigma\pi$ と共に直線的に増加し，その後は -0.12 の勾配で横ばい状態になる．親構造の $\log P$ は約4.8であることから，このクラスの化合物における $\log P$ の最適値は，$-0.6 \sim 0.0$ の範囲にあると推定される．興味深いことに，白血病では，かなり親水性の化合物が最も有効である．式(9-48)において，最も重要な単一変数は $\Sigma\sigma$ である．ただし，アクリジン環の置換基には σ，アニリノ環の置換基には σ^- がそれぞれ使われる．式(9-49)によれば，置換基による電子求引は，チオール類による攻撃，すなわち（in vivo 薬物代謝の主要経路である）アクリジン環からアニリノ基を取り除く反応から，アニリノアクリジン類を保護する効果がある[68]．（双価的性格を帯びる）電子項としては，アクリジン置換基に対する σ とアニリノ置換基に対する σ^- の2種類が使われるが，それらの係数は実質的に同じであった．この事実は，式(9-48)において，これらの2項が併合できることを意味する．しかし，アニリノ環の電子供与基は，アクリジン環のそれと異なり，チオール置換を促進し，かつDNAへの結合性を高める．すなわち，式(9-48)において，電子項が一つしかないという事実は，単なる偶然にすぎないと考えられる．また，変数 R_{BS} は，1′位のベンゼンスルホンアニリド基に結合した置換基の共鳴パラメータ（R）を表す．その係数が負であることから，強い電子供与基は活性を増強すると考えられる．

Cainらは，アニリノアクリジン類と2-メルカプトエタノールとの反応について検討し，電子求引基が活性を低下させることを見出した[69]．

$$\log T_{1/2} = 1.49\,(\pm 0.30)\,\sigma + 0.13\,(\pm 0.12) \qquad (9\text{-}49)$$
$$n = 7,\ r^2 = 0.970,\ s = 0.125$$

意外にも，電子供与基は，電子に富んだ試薬（SH）との反応速度を高める．ただし，$T_{1/2}$ は速度定数の加法的逆元である．すなわち，式(9-49)に -1 を掛けると，ρ 値は -1.49 となり，電子供与基が2-メルカプトエタノールとの反応速度を高めることが了解される．なお，この ρ 値は，式(9-48)のそれ（-1.01 ± 0.09）と似ている．もっとも，式(9-49)において，電子供与基が求核置換を好む理由は不明である．このような反応の ρ 値は，一般には正である（2.6.2節参照）．もちろん，ρ 値が似ているという理由で，マウスにおける求核反応にも，SH基が関与すると考えるのは行き過ぎである．たとえば，式(11-27)，式(11-29)および式(11-30)において，同一の求電子試薬と反応する求核試薬は，いずれもよく似た ρ 値を与える．これらのQSARでは，反応の違いは切片の値に現れる．

アニリノアクリジン類における立体効果は，複雑かつ重要である。1位置換基は，（おそらく負の立体効果により）すべての活性を消失させる。それゆえ，式(9-48)はMR_1項を含まない。2位置換基は，わずかではあるが，有害な効果を及ぼす。3位置換基は，（MR_3の係数が正であることから明らかなように）最初有利な効果を及ぼすが，$MR_3^o = 1.44$に達すると，-0.18（$=4.95-5.13$）の勾配で横ばい状態になる。最適値は，$E_{s(3')}$で表される3'位の立体効果にも現れる。4位置換基の立体効果は不明である。3位と6位の両方に置換基が存在する場合，ダミー変数の$I_{3,6}$に1を割り付ける。その係数は負である。このことは，幅広の分子では，サイズに制限があることを示す。

I_{NO_2}は，3-NO_2に対して1を割り付けるダミー変数で，その係数が正であることは，活性に対して有利な寄与を成すことを示す。この寄与は，（多数の細胞ゾルレダクターゼ類によってもたらされる）ヒドロキシルアミンへの還元の結果と考えられる。これらの化合物は，DNAへの攻撃を介して（9.2節参照），活性に寄与する。同様のことは，トリアゼン基（$-N=NNR_1R_2$）でも起こるが，その場合には，ダミー変数のI_{DAT}に1を割り付ける。この項の係数が大きいことは，これらの化合物が，他のパラメータのみによる予測値に比べて，約7倍活性が高いことを表す。ダミー変数のI_{BS}は，1'-$NHSO_2C_6H_5$に対して1を割り付ける。この置換基は，力価を有意に増強する。

マウスに対するアニリノアクリジン類(**9-18**)の毒性に関して，次の式(9-50)が誘導された。

・マウスに対するアニリノアクリジン類のLD_{10}[67]

$$\begin{aligned}
\log 1/C = &-0.07(\pm 0.02)\pi - 0.76(\pm 0.09)\sigma - 1.13(\pm 0.33)R_{BS} - 0.56(\pm 0.48)MR_1 \\
&-0.24(\pm 0.13)MR_2 - 0.59(\pm 0.12)MR_3 - 0.12(\pm 0.04)(MR_3)^2 \\
&-0.89(\pm 0.16)E_{s(3')} - 0.61(\pm 0.11)(E_{s(3')})^2 - 0.51(\pm 0.14)I_{3,6} \\
&+0.43(\pm 0.12)I_{NO_2} + 0.50(\pm 0.13)I_{NH_2} + 3.57(\pm 0.12) \\
&n=643,\ r^2=0.594,\ s=0.362,\ MR_3^o=2.51(2.12\sim3.30), \\
&E_{s(3')}^o = -0.73(-0.80-0.67)
\end{aligned} \quad (9\text{-}50)$$

式(9-48)と式(9-50)における最も重要な違いは，後者では疎水性の寄与が小さいことである。また，非四級化アクリジン環に3-NH_2が存在する場合には，新たに導入したダミー変数，I_{NH_2}に1を割り付ける。ただし，アミノ基は，3-NO_2の場合と同様，ヒドロキシルアミンへ変換される。この項が，式(9-48)に現れない理由は不明である。

要約すると，式(9-48)と式(9-50)はよく似ている。しかし，選択性の高い薬物の創製に役立つアイデアを提供するわけではない。また，この大規模研究では，QSARは最後に誘導されたが，振り返ってみると，研究の初期段階から，QSARを試みるべきであった。というのは，類似体の数がはるかに少なくても，最終結果と同等の結果が得られるからである。また，この基準が新規の類似体合成にも影響を及ぼすならば，置換基空間に関するさらに的確な理解が得られると思われる。

9.4.5 アントラサイクリン類

アントラサイクリン類(**9-19**)は，非常に重要なクラスの抗腫瘍薬である。アドリアマイシン($R=CH_2OH$, $X=NH_2$；別名ドキソルビシン)は，心臓毒であるにもかかわらず，臨床的に広く使用されている。

9-19

マウス B-16 黒色腫に対するアントラサイクリン類の抗腫瘍作用に関して，次の式(9-51)が誘導された。

・マウスにおけるアントラサイクリン類の抗黒色腫活性[70]

$$\log 1/C = -0.41(\pm 0.13)\log P + 0.48(\pm 0.35)I_o + 0.81(\pm 0.38)I_1 + 6.57(\pm 0.32) \quad (9\text{-}51)$$
$$n = 23, r^2 = 0.764, s = 0.288$$

ここで，C はマウスの寿命を 25% 延長（$T/C=125$）させるのに必要な薬物濃度である。また，I_o はダミー変数で，4-OCH_3 が OH または H へ変換される同族体に対して 1 を割り付ける。ポーラログラフ的に測定された 5-X-1,4-ナフトキノン類の酸化還元電位は，いずれもよく似ており（H=0.49，OH=0.49，OCH_3=0.55），アントラサイクリン類においても，これらの置換基の電子効果は，あまり違わないと考えられる。ただし，I_o は σ の代用として，これらの置換基の電子効果を説明するのに使われた。疎水効果は $\log P$ で表される。また，置換基のサイズが小さいことから，立体効果は関与しないと考えられる。ダミー変数の I_1 は，R が $-C(Y)=NNHCOZ$ となる 5 事例に対して 1 を割り付ける。ただし，Z は，きわめて親油性の高い置換基を表す。式(9-51)における最も興味深い側面は，h の値が負になることである。このことは，親水性の抗腫瘍薬ほど活性が高いことを意味する。

9.4.6 アジリジン類

抗癌薬の QSAR における初期の試みの一つは，アジリジン類(**9-20**)の抗腫瘍活性に関する式(9-52)であった[53]。

9-20

$$\log 1/C = -0.97(\pm 0.52)\log P + 5.80(\pm 0.51)$$
$$n = 7, r^2 = 0.814, s = 0.292$$
(9-52)

除外するデータ点：R＝CH_3

ここで，Cは，Walker256 ラット腫瘍の90%を治癒するに必要な薬物のモル濃度である。式(9-52)への $\log P$ の二乗項の追加は，QSARを改善しなかった。ここでも，親水化合物は，疎水性の同族体よりも抗腫瘍薬として有効である。この系列における親化合物（R＝H）のオクタノール－水分配係数（$\log P$）は-0.02であることから，$\log P_o$ は0よりも小さいと考えられる。また，hの値は負である。重要な抗腫瘍薬の $\log P$ 値も報告されている（本書の下巻参照）[71]。

臨床的に利用されているもう一つのアジリジニル化合物は，吉本らが報告したキノン類（**9-21**）である[72]。

9-21

・BDF1 マウスのL1210 白血病に対する 2,5-ビス (1-アジリジニル)-p-ベンゾキノン類の抗腫瘍活性[72]

$$\log 1/C = -0.55(\pm 0.10)\pi_2 - 0.37(\pm 0.15)MR_1 + 6.40(\pm 0.17)$$
$$n = 34, r^2 = 0.824, s = 0.270$$
(9-53)

$$\log 1/C = -0.52(\pm 0.10)\pi_2 - 0.34(\pm 0.14)MR_1 - 1.78(\pm 1.1)F$$
$$-0.83(\pm 0.54)R + 6.09(\pm 0.26)$$
$$n = 37, r^2 = 0.848, s = 0.262$$
(9-54)

ここで，Cは，（12日につき1回の）慢性処置により寿命を40%延長させるのに必要な最小有効用量を表す。また，π_2 は2種の置換基のうち親水性の高い方の疎水定数，MR_1 は疎水性の高い方の立体定数をそれぞれ表す。同様の結果は，他のデータ処理方式を用いても得られる。式(9-54)における2種の電子項の使用は，相関をわずかに改善し，式(9-53)に比べて，化合物を3個余分に含めることを可能にした。

アジリジン類は，おそらくマイトマイシンC（**9-22**）と同様の作用を示すアルキル化剤である。最も有効な化合物はカルボコン（**9-23**）で，マイトマイシンCよりも強力であった。

マイトマイシンC　　　　　　カルボコン
9-22　　　　　　　　　　**9-23**

式(9-54)のQSARは，ニトロソ尿素類(**9-17**)や構造(**9-20**)のアジリジン類と同様，親水性の化合物ほど白血病に対して有効であることを示す。これらの化合物は，毒性が低いため，優れた治療指数を持つ。ただし，QSARの観点からは，このことが，治療の難しい固形腫瘍においても成り立つという保証はない。

脳腫瘍では，考慮すべき問題がもう一つある。それは，次の第10章に示すように，中枢神経系（CNS）透過に対する log P の最適値が $2±0.5$ であるという事実である。もっとも，このことは，脳腫瘍の治療に用いられる薬物が，このように高い log P を持つ必要があることを必ずしも意味しない。重要なのは，CNS透過と患者への最小毒性との間で，妥協点を見出すことである。それを行うには，最終構造を確定する前に系統的研究を行い，最小毒性と最大効力に対する log P の最適値を見つけ出す必要がある。今日，この問題に関する情報が，ほとんど公開されていないのは残念である。

7位のみを変化させたマイトマイシンC(**9-22**)に関するKunzらの研究に基づき[73]，我々は，次の式(9-55)を誘導した。

$$\log 1/C = 0.42\,(\pm 0.15)\log P + 7.71\,(\pm 1.9)E_{1/2} + 10.24\,(\pm 0.60) \quad (9\text{-}55)$$
$$n = 28,\ r^2 = 0.790,\ s = 0.387$$

除外したデータ点：7-NH_2 と 7-$NHCH_2C \equiv CH$

ここで，C は，3種の腫瘍細胞（結腸癌，卵巣癌および乳癌）に対する抗腫瘍活性の平均値である。また，log P は計算から求めた値である。還元電位（$E_{1/2}$）の測定は，電子効果を説明するために必要であった。親化合物（7-NH_2）であるマイトマイシンCは，予測よりも約10倍高い活性を示した。この事実は，未置換の7-NH_2 体が，特別な化合物であることを示唆する。式(9-55)において，最も重要なのは電子項であり，（$E_{1/2}$ が正値をとる）電子求引基は，活性の高い同族体を与える。この知見は，（マウスでのマイトマイシンのQSARを得るという）初期の試みが失敗した理由の一部を説明する[74]。すなわち，初期の頃には，誘導体の $E_{1/2}$ の値は不明であった。式(9-55)は，細胞培養で得られた結果である。そのため，(*in vivo* 試験で得られた) 式(9-52)や式(9-54)とは似ていないし，似ていることが必ずしも期待されていない。選択毒性や代謝の問題は，動物個体研究には必ず関与するが，細胞培養系を使った試験とは関係がない。

マイトマイシン類によるDNAのアルキル化は，次に示す意外な反応系列を介して進行し，その説明には多大な努力が払われた[75-78]。

この反応系列で重要なのは，CH_3OH が脱離し，DNA による還元的アルキル化が起こる段階である。この反応は，第2段階での OH 基による電子供与によって強く促進される。また，（CH_3OH の脱離を促す）インドール窒素の孤立電子対は，キノン体よりもヒドロキノン体に多く存在する。すなわち，$E_{1/2}$ は，キノン体からヒドロキノン体への還元と関係がある。上記の系列では，（マイトマイシンCを除く）すべての構造は，還元型のヒドロキノン体で存在する。キノン-ヒドロキノン系の酸化還元は容易に起こるので，単離されるのはキノン型の DNA 付加物である。ただし，in vivo アルキル化反応の詳細は不明である。

式(9-55)の h が正である事実は，（選択毒性が重要となる）in vivo での薬物設計を間違った方向へ導くかもしれない。というのは，in vivo で作用する抗腫瘍性アルキル化剤では，log P は小さい方が望ましいとする証拠が少なからず存在するからである。一方，細胞試験の場合には，選択毒性は関係がない。すなわち，log P が大きいほど，薬物は細胞内に侵入しやすく，高い毒性と高い力価をもたらす。Sosnovsky らは，抗腫瘍薬における親水性の重要性を示す定性的証拠を提示した[79,80]。

9.4.7 2-ヒドロキシ-1H-イソインドール-1,3-ジオン類

ヒドロキシ尿素類は，（DNA 合成における重要な酵素である）リボヌクレオチドレダクターゼを阻害する。そのため，癌の化学療法では，以前から興味を持たれていた。親化合物は，現在，臨床で実際に利用されている。しかし，体内での半減期が短いため，適用には制限があった。Chan らは，（置換ヒドロキシ尿素類の一種である）イソインドールジオン類(**9-24**)に関して，次の式(9-56)を誘導した[81]。

9-24

- イソインドールジオン類 (**9-24**) による L1210 白血病細胞の 50% 阻害 [81]

$$\log 1/C = -1.31(\pm 0.52)\sigma - 13.6(\pm 9.4)(R_m)^2 - 10.8(\pm 3.2)R_m + 3.60(\pm 0.50)$$
$$n = 16, \ r^2 = 0.920, \ s = 0.313$$

(9-56)

ここで，R_m はクロマトグラフ的に得られた疎水パラメータである（$R_m = \log[1/(R_f - 1)]$）。ただし，その値は，必ずしも $\log P$ に正比例するわけではない。Chan らによれば，(N-O 基へ R_2 = H または SO_2R が結合した 2 例を除く) すべての事例において，R_2 は NOH 基を安定化し，R_1 は（電子供与によって）細胞増殖の阻害を促進する。すなわち，これらの化合物は DNA と求核反応を行い，OSO_2R 基は脱離基として振舞う。このデータセットに対する $\log P_o$ は約 3 である。

同様の事例は，放射線増感剤を用いた癌の化学療法においても見られる。これらのニトロ複素環化合物の親水誘導体は，疎水誘導体に比べて，毒性が低い[82]。このことは，ニトロ化合物の変異原性が疎水性に依存することから，当然予想されていた（9.2.3 節参照）。薬物の理想的な親油性を定義する問題は，受動輸送の最適化，代謝の最小化，疎水性に依存する毒性の回避，CNS への不必要な侵入の最小化などとも関係があり，その解決は容易ではない。

キノン類自体は腫瘍活性を示す。Hodnett らは，ナフトキノン類の抗腫瘍活性に関して，次の式 (9-57) を誘導した[83]。

- マウスの腹水肉腫 180 に作用する 2,3- 置換ナフトキノン類の ED_{25}

$$\log 1/C = -31(\pm 13)E_{1/2} + 46(\pm 26)(E_{1/2})^2 + 5.82(\pm 1.6)$$
$$n = 12, \ r^2 = 0.745, \ s = 0.406$$

(9-57)

式 (9-57) において，唯一の有意なパラメータは，レドックス半波電位 ($E_{1/2}$) である。誘導体の活性は，$-E_{1/2}$ の値が小さいほど高い。力価は，$-E_{1/2}$ が約 0.30 のとき最小となり，$-E_{1/2}$ がさらに増加すると，力価は再び上昇し始める。このデータセットの場合，$\log P$ 項を追加しても，相関は改善されない。式 (9-57) の相関はあまり良くない。しかし，キノン類の構造活性相関に関して，手掛かりを提供するかもしれない。

9.4.8 コルヒチン類

抗腫瘍薬の QSAR における $\log P_o$ 値は常に小さい訳ではない。コルヒチン類 (**9-25**) は，そのような一例である。

9-25

Quinn-Beislerによれば，コルヒチン類は，log P に関して良好な放物線型QSARを与える[84]。我々は，その方程式を双一次形に書き換え，次の式(9-58)を誘導した。

・マウスにおけるコルヒチン類(**9-25**)の E_{25}

$$\log 1/C = 1.03(\pm 0.27)\log P - 2.26(\pm 0.48)\log(\beta \cdot 10^{\log P}+1)$$
$$+2.17(\pm 0.46)I + 3.60(\pm 0.47) \quad (9\text{-}58)$$
$$n=24,\ r^2=0.884,\ s=0.401,\ \log P_0=1.49(\pm 0.38)$$

ほとんどの場合，R_1 は電子求引性のアシル基で，かつプロトン化されてはいない。ただし，5件の事例では，R_1 は電子求引性ではなく，log P 値として，一部イオン化した構造に対する値が用いられた。I はダミー変数で，R_1 = COR の化合物に対して1を割り付けた。その係数は正であるが，このことは，COR基が活性を高めることを示唆する。双一次式は，放物線式に比べて，わずかに良好な結果を与えた。しかし，（他のQSARと比較可能）初期勾配を得ることはできなかった。

抗腫瘍薬では，しばしば見られる通り，毒性と効力は密接に関わり合っている。Quinnらは，コルヒチン類においても，このことが正しいことを示した[85]。

コルヒチンとその誘導体は，チューブリンへ結合して有糸分裂を阻害し，微小管の適切な形成を妨げる。このことは，一部，コルヒチンの疎水性に依存する。このいわゆる「コルヒチン有糸分裂」は，式(6-32)や式(6-151)に示した通り，簡単な疎水化合物によって誘発される。なお，コルヒチン構造は，抗腫瘍活性を付与する特別な特徴も備えている。

本章では，（抗腫瘍薬の発見に役立つ）従来のQSARアプローチについて概説した。しかし，パターン認識や分子モデリングなどによる抽象的アプローチも探究されつつある。Kubinyiはこのような研究に関する広範な文献を収集した[86]。

9.5　まとめ

本章では，薬物の発癌性と抗腫瘍活性に関する構造活性相関の概説を試みた。また，データセットが正しく設計され，矛盾のない試験法が採用されるならば，QSARを介して作用機構に関する洞察が得られることを証明した。このようなQSARを得ることは，（マイトマイシンのような）複雑な天然物では容易でないが，式(9-55)に示されるように，必ずしも不可能というわけではない。40年前に行われたRossらの先駆的研究を初めとして，成功を収めたQSARの事例は，これまでに多数報告された。癌の研究では，合成と試験に数百万ドルものお金が費やされるが，

解析に費やされるお金はわずかである。QSARを使って，新しい画期的な抗腫瘍薬が開発されたという事例は，まだ報告されていない。しかし，合成プログラムにおいて，（性質のよく似た置換基の試験といった）不必要な重複が避けられれば，時間と費用は大幅に節約できるはずである。また，疎水性に関する知識は，研究者の思考を，より強力な誘導体へ向けるのに役立つと思われる。新薬の設計を成功に導く上で重大な障害となるのは，選択性を最大化する問題である。抗腫瘍薬の治療指数はきわめて低い。（宿主の細胞を損なうことなく，腫瘍細胞に対してのみ毒性を示す化学物質の創製に必要な）リード化合物を発見する試みは，いまだ成功していない。しかし，QSARが最も有望視されるのは，正にこのような領域である。研究者は，より強力な薬物の開発に専念したいと考えるが，実際には，さらに重要なのは選択性を求める努力である。また，たとえ選択性が達成されなくても，QSARの情報は初期の研究に大いに役立つ。Selassieらによれば，QSARは酵素レベルでの選択性の問題を解決するのに役立つ（7.4.3.2節）。QSARを実施する費用は，合成や試験を行う費用に比べれば取るに足りない。しかも，QSARに基づいた洞察が，新しい同族体の設計に役立つことは明白である。

引用文献

1. Badger, G. M. *The Chemical Basis of Carcinogenic Activity*; Thomas: Springfield, IL, 1962.
2. Yamagiwa, K.; Ichikawa, C. *J. Cancer Res.* **1918**, *3*, 1.
3. Cook, J. W.; Hewett, C. L.; Hieger, I. *J. Chem. Soc.* **1933**, 395.
4. Pullman, A.; Pullman, B. *Adv. Cancer Res.* **1955**, *3*, 117.
5. Daudel, P.; Daudel, R. *Bull. Soc. Chim. Biol.* **1949**, *31*, 349.
6. *Cancer*; Becker, F. F., Ed.; Plenum: New York, 1975; Vol. I.
7. Ames, B. N.; Durston, W. E.; Yamasaki, E.; Lee, F. D. *Proc. Natl. Acad. Sci. U.S.A.* **1973**, *70*, 2281.
8. Ames, B. N.; Kammen, H. O.; Yamasaki, E. *Proc. Natl. Acad. Sci. U.S.A.* **1975**, *72*, 2423.
9. Kosuge, T.; Tsuji, K.; Wakabayashi, K.; Okamoto, T.; Shudo, K.; Iitaka, Y.; Itai, A.; Sugimura, T.; Kawachi, T.; Nagao, M.; Yahagi, T.; Seino, Y. *Chem. Pharm. Bull.* **1978**, *26*, 611.
10. Sugimura, T. *Science (Washington, DC)* **1986**, *233*, 312.
11. Venger, B. H.; Hansch, C.; Hatheway, G. J.; Amrein, Y. U. *J. Med. Chem.* **1979**, *22*, 473.
12. Preussmann, R.; Hodenberg, A. V. *Biochem. Pharmacol.* **1970**, *19*, 1505.
13. Skibba, J. L.; Bryan, G. T. *Toxicol. Appl. Pharmacol.* **1971**, *18*, 707.
14. Krüger, F. W.; Preussmann, R.; Niepelt, N. *Biochem. Pharmacol.* **1971**, *20*, 529.
15. Kleihues, P.; Kolar, G. F.; Morgison, G. P. *Cancer Res.* **1976**, *36*, 2189.
16. Shusterman, A. J.; Debnath, A. K.; Hansch, C.; Horn, G. W.; Fronczek, F. R.; Green, A. C.; Watkins, S. F. *Mol. Pharmacol.* **1989**, *36*, 939.
17. Sugimura, T. *Environ. Health Perspect.* **1986**, *67*, 5.
18. Debnath, A. K.; de Compadre, R. L. L.; Debnath, G.; Shusterman, A. J.; Hansch, C. *J. Med. Chem.* **1991**, *34*, 786.
19. Harada, N.; Omura, T. *J. Biochem.* **1980**, *87*, 1539.
20a. de Compadre, R. L. L.; Debnath, A. K.; Shusterman, A. J.; Hansch, C. *Environ. Mol. Mutagen.* **1990**,

15, 44.

20b. Debnath, A. K.; de Compadre, R. L. L.; Shusterman, A. J.; Hansch, C. *Environ. Mol. Mutagen.* **1992**, *19*, 53.
21. Debnath, A. K.; Debnath, G.; Shusterman, A. J.; Hansch, C. *Environ. Mol. Mutagen.* **1992**, *19*, 37.
22. Singer, G. M.; Andrews, A. W.; Guo, S.-M. *J. Med. Chem.* **1986**, *29*, 40.
23. Leo, A.; Panthananickal, A.; Hansch, C.; Teiss, J.; Shimkin, M.; Andrews, A. W. *J. Med. Chem.* **1981**, *24*, 859.
24. Debnath, A. K.; Hansch, C.; Kim, K. H.; Martin, Y. C. *J. Med. Chem.* **1993**, *36*, 1007.
25. Quillardet, P.; Hofnung, M. *Mutat. Res.* **1985**, *147*, 65.
26. Debnath, A. K.; Hansch, C. *Environ. Mol. Mutagen.* **1992**, *20*, 140.
27. Debnath, A. K.; de Compadre, R. L. L.; Hansch, C. *Mutat. Res.* **1992**, *280*, 55.
28. Debnath, A. K.; Shusterman, A. J.; de Compadre, R. L. L.; Hansch, C. *Mutat. Res.* **1994**, *305*, 63.
29. Hansch, C.; Venger, B. H.; Panthananickal, A. *J. Med. Chem.* **1980**, *23*, 459.
30. Biggs, A. I.; Robinson, R. A. *J. Chem. Soc.* **1961**, 388.
31. LaLonde, R. T.; Leo, H.; Perakyla, H.; Dence, C. W.; Farrell, R. P. *Chem. Res. Toxicol.* **1992**, *5*, 392.
32. Tuppurainen, K.; Lotjonen, S.; Laatikainen, R.; Vartianen, T. *Mutat. Res.* **1992**, *266*, 181.
33. Hooberman, B. H.; Chakraborty, P. K.; Sinsheimer, J. E. *Mutat. Res.* **1993**, *299*, 85.
34. Sugiura, K.; Goto, M. *Chem.-Biol. Interact.* **1981**, *35*, 71.
35. Zhang, L.; Sannes, K.; Shusterman, A. J.; Hansch, C. *Chem.-Biol. Interact.* **1992**, *81*, 149.
36. Jerina, D. M.; Sayer, J. M.; Thakker, D. R.; Yagi, H.; Levin, W.; Conney, A. H. *Carcinogenesis: Fundamental Mechanisms and Environmental Effects*; Pullman, B.; Ts'o, P. O.; Gelborn, A., Eds.; Reidel: Dordrecht, Netherlands; pp 1-19.
37. Conney, A. H. *Cancer Res.* **1982**, *42*, 4875.
38. Lowe, J. P.; Silverman, B. D. *THEOCHEM* **1988**, *48*, 47.
39. Hansch, C.; Fujita, T. *J. Am. Chem. Soc.* **1964**, *86*, 1616.
40. Lewis, D. F. V. *Xenobiotica* **1987**, *17*, 1351.
41. Miyashita, Y.; Takahashi, Y.; Daiba, S.-I.; Abe, H.; Sasaki, S.-I. *Analytica Chimica Acta* **1982**, *143*, 35.
42. Rippman, F. *QSAR* **1990**, *9*, 1.
43. Swain, C. G.; Scott, C. B. *J. Am. Chem. Soc.* **1953**, *75*, 141.
44. Pearson, R. G.; Sobel, H.; Songstad, J. *J. Am. Chem. Soc.* **1968**, *90*, 319.
45. Barbin, A.; Bartsch, H. *Mutat. Res.* **1989**, *215*, 95.
46. Vogel, E. W.; Barbin, A.; Nivard, M. J. M.; Bartsch, H. *Carcinogenesis (London)* **1990**, *11*, 2211.
47. Ostarman-Golkar, S.; Ehrenberg, L.; Wachtmeister, C. A. *Radiat. Botany* **1970**, *10*, 303.
48. Vogel, E. W. *Carcinogenesis (London)* **1989**, *10*, 2093.
49. Gilman, A.; Philips, F. S.; Aus, S. C. *Science (Washington, DC)* **1946**, *103*, 409.
50. Goodman, L. S.; Wintrobe, M. M.; Dameshek, W.; Goodman, M. J.; Gilman, A.; McLennan, M. *J. Am. Med. Assoc.* **1946**, *132*, 126.
51. Everett, J. L.; Roberts, J. J.; Ross, W. C. J. *J. Chem. Soc.* **1953**, 2386.
52. Panthananickal, A.; Hansch, C.; Leo, A.; Quinn, F. R. *J. Med. Chem.* **1978**, *21*, 16.
53. Khan, A. H.; Ross, W. C. J. *Chem.-Biol. Interact.* **1969**, *1*, 27.

54. Bardos, T. J.; Datta-Gupta, N.; Hebborn, P.; Triggle, D. J. *J. Med. Chem.* **1965**, *8*, 167.
55. Leo, A.; Panthananickal, A.; Hansch, C.; Theiss, J.; Shimkin, M.; Andres, A. W. *J. Med. Chem.* **1981**, *24*, 859.
56. Hansch, C.; Björkroth, J. P.; Leo, A. *J. Pharm. Sci.* **1987**, *76*, 663.
57. Denny, W. A.; Wilson, W. R. *J. Med. Chem.* **1986**, *29*, 879.
58. Clarke, D. A.; Barclay, R. K.; Stock, C. C.; Rondestvedt, C. S., Jr.; Muller, A.; Pagliaro, A. *Proc. Soc. Exp. Biol. Med.* **1955**, *90*, 484.
59. Hansch, C.; Smith, R. N.; Engle, R.; Wood, H. *Cancer Chemother. Rep.* **1972**, *56*, 443.
60. Dunn, III, W. J.; Greenberg, M. J.; Callejas, S. S. *J. Med. Chem.* **1976**, *19*, 1299.
61. Hatheway, G. J.; Hansch, C.; Kim, K. H.; Milstein, S. R.; Schmidt, C. L.; Smith, R. N.; Quinn, F. R. *J. Med. Chem.* **1978**, *21*, 563.
62. Hansch, C.; Hatheway, G. J.; Quinn, F. R.; Greenberg, N. *J. Med. Chem.* **1978**, *21*, 574.
63. Hansch, C.; Leo, A.; Schmidt, C.; Jow, P. Y. C.; Montgomery, J. A. *J. Med. Chem.* **1980**, *23*, 1095.
64. Suami, T.; Machinami, T.; Hisamatsu, T. *J. Med. Chem.* **1979**, *22*, 247.
65. Montgomery, J. A.; McCaleb, G. S.; Johnston, T. P.; Mayo, J. G.; Laster, Jr., R. W. *J. Med. Chem.* **1977**, *20*, 291.
66. Montgomery, J. A.; Mayo, J. G.; Hansch, C. *J. Med. Chem.* **1974**, *17*, 477.
67. Denny, W. A.; Cain, B. F.; Atwell, G. J.; Hansch, C.; Panthananickal, A.; Leo, A. *J. Med. Chem.* **1982**, *25*, 276.
68. Wilson, W. R.; Cain, B. F.; Baguley, B. C. *Chem.-Biol. Interact.* **1977**, *18*, 163.
69. Cain, B. F.; Wilson, W. R.; Baguley, B. C. *Mol. Pharmacol.* **1976**, *12*, 1027.
70. Fink, S. I.; Leo, A.; Yamakawa, M.; Hansch, C. *Farmaco, Ed. Sci.* **1980**, *35*, 965.
71. Hansch, C. *Farmaco, Ed. Sci.* **1979**, *34*, 89.
72. Yoshimoto, M.; Miyazawa, H.; Nakao, H.; Shinkai, K.; Arakawa, M. *J. Med. Chem.* **1979**, *22*, 491.
73. Kunz, K. R.; Iyengar, B. S.; Dorr, R. T.; Alberts, D. S.; Remers, W. A. *J. Med. Chem.* **1991**, *34*, 2281.
74. Sami, S. M.; Remers, W. A.; Bradner, W. T. *J. Med. Chem.* **1989**, *32*, 703.
75. Remers, W. A.; Dorr, R. T. In *Alkaloids: Chemical and Biological Perspectives*; Pelletier, S. W., Ed.; Wiley: New York, 1988; p 1.
76. Tomasz, M.; Lipman, R.; McGuinness, B. F.; Nakanishi, K. *J. Am. Chem. Soc.* **1988**, *110*, 5892.
77. Hoey, B. M.; Butler, J.; Swallow, A. J. *Biochemistry* **1988**, *27*, 2608.
78. Danishefsky, S.; Ciufolini, M. *J. Am. Chem. Soc.* **1984**, *106*, 6424.
79. Sosnovsky, G.; Rao, N. U. M. *J. Pharm. Sci.* **1990**, *79*, 369.
80. Sosnovsky, G.; Prakash, I.; Rao, N. U. M. *J. Pharm. Sci.* **1993**, *82*, 1.
81. Chan, C. L.; Lien, E. J.; Tokes, Z. A. *J. Med. Chem.* **1987**, *30*, 509.
82. Brown, J. M. *Cancer Treat. Rep.* **1981**, *65 (suppl. 2)*, 95.
83. Hodnett, E. M.; Wongwiechintana, C.; Dunn, III, W. J.; Marus, P. *J. Med. Chem.* **1983**, *26*, 570.
84. Quinn, F. R.; Beisler, J. A. *J. Med. Chem.* **1981**, *24*, 251.
85. Quinn, F. R.; Neiman, Z.; Beisler, J. A. *J. Med. Chem.* **1981**, *24*, 636.
86. Kubinyi, H. J. *Cancer Res. Clin. Oncol.* **1990**, *116*, 529.

第10章　中枢神経系作用薬のQSAR

10.1　序論

　中枢神経系（CNS）に作用する薬物は，非特異的抑制薬と特異的薬物の二つに大別される。前者は，古くから知られ，かつ広く検討されている薬物クラスの一つである。しかし，その作用機序は，まだ十分解明されていない。現在分かっているのは，中枢神経系へ取り込まれる非極性化合物のほとんどが，抑制作用を示すことである。（神経膜へ単純溶解した化学物質は，麻酔作用や催眠作用を示すという）20世紀初頭から知られている仮説に従うならば，この知見は決して驚くに当たらない[1-3]。しかし，最近の研究によれば，特異的相互作用の関与も認められ，純粋に非特異的な薬物というのは存在しない。森は，遠くから眺めれば，どれも同じように見えるが，実際には，個々の木々は，周囲のそれらと完全に同じではない。麻酔作用は，希ガス（キセノンなど）やアルコール類（エタノール）だけでなく，バルビツレート類などの複雑な化学物質によっても引き起こされる。現在，議論の中心をなすのは，一次作用部位の話題である。それは，脂質二重層かもしれないし，二重層に埋め込まれた蛋白質かもしれない。あるいは，それらの二つが関与している可能性もあり，まったく別の部位が関与しているのかもしれない。第6章で呈示した数多くの証拠によれば，疎水化合物は，酵素から細胞小器官，さらには動物個体に至るまでの，ほとんどすべての生体系を抑制する[3]。問題は，化合物の疎水性の度合いとその適用濃度である。麻酔薬が受容体と相互作用する際の特異的機構を探究したければ，生化学系に及ぼす（疎水化合物の非特異的阻害作用に基づく）累積効果を無視しなければならない。このことは，研究者に挫折感を味わわせることになる。

　この種の議論では，特異的終末点の定義と測定が中心的課題となる。麻酔薬，催眠薬，精神安定薬，神経抑制薬，麻薬，鎮静薬といった術語は，互いに重なり合う部分があり，それらの間に定義の明確な境界は存在しない。中枢神経系抑制作用を示す化合物は無数に存在するが，力価が（狭い範囲で）疎水性と関係することを除けば，それらの間に共通点は見出されない。

　本章の執筆に当たって特に参考にしたのは，中枢神経系作用薬のQSARに関するLeinら[4]とGupta[5]の総説であった。

10.2 血液脳関門 (BBB)

　脳への化学物質の侵入には，関門が存在するという仮説は，1885年，Paul Ehrlichによって初めて証明された。彼は，染料のトリパンブルーを実験動物へ注入すると，（脳と脊髄を除く）すべての器官にトリパンブルーが見出されることを示した。この観察がきっかけとなり，（100年以上にわたる）いわゆる血液脳関門（BBB）の性質に関する研究が開始された。この問題は，最近の総説[6,7]やモノグラフ[8]に示される通り，きわめて複雑であり，いまだに十分解明されてはいない。特定の化合物が脳へ侵入するか否かを予測するには，いくつかの問題が解決されなければならないからである。

　これまでの定説によれば，親油化合物は，親水化合物に比べて，中枢神経系へ侵入しやすい。この仮説の定量的評価は，1965年に初めて行われた[9]。（マウス脳への X-$C_6H_4B(OH)_2$ の浸透データに基づいた）その報告によれば，体重1g当たり $35\mu g$ のホウ素をマウスへ注入し，15分後のベンゼンボロン酸の脳内濃度を測定したところ，その濃度と π との間に放物線関係が見出された。我々は，$\log P$ の計算値を用いて，この関係を双一次形に書き改め，次の式(10-1)を得た。

$$\log BC = 1.91(\pm 0.35)CLOGP - 2.14(\pm 0.51)\log(\beta \cdot 10^{CLOGP} + 1)$$
$$-0.04(\pm 0.22) \tag{10-1}$$
$$n = 13, r^2 = 0.972, s = 0.073, \log P_o = 1.87(\pm 0.56)$$

　　　　除外したデータ点：4-$B(OH)_2$

式(10-1)によれば，脳内に見出されるボロン酸の量は，$\log P$ が2付近で横ばい状態になる。初期勾配は，予想よりも大きい。この結果は，ボロン酸類の $\log P$ 値の広がりが，一様でないことに原因がある。式(10-1)によれば，親油化合物ほど脳に浸透しやすく，その関係は，$\log P = 1.87$ までは直線的である。しかし，$\log P$ が1.87を越えると，透過速度はほぼ横ばいになる。直線性の破綻は，一部，他の結合部位との競合に基づく。この点に関しては，式(7-7)～式(7-16)を参照されたい。代謝もまた，透過過程に影響を及ぼす。ボロン酸類の一部は，15分後にはすでにP450酸化を受け，親水性のより高い化合物へと代謝される。透過過程には，分子のサイズも影響を及ぼす。

　Levinは，その見事な研究において，ラット脳毛細管を経る薬物の透過（pen）が，$\log P$ と分子量（サイズ）の両者に依存することを示した[10]。我々は，彼の方程式を再計算し，次の式(10-2)を得た[11]。

$$\log(pen) = 0.50(\pm 0.01)\log P - 1.43(\pm 0.58)\log MW - 1.84(\pm 1.3) \tag{10-2}$$
$$n = 23, r^2 = 0.859, s = 0.461$$

　　　　除外したデータ点：アスコルビン酸塩，アドリアマイシン，
　　　　　　　　エピポドフィロトキシンおよびビンクリスチン

血液試料の採取は，薬物の静脈内（i.v.）投与後6分の時点まで行われた。被検化合物のサイズは，水，食塩および尿素からブレオマイシンに至るまで，広い範囲に及んだ。$\log P$ は，-4.0

から3.3までの範囲にあった。式(10-2)によれば，分子のサイズはきわめて重要である。しかし，式(10-2)は，標準偏差がかなり大きく，かつ適合の悪いデータ点も含むため，さらに詳しい検討を必要とする。たとえば，水と分子量が500以上の化合物を除外すると，log MW項は有意ではなくなる。Pardridgeら[12,13]は，Rapoportら[14]，Cornford[15]，Oldendorf[16]およびRapoport[17]が得た関係と，よく似た関係を誘導した。Fenstermacherもまた，脳への化学物質の取り込みでは，分子サイズが重要であることを指摘した[18]。

　問題が抱えるもう一つの側面は，Youngらの研究から明らかにされた[19]。彼らは次の式(10-3)を報告した。

$$\log(\text{脳}/\text{血液}) = -0.48(\pm 0.16)\Delta \log P + 0.89(\pm 0.50)$$
$$n = 20, r^2 = 0.691, s = 0.439$$
(10-3)

ここで，従属変数は，静脈内投与後2～3時間の時点で達成される薬物の脳/血液平衡濃度である。ちなみに，式(10-1)と式(10-2)は，速度に基づいたQSARである。また，式(10-3)において，$\Delta \log P$は$\log P_{\text{オクタノール}} - \log P_{\text{シクロヘキサン}}$で定義される。検討した化合物（シメチジン類似体）のほとんどは，$\log P_{\text{シクロヘキサン}}$値が負であった。また，疎水性の最も高い分子でさえ，その$\log P_{\text{シクロヘキサン}}$値は，$\log P_{\text{オクタノール}}$値に比べてかなり小さかった。シクロヘキサン系では，薬物の極性的側面，ことに水素結合性が強調される。$\Delta \log P$値は，$\log P_{\text{シクロヘキサン}}$が大きな負値をとる化合物ほど大きくなる。式(10-3)における負の勾配は，化合物の極性が，脳に集中する傾向を低下させることを示唆する。著者らによれば，この結果は，血中蛋白質との強い相互作用に基づくと考えられる。（有機化合物の疎水的性質は，血清蛋白質との結合にきわめて重要であるが，薬物クラスが異なれば，log Pに関する線形方程式の切片は異なるという）Sholtanの所見に照らしてみて，この理論は合理的と思われる（表7-1参照）。式(10-3)では，$\log P_{\text{オクタノール}}$はあまり良好な結果を与えない。しかし，Taftらの水素結合パラメータ（6.8.1項参照）を用いれば，蛋白質相互作用は適切に補正されるはずである。Abrahamらの報告は，この問題を扱っている[19a]。

　Shahらの*in vitro*研究は，式(10-2)と対比される[20]。彼らは，酢酸セルロース膜上で脳微小血管内皮細胞を増殖させ，さまざまな薬物や簡単な有機化合物の細胞透過性について検討した。その結果は，次の式(10-4)に要約される。

$$\log(\text{pen}) = 0.24(\pm 0.06)\log P - 0.62(\pm 0.55)\log \text{MW} - 1.21(\pm 1.2)$$
$$n = 14, r^2 = 0.908, s = 0.176$$
(10-4)

分子量の広がりは60～376の範囲に過ぎないが，式(10-4)のlog MW項は有意である。ただし，その有意性は，log Pに比べると低い。一方，log Pの広がり（-2.97～3.54）はきわめて良好である。要するに，式(10-4)は，動物個体データから求めた式(10-2)と矛盾しない。また，その式は，多剤耐性に関するQSARを思い起こさせる（7.4.3.3項参照）。モデル細胞系は，動物体内での化合物の挙動を推定する際に役立つ。

　John-Greenは，ラット中枢神経系への構造(**10-1**)の透過性について検討し，次の式(10-5)を誘導した[21]。

[構造式 10-1]

- 大腿深静脈への注入後1分の時点でのラット脳への構造(**10-1**)の透過率

$$\log(透過率) = 0.32(\pm 0.08)\log P - 0.54(\pm 0.21)$$
$$n = 17, r^2 = 0.819, s = 0.117$$
(10-5)

除外したデータ点：$R_1 = R_2 = Me$, $R_3 = H$

式(10-5)へ立体項を付け加えても，相関は改善されない。この知見は，分子のサイズが脳への透過性に何ら関与しないことを示唆する。従属変数として用いた透過率は，理想的な終末点ではない。なお，置換基はすべて飽和アルキル基である。

注入後2時間の時点でのデータからは，満足なQSARは得られない。代謝がその原因と考えられるが，その様式は不明である。オクタノール-水系の$\log P$との間の相関の低さは，おそらく，終末点の性格が，式(10-1)，式(10-2)および式(10-4)で使われた短期的性格のものと異なり，式(10-3)のそれと似ていることと関係がある。

脳への分子の透過についての理解を難しくしているもう一つの因子は能動輸送である。極性化合物の多くは，分配係数から予想されるよりも容易に血液脳関門を通り抜ける。しかし，血液脳関門を通る中性アミノ酸類の能動輸送では，Smithらが指摘したように，K_mは$\log P$に強く依存する[22]。

$$\log 1/K_m = 1.23(\pm 0.37)\log P + 2.19(\pm 0.89)$$
$$n = 14, r^2 = 0.814, s = 0.442$$
(10-6)

式(10-6)は，Smithらが誘導した元の式とは若干異なる。興味深いのは，グリシンとプロリンが，輸送系に対して親和性をまったく示さないことであった。また，流入と$\log P$との間に，相関は存在しない。

Prestonらによれば，腸のアミノ酸輸送系は，次の式(10-7)に示されるように，血液脳関門に比べて，疎水的性格が弱い（勾配の値を比較されたい）[23]。

$$\log 1/K = 0.51(\pm 0.11)\text{CLOGP} + 2.69(\pm 0.34)$$
$$n = 13, r^2 = 0.819, s = 0.160$$
(10-7)

10.3 プロドラッグ類

薬物の多くは，親水性が高く，簡単には中枢神経系へ入り込めない。この問題を克服するため，

誘導体（多くはエステル体）が調製される。これらの誘導体は，中枢神経系などの作用部位へ入った後，その部位に存在するヒドロラーゼ類によって活性薬物へと加水分解される（式(6-164)参照）。しかし，この誘導体化は，必ずしも満足な結果を与えない。たとえば，エステルなどの誘導体は，脳へ到達する前に，血中で加水分解されるかもしれない。プロドラッグ類の設計が徹底的な研究対象となったのは，このような事情による[24]。構造(**10-2**)に関する次の式(10-8)は，そのような研究成果の一つである[25]。

[構造式 **10-2**]

$$\log T_{1/2} = -0.51(\pm 0.16)\log P - 1.83(\pm 0.76)E_s - 2.64(\pm 1.3) \tag{10-8}$$
$$n = 7, r^2 = 0.953, s = 0.118$$

ここで，$T_{1/2}$ は37℃のヒト血漿中での半減期（単位：時間）を表す。log P 項の負の係数は，疎水性の高い化合物ほど，半減期が短いことを示す。また，立体障害の大きな置換基（すなわち，E_s が大きな負値をとる置換基）ほど，半減期は長くなる。したがって，Rの選択がうまくいけば，半減期のまったく異なるエステル類の設計も可能である。たとえば，R＝C_8H_{17} のとき半減期は0.4時間であるが，R＝$CHMe_2$ では半減期は6.6時間となる。これは，イソプロピル基が強い立体効果を及ぼすことと関係がある。

（pH 5.92 での）$RCOOC_6H_4$-4-NO_2 に対するキモトリプシンの作用は，次の式(10-9)で表される[26]。この式を，式(10-8)と比較してみよう。

$$\log k_2/K_m = 0.79(\pm 0.40)\pi + 1.76(\pm 0.42)E_s + 2.23(\pm 0.52) \tag{10-9}$$
$$n = 8, r^2 = 0.962, s = 0.201$$

ニトロフェニルエステル類のキモトリプシン加水分解では，疎水パラメータと立体パラメータの係数は，式(10-8)とは逆の符号を持つ。反応速度と $T_{1/2}$ は逆比例の関係にあるので，この結果は予想通りである。また，両式におけるパラメータの係数は，符号を除けば，ほぼ同じ大きさである。このことは，血清ヒドロラーゼの構造活性相関が，キモトリプシンのそれとよく似ていることを示唆する。

構造(**10-2**)の加水分解は，イミダゾール環からROCO基を取り除き，（下垂体前葉腺からの甲状腺刺激ホルモンの分泌と合成を制御する）甲状腺刺激ホルモン放出ホルモン（TRH）の生成を促す。TRHは中枢神経系をほとんど透過せず，しかも血漿中でのその半減期は短い（6〜8分）。血中でのエステル類の酵素分解は遅い。そのため，薬物は長時間持続的に供給される。R＝C_8H_{17}

の誘導体は，log P が1.88で，ヒト皮膚を効率よく透過し，輸送中に親ペプチドへと変換される[24]。

以上の解析によれば，血液脳関門における透過の問題は，化合物の相対疎水性だけでは説明できない。血液脳関門の透過は，log P に関して非線形であるため，たとえlog P の実測値を用いても，その解釈は容易ではない。また，これまでの研究によれば，血液脳関門の透過には，疎水性だけでなく分子のサイズも重要であり，代謝の問題も無視できない。

イオン化した薬物は，血液脳関門を透過しない。これは，多年にわたり培われた創薬化学者の確信である。しかし，（COO^- などの）イオン断片の親水性が疎水部分によって相殺され，分子全体のlog P が正値をとる化合物には，このことは当てはまらない。たとえば，コレステロール血症治療薬のロバスタチンとプラバスタチンはその一例である。

ただし，P' はpH 7.0での酸の分布係数，P はラクトン型薬物の分配係数である[27]。アリル位のOHとCH_3 に対するフラグメント定数の差は2.23であり，この値はlog P' の差（1.93）に近い。プラバスタチンはナトリウム塩で投与される。一方，ロバスタチンはラクトン体で投与され，さらに in vivo で加水分解される。両薬物の疎水性は大きく異なるが，肝細胞での取込み速度はよく似ている（能動輸送？）。ただし，細胞のタイプによっては，ロバスタチンの方が取り込まれやすいこともある[27]。これらの2種の薬物は，同等のコレステロール低下作用を示す。しかし，親油性の高いロバスタチンは，一部の患者に睡眠障害を引き起こす[28,29]。この事実は，in vivo で速やかにカルボン酸へ加水分解されるにもかかわらず，かなりの量のロバスタチンが中枢神経系へ入り込むことを示唆する。この知見もまた，できるだけ疎水性の低い薬物を設計することの意義を，我々に教えてくれる[11]。

プラバスタチン
log P' = -0.23
log P = 2.45*

ロバスタチン
log P' = 1.70
log P = 4.27*

*ラクトン体

薬物設計に役立つもう一つの事例は，強心薬のAR-L 57 とAR-L 115（スルマゾール）である[11]。

AR-L 57　log P = 2.59

AR-L 115　log P = 1.17

AR-L 57 は，動物試験においてきわめて有望な結果を与えた。しかし，ヒトにおいては，（お

そらく中枢神経系が関係する）顕著な「ブライトビジョン（bright vision）」を引き起こした。中枢神経系透過性と log P との関連性に気づいた研究者は，このブライトビジョンの問題を解決するため，親水性のより高い薬物 AR-L 115 を開発した。AR-L 115 もまた，中枢神経系へ取り込まれるが，その量は少なく，問題を引き起こすほどではなかった。

10.4 非特異的中枢神経系作用薬

QSAR 領域における初期の成功の一つは，簡単な有機分子の麻酔作用では，（オクタノール－水分配係数で定義される）疎水性に最適値があることを明らかにしたことである。20 世紀初頭，Overton[1] と Meyer[2] は，それぞれ独立に，オリーブ油－水分配係数が大きくなるにつれ，麻酔作用も強くなることを報告した。しかし，最適値があることには気づかなかった。また，研究を拡張していくうち，直線性が無限に成立するわけではないことを知った。そこで，Ferguson-Pirie は，カットオフ理論なるものを提唱した[30-32]。この理論によると，簡単な麻酔データの多くは，次の式(10-10)の形で相関づけられるという。

$$C_i = kA_i^m \tag{10-10}$$

標準応答を引き起こすのに必要な濃度（C_i）が低いほど，化合物の生物活性は高い。すなわち，化合物の作用強度は，C_i ではなく，$1/C_i$ の形で表した方が適切である。そこで，式(10-10)は，次の式(10-11)のように書き改められた。この件については，式(6-43)～式(6-46)も参照されたい。

$$\log 1/C_i = m \log A_i + \log k \tag{10-11}$$

ここで，C_i は，（標準応答を引き起こすのに必要な）同族体系列の i 番目の成員の濃度であり，A_i は，（分配係数や蒸気圧といった）物理化学的性質や（同族体系列における鎖の炭素数といった）パラメータを表す。共線性の問題は，すでに指摘した通りである。Furguson によれば，純粋に物理的機構で作用する等麻酔分子は，同一の化学ポテンシャルを持つ。この見解は，（濃度が等しければ，細胞内の不活性物質の麻酔効果は相等しいという）Meyer-Hemmi の仮説[33]を，別の立場から表現したものである。これらの理論では，水相の薬物は，重要な生化学的作用が生じる相の薬物と，ほぼ平衡にあると仮定される。しかし，実際には，生体系はその周囲と平衡にはない。Ferguson によれば，$\log 1/C_i$ と $\log A_i$ との間における線形性の消滅は，次のように説明される。すなわち，化合物の疎水性が高くなるにつれ，化合物の水溶解度は減少し，ある点に来ると，標準応答を引き起こすに十分な濃度が達成できなくなる，というわけである。しかし，いくたの事例を実際に調べてみると，カットオフは鋭いものではなく，放物線的[34]または双一次的[35]であることが分かった。また，双一次関係における下降線の傾きは，溶解度の問題により，その解析がきわめて難しい。実際問題として，疎水性が高くなると，ある点で活性は消失する。このことは，明らかに，特定の点（放物線の頂点）で，機構の変化が起こることを示唆する。この変化は，（化合物の疎水性が高くなると）実験時間内に準平衡や定常状態が達成できなくなることに基づく。なお，水溶解度の問題は，水に浸した単純な生物を用いて実証することもできる。

もっとも，非水生動物へ薬物を注入する場合には，状況は異なってくる。薬物は通常，溶媒に溶かし，静脈内（i.v.）または腹腔内（i.p.）へ投与される。生体内では，他の因子が一定のとき，薬物は疎水性に比例し，親油性のあらゆる器官へ分散する。この状況は，単純な水溶解度の議論では説明がつかない。

$\log 1/C$ と $\log P$ との間に放物線関係を仮定し，さまざまな動物における各種麻酔薬の作用に関するQSARが誘導された[36]。この研究は，意外な結果を明らかにした。すなわち，化合物のタイプにかかわらず，$\log P_o$ は常にほぼ2になったのである。表10-1は，その結果をまとめたものである。括弧内の値は，95%信頼区間を表す。ただし，放物線の下降側のデータが少ないため，信頼区間を確定できなかった事例もある。一般には，双一次モデルは，放物線モデルに比べて，良好な結果を与える。しかし，データ点が少ないため，双一次モデルを適用できない場合も多い。双一次モデルを用いると，$\log P_o$ の値は（〜0.2ほど）低くなる。もっとも，このことは，実際の目的にはほとんど影響がない。臨床的には，$\log P$ が最適値よりも低い薬物でも，用量を増やせば同等の効果が得られる。

$\log P$ に対して $\log 1/C$ が非線形的依存性を示す理由は，いろいろ考えられる[34]。たとえば，非特異的な低分子量催眠薬では，二つの因子，すなわちランダムウォーク過程と代謝が重要であると考えられる。また，表10-1で取り上げたアルコール類は，すべて第三級アルコールである。これはおそらく，第一および第二アルコール類が代謝的酸化を受けやすく，薬物として有用でないためである。第8章の議論からも予想されるように，代謝は $\log P_o$ の設定に重大な影響を及ぼす。5位にアルキル基を1個しか持たないバルビツレート類は，（カルボニル基に隣接するC-H結合がきわめて不安定なため）活性が低い。この事実もまた，代謝的喪失が原因である[37]。

（表10-1で $\log P_o$ を求めるのに利用した）QSARの切片は，有用な情報はほとんど提供しない。なぜならば，表10-1の $\log P$ 値は，長い期間をかけ，さまざまな実験室から寄せ集められたデー

表10-1 $\log 1/C = a\log P - b(\log P)^2 + c$ から誘導された，さまざまな薬物の $\log P_o$ 値

No.	試験動物	n	化合物のタイプ	$\log P_o$
1.	マウス	13	バルビツレート類	1.80 (1.65-2.08)
2.	ウサギ	11	バルビツレート類	1.66 (1.54-1.78)
3.	ウサギ	9	バルビツレート類	2.25 (1.95-2.49)
4.	ラット	17	バルビツレート類	2.08 (1.67-2.38)
5.	ラット	15	バルビツレート類	1.65 (1.55-1.77)
6.	マウス	13	バルビツレート類	2.03
7.	マウス	10	バルビツレート類	2.69
8.	マウス	14	バルビツレート類	2.71
9.	マウス	6	チオモルホリンジオン類	1.97 (1.29-2.74)
10.	マウス	8	アセチレン系第三級アルコール類	1.79
11.	マウス	8	アセチレン系第三級アルコール類	2.09 (1.91-2.68)
12.	マウス	8	アセチレン系カルバメート類	1.56 (1.47-1.68)
13.	ウサギ	11	アセチレン系第三級アルコール類	2.21
14.	モルモット	13	第三級アルコール類	1.92 (1.75-2.24)
15.	マウス	6	$(CH_3)_2C(SR)CONH_2$	1.59
16.	マウス	14	N,N'-ジアシル尿素類	1.69 (1.50-2.05)
			平均値	1.98

出典：引用文献36．

タであるため，実験条件が一様とは考えられないのである。たとえば，効力の強い催眠薬は，極性基を持ち，かつ代謝的に安定である必要がある。表 10-1 に示した化合物タイプでは，（脂肪族炭素に結合した）極性基のフラグメント値は次のようになる。

$-CONH_2, f^A = -2.11, -CONHCONHCO-, f^A = -2.38,$ [環状イミド] $O, f^A = -1.91, OCONH_2, f^A = -1.58$

$-OH, f^A = -1.64,$ [環状チオイミド] $S, f^A = -1.04$

これらの親水フラグメントは，水素結合の供与体や受容体としても機能する。

　疎水性と中枢神経系抑制薬との関係は，（見方を変えれば）図 10-1 のヒストグラムによっても表せる[11]。このヒストグラムを構成する薬物は，（現在臨床で使用されているか，あるいは過去において使用されたことのある）96 種の中枢神経系作用薬—麻酔薬，催眠薬および精神安定薬—である。ただし，一部イオン化する薬物では，log P に代わり，pH 7.4 で測定された log D が使用された。それらのほとんどは古くから知られた薬物で，その開発に log P_o の概念は活用されていない。また，すでに述べたように，薬物の log P 値は，必ずしも理想値と一致しなくてもよい。

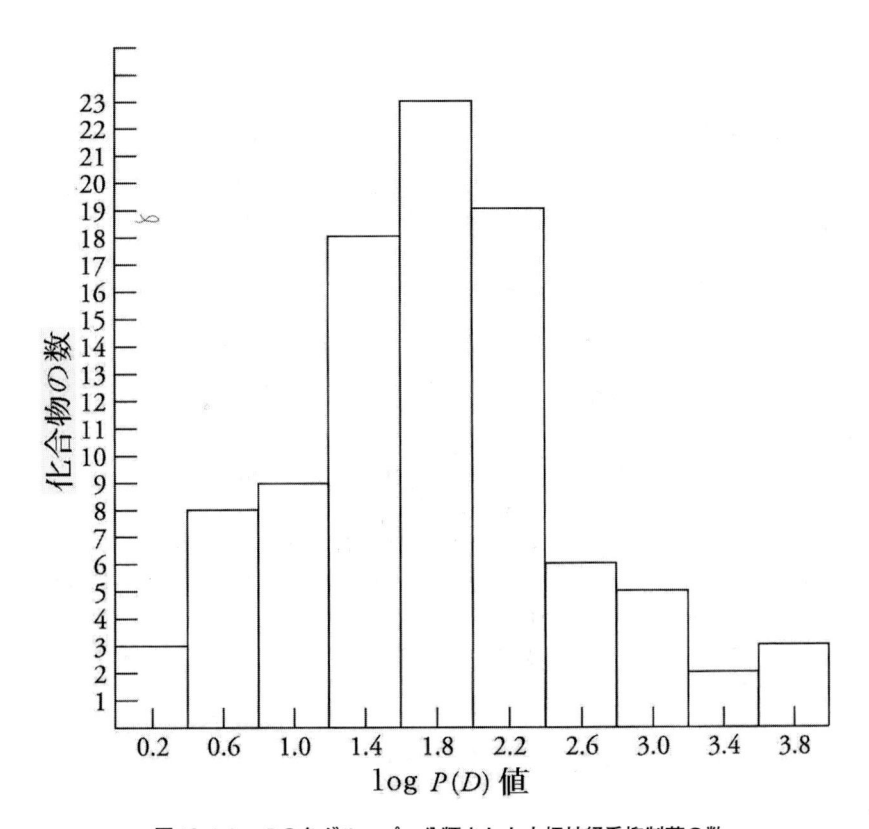

図 10-1　log P の各グループへ分類された中枢神経系抑制薬の数

投与量を増やせば，log P の不備は相殺できるからである．にもかかわらず，これらの抑制薬の log $P_o(D)$ は，2 ± 0.5 の範囲に収まる．（log P がこの範囲にある）初期の抗ヒスタミン薬や β 遮断薬の多くは，中枢神経系に対して望ましくない作用を示すが，このことは驚くに当たらない[11]．

チオバルビツレート類は，オキシバルビツレート類に比べて，log P_o 値が高い（3種のデータセットの平均値$=3.1$）[36]．その理由はいろいろ考えられるが，明快な説明はいまだなされていない．チオバルビツレート類の pK_a 値は，オキシバルビツレート類のそれに比べて，約 0.5 だけ低い．また，チオバルビツレート類では，中性型の log P 値が相関方程式に使用される．チオ系列とオキシ系列における log P_o の差（1.1）の半分以下は，この事実によって説明される．

他の研究者もまた，log P_o に関して同様の値を見出した．Druckery らは，アミド系催眠薬に対して 2 なる値を報告し[38]，Biagi らは，ラットに作用するベンゾジアゼピン類 28 種に対して 2.5 を報告した[39]．また，Timmermans らは，最大応答（血圧低下）時におけるクロニジン誘導体の脳内濃度が log P に依存し，かつ log $P_o=2.16$ であることを示した[40]．

log P_o が約 2 であることは，生体内での中性化合物の移行にとって理想的である．たとえば，全草に作用するフェニル尿素系除草剤（光化学系 II 阻害剤）21 種に対する log P_o は 2.10 である[41]．また，同じ型の市販除草剤 6 種は，平均 2.5 の log P を持つ（第 11 章参照）[41]．

Kutter らは，モルヒネ様鎮痛薬（モルヒネ，デヒドロモルフィン，ノルモルフィン，ヒドロモルフィン，レボルファノール，ジヒドロモルフィンのフリル誘導体，エトルフィン，メサドン，ペチジン，ケトベミドンおよびフェンタニル）に関する研究において，薬物の活性を二通りの方法で評価した[42]．一つの方法はウサギ脳へ直接注入（iventr）する方法で，もう一つの方法は静脈内投与（i.v.）する方法である．これらの活性は，それぞれ式(10-12)と式(10-13)を用いて相関づけられた．

$$\log 1/C_{\text{iventr}} = b\log k + 定数 \tag{10-12}$$

$$\log 1/C_{\text{i.v.}} = a\log A + b\log k + 定数 \tag{10-13}$$

ここで，k は，（変動の大きい）薬物の立体電子的性質に強く依存すると仮定された．また，A は，薬物がランダムウォーク過程により，一定時間内に作用部位に到達する確率を表す．この確率は，ヘプタン-緩衝液分配係数を P' としたとき，log P' に依存すると仮定された．

$$\log A = a'(\log P')^2 + b'\log P' + 定数 \tag{10-14}$$

式(10-14)を式(10-13)へ代入し，式(10-12)を差し引くと，次の式(10-15)が導かれる．

$$\log 1/C_{\text{i.v.}} - \log 1/C_{\text{iventr}} = \alpha(\log P')^2 + \beta\log P' + 定数 \tag{10-15}$$

また，式(10-15)を双一次形に書き直すと，次の式(10-16)が得られる．

$$\log(C_{\text{iventr}}/C_{\text{i.v.}}) = 0.78(\pm 0.23)\log P' - 0.83(\pm 0.45)\log(\beta \cdot 10^{\log P'} + 1)$$
$$+ 0.77(\pm 0.96) \tag{10-16}$$
$$n=11,\ r^2=0.949,\ s=0.279,\ \log P'_o = -0.16(\pm 1.1)$$

双一次形の式(10-16)は，Kutter らの放物線式に比べて，わずかに良好な結果を与える．log P'_o はほぼゼロになる．log P' がこの値に最も近い薬物はエトルフィンである（log $P'=0.15$）．この薬物の log P は，オクタノール-水系（pH 7.4）では 1.86 になる．この知見は，立体電子的因子

を無視すれば，いわゆる血液脳関門の透過に必要な log P の最適値がほぼ 2 であるという仮説とよく一致する。

脳内投与された薬物では，log P' と力価との相関は，次の式(10-17)に示されるように良好とは言えない。

$$\log 1/C_{\text{iventr}} = 0.34 \log P' - 0.17 \qquad (10\text{-}17)$$
$$n = 11, r^2 = 0.430$$

要するに，極性基は血液脳関門の透過を妨げるが，特異的な薬物－受容体相互作用には好都合である。すなわち，極性基を持つ等親油性薬物は，そのような置換基を持たない薬物に比べて，強力な作用を発現する。最も有効な薬物は，（エトルフィンのような極性基を持つ）親油性薬物である。興味深いことに，pH 7.4 でかなりイオン化する化合物では，log D_o は log P_o とほぼ等しい。

以上の事例によれば，構造的に異なるさまざまな化学物質では，中枢神経系の透過に関して log P の最適値が存在し，その値は 2 ± 0.5 の範囲にある。

最近，Balzarini ら[43] と Lien ら[44] は，抗 AIDS 薬の設計に関して，同様の問題を論じた。脳は HIV の複製にとって重要な部位である。したがって，抗 AIDS 薬の研究では，脳の問題にも注意を向けなければならない[45]。白坂らによれば，AZT よりも親油性の高い 2',3'-ジデオキシプリンヌクレオシド類は，AZT よりも HIV 抑制作用が強い[46]。同様の問題は，脳腫瘍へ薬物を送達する際にも生じる。Levin は，この問題に関して式(10-2)を誘導した[10]。

10.5 全身麻酔薬

全身麻酔薬とは，通常，外科手術で使用される非極性の揮発性麻酔薬のことを指す。作用機序に関する現在の考え方は，Miller-Forman[47,48] や Franks-Lieb[49] によって総説されている。つい最近まで，神経膜へのこれらの不活性化合物の単純な分配が，麻酔効果を引き起こすと考えられていた。しかし，最近の努力は，特異作用部位——おそらく蛋白質——を見つけ出す方向へ向けられている[47-49]。

Miller らは，さまざまな麻酔薬の作用に関するデータを収集した[50,51]。我々は，そのデータを用いて，次の式(10-18)を誘導した。

・気圧（p）で表した麻酔圧とマウスの立ち直り反射との相関[52]

$$\log 1/p = 1.17(\pm 0.25) \log P + 1.88(\pm 0.33) I - 2.11(\pm 0.39) \qquad (10\text{-}18)$$
$$n = 30, r^2 = 0.897, s = 0.438$$

ここで，麻酔圧とは，動物が立ち上がれなくなったときの圧力を指す。log P 値が 2 よりも大きいデータ点は 1 個しかないため，式(10-18)から log P の最適値を求めることはできない。また，適合度の悪い化合物（C_2H_6）は，QSAR を誘導する際に除外された。I はダミー変数で，極性水素を含む同族体に対して 1 を割り付けた。ただし，極性水素とは，（酸素，フッ素，塩素，臭素および HC≡C- といった電気陰性元素と結合した）炭素原子に付いた水素のことである。この項の係数は大きな値をとるが，このことは，麻酔効果における極性の重要性を示唆する。事実，

式(6-131)に示した簡単な極性化合物の麻酔作用は，式(6-129)に示した炭化水素類のそれと非常によく似ている。しかし，切片の値は大きく異なる。この事実は，非特異的麻酔には，疎水性以外の因子も関与することを示唆する[52]。同様の結論は，式(10-14)～式(10-16)に示したKutterらの研究からも導かれる。

Millerらは，麻酔圧とオリーブ油–気体分配係数との間に，良好な相関を見出した[51]。この事実は，麻酔ガスを用いた研究結果が，油–気体分配係数と相関づけられることを示唆する。しかし，我々の見解に従えば，この結論は間違っている。というのは，極性固体の分配係数は測定がきわめて難しく，かつ，式(10-18)は油–気体方程式からは得られない情報も提示するからである。オクタノール–水系の疎水尺度の長所は，水素結合や双極性の効果を著しく低下させる点である。式(10-18)の場合，このことは，データを相関づけるのに，方程式が二つ必要であることを意味する。しかし，ダミー変数を用いて極性効果を表せば，これらの二つの方程式は一つにまとめられる。このような共通尺度は，Kutterらの研究や，本書で考察した他の多くの事例との側方相関（比較）を可能にする。要するに，式(10-18)で良好な結果が得られたのは，水素結合パラメータが利用できたおかげである。

藤田らは，QSARにおける水素結合の役割について詳細に解析し，式(10-18)で用いたダミー変数 (I) が，水素結合と関係があることを明快に示した[53]。

また，脂肪族エーテル類の麻酔作用に関して，次の式(10-19)が誘導された。

・マウスに対するRORの麻酔作用（ED_{50}）[54]

$$\log 1/C = 0.90\,(\pm 0.24)\log P - 0.18\,(\pm 0.09)(\log P)^2 + 2.29\,(\pm 0.14)$$
$$n = 28,\ r^2 = 0.874,\ s = 0.135,\ \log P_o = 2.43\,(2.05 - 3.46)$$
(10-19)

ただし，データ点は，以前の解析時の26個ではなく，28個使用された[54]。このQSARの興味深い点は，$\log P_o$ が2.43となり，中枢神経系作用薬で通常見出される範囲に収まったことである。

10.6 抗痙攣薬

抗痙攣と抗てんかんという二つの術語は，しばしば同じ意味に用いられる。なぜならば，抗痙攣薬の研究は，てんかんの治療薬を目指すことが多いからである。もっとも，抗痙攣薬のほとんどは，中枢神経系を選択的に抑制するわけではない。（発作と関係のある）中枢神経系中心を抑制する親油性薬物は，多かれ少なかれ非特異的な中枢神経系抑制作用も示す。通常のアプローチで探索されるのは，電気ショックやペンチレンテトラゾールによる痙攣から動物を保護する化合物である。QSARの観点から，問題の一般的考察を最初に行ったのは，Lienらであった[4]。彼らは，さまざまなデータセットにおける $\log P_o$ が1.4～2.7の範囲に収まることを見出した。この範囲は，非特異的な中枢神経系抑制薬で見出された値とほぼ同じである。最も広く使用される薬物の一つは，ジフェニルヒダントイン（$\log P = 2.47$）である。Lienらは，さまざまな抗痙攣薬を含んだデータセットに対して，次の式(10-20)を誘導した。

・マウスに対するさまざまな化合物の抗電気ショック作用[4]

表 10-2 抗痙攣薬に関する式(10-21)を誘導する際に使用されたパラメータ

No.	抗痙攣薬	log1/C			logP	μ
		実測値	予測値	Δ		
1.	トリメタジオン	2.16	2.13	0.03	−0.37	1.74
2.	パラメタジオン	2.59	2.58	0.01	0.13	1.69
3.	5-エチル-5-フェニルヒダントイン	3.72	3.67	0.05	1.53	1.74
4.	ジフェニルヒダントイン	4.40	4.00	0.40	2.47	1.74
5.	5-フェニルヒダントイン	3.05	2.90	0.15	0.53	1.74
6.	3-メチル-3-フェニルスクシンイミド	3.28	3.19	0.09	0.81	1.61
7.	バルビタール	3.00	3.26	−0.26	0.65	1.13
8.	3-エチル-3-フェニルスクシンイミド	3.54	3.59	−0.05	1.33	1.61
9.	3,3-ジフェニルスクシンイミド	3.74	3.91	−0.17	1.84	1.61
10.	3-フェニルスクシンイミド	2.77	2.75	0.02	0.29	1.61
11.	シクロヘキサノン	2.33	2.57	−0.24	0.81	3.08
12.	2-(2-トリル)シクロヘキサノン	3.02	3.18	−0.16	2.99	3.31
13.	2-(4-アミノフェニル)シクロヘキサノン	3.24	2.83	0.41	1.27	3.31
14.	2-(α-OH-4-Cl-ベンジル)シクロヘキサノン	2.95	3.20	−0.25	2.44	3.64
15.	2-(4-Cl-ベンジル)シクロヘキサノン	3.00	2.90	0.10	3.46	3.31
16.	α-シクロヘキシル-4-Cl-ベンジルアルコール	2.92	2.99	−0.07	4.25	1.67
17.	α-シクロヘキシル-4-Br-ベンジルアルコール	2.92	2.87	0.05	4.40	1.67
18.	フェノバルビタール	3.90	4.00	−0.10	1.47	0.87

$$\log 1/C = 1.15\log P - 0.22(\log P)^2 - 0.37\mu + 2.99 \quad (10\text{-}20)$$
$$n = 18, r^2 = 0.85, s = 0.24, \log P_0 = 2.59$$

ここで，μ は双極子モーメントである．しかし，親化合物が1種類の場合に比べて，構造変動が大きいため，この項の解釈は容易ではない．比較のため，我々は，双一次モデルを用いてQSARの再誘導を試みた．また，CLOGP（第5章参照）によるlog Pの再計算も併せて行なった．

その結果，マウスに対する（表10-2に示した）さまざまな化合物の抗電気ショック作用に関して，次の式(10-21)が誘導された[4]．

$$\log 1/C = 0.86(\pm 0.20)\log P - 1.68(\pm 0.42)\log(\beta \cdot 10^{\log P} + 1)$$
$$-0.42(\pm 0.14)\mu + 3.19(\pm 0.32) \quad (10\text{-}21)$$
$$n = 18, r^2 = 0.880, s = 0.221, \log P_0 = 2.43(\pm 0.87)$$

式(10-21)において，h はほぼ1である．また，純粋なランダムウォーク過程から予想される通り，下降勾配(-0.82)は上昇勾配(0.86)に近い値をとる．

興味深いことに，（最も重要な薬物である）ジフェニルヒダントインは，予測よりも2.5倍高い活性を示す．ただし，この結果はいわば特例に属する．シクロヘキサノン類がアミド類と同一のQSARで扱えるという事実は，おそらく，大きな双極子モーメントと関係がある．ケトン類の双極子モーメントはほぼ一定であることから，一種のダミー変数として，双極子モーメントを扱うこともできる．

Breenらは，電気ショック法を用いて，置換ベンゾイルピリジン類(**10-3**)の抗痙攣作用について検討し，次の式(10-22)を得た[55]．

表 10-3 X-C$_6$H$_4$CO-ピリジル系抗痙攣薬に関する式(10-22)を誘導する際に使用されたパラメータ

No.	X	log 1/C 実測値	log 1/C 予測値	Δ	log P
1.	4-F	3.51	3.35	0.16	2.25
2.	3-CF$_3$	3.43	3.31	0.12	3.02
3.	2-OMe	3.41	3.29	0.12	1.86
4.	2-Me	3.41	3.36	0.05	2.57
5.	H	3.39	3.32	0.07	1.98
6.	4-OMe	3.27	3.31	−0.04	1.94
7.	2,5-Me$_2$	3.25	3.30	−0.05	3.07
8.	4-Cl	3.24	3.34	−0.10	2.82
9.	4-Me	3.19	3.36	−0.17	2.57
10.	4-CMe$_3$	3.17	3.16	0.01	3.89
11.	4-NO$_2$	3.07	3.26	−0.19	1.76
12.	2-OH[a]	2.70	3.34	−0.64	2.13
13.	4-SO$_2$NH$_2$	2.56	2.55	0.01	0.56

[a] このデータ点は、式(10-22)を誘導する際、使用されなかった．

10-3

$$\log 1/C = 0.78(\pm 0.33)\text{CLOGP} - 0.99(\pm 0.49)\log(\beta \cdot 10^{\text{CLOGP}} + 1) + 2.14(\pm 0.46) \quad (10\text{-}22)$$

$$n = 12, \ r^2 = 0.799, \ s = 0.131, \ \log P_o = 2.94(\pm 1.1)$$

また，Breen らは，放物線モデルを用いて同様の検討を行い，$\log P_o$ が 2.66 になることを見出した（$n=13$, $r^2=0.71$）．我々は，$\log P$ の計算に CLOGP を適用し，双一次モデルに基づいて再誘導を試みた．ただし，（予想よりも 4 倍活性が低い）2-OH 同族体は，誘導の際に除外された．また，4-OH 同族体は，計算上では活性となったが，実際にはまったく不活性であった．すなわち，バルビツレート類の場合と同様，OH 基は何らかの特異性を備えると考えられる．また，OH 基が代謝によって導入された場合にも，化合物は不活性となった．

式(10-22)には，2種の疎水効果，すなわち，輸送の効果と受容体への結合の効果が含まれる．これらの二つの過程が並行しない事例では，良好な相関は得られない．極性の OH 基は，輸送過程に関与するが，それ以外に，しばしば阻害効果も引き起こす．

山上らは，カルバメート類(**10-4**)の抗痙攣活性に関して，次の式(10-23)を誘導した[56]．ただし，その際，パラメータ値としては，表 10-4 の値が使用された．

X-C$_6$H$_4$CH$_2$OCON(CH$_3$)$_2$

10-4

・マウスにおけるカルバメート類(**10-4**)の抗痙攣活性（電気ショック）

表 10-4 X-C₆H₄CH₂OCON(CH₃)₂ 系抗痙攣薬に関する式(10-23)を誘導する際に使用されたパラメータ

No.	X	log 1/C			log P	σ^0	HB
		実測値	予測値	Δ			
1.	H	3.71	3.62	0.09	2.16	0.00	0
2.	4-Me	3.58	3.55	0.03	2.63	−0.15	0
3.	4-F	3.50	3.54	−0.04	2.30	0.17	0
4.	3-OMe	3.49	3.41	0.08	2.09	0.13	1
5.	4-OMe	3.46	3.47	−0.01	2.20	−0.12	1
6.	3-NH₂	3.45	3.39	0.06	1.06	−0.14	1
7.	3-Cl	3.41	3.32	0.09	2.82	0.37	0
8.	4-Cl	3.35	3.30	0.05	2.93	0.27	0
9.	3-NMe₂	3.29	3.47	−0.18	2.28	−0.15	1
10.	3-OCHMe₂	3.21	3.25	−0.04	2.80	0.04	1
11.	4-OCH₂C₆H₅	3.19	3.16	0.03	3.27	−0.42	1
12.	4-NO₂	3.19	3.20	−0.01	1.95	0.82	0
13.	4-CN	3.16	3.24	−0.08	1.67	0.69	1
14.	4-Br	3.15	3.27	−0.12	3.01	0.26	0
15.	4-I	3.14	3.09	0.05	3.32	0.27	0
16.	4-CF₃	3.10	3.14	−0.04	3.08	0.53	0
17.	3-OC₆H₅	2.92	2.76	0.16	3.55	0.25	1
18.	4-CMe₃	2.47	2.57	−0.10	4.14	−0.17	0
19.	4-OCON(Me)₂[a]	3.09	3.40	−0.31	1.59	0.17	1
20.	4-SMe[a]	2.88	3.42	−0.54	2.12	0.08	1

[a] これらのデータ点は, 式(10-23)を誘導する際, 使用されなかった.

$$\log 1/C = 0.76(\pm 0.39)\log P - 0.21(\pm 0.07)(\log P)^2 - 0.32(\pm 0.17)\sigma^0$$
$$+ 0.18(\pm 0.11)\mathrm{HB} + 2.95(\pm 0.54) \quad (10\text{-}23)$$
$$n = 18,\ r^2 = 0.904,\ s = 0.099,\ \log P_\mathrm{o} = 1.82(1.32-2.09)$$

ここで, HBは水素結合パラメータで, 水素結合を受容または供与する置換基に対して1を割り付ける。もっとも, 式(10-23)におけるこのダミー変数の役割はきわめて小さい。σ^0 の ρ 値は負であるが, このことは, 電子供与基の方が力価にとって有利であることを示す。Xは, 反応中心からCH₂だけ隔離されている。したがって, 選択すべき電子パラメータは σ^0 である。残念ながら, log P と log 1/C との関係に, 双一次モデルを適用することはできなかった。しかし, 式(10-23)は期待通りの log P_o を与えた。ただし, 2個のデータ点 [4-SCH₃ と 4-OCON(CH₃)₂] は, 予想よりも活性が低いため, QSARを誘導する際に除外された。

式(10-23)を報告した日本の研究グループは, 第二の研究として, 次の式(10-24)の誘導にも成功した。

X–C₆H₄NHCOCH₂C₆H₅
10-5

・マウスにおける構造(10-5)の抗痙攣活性(電気ショック)[57]

$$\log 1/C = 1.15(\pm 0.83)\log P - 0.27(\pm 0.15)(\log P)^2 - 0.23(\pm 0.28)\sigma$$
$$- 0.23(\pm 0.20)I_\mathrm{p} + 0.45(\pm 0.21)E_\mathrm{s} + 0.47(\pm 0.46)R + 2.65(\pm 1.1) \quad (10\text{-}24)$$
$$n = 30,\ r^2 = 0.734,\ s = 0.179,\ \log P_\mathrm{o} = 2.13(1.27-2.45)$$

ここで，I_pはダミー変数で，5種のパラ置換アミド類に対して1を割り付ける。I_pの係数は負であるが，このことは，これらの類似体が示す立体効果を説明する。また，この位置の置換基が大きくなると，活性は完全に消失する。E_s項は，(小さいが，立体効果を示す) オルト置換基にのみ適用される。意外にも，共鳴パラメータのRもまた，オルト置換基にのみ適用される。しかし，このような事例は6例しかなく，得られた結果には注意が必要である。通常通り，$\log P_o$は2に近い値をとる。また，2個のデータ点 (2-Meと2-$CONH_2$) は，QSARの誘導の際に除外された。置換に対するパラ位の感受性は，受容体が特異的な制約を受け，かつ膜では，「非特異的」結合以外の要素も関与することを示唆する。

　同じ研究グループは，第三の報文において，同族体(**10-6**)の広範な合成を行うと共に，その抗痙攣活性について検討し，次の式(10-25)を誘導した[58]。

$R_1 = C_6H_5(CH_2)_n-$ (n = 0 ~ 3)　　A群

$R_1 = $ インドリル-$(CH_2)_2-$　　B群

ピリジル-$(CH_2)_3-$

$R_1 = $ アルキル　　C群

$R_1 = X-C_6H_4CH_2-$　　D群

$R_2, R_3 = H, CH_3, C_2H_5$

10-6

$$\log 1/C = 0.65(\pm 0.19)\log P - 0.20(\pm 0.04)(\log P)^2 - 3.33(\pm 1.8)\sigma_I$$
$$-0.55(\pm 0.14)I_a - 0.19(\pm 0.09)HB + 3.23(\pm 0.22) \quad (10\text{-}25)$$
$$n = 46, r^2 = 0.834, s = 0.134, \log P_o = 1.65(1.47-1.79)$$

ここで，σ_I項はR_1に適用される。また，HBはダミー変数で，A群とC群では，HB=0である。一方，B群とD群では，式(10-23)と同様，水素結合が可能な置換基に1，それ以外の置換基に0をそれぞれ割り付ける。I_aもまたダミー変数で，C群の化合物に対して1を割り付ける。σ_Iは変動が小さいため，その係数は信頼限界の値とそれほど違わない。もしσ_Iの変動が大きければ，このパラメータはかなり大きく変化すると思われる。式(10-25)の$\log P_o$は，他の抗痙攣薬の値

に比べて小さい。これはおそらく，多重共線性の効果によるものである。Paviaらは，電気ショック法により，X-C$_6$H$_4$-NHCOONH-4-ピリジル類似体の抗痙攣活性について検討した[59]。我々は，そのデータを用いて，次の式(10-26)を誘導した。

$$\log 1/C = -0.29(\pm 0.18)\text{CLOGP} - 0.43(\pm 0.20)\sigma + 0.52(\pm 0.27)B_{1,2}$$
$$+ 0.34(\pm 0.13)B_{5,6} + 2.95(\pm 0.52) \quad (10\text{-}26)$$
$$n = 19, r^2 = 0.848, s = 0.137$$

除外したデータ点：2-Cl，4,6-di-Me

このデータセットに属する化合物のほとんどは，2位に置換基を持ち，そのうちの7例は，他のオルト位も同様に置換されていた。sterimolパラメータの値は，オルト置換の効果が正であることを示した。最も重要なパラメータは，2位のB_1であった。なお，6位は，2個のオルト置換基のうちの小さい方に対応する。同族体のうち13件では，6位はHであった。また，式(10-26)のCLOGP項を，放物線形または双一次形で表しても，相関は改善されなかった。CLOGPの係数（h）は負である。この事実は，式(10-26)のデータセットが，（これまでに考察した）他の抗痙攣薬のそれらとは異なることを示唆する。おそらく，その原因は，CLOGPの範囲（2.2～3.5）にあると思われる。また，ほとんどの化合物では，そのCLOGP値は$\log P_o$よりも大きかった。

Lapszewiczらは，スクシンイミド類(**10-7**)に関して，有益な研究を報告した[60]。

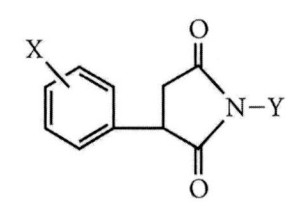

10-7

・マウスにおけるスクシンイミド類(**10-7**)の抗痙攣活性（電気ショック）[60]

$$\log 1/C = 0.92(\pm 0.36)\pi_x - 0.34(\pm 0.15)(\pi_x)^2 + 3.18(\pm 0.07) \quad (10\text{-}27)$$
$$n = 15, r^2 = 0.902, s = 0.09, \pi_o = 1.35$$

式(10-27)が示す興味ある特徴は，Y（H，NH$_2$，CH$_3$，C$_2$H$_5$，OCH$_3$および4-モルホニリルメチル）の変動がかなり大きいにもかかわらず，データが式(10-27)にうまく適合し，かつYのパラメトリゼーションを必要としない点である。この知見は，（$\log P$で表される）全体の疎水性が，（疎水受容体との相互作用に関与する）Xの疎水性ほどには重要でないことを示す。

抗痙攣薬のQSARは，相対疎水性に強く依存する。相対疎水性は，輸送過程だけでなく，作用部位での結合性とも関連がある。非特異的中枢神経系抑制薬と抗痙攣薬との間での$\log P$の重なりは，より優れた特異的抗痙攣薬の探索を困難にする。次の事実が明らかになった。すなわち，（イミド類，尿素類，バルビツレート類，ベンゾジアゼピン類などに見られる）さまざまなアミド基は，中枢神経系抑制薬にとってきわめて有用である。では，アミド基にこのような有用性を付与しているのは，いかなる特徴であろうか。それは，水素結合能か，高度な極性か，それとも

蛋白質内のペプチド結合との類似性であろうか。Wongらは，これらの問題のいくつかについて総説を試みた[61]。

第6章で示したQSARから明らかなように，さまざまな形態のアミド類は，あらゆる種類の過程を抑制し，その阻害活性は，（疎水性を高める）置換基の付加によって，少なくとも$\log P_o$までは増強される。鏡像異性体を用いた特異性の検討も行われた，これまでの研究によると，立体異性体の力価は，いずれもほとんど同じであった[61]。重要な抗痙攣薬の分子幾何や配座エネルギーについても解析を試みたが，有用な情報は得られなかった[61]。

（抗痙攣薬などの）中枢神経系作用薬のQSARデータには，重大な欠陥がある。すなわち，一般に，疎水性の分布は，双一次関係の両側（左側と右側）を確実に決定できるほど幅広くない。このような事態は，研究者が不活性化合物の吟味を嫌がることに原因がある。

本節で報告した（比較的少数の）データセットでは，立体効果は重要ではなかった。ただし，式(10-24)は例外である。もっとも，この場合でさえ，確固たる結論に到達するには，さらに多くの親水化合物が必要である。薬物の開発研究では，一般に，置換基のかさ高さと疎水性の間に，かなりの重なりが見出される。この重なりは，立体効果と疎水効果の分離を困難（または不可能）にする。（疎水効果がきわめて重要で，立体効果はそれほど重要でない）中枢神経系作用薬では，この分離は特に必要となる。Guptaは，立体効果があまり重要でないと結論づけた[5]。一方，Wongらは，この問題こそ最も重要な研究領域と考えた[61]。薬物の化学修飾の初期段階では，置換基の選択に特に注意を払うべきである。

中枢神経系作用薬の多くは，生理的pHでほとんどイオン化している。QSAR研究において，これらの薬物を，非イオン型薬物と一緒に扱うことができるか否かは不明である。少なくとも，定性的研究や半定量的研究では，分布係数は分配係数と互換性がある[11,62,63]。$\log D$（pH 7.4）は，薬物輸送のモデリングには有用である[11,62,63]。しかし，受容体の電子部位と薬物との間に，特異的な電荷相互作用が見られる場合には，$\log D$は役に立たない。

10.7 中枢神経系興奮薬

明らかに，中枢神経系抑制薬は親油性物質である。最も強力なものは，一般に，$\log P$（一部イオン化した物質では$\log D$）が2 ± 0.5の範囲に収まる。一方，中枢神経系興奮薬は，抑制薬に比べて極性が高い[11]。実際，中枢神経系へ入り込み，かつ2付近の$\log P$を持つ興奮薬は，非特異的中枢神経系抑制作用を伴うため，その設計が難しい。このことは，特に比較的大用量の薬物を必要とする場合に当てはまる。たとえば，LSDの場合，その$\log D$は（pH 7.0で）2.09である。しかし，有効用量がμgの範囲にあるため，LSDは非特異的中枢神経系抑制作用を示さない。表10-5は，一般に使用される中枢神経系興奮薬の$\log P$値の一覧である。

テオブロミンは，化学構造がカフェインに似ているにもかかわらず，中枢神経系作用を示さない。その原因は，少なくとも一部，$\log P$がかなり低いことにある。$\log P$の小さい化合物の中枢神経系への侵入を完全に防ぐ方法は，いまだ不明である。Ordendorfらによれば，N-メチル化

表 10-5　一般的な中枢神経系興奮薬の親油性

化合物	$\log P(D)^a$
ベメグリド	0.23^b
アンフェタミン	$-0.84(7.4)$
アンピジン	$0.96(7.4)$
コカイン	$1.05(7.4)$
ペンチレンテトラゾール	0.14
ニケタミド	0.33
メチルフェニデート	$0.20(7.2)$
ストリキニーネ	$0.68(7.3)$
カフェイン	0.08
テオフィリン	-0.02
テオブロミン^c	-0.78
ニコチン	$0.45(7.4)$

^{a}　部分的にイオン化した薬物は，pH 7.2～7.4 で測定された.
^{b}　CLOGPによる計算値.
^{c}　中枢神経系興奮薬としては不活性.

ニコチン類は，$\log P$の平均が-2.70であるため，血液脳関門を透過しない[64]。

メトリザミド

また，$\log P_{7.4} = -1.89$のメトリザミドも中枢神経系へ入り込めない[65]。もっとも，この事例では，分子量（MW = 789）も有意な役割を担うと考えられる。さらにまた，$\log P_{7.4} = -1.4$のカプトプリルも，中枢神経系へ入り込めないことが知られている[66]。

10.8　セロトニン受容体のQSAR

セロトニン［5-ヒドロキシトリプタミン(**10-8**)，5-HT］は，気分を調節する薬剤として重要である。それゆえ，この神経伝達物質の阻害は，徹底的な研究対象となっている[67]。

10-8

特によく検討されているのは，抑鬱，不安，過食症，アルコール依存症および片頭痛を制御する

薬物である．しかし，この種の研究には，明快な生物学的終点が存在しないとか，5-HT受容体が多様性に富むといった困難が付きまとう[67]．この領域に関するQSARは，いまだほとんど報告されていない[68]．たとえば，多血小板血漿による5-HTの取込みは，アンフェタミン類(**10-9**, R=CH$_3$)やフェニルエチルアミン類(**10-9**, R=H)により阻害される．そのQSARは，次の式(10-28)で与えられる．

X—⟨benzene ring⟩—CH$_2$CH(R)NH$_2$

10-9

$$\log 1/C = 0.89(\pm 0.32)\pi_3 + 2.76(\pm 0.55)\text{MR}_4 + 0.48(\pm 0.26)I \\ + 3.49(\pm 0.23) \tag{10-28}$$
$$n = 19,\ r^2 = 0.931,\ s = 0.219$$

ここで，Cは，50%阻害を引き起こす薬物の濃度である．また，(0.1倍した)MR$_4$はパラ置換基，π_3はメタ置換基にそれぞれ適用される．式(10-28)によれば，4位置換基は極性空間と接触し，3位置換基は疎水空間と相互作用すると考えられる．Iはダミー変数で，アンフェタミン類(R=CH$_3$)に対して1，5件のβ-フェニルエチルアミン類に対して0を割り付ける．その係数が正であることは，メチル基が力価を高めることを意味する．3件の事例では，アミノ基の隣に，側鎖メチル基が2個結合する．ただし，パラメトリゼーションの対象となるのは，一方のメチル基のみである．これらの同族体は，かなり良好な適合性を示すため，受容体と接触するのは，一方のメチル基のみであると結論された．また，多くの事例において，メチル基(またはエチル基)はアミノ窒素へ結合している．この構造的特徴は，パラメトリゼーションの対象とはならない．というのは，この特徴を備えた化合物は，良好な適合性を示すが，受容体とは接触しないと考えられるからである．

4-R-フェニルエチルアミン類(**10-9**, X=H)による，ラット前頭-頭頂皮質膜での[^{3}H]トリプタミン結合性の阻害は，次の式(10-29)で与えられる[68]．この式は，上記の結果を補強するのに役立った．

$$\log 1/C = 2.12(\pm 0.81)\text{MR}_4 + 6.32(\pm 0.45) \tag{10-29}$$
$$n = 7,\ r^2 = 0.901,\ s = 0.247$$

式(10-29)と式(10-28)における切片の違いは，2種の試験系の感受性の違いを反映している．両者の5-HT受容体は同一とは思われないが，QSAR自体は互いによく似ている．すなわち，いずれの事例においても，4位置換基は疎水相互作用に関与しない．

同族体(**10-10**)に関するQSARもまた，疎水効果ではなく，立体効果の重要性を指摘した．

10-10

・構造(**10-10**)による，*in vitro* マウス脳での 5-[^{14}C]HT 蓄積の阻害[68]

$$\log 1/C = 0.69(\pm 0.44)\mathrm{MR}_4 - 1.94(\pm 0.67)\mathrm{MR}_\mathrm{N} + 10.34(\pm 0.72)$$
$$n = 15,\ r^2 = 0.785,\ s = 0.294 \tag{10-30}$$

同族体(**10-10**)の構造は，フェニルエチルアミン類とは著しく異なる。しかし，(立体効果を表す)MR項の重要性は明らかである。MR_N は，アミノ窒素に結合した置換基の合計を表す。ただし，これらの置換基の阻害効果は，いずれも負である。式(10-30)の MR_4 項は，式(10-28)や式(10-29)のそれらに比べて重要性が低い。しかし，その係数は，式(10-28)や式(10-29)と同様，正である。

Glennonらは，5-HT受容体に対する構造(**10-11**)の結合性について検討した。我々は，彼らのデータを用いて，次の式(10-31)を誘導した[68]。

10-11

$$\log 1/K_\mathrm{i} = 0.85(\pm 0.18)\pi + 1.12(\pm 1.0)F + 5.79(\pm 0.39)$$
$$n = 21,\ r^2 = 0.869,\ s = 0.410 \tag{10-31}$$

除外したデータ点：OEt，COOC$_3$H$_7$ およびCOOC$_4$H$_9$

ここで，除外された2種のエステル体は，予想よりもはるかに活性が低かった。この低活性は，試験中に生じた加水分解の結果と考えられる。(パラ置換基が非疎水性であった) これまでのQSARとは対照的に，式(10-31)における疎水効果は正である。式(10-31)の π をMRで置き換えると，相関は著しく悪化する ($r^2 = 0.627$)。もっとも，MRと π との間に，高い共線性が認められる ($r^2 = 0.781$)。そのため，結合部位の性質に関しては疑問が残る。π の係数は，式(10-28)のそれと似ている。すなわち，構造(**10-11**)のXは，構造(**10-9**)のメタ置換基と同じ空間に接触すると思われる。ただし，式(10-28)では，MRと π との間の共線性は高くない ($r^2 = 0.389$)。

式(10-28)～式(10-30)が示す重要な側面は，σ 値の範囲が有意であるにもかかわらず，電子項を必要としない点である。一方，式(10-31)は，これらの知見とは逆の結果を与えた。式(10-31)の π は，ベンゼン系から得られた値であるため，この件に関しては，さらなる検討が必要である。また，強い電子求引基が，近傍にある (OCH$_3$ 基のような) 置換基の見かけの疎水性を高めるこ

とは，よく知られている．すなわち，F は，π に対する単なる補正因子と考えられる．この点に関しては，$\log P$ 値を測定し，さらに検討を加える必要がある．現時点では，置換基の電子効果は，たとえ存在するとしても，小さいと思われる．

ラット・シナプトソーム試料での，構造(**10-12**)によるモノアミン（ドパミン）の取込み阻害は，（阻害薬の全疎水性が有意でない）セロトニンの取込み阻害を思い起こさせる．

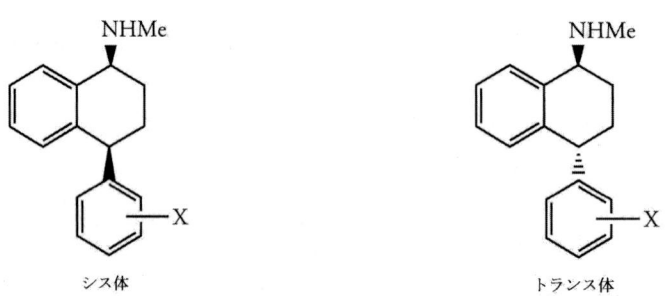

10-12

Singh-Goyal は，σ，MR_4 およびダミー変数を用いて，次の式(10-32)を誘導した[69]．

・構造(**10-12**)のシス異性体によるモノアミン取込みの阻害

$$\log 1/C = 1.43\Sigma\sigma + 0.36\pi_3 - 0.16 MR_4 - 1.05 I + 5.85$$
$$n = 21, r^2 = 0.76, s = 0.35 \tag{10-32}$$

ここで，I はダミー変数で，シス異性体の NHMe を NH_2 で置き換えた事例に対して 1 を割り付ける．我々は，3 件のこのような事例を除外し，次の式(10-33)を得た[70]．

$$\log 1/C = 1.16(\pm 0.50)\sigma + 1.05(\pm 0.68) MR_4 - 0.48(\pm 0.26)(MR_4)^2$$
$$+ 5.74(\pm 0.26) \tag{10-33}$$
$$n = 20, r^2 = 0.810, s = 0.29, MR_4 \text{の理想値} = 1.1(0.75 - 1.32)$$

Singh-Goyal は，構造(**10-12**)のトランス異性体についても検討し，次の式(10-34)を誘導した．

$$\log 1/C = 1.07\Sigma\sigma - 0.31 MR_4 + 0.40 I_2 + 6.06$$
$$n = 18, r^2 = 0.59, s = 0.47 \tag{10-34}$$

除外したデータ点：4-Br と 4-OMe

我々は，式(10-34)を再検討し，式(10-33)に対応する QSAR として，次の式(10-35)を得た[77]．

$$\log 1/C = 1.13(\pm 0.58)\sigma + 1.41(\pm 0.76) MR_4 - 0.66(\pm 0.29)(MR_4)^2$$
$$+ 5.89(\pm 0.29) \tag{10-35}$$
$$n = 18, r^2 = 0.832, s = 0.311, MR_4 \text{の理想値} = 1.07(0.81 - 1.25)$$

除外したデータ点：2,4-di-Cl；3-CF_3-4-Cl

式(10-33)と式(10-35)との間の良好な一致は，シス異性体とトランス異性体の X が，MR_4 に関して，同じように振舞うことを意味する．すなわち，4 位置換基は，いずれの異性体でも，非疎水空間と接触すると考えられる．

セロトニン取込み阻害薬では，全疎水性は力価の主要な決定因子ではない．ただし，局所的な疎水相互作用は有意となる．この知見は，さらに選択性の高い薬物を設計する際に役立つと思わ

れる。必要以上に疎水性の高い薬物は，不都合な中枢神経系抑制作用を生じる。取込み阻害薬の設計では，局所的な疎水相互作用を最大化し，全疎水性を必要最小限の水準に抑えるのが望ましい。

　本節で取り上げたセロトニン受容体のQSARは，単に風向きを示したにとどまる。しかし，それでも，QSARを介した系統的アプローチが，中枢神経系作用薬の設計に役立つことは証明できた。引用文献[71-75]には，他の中枢神経系作用薬に関するQSARも報告されているが，本章の結果との比較は容易ではない。

10.9　まとめ

　中枢神経系阻害薬(麻酔薬)の研究は，20世紀の初頭以来，強力に推し進められてきた。しかし，作用機構に関する理解は，それほど進んでいない。化合物の疎水的性質が，中枢神経系や作用部位への到達に必要な主要因子であることは明らかである。混乱は，ヘテロ原子の役割に関して生じた。ヘテロ原子は，力価に留まらず，生物活性の質に対しても，さまざまな特異性を付与する。受容体の単離や神経伝達物質のキャラクタリゼーションは，中枢神経系作用薬の作用機構に関する理解を促した。しかし，目下のところ，特定の化学物質が，どれだけ多くの生物過程に影響を及ぼしているかは不明である。その結果として，生物学的な不確定性原理が頭をもたげることになった[3]。すなわち，疎水化合物は，さまざまな膜や受容体に影響を及ぼしている。しかし，*in vivo*の終点に関するデータのもつれは，完全には解きほぐされていない。

　人間の心を制御する薬物の開発は，創薬化学者にとって究極的な努力目標の一つである。動物は，おおざっぱな意味合いでしか，薬物探索のモデルとして役立たない。神経伝達物質や脳の生化学に関する我々の理解は拡大している。薬物設計の出発点も，そのうち明らかになるであろう。しかし，特定の中枢神経系作用薬に対する反応は，人によってさまざまである。たとえば，フルオキセチン（プロザック）の投与が，鬱病患者の抱える問題を完全に解決できるわけではない。薬物の使用に当たっては，まず患者がどのような引きこもりや鬱病の状態にあるかを知らなければならない。[たとえば，医師は，19世紀のアメリカの詩人Emily Dickinsonを，どのように眺めているのであろうか。もしプロザックを投与して，社交性という個性を彼女に付与したならば，彼女はその並外れた詩心を失うことにならないのか。また，近代の抗鬱薬や抗精神病薬は，van Goghの絵画にどのような影響を及ぼすであろうか]。中枢神経系作用薬を何時どのように投与するかは，手に負えそうもない問題である。フェニルエチルアミン系幻覚薬の作用に関するShulgin-Shulginのユニークで並外れた研究は，この問題に対してある種の展望をもたらすかもしれない[76]。彼らが長年にわたり試みたのは，約200種に及ぶフェニルエチルアミン類の合成と生物試験であった。ヒトを対象とした試験では，驚くほど大きな個体差が検出された（引用文献76のpp.345-409を参照）。また，構造の小さな変化に対して，意外な応答が得られることも少なくない。我々の人格に影響を及ぼす化学物質の微妙な働きを，QSARに基づいて解明できるようになるのは，おそらくかなり先の話であろう。

引用文献

1. Lipnick, R. L. *Trends Pharmacol. Sci.* **1986**, *7*, 161.
2. Lipnick, R. L. *Trends Pharmacol. Sci.* **1989**, *10*, 265.
3. Hansch, C.; Kim, D.; Leo, A. J.; Novellino, E.; Silipo, C.; Vittoria, A. *CRC Crit. Rev. Toxicol.* **1989**, *19*, 185.
4. Lein, E. J.; Tong, G. L.; Chow, J. T.; Lien, L. L. *J. Pharm. Sci.* **1973**, *62*, 246.
5. Gupta, S. P. *Chem. Rev.* **1989**, *89*, 1765.
6. Pardridge, W. M. *Peptide Drug Delivery to the Brain*; Raven: New York, 1991.
7. Audus, K. L.; Chikhale, P. J.; Miller, D. W.; Thompson, S. E.; Borchardt, R. T. *Adv. Drug Res.* **1992**, *23*, 3.
8. *Bioavailability of Drugs to the Brain and the Blood-Brain Barrier*; Frankenheim, J.; Brown, R. M., Eds.; Research Monograph 120; National Institute of Drug Abuse, 5600 Fishers Lane, Rockville Pike, MD 20857, 1992.
9. Hansch, C.; Steward, A. R.; Iwasa, J. *Mol. Pharmacol.* **1965**, *1*, 87.
10. Levin, V. A. *J. Med. Chem.* **1980**, *23*, 682.
11. Hansch, C.; Björkroth, J. P.; Leo, A. *J. Pharm. Sci.* **1987**, *76*, 663.
12. Pardridge, W. M.; Triguero, D.; Yang, J.; Cancilla, P. A. *J. Pharmacol. Exp. Ther.* **1990**, *253*, 884.
13. Pardridge, W. M.; Mietus, L. J. *J. Clin. Invest.* **1979**, *64*, 145.
14. Rapoport, S. I.; Ohno, K.; Pettigrew, K. D. *Brain Res.* **1972**, *172*, 354.
15. Cornford, E. M.; Braun, L. D.; Oldendorf, W. H.; Hill, M. A. *Am. J. Physiol.* **1982**, *243*, C161.
16. Oldendorf, W. H. *Proc. Soc. Exp. Biol. Med.* **1974**, *147*, 813.
17. Rapoport, S. I. In *Bioavailability of Drugs to the Brain and the Blood-Brain Barrier*; Frankenheim, J.; Brown, R. M., Eds.; Research Monograph 120; National Institute of Drug Abuse, 5600 Fishers Lane, Rockville Pike, MD 20857, *1992*; p 121.
18. Fenstermacher, J. D. In *Bioavailability of Drugs to the Brain and the Blood-Brain Barrier*; Frankenheim, J.; Brown, R. M., Eds.; Research Monograph 120; National Institute of Drug Abuse, 5600 Fishers Lane, Rockville Pike, MD 20857, *1992*; p 108.
19. Young, R. C.; Mitchell, R. C.; Brown, T. H.; Ganellin, C. R.; Griffiths, R.; Jones, M.; Rana, K. K.; Saunders, D.; Smith, I. R.; Sore, N. E.; Wilks, T. J. *J. Med. Chem.* **1988**, *31*, 656.
19a. Abraham, M. H.; Chadha, H. S.; Mitchell, R. C. *J. Pharm. Sci.* **1994**, *83*, 1257.
20. Shah, M. V.; Audus, K. L.; Borchardt, R. T. *Pharm. Res.* **1989**, *6*, 624.
21. John, E. K.; Green, M. A. *J. Med. Chem.* **1990**, *33*, 1764.
22. Smith, Q. R.; Momma, S.; Aoyagi, M.; Rapoport, S. I. *J. Neurochem.* **1987**, *49*, 1651.
23. Preston, R. L.; Schaeffer, J. F.; Curran, P. F. *J. Gen. Physiol.* **1974**, *64*, 443.
24. Bundgaard, H. In *Medicinal Chemistry for the 21st Century*; Wermuth, C. G.; Koga, N.; König, H.; Metcalf, B. W., Eds.; Blackwell: London, 1992; p 321.
25. Bundgaard, H.; Moess, J. *Pharm. Res.* **1990**, *7*, 885.
26. Hansch, C.; Coats, E. *J. Pharm. Sci.* **1970**, *59*, 731.
27. Serajuddin, A. T. M.; Ranadive, S. A.; Mahoney, E. M. *J. Pharm. Sci.* **1991**, *80*, 830.
28. Schaefer, E. J. *N. Engl. J. Med.* **1988**, *319*, 1222.
29. Vgontzas, A. N.; Kales, A.; Bixler, E. O.; Manfredi, R. L.; Tyson, K. L. *Clin. Pharmacol. Ther.* **1991**,

50, 730.
30. Ferguson, J. *Proc. R. Soc. London* **1939**, *127*B, 387.
31. Ferguson, J.; Pirie, H. *Ann. Appl. Biol.* **1948**, *35*, 532.
32. Ferguson, J. *Chem. Ind. (London)* **1964**, 818.
33. Meyer, K. H.; Hemmi, H. *Biochem. Z.* **1935**, *277*, 39.
34. Hansch, C.; Clayton, J. M. *J. Pharm. Sci.* **1973**, *62*, 1.
35. Kubinyi, H. *Prog. Drug Res.* **1979**, *23*, 98.
36. Hansch, C.; Steward, A. R.; Anderson, S. M.; Bentley, D. L. *J. Med. Chem.* **1968**, *11*, 1.
37. Burger, A. In *Medicinal Chemistry*, 2nd ed.; Burger, A., Ed.; Wiley: New York, 1960; p 363.
38. Druckery, E.; Schwartz, H.; Leditschke, H. *Chim. Ther.* **1972**, 188.
39. Biagi, G. L.; Barbaro, A. M.; Guerra, M. C.; Babbini, M.; Gaiardi, M.; Bartoletti, M.; Borea, P. A. *J. Med. Chem.* **1980**, *23*, 193.
40. Timmermans, P. B. M. W. M.; Brands, A.; van Zwieten, P. A. N. S. *Arch. Pharm. (Weinheim, Ger.)* **1977**, *300*, 217.
41. Kakkis, E.; Palmire, V. C.; Strong, C. D.; Bertsch, W.; Hansch, C. *J. Agric. Food Chem.* **1984**, *32*, 133.
42. Kutter, E.; Hertz, A.; Teschemacher, H.-J.; Hess, R. *J. Med. Chem.* **1970**, *13*, 801.
43. Balzarini, J.; Cools, M.; De Clercq, E. *Biochem. Biophys. Res. Commun.* **1989**, *158*, 413.
44. Lein, E. J.; Gao, H.; Prabhakar, H. *J. Pharm. Sci.* **1991**, *80*, 517.
45. Shaw, G. M.; Harper, M. E.; Hahn, B. H.; Epstein, L. G.; Gajdusek, D. C.; Price, R. W.; Navia, B. A.; Petito, C. K.; O'Hara, C. J.; Groopman, J. E.; Cho, E.-S.; Oleske, J. M.; Wong-Staal, F.; Gallo, R. C. *Science (Washington, DC)* **1985**, *227*, 177.
46. Shirasaka, T.; Murakami, K.; Ford, H.; Kelly, J. A.; Yoshioka, H.; Kojima, E.; Aoki, S.; Broder, S.; Mitsuya, H. *Proc. Natl. Acad. Sci. U.S.A.* **1990**, *87*, 9426.
47. Miller, K. W. *Int. Rev. Neurobiol.* **1985**, *27*, 1.
48. Forman, S. A.; Miller, K. W. *Trends Pharmacol. Sci.* **1989**, *10*, 477.
49. Franks, N. P.; Lieb, W. R. *Trends Pharmacol. Sci.* **1987**, *8*, 169.
50. Miller, K. W.; Paton, W. D. M.; Smith, E. B. *Nature (London)* **1965**, *206*, 574.
51. Miller, K. W.; Paton, W. D. M.; Smith, E. B.; Smith, R. A. *Anesthesiology* **1972**, *36*, 339.
52. Hansch, C.; Vittoria, A.; Silipo, C.; Jow, P. Y. C. *J. Med. Chem.* **1975**, *18*, 546.
53. Fujita, T.; Nishioka, T.; Nakajima, T. *J. Med. Chem.* **1977**, *20*, 1071.
54. Glave, W. R.; Hansch, C. *J. Pharm. Sci.* **1972**, *61*, 589.
55. Breen, M. P.; Bojanowski, E. M.; Cipolle, R. J.; Dunn, III, W. J.; Frank, E.; Gearien, J. E. *J. Pharm. Sci.* **1973**, *62*, 847.
56. Yamagami, C.; Sonoda, C.; Takao, N.; Tanaka, M.; Yamada, J.; Horisaka, K.; Fujita, T. *Chem. Pharm. Bull.* **1982**, *30*, 4175.
57. Yamagami, C.; Takao, N.; Tanaka, M.; Horisaka, K.; Asada, S.; Fujita, T. *Chem. Pharm. Bull.* **1984**, *32*, 5003.
58. Tanaka, M.; Horisaka, K.; Yamagami, C.; Takao, N.; Fujita, T. *Chem. Pharm. Bull.* **1985**, *33*, 2403.
59. Pavia, M. R.; Lobbestael, S. J.; Taylor, C. P.; Hershenson, F. M.; Miskell, D. L. *J. Med. Chem.* **1990**, *33*, 854.
60. Lapszewicz, J.; Lange, J.; Rump, S.; Walczyna, K. *Eur. J. Med. Chem.* **1978**, *13*, 465.

61. Wong, M. G.; Defina, J. A.; Andrews, P. R. *J. Med. Chem.* **1986**, *29*, 562.
62. Scherrer, R. A.; Howard, S. M. *J. Med. Chem.* **1977**, *20*, 53.
63. Scherrer, R. A. In *Approaches to the Rational Design of Pesticides*; Magee, P. S.; Kohn, G. K.; Menn, J. J., Eds.; Symposium Series 255; American Chemical Society: Washington, DC, 1984; p 225.
64. Oldendorf, W. H.; Stoller, B. F.; Harris, F. L. *Proc. Natl. Acad. Sci. U.S.A.* **1993**, *90*, 307.
65. Gjedde, A. *Acta Neurol. Scand.* **1982**, *66*, 392.
66. Barry, D. I.; Paulson, O. B.; Jarden, J. O.; Juhler, M.; Graham, D. I.; Strandgaard, S. *Am. J. Med.* **1984**, *76*, 79.
67. Hibert, M. F.; Mir, A. K.; Fozard, J. R. In *Comprehensive Medicinal Chemistry*; Emmett, J. C., Ed.; Pergamon: Oxford, United Kingdom, 1990; Vol. 3, p 567.
68. Hansch, C.; Caldwell, J. *J. Comput.-Aided Mol. Des.* **1991**, *5*, 441.
69. Singh, P.; Goyal, A. *Arzneim.-Forsch.* **1987**, *37*, 51.
70. Zhang, L.; Hansch, C., unpublished results.
71. Lein, E. J.; Hussain, M.; Golden, M. P. *J. Med. Chem.* **1970**, *13*, 623.
72. Schmutz, J. *Arzneim.-Forsch.* **1975**, *25*, 712.
73. Paolo, T. D.; Kier, L. B.; Hall, L. H. *J. Pharm. Sci.* **1979**, *68*, 39.
74. Miyashita, Y.; Seki, T.; Totsui, Y.; Yamazaki, K.; Sano, M.; Abe, H.; Sasaki, S. *Bull. Chem. Soc. Jpn.* **1982**, *55*, 1489.
75. Tatee, T.; Narita, K.; Kurashige, S.; Ito, S.; Miyazaki, H.; Yamanaka, H.; Mizugaki, M.; Sakamoto, T.; Fukuda, H. *Chem. Pharm. Bull.* **1986**, *34*, 1643.
76. Shulgin, A.; Shulgin, A. *PIHKAL*; Transform: Berkeley, CA, 1991.

第 11 章　抗微生物薬の QSAR

11.1　序論

　微生物の存在を明確に示したのは Pasteur である。彼の研究は，医学の歴史において最も重要な事件の一つに数えられる。この研究で，彼が提示したのは，病気と闘う薬物を合理的に開発する際に役立つ最初の考え方である。これを出発点とし，Ehrlich は，微生物には有毒で，かつ宿主には無害な化学物質を発見することの必要性を指摘した。この哲学に従い，Ehrlich らは 1909 年，梅毒の治療薬としてのアルスフェナミンを合理的に開発した。アルスフェナミンは，毒性がかなり高く，薬剤として完全なものとは言えなかった。しかし，1940 年代に抗生物質が到来するまで，それは選択すべき薬物であり続けた。アルスフェナミンは，その発見までに，606 個の化合物を篩(ふるい)に掛ける必要があった。しかし，この執拗な努力を通じて，選択毒性こそ薬物研究の基礎であるという理論の健全性が証明された。毒物の選択性の改善は，近代の創薬化学の中心をなす考え方である。しかし，「合理的な薬物設計」は，スクリーニングすべき化合物の数を減らすことができず，臨床に供する薬物の発見にも役立たなかった。

　抗細菌データへ定量的構造活性相関（QSAR）を適用し，最初に成功を収めたのは Bell-Roblin であった[1]。彼らは，細菌に対するサルファ剤の力価と pK_a との間に，良好な放物線関係が成立することを示した。データは，確かに放物線でうまく説明された。しかし，Silipo-Vittoria は，式(11-1)に示した双一次モデルの方が，さらにシャープな関係をもたらすことを指摘した[2]。

・さまざまなサルファ剤による大腸菌の阻害（MIC，最小阻害濃度）

$$\log 1/C = 0.97(\pm 0.10)\, pK_a - 1.56(\pm 0.14)\log(\beta \cdot 10^{pK_a} + 1) + 0.56(\pm 0.55) \quad (11\text{-}1)$$
$$n = 87,\ r^2 = 0.878,\ s = 0.256,\ pK_a の理想値 = 6.26$$

ただし，式の誘導に利用されたのは，Bell-Roblin[1] や Seydel ら[3,4] のデータであった。一見すると，疎水効果は重要ではないように思われる。確かに，$\log P$ や π は，式に含まれていない。しかし，式(11-1)は，$\log 1/C$ の変動の 88% を合理的に説明する。また，化合物の多くは，pH 7.4 で一部イオン化するため，$\log P$（または $\log D$）の測定は容易ではない。おそらく，pK_a と $\log P$ との間には，ある程度共線性が存在すると思われる。すなわち，体内でイオン化しやすい化合物は，一般に $\log D$ の値もきわめて小さい。Bell-Roblin の研究は，サルファ剤の活性における pK_a の重要性を認識させると共に[4-6]，生物医学的 QSAR における物理有機化学の重要性を示す初期の事例となった。その後まもなくして，Ross や Fukuto-Metcalf もまた，生物的 QSAR へ物理有機化

学の概念を適用した。

　サルファ剤のlog Dを測定し，疎水項を式(11-1)へ追加することも試みられた。しかし，Martin-Hackbarthによれば，pK_aから疎水性の役割を分離することは，式(11-1)から予想されるよりもはるかに難しい[7]。

　抗細菌薬の発見は，QSARにおける疎水効果の重要性を示した初期の成功事例の一つである。その具体例については，式(7-17)～式(7-19)を参照されたい。

11.2　抗ウイルス薬のQSAR

　あらゆる有機化合物は，ある濃度に達すると，ウイルスなどの微生物の増殖を抑制するようになる。このことは，第6章で取り上げた非特異的QSARの議論からも明らかである。すなわち，疎水化合物は，あらゆる生体系やその一部（酵素や細胞小器官）を抑制する。この抑制の多くは，膜や神経の摂動と関係があり，DNAの非特異的阻害もまた関与する。たとえば，式(6-51)や式(6-60)によれば，高濃度のアルコール類やアミド類はDNAを変性させる。また，式(6-32)によれば，疎水化合物は，根端の有糸分裂を妨げ，細胞複製に影響を及ぼす。

　疎水化合物は，DNAを直接攻撃したり，または胎児発生のある時点で膜を攪乱することにより（式(6-151)～式(6-152)参照），催奇性を発現する。特定の発生段階にある胚や胎児は，他の段階に比べて，催奇物質に対する感受性が著しく高い。ウイルス増殖阻害研究でのQSARの利用は，DNAに対する化学物質の効果に関する理解を高める。というのは，ウイルスはDNAの塊と見なせるからである。

　式(7-31)では，ベンゾイミダゾール類によるインフルエンザBウイルスの阻害データは，単一のlog P項と関連づけられた。ただし，ベンゾイミダゾール類が，ウイルス膜，DNA，またはウイルス内に存在する酵素系のうち，どの部分を攻撃するかは不明である。式(7-31)は，ミクロソームのデメチラーゼやヒドロキシラーゼの阻害に関する式(7-29)や式(7-30)とよく似ている。この事実は，DNAではなく，酵素や膜の非特異的阻害がウイルス阻害に関与することを示唆する。

　・ベンゾイミダゾール類によるインフルエンザBウイルスの阻害（I_{75}）

$$\log 1/C = 0.58(\pm 0.17)\log P + 1.58(\pm 0.46) \qquad (7\text{-}31)$$
$$n = 15, r^2 = 0.815, s = 0.210$$

　Dianaらは，オキサゾリン類(11-1)によるライノウイルスの阻害に関して，次の式(11-2)～式(11-5)を誘導した[8]。

11-1

・同族体(**11-1**)(Y=H)によるライノウイルスの阻害（MIC）[8]

$$\log 1/C = 0.31(\pm 0.19)\log P + 0.70(\pm 0.60)\sigma_m + 2.58(\pm 2.97)\text{MW}'$$
$$+ 2.16(\pm 2.3) \tag{11-2}$$
$$n = 13, r^2 = 0.870, s = 0.165$$

ただし，C はモル濃度で表されているため，前のデータとは異なる[8]。h の値にも，不注意による間違いがある。また，MW' は，Br = 1 を基準としたときの分子量である。MW' と σ_m との間には，かなりの共線性が存在し，MW' と $\log P$ との間にも，ある程度共線性が認められる。そのため，MW' 項を除外しても，ほぼ同じ精度の相関が得られる。

$$\log 1/C = 0.39(\pm 0.19)\log P + 1.08(\pm 0.46)\sigma_m + 4.07(\pm 0.79) \tag{11-3}$$
$$n = 13, r^2 = 0.815, s = 0.187$$

置換基が X と Y の両位置に結合した第二の同族体群に対しては，次の式(11-4)が誘導された。

$$\log 1/C = 0.57(\pm 0.16)\log P + 3.20(\pm 0.76) \tag{11-4}$$
$$n = 11, r^2 = 0.880, s = 0.149$$

ただし，ここでも，h の値は間違っている[9]。σ_m 項と MW' 項を追加すると，相関は多少改善される。しかし，データが少ないため，その相関は正当化されない。上記の二つのデータセットを組み合わせ，かつ NO_2，Br，CH_3 および $COCH_3$ の4点を除外すると，次の式(11-5)が得られる。

$$\log 1/C = 0.48(\pm 0.11)\log P + 3.69(\pm 0.51) \tag{11-5}$$
$$n = 19, r^2 = 0.824, s = 0.162$$

ここで，σ 項と MW' 項を追加しても，有意な改善は得られない（$r^2 = 0.833$, $s = 0.168$）。$\log P$ 対 $\log 1/C$ プロットのひずみと，大きな不活性置換基 $[C(CH_3)_3]$ は，（共線性が原因と思われる）解決できない立体問題の存在を強く示唆する[9]。式(7-31)と式(11-5)の勾配から明らかなように，置換基の疎水的性質は，いずれのウイルスにおいても，力価に対してほぼ同様の影響を及ぼす。しかし，切片の値によれば，オキサゾリン類の固有毒性は，（ウイルスの種類を無視すると）ベンゾイミダゾール類のそれに比べて，約100倍高いことが分かる。

これらの QSAR は，（$\log 1/C$ が 6.40 程度の）かなり強力な化合物の開発に役立った。もっとも，このような開発を実現するには，$\log P$ を注意深く増加させると共に，置換基を比較的小さくする必要があった。また，薬物設計における最小疎水性の原理に従えば，（$\log P$ が 4.38 の）CF_3 類似体は，強力ではあるが理想的な薬物とは言えない。

Kelley らによれば，同族体(**11-2**)もまた，抗ウイルス薬として有効である[10]。

・同族体(**11-2**)によるライノウイルスの阻害（I_{50}）[10]

$$\log 1/C = 0.91(\pm 0.59)F + 0.96(\pm 0.19)\pi_{m^-} + 5.54 \tag{11-6}$$
$$n = 11, r^2 = 0.85, s = 0.43$$

ここで，π_{m^-} は，電子求引中心に対してメタ位にある置換基（たとえば，ニトロベンゼンやピリジンの3位）の疎水パラメータである。この項は，データを相関づける際，最も重要であった。その係数は1に近いが，この事実は，X を完全に包み込む疎水ポケットの存在を示唆する。著者らによれば，同族体（X = CF_3）は，$\log P$ が約4で最も活性であるが，親油性が強すぎるため，

実際の目的には使えない。

11-2

現在，抗ウイルス薬に関した研究で最も緊急を要するのは，AIDSウイルスに関連した領域である。このヒト免疫不全ウイルス（HIV）は，レトロウイルスの一種で，患者の免疫系を破壊する。AIDSの治療には，一般にジドブジン（アジドチミジン，AZT）が使用される。しかし，AZTの作用は，ある種の感染症状の臨床的進行を遅らせるにすぎない。

AZT　**11-3** $X = O$ または S　**11-4**

満屋らは，HIVがその病理学的作用を生じる機構と抗AIDS薬の構造活性相関の定性的側面について総説した[11]。また，田中らは，HIV-1に対する同族体(**11-3**)の作用に関するデータを報告した[12]。我々は，そのデータに基づき，次の式(11-7)を誘導した。

・同族体(**11-3**)によるHIV-1感染からのMT-4細胞の50%防護[15]

$$\log 1/C = 0.88(\pm 0.39)\Sigma\pi + 12.1(\pm 3.8)L'_R - 1.59(\pm 0.49)(L'_R)^2 \\ + 1.17(\pm 0.86)B'_1\text{-}3R + 1.53(\pm 0.82)E_s\text{-}2R - 15.3(\pm 7.4) \tag{11-7}$$

$$n = 33,\ r^2 = 0.885,\ s = 0.500,\ L'_R \text{の理想値} = 3.8\,(3.6\sim 3.9)$$

除外したデータ点：X = O，R = 4-Me，R' = Me

式(11-7)は，項数の割にデータ点の数が少ないが，問題に対する我々の考え方を構築する目的には十分役に立つ。しかし，残念なことに，log P 値が入手できないため，式(11-7)では，疎水項として，RとR'に対する π の合計値を使用した。この項の係数は，理にかなっている。このことは，両位置における置換基の疎水効果が同等であることを示唆する。もっとも，この結論は，条件付きでしか受け入れられない。というのは，R'はアルキル基に限定され，しかも，これらの置換基では， π と L との間に高い共線性が認められるからである（ $r^2 = 0.79$ ）。式(11-7)において，最も重要な項は L と $(L)^2$ であり，次に $\Sigma\pi$ が続く。ただし， L は置換基の長さに関するsterimolパラメータである（第3章参照）。式(11-7)によれば，R基の長さ（ L ）は，疎水効果を

説明すると共に，活性を高めるという役割も担っている。このパラメータの寄与は，値が3.8のとき最大になる。ちなみに，エチル基の値は4.11である。一方，B_1'-3R項は，メタ置換基に関するsterimolパラメータである。プライム符号は，3,5-ジ置換の場合，一方の置換基のみがパラメトリゼーションの対象になることを示す。すなわち，第二のメタ置換基は疎水効果のみに寄与する。メタ位のモノ置換基はすべて，この正の立体効果を生じる。しかし，この項は，式(11-7)において，寄与が最も小さい。E_s-2Rは，オルト位に置換基を持つ3事例にのみ適用される。その係数が正であることは，オルト置換の効果が有害であることを示す。オルト基の作用が，分子内のものか，あるいは分子間のものかは不明である。式(11-7)から引き出せる最後の情報は，Rが4位に結合した1件の事例からもたらされる。この同族体は，活性が予想よりも200倍低いため，式(11-7)を誘導する際に除外された。データセット中で最も活性な疎水化合物はX＝O，R＝3,5-di-Me，およびR'＝CH(CH$_3$)$_2$であり，その log P 値は4〜4.5と推定される。また，もしLとの放物線関係によって隠蔽されなければ，log P 項は一次になる。細胞培養試験では，疎水性の高い薬物ほど強力な毒性を示す。しかし，ヒトを対象とする場合には，log P が4よりも大きい薬物の利用は望ましくない。AIDSの治療における重要課題の一つは，ウイルスが中枢神経系で増殖することである。第10章の議論から明らかなように，薬物が中枢神経系へ入り込むためには，log P は 2 ± 0.5 の範囲になければならない。実際には，代謝の問題を回避するため，この最適範囲のうち低い側が有利と考えられる。AZTの log P は−0.02であり，このことはAZTの弱点の一つである。そこで，研究グループは，AZTよりも親油性の高い薬物の探索に取り掛かっている[13,14]。

白坂らは，同族体(**11-4**)に関して，次の式(11-8)を誘導した[16]。

・2 μM の同族体(**11-4**)によるHIV感染からのATH8細胞（T細胞）の％防護[15]

$$\log(\text{防護\%}) = 0.78\,(\pm 0.22)\log P + 0.90 E_s\text{-X} + 2.19\,(\pm 0.22) \tag{11-8}$$
$$n = 10,\ r^2 = 0.933,\ s = 0.085$$

ここでも，式(11-5)〜式(11-7)と同様，疎水性は重要な役割を担う。しかし，この研究で用いた生物学的終点（％防護）は，QSARをいくぶん損なうため，最良のものとは言いがたい。そこで，次のような興味深い疑問が投げかけられた。すなわち，疎水性は細胞透過にとってのみ重要なのか，それとも細胞内の活性部位とも関連があるのか。

Mahmoudianは，HIVに作用する同族体(**11-5**)に関して，次の式(11-9)を誘導した[17]。

$$-\log \text{ED}_{50} = 1.02\pi_5 - 0.21(L_5)^2 + 1.79 B_{3,5} + 0.49 B'_{4,3} + 2.87 \tag{11-9}$$
$$n = 23,\ r^2 = 0.604,\ s = 0.78$$

相関はあまり良くない。興味深いのは，式(11-7)と同様，式(11-9)が疎水項を含む点である。$B'_{4,3}$ は，3'位置換基のsterimolパラメータである。また，$B_{3,5}$ はR$_5$に適用され，L_5 は5位置換基の長さを表すパラメータである。

[構造式 11-5]

11.3 抗細菌薬のQSAR

11.3.1 「非特異的」毒性

20世紀の前半には,さまざまな細菌に対する簡単な有機化合物の作用に関して,かなりの数の実験が試みられた。また,1960年代に入ると,QSARが開発され,「非特異的」毒性の多くが$\log P$と相関することが見出された。第6章では,このような事例が多数取り上げられたが,そのほとんどは,簡単なアルコール類に関する研究であった。本節では,それ以外の事例について考察を加える。

すでに述べたように,「非特異的」という術語は,弱い生物活性を表す用語として適切ではない。簡単な$\log P$方程式の切片を調べてみると,その値は,生物の種類や,(アルコール類,炭化水素類,エーテル類といった)化学物質の種類によって有意に異なる。理想的には,このような比較は,$\log P$の範囲がほぼ同じか,あるいは重なりが小さいデータセットを用いて行われる。$\log P$の範囲が十分広ければ,一般に,放物線関係または双一次関係が成立する。また,線形関係の限界点付近にあるデータセットは,式の勾配に有意な影響を及ぼす。このことは,データ点が比較的少ない場合に特に起こりやすい。Kliglerが示した次の実例は,参考になろう[18]。

・芳香族アミン類によるアエロゲネス菌(グラム陰性菌)の増殖阻害(MIC)

$$\log 1/C = 0.57(\pm 0.13)\log P + 0.95(\pm 0.29)$$
$$n = 15, r^2 = 0.869, s = 0.142$$
(11-10)

・芳香族アミン類による赤痢菌(グラム陰性菌)の増殖阻害(MIC)[18]

$$\log 1/C = 0.56(\pm 0.11)\log P + 1.08(\pm 0.25)$$
$$n = 15, r^2 = 0.900, s = 0.119$$
(11-11)

・芳香族アミン類によるチフス菌(グラム陰性菌)の増殖阻害(MIC)[18,19]

$$\log 1/C = 0.58(\pm 0.12)\log P + 0.97(\pm 0.28)$$
$$n = 15, r^2 = 0.885, s = 0.136$$
(11-12)

いずれの場合も,α-ナフチルアミンは,その毒性が予測よりも2倍ほど低い。この事実は,立体効果(すなわち特異性)の存在を示唆する。3種の微生物はいずれも,アリールアミン類に対して同じように反応した。すなわち,これらのQSARは本質的に同一と考えられる。また,式

(11-10)～式(11-12)へpK_a項を追加しても，相関は改善されない。式(11-10)～式(11-12)の差異が，微生物の違いによるものか，それとも単なるノイズにすぎないのかは不明である。

式(11-10)～式(11-12)を，次の式(11-13)と比較してみよう。後者は，さまざまなグラム陽性菌に対する簡単なアルコール類の作用に関する11件のQSARを平均したものである[20]。

$$\log 1/C = 0.84 \log P + 0.12 \tag{11-13}$$

切片の比較から，アミン類は，アルコール類に比べて毒性が10倍強い。もちろん，これらの事例では，勾配と微生物種が異なるため，この比較は厳密には正しくない。しかし，$\log P = 0$における等親油性ファーマコホアの固有毒性を大ざっぱに分類する方法としては有用である。hの値は，1）受容体との疎水相互作用，2）受容体への到達と関連した疎水因子，の二つの主要因子によって定まる。もし相互作用が膜で生じるならば，これらの二つの因子は一つに統合できる。グラム陽性細胞とグラム陰性細胞との間の勾配の差は有意である。

細胞に及ぼす簡単な化学物質の活性は，細胞溶解（部分溶解）を根本原因とする。このことは，アルコール類による細胞溶解に関する6件のQSARを平均した，次の式(11-14)からも明らかである[20]。

$$\log 1/C = 0.89(\pm 0.21) \log P + 0.00(\pm 0.27) \tag{11-14}$$

式(11-13)と式(11-14)の一致は見事である。このことは，溶解または初期溶解が，さまざまな細胞タイプの「非特異的」QSARの根底にあることを示唆する。

アリールアミン類は，アルコール類とは異なる勾配と切片を持つため，毒性効果の様式も異なると考えられる。また，α-ナフチルアミンにおける挙動の違いは，膜の摂動以外の因子が，細胞溶解に関与していることを示唆する。

アリールアミン類のQSARと脂肪族アミン類のそれとの比較は興味深い。というのは，脂肪族アミン類は，試験条件下でプロトン化されるからである。次の式(11-15)は，グラム陰性菌に対するアルキルアミン類の作用に関する12件のQSARを平均したものである[20]。

$$\log 1/C = 0.57(\pm 0.04) \log P' + 2.80(\pm 0.26) \tag{11-15}$$

ここで，hの平均値は，式(11-10)～式(11-12)のそれらにきわめて近い。しかし，切片は，対数単位で1.8倍ほど大きい。このことは，プロトン付加した化合物の方が，等親油性基準で約60倍，活性が高いことを意味する。また，6件のQSARに対する$\log P_o$の平均値は3.5である[20]。

式(11-15)において，P'はpH 7.4で測定したアミン類の分布係数である。このような条件下では，アミン類は，完全とは言えないが，ほとんどプロトン化している。

アルコキシジヒドロキニン誘導体(**11-6**)は，次の式(11-16)を与える。

・同族体(**11-6**)によるジフテリア菌（グラム陽性菌）の増殖阻害[21]

$$\log 1/C = 0.62(\pm 0.09) \log P - 1.29(\pm 0.21) \log(\beta \cdot 10^{\log P} + 1) + 2.34(\pm 0.33)$$
$$n = 17, \ r^2 = 0.945, \ s = 0.206, \ \log P_o = 5.80(\pm 0.32) \tag{11-16}$$

式(11-16)の初期勾配は，グラム陽性細胞に対して予想される値よりも小さい。このことは，特異性（膜以外との相互作用）の存在を示唆する。また，$\log P$は，親化合物（R = CH$_3$）の中性型の$\log P$を基準とした計算値である。pH 7.0におけるキニンの$\log P$は2.14，中性型のそれは

3.44であり，その差は1.30である。そこで，式(11-16)では，構造(**11-6**)の中性型の値（3.64）から1.30を差し引いて，プロトン型に対する補正ずみ切片（2.34）を得た。この値を式(11-15)のそれを比較してみると，微生物の差や実験室の違いを含め，見落としていた構造(**11-6**)の特異性が明らかになった。

11-6

プロトン化アミン類を非特異的と呼べるか否かは，研究者によって見解が異なる。活性を付与するのは荷電型窒素であり，それに結合した親油性のアルキル鎖は力価を増強する。正に荷電した部位ならば，おそらく，どこでも同じように振舞うと思われる。アミン類は完全にはプロトン化されないので，その構造活性相関に関しては，相反する見解がある。この問題に光を投げかけるのは，同様の抗菌作用を示す第四級アンモニウム化合物類（quats）との比較である。

さまざまな微生物に対する塩化アルキルジメチルアンモニウム類(**11-7**)の作用に関しては，これまでに多くの研究がなされた。次に示すのはその一例である。

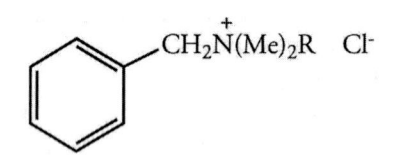

11-7

・同族体(**11-7**)によるウェルチ菌（グラム陽性菌）の増殖阻害[22]

$$\log 1/C = 0.94(\pm 0.16)\log P' - 1.27(\pm 0.31)\log(\beta \cdot 10^{\log P'} + 1) + 3.77(\pm 0.16) \quad (11\text{-}17)$$
$$n = 12, r^2 = 0.966, s = 0.172, \log P'_0 = 2.29(\pm 0.39)$$

・同族体(**11-7**)による黄色ブドウ球菌（グラム陽性菌）の増殖阻害[22]

$$\log 1/C = 1.04(\pm 0.11)\log P' - 1.52(\pm 0.21)\log(\beta \cdot 10^{\log P'} + 1) + 4.75(\pm 0.09) \quad (11\text{-}18)$$
$$n = 11, r^2 = 0.986, s = 0.106, \log P'_0 = 2.98(\pm 0.24)$$

・同族体(**11-7**)による緑膿菌（グラム陰性菌）の増殖阻害[22]

$$\log 1/C = 0.78(\pm 0.33)\log P' - 1.06(\pm 0.45)\log(\beta \cdot 10^{\log P'} + 1) + 2.87(\pm 0.21) \quad (11\text{-}19)$$
$$n = 10, r^2 = 0.850, s = 0.172, \log P'_0 = 1.64(\pm 0.57)$$

除外したデータ点：$C_{16}H_{33}$

・同族体(**11-7**)によるチフス菌（グラム陰性菌）の増殖阻害[22]

$$\log 1/C = 0.51(\pm 0.10)\log P' - 2.81(\pm 0.50)\log(\beta \cdot 10^{\log P'} + 1) + 3.98(\pm 0.13) \quad (11\text{-}20)$$
$$n = 11, r^2 = 0.964, s = 0.134, \log P'_0 = 2.44(\pm 0.32)$$

除外したデータ点：$C_{19}H_{39}$

・同族体(**11-7**)による緑膿菌（グラム陰性菌）の増殖阻害 [23]

$$\log 1/C = 0.52(\pm 0.05)\log P' + 4.15(\pm 0.09) \tag{11-21}$$
$$n = 8,\ r^2 = 0.990,\ s = 0.073,\ \log P'_0 = 4 付近$$

除外したデータ点：$C_{18}H_{37}$

ただし，C はコロニー数を 30 分間で 10% にまで減少させるのに必要な濃度．

グラム陽性細胞に対する 2 件の QSAR の平均勾配は 0.99 で，グラム陰性細胞に対する 3 件の QSAR のそれは 0.62 である．ここでも，疎水性の増加により，グラム陰性細胞の反応は，グラム陽性細胞のそれに比べて低下した．ただし，勾配は式(11-15)のそれに近い．

また，式(11-19)を除き，これらの QSAR の切片はほぼ 4 である．この値は，式(11-15)に示したアミン類の値に比べていくぶん大きい．しかし，$\log P'$ の定義に問題があるため，脂肪族アミン類と第四級アンモニウム化合物類（quats）との比較は難しい．いずれの化合物タイプでも，$\log P$ は，対イオンの性質と濃度に依存する．また，アミン類は，一部非イオン型で存在することにも留意されたい．これらの 2 種の窒素化合物における R は，最小のものでもかなり大きい（> C_6）．プロトン化された窒素化合物のアルキル基は，どの鎖においても三番目の炭素までほとんど疎水性を示さない．ただし，電子求引基に近い炭素は例外で，疎水性を低下させると考えられる [24,25]．

グラム陽性細胞とグラム陰性細胞の非特異的 QSAR において，特に興味深い違いは，グラム陽性 QSAR の初期勾配がほぼ 1 で，グラム陰性 QSAR のそれよりもはるかに大きいことである．（双一次モデルではなく）放物線モデルを用いた初期の相関解析は，この違いを検出できなかった [21]．また，初期の研究によれば，グラム陽性菌の $\log P_0$ は，グラム陰性菌のそれに比べて大きかった．

2 種の細菌タイプにおける勾配の差は，細胞構造と関係があるに違いない．グラム陰性細胞は，グラム陽性細胞に比べて脂質含量が多い．しかし，この事実だけでは，h の値が，グラム陽性菌に比べて，小さいことを説明できない．おそらく，グラム陰性菌の細胞壁が持つ複雑な構造が，このことに関与しているに違いない（11.3.3 節参照）．

グラム陽性 QSAR の勾配を，簡単な有機化合物による溶血に関する QSAR（15 件）を平均した，式(6-15)のそれと比較してみよう．

$$\log 1/C = 0.93(\pm 0.17)\log P + 0.09(\pm 0.23) \tag{6-15}$$

式(11-17)と式(11-18)の初期勾配は，式(6-15)の勾配に近い．このことは，グラム陽性菌の細胞膜が赤血球膜に似ており，溶血と細胞溶解がよく似た現象であることを示唆する．

溶血を引き起こす 6 種のカチオン類は，切片の平均値が 3±0.2 であり，2 種のアニオン類のそれは 2.1 である．すなわち，カチオン類は，アニオン類に比べて，膜を破壊する能力が約 10 倍強い．式(11-17)〜式(11-21)の切片から推定すると，溶血は，細菌細胞の増殖阻害に比べて，約 10 倍のカチオン濃度を必要とする．また，式(11-19)〜式(11-21)の勾配も考慮すると，アニオン濃度は約 100 倍（またはそれ以上）必要である．

Bassらは，第一級，第二級および第三級アミン類を含め，構造変動の大きい脂肪族アミン類について検討を加えた[26]。その結果，構造活性相関で重要なのは，立体効果と疎水性であることが分かった。

・$C_nH_{2n+1}NR_1R_2$による大便連鎖球菌（グラム陽性）の50%阻害[26]

$$\log 1/C = 0.94(\pm 0.24)\text{CLOGP}' - 0.99(\pm 0.42)\log(\beta \cdot 10^{\text{CLOGP}'} + 1) \\ + 0.31(\pm 0.13)E_s + 1.98(\pm 0.66) \tag{11-22}$$

$$n = 21, r^2 = 0.870, s = 0.307, \text{CLOGP}'_0 = 8.0(\pm 1.8)$$

除外したデータ点：$n = 12$ で，かつ $R_1 = H$，$R_2 = C_4H_9$

彼らはまた，データを相関づけるのに，アミン類の臨界ミセル濃度（CMC）が使えることを示した。しかし，式(6-112)～式(6-114)に示した通り，log CMC と log P' との間には共線性が存在するため（$r^2 = 0.64$），CMCが独立した役割を担っているかどうかは不明である。双一次モデルは，Bassらが用いた放物線モデルよりも良好な相関を与えた。また，式(11-22)の初期勾配は0.94で，予想通りの結果であった。P'を求めるに当たっては，（アミンの中性型に対する）log Pを計算し，その値から2.30を引いて，pH 7.0における見掛けのlog P（CLOGP'）値とした。2.30という値は，いくつかの化合物のlog PをpH 7.0とpH 11で測定し，その差を平均したものである。この操作によって，中性型化合物のそれと比較可能な切片が得られた。また，プロトン化したアミノ化合物は，（たとえばROHのような）簡単な中性型化合物に比べて，高い固有毒性を示すことが分かった。Bassらは，窒素電荷の計算値をパラメータとして使うことも考えたが，この項を式(11-22)へ追加しても，QSARの改善は得られなかった。また，式(11-22)のE_s項は，R_1とR_2を加え合わせた値である。

勾配が2種類存在するという知見は，（グラム陽性細胞とグラム陰性細胞に作用する簡単な化合物に基づいた）他のQSARからも支持された。

・$ArCOO^-$による大腸菌（グラム陰性）の増殖阻害[27]

$$\log 1/C = 0.63(\pm 0.26)\log P' + 3.65(\pm 0.54) \\ n = 6, r^2 = 0.920, s = 0.138 \tag{11-23}$$

・ROHによるアエロゲネス菌（グラム陰性）の増殖阻害[28]

$$\log 1/C = 0.76(\pm 0.07)\log P + 0.45(\pm 0.08) \\ n = 5, r^2 = 0.998, s = 0.048 \tag{11-24}$$

・アミジン類(**11-8**)による大腸菌（グラム陰性）の増殖阻害[29]

$$X-C_6H_4CH_2NHC(=NH_2^+)-NHR$$

11-8

$$\log \text{RBR} = 0.67(\pm 0.17)\log P - 1.73(\pm 0.52)\log(\beta \cdot 10^{\log P} + 1) \\ + 0.75(\pm 0.59)\sigma_x + 5.48(\pm 0.49) \tag{11-25}$$

$$n = 20, r^2 = 0.854, s = 0.315, \log P_0 = 4.59(\pm 1.4)$$

除外したデータ点：X = 3,4-di-Cl, R = CH₃

ただし，σは広がりが悪く，有意性も低い。以上の3件のQSARは，化合物タイプが互いに異なるにもかかわらず，よく似たhを与える。

- ベンジルアルコール類による3種の微生物——大腸菌（グラム陰性），尋常変形菌およびシュードモナス（グラム陰性）——の混合物の増殖阻害[30]

$$\log 1/C = 0.58(\pm 0.08)\log P + 1.75(\pm 0.66)\mathrm{ER} + 0.80(\pm 0.28) \tag{11-26}$$
$$n = 14,\ r^2 = 0.962,\ s = 0.132$$

除外したデータ点：4-Cl, 4-COOH

ここで，ERはラジカルを表すパラメータであるが，その有意性は低い。ただし，芳香環に結合したヒドロキシメチル基は特別な活性を示し（11.4節参照），ラジカルを形成しやすい。

式(11-23)～式(11-26)に示した4件のQSARは，勾配の平均値が0.66で，アミン類や第四級アンモニウム化合物類（quats）の値とよく一致する。しかし，次の2件の事例が示すように，グラム陰性細胞におけるhの値は，常に約0.6になるというわけでもない。

- X-C₆H₄N=C=Sによる大腸菌（グラム陰性）の増殖阻害[31]

$$\log 1/C = 2.27(\pm 0.63)\sigma + 4.31(\pm 0.77) \tag{11-27}$$
$$n = 9,\ r^2 = 0.927,\ s = 0.116$$

除外したデータ点：4-NO₂

- RCH₂N=C=Sによる大腸菌（グラム陰性）の増殖阻害[31]

$$\log 1/C = 0.42(\pm 0.12)\mathrm{CLOGP} + 6.39(\pm 0.33) \tag{11-28}$$
$$n = 11,\ r^2 = 0.865,\ s = 0.249$$

除外したデータ点：2,4-ジクロロベンジル

式(11-27)は，疎水効果をまったく含まず，Xによる電子求引のみが有意であった。もっとも，$\log P$はかなり狭い範囲しか検討されなかった。一方，式(11-28)に示したイソチオシアン酸アルキル類やイソチオチアン酸ベンジル類では，疎水効果が重要と考えられる。しかし，その勾配は，グラム陰性細胞で一般に観測される値に比べてかなり小さい。また，Rが求電子元素を含むにもかかわらず，式(11-28)はσ項を含んでいない。

反応性の高いイソチオシアナート類は，求核試薬と特異的な化学反応を行い，細胞内部で毒性効果を生じる。式(11-27)のρは正であるが，このことは，求核試薬に対する-N=C=S部分の反応性が高いほど，毒性も強いことを示唆する。2種の求核試薬とのイソチオシアン酸フェニル類の求核反応に関する次の式(11-29)と式(11-30)を，式(11-27)のQSARと比較してみよう[32,33]。

$$\mathrm{X-C_6H_4N=C=S + C_6H_5NH_2 \longrightarrow X-C_6H_4NH\overset{\overset{S}{\|}}{C}-NH-C_6H_5}$$

$$\log k = 2.14(\pm 0.68)\sigma - 3.13(\pm 0.14) \tag{11-29}$$
$$n = 4,\ r^2 = 0.988,\ s = 0.060$$

$$\mathrm{X-C_6H_4N=C=S + CH_3CH_2OH \longrightarrow X-C_6H_4NH\overset{\overset{S}{\|}}{C}-OCH_2CH_3}$$

$$\log k = 2.17(\pm 0.48)\sigma - 4.80(\pm 0.18)$$
$$n = 8,\ r^2 = 0.955,\ s = 0.180 \tag{11-30}$$

除外したデータ点：4-N(CH$_3$)$_2$

　求核試薬がアミンまたはアルコールのいずれであっても，係数 ρ は本質的に同じである．式(11-27)，式(11-29)および式(11-30)に示した3種の ρ 値がきわめてよく一致することは，いくつかの理由により重要な意味を持つ．強く示唆される通り，求核付加反応はイソチオシアナート類の毒性の基礎を形作る．この事実は，元の物理有機化学領域から生化学領域や創薬化学領域へHammett理論を拡張することの価値を確信させることになった．しかし，求核試薬に対するイソチオシアン酸アルキル類とイソチオシアン酸ベンジル類の反応性は高くない．これは，1～2個のCH$_2$基によって，$-N=C=S$部分が極性基Rから隔離されるため，極性基の電子効果が減衰し，その検出が難しくなることに起因する．

　マウスに対するイソチオシアン酸アルキル類の作用は，まったく異なるQSARを与える．

・マウスへ皮下投与されたR-N=C=SのMLD（最小致死用量）[34]

$$\log 1/C = -0.52(\pm 0.22)\text{CLOGP} + 4.23(\pm 0.82)$$
$$n = 6,\ r^2 = 0.916,\ s = 0.332 \tag{11-31}$$

　ただし，Rは，Me，Et，Bu，オクチル，デシルおよび-CH$_2$OCH$_2$CH$_2$OC$_4$H$_9$である．ここで，hは意外にも負である．オクチル体とデシル体は活性が低く，さらにアルキル基が大きくなると，MLDは測定できなくなる．イソチオシアナート基は反応性が高く，皮膚の求核試薬とも反応する．そのため，疎水化合物は，求核試薬と局所的に反応するまで，この領域（皮膚）にとどまることになる．一方，親水化合物は，この局所反応を回避できるので，髄質中心を効率良く麻痺させる．

　イソチオシアン酸アルキル類は，癌予防研究においても興味深い化合物クラスである[35]．この化合物群は，（生体異物やその代謝産物の体外排泄を助ける）第II相酵素を刺激する[36]．

　化合物のタイプは，hの値を設定する際にも役割を演じる．たとえば，ROHによるファージDNAの変性に関する式(6-51)は，勾配が0.57で，切片が-0.02である．一方，式(6-60)に示したRCONH$_2$の場合には，勾配が0.42で，切片が0.43である．アミド基は，ヒドロキシ基に比べて作用が強い．しかし，$\log P$の増加は，さらに顕著な効果を活性に及ぼす．すなわち，ファージDNAの変性では，二つの作用部位が関与すると考えられる．

　次の式(11-32)に見られるように，グラム陰性細胞においても，hが大きな値をとることがある．ただし，その理由は不明である．

・ROHによるチフス菌（グラム陰性）の殺菌[37]

$$\log 1/C = 0.96(\pm 0.08)\log P - 1.50(\pm 0.11)$$
$$n = 15,\ r^2 = 0.982,\ s = 0.136 \tag{11-32}$$

　黄色ブドウ球菌のQSARでは，以下に示すように，hの値は化合物によって異なる．

・ROHのよる黄色ブドウ球菌（グラム陽性）の殺菌[38]

$$\log 1/C = 0.77\,(\pm 0.06)\log P - 0.68\,(\pm 0.05) \tag{11-33}$$
$$n = 10,\ r^2 = 0.990,\ s = 0.057$$

・ベンジルアルコール類による黄色ブドウ球菌（グラム陽性）の殺菌[39]

$$\log \mathrm{RBR} = 0.93\,(\pm 0.16)\mathrm{CLOGP} - 0.54\,(\pm 0.26) \tag{11-34}$$
$$n = 17,\ r^2 = 0.914,\ s = 0.219$$

除外したデータ点：3-Br-4-OH

・4-OH-C_6H_4COORによる黄色ブドウ球菌（グラム陽性）の殺菌[40]

$$\log \mathrm{RBR} = 0.91\,(\pm 0.12)\log P - 1.22\,(\pm 0.34) \tag{11-35}$$
$$n = 8,\ r^2 = 0.982,\ s = 0.101$$

・フェノール類による黄色ブドウ球菌（グラム陽性）の殺菌[41]

$$\log \mathrm{RBR} = 0.85\,(\pm 0.08)\log P - 1.27\,(\pm 0.34) \tag{11-36}$$
$$n = 13,\ r^2 = 0.982,\ s = 0.130$$

式(11-34)～式(11-36)において，RBRは，フェノールを基準とした活性値で，フェノール係数と呼ばれる。データセットの構成はかなり異なるが，これらの3件のQSARにおける勾配は，互いによく一致している。

・$ROSO_3^-$による黄色ブドウ球菌（グラム陽性）の増殖阻害[42]

$$\log 1/C = 0.80\,(\pm 0.08)\log P' + 1.78\,(\pm 0.13) \tag{11-37}$$
$$n = 9,\ r^2 = 0.988,\ s = 0.161$$

除外したデータ点：R＝ヘキサデシル

・X-$C_6H_4CH_2N^+(CH_3)_2$Rによる黄色ブドウ球菌（グラム陽性）の殺菌[43]

$$\log 1/C = 0.91\,(\pm 0.12)\log P' - 1.35\,(\pm 0.20)\log(\beta \cdot 10^{\log P'} + 1)$$
$$+ 2.84\,(\pm 0.14) \tag{11-38}$$
$$n = 45,\ r^2 = 0.843,\ s = 0.262,\ \log P'_0 = 2.19\,(\pm 0.25)$$

除外したデータ点：X＝2-OH，R＝テトラデシル
　　　　　　　　　X＝3,4-ジメトキシ，R＝デシル

・$H_2NC(=NH_2^+)(CH_2)_xC(=NH_2^+)$-$NH_2$による黄色ブドウ球菌の増殖阻害[44]

$$\log 1/C = 0.91\,(\pm 0.07)\pi - 1.02\,(\pm 0.13)\log(\beta \cdot 10^\pi + 1) - 0.90\,(\pm 0.28) \tag{11-39}$$
$$n = 8,\ r^2 = 0.998,\ s = 0.037,\ \pi_0 = 7.62\,(\pm 1.3)$$

・$H_2NC(=NH_2^+)NH(CH_2)_xNHC(=NH_2^+)$-$NH_2$による黄色ブドウ球菌（グラム陽性）の増殖阻害[44]

$$\log 1/C = 0.81\,(\pm 0.13)\pi - 1.15\,(\pm 0.37)\log(\beta \cdot 10^\pi + 1) + 0.38\,(\pm 0.60) \tag{11-40}$$
$$n = 8,\ r^2 = 0.986,\ s = 0.172,\ \pi_0 = 6.76\,(\pm 0.89)$$

ただし，式(11-40)において，xの値は8～16の範囲にある。また，この同族体系列では，πと（炭素原子数などの）パラメータとの間に共線性が認められる。上向き勾配の値は1に近いが，このことは，疎水性が重要な物理化学的性質であることを示唆する。

・ROHによる黄色ブドウ球菌（グラム陽性）の増殖阻害[45]

$$\log 1/C = 0.56\,(\pm 0.09)\log P + 0.11\,(\pm 0.07) \qquad (11\text{-}41)$$
$$n = 9,\ r^2 = 0.964,\ s = 0.080$$

式(11-41)は，hに関する例外である．通常，アルコール類のhはもっと大きい．式(11-41)で用いたデータは，きわめて初期の研究（1904）から採られた．そのため，疎水性への依存性は，式(11-33)のそれに比べて低い．

N-アルキルニケタミド類(**11-8**)による黄色ブドウ球菌（グラム陽性）の増殖阻害は，次の式(11-42)で与えられる[46]．

O
‖
CNHC₂H₅

ピリジン環

N⁺ + Cl⁻
|
R

11-8

$$\log 1/C = 0.56\,(\pm 0.09)\pi - 0.70\,(\pm 0.18)\log(\beta \cdot 10^{\pi} + 1) + 3.28\,(\pm 0.33) \qquad (11\text{-}42)$$
$$n = 20,\ r^2 = 0.941,\ s = 0.264,\ \pi_0 = 6.60\,(\pm 0.60)$$

・ROHによる *Vibrio fischeri*（グラム陽性）の発光阻害 [47]

$$\log 1/C = 1.10\,(\pm 0.07)\log P + 0.21\,(\pm 0.12) \qquad (11\text{-}43)$$
$$n = 8,\ r^2 = 0.996,\ s = 0.103$$

・ROCONH₂ による *Vibrio fischeri*（グラム陽性）の発光阻害 [47]

$$\log 1/C = 1.17\,(\pm 0.37)\log P + 0.72\,(\pm 0.27) \qquad (11\text{-}44)$$
$$n = 5,\ r^2 = 0.972,\ s = 0.168$$

興味深いことに，ウレタン類は，アルコール類に比べて約3倍強力な発光阻害作用を示す．これは，生体系において，アミド基が強い相互作用を示すもう一つの事例と考えられる．

Stanleyらは，有機酸類の抗らい作用に関して，構造活性相関の検討を試みた（1925-1932）[48]．我々は，そのデータを用いて，次の式(11-45)を誘導した[49]．

・有機酸類によるらい菌（グラム陽性）の殺菌 [49]

$$\log 1/C = 0.52\,(\pm 0.06)\log P' - 0.99\,(\pm 0.20)\log(\beta \cdot 10^{\log P'} + 1)$$
$$+ 6.44\,(\pm 0.09) \qquad (11\text{-}45)$$
$$n = 149,\ r^2 = 0.696,\ s = 0.283,\ \log P'_0 = 2.80\,(\pm 0.17)$$

除外したデータ点：$(C_5H_{11})(C_{12}H_{25})CHCOO^-$，$C_6H_{11}(CH_2)_{10}COO^-$，$(C_4H_9)(C_{12}H_{25})CHCOO^-$，$(C_3H_7)(C_{14}H_{29})CHCOO^-$，$(C_6H_{11})(CH_2)_{12}COO^-$ および $(C_4H_9)(C_{12}H_{25})CHCOO^-$

ただし，Cは致死用量（parts/thousand）を表す．また，P'（計算値）は，pH 7.4の緩衝液での分布に対する値である．

Stanleyらを刺激したのは，いく世紀にもわたり，大風子油がハンセン病の治療に使われていたという事実である．また，その活性成分は，大風子酸(**11-9**)のエステル体であることも知られていた．

大風子酸
11-9

そこで，Stanleyらは，大風子酸に関する広範な研究を企て，炭素数が15〜18個の化合物が最大活性を示し，かつ，それらのナトリウム塩はよく泡立つことを確認した。

式(11-45)の相関は，決してシャープとは言えないが，構造活性相関の洞察には十分役立つ。式(11-45)は，ほぼ対称的な双一次式であり，負の勾配は-0.47である。また，初期勾配は0.52で，グラム陽性細胞の阻害で通常観察される値に比べて，かなり小さい。らい菌は抗酸菌に属する。したがって，他のグラム陽性抗酸菌との，勾配の比較は興味深い。

・フェノール類による恥垢菌（抗酸菌）の阻害[41]

$$\log PC = 0.82(\pm 0.05)\log P - 1.11(\pm 0.22) \tag{11-46}$$
$$n = 31, r^2 = 0.974, s = 0.131$$

除外したデータ点：4-Cl-2-オクチル；6-CHMe$_2$-2-Et-3-Me-4-Cl；
2-Cl-4-ヘプチル

・p-HOC$_6$H$_4$COORによる巨大菌（抗酸菌）の阻害[50]

$$\log 1/C = 0.76(\pm 0.21)\log P + 0.55(\pm 0.59) \tag{11-47}$$
$$n = 4, r^2 = 0.992, s = 0.059$$

・同族体(**11-10**)による結核菌（抗酸菌）の阻害[51]

11-10

$$\log 1/C = 0.58(\pm 0.08)\text{CLOGP} - 0.75(\pm 0.12)\log(\beta \cdot 10^{\text{CLOGP}} + 1)$$
$$+ 3.77(\pm 0.29) \tag{11-48}$$
$$n = 14, r^2 = 0.962, s = 0.117, \text{CLOGP}_0 = 5.24(\pm 0.45)$$

ただし，式(11-46)において，PCはフェノール係数を表す。また，式(11-46)〜式(11-48)で取り上げた微生物は，すべてグラム陽性の抗酸菌である。しかし，疎水性の非特異的プローブへの反応では，式(11-46)の恥垢菌を除いて，これらの微生物は，感受性こそ低いが，グラム陰性菌とよく似ていた。式(11-46)〜式(11-48)の平均勾配は0.72で，式(11-45)のそれに比べると多少大きい。

Biagiらは，3種の異なる系——赤血球の溶血，黄色ブドウ球菌の阻害およびマウスでの致死活性——におけるフェノール類の活性を比較し，興味ある結果を得た[52]。

・フェノール類によるラット赤血球の50%溶血[52]

$$\log 1/C = 0.89\,(\pm 0.12)\log P' + 0.31\,(\pm 0.31) \tag{11-49}$$
$$n = 26,\ r^2 = 0.912,\ s = 0.223$$

・フェノール類による黄色ブドウ球菌（グラム陽性）の阻害（MIC）[52]

$$\log 1/C = 0.70\,(\pm 0.09)\log P' + 0.95\,(\pm 0.24) \tag{11-50}$$
$$n = 25,\ r^2 = 0.924,\ s = 0.158$$

除外したデータ点：4-NO_2

・マウスに対するフェノール類のLD_{50}[52]

$$\log 1/C = 0.39\,(\pm 0.07)\log P' + 1.90\,(\pm 0.17) \tag{11-51}$$
$$n = 27,\ r^2 = 0.854,\ s = 0.131$$

除外したデータ点：2-Cl-4-NO_2

　Biagiらによれば，log Pまたは逆相薄層クロマトグラフィー（TLC）からのR_m値を用いれば，良好な相関が得られる．しかし実際には，イオン型同族体の場合，pH 7.4 で測定したP'を用いてlog Pを表した方が，さらに良好な結果を与えた．なお，log Pはすべて実測値である．もっとも，我々が測定したlog P値は，Biagiらの報告値とは少し異なっていた．

　溶血に関する式(11-49)は，式(6-15)に示した一般式と非常によく似ている．また，黄色ブドウ球菌に関する式(11-50)の勾配は，グラム陽性細胞で通常観察される値に比べて小さい．細胞に関する式(11-49)と式(11-50)は，互いによく似ているが，マウスに関する式(11-51)は，前の二つとはまったく様相が異なる．すなわち，フェノール類は，（切片に示されるように）マウスに対して強い毒性を示すが，（hの値から明らかなように）活性の幅は狭い．このことは，親油性になるほど，フェノール類の代謝や排泄が促進されることを意味する（第8章参照）．第II相酵素は，この局面において特に有効である（8.7節と8.8節参照）．

11.3.2　酵母とミトコンドリア

　酵母もまたグラム陽性菌である．この系に関する3件のQSARでは，hの平均値は 0.87 で，興味深いことに，予想通りの結果であった[20]．

　ミトコンドリアは，生命進化の初期段階で，他の細胞との共生関係に組み込まれた．このような理由に基づき，本書では，ミトコンドリアのQSARは，微生物のそれと一緒に考察される．構造活性相関で特に研究の進んでいるのは，（フェノール類などの）弱イオン化化合物による酸化的リン酸化の脱共役に関する分野である．しかし，活性はイオン型のとき最大になるため，中性型とイオン型が混在する場合や，ほとんどがイオン型の場合には，さまざまな問題が引き起こされる．イオン型化合物は，等親油性の中性型化合物に比べて，明らかに強力な阻害薬である．しかし，イオン型のこの利点は，log Pが低いという弱点によって相殺される．したがって，log PとpK_aを併用すれば，（たとえばフェノール類のように）イオン型と中性型が混在する同族体でも，簡単にQSARを誘導できそうに思われる．しかし，実際には，得られたQSARが意味するものは不明である．このことは，イオン型のlog Pに対する補正項としてpK_aを用いたり，pK_aが細胞成分との特異的相互作用と関係があったり，あるいはこれらの二つが同時に関与する

場合には，特によく当てはまる。Martin-Hackbarthによれば，この問題は複雑であり，その解を得たければ，かなり多量のデータと非線形的手法が必要となる[7]。ここでは，簡単な問題に話を限定して，議論を試みる。

Turnbellらは，アミド類(**11-11**)によるミトコンドリア酸素取込みの阻害について検討を加えた[53]。

$$Cl_2CHCNH(CH_2)_nNHCCHCl_2$$
(with two C=O groups)

11-11

・アミド類(**11-11**)によるウシ心臓ミトコンドリア酸素取込みの30%阻害[53]

$$\log 1/C = 0.82(\pm 0.10)\text{CLOGP} + 2.18(\pm 0.28) \tag{11-52}$$
$$n = 7, r^2 = 0.990, s = 0.115$$

ただし，nは5〜12である。式(11-52)は，式(6-34)に示したバルビツレート類によるミトコンドリア酸素消費の阻害や，式(6-31)に示したバルビツレート類によるリン酸取込みの阻害に関するQSARとよく似ている。式(6-37)に示したROHによる肺酸素消費の阻害との比較も行われた。予想通り，式(6-37)の切片は，式(11-52)のそれに比べて，はるかに小さかった。

式(11-52)の勾配と切片は，アミド類が異常な特異性を示さないことを示唆する。また，線形関係が成立することから，鎖長の最適値は存在せず，疎水性への依存性も正常である。式(11-52)の勾配は，グラム陽性細胞に対する値に近い。この予想は，式(6-31)や式(6-34)にも当てはまることから，阻害の根本原因は，膜の攪動にあると考えられる。

Aldridgeは，親油性のアルキルスズ類によるミトコンドリア酸素取込みの阻害について検討を加えた[54]。我々は，このデータを用いて，次の式(11-53)を誘導した。

・アルキルスズ類によるラット肝臓ミトコンドリア酸素取込みの50%阻害

$$\log 1/C = 0.95(\pm 0.31)\text{CLOGP} - 1.16(\pm 0.38)\log(\beta \cdot 10^{\text{CLOGP}} + 1)$$
$$+ 4.72(\pm 0.32) \tag{11-53}$$
$$n = 6, r^2 = 0.970, s = 0.145$$

式(11-53)は，データ点が少なすぎるが，この種の化合物の作用の説明には役立つ。また，その勾配は，他の中性型化合物のそれとよく一致する。

Zellerは，ミトコンドリアによるベンジルアミン類の酸化について検討を加えた[55]。我々は，そのデータを用いて，次の式(11-54)を誘導した。

$$\log k = 0.50(\pm 0.20)\log P + 0.63(\pm 0.11)E_s\text{-}4 + 0.45(\pm 0.19)\sigma^+$$
$$+ 0.78(\pm 0.34) \tag{11-54}$$
$$n = 12, r^2 = 0.966, s = 0.125$$

除外したデータ点：3-OCH$_3$-4-OH

ここで，σ^+は，σよりも良好な結果を与えた。また，その符号は，フェニルグリシン類の酸化に関する式(7-146)のそれと同じであった。

ミトコンドリアによるアセトアニリド類の脱アシル化は，式(7-156)に示したハト肝臓アセチルトランスフェラーゼによるアシル化とよく似ている。

・ニワトリ腎臓ミトコンドリアによる $X-C_6H_4NHCOCH_3$ の脱アシル化（pH 7.2, 38℃）[56]

$$\log \text{RBR} = 0.41(\pm 0.16)\text{CLOGP} - 0.14(\pm 0.18)\sigma + 1.74(\pm 0.21)$$
$$n = 11,\ r^2 = 0.817,\ s = 0.126$$
(11-55)

除外したデータ点：$4\text{-}SO_2NH_2$

・フェノール類によるラット肝臓ミトコンドリア酸化的リン酸化の50％阻害（pH 7.5, 25℃）[57]

$$\log 1/C = 1.01(\pm 0.17)\text{CLOGP} + 0.87(\pm 0.17)\sigma^- + 0.51(\pm 0.48)$$
$$n = 22,\ r^2 = 0.929,\ s = 0.293$$
(11-56)

除外したデータ点：ペンタフルオロ

ただし，式(11-55)のRBRは，相対的な生物応答を表す。また，式(11-56)のlog P は，中性型の値である。式(11-56)で扱われたフェノール類は，その多くがpH 7.5でかなりイオン化している。そのため，σ^- の役割を確認することはできなかった。しかし，その符号は正である。このことは，フェノールのイオン化が進むほど，良好な阻害薬になることを示唆する。もっとも，イオン化はlog P にも影響を及ぼす。もし分布係数の対数値が使えるならば，そちらを使用した方が良好な結果を与えると思われる。いずれにしても，疎水性の重要性は明らかである。

細菌，酵母およびミトコンドリアと比較されるもう一つの細胞小器官は葉緑体である。葉緑体のQSARに関しては，第12章で実例を紹介したい。

11.3.3 ポーリン

化学物質が細胞へ入り込む過程はよく分かっていない。一般には，3種類の経路——膜（細胞壁）を通る受動拡散，エネルギー依存系による能動輸送および特別なチャンネルを通る拡散——のいずれかを使う。同族体系列では，疎水性が高くなるにつれ，単純な受動輸送が有利になる。能動輸送は，輸送蛋白質を用いて一定の構造的特徴を認識する輸送系である。グラム陰性細胞には，（ポーリンと呼ばれる）三つ組の蛋白質で作られたチャンネルが存在する。ポーリンは，単離・再構成されてリポソームへ取り込まれ，細胞外実験に供される[58-62]。ポーリンは，（グラム陽性細胞にはない）細胞壁の付加層に存在する。グラム陰性細胞は，ポーリンの生成を制限するか，有限サイズのポーリンを生成するかして，特定の毒性化学物質タイプに対する耐性を獲得する[58,59]。ポーリンは，細胞への親水分子の侵入を許容するため，サイズを除き，非特異的である。サイズのカットオフは，分子量が500～600のところで生じる。しかし，立体特異性を検出する試みは，いまだ成功していない。

二階堂らによると，ポーリンを経る通路は，log P と負の相関を示す[60,61]。すなわち，ポーリンチャンネルの表面は親水性である。ポーリンは，親水化合物がグラム陰性細胞へ侵入する際，チャンネルとして機能する。二階堂らは，その能力を推定するため，リポソーム中でのポーリンの膨潤について検討し，それがサイズに強く依存することを示した[60]。彼らは，そのデータに基

づき，次の式(11-57)を誘導した。

・糖とその誘導体によるリポソーム中でのポーリンの相対膨潤[62]

$$\log S = -6.14(\pm 1.1)\log MW + 15.4(\pm 2.7)$$
$$n = 15, r^2 = 0.914, s = 0.255$$
(11-57)

除外したデータ点：D-ムチン酸

これらの物質の多くは$\log P$値が不明なため，残念ながら分配の効果は無視された．しかし，その効果はおそらく小さいので，式(11-57)の相関は十分にシャープである．明らかに，ポーリンの表面は疎水性ではない．式(11-57)の勾配は，哺乳類細胞の交差耐性に関する式(7-136)〜式(7-138)のそれらとよく似ている（ただし，符号は逆）．すなわち，癌細胞では，同様のチャンネルは，耐性を発現する手段として利用される．また，式(11-57)が依拠した化合物はすべて，極性がきわめて高い（$\log P < -3.0$）．

吉村−二階堂は，β-ラクタム系抗生物質についても検討を加えた[58]．我々は，そのデータを用いて，次の式(11-58)を誘導した．

・大腸菌K-12のポーリンチャンネルを通るβ-ラクタム類の相対拡散速度

$$\log k = -3.09(\pm 2.3)\log MW - 0.37(\pm 0.38)CLOGP + 9.72(\pm 6.2)$$
$$n = 9, r^2 = 0.687, s = 0.195, F_{2,6} = 5.70$$
(11-58)

式(11-58)の相関はあまり良好ではない．しかし，統計的には有意であり，サイズと疎水性は，いずれも重要な因子であると考えられる．もちろん，重要性がより高いのは，分子量の方である．検討したβ-ラクタム類は15種で，そのうちの2種は，$\log P$値を欠いていた．また，セファゾリン，セフチゾキシム，セフォトキシムおよびセフロキシムの4種は，適合が悪いため，式(11-58)を誘導する際に除外された．もちろん，式(11-58)は単なる示唆にすぎず，より広範な同族体群を使った追跡研究が必要であることは言うまでもない．$\log P$項は，式(11-57)ではなく，式(11-58)にのみ含まれる．その理由は，β-ラクタム類では，親水化合物が多く，$\log P$値が−1.05〜0.50の範囲にあるからである．

11.3.4 「特異的」毒性

選択毒性を示す最初の近代的な抗細菌薬はサルファ剤であった．この薬物は，Ehrlichの着想を追求したDomagkの試みの所産である．Paul Ehrlichは，ある種の染料が，特定の細胞のみを染色する事実に注目した．彼は，宿主細胞には吸収されず，微生物にのみ選択的に吸収される染料を見つけ出すことが可能と考え，この発想に基づいて，梅毒に有効な薬物，アルスフェナミンを発見した．Domagkは多数の化合物を試験し，染料のプロントジル(**11-12**)を，抗細菌薬として市場へ送り込んだ．

H_2NSO_2―⟨benzene⟩―N=N―⟨benzene with NH_2⟩―NH_2 ⟶ H_2NSO_2―⟨benzene⟩―NH_2

プロントジル   スルファニルアミド

11-12   **11-13**

しかし，その後まもなくして，プロントジルは *in vivo* で活性型のスルファニルアミドへ変換されることが発見された。スルファニルアミド(**11-13**)の発見は，臨床上，画期的な出来事であった（Domagkは，この功績によりNobel賞を受賞した）。しかし，スルファニルアミドは，他のさまざまなスルホンアミド類によって，速やかに置き換えられる運命にあった。このような研究を発展させた結果，利尿薬や抗高血圧薬として有効な化合物が発見された。

スルファニルアミド物語において重要な1章をなすのは，（ビタミンB複合体の一つである）葉酸の生合成に関与する p-アミノ安息香酸の拮抗薬の発見である。この発見の根底にあるのは，「代謝拮抗物質の概念」である。この概念は，近代における抗微生物薬の探索において卓越した位置を占める，数少ない一般概念の一つである。代謝拮抗物質とは，天然の代謝物と類似した構造を持ち，かつ代謝酵素を阻害する化合物のことである。したがって，必須代謝物の構造が分かれば，阻害薬の設計は比較的容易である。しかし，もし宿主の酵素と病原体の酵素との間に有意な違いがなければ，阻害薬は選択性を示さない。

Seydelらは，スルホンアミド類に関して広範な研究を行い，興味あるQSARを誘導した。彼らが検討したサルファ剤(**11-14**)は，どれも構造が似ており，それゆえ，QSARの観点からは，Bell-Roblinが取り上げた化合物[1]に比べて扱いやすかった[63]。

H_2N―⟨benzene⟩―SO_2NH―⟨benzene with X⟩

11-14

初期のQSARにおいて，彼らは，サルファ剤の疎水的性質と（細胞培養での）抗菌活性との間に，何ら関連を見出すことができず，単に，（活性と pK_a を相関づけた）Bell-Roblinの知見を確認するにとどまった。そのため，初期のQSARでは，pK_a と線形関係を示す化合物のみが扱われた。藤田は，抗菌性サルファ剤のQSARについて再検討を行い，双一次モデルの方が，データの当てはめに適していることを示した[64]。

・サルファ剤(**11-14**)による大腸菌の増殖阻害[65]

$$\log 1/C = 0.52\,(\pm 0.31)\,pK_a - 1.18\,(\pm 0.38)\log(\beta \cdot 10^{pK_a}+1) + 2.51\,(\pm 2.0)$$
$$n = 38,\ r^2 = 0.865,\ s = 0.187,\ pK_a の理想値 = 6.9\,(\pm 0.43) \tag{11-59}$$

除外したデータ点：2-Cl-4-NO_2

式(11-59)へ $\log P$ 項を追加しても，QSARの改善はわずかである（$r^2 = 0.882$, $s = 0.178$）。また，pK_a の最適値は，式(11-1)のそれに比べて少し大きかった。

Millerらは，無細胞系での葉酸生合成の阻害に関して，次の式(11-60)を誘導した[67]。

・サルファ剤(**11-14**)による葉酸シンテターゼの50%阻害（pH 7.9〜8.0）

$$\log 1/C = -0.32(\pm 0.08)\,\mathrm{p}K_a + 7.33(\pm 0.61)$$
$$n = 14,\ r^2 = 0.865,\ s = 0.150$$

(11-60)

式(11-60)の勾配は，式(11-59)の双一次プロットにおける右側の勾配（0.52−1.18 = −0.66）に近い。

式(11-59)は，化合物の$\mathrm{p}K_a$範囲が9.46〜5.98であるのに対し，式(11-60)は9.34〜5.70である。また，葉酸シンテターゼの無細胞阻害では，イオン化しやすいサルファ剤ほど，良好な阻害薬になる。一方，細胞の外表面の透過が重要になる全細胞系では，式(11-1)や式(11-59)に示されるように，$\mathrm{p}K_a$が約7のあたりまでは，阻害活性は$\mathrm{p}K_a$の増加と共に高くなるが，$\mathrm{p}K_a$がさらに大きくなると，活性は減少に転ずる。すなわち，イオン化しやすい化合物ほど，細胞膜を透過しにくい。これらの結果は，透過過程における疎水性の役割解明では，細胞系の徹底的な研究が重要であることを示唆する。

すでに述べたように，スルホンアミド類は，葉酸へのp-アミノ安息香酸(**11-15**)の取込みを妨げることにより，その活性を発現する。

11-15　　　　　　　　　　　　　**11-16**

生理条件下では，アミノ安息香酸はほぼ完全にイオン化している。したがって，活性な競合剤として機能するのは，サルファ剤のイオン型(**11-16**)である。事実，Bockらによれば，プテリンへのスルファメトキサゾールの取込みは，葉酸シンテターゼによる葉酸の生合成を完全に遮断する[66]。

（抗酸菌によって引き起こされる）らい病の治療において，ダプソン(**11-17**：X = NH$_2$)は選択すべき薬剤である。Coatsらは，作用機序に関する理解を高め，より優れたらい病治療薬を探索するため，スルホン類(**11-17**)の抗菌作用に関して，興味ある広範な検討を試みた[63]。

11-17

らい菌（*Mycobacterium leprae*）の細胞は，培養が難しいため，Coatらは，代替菌として（他の抗酸菌である）恥垢菌や*Mycobacterium lufu*を用いた。しかし，らい菌は，代替菌とほぼ同じ葉酸シンテターゼ活性を示し，QSARも互いによく似ていた。

　置換基Xのlog P 値は不明なため，HPLCの容量因子 k' を測定し，それをXの疎水因子とした。また，σ値のいくつかも不明であった。そのため，Xの電子効果は，NH_2 のプロトン化学シフトで表された。このことは，σと化学シフトの両者が判明している置換基では，σと NH_2 のΔppmとの間に，高い相関があるという事実に基づき正当化された。なお，QSARの基本モデルとしては，次の式(11-61)が用いられた。

$$\log 1/C = a\Delta \text{ppmNH}_2 + b\text{fi} + \log k' + c \tag{11-61}$$

ここで，fiはダミー変数で，（被検条件下で完全にイオン化する）COOH基をXとする2例に対して使用された。式(11-61)は良好な相関を与えた。しかし，我々は，σ定数（欠測値のいくつかは推定値）とlog P の計算値を用いたQSARを誘導したいと考えた。ただし，ダプソン（X＝NH_2）のlog P のみは実測値を用いた。興味深いことに，この誘導体では，実測値と計算値はよく一致した。これらの従来のパラメータを用いると，他との比較が可能な次のQSARが得られた。

・スルホン類（**11-17**）による大腸菌の50%阻害[63]

$$\begin{aligned}\log 1/C &= 0.61(\pm 0.13)\text{CLOGP} - 1.56(\pm 0.40)\log(\beta \cdot 10^{\text{CLOGP}} + 1) \\ &\quad - 0.48(\pm 0.24)\sigma + 4.45(\pm 0.21) \\ n &= 17, r^2 = 0.912, s = 0.220, \text{CLOGP}_\circ = 1.15(\pm 0.53)\end{aligned} \tag{11-62}$$

式(11-62)は，log P 値が最も小さい3個のデータ点（COO^-，$NHCH_2COO^-$ および $CONHNH_2$）のみで定まる。そこで，これらの3点を除外し，次の式(11-63)を得た。

$$\begin{aligned}\log 1/C &= -0.60(\pm 0.29)\text{CLOGP} - 0.47(\pm 0.31)\sigma + 5.34(\pm 0.60) \\ n &= 14, r^2 = 0.792, s = 0.249\end{aligned} \tag{11-63}$$

式(11-63)の相関は良くない。しかし，その係数は，式(11-62)のそれとかなりよく一致する。この結果は，疎水効果が人為的ではないことを明確に示唆する。式(11-62)の $\text{CLOGP}_\circ$ が小さいことと，式(11-63)の h が負であることは，異常な状況と考えられ，さらなる考察が必要である。この事例では，疎水効果は抗菌作用にとって有害である。このことは，スルホン類が，受動拡散ではなく，極性のチャンネルを通って細胞内へ侵入することを示唆する

・大腸菌無細胞系でのスルホン類（**11-17**）による葉酸シンテターゼの50%阻害

$$\begin{aligned}\log 1/C &= -0.50(\pm 0.14)\sigma + 3.97(\pm 0.07) \\ n &= 17, r^2 = 0.790, s = 0.134\end{aligned} \tag{11-64}$$

式(11-64)へ疎水項を追加しても，有意な改善は得られない。すなわち，スルホン類の疎水性は，受容体レベルでは重要でないと考えられる。この知見は，全細胞系では，疎水性の負の効果が細胞への侵入に関係すること，また，この効果は，極性のポーリンによって説明できるという以前の結論を支持した。

　式(11-62)～式(11-64)における ρ 値の一致は良好である。これらの事例は，細胞培養研究では，Hammett式が矛盾のない結果を与えることを立証した。すなわち，置換基による電子供与は，

スルホン酸素の負の電荷を増加させ，細胞内の正の反応中心へのスルホン基の結合能力を高める。このことは，スルホンアミド類では，-NHR基のイオン化を促進する電子求引基によって達成される。一方，スルホン類では，活性を高めるのは，逆に電子供与基である。

もう一つの実験において，Coatsらは，抗酸性の恥垢菌に対するスルホン類の効果について検討し，そのデータに基づいて，次の式(11-65)を誘導した[63]。

・スルホン類(**11-17**)による恥垢菌細胞の阻害（MIC）

$$\log 1/C = 0.67\,(\pm 0.25)\log P - 1.29\,(\pm 0.54)\log(\beta \cdot 10^{\log P} + 1)$$
$$- 0.66\,(\pm 0.35)\sigma + 5.54\,(\pm 0.43) \tag{11-65}$$
$$n = 16,\, r^2 = 0.803,\, s = 0.320,\, \log P_0 = 0.63\,(\pm 0.81)$$

除外したデータ点：4-COOMe

式(11-61)に示した $\log k'$ と ppm を用いても，本質的に同じ相関が得られる。

我々は，最も極性の高い2種の置換基（COO$^-$とNHCH$_2$COO$^-$）を除外し，次の式(11-66)を得た。

$$\log 1/C = -0.47\,(\pm 0.28)\log P - 0.67\,(\pm 0.36)\sigma + 5.83\,(\pm 0.54) \tag{11-66}$$
$$n = 14,\, r^2 = 0.721,\, s = 0.322$$

$\log k'$ と ppm を用いると，さらに良好な結果が得られる。

$$\log 1/C = -0.37\,(\pm 0.25)\log k' - 3.39\,(\pm 1.4)\,\text{ppm} + 5.21\,(\pm 0.43) \tag{11-67}$$
$$n = 14,\, r^2 = 0.815,\, s = 0.262$$

式(11-65)〜式(11-67)は，（$\log P_0$ が異常に低く，かつ疎水性が活性を妨げる）大腸菌に対する式(11-62)〜式(11-63)とよく一致する。また，スルホン類による恥垢菌葉酸シンテターゼの阻害は，次の式(11-68)と式(11-69)で与えられる[63]。

$$\log 1/C = -0.10\,(\pm 0.11)\log P - 0.70\,(\pm 0.34)\sigma + 5.43\,(\pm 0.24) \tag{11-68}$$
$$n = 16,\, r^2 = 0.677,\, s = 0.321$$

除外したデータ点：4-COOMe

$$\log 1/C = -0.20\,(\pm 0.10)\log k' - 3.72\,(\pm 1.1)\,\text{ppm} + 5.24\,(\pm 0.11) \tag{11-69}$$
$$n = 16,\, r^2 = 0.841,\, s = 0.226$$

受容体レベルでは，疎水性はここでも役に立たない。この結果は，極性のチャンネルを介して細胞へ侵入すると仮定すれば，うまく説明される。

Coatsらは，恥垢菌，*Mycobacterium lufu* およびらい菌の無細胞系について検討し，スルホン類の阻害活性は，耐性菌を含め，細菌の種類によらずほぼ一定で，置換基の電子供与ポテンシャルのみに依存することを示した[63]。

Doubらは，マウス大腸菌に対するスルホンアミド類(**11-18**)の効果について検討した[68]。我々は，そのデータを用いて，次の式(11-70)を誘導した。

11-18

・スルホンアミド類(**11-18**)で処理された大腸菌感染マウスの生存率（ED_{50}）

$$\log 1/C = -0.79(\pm 0.18)\pi + 5.74(\pm 0.33)$$
$$n = 7, r^2 = 0.962, s = 0.083$$
(11-70)

除外したデータ点：CH_3

　この実験は，動物個体で行われたにもかかわらず，疎水性への活性の依存性は，式(11-63)や式(11-66)のそれらと同じであった．すなわち，スルホンアミド類は，親水性になるほど，活性が高くなる．また，同族体(**11-18**)の場合，Rは炭化水素に限定されるため，π と体積との間に高い共線性が認められる（$r^2 = 0.962$）．一方，式(11-63)と式(11-66)では，$\log P$ は体積と直交している．いずれにしても，疎水性は，*in vitro*系と同様，*in vivo*系においても重要と考えられる．

　8-ヒドロキシキノリン類(**11-19**)は，しばしば抗菌剤として使用される．Warnerらは，8-ヒドロキシキノリン類の歯垢形成阻害作用について検討し，次の式(11-71)を誘導した[69]．

11-19

・8-ヒドロキシキノリン類(**11-19**)によるミュータンス菌の阻害（MIC）[69]

$$\log 1/C = 0.81(\pm 0.25)\log P + 1.35(\pm 0.80)\sigma - 1.03(\pm 0.30)MR$$
$$+ 3.85(\pm 0.57)$$
$$n = 14, r^2 = 0.885, s = 0.328$$
(11-71)

ただし，式(11-71)で用いたパラメータ値は，Warnerらの報告値とは少し異なる[69]．また，$\log P$ は，キノリンの中性型に対する値である．2件の事例（$X = CH_2NR_2$）では，意外にも，$\log P$ の補正値は，分布係数（distribution coefficient）に比べて，良好な相関を与えた．h の値は0.81で，グラム陽性細胞に対する期待値，0.90 ± 0.1 とほぼ一致した．しかし，MR項の係数は負で，しかも有意である．このことは，特異性の存在を示唆する．すなわち，$\log P$ の増加は，活性を高めるのに対し，MR項の存在は，逆に，式(11-71)の使用を制限する．最も強力な同族体は，親化合物の8-ヒドロキシキノリンとその5-クロロ誘導体である．

　キノリン類に関する式(11-71)は，次に，同じ細菌に対するサリチルアニリド類(**11-20**)の結果と比較された．

11-20

・サリチルアニリド類(**11-20**)によるミュータンス菌の阻害[70]

$$\log 1/C = 0.69(\pm 0.10)\log P' + 2.14(\pm 0.35) \quad (11\text{-}72)$$
$$n = 25, r^2 = 0.893, s = 0.410$$

ただし，RはBrまたはCF$_3$で，この位置からの電子効果はほぼ一定である．また，Xに関するσ$^-$項を追加しても，相関の改善は得られなかった．P'はpH 7.2での分布係数である．式(11-71)と式(11-72)との比較から，キノリン類は，サリチルアニリド類に比べて，活性が多少高いと考えられる．

疎水性がほとんど役割を演じない事例もいくつか見出された．注目すべき一例はサルファ剤である．Seydelらによると，イソニコチン酸ヒドラジド類(**11-21**)もまた，そのような事例の一つであった[71]。

11-21

・イソニコチン酸ヒドラジド類(**11-21**)による結核菌の阻害（MIC）

$$\log 1/C = -3.70(\pm 1.1)F + 0.89(\pm 0.29)E_s + 5.78(\pm 0.50) \quad (11\text{-}73)$$
$$n = 17, r^2 = 0.835, s = 0.368$$

除外すべきデータ点：OEtとNO$_2$

Seydelらは，R_m値を用いて疎水因子を表したが，我々は，log P値を用いることにした．しかし，いずれのパラメータも有意とはならなかった．また，Seydelらは，電子因子としてpK_a値を用いた．一方，我々が用いたF値は，それよりも多少良好な結果を与えた．

細胞と反応する化合物のQSARでは，疎水性は通常何らかの役割を演じる．しかし，そうでない場合もある．それに対しては，二つの説明が可能である．一つは，能動輸送により，薬物が脂質膜を透過する機構の存在であり，もう一つは，極性のチャンネルを介して，薬物が表面付近の受容体へ接近する機構の存在である．

Seydelらによると，11種の 2-X-ピリジン同族体では，log 1/MICと四級化速度との間に相関が見出された（$r^2=0.86$）[71]．我々は，そのデータを用いて，次の式(11-74)を誘導した．

・メタノール中でのCH$_3$Iによる 2-X-ピリジン類のアルキル化の相対速度

$$\log k = -3.02(\pm 0.73)F + 0.61(\pm 0.22)E_s + 0.11(\pm 0.37) \quad (11\text{-}74)$$
$$n = 17, r^2 = 0.870, s = 0.275$$

　　　　除外したデータ点：2-F

ここでも，FはpK_aよりも多少良好な相関を与えた。また，R項の追加は相関を改善せず，Fの代わりに，σを用いても同様であった。

　比較的簡単な求核置換反応におけるピリジン環置換基の電子的役割は，式(2-122)で与えられる。式(11-74)との比較を容易にするため，（強力なπ供与体である）NH_2基を持つ2種の誘導体を除外し，さらに，式(2-122)から共鳴パラメータを取り除くと，次の式(11-75)が得られる。

$$\log k = 1.30(\pm 0.17)\sigma_X + 0.79(\pm 0.62)\sigma_Z - 3.24(\pm 0.25)F_{Y,3,4} + 2.79(\pm 0.08) \quad (11\text{-}75)$$
$$n = 36, \, r^2 = 0.968, \, s = 0.170$$

式(11-75)は，式(2-122)とは少し形が異なる。その相関は，σ_Yを用いたときほど良好ではない。しかし，$F_{Y,3,4}$のρ値は，式(11-74)のそれとほぼ同じである。また，式(11-75)はメタ置換基とパラ置換基のみを扱うが，式(11-74)はオルト置換基も一緒に含める。そのため，ρ値は式(11-75)の方が大きい。式(11-74)と式(11-75)との差は，勾配よりも切片において一層顕著である。

　式(11-73)において，E_sの代わりにMRを用いたり，E_s項にMR項を追加してみても，相関は改善されない。この事実は，分子内の立体効果のみが有意であることを示唆する。Seydelらが示した機構は，QSARの観点からも興味をそそる。Seydelらは，細胞内では，ペルオキシダーゼは，ヒドラジド体をイソニコチン酸へ変換し，イソニコチン酸は，さらに生化学的にアルキル化され，（生化学的脱水素反応における重要な補酵素である）NADの無用異性体へと変換される。

NAD⁺

また，Krüger-Thiemerによれば，相対的に無極性のヒドラジド体（pH 7.4で$\log P = -1.14$）は，極性の高いイソニコチン酸（pH 7.4で$\log P = -3.5$）と異なり，受動拡散によって細胞内へ入り込む。したがって，細胞内に捕捉される分子種は，ペルオキシダーゼ酸化によって作り出され，プソイドNADへ取り込まれる。事実，式(11-73)では，疎水因子は有意ではない。すなわち，簡単な受動拡散による細胞への侵入は疑わしい。おそらく，極性のポーリン型チャンネルを通って，細胞へ侵入すると考えられる。細胞内で生じたイソニコチン酸は，アルキル化反応を経てNADへ取り込まれ，そのQSARは式(11-74)のそれと似ているはずである。

　Martin-Lynnは，（重要な抗生物質である）リンコマイシン類(**11-22**)に関して，興味深い次のQSARを報告した[72]。

11-22

・リンコマイシン類(**11-22**)による *Sarcina lutea*（グラム陽性菌）の阻害

$$\log \text{RBR} = 1.08(\pm 0.15)\text{CLOGP}' - 1.62(\pm 0.26)\log(\beta \cdot 10^{\text{CLOGP}'} + 1) \\ - 0.24(\pm 0.14)I_1 + 0.23(\pm 0.14)I_2 + 1.76(\pm 0.15) \quad (11\text{-}76) \\ n = 25, \; r^2 = 0.931, \; s = 0.158, \; \text{CLOGP}'_0 = 0.66(\pm 0.24)$$

ここで，I_1 と I_2 はダミー変数である。I_1 は，$R_1 = C_2H_5$ のとき1で，$R_1 = CH_3$ のとき0である。その係数は負になるが，このことは，立体効果がきわめて小さいことを示唆する。また，I_2 は，R_1 と R_2 が互いにトランスのとき1で，シスのとき0である。すなわち，トランス体は，シス体に比べて，活性が少し高い。Martin-Lynn は最初，放物線モデルを適用し，双一次モデルとほぼ同等の結果を得た。しかし，初期勾配の比較は，双一次モデルでなければ不可能である。式(11-76)の初期勾配は1.08で，標準的なグラム陽性細胞で通常見られる値に近い。また，式(11-76)が示す最も意外な側面は，$\log P_0$ 値がかなり小さいことである。ただし，式(11-76)で用いた $\log P'$ 値は，pH 7.0 で測定した 4-Et, N-CH$_3$ 類似体の値(-1.1)を基準にとった。$\log P_0$ が小さいという事実は，受容体の疎水性結合部位にかなり制約があることを示唆する。

テトラサイクリン(**11-23**)は，臨床的にかなり重要な抗生物質の一つである。

11-23

ジメチルアンモニウム基のpK_a が9.5であることから，pH 7.4 では，薬物はほとんどプロトン化している。テトラサイクリン類では，構造活性相関の説明にさまざまな努力が試みられた[73-75]。たとえば，Peradejordi らは，MO計算に基づき，（今日の基準から見れば不十分ではあるが）20個のデータ点と7個の変数を用いてQSARを誘導した[74]。また，Lukovits は，独立なMO指標の数を減らすため，主成分分析を適用した[76]。

特に興味深いのは，Miller らの知見である[75]。彼らは，通常細胞ではなく，耐性細胞の阻害データが $\log P'$ と相関することを示した。

・テトラサイクリン類によるテトラサイクリン耐性大腸菌の阻害[75]

$$\log k = 1.30\,(\pm 0.52)\log P' - 7.31\,(\pm 0.36)$$
$$n = 12,\ r^2 = 0.750,\ s = 0.442 \tag{11-77}$$

除外したデータ点：7-ジメチルアミノ-5-デメチル-6-デオキシ

ただし，P'は，pH 6.6で測定した見掛けの分配係数である．式(11-77)によれば，テトラサイクリン類は，疎水性が高くなるほど，耐性細胞に対する毒性が強くなる．耐性細胞は，極性分子であるテトラサイクリン（$\log P' = -0.105$）に対して耐性を示す．すなわち，耐性細胞では，防護用の疎水障壁が形成されるが，脂溶性の高い薬物はそれを透過する．同様の現象は，親水性薬物のメトトレキセート（$\log P' = -2.5$）に耐性を示すカゼイ菌細胞[77]やL1210細胞[78]においても観察される（7.4.3.2節参照）．

クロラムフェニコール（**11-24**：$R = CHCl_2$, $X = 4-NO_2$）は1948年に発見されたが，その後まもなくして，重要な抗生物質の一つとして認められた．1950年から1970年までの間に，クロラムフェニコールは約4千万人の患者に投与された．特定の疾病に対しては現在もなお使用されるが，再生不良性貧血を引き起こすため，特に重要な薬物とは見なされていない．

11-24

とは言え，細菌リボソームによる蛋白質合成を阻害するため，科学的には，現在もなお，かなり興味深い薬物である．我々は，クロラムフェニコール類（**11-24**）に関して，次の式(11-78)と式(11-79)を誘導した．

・クロラムフェニコール類（**11-24**）による大腸菌の阻害[79]

$$\log k = 0.93\,(\pm 0.27)\log P - 1.56\,(\pm 0.94)\log(\beta \cdot 10^{\log P} + 1)$$
$$+ 1.30\,(\pm 0.81)\sigma^2 + 0.12\,(\pm 0.32) \tag{11-78}$$
$$n = 16,\ r^2 = 0.867,\ s = 0.280,\ \log P_\circ = 1.92\,(\pm 0.51)$$

除外したデータ点：4-NHCO-シクロプロピル

ただし，Rは$CHCl_2$で，Xは可変である．式(11-78)は，双一次モデルを用いた以前のQSAR[80]とは少し異なり，MR項を必要としない．また，kは微生物の成長速度定数を表す．$\log P_\circ$の値は比較的小さい．このことは，疎水性が単純な細胞透過以外の因子とも関連があることを示唆する．疎水能力を制限しているのは，おそらく作用部位である．

クロラムフェニコール類の構造活性相関に関する初期の研究では，Xの電子効果は，ラジカルを非局在化する置換基の能力と関係があると考えられた（すなわち，ERとの相関）[80]．しかし，すべての置換基のER値は分かっているわけではないので，現在では，代わりにσ^2値が用いられる．ERとσ^2との相関はかなり良好である[81]．式(11-78)において，σ^2の係数は正である．すなわち，水素以外の置換基はすべて活性を高める．事実，このことは，均等置換に対するER定

数や$\sigma^{\cdot}$定数からも明らかであり，フリーラジカル反応に及ぼす置換基効果の特徴をなす[82]。もしフリーラジカルがクロラムフェニコール類の抗菌作用に関与するならば，それはどのような機構で起こるのか。最も可能性が高いのは，α-水素原子の引き抜きを経る経路である。もしこのような反応が起これば，同位体効果が現れるはずである。この可能性を吟味するため，Kutter-Machleidtは，α-重水素化クロラムフェニコールを合成し，この重水素化物が，大腸菌に対するクロラムフェニコールの抗菌活性の80％（$k_1/k_2 = 1.27$）しか示さないことを見出した[83]。彼らは，この同位体効果が，α-重水素化エチルベンゼンのミクロソーム酸化のそれ（$k_1/k_2 = 1.8$）と似ていることに気づいた。クロラムフェニコールに対する重水素の効果は，エチルベンゼンのそれよりも小さいので，同位体効果はさらに小さくなると思われる。

式(11-78)のそれとは異なるデータセットを用いて，我々は次の式(11-79)を誘導した。

・クロラムフェニコール類(**11-24**)による大腸菌の阻害[79]

$$\log k = 2.10(\pm 0.86)\log P - 1.05(\pm 0.40)(\log P)^2 + 0.70(\pm 0.22)\sigma^*$$
$$-0.064(\pm 0.038)\mathrm{MR} + 0.64(\pm 0.52) \qquad (11\text{-}79)$$
$$n = 18, r^2 = 0.869, s = 0.334, \log P_\circ = 1.0(076-1.27)$$

除外するデータ点：R＝CF_3とR＝CHF_2

ただし，Xは4-NO_2で，Rは可変とする。なお，CF_3は当初，適合度が良かったため，QSARの構築に用いられた。しかし，$\log k$の測定の際に，実験誤差が検出された。元の値は2.24であるが，補正を行うと1.15になった[84]。この新しい値を用いてQSARを設定すると，CF_3の適合度は悪化し，誤差が10倍に拡大した。この同族体が示す（意外な）低活性は，説明が難しい。おそらく，置換基のサイズと関係があると思われる。納得のいく双一次式が得られなかったため，他のQSARとの間で，$\log P$の係数を比較することはできなかった。式(11-79)における$\log P_\circ$の値は，式(11-78)の1.92に比べて小さい。また，MR項は有意性が低く，かつ$\log P$の間にかなり高い共線性が認められた（$r^2 = 0.679$）。（疎水性とかさ高さとの間に見られる）この共線性は，二つの性質の明確な分離を妨げ，式(11-79)の信頼性を少なからず損なうことになった。

式(11-79)のデータを別の観点から眺めると，次の式(11-80)が得られる。

$$\log k = -1.06(\pm 0.92)\log P + 0.74(\pm 0.31)\sigma^* + 1.63(\pm 1.6)\mathrm{MR}$$
$$-0.43(\pm 0.30)(\mathrm{MR})^2 + 0.03(\pm 1.1) \qquad (11\text{-}80)$$
$$n = 19, r^2 = 0.821, s = 0.407, \mathrm{MRの理想値} = 1.90(0.27-2.42)$$

除外したデータ点：R＝CH_2CN

式(11-80)によると，Rは酵素の極性空間へ結合し，その大きさには最適値が存在する。おそらく，正しいQSARは，式(11-79)と式(11-80)のどこか中間にあると考えられる。すなわち，式(11-79)と式(11-80)はいずれも，それ自体の重要性は低い。この点に関しては，抗マラリア性カルビノール類に関する構造活性相関の考察が参考になろう（11.4節参照）。

最近，臨床的に重要性が増している抗菌薬は，キノリンカルボン酸類(**11-25**)である。古賀らがこの薬剤の開発を思い立ったのは，ナリジクス酸(**11-26**)の有効性を改善するためであった[85]。古賀らのこの研究は，抗生物質の新しい領域を切り開くことになった。

11-25　　　**11-26**　ナリジクス酸

　藤田は，彼らが行った新世代キノリン類の創製研究について解説を試みた[86]。古賀らの成功物語は，市販薬物の開発に果たすQSARの役割に関する，数少ない報告例の一つである。市場向け薬剤の設計におけるコンピュータ援用設計の価値を正しく評価することは容易ではない。というのは，製薬会社で実施されるこの種の研究は，ほとんどが企業秘密に属するからである。明らかに，コンピュータを活用した事例においてさえ，重要な市場向け薬剤では，無作為な合成によって発見されたという但し書きが付くことが多い。しかし，おおざっぱな外挿を行わない限り，QSARが予測価値を持つことは，いくたの事例から明らかである[86-88]。古賀らの研究は，決して些細な業績ではない。見込みのない誘導体を知ることは，見込みのある誘導体を知ることと同程度に重要である。リード化合物の化学修飾は，広大かつ決まった解答のない問題であり，その解決には，資源節約への洞察が必要とされる。

　m箇所の非対称置換位置へ，それぞれN個の置換基を導入した場合，親化合物から作り出される誘導体の総数はN^m個である。たとえば，キノリン環の7箇所の置換位置へ，それぞれ166個の置換基を導入すれば，作り出される分子の総数は，166^7個すなわち約3.5×10^{15}個にも達する[89]。$\log P_o$の概念は，合成する化合物の数を減らすのに有用である。最小疎水性の原理もまた，大いに役立つであろう。

　もちろん，実際には，キノリン環へ取り付けることのできる置換基の数は，166種類よりもはるかに多い。一般には，誘導体の数は，$X^k \cdot n! / \{k! \cdot (n-k)!\}$なる式で計算できる。ここで，$X$は置換基の数，$n$は変更可能な非対称位置の総数，$k$は親化合物に一度に配置できる置換基の数である。たとえば，7箇所の置換位置のうち，一度に2箇所のみを選び，それぞれに20種の置換基を導入したとすれば，誘導体の数は8400個になる。この数は，研究プログラムの可能性をはるかに越えている[89]。

　古賀らの研究を検討する際，我々はこのような背景を無視した。彼らは，さまざまな置換位置を考慮し，かついくつかの結果を組み合わせることにより，キノリンカルボン酸類（**11-25**）に関して，次の式(11-81)を誘導した[86]。

・キノリンカルボン酸類（**11-25**）による大腸菌の阻害（MIC）

$$\log 1/C = -0.36(L_1)^2 + 3.04(L_1) - 2.50(E_{s6})^2 - 3.35E_{s6} + 0.99I_7$$
$$-0.73I_{7-\text{NCO}} - 1.02[B_{4,8}]^2 + 3.72B_{4,8} - 0.21(\pi_{6,7,8})^2 - 0.49\pi_{6,7,8}$$
$$-0.68F_{6,7,8} - 4.57$$
$$n = 71, r^2 = 0.929, s = 0.274$$

(11-81)

　ここで，L_1は，置換基R_1の長さに関するsterimolパラメータである。また，I_7はダミー変数で，

7位置換基に対して1を割り付ける。このダミー変数は，構造にかかわらず，活性を10倍増強する。ただし，その背後にある理由は不明である。おそらく，正の立体効果，あるいはこの位置での代謝の阻害が関与すると思われる。7位に結合したヘテロ環基への-NCOの導入は，活性を低下させる。$I_{7\text{-NCO}}$は，この効果に対して1を割り付ける。$B_{4,8}$は，8位置換基のsterimolパラメータである。

式(11-81)における弱点の一つは，1項当たりのデータ点が少ないことである。また，L_1, E_sおよびπの間には，かなり大きな共線性が認められる。置換基の変動は大きいが，それらのパラメトリゼーションは必ずしも容易ではない。もっとも，より有利な化学修飾への配慮を促す上では有用である。式(11-81)には，(1,6および8位のパラメータや疎水性に制約を課す) 二乗項が4個も含まれる。このことは，最適化問題への（置換基定数による）論理的アプローチが，かなり複雑な様相を呈することを示唆する。立体問題と疎水問題を無視したとき，活性の増強は，電子求引基ではなく，電子供与基 ($F_{6,7,8}$) によってもたらされる。市場におけるこの薬物クラスの重要性を考えると，71個というデータ点の数は決して多くはない。試験された化合物の数は，実際にはさらに多い。興味深いのは，追加された化合物が，式(11-81)に適合するか否かである。

太田-古賀は，上記の結論の拡張として，キノロン類の構造活性相関像に，さらに磨きをかけた[90]。置換基の最適の大きさはすでに確立されていたが，彼らは，フェニル基をR_1としたときの，微妙な効果についても検討を加えた。分子モデリング研究によると，キノリンカルボン酸類 (**11-25**) のR_1に関しては，活性の増強に役立つ最適な大きさは2種類存在し，活性を低下させる不都合な領域も2箇所存在する。

前立腺への感染は，その治療がきわめて難しい。問題は，前立腺コンパートメントへの薬物透過の難しさに由来する。Winningham-Stameyは，イヌの前立腺分泌液と血漿における16種のサルファ剤とニトロフラントインの濃度を測定した。Lienらは，そのデータを用いて，放物線モデルに基づいたQSARの誘導を試みた[91]。我々は，同じデータに対して，双一次モデルとlog Pの改良値を適用し，QSARの再計算を行った。得られた結果は，次の式(11-82)で与えられる。

$$\log \text{PF}/\text{P} = 0.48(\pm 0.14)\Delta \text{p}K_a - 0.60(\pm 0.38)\log(\beta \cdot 10^{\Delta \text{p}K_a}+1)$$
$$-0.14(\pm 0.17)\log P + 0.44(\pm 0.17)$$
$$n=17, r^2=0.887, s=0.194,$$
$$\Delta \text{p}K_a \text{の理想値}=1.8, \text{p}K_a\text{の理想値}=8.8(\pm 1.7)$$

(11-82)

ここで，PFは前立腺分泌液中の濃度，Pは血漿中の濃度をそれぞれ表す。また，$\Delta \text{p}K_a$は$\text{p}K_a$-7で定義される。非イオン型薬物のlog P範囲 (-0.62から1.63) は妥当であるが，log P項の有意性はきわめて低い。log Pと$\text{p}K_a$は，互いに独立ではないため，疎水性の正確な役割は不明である。興味深いのは，わずかに塩基性の薬物が理想的である点である。

Lienらは，$\text{p}K_a$が8.8付近の親油性薬物が理想的であることを指摘した。しかし，$\Delta \text{p}K_a$が1.8よりも大きい薬物は，1個しか含まれない。そのため，最適値を明確に確立することはできなかった。また，このデータセットでは，$\Delta \text{p}K_a$に対して信頼限界を設定することもできない。結論として，前立腺炎の治療薬を設計するに当たっては，log Pが0～1の範囲にあり，かつ$\text{p}K_a$

が9に近い薬物を選ぶのが妥当と思われる。

11.4 抗原虫薬のQSAR

　原虫がもたらす疾病は，先進国の人々に対しては，一般に重大な問題を引き起こさない。しかし，発展途上国の多くにおいては，原虫に由来する（マラリア，アメーバ症，トリコモナス症，リーシュマニア症，住血吸虫症およびトリパノソーマ症といった）疾患は，重大な問題である。これらの疾病の治療に使われる薬物は，抗細菌薬に比べて，一般に有効性が低い。しかも，残念なことに，抗原虫薬の領域では，納得のいくQSARはほとんど知られていない。

　Rangによれば，ゾウリムシのような簡単な生物は，グラム陽性細胞と同様，非特異的毒物に反応する[92]。

・ROHによるゾウリムシ運動活性の阻害（I_{50}）[92]

$$\log 1/C = 0.90(\pm 0.05)\log P + 0.32(\pm 0.09)$$
$$n = 8, r^2 = 0.996, s = 0.070$$
(11-83)

　ウォーターリード陸軍研究所は，多年にわたり，多大な費用を掛けて，耐性型マラリアに効く抗マラリア薬の開発研究を行ってきた。この研究は，抗原虫薬のQSARに関する最良の事例を提供してくれる[88,93]。

　マラリアの治療におけるキニーネ(**11-27**)の利用は，16世紀，スペインによる南米の探検以来知られていた。

（非常に強力な耐性株が出現した）第二次世界大戦まで，キニーネは，マラリア問題に対する合理的な解決策であった。キニーネは，より優れた薬物を発見しようとする広範な努力を誘発し，その成果として，非常に強力なフェナントレンカルビノール類(**11-28**)が開発された。これらの薬物では，ベンジル型ヒドロキシ基が活性発現に重要と考えられる。この事実は，同様の置換基が必須と考えられるクロラムフェニコール類のことを，我々に思い起こさせた。住血吸虫症の治療に用いられるルカントンもまた，その有効性をベンジルアルコール部分に依存する（8.2.1節参照）。すなわち，ルカントンは，CH_3 が CH_2OH へ代謝されることにより，活性型となる。抗マラリア薬においても，クロラムフェニコール類と同様，ベンジル型ヒドロキシ基が同じ役割を演じるか否かは不明である。

　Craig-Hanschは，マウスのマラリアに効くフェナントレンカルビノール類(**11-28**)に関して予備研究を行い，次の式(11-84)と式(11-85)を誘導した[93]。

11.4 抗原虫薬のQSAR

・マラリア原虫に感染したマウスに対するフェナントレンカルビノール類(**11-28**)のED_{50}

$$\log 1/C = 0.33\pi_{(x+y)} + 0.85\sigma + 2.52$$
$$n = 102, r^2 = 0.799, s = 0.278 \tag{11-84}$$

$$\log 1/C = 0.31\pi_{(x+y)} + 0.78\sigma + 0.13\Sigma\pi_R - 0.015\Sigma\pi_R^2 + 2.35$$
$$n = 102, r^2 = 0.824, s = 0.263 \tag{11-85}$$

式(11-84)は，芳香環へ結合した置換基しか考慮しないが，式(11-85)は，それに加えて，側鎖置換基のΣπも考慮する。R_1とR_2の変動はかなり大きい。しかし，これらの置換基の疎水性は，QSARにほとんど影響を与えない。すなわち，原虫の受容体との間で，環置換基は疎水的接触を行うが，側鎖置換基は行わない。また，活性は，フェナントレン環を（フェニル，ナフチル，キノリン，ピリジンなどの）環系で置き換えても，完全には失われない。そのため，QSARの誘導に当たっては，これらの環系も含めた形で解析された。(3,6-ジ-*tert*-ブチルフェナントレンのような)かさ高い化合物もまた，正常な活性を保持する。すなわち，受容体は，あらゆる種類の芳香環を，その疎水部位に収容する能力を備えている。この特徴は，ミクロソームP450のそれと似ている。実際のところ，P450は，アリールカルビノール類の活性化に関与している可能性がある。

式(11-84)と式(11-85)が報告された後，さらに多くのデータが利用できるようになった。そこで，Kimらは，それらのデータも含めて，次の式(11-86)と式(11-87)を誘導した[88]。

$$\log 1/C = 0.29\pi_{(x+y)} + 0.97\sigma + 2.53$$
$$n = 212, r^2 = 0.721, s = 0.328 \tag{11-86}$$

$$\log 1/C = 0.29\pi_{(x+y)} + 0.90\sigma + 0.11\Sigma\pi_R - 0.013\Sigma\pi_R^2 + 2.41$$
$$n = 212, r^2 = 0.740, s = 0.319 \tag{11-87}$$

これらのQSARの誘導に当たっては，フェナントレン類に加えて，（CH=CHの代わりに）等電子配置性硫黄を含んだ同族体やアントラセン誘導体もまた追加された。そのため，データ点を102個しか用いなかった式(11-84)や式(11-85)に比べて，相関は悪化した。しかし，両者の予測能力はほぼ同じであった。式(11-86)と式(11-87)で扱われた最も活性な同族体10種のうち7種は，式(11-85)や式(11-86)に含まれるいかなる同族体よりも，高い活性を示した。しかも，10種の同族体のうち9種は，式(11-87)によって，活性が正しく予測された。式(11-84)と式(11-85)が誘導された後，新たに110種の同族体の合成と試験が行われたが，新しい情報はほとんど得られなかった。初期のQSARは，多数の興味ある化合物を合成する際に，指針として役立つはずであった[88]。しかし残念ながら，新規の化合物は提案されただけで，実際に合成されることはなかった。QSARの最も重要な用途は，データを設計することにあり，そこでは，冗長性のない置換基の選択が重要となる。その後，良質のデータが利用できるようになったため，Kimらは，（分子全体の疎水性を表す）log P'項などを加えて，次の式(11-88)を誘導した[88]。

・マラリア原虫に感染したマウスに対するフェナントレンカルビノール類(**11-28**)のED_{50}

$$\begin{aligned}
\log 1/C = &\ 0.83(\pm 0.13)\sigma + 0.16(\pm 0.07)\pi_{(x+y)} + 0.19(\pm 0.14)\log P' \\
&- 0.024(\pm 0.014)(\log P')^2 - 0.23(\pm 0.15)\text{c-side} \\
&+ 0.32(\pm 0.13)\text{CNR}_2 - 0.10(\pm 0.09)\text{AB} \\
&- 0.64(\pm 0.10) < 3\text{-cures} + 2.61(\pm 0.30) \\
& n = 214,\ r^2 = 0.856,\ s = 0.239,\ \log P'_0 = 3.9(2.4-4.5)
\end{aligned} \quad (11\text{-}88)$$

ここで，πは，芳香環へ結合した置換基の疎水性を表し，$\log P'$（pH 7.4）は，分子全体の疎水性を表す。これらの2種のパラメータは，互いに直交する（$r^2 = 0.01$）。また，置換基Rは，疎水性に関して大きな変動を示すが，活性への影響はほとんどない。というのは，$\log P'$項は，QSARへ最後に組み込まれるため，除外しても，相関の質をほとんど低下させないからである。最も重要な変数は，σ，πおよび<3-curesである。

すべての薬物が，マウスの50%（内挿で得られた5匹のマウスのうちの2.5匹）を治せるわけではない。そのため，log 1/Cを得るには，外挿も必要であった。ダミー変数の<3-curesは，治癒数3を達成できない化合物に対して1を割り付けた。この項の係数は負である。このことは，マウスの寿命が延びるが，治癒しない用量において，用量-応答曲線が急激に上昇することを示唆する。また，変数c-sideは，R_1R_2がシクロアルキル基の同族体に対して1を割り付ける。このような誘導体は，標準的なアルキル体に比べて，活性が少し低い。変数CNR_2は，CHOHとNR_1R_2の間にCH_2単位が挿入された事例に対して1を割り付ける。その係数は正であるが，このことは，挿入されたCH_2単位が，受容体で疎水効果を発揮することを示唆する。また，変数ABは，2種の環置換基が隣り合う場合に対して1を割り付ける。この項は小さいが負値をとる。このことは，置換基の疎水表面の減少を反映したものと考えられる。

式(11-88)は，フェナントレン核に加えて，（60種を越える）他の芳香核も含めた形に，大幅に拡張された。

・マラリア原虫に感染したマウスに対する芳香族およびヘテロ芳香族カルビノール類のED$_{50}$[88]

$$\begin{aligned}
\log 1/C = &\ 0.58\sigma + 0.17\pi_{(x+y)} + 0.17\log P' - 0.019(\log P')^2 - 0.17\text{c-side} \\
&+ 0.32\text{CNR}_2 - 0.14\text{AB} - 0.80 < 3\text{-cures} + 0.28\text{MR-4'-Q} \\
&+ 0.25\text{Me-6,8-Q} + 0.08(2\text{-Pip}) + 0.17\text{NBrPy} \\
&- 0.67\text{Q2P378} + 0.27\text{Py} + 2.69 \\
& n = 646,\ r^2 = 0.806,\ s = 0.309,\ \log P'_0 = 4.50(4.0-5.0)
\end{aligned} \quad (11\text{-}89)$$

式(11-88)に追加された432種の新規同族体の特徴を説明するため，新たに6個の変数が追加された。すなわち，変数MR-4'-Qは，2-フェニルキノリン類(**11-29**)の4'位置換基に対して1を割り付ける。この位置に結合したかさ高い置換基は，他の因子が一定のとき，活性をわずかに高める。

11.4 抗原虫薬のQSAR 449

11-29

11-30

また，変数Me-6,8-Qは，メチル基が6位と8位に結合したキノリン類に対して1を割り付ける。この配置もまた，標準値に比べて，活性を少し高める。しかし，塩素のような置換基は，このような効果を生じない。変数2-Pipは，構造(**11-30**)に示した側鎖に対して1を割り付ける。この側鎖もまた，活性を少し高める。変数Q2P378は，側鎖が，キノリン環の正常な4位ではなく，3,7または8位へ結合した事例に対して1を割り付ける。しかし，このような事例は4例しかない。したがって，この項をあまり重視すべきではない。

式(11-89)には，2,6-ジフェニルピリジン類(**11-31**)の57種も含まれる。

11-31

変数NBrPyは，これらの化合物において，R_1またはR_2が枝分かれしている場合に1を割り付ける。この変数は，ピリジン類に対してのみ有意であり，他の環系には使えない。もっとも，その理由は不明である。また，変数Pyは，フェニルピリジン類が他の芳香系と融合した場合に1を割り付ける。

式(11-89)に含まれる項は，F検定ですべて有意になる。しかし，数値自体はあまり重要ではない。たとえば，有意性の最も低い6種の項（Me-6,8-Q, c-side, log P', (log P')^2, NBrPyおよび2-Pip）を除外しても，式(11-89)のr^2値は，0.806から0.792へ低下するに過ぎず，s値も0.309から0.319へ変化するにすぎない。すなわち，これらの項は，簿記的感覚でのみ意味をなす。また，複雑な分子が多数含まれるため，関連のある構造的特徴をすべて考慮することは不可能であった。すなわち，活性に寄与するすべての情報が，新規同族体の設計に活用された訳ではない。

式(11-89)に含めた646種の同族体以外にも，低活性または不活性なカルビノール類103種を付け加えたQSARも報告されている[88]。式(11-89)は，追加された化合物の活性もかなり正確に予測した。

構造活性相関の観点からは，700種を越える複雑な化合物をひとまとめにして扱うのは，容易ならざる問題である。もちろん，最初から，すべての化合物を一緒に解析することはできない。そこで，このような場合には，通常，まずいくつかの部分集合について検討し，次にダミー変数や他のパラメータを追加して，それらの部分集合を一つに併合するといった手法が用いられる。

個々の部分集合が100～200種の同族体から構成される場合でさえ，この問題は決して簡単ではない．事実，マウス体内へ侵入した原虫の受容体に及ぼす数百種の化合物の効果を説明することは，想像を絶する企てである．

式(11-89)において，最も重要な項がダミー変数の＜3-curesであるという事実は，方程式の信用をかなり傷つけている．しかし，(少数の化合物しか3-curesを達成できなかった)式(11-84)から式(11-89)への段階的誘導は，一貫した様式の存在を示唆し，かつ包括的なQSARの価値を強く支持する．

この時点で，我々は，クロラムフェニコール類の構造活性相関，および式(11-78)と式(11-79)について再検討を行った．アリールカルビノール類とクロラムフェニコール類はいずれも，不可欠な構造要素として，ベンジル型ヒドロキシ基を含んでいる．また，クロラムフェニコール類のアミド部分の加水分解は，(すべての抗マラリア薬に共通に含まれる)アミン型構造（$\begin{smallmatrix} & OH \\ & | \\ CH-CHN \\ & | \end{smallmatrix}$）を生成する．いずれの場合も，アミノ部分はプロトン化され，受容体との結合は極性空間で起こる．抗マラリア薬のQSARによれば，アミノ窒素へ結合したアルキル基は，何ら役割を演じない．また，MRとlog P との間の共線性によって損なわれてはいるが，式(11-80)によれば，(h が負であることから) 結合は極性空間で起こると考えられる．さらに，クロラムフェニコール類の活性型は，クロラムフェニコール自身ではなく，脱アシル化アミン体である可能性が高い．式(11-80)によれば，(場誘起モードを介した)Rの電子求引効果は，力価を増強する．アミド基の加水分解は，(近接した2個の酸素原子に基づく)この場誘起効果によって促進される．しかし，単純なアミンはプロトン型で存在するため，極性が高すぎて細胞を透過できない．すなわち，クロラムフェニコール類は，細胞内部へ侵入したのち加水分解され，抗マラリア薬とよく似た構造へ変化すると考えられる．

11.5　抗真菌薬のQSAR

幸い，真菌感染は，温帯に住む人々には通常，重大な問題を引き起こさない．しかし，(癌化学療法を経験したときのように)体力が弱った条件下では，このような感染は深刻な事態をもたらす．優れた抗真菌薬の開発には，継続的な研究が重要である．汗に含まれる有機酸類，特に，(プロピオン酸のように)炭素数が奇数の有機酸は抗真菌作用を示す．たとえば，プロピオン酸類の塩は，食物をカビから守る働きがある．

真菌は，植物に対しては，さらに重大な脅威となり，(べと病，こぶ病，さび菌や黒穂病といった)さまざまな植物病害の原因となる．(アフラトキシンやリセルグ酸誘導体のように)真菌が産生する毒素のいくつかは，植物を成長させると共に，ヒトに対しては重大な問題を引き起こす．

非特異的抗真菌薬の研究におけるQSARの有用性は，log P に対する毒性の依存性が，グラム陰性細胞のそれと似ている点にある．少数の例外を除けば，log P の係数は0.8よりも小さい．

このことは，主にアルコール類やエステル類に基づいた次の式(11-90)に示される。

・さまざまな化合物による木材真菌の阻害[94]

$$\log 1/C = 0.77(\pm 0.06)\log P + 0.34(\pm 0.11) \tag{11-90}$$
$$n = 55, r^2 = 0.935, s = 0.252$$

除外したデータ点：酢酸ビニル，アセチルメチルカルビノール，
酢酸アリル，ウンデシルアルコールおよびアリルアルコール

予想通り，不飽和化合物のアリルアルコール，酢酸アリルおよび酢酸ビニルは，式(11-90)から予測されるよりも，かなり毒性が高い。しかし，式(11-90)の切片は，アルコール類やエステル類の細胞毒性で通常見出される値にほぼ等しい。

フェノール類は，抗真菌薬として広く検討されている化合物クラスの一つである。

・フェノール類による黒色麹菌（*Aspergillus niger*）の50%増殖阻害[95]。

$$\log 1/C = 0.51(\pm 0.09)\log P - 0.93(\pm 0.34)\log(\beta \cdot 10^{\log P} + 1)$$
$$+ 1.76(\pm 0.29) \tag{11-91}$$
$$n = 24, r^2 = 0.900, s = 0.166, \log P_o = 5.28(\pm 0.50)$$

除外したデータ点：$2\text{-}C_6H_5$ と $4\text{-}C_6H_5$

・$p\text{-}HOC_6H_4COOR$ による黒色麹菌の50%増殖阻害[96]

$$\log 1/C = 0.42(\pm 0.07)\log P + 1.98(\pm 0.24) \tag{11-92}$$
$$n = 12, r^2 = 0.953, s = 0.081$$

これらのQSARにおける初期勾配と切片は，実験室が異なるにもかかわらず，かなりよく一致する。ただし，イオン化の度合いは，有意な因子とはならなかった。式(11-91)と式(11-92)の切片は，式(11-90)のそれに比べてかなり大きい。このことは，フェノール類の力価が高いことを示唆する。

毒性研究でよく取り上げられるもう一つの化合物クラスは，アルコール類である。

・黒色真菌（*Cladosporium colocasiae*）の胞子に対するROHの枯死作用[97]

$$\log 1/C = 0.70(\pm 0.14)\log P + 0.08(\pm 0.11) \tag{11-93}$$
$$n = 10, r^2 = 0.945, s = 0.111$$

式(11-93)は，簡単な脂肪族アルコール類へ適用される。Uppalが取り上げた（アリルアルコール，エチレングリコール，グルセロール，ベンジルアルコールおよびフルフリルアルコールといった）複雑なアルコール類は，この関係を満たさない[97]。式(11-93)の勾配は，血液細胞やグラム陽性細胞に対するアルコール類の作用で見られる値に比べて小さい。しかし，切片は，これらの弱い毒性物質に対する値の範囲内に収まる。

Carterらのデータによれば，ベンジルアルコール類は，等親油・等電子ベースでは，次の式(11-94)から予測されるよりも，さらに毒性が高い[30]。

・ベンジルアルコール類による *Aspergillus*, *Penicillium*, *Cladosporium* および *Mucor* の混合物の阻害（pH 6.5）[30]

$$\log 1/C = 0.62\,(\pm 0.08)\log P + 2.56\,(\pm 0.81)\,\mathrm{ER} + 0.73\,(\pm 0.20) \quad (11\text{-}94)$$
$$n = 18,\ r^2 = 0.964,\ s = 0.155$$

電子項を省くと,式(11-94)の相関は有意に低下する($r^2 = 0.856$, $s = 0.292$)。ただし,ラジカルパラメータのERは,σよりも良好な結果を与えた($r^2 = 0.906$, $s = 0.241$)。

フェノール類と同様に振舞うもう一つの化合物クラスは,イミダゾリン類(**11-32**)である。

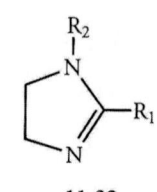

11-32

・イミダゾリン類(**11-32**)によるトマト輪紋病菌(*Alternaria solani*)の胞子発芽の50%阻害[98]

$$\log 1/C = 0.59\,(\pm 0.14)\,\mathrm{CLOGP} - 0.70\,(\pm 0.23)\log(\beta\cdot 10^{\mathrm{CLOGP}} + 1)$$
$$+ 2.04\,(\pm 0.54) \quad (11\text{-}95)$$
$$n = 14,\ r^2 = 0.910,\ s = 0.257,\ \mathrm{CLOGP}_\circ = 5.7\,(\pm 1.2)$$

除外したデータ点:$R_1 = CH_2CH_2OH$,$R_2 = 2\text{-}C_{25}H_{51}$

式(11-95)の切片と勾配は,式(11-91)や式(11-92)のそれらと似ている。このことは,イミダゾリン類の活性が異常ではないことを示唆する。

簡単なカルボン酸類は,次式に示すように,さらに活性が高いと思われる。

・RCOOHによる黒色麹菌の50%増殖阻害[99]

$$\log 1/C = 0.58\,(\pm 0.11)\log P' + 2.66\,(\pm 0.18) \quad (11\text{-}96)$$
$$n = 9,\ r^2 = 0.956,\ s = 0.167$$

除外したデータ点:2-ヘキセン酸

ただし,P'はpH 7.4で測定した分布係数である。式(11-96)の切片は,式(6-78)や式(6-79)に示した赤血球の溶血で見られる値とほぼ同じである。

カルボン酸類に関するもう一つの研究では,切片はかなり大きな値になった。しかし,この結果が,実験条件によるのか,それとも石膏状小胞子菌(*Microsporum gypseum*)の高い感受性によるのかは不明である。

・RCOOHによる石膏状小胞子菌の阻害[100]

$$\log 1/C = 0.47\,(\pm 0.10)\log P' - 2.44\,(\pm 0.69)\log(\beta\cdot 10^{\log P'} + 1)$$
$$+ 4.28\,(\pm 0.11) \quad (11\text{-}97)$$
$$n = 15,\ r^2 = 0.900,\ s = 0.150,\ \log P'_\circ = 0.89\,(\pm 0.35)$$

除外したデータ点:3,7,11-トリメチル-$C_{13}H_{24}$COOH

・$C_6H_5CH_2N^+(CH_3)_2R$による黒色麹菌の増殖阻害[22]

$$\log 1/C = 1.02(\pm 0.33)\log P' - 1.58(\pm 0.55)\log(\beta \cdot 10^{\log P'} + 1) \\ + 3.07(\pm 0.31) \quad (11\text{-}98)$$
$$n = 11,\ r^2 = 0.884,\ s = 0.255,\ \log P'_0 = 1.93(\pm 0.96)$$

式(11-98)の初期勾配はほぼ1であるが，この結果は異常であり，他の阻害薬はもっと小さい値をとる。

ある種のアミド類は，真菌に対して高い活性を示す。この点を明らかにしたのは，α-ブロモアミド類(**11-33**)に関するLeonard-Blackfordの初期の研究である[101]。

$$BrCH_2\overset{O}{\underset{\|}{C}}NHR$$

11-33

- α-ブロモアミド類(**11-33**)による黒色麹菌胞子の成長阻害[101]

$$\log 1/C = 0.84(\pm 0.28)E_s + 0.58(\pm 0.15)\text{CLOGP} \\ - 1.91(\pm 0.35)\log(\beta \cdot 10^{\text{CLOGP}} + 1) + 3.79(\pm 0.34) \quad (11\text{-}99)$$
$$n = 15,\ r^2 = 0.945,\ s = 0.225,\ \text{CLOGP}_0 = 3.9(\pm 0.82)$$

式(11-99)において，E_sの係数（δ）は正である。このことは，Rの立体効果が有害であることを示唆する。$\log P$とE_sとの間に共線性は存在しないので，Rの効果は，明らかに立体効果によるものである。溶液中における次の簡単な反応を，式(11-99)と比較してみよう。

- CH_3COORのアルカリ加水分解[102]

$$\log k = 0.86(\pm 0.33)E_s + 1.87(\pm 0.68)\sigma^* - 0.29(\pm 0.61) \quad (11\text{-}100)$$
$$n = 12,\ r^2 = 0.903,\ s = 0.204$$

構造(**11-33**)のようなアミド類に関する加水分解データは見当たらない。しかし，等電子配置をとるエステル類は，E_sの係数がほぼ同じQSARを与える。エステル類の場合，Rの変動が十分大きいことから，σ^*の重要性は明らかである。しかし，同じことは，アミド類には当てはまらない。式(11-100)では，立体効果はカルボニル基への求核攻撃を妨げる。また，式(11-99)と式(11-100)との類似性から，黒色麹菌に対するα-ブロモアミド類の毒性は，（臭素ではなく）カルボニル基 と関連があると思われる。臭素の電子効果は，カルボニル基の活性を高めることにある。生物活性なアミド類の設計問題は，反応性がある程度高い-CONH-部分を設計する問題に帰着する。

桐野らは，イネいもち病菌（*Pyricularia oryzae*）に対する一連のアミド類(**11-34**と**11-35**)の作用について検討し，次の式(11-101)〜式(11-103)を誘導した[103]。

$$X-C_6H_4CH(CH_3)NH\overset{O}{\underset{\|}{C}}\underset{\underset{Br}{|}}{C}HC(CH_3)_3 \qquad Cl-C_6H_4\overset{CH_3}{\underset{|}{C}}HNH\overset{O}{\underset{\|}{C}}R$$

11-34 **11-35**

- イネいもち病菌に対する構造(**11-34**)の抗真菌活性[103]

$$\log 1/C = 0.69(\pm 0.21)\text{CLOGP} + 1.85(\pm 0.60)\sigma_I + 2.68(\pm 0.81) \quad (11\text{-}101)$$
$$n = 10, \; r^2 = 0.945, \; s = 0.181$$

桐野らは，π を用いて式(11-101)を誘導したが，我々は，$\log P$ の計算値を用いることにした。その方が，他の抗真菌薬との間で，切片の比較がやりやすいからである。式(11-101)の切片は比較的小さい。このことは，アミド類の固有毒性がそれほど強くなく，$\log P$ と σ_I を操作すれば，一層強力な同族体が開発できることを示唆する（$\log 1/C = 6.5$）。式(11-101)の ρ 値は正である。このことは，式(11-100)と同様，カルボニル基への求核攻撃が有利であることを示唆する。

桐野らは，構造(**11-35**)へさまざまなR基を導入し，同族体の第二のデータセットを作成した[103]。我々は，このデータセットを用いて，次の式(11-102)を誘導した。

・イネいもち病菌に対する構造(**11-35**)の殺真菌活性

$$\log 1/C = 0.86(\pm 0.62)\pi - 4.22(\pm 2.5)\log(\beta \cdot 10^\pi + 1)$$
$$- 0.42(\pm 0.13)E_s^c + 2.58(\pm 1.3) \quad (11\text{-}102)$$
$$n = 18, \; r^2 = 0.865, \; s = 0.290, \; \pi_0 = 2.71(\pm 0.34)$$

除外したデータ点：シクロヘプチル

ここで，E_s^c の係数（δ）は負である。このことは，かさ高いR基が殺真菌活性を高めることを示唆する。この種の立体効果については，12.2.2節で考察することになる。ここでは，E_s^c の役割が，試験条件に依存することを指摘するに留めたい。

Turner-Battershellは，ハロゲン化イソフタロニトリル類(**11-36**)について検討を加え，次の式(11-103)を誘導した[104]。

X = 1から4個のハロゲン原子

11-36

・トマト輪紋病菌に対するハロゲン化イソフタロニトリル類(**11-36**)の最小致死量（MLD）

$$\log 1/C = -0.46 t_{1/2} - 5.54(\pm 0.25) \quad (11\text{-}103)$$
$$n = 12, \; r^2 = 0.941, \; s = 0.334$$

ここで，$t_{1/2}$ は，フタロニトリル類と $O_2N\text{-}C_6H_4S^-$ との反応の半減期である。Turner-Battershellによれば，抗真菌薬は，チオール基と反応し，その毒性効果を発現する。続いて，Verloop-Tipkerは，次の式(11-104)を誘導し，反応性が置換基の電子効果と高い相関を示すことを指摘した[105]。

$$\log 1/C = 2.12\sigma_I - 0.41 \quad (11\text{-}104)$$
$$n = 12, \; r^2 = 0.960, \; s = 0.262$$

式(11-103)によれば，真菌のチオール基との反応が速いほど，ニトリル体の活性は高くなる。このような反応では，式(11-104)に示す通り，σ_I の係数（ρ）は正になる。

・コムギ赤かび病菌に対する2-クロロベンゾニトリル類の最小致死量（MLD）[105]

$$\log 1/C = 2.29\sigma - 0.31B_{1,6} + 3.15 \tag{11-105}$$
$$n = 25, r^2 = 0.867, s = 0.475$$

ここで，sterimolパラメータの$B_{1,6}$は，6位置換基にのみ適用される。ハロゲン化イソフタロニトリル類(**11-36**)では，求核試薬がシアノ基とハロゲンのどちらと反応するのか，あるいは，数個結合したハロゲンのうちどれが反応するのかに関して，曖昧さが残る。また，式(11-105)の場合には，グループ間共鳴の強い置換基に対して，σ_mとσ_pのいずれを選択すべきか不明である。

片岡らは，灰色かび病菌（*Botrytis cinerea*）に対するビニルイミダゾール類(**11-37**)とアリルイミダゾール類(**11-38**)の抗真菌活性について検討を加えた[106]。

アゾール類は，うどんこ病やさび病の防除に工業的に利用される。その作用様式は，（膜の形成異常をもたらす）エルゴステロール生合成の阻害にあると考えられる。

・ビニルイミダゾール類(**11-37**)による灰色かび病菌の50%増殖阻害（I_{50}）[106]

$$\log 1/C = 0.55(\pm 0.06)\log P - 0.19(\pm 0.17)\text{VW} - 0.23(\pm 0.22)I_{Cl}$$
$$- 0.47(\pm 0.22)I_{sub} + 3.12 \tag{11-106}$$
$$n = 61, r^2 = 0.878, s = 0.276$$

$$\log 1/C = 0.52(\pm 0.05)\log P - 0.41(\pm 0.21)I_{sub} + 3.12(\pm 0.25) \tag{11-107}$$
$$n = 59, r^2 = 0.878, s = 0.272$$

除外したデータ点：X = CH$_2$C$_6$H$_4$-3′-Cl, Y = CH$_3$, R$_1$ = R$_2$ = H；
X = CH$_2$C$_6$H$_3$-2,6-Cl$_2$, Y = F, R$_1$ = R$_2$ = H

式(11-106)において，VWは，Yのvan der Waals体積である。また，I_{Cl}は，Xがベンジル基で，かつβ-Cl基を持つ誘導体に対して1を与え，I_{sub}は，2-置換ビニルイミダゾール類（R$_1$またはR$_2$ = CH$_3$またはBr）に対して1を与える。実際には，VWとI_{Cl}は，いずれも有意性が低い。そのため，これらの変数を省いても，式(11-106)とほぼ同等で，かつ変数が2個少ない式(11-107)が得られる。これらのQSARによれば，阻害活性はほぼ完全に疎水性に依存する。

・アリルイミダゾール類(**11-38**)による灰色かび病菌の50%増殖阻害（I_{50}）[107,108]

$$\log 1/C = 0.70(\pm 0.08)\log P - 0.57(\pm 0.47)\text{VW} - 0.47(\pm 0.37)I_H$$
$$- 0.94(\pm 0.26)I_{sat} + 3.26 \tag{11-108}$$
$$n = 45, r^2 = 0.914, s = 0.319$$

$$\log 1/C = 0.67\,(\pm 0.08)\log P - 1.08\,(\pm 0.25)I_{\mathrm{sat}} + 2.78\,(\pm 0.38)$$
$$n = 44,\ r^2 = 0.908,\ s = 0.322 \tag{11-109}$$

除外したデータ点：$X = CH_2C_6H_3\text{-}2,6\text{-}Cl_2,\ R = CH_3$

式(11-108)において，I_H は，Y＝H のとき 1 を割り付ける．このような誘導体は，予想よりも活性が多少低い．また，I_{sat} は，アリル位の二重結合が飽和した化合物に対して 1 を割り付ける．その係数は大きな負値をとる．このことは，活性に対してオレフィン構造が重要な寄与をなすことを示唆する．

式(11-109)は，式(11-108)に比べて，変数が 2 個少なく，データ点も 1 個少ない．しかし，相関の質は式(11-108)とほぼ同等である．この事実は，VW と I_H が二義的な価値しかないことを示唆する．$\log P$ 項は線形であることから，疎水性の高い化合物ほど，活性が高いと考えられる．式(11-108)や式(11-109)の誘導に当たっては，$\log P$ が 6.5〜7 の範囲の化合物も使用された．もっとも，これらの化合物が，高い活性を示すとは考えられない．このような範囲の $\log P$ は，生物活性との線形関係における上限値と考えるべきである．

片岡らは，ビニルイミダゾール類(**11-37**)とアリルイミダゾール類(**11-38**)の *in vitro* 抗真菌活性を，温室のキュウリに対する治療活性と比較した．その結果は，次の式(11-110)に要約される．

$$\log(1/\mathrm{EC}_{50}) = 0.79\,(\pm 0.20)\mathrm{pI}_{50} - 0.60\,(\pm 0.21)\log P + 0.62\,(\pm 0.21)I_{\mathrm{DCl}}$$
$$+ 1.92$$
$$n = 23,\ r^2 = 0.845,\ s = 0.173 \tag{11-110}$$

ここで，$1/\mathrm{EC}_{50}$ 項は治療用量，pI_{50} は *in vitro* での阻害濃度である．また，I_{DCl} は，X が $CH_2C_6H_5$ で，かつ X の 2 位と 6 位へ塩素原子が結合した同族体に対して 1 を割り付ける．$\log P$ 項の係数 (h) は負である．このことは，微生物個体の結果が，*in vitro* 結果の外挿からは得られないことを示唆する．疎水効果は，特にそうである．すなわち，*in vitro* の結果は，擬似平衡または定常状態へ近づくが，微生物個体では，そのような状態は達成されない．

・構造(**11-39**)によるイネいもち病菌付着器のセロハン膜透過の阻害 (I_{50})[109]

11-39

$$\log 1/C = 2.91\,(\pm 0.92)\pi - 0.61\,(\pm 0.32)\pi^2 - 1.87\,(\pm 1.0)\sigma$$
$$- 0.51\,(\pm 0.27)L + 3.88\,(\pm 0.65)$$
$$n = 22,\ r^2 = 0.903,\ s = 0.275 \tag{11-111}$$

$$\log 1/C = 0.69\,(\pm 0.41)\mathrm{CLOGP} - 2.48\,(\pm 0.99)\log(\beta \cdot 10^{\mathrm{CLOGP}} + 1)$$
$$- 1.47\,(\pm 0.61)\sigma - 0.69\,(\pm 0.22)E_s + 1.82\,(\pm 1.2)$$
$$n = 22,\ r^2 = 0.922,\ s = 0.254,\ \mathrm{CLOGP}_o = 4.28\,(\pm 0.51) \tag{11-112}$$

付着器とは，真菌が宿主に付着するために必要な吸盤様構造のことである．式(11-111)から式

(11-112)への書き換えは，単にデータの適合度を高めただけでなく，さまざまな点で有利であった。たとえば，πとLとの間の共線性はかなり大きい（$r^2=0.67$）。一方，CLOGPとE_sとの間の共線性は，それに比べて小さい（$r^2=0.49$）。とはいえ，立体効果と疎水効果を明確に分離できるほど小さくはない。残念なことに，このような問題には，現在ほとんど関心が示されない。極性置換基の数を少し増やせば，もう少し満足な解が得られるはずである。もっとも，0.69というhの値は，正常な範囲に収まっている。しかし，双一次モデルの右側の勾配（$0.69-2.48=-1.79$）は，単純なランダムウォーク過程から予想される勾配に比べて，はるかに急である。これには，おそらく，立体効果が関与している。実際，式(11-112)へL項を追加すると，さらに良好なQSARが得られる（$r^2=0.949, s=0.214$）。この場合，双一次関係の右側の勾配は-0.68となり，L項の係数は負で，E_s項も有意となる。しかし，データ点が少なすぎるため，このQSARは正当化されなかった。そのため，この結果は，QSARの持つ意義と双一次モデルの有用性を示すに留まった。

桐野らは，構造(**11-40**)と構造(**11-41**)によるイネいもち病菌の阻害に関して，次の式(11-113)と式(11-114)を誘導した[110]。

11-40　　　　　　　**11-41**

・構造(**11-40**)によるイネいもち病菌の阻害

$$\log 1/C = 1.07(\pm 0.32)\pi + 2.40(\pm 0.87)F + 2.75(\pm 0.94)$$
$$n=17, r^2=0.801, s=0.314$$
(11-113)

除外したデータ点：$C_3H_7CH(Br)$ と $C_2H_5CH(Br)$

・構造(**11-41**)によるイネいもち病菌の阻害

$$\log 1/C = 0.69(\pm 0.22)\pi + 1.90(\pm 0.62)\sigma_1 + 5.17(\pm 0.26)$$
$$n=10, r^2=0.941, s=0.187$$
(11-114)

ここで，Cは病害の50%を予防するのに必要なモル濃度である。式(11-113)の相関は，あまり良好ではない。とはいえ，係数の傾向は，式(11-114)のそれらと大体一致する。すなわち，アミド結合に及ぼす構造(**11-40**)のRと構造(**11-41**)のXは，互いによく似た誘起効果を生じる。疎水効果もほぼ同じである。したがって，式(11-113)のFと式(11-114)のσ_1は，ほぼ等価と考えて良い。

高山らは，真菌に対する構造(**11-42**)と構造(**11-43**)の作用に関して，次の式(11-115)と式(11-116)を誘導した[111]。

- 構造(**11-42**)による灰色かび病菌の 50%増殖阻害 (I_{50})[111]

$$\log 1/C = 0.16(\pm 0.03)\log P + 5.26(\pm 0.08) \tag{11-115}$$
$$n = 28,\ r^2 = 0.823,\ s = 0.128$$

- 構造(**11-43**)による灰色かび病菌の 50%増殖阻害 (I_{50})[112]

$$\log 1/C = 0.80(\pm 0.34)\pi - 0.20(\pm 0.08)\pi^2 - 3.00(\pm 1.65)\sigma_1$$
$$\quad -0.37(\pm 0.22)E_s^c - 0.052(\pm 0.05)(E_s^c)^2 - 0.38(\pm 0.19)B_1$$
$$\quad +4.84(\pm 0.42) \tag{11-116}$$
$$n = 39,\ r^2 = 0.815,\ s = 0.181$$

式(11-115)と式(11-116)では，疎水性に対する活性の依存性はほぼ同じと考えられる．この可能性を吟味するため，式(11-116)の再計算を試み，次に示す双一次形の式(11-117)を誘導した．

$$\log 1/C = 0.29(\pm 0.18)\pi - 0.95(\pm 0.37)\log(\beta \cdot 10^\pi + 1) - 3.72(\pm 1.6)\sigma_1$$
$$\quad +0.44(\pm 0.23)E_s^c - 0.05(\pm 0.05)(E_s^c)^2 - 0.69(\pm 0.22)B_1$$
$$\quad +6.67(\pm 0.41) \tag{11-117}$$
$$n = 41,\ r^2 = 0.815,\ s = 0.186$$

除外したデータ点：$C(CH_3)_3$，$CH_2C(CH_3)_3$ および $CH(CH_3)OC_2H_5$

式(11-117)における h の値は，式(11-115)のそれとよく似ている．式(11-117)は，式(11-116)と比べて，データ点が2個多い．また，E_s^c の二乗項は，値が小さく，その意味も不明である．すなわち，この二乗項を省いても，QSARに大きな変化は生じない（$r^2 = 0.794$, $s = 0.194$）．

高橋らは，カルバメート類(X-$C_6H_4NHCOOCH_3$)の抗真菌活性に関して，次の式(11-118)を誘導した[113]．

- カルバメート類による灰色かび病菌の 50%増殖阻害 (I_{50})

$$\log 1/C = 1.07(\pm 0.16)\pi_{o,m} + 0.63(\pm 0.24)\pi_p + 0.59(\pm 0.32)B_5^m$$
$$\quad -0.09(\pm 0.06)(B_5^{m'})^2 + 0.38(\pm 0.21)B_5^{m'}$$
$$\quad +0.30(\pm 0.21)HB_p + 2.36 \tag{11-118}$$
$$n = 69,\ r^2 = 0.887,\ s = 0.346,\ B_5^{m'} \text{の理想値} = 3.3$$

オルトおよびメタ位（$\pi_{o,m}$）の疎水効果は，パラ位（π_p）のそれと同じではない．また，メタ位の立体効果は最初，正である．しかし，B_5 の値が3.3に達すると，負へ変化する．ただし，$B_5^{m'}$ は，3,5-ジ置換化合物に結合した2個のメタ置換基のうち，小さい方に対するsterimolの B_5 パラメータを表す．また，HB_p はダミー変数で，水素結合が可能なパラ置換基（OR，NO_2 およびCN）に対して1を割り付ける．$\Sigma\sigma$ の変動はかなり大きい．したがって，電子項も必要と思

われるが，実際には，式(11-118)は電子項を含まない。

・スルホン類(**11-44**)のデータは，抗真菌活性に関して興味深いQSARを与えた[114]。

$$X-\text{C}_6\text{H}_4-\text{C}\equiv\text{CSO}_2\text{R}$$

11-44

・小房子嚢菌（*Venturia inaequalis*）に対するスルホン類(**11-44**)の最小致死量（MLD）[114]

$$\log 1/C' = 0.48(\pm 0.12)\Sigma\pi + 1.12(\pm 0.51)E_s\text{-R}$$
$$+ 0.61(\pm 0.26)\sigma^+ + 5.73(\pm 0.64) \quad (11\text{-}119)$$
$$n = 17, \ r^2 = 0.867, \ s = 0.170$$

除外したデータ点：$X = 4\text{-Cl}, \ R = \text{CH}_2\text{C}_6\text{H}_5 \ ; \ X = 4\text{-NO}_2, \ R = \text{CH}_3$

ここで，XとRの疎水効果は，（ベンゼン系から求めた）π値で表された。πをπ_Xとπ_Rへ分解したとしても，それらの項のhはほぼ同じ値になる。また，σ^+項は，電子の供与が，活性の低下につながることを示唆する。すなわち，これらのスルホン類の阻害活性は，構造(**11-17**)のそれと同じではない。三重結合は，おそらく，細胞内の求核部位と反応している。Rの効果は，（δがほぼ1になる）定義系（R-C(=O)-OCH$_3$）のそれと似ている。このことは，-SO$_2$-部分が阻害相互作用に関与していることを示唆する。

11.6　まとめ

　抗細菌薬のQSARは，他の領域のQSARと同様，まだ十分理解されているとは言えない。解決を要する問題はきわめて多い。にもかかわらず，利用できる情報は少ない。研究活動を支えているものは，新薬への熱意，時間の浪費への苛立ち，さらに深い理解を得ようとする努力といった要素である。

　本章の結果の大部分は，単離細胞の研究から得られたものである。この方式は，基礎知識を得るための出発点としては，確かに優れている。しかし，その結果が，動物個体での薬物挙動の理解へ，常に翻訳できるわけではない。細胞培養系に基づいて開発された化合物が，ヒトにおいてどのように振舞うかを推測するためには，代謝や毒性に関する構造活性相関の系統的理解が不可欠である。しかし，この複雑な領域における科学の発展はきわめて遅い。

　これまでに，QSARは，懸念だけではなく，励みになる側面ももたらした。明らかに，疎水効果は，解析のあらゆるレベルで重要である。また，最小疎水性の原理は，単純ではあるが，薬物開発において無視できない重要な原理である。生物過程の電子効果や立体効果に関しては，（パラメータの意味が明確に確立された）物理有機化学と関連のある事例も多い[116]。(Hammett式とその拡張形を有機反応へ適用した）物理有機化学者は，今度は，彼らの努力を，次の段階，すなわち結晶構造が解明された精製酵素の反応へ向けようとしている。これらの系で使われる方法論は，（NMRやX線結晶学ではまだ扱えない）生体受容体の研究へも適用できるに違いない。

物理有機化学の領域には，ある種の沈滞ムードが漂っている。現在の我々は，「機械論後（postmechanistic）」の段階にいると見なす研究者もいる[115]。しかし，物理有機化学の黄金期は，まだ始まったばかりである。物理有機化学者は，生物学的QSARのおかげで，今後も長きにわたり，忙しく働き続けることになろう[116]。

他のQSARからの支持がなければ，我々は，（データ点が10～20しかない）小さなデータセットに基づいたQSARをあまり重視すべきではない。すなわち，QSARの多くは，活性データを追跡し，確認し，拡張するためのヒントにすぎない。このような初期段階でも，複雑な大型データセットを用いた構造活性相関は十分有用である。たとえば，式(11-84)～式(11-89)はそのような一例である。このQSARは，不必要な冗長性を多数含む。とはいえ，ウォルターリード陸軍研究所が，数十年の歳月と数億ドルの費用をかけ，実施したプログラムから得られた成果である。もちろん，現在の我々の研究水準をもってすれば，化合物の合成と試験は，はるかに少ない費用で行えるに違いない。

さらに注目すべき事例は，500種を越える9-アニリノアクリジン類の抗腫瘍活性を扱った式(9-48)のQSARである。これは，2名の化学者と数名の技官の協力を得て，ニュージーランド癌研究所のCainが実施したプロジェクトである。その結果は，さらに大規模な研究機関の事例によって実証された。以上示した二つの事例は，数百個の化合物のうち，たとえ1個でも，動物個体研究に使えるものがあるという状況で，ある種の感覚や論理が役立つという楽観的期待を正当化することになった。

引用文献

1. Bell, P. H.; Roblin, Jr., R. O. *J. Am. Chem. Soc.* **1942**, *64*, 2905.
2. Silipo, C.; Vittoria, A. *Farmaco Ed. Sci.* **1979**, *34*, 858.
3. Seydel, J. K. *J. Med. Chem.* **1971**, *14*, 724.
4. Miller, G. H.; Doukas, P. H.; Seydel, J. K. *J. Med. Chem.* **1972**, *15*, 700.
5. Cowles, P. B. *Yale J. Biol. Med.* **1942**, *14*, 599.
6. Brueckner, A. H. *Yale J. Biol. Med.* **1943**, *15*, 813.
7. Martin, Y. C.; Hackbarth, J. J. *J. Med. Chem.* **1976**, *19*, 1033.
8. Diana, G. D.; Oglesby, R. C.; Akullian, V.; Carabateas, P. M.; Cutcliffe, D.; Mallamo, J. P.; Otto, M. J.; McKinlay, M. A.; Maliski, E. G.; Michalec, S. J. *J. Med. Chem.* **1987**, *30*, 383.
9. Diana, G. D.; Cutcliffe, D.; Oglesby, R. C.; Otto, M. J.; Mallamo, J. P.; Akullian, V.; McKinlay, M. A. *J. Med. Chem.* **1989**, *32*, 450.
10. Kelley, J. L.; Linn, J. A.; Selway, J. W. T. *J. Med. Chem.* **1989**, *32*, 218.
11. Mitsuya, H.; Yarchoan, R.; Broder, S. *Science (Washington, DC)* **1990**, *249*, 1533.
12. Tanaka, H.; Takashima, H.; Ubasawa, M.; Sekiya, K.; Nitta, I.; Baba, M.; Shigeta, S.; Walker, R. T.; De Clercq, E.; Miyasaka, T. *J. Med. Chem.* **1992**, *35*, 337.
13. Balzarini, J.; Cools, M.; De Clercq, E. *Biochem. Biophys. Res. Commun.* **1989**, *158*, 413.
14. Lien, E. J.; Gao, H.; Prabhakar, H. *J. Pharm. Sci.* **1991**, *80*, 517.

15. Hansch, C.; Zhang, L. *Biorg. Med. Chem. Lett.* **1992**, *2*, 1165.
16. Shirasaka, T.; Murakami, K.; Ford, Jr., H.; Kelley, J. A.; Yoshioka, H.; Kojima, E.; Aoki, S.; Broder, S.; Mitsuya, H. *Proc. Natl. Acad. Sci. U.S.A.* **1990**, *87*, 9426.
17. Mahmoudian, M. *Pharm. Res.* **1991**, *8*, 43.
18. Kligler, I. J. *J. Exp. Med.* **1918**, *27*, 463.
19. Hansch, C.; Dunn, III, W. J. *J. Pharm. Sci.* **1972**, *61*, 1.
20. Hansch, C.; Kim, D.; Leo, A. J.; Novellino, N.; Silipo, C.; Vittoria, A. *CRC Crit. Rev. Toxicol.* **1989**, *19*, 185.
21. Lien, E. J.; Hansch, C.; Anderson, S. M. *J. Med. Chem.* **1968**, *11*, 430.
22. Cutler, R. A.; Cimijotti, E. B.; Okolowick, T. J.; Wetterau, W. F. *Soap Chem. Spec.* **1967**, *53*, 102.
23. Tomlison, E.; Brown, M. R. W.; Davies, S. S. *J. Med. Chem.* **1977**, *20*, 1277.
24. Hansch, C.; Leo, A. *Substituent Constants for Correlation Analysis in Chemistry and Biology*; Wiley-Interscience: New York, 1979; p 39.
25. Hansch, C.; Leo, A.; Nikaitani, D. *J. Org. Chem.* **1972**, *37*, 3090.
26. Bass, G. E.; Powers, L. J.; Dillingham, E. O. *J. Pharm. Sci.* **1976**, *65*, 1525.
27. Baldinger, L. H.; Nieuwland, J. A. *J. Am. Pharm. Assoc.* **1933**, *22*, 711.
28. Dagley, S.; Hinshelwood, C. N. *J. Chem. Soc.* **1938**, 1942.
29. McKay, A. F.; Garamaise, D. L.; Baker, H. A.; Hawkins, R. L.; Falta, B.; Gaudry, R.; Paris, G. Y. *J. Med. Chem.* **1963**, *6*, 587.
30. Carter, D. V.; Charlton, P. T.; Fenton, A. H.; Housley, J. R.; Lessel, B. *J. Pharm. Pharmacol.* **1958**, *10*, 149T.
31. Vlachova, D.; Drobnica, L. *Collect. Czech. Chem. Commun.* **1966**, *31*, 997.
32. Rao, C. N. R.; Venkataraghavan, R. *Tetrahedron* **1963**, *19*, 1509.
33. Rao, C. N. R.; Venkataraghavan, R. *Tetrahedron* **1962**, *18*, 531.
34. Von Oettingen, W. F.; Hueper, W. C.; Deichmann-Gruebler, W. *J. Ind. Hyg. Toxicol.* **1936**, *18*, 310.
35. Chung, F.-L. In *Cancer Chemoprevention*; Wattenberg, L.; Lipkin, M.; Boone, C. W., Eds.; CRC: Boca Raton, FL, 1992; p 227.
36. Zhang, Y.; Talalay, P.; Cho, C.-G.; Posner, G. H. *Proc. Natl. Acad. Sci. U.S.A.* **1992**, *89*, 2399.
37. Tilley, F. W.; Schaffer, J. M. *J. Bacteriol.* **1926**, *12*, 303.
38. Cowels, P. B. *Yale J. Biol. Med.* **1938**, *11*, 127.
39. Dunning, B.; Dunning, F.; Reid, E. E. *J. Am. Chem. Soc.* **1936**, *58*, 1565.
40. Wilson, C. O.; Gisvold, O.; Doergi, R. F. *Textbook of Organic Medicinal and Pharmaceutical Chemistry*, 6th ed.; Lippincott, L. B., Ed.; Lippincot: Philadelphia, PA, 1971; p 17.
41. Klarmann, E.; Gates, L. W.; Shternov, V. A.; Cox, P. H. *J. Am. Chem. Soc.* **1933**, *55*, 4657.
42. Cowels, P. B. *Yale J. Biol. Med.* **1938**, *11*, 33.
43. Ross, S.; Kwartler, C. E.; Bailey, J. H. *J. Colloid Interface Sci.* **1953**, *8*, 385.
44. Fuller, A. T. *Biochem. J.* **1942**, *36*, 548.
45. Wirgin, G. *Z. Hyg.* **1904**, *46*, 149.
46. Ciusa, W.; Buccelli, A. *Gazz. Chim. Ital.* **1965**, *95*, 1455.
47. Taylor, G. W. *J. Cell. Comp. Physiol.* **1934**, *4*, 329.
48. Stanley, W. M.; Coleman, G. H.; Greer, C. M.; Sacks, J.; Adams, R. *J. Pharmacol. Exp. Ther.* **1932**,

45, 121.
49. Coubeils, J.-L.; Hansch, C., unpublished results.
50. Furr, J. R.; Russel, A. D. *Microbios.* **1972**, *6*, 47.
51. Kakemi, K.; Arita, T.; Kitazawa, S.; Kawamura, M.; Takenaka, H. *Chem. Pharm. Bull.* **1967**, *15*, 1819.
52. Biagi, G. L.; Gandolfi, O.; Guerra, M. C.; Barbaro, A. M.; Cantelli-Forti, G. *J. Med. Chem.* **1975**, *18*, 868.
53. Turnbull, J. D.; Biagi, G. L.; Merola, A. J.; Cornwell, D. G. *Biochem. Pharmacol.* **1971**, *20*, 1383.
54. Aldridge, W. N. *Biochem. J.* **1958**, *69*, 367.
55. Zeller, E. A. *Ann. N. Y. Acad. Sci.* **1963**, *107*, 811.
56. Nimmo-Smith, R. H. *Biochem. J.* **1960**, *75*, 284.
57. Stockdale, M.; Selwyn, M. J. *Eur. J. Biochem.* **1971**, *21*, 565.
58. Yoshimura, F.; Nikaido, H. *Antimicrob. Agents Chemother.* **1985**, *27*, 84.
59. Nikaido, H.; Vaara, M. *Microbiol. Rev.* **1985**, *49*, 1.
60. Nikaido, H.; Rosenberg, E. Y.; Foulds, J. *J. Bacteriol.* **1983**, *153*, 232.
61. Harder, K. J.; Nikaido, H.; Matsuhashi, M. *Antimicrob. Agents Chemother.* **1981**, *20*, 549.
62. Nikaido, H.; Rosenberg, E. Y. *J. Bacteriol.* **1983**, *153*, 241.
63. Coats, E. A.; Cordes, H.-P.; Kulkarni, V. M.; Richter, M.; Schaper, K.-J.; Wiese, M.; Seydel, J. K. *Quant. Struct.-Act. Relat.* **1985**, *4*, 99.
64. Fujita, T. In *Comprehensive Medicinal Chemistry*; Ramsden, C. A. Ed.; Pergamon: Oxford, United Kingdom, 1990; Vol. 4, p 524.
65. Seydel, J. K. *J. Med. Chem.* **1971**, *14*, 724.
66. Bock, L.; Miller, G. H.; Schaper, K.-J.; Seydel, J. K. *J. Med. Chem.* **1974**, *17*, 23.
67. Miller, G. H.; Doukas, P. H.; Seydel, J. K. *J. Med. Chem.* **1972**, *15*, 700.
68. Doub, L.; Krolls, U.; Vandenbelt, J. M.; Fischer, M. W. *J. Med. Chem.* **1970**, *13*, 242.
69. Warner, V. D.; Musto, J. D.; Sane, J. N. *J. Med. Chem.* **1977**, *20*, 92.
70. Clark, M. T.; Coburn, R. A.; Evans, R. T.; Genco, R. J. *J. Med. Chem.* **1986**, *29*, 25.
71. Seydel, J. K.; Schaper, K.-J.; Wempe, E.; Cordes, H. P. *J. Med. Chem.* **1976**, *19*, 483.
72. Martin, Y. C.; Lynn, K. R. *J. Med. Chem.* **1971**, *14*, 1162.
73. Hansch, C. In *Drug Design*; Ariëns, E. J., Ed.; Academic: New York, 1971; Vol. 1, p 271.
74. Peradejordi, F.; Martin, A. N.; Cammarata, A. *J. Pharm. Sci.* **1971**, *60*, 576.
75. Miller, G. H.; Smith, H. L.; Rock, W. L.; Hedberg, S. *J. Pharm. Sci.* **1977**, *66*, 88.
76. Lukovits, I. *J. Med. Chem.* **1983**, *26*, 1104.
77. Coats, E. A.; Genther, C. S.; Selassie, C. D.; Strong, C. D.; Hansch, C. *J. Med. Chem.* **1985**, *28*, 1910.
78. Selassie, C. D.; Strong, C. D.; Hansch, C.; Delcamp, T. J.; Freisheim, J. H.; Khwaja, T. A. *Cancer Res.* **1986**, *46*, 744.
79. Hansch, C.; Nakamoto, K.; Gorin, M.; Denisevich, P.; Garrett, E. R.; Heman-Ackah, S. M.; Won, C. H. *J. Med. Chem.* **1973**, *16*, 917.
80. Hansch, C.; Kutter, E.; Leo, A. *J. Med. Chem.* **1969**, *12*, 746.
81. Cammarata, A.; Yan, S. J.; Collet, J. A.; Martin, A. N. *Mol. Pharmacol.* **1970**, *6*, 61.
82. Hansch, C. *J. Med. Chem.* **1968**, *11*, 920.

83. Kutter, E.; Machleidt, H. *J. Med. Chem.* **1971**, *14*, 931.
84. Garrett, E. R. *J. Med. Chem.* **1977**, *20*, 583.
85. Koga, H.; Itoh, A.; Murayama, S.; Suzue, S.; Irikura, T. *J. Med. Chem.* **1980**, *23*, 1358.
86. Fujita, T. In *Drug Design: Fact or Fantasy?* Jolles, G.; Wooldridge, K. R. H., Eds.; Academic: London, 1984; p 19.
87. Boyd, D. B. In *Reviews in Computational Chemistry*; Lipkowitz, K. B.; Boyd, D. B., Eds.; VCH: New York, 1990; p 355.
88. Kim, K. H.; Hansch, C.; Fukunaga, J. Y.; Steller, E. E.; Jow, P. Y. C.; Craig, P. N.; Page, J. *J. Med. Chem.* **1979**, *22*, 366.
89. Hansch, C.; Leo, A. *Substituent Constants for Correlation Analysis in Chemistry and Biology*; Wiley-Interscience: New York, 1979; p 48.
90. Ohta, M.; Koga, H. *J. Med. Chem.* **1991**, *34*, 131.
91. Lien, E. J.; Kuwahara, J.; Koda, R. T. *Drug Intell. Clin. Pharm.* **1974**, *8*, 470.
92. Rang, H. P. *Br. J. Pharmacol.* **1960**, *15*, 185.
93. Craig, P. N.; Hansch, C. *J. Med. Chem.* **1973**, *16*, 661.
94. Baechler, R. H. *Proc. Am. Wood Preserv. Assoc.* **1947**, *43*, 94.
95. Shirk, H. G.; Corey, R. R. *Arch. Biochem. Biophys.* **1952**, *38*, 417.
96. Cavill, G. W. K.; Vincent, J. M. *J. Soc. Chem. Ind.* **1947**, *66*, 175.
97. Uppal, B. N. *J. Agric. Res.* **1926**, *32*, 1069.
98. Wellman, R. H.; McCallen, S. E. A. *Contrib. Boyce Thompson Inst.* **1946**, *14*, 151.
99. Wyss, O.; Ludwig, B. J.; Joiner, R. R. *Arch. Biochem. Biophys.* **1945**, *7*, 415.
100. Weitzel, G.; Schraufstatter, E. *Z. Phys. Chem.* **1950**, *285*, 172.
101. Leonard, J. M.; Blackford, V. L. *J. Bacteriol.* **1947**, *57*, 339.
102. Balakrishnan, M.; Rao, G. V.; Venkatasubramanian, V. *J. Chem. Soc. Perkin Trans. 2* **1974**, 6.
103. Kirino, O.; Takayama, C.; Inoue, S. *J. Pestic. Sci.* **1987**, *12*, 79.
104. Turner, N. J.; Battershell, R. D. *Contrib. Boyce Thompson Inst.* **1969**, *24*, 139.
105. Verloop, A.; Tipker, J. *Pestic. Sci.* **1976**, *7*, 379.
106. Kataoka, T.; Kai, H.; Ishizuka, I.; Hatta, T.; Ogata, M. *J. Pest. Sci.* **1987**, *12*, 445.
107. Kataoka, T.; Hatta, T.; Kai, H. *J. Pestc. Sci.* **1988**, *13*, 7.
108. Kataoka, T.; Hatta, T.; Niikawa, M.; Ogata, M. *J. Pestic. Sci.* **1988**, *13*, 49.
109. Ito, S.; Kojima, Y.; Fujimori, K.; Matsunari, K.; Shimazaki, I.; Suda, Y. *J. Pestic. Sci.* **1986**, *11*, 579.
110. Kirino, O.; Takayama, C.; Inoue, S. *J. Pestic. Sci.* **1987**, *12*, 79.
111. Takayama, C.; Fujinami, A.; Kirino, O.; Hisada, Y. *Agric. Biol. Chem.* **1982**, *46*, 2755.
112. Takayama, C.; Kirino, O.; Hisada, Y.; Fujinami, A. *Agric. Biol. Chem.* **1987**, *51*, 1547.
113. Takahashi, J.; Kirino, O.; Takayama, C.; Nakamura, S.; Noguchi, H.; Kato, T.; Kamoshita, K. *Pestic. Biochem. Physiol.* **1988**, *30*, 262.
114. Verloop, A.; Tipker, J. *Pestic. Sci.* **1976**, *7*, 391.
115. Huisgen, R. *150 Anniversary Congress of the Royal Society of Chemistry*; London, May 1991.
116. Hansch, C. *Acc. Chem. Res.* **1993**, *26*, 147.

第12章 農薬のQSAR

12.1 序論

　QSARの枠組みが持つ特異な側面の一つは，医薬品の研究ではなく，フェノキシ酢酸系の植物成長調整物質の研究から出発したことである．この系列の成員である2,4-ジクロロフェノキシ酢酸(**12-1**：2,4-D)と2,4,5-トリクロロフェノキシ酢酸(**12-2**：2,4,5-T)はきわめて重要な市販除草剤である．また，オレンジ剤（2,4-Dと2,4,5-Tの混合剤）は，ベトナム戦争で植生の破壊に使用され，衆目を集めた．

2,4-D　　　　　　　2,4,5-T
12-1　　　　　　**12-2**

2,4,5-Tの製造に際しては，少量の2,3,6,7-テトラクロロジベンゾジオキシンも同時に生成する．この副生物は，癌のリスクと関連がある．そのため，その使用には，多大な関心が示された．しかし，ジオキシンは，かつて恐れられたほど，ヒトに対して有毒ではないことが分かった．

　1947年，植物生理学者のRobert Muir（当時ポモナ大学に在職し，その後アイオワ大学へ移籍）とCorwin Hanschは，アベナ鞘葉（エンバク萌芽）切片を伸長させるフェノキシ酢酸類の構造活性相関に関して，長期にわたる共同研究を行った[1,2]．研究は，資金面の問題により，遅々として進まなかった．しかし，1960年までには，置換基効果が電子的性質と立体的性質によって説明できるという初期の作業仮説は，構造活性相関の背後にある主要因子に対する満足な近似とはなり得ないことが明らかとなった．H. Veldstraとの多年にわたる議論に基づき，ポモナ大学のグループは，置換基の電子効果が重要であることを指摘した．一方，Veldstraは，植物成長調整物質の疎水-親水平衡が最も重要であると考えた[3]．科学に関する多くの議論と同様，HanschとVeldstraの議論は，どちらも正しいことが判明した[4]．そこで，Hanschらは，ポモナ大学において，有機化合物の全体（log P）またはその一部（π）の疎水的性質を，オクタノー

ル-水分配係数を使ってモデル化する研究に着手した[5]。当時，構造活性相関の研究に役立つ近似式を得るには，パラメータを一度に1個ずつ動かして，観察するしか手立てがなかった。この重大な局面において，小型のコンピュータがポモナ大学の化学科へ寄贈された。我々は，ポモナ大学の地質学科のDonald McIntyreや数学科のDonald Bentleyに指導を仰ぎ，コンピュータの使い方と回帰分析についての学習を開始した。我々は，自分たちが開発した疎水定数を，Hammettの電子定数やTaftの立体定数と組み合わせる際，回帰分析が役立つと考えた。それまでは，重回帰分析は化学者にとってなじみの薄い科目であった。この非常に重要な時期に，京都大学の藤田稔夫が我々のグループに加わり，その発展に重要な役割を演じた[6,7]。

Muirによる研究の開始から15年経った1961年になって，ようやく最初のQSAR，すなわち式(12-1)が日の目を見た[5,8]。

・3-X-フェノキシ酢酸類によるアベナ細胞の伸長[8]

$$\log 1/C = -1.97\pi^2 + 3.24\pi + 1.86\sigma_p + 4.16$$
$$n = 23, \ r^2 = 0.776$$
(12-1)

除外したデータ点：3-SO$_2$CF$_3$，3-OHおよび3-COOH

含めたデータ点：4-Cl，4-F，3,4-(CH)$_4$および2-F

ここで，Cは，エンバク苗条の3mm切片の長さを，24時間で（対照よりも）10%増加させる薬剤のモル濃度である。なお，σ_pはσ_mよりも良好な相関を与えた。また，この相関に基づき，オルト位の電子密度は，特に有意性が高いと仮定された。福井らによる分子軌道計算もこの見解を支持した[9]。

式(12-1)を誘導する際，QSARの基本方針はうまく機能した。しかし，この系は，出発点として，必ずしも最良のものではなかった。成長調整物質の構造活性相関は決して単純ではなく，立体因子も重要と考えられる。実際，（上記の置換基を除く）4位置換基は，式(12-1)を誘導する際，すべて除外された。また，3位置換誘導体の多く―― 3,4-(CH)$_4$，3,4-(CH$_2$)$_4$，3-NHCOCH$_3$，3-C$_4$H$_9$，3-NHCOC$_6$H$_5$，3-C$_6$H$_5$および3-OCF$_3$ ――は不活性であった。ただし，これらの誘導体のうち，不活性または低活性であることが予測できたのは，3-NHCOCH$_3$体のみであった。これらの重大な弱点にもかかわらず，その当時，QSARは成功を収めたと見なされた。

Verloopは，我々のデータを解析し直し，3位類似体のみを用いて，次の式(12-2)を誘導した[10]。

$$\log 1/C = 1.04\pi + 0.59\sigma_m - 0.67(L)^2 + 4.78L - 3.87$$
$$n = 19, \ r^2 = 0.874, \ s = 0.376$$
(12-2)

ここで，Lは，置換基の長さに関するsterimolパラメータである。Verloopの結果は，πとLとの間に共線性があること，また3位置換基のサイズに最適値があることを示唆した。式(12-2)において興味深いのは，hの値が1.04となったことである。というのは，この値は，他のQSARとの比較を可能にするからである。

実際，式(12-2)は，双一次モデルを使えば，次式に示す通り，さらに改善される。

$$\log 1/C = 1.25(\pm 0.21)\pi + 0.97(\pm 0.51)\sigma_\mathrm{m} + 0.95(\pm 0.32)L$$
$$-5.54(\pm 1.35)(\beta \cdot 10^L + 1) + 1.39(\pm 0.98) \tag{12-3}$$
$$n = 19, r^2 = 0.951, s = 0.242, L_\circ = 3.75(\pm 0.24)$$

　式(12-2)が誘導された時点では，立体効果と疎水効果を区別することは不可能であった。また，σ_mはσ_pよりも良好な結果を与えた。特に興味深いのは，式(12-2)と式(12-3)において，hの値が1に近いことである。この値は，疎水性細胞膜の受動透過に期待される値に等しい。式(12-3)によれば，(Lが3.75までか，あるいはOCH$_3$($L=3.98$) までの) 小さい置換基は，活性を高めるが，Lが3.75よりも大きくなると，活性はサイズの増加と共に急速に低下する。しかも，ほとんどの置換基は，Lの値がこの最適値よりも大きいため，その立体効果は負になる。

　フェノキシ酢酸類が相互作用する受容体は，複雑な幾何構造を持つ。すでに述べ通り，(3-NHCOCH$_3$, 3-C$_4$H$_9$, 3-NHCOC$_6$H$_5$, 3-C$_6$H$_5$ および 3-OCF$_3$ といった)3位置換化合物の多くは不活性である。また，式(12-3)に基づき，不活性であると予測された化合物は，3-OCF$_3$体を除き，実際に，すべて不活性またはきわめて低活性であった。塩素よりも大きい置換基が結合した 4-X 誘導体もまた，すべて不活性であった。なお，これらの成長促進物質が，活性を呈する条件は不明である。また，2,6-ジ置換フェノキシ酢酸類は不活性であるが，2,6-ジクロロ安息香酸類は活性である。一方，(フェニル酢酸類，1-ナフタレン酢酸類，1H-インドール-3-酢酸類[2]およびアズレン酢酸類[11,13]といった) 芳香酸類の多くは活性である。また意外にも，3,5-ジクロロフェノキシ酢酸類と3,5-ジメチルフェノキシ酢酸類は不活性である。3-ヨードフェノキシ酢酸は活性であるが，5-フルオロ-3-ヨードフェノキシ酢酸は不活性である。また，3-クロロ-5-フルオロ類似体は，活性がきわめて低い[12]。この事実は，フェニル環がはまり込む空洞に制約があることを示唆する。

　このクラスの成長調整物質の研究をさらに難しくしている因子は，非特異的毒性である。そのQSARは，次の式(12-4)で与えられる[13]。

$$\log 1/C = 0.78(\pm 0.14)\pi + 2.92(\pm 0.27) \tag{12-4}$$
$$n = 22, r^2 = 0.861, s = 0.225$$

ここで，Cはアベナ鞘葉切片の3mm断片を (対照に比べて)5%収縮させる 3-X-フェノキシ酢酸類の濃度である。式(12-3)において，水素のLは0ではなく2.08である。そのため，式(12-3)の切片を，式(12-4)のそれと直接比較することはできない。しかし，二つの方程式におけるlog $1/C$の差は，対数単位で約2である。それゆえ，活性の定義の仕方により，細胞伸長効果と毒性効果の分離は可能である。しかし，これらのQSARでは，疎水効果の役割は複雑である。すなわち，疎水効果は，輸送過程や受容体との相互作用に関与し，また濃度によっては，膜，DNAおよび酵素との間の有害な副反応にも関与する。式(12-4)は，(第6章で取り上げた) 非特異的毒性の方程式とよく似ている。フェニル酢酸類も，同様のQSARを与える。有機酸類は根からの養分の漏出を引き起こし，その力価はlog Pと関連がある[14]。フェノキシ酢酸類は，極低濃度では細胞を伸長させるが，高濃度では除草剤として用いられる。ただし，その理由は不明である。

　Sparatoreらは，ベンゾトリアゾール類(**12-3**)に関して，次の式(12-5)を誘導した[15]。これら

の成長調整物質は，大多数のオーキシン型化合物と異なり，意外にも，構造中にカルボキシ基を含まない。

12-3

・ベンゾトリアゾール類(**12-3**)によるアベナ鞘葉の10%伸長 [15]

$$\log 1/C = 0.42\,(\pm 0.07)\log P - 0.91\,(\pm 0.14)\log(\beta \cdot 10^{\log P} + 1)$$
$$+ 1.22\,(\pm 0.13)I_3 + 0.27\,(\pm 0.14)I_4 + 1.24\,(\pm 0.16)I_5$$
$$+ 0.98\,(\pm 0.12)I_8 + 5.87\,(\pm 0.14)$$
$$n = 59,\ r^2 = 0.939,\ s = 0.140,\ \log P_{\mathrm{o}} = 1.79\,(\pm 0.26)$$

(12-5)

除外したデータ点：$2\text{-CH(CH}_3)C_4H_9$

式(12-5)は，上昇勾配と下降勾配（$0.42 - 0.91 = -0.49$）がほぼ等しい，対称的な双一次式である。ただし，I_3は2-$\mathrm{CH(CH_3)_2}$に対して1，I_4は1-$(\mathrm{CH_2})_n\mathrm{OH}$に対して1，$I_5$は1-または2-$(\mathrm{CH_2})_n\mathrm{COOH}$に対して1，$I_8$は1-または2-$(\mathrm{CH_2})_n\mathrm{COOC_2H_5}$，および1-または2-$(\mathrm{CH_2})_n\mathrm{CONH_2}$に対して1を与える。これらのダミー変数は，係数がすべて正である。すなわち，これらの項は活性を高める効果がある。

オーキシン型植物成長調節物質では，受容体の情報が得られないため，その作用機序の研究はきわめて難しい。しかし，血漿膜の蛋白質受容体の詳細はよく知られており，その構造も解明されている。

12.2 除草剤

12.2.1 葉緑体阻害剤（Hill反応阻害剤）

Draberによれば，光化学系II（PSII）を阻害する化合物——しばしばHill反応阻害剤と呼ばれる——は，100億ドルと言われる除草剤市場において，販売量の30%を占める[17]。それゆえ，このクラスの阻害剤の開発に向けて，多大な努力が払われたのは当然である。PSII阻害剤はまた，有用なQSARが多数導かれた点からも興味深い[17]。

（Wesselsらの初期の構造活性相関研究[19,20]に始まった）除草剤の開発において，次の式(12-6)に示したHill反応は，その出発点として長い歴史を持つ[18]。事実，Hill反応ほど広くQSAR解析の対象となった系は他にはない。

$$\text{キノン} + \mathrm{H_2O} \xrightarrow[h\nu]{\text{葉緑体}} \text{キノール} + \tfrac{1}{2}\mathrm{O_2} \qquad (12\text{-}6)$$

この反応系では，（天然のキノンに似た）適当な酸化還元電位を持つキノンが用いられる。ある

いは，代わりに，フェリシアン化物からフェロシアン化物への還元を用いることもある[21]。Hill反応を阻害する化学物質は，一般に植物の光合成を阻害する。実用的観点からは，重要なのは，雑草に対して選択性を示す阻害剤の開発である。

　一般的な阻害剤の結合は可逆的であり[22]，それが起こるのは，光化学系Ⅱの電子伝達が生じるチラコイド膜においてである[23]。Gardner[24]，Mattooら[25]およびDodge[26]らの研究によれば，阻害剤の結合は，（チラコイド膜の外表面に存在する）32-34 kDaの蛋白質「肥厚部」に対して起こり，その結果，電子伝達は妨げられる。

　QSARの初期の成功の一つは，Hill反応を阻害するアミド類に及ぼす置換基効果の問題を解決したことである[27]。その際，最も重要な因子は，置換基の疎水効果であった。

　Hill反応の阻害に関する初期の研究を再検討した結果[21]，次の式(12-7)〜式(12-16)に示すさまざまなQSARが導かれた。ここで，Cは50%阻害を生じるモル濃度である。

$$X-C_6H_4NHCOOCH(CH_3)_2 \quad \textbf{12-4}$$

$$\log 1/C = 0.81(\pm 0.24)\log P + 0.58(\pm 0.76)$$
$$n = 9, r^2 = 0.897, s = 0.178 \tag{12-7}$$

$$X-C_6H_4NHCOOC_2H_5 \quad \textbf{12-5}$$

$$\log 1/C = 0.89(\pm 0.25)\log P + 1.13(\pm 0.70)$$
$$n = 7, r^2 = 0.945, s = 0.210 \tag{12-8}$$

$$X-C_6H_4NHCOOCH(CH_3)_2 \quad \textbf{12-4}$$

$$\log 1/C = 1.23(\pm 0.38)\log P + 1.74(\pm 0.99)$$
$$n = 10, r^2 = 0.874, s = 0.280 \tag{12-9}$$

$$X-C_6H_4NHCON(CH_3)_2 \quad \textbf{12-4a}$$

$$\log 1/C = 0.91(\pm 0.21)\log P - 1.08(\pm 0.58)\log(\beta \cdot 10^{\log P} + 1)$$
$$-0.12(\pm 0.07)BR + 3.77(\pm 0.48)$$
$$n = 17, r^2 = 0.906, s = 0.414, \log P_\circ = 5.07 \tag{12-10}$$

$$X-C_6H_4NHCOOCH(CH_3)_2 \quad \textbf{12-4}$$

$$\log 1/C = 1.03(\pm 0.19)\log P + 4.27(\pm 0.28)$$
$$n = 15, r^2 = 0.916, s = 0.189 \tag{12-11}$$

12-6

$$\log 1/C = 1.35\,(\pm 0.23)\log P + 0.56\,(\pm 0.80) \tag{12-12}$$
$$n = 25,\ r^2 = 0.865,\ s = 0.424$$

12-7

$$\log 1/C = 0.72\,(\pm 0.11)\mathrm{CLOGP} + 3.52\,(\pm 0.23) \tag{12-13}$$
$$n = 29,\ r^2 = 0.863,\ s = 0.241$$

除外したデータ点：3,5-ジクロロ, 2-F, 3-CF_3 および 3-OCONHC$(CH_3)_3$

ただし，CLOGPは，(第5章で取り上げた)CLOGPプログラムを用いて得られた log P の計算値である。

12-8

$$\log 1/C = 1.09\,(\pm 0.30)\log P + 4.65\,(\pm 0.38) \tag{12-14}$$
$$n = 11,\ r^2 = 0.884,\ s = 0.329$$

除外したデータ点：R = CH(Me)$_2$, C_6H_{13}, および SCH_3 を $NHCH_3$ で置き換えた化合物

なお，式(12-14)は，以前報告したQSAR[21] に比べて，良好な相関を与えた。

12-9

$$\log 1/C = 1.02\,(\pm 0.06)\log P - 1.07\,(\pm 0.13)\log(\beta \cdot 10^{\log P} + 1)$$
$$+ 3.97\,(\pm 0.12) \tag{12-15}$$
$$n = 20,\ r^2 = 0.994,\ s = 0.144,\ \log P_o = 5.16\,(\pm 0.29)$$

除外したデータ点：CH_3

構造(**12-9**)では，RはCH$_3$〜C$_{16}$の範囲で変化する[28]。また，メチル類似体は適合が悪く，予想に比べて，活性が約10倍低かった。この知見は，(R = C$_9$ かつ log $1/C$ = 7.9 で生じる) log P_o の明確な推定を可能にした。その結果として，置換基は広い均一な疎水領域へ結合することが分かった。

$$\text{X-C}_6\text{H}_4\text{NHCON(CH}_3\text{)OCH}_3 \quad \textbf{12-10}$$

$$\log 1/C = 1.05(\pm 0.20)\log P - 0.96(\pm 0.49)\log(\beta \cdot 10^{\log P} + 1)$$
$$- 0.17(\pm 0.05)\text{BR} - 0.61(\pm 0.46)\sigma + 3.20(\pm 0.44) \tag{12-16}$$
$$n = 38, r^2 = 0.884, s = 0.490$$

式(12-16)からは，log P_o は計算できない。しかし，log P が 4.5〜5 の領域に落ち込むデータを使えば，式(12-15)と同様，log P_o の推定は可能である[21]。というのは，この領域では，勾配がほぼ0になるからである。また，σ項は重要性が低いが，それでも，電子供与基は活性をわずかに高める。式(12-10)と式(12-16)におけるBR項は，X⟨^A_B⟩型のパラ置換基に対する枝分かれ因子である。ただし，Xはフェニル環へ結合した原子を表し，AとBは，(Xへ結合した)2種の原子や原子団を表す。また，AかBの小さい方にMR値を割り付け，それをBRの値とする。BR項の係数は負である。このことは，このような置換基が有害な効果を及ぼすことを示唆する。BRの値は，1.82〜13.4の範囲にある。この因子は，係数こそ小さいが，有意である。BR項は式(12-10)にも現れる。しかし，小規模な研究では，この種の官能基は数が少ない。そのため，パラメトリゼーションの結果は保証されない。

同族体(**12-10**)によるハツカダイコン葉緑体の光化学系IIの阻害では，π定数を用いて，良好なQSARが得られた[29]。我々はlog Pの計算値を用いて再誘導を試み，次の式(12-17)を得た。

$$\log 1/C = 1.22(\pm 0.18)\text{CLOGP} - 1.54(\pm 0.49)\log(\beta \cdot 10^{\text{CLOGP}} + 1)$$
$$+ 2.68(\pm 0.48) \tag{12-17}$$
$$n = 37, r^2 = 0.884, s = 0.424, \text{CLOGP}_o = 5.0(\pm 0.34)$$

除外したデータ点：3-OC$_6$H$_5$

この結果は，式(12-16)のそれと良く似ている。

武元らは，ハツカダイコンに対する構造(**12-10**)の作用についても検討し，良好なQSARを誘導した[29]。ここでも，我々はCLOGP尺度を用いて再誘導を試み，次の式(12-18)を得た。

$$\log T90 = 0.78(\pm 0.18)\text{CLOGP} - 1.39(\pm 0.65)\log(\beta \cdot 10^{\text{CLOGP}} + 1)$$
$$+ 0.86(\pm 0.44) \tag{12-18}$$
$$n = 30, r^2 = 0.785, s = 0.342, \text{CLOGP}_o = 4.11(\pm 0.65)$$

除外したデータ点：3-CF$_3$，3-C$_3$H$_7$，3-OC$_6$H$_5$ および 3-OCH$_2$C$_6$H$_5$

植物において，高いlog P_oが得られたのは意外である。除外された4個のデータ点は，いずれも予想に比べて活性が低かった。

以上のQSARは，重要な点を多数明らかにした。最も注目すべきは，疎水性の圧倒的な重要

性である。置換基の電子効果はあまり重要ではない。log P の係数は，線形モデルでは1に近いが，双一次モデルでは，ほぼ1になるのは上昇勾配である。この一貫性は，Hill反応の機構研究の基盤を形作る。ほとんどの方程式では，（実験誤差を除いた）標準偏差はかなり大きい。この事実は，log P では説明できない未知因子——おそらく立体因子——の存在を示唆する。式(12-10)と式(12-16)によれば，感受性が高い位置は4位である。また，切片の違いは，親化合物が異なれば，固有力価も異なることを示唆する。しかし，実験室が異なり，実験条件も異なるため，詳しいことは分からない。また，信頼限界がかなり幅広い事例もあり，勾配も多少変動する。

これらのQSARは，（第6章に示した）非特異的活性に関するlog P の線形方程式の一つを思い起こさせる。このことは，（尿素型構造を持ち，かつアミド基を含んだ）バルビツレート類もまた，Hill反応を阻害するという見解を示唆した。この見解は，別の方法で立証された。すなわち，QSARが単純であるにもかかわらず，阻害剤はかなり高い特異性を示す。また，標準偏差の値は，受容体部位が，ある種の膜と同様，立体因子を必要とすることを示唆する。

Hill反応阻害剤の初期の研究によれば，このクラスの阻害剤は，共通する特徴として，分極性の $\diagup$C=N 部分を持つ官能基，または蛋白質のペプチド単位と相互作用するアミド部分を，その構造中に含んでいる[30]。水素結合能力もまた遍在している。

次に示すのは，汎用される市販除草剤（光化学系II阻害剤）の化学構造と，それらのlog P 値である[21]。

ジウロン log P = 2.80
12-11

ブロマシル log P = 2.11
12-12

メトリブジン log P = 1.70
12-13

アトラジン log P = 2.60
12-14

プロパニル log P = 3.07
12-15

リニュロン log P = 3.11
12-16

ベンズチアズロン log P = 2.08 (計算値)

12-17

log P の平均値は2.50である。これらの除草剤のほとんどは，（生物活性化合物の設計において）log P の役割が解明される以前に，すでに開発されていた。すなわち，その最終生成物は試行錯誤的に得られた化合物である。

これらの結果は，（薬物や農薬の設計において）細胞または細胞下の生物系を扱う際に，留意すべき重要な点を明らかにした。式(12-10)と式(12-15)によれば，単離された葉緑体では，log P_o は5付近にあり，その活性は約5で横ばい状態になる。また，log P が7程度の化合物は，活性がきわめて高い。単離葉緑体でのこの活性は，（擬似平衡に近い）閉鎖系を用いた $in\ vitro$ 試験からもたらされた。全草を用いた場合には，このようなことは起こらない。Crossらは，ノハラガラシの全草に作用する同族体(**12-18**)に関して，次の式(12-19)を誘導した。このQSARは，このような問題に光を投げかける[31]。

12-18

$$\log 1/C = 0.51(\pm 0.35)\log P - 0.82(\pm 0.37)\log(\beta \cdot 10^{\log P} + 1)$$
$$-5.14(\pm 1.8)E_R + 0.07(\pm 1.2) \tag{12-19}$$
$$n = 21,\ r^2 = 0.859,\ s = 0.359,\ \log P_o = 3.65(\pm 0.72)$$

ラジカル定数の E_R (1.7節参照)は，置換基Xのみに適用される。その係数は負である。このことは，ラジカルを非局在化する置換基が，力価に対して有害な効果を及ぼすことを示唆する。この効果は，（隣接フェニル基と酸素原子によって活性化される）架橋型 CH_2 部分への代謝的攻撃によって生じる。すなわち，除草剤の代謝的損失は，活性を低下させる原因となる。

Briggsらによると，根中心による取込みと，それに続く大麦苗条への中性化合物の移行に対する log P_o は約2である[32]。式(12-19)の log P_o は，それよりも高く，かつ（以前報告し）間違いであることが判明した値，2.10よりも高い。式(12-19)から導き出された結論は，Cross-Ladnerによって確認された[33]。

生物活性化合物における log P の設計で難しいのは，輸送に関与する部分と活性部位への結合に関与する部分を分離する箇所である。もちろん，生物個体へ適用される化合物の設計では，これは普遍的な問題である。力価を高めるには，活性部位周囲の疎水領域を推定することがきわめて重要であるが，同時に，置換基が（少なくとも疎水的に）受容体と接触しない領域を知ることもまた重要である。後者の領域には，最適値を越えた親油性を調整するため，通常，親水基が布置される。

市販の光化学系Ⅱ阻害剤(**12-11**〜**12-17**)のlog P は，実際には，$2±0.5$ の範囲に収まる。この範囲は，中枢神経系抑制薬（10.2節参照）で見出された値と同じである[34]。いずれの場合も，log P_o の値は，主として，ランダムウォーク過程と代謝によって定まる。光合成阻害剤と中枢神経系抑制薬は，重要な膜蛋白質に歪みを引き起こすことにより，その効果を発現すると考えられる。

式(12-7)〜式(12-18)によれば，置換基の電子効果は重要性が低い。しかし，活性への電子因子の寄与がわずかに認められる事例も存在する。たとえば，Camilleriらは，N,N-ジメチル-N'-フェニル尿素に関して広範な研究を行い，次の式(12-20)を誘導した[35]。このQSARでは，σ の寄与は有意である。

$$\log[I_{50}/I_{50}参照] = -0.63(\pm 0.14)\pi - 1.47(\pm 0.52)\sigma + 1.41$$
$$n = 20, r^2 = 0.86, s = 0.22 \quad (12\text{-}20)$$

ただし，式(12-20)における活性は，（参照化合物である）N-(4-イソプロピルフェニル)-N',N'-ジメチル尿素と比較したときの値である。（log $1/C$ を基準とする）他のQSARと比較したければ，（-1 を掛けて）活性値の逆数を取らなければならない。式(12-20)の結果は，電子求引基が力価を高めることを示唆する。もっとも，3位と4位へ結合した37種の置換基のうち，アルキル基以外のものは，わずか6種にすぎなかった。もし3,4-ジクロロ同族体を省けば，σ の有意性は著しく低下する。

Camilleriらによれば，置換基の 3-CH_3 と 3-Cl を比較したとき，3-Cl は，その π 値から期待されるよりも，一般に賦活作用が強い[35]。ベンゼン環へ結合した置換基の π 値は，CH_3 が 0.56 で，Cl が 0.71 である。しかし，3-Cl が N,N-ジメチル-N'-フェニル尿素へ導入された場合，その π 値は 1.02 へ増加する。すなわち，塩素は尿素窒素に対して強力な誘起効果を発揮し，分子全体の疎水性を高める。これはよく知られた効果であり，π 定数を用いる場合には，常に考慮しなければならない[36]。藤田は，π 定数に及ぼす X の電子効果に関して，もう一つの事例を提示した[37]。

この事例では，1 kg/ha の割合で薬剤を散布した圃場において，8種の植物種に対するジメチルフェニル尿素類の活性が検討された。活性は検分により等級付けされ，1から9までの値が割り付けられた。π に対する活性のプロットは，良好な放物線関係を与え，π が約3のとき，活性は最大となった。このプロットから，log P_o は約4と推定された。フェニル尿素類は，他の植物種の葉緑体に対しても，同様の阻害作用を示すことから，著者は，8種の植物種のいずれにおいても，基本過程は同じであると推定した。log P_o が4というのは，式(12-19)や生成物(**12-11**〜**12-17**)で見出された値，2.1 に比べてかなり高い。しかし，その理由は不明である。

武元らは，4種の植物の葉緑体に及ぼすフェニル尿素類［X-$C_6H_4NHCON(CH_3)OCH_3$］の作用に関して報告した[38]。我々は，そのデータに基づき，これら4種の植物における log $1/C$ の間の相関を調べ，次の結果を得た。

	インゲンマメ	ホウレンソウ	ダイズ
ハツカダイコン	0.952	0.961	0.940

この相関は Camilleri らの仮定と一致した。

Camilleriらは，もう一つの有用な研究として，ジメチルフェニル尿素類のテトラゾール誘導体(**12-19**〜**12-21**)を取り上げ，光化学系Ⅱ阻害薬が結合する広い疎水領域について検討を加えた[39]。

12-19

12-20

12-21

上記の3種の阻害剤(**12-19**〜**12-21**)に対するQSARを誘導する際，Camilleriらはπ値を使用した。しかし，我々は，CLOGPを用いてQSARの再誘導を試み，次の式(12-21)を得た。

・構造(**12-19**)によるHill反応の阻害

$$\log 1/C = 0.92\,(\pm 0.27)\,\mathrm{CLOGP} + 4.20\,(\pm 0.44)$$
$$n = 8,\ r^2 = 0.922,\ s = 0.153$$
(12-21)

除外したデータ点：R＝オクチル

すべてのデータ点を用い，かつ双一次モデルを適用すると，次の式(12-22)が得られる。

$$\log 1/C = 1.17\,(\pm 0.50)\,\log P - 0.78\,(\pm 0.74)\,\log(\beta \cdot 10^{\log P} + 1)$$
$$+ 3.98\,(\pm 0.64)$$
$$n = 9,\ r^2 = 0.962,\ s = 0.160$$
(12-22)

ここで，式(12-22)の初期勾配はほぼ1である。しかし，二つの$\log P$項の信頼区間は，いずれも幅広い。そのため，双一次曲線の右側の正確な勾配は不明である。また，高い$\log P$値を持つデータ点が少なすぎるため，$\log P_o$を定めることはできなかった。さらに，式(12-21)と式(12-22)における初期勾配がほぼ1であることにも注意されたい。

・構造(**12-20**)によるHill反応の阻害

$$\log 1/C = 1.31\,(\pm 0.29)\,\mathrm{CLOGP} - 1.21\,(\pm 0.45)\,\log(\beta \cdot 10^{\mathrm{CLOGP}} + 1)$$
$$+ 4.30\,(\pm 0.36)$$
$$n = 12,\ r^2 = 0.953,\ s = 0.172$$
(12-23)

ここで，もしオクチル体を除外すれば，次の式(12-24)が得られる。このQSARは式(12-21)とほぼ同一である。

$$\log 1/C = 0.94\,(\pm 0.22)\,\log P + 4.58\,(\pm 0.36)$$
$$n = 11,\ r^2 = 0.914,\ s = 0.211$$
(12-24)

除外したデータ点：R＝オクチル

・構造(**12-21**)による Hill 反応の阻害

$$\log 1/C = 0.72(\pm 0.23)\text{CLOGP} - 0.35(\pm 0.31)L + 4.92(\pm 0.67)$$
$$n = 13,\ r^2 = 0.846,\ s = 0.227 \tag{12-25}$$

式(12-21)〜式(12-24)によると，構造(**12-19**)と構造(**12-20**)の場合，少なくとも n-オクチルまでの置換基では，「正常な」疎水領域が存在する。このことは，立体障害によって妨害されない広い疎水結合領域があることを証明している。一方，式(12-25)の勾配は，式(12-21)〜式(12-24)に比べて，少し小さい。このことは，フェニル基と結合したテトラゾール環に対する疎水領域が，他の化合物のそれらとは少し異なることを示唆する。式(12-25)の L 項は，置換基が2位へ結合した2例に対してのみ適用される。（置換基の長さに関する）この sterimol パラメータの係数は負である。このことは，有害な立体効果の存在を示唆する。

Camilleri らは，Hill 反応阻害剤のもう一つの解析例として，フェニルビウレット類(**12-22**)についても検討を加えた[40]。我々は，彼らのデータを用いて，次の式(12-26)を誘導した。

12-22

$$\log 1/C = 0.92(\pm 0.42)\text{CLOGP} - 1.02(\pm 0.82)(\text{CLOGP})^2 - 0.81(\pm 0.45)\sigma_m$$
$$+ 2.69(\pm 0.52)F_{ortho} + 0.68(\pm 0.26)E_s\text{-}2 + 2.72(\pm 1.6) \tag{12-26}$$
$$n = 37,\ r^2 = 0.872,\ s = 0.282,\ \text{CLOGP}_o = 4.0(\pm 3.0)$$

除外したデータ点：2,6-ジクロロおよび 2-OCH$_3$

Camilleri らは，データの解析に π 値を用いた。しかし，我々は，分子全体を包括的に眺めたかったので，π 値ではなく $\log P$ 値を用いることにした。すなわち，（Camilleri らが測定した）実測値がある場合にはそれを使用し，ない場合には計算値で代用した。

また，場誘起パラメータは，オルト位の置換基のみに適用され，σ はメタ位の置換基のみに適用された。ただし，置換基はパラ位には存在しなかった。また，E_s-2 は，水素を含め，6種のオルト置換基のみを対象としたパラメータである。もっとも，それらの複雑な作用を分類するには，このパラメータだけでは不十分であった。また，E_s-2 と F_{ortho} との間には，いくぶん共線性が認められた（$r^2 = 0.26$）。Camilleri らによれば，予想通り，最も重要なパラメータは疎水性であった。2-Cl 体と 2-F 体はいずれも活性であったが，2-CH$_3$ 体は，活性がはるかに低かった。また，CF$_3$ 体の電子的性質は，Cl 体や F 体のそれらとほぼ同じであったにもかかわらず，その阻害活性は低く，CH$_3$ 体と同程度であった。関連因子は，置換基の大きさであり（CF$_3$ の E_s は -2.40 で，Cl のそれは -0.97 である），この立体因子は，有利な電子的性質を打ち消すほど大きかった。すなわち，オルト置換基では，場誘起効果と同様，かさ高さも重要である。そのことは，データを

点検すれば明らかである。最も活性な同族体は 2-F-3-CH(Me)$_2$ 体で,その log $1/C$ は 7.21 である。一方,2-F 体の log $1/C$ は 6.55 で,親化合物のそれは 5.59 である。2-F 体を含め,19 種の誘導体の活性は,すべてこの狭い範囲内に収まる。実際,最も活性な化合物の log $1/C$ は約 7 であり,この値は達成可能な限界に近い。

　構造 (**12-22**) の 2-F 体は,X 線結晶構造が既に解明されている[39]。この物質では,コンフィグレーションはほぼ共平面にある。一方,(重要な市販品である) 1,1-ジメチル-3-(3,4-ジクロロフェニル)尿素 (**12-4a**:X=3,4-Cl$_2$) では,環と側鎖との角は 31° である。2-フルオロフェニルビウレット類は,フェニル尿素類に比べて,活性が高い。ただし,その原因が,誘起効果によるのか,幾何構造によるのか,あるいは両方の効果によるのかはいまだ不明である。

　式 (12-26) の r^2 はかなり大きい。しかし,パラメータの信頼限界も大きいため,この QSAR に満足するのは早計である。Camilleri らは,多数のフェニルビウレット類の雑草発芽前除草活性について検討し,log P_0 が 2.5 に近いことを示した。また,3 種の雑草に対する構造 (**12-7**) の除草力価についても検討を加え,活性が最も高い同族体の log P は 1〜3 の範囲にあり,全草における log P_0 は 2±0.5 であることを指摘した[41]。

　シアノアクリレート類 (**12-23**〜**12-25**) は,フェニルビウレット類とはタイプがまったく異なる光化学系 II 阻害剤である[42]。

12-23

12-24

12-25

・構造 (**12-23**) による Hill 反応の阻害 (I_{50})

$$\log 1/C = 1.17(\pm 0.18)\pi + 4.86(\pm 0.50)$$
$$n = 13, r^2 = 0.92$$
(12-27)

・構造 (**12-24**) による Hill 反応の阻害 (I_{50})

$$\log 1/C = 1.08(\pm 0.22)\pi + 6.29$$
$$n = 27, r^2 = 0.74$$
(12-28)

・構造 (**12-25**) による Hill 反応の阻害 (I_{50})

$$\log 1/C = -0.18(\pm 0.09)\mathrm{MR} + 8.27(\pm 1.51)$$
$$n = 11, r^2 = 0.67$$
(12-29)

式 (12-27) と式 (12-28) によると,活性は疎水性に依存し,h の値はほぼ 1 である。一方,構造

(**12-25**)の置換基 X は，疎水空間へ結合しない。そのため，式(12-29)の QSAR は特に興味をそそる。しかし，その相関はあまりシャープではない。この事実は，さまざまな効果が関与していることを示唆する。ただし，置換基の電子効果は有意ではない。

　構造(**12-25**)の置換基は，疎水効果を示さない。この事実は，構造(**12-23**)や構造(**12-24**)のそれらとは対照をなす。そのため，式(12-29)では，π に代わり，立体パラメータが使用された。

　式(12-28)の切片は，式(12-27)のそれに比べて大きい。このことは，芳香系と窒素原子の間へ挿入されたメチレン単位が，活性をかなり高めることを示唆する。この増加の一部は，エステル部分の大きさの違いに起因するが，その他，窒素の孤立電子対の隔離も重要と考えられる。Huppatz らによれば，メチレン部分は，フェニル環を含んだ側鎖に柔軟性を付与している[42]。また，彼らは，オルト位の塩素が，ビウレット類の場合とは逆に，活性を低下させることも見出した。

　光武らは，光化学系 II 阻害剤の構造活性相関について検討を加え，構造(**12-26**)で包括されるアニリド類，尿素およびカルバメート類に関して，次の式(12-30)を誘導した[43]。

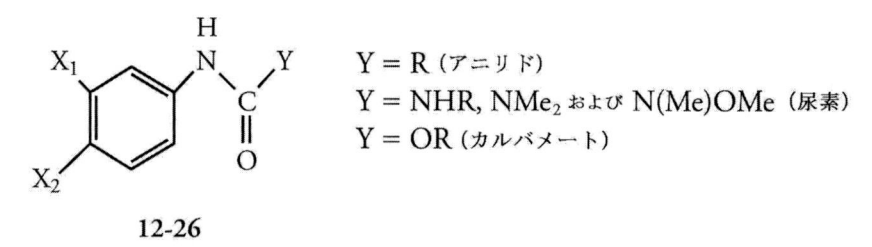

$$X_1 \text{—phenyl(} X_2 \text{)—N(H)—C(=O)—Y}$$

Y = R （アニリド）
Y = NHR, NMe$_2$ および N(Me)OMe （尿素）
Y = OR （カルバメート）

12-26

彼らは，元の sterimol 定数に手を加え，新しい定数を次のように定義した。

　L = 置換基の長さ
　W_r = 結合軸 L に関する最大幅。置換基の末端から眺めたとき，置換基の末端は，L の右側に配置される
　W_l = 反対方向の幅
　T_r = 置換基の右側の厚さ
　T_l = 置換基の左側の厚さ
　IU = 尿素類に対して 1 を与えるダミー変数

彼らは，これらのパラメータと log P および σ などからなる 10 種の項を用いて，74 個のデータ点を当てはめ，$r^2 = 0.865$，$s = 0.36$ なる QSAR を得た。話を簡単にするため，このデータセットから，$(\log P)^2$ 項とダミー変数を欠いた 5 点を除外すると，次に示す式(12-30)が得られる。しかし，データセットは，高い log P 値を持つ化合物を含まないため，双一次モデルの誘導は不可能であった。

$$\begin{aligned}
\log 1/C = &\ 1.08(\pm 0.16)\log P - 0.57(\pm 0.34)\sigma - 0.50(\pm 0.13)L(\text{Y})\text{Al} \\
&+ 0.29(\pm 0.18)W_l(\text{Y})\text{Al} - 0.95(\pm 0.19)T_r(\text{Y})\text{Al} - 2.21(\pm 0.39)T_r(\text{Y})\text{Ar} \\
&- 0.32(\pm 0.14)W_r(X_1)\text{Ar} + 1.02(\pm 0.23)\text{IU} + 8.16(\pm 0.12) \\
&n = 69,\ r^2 = 0.848,\ s = 0.370
\end{aligned} \quad (12\text{-}30)$$

除外したデータ点：$X_1 = 3$-F, $Y = CH_2C_6H_5$; $X_1 = X_2 = Cl$, $Y = C_6H_4$-$3'$-CF_3; $X_1 = X_2 = Cl$, $Y = C_6H_4$-$3'$-OCH_3; $X_1 = X_2 = Cl$, $Y = C_6H_4$-$3'$-NMe_2; $X_1 = X_2 = Cl$, $Y = OCH_2C \equiv CH$

ただし，Yがフェニル基や置換フェニル基の場合にはArと表記し，それ以外の場合にはAlと表記した．

式(12-30)が示す最も興味深い側面は，（疎水因子として）分子全体の log P を用いたとき，h の値がほぼ1になることである．このことは，sterimol型のパラメータを用いて，Yの幾何学的形の効果を表したとき，Yの疎水相互作用がXのそれと同等であることを意味する．すなわち，（側鎖のビオフォアが結合する）膜の特異的部位は，疎水空間によって取り囲まれていなければならない．しかし，この結論は，放物線モデルからは引き出せないし，この事例の場合，双一次モデルを誘導することも不可能である．また，式(12-30)へ $(\log P)^2$ 項を追加しても，相関は改善されない．

式(12-30)では，特別な立体効果を表すために，さまざまな項を付け加えたにもかかわらず，h の値はほぼ1である．この事実は，sterimol型パラメータの妥当性を立証することになった．同様のことは，（尿素類を示すのに使われた）ダミー変数IUにも当てはまる．また，σ 項は重要性が低く，W_1(Y)Al以外のsterimol項の係数はすべて負である．IU項によれば，他の因子が等しければ，尿素類は，アニリド類やカルバメート類に比べて，活性が約10倍高い．アルキル基Yの幅を表す W_1(Y)Al項もまた，係数が正になるが，活性へのその寄与が小さい．

清水らは，構造(**12-27**)のアニリド類に関して，次の式(12-31)を誘導した[44]．

12-27

$$\log 1/C = 0.95(\pm 0.14)\log P - 1.39(\pm 0.49)\log(\beta \cdot 10^{\log P} + 1)$$
$$-0.62(\pm 0.30)T_1(Y) - 0.87(\pm 0.17)W_r3(Y) - 0.75(\pm 0.35)I_{br}(X_1)$$
$$-1.44(\pm 0.23)I_{OR}(X_2) - 2.59(\pm 0.42)I_{NMe} + 6.64(\pm 1.5)$$
(12-31)
$$n = 76, r^2 = 0.884, s = 0.40, \log P_o = 5.35(\pm 0.38)$$

式(12-31)の誘導に用いたアニリド類のうち24種は，式(12-30)からの化合物であった．式(12-31)では，Yを規定するのに，sterimol型のパラメータが2種利用された．すなわち，T_1 は，Yの左側の厚さを表し，W_r は，Yの右側の幅を表す．また，W_r3 は，Yの3位での幅 W_r という意味である．I_{br} は，X_1 の枝分かれ因子で，I_{OR} は，X_2 がORのとき1を割り付ける．また，I_{NMe} は，ZがMeのとき1を割り付ける．もっとも，そのような事例は4例しかなかった．式(12-31)は，式(12-30)に比べて，疎水化合物を多く含む．そのため，Kubinyiの双一次モデルを使った解が可能であった．log P の初期勾配は，式(12-30)のそれに近い．ただし，式(12-30)と異なり，σ 項は有意ではない．

清水らは，アニリド類の他に，Hill 反応阻害剤としてのトリアジン類(**12-28**)についても検討を加えた。

12-28

$$\log 1/C = 0.61(\pm 0.19)\log P - 0.96(\pm 0.48)\log(\beta \cdot 10^{\log P} + 1)$$
$$- 0.24(\pm 0.14)W_r\beta(X) - 0.20(\pm 0.15)D(Y) - 0.51(\pm 0.32)T_1(Y)$$
$$- 2.81(\pm 0.35)I_{NMe} + 8.44(\pm 1.7) \quad (12\text{-}32)$$
$$n = 47, r^2 = 0.886, s = 0.400, \log P_o = 4.5(\pm 0.42)$$

ただし，置換基の X と Y は，それらのほとんどが NHR 型である。第二のアルキル基が，（一方または両方の）窒素原子へ結合した場合，活性は著しく低下する。この効果を表すため，I_{NMe} へ 1 を割り付ける。また，長さに関しては，2 種の置換基のうち大きい方を X とし，小さい方を Y とした。$W_r\beta(X)$ は，窒素原子から見て，β 位に結合した置換基のうち大きい方の右側の幅である。なお，$D(Y)$ は Y の長さ，$T_1(Y)$ は Y の左側の厚さをそれぞれ表す。

式(12-32)によると，$\log P$ の上昇勾配は 0.61 である。すなわち，トリアジン類の結合様式は，（上昇勾配がほぼ 1 になる）他の光化学系II阻害剤とは少し異なると考えられる。もっとも，共線性に基づいた説明も可能である。

イタリアの研究グループは，構造(**12-27**)とよく似たアニリド類による Hill 反応の阻害に関して，次の式(12-33)を誘導した[45]。

・構造(**12-27**)による Hill 反応の阻害（I_{50}）[45]

$$\log 1/C = 0.92(\pm 0.23)E_s\text{-}2 + 0.64(\pm 0.05)MR_4 - 1.27(\pm 0.22)\log(\beta \cdot 10^{MR_4} + 1)$$
$$+ 0.92(\pm 0.21)\pi_y - 1.61(\pm 0.39)\log(\beta \cdot 10^{\pi_y} + 1) + 0.80(\pm 0.18)\pi_3$$
$$+ 0.41(\pm 0.11)\sigma_y^* - 0.28(\pm 0.08)E_s\text{-}Y - 1.30(\pm 0.24)I_2$$
$$- 1.44(\pm 0.27)I_3 + 0.99(\pm 0.31)I_4 + 0.80(\pm 0.18)I_5 - 0.82(\pm 0.23)I_6$$
$$- 0.95(\pm 0.28)I_7 + 0.81(\pm 0.18)I_{12} - 0.57(\pm 0.21)I_{13} + 3.04(\pm 0.21) \quad (12\text{-}33)$$
$$n = 428, r^2 = 0.797, s = 0.469, MR_4 \text{ の理想値} = 4.57, \pi_y^o = 1.43$$

ただし，式(12-33)は，引用文献 43 のデータと未発表データに基づいて誘導された。なお，$E_s\text{-}2$ はオルト位の X，MR_4 は 4 位の X，および π_3 は 3 位の X に，それぞれ適用される。また，ダミー変数の意味は，次の通りである。すなわち，I_2 は Y = CH$_2$CH$_2$Cl のとき 1，I_3 は Y = CH$_2$Cl$_2$ のとき 1，I_4 は Y = CH(Me)CH$_2$CH$_3$ のとき 1，I_5 は Y = CH$_2$CH$_3$ のとき 1，I_6 は Y = CH$_2$CH$_2$CH$_3$ のとき 1，I_7 は Y = CH$_2$CH$_2$C$_6$H$_5$ のとき 1，I_{12} は X = 3,4-ジクロロのとき 1，および I_{13} は X = 4-OR のとき 1 である。

式(12-31)のそれと同じパラメータを用いて，式(12-33)を再計算してみるのも興味深い。式(12-33)では，π は二つの項に分割されたが，それらの疎水効果は，式(12-31)のそれとほぼ同じ

である。すなわち，π_y の初期勾配は，式(12-31)のそれにほぼ等しく，π_3 の勾配もそれに近い。

結論として，光化学系II阻害剤のQSARは，我々にさまざまなことを教えてくれる。たとえば，植物の単離系を用いた研究は，有益なだけでなく，経費の節減にもつながる。しかし，最終生成物の最適疎水性を評価する際，誤りを犯しやすい。単離系の $\log P_0$ は，植物個体で見出される値に比べて，通常はるかに高い。

$\log P$ 項は，データセットを構成する化合物のすべてに対して測定され，QSARの異常を検出する際の基線を形作る。たとえば，式(12-13)，式(12-15)および式(12-32)において，h の値はかなり小さい。その原因は，どこにあるのか。結合様式の異常にあるのか，それとも共線性によるものなのか，といった問題である。

次に，複雑なQSARにおける立体パラメータとダミー変数の問題を考えてみよう。それらの必要性は，単なる偶然なのか，それとも首尾一貫した構造活性相関が得られた証拠なのであろうか。また，$\log P$ 項とその係数は，統計的にはともかく，QSARが実在することの証明となり得るのか。

(XとYの変動が大きい) アニリド類のデータセットは，阻害剤が結合する広い疎水領域を定めるのに役立つ。この領域は比較的柔軟で，ある種の置換基による負の相互作用を補正すれば，その疎水項はすべて，よく似た値を示す。式(12-30)は，多様な構造変動を含む点で，ことに興味深い。チラコイド蛋白質の構造は，既に解明されている[46]。この知見は，光化学系II阻害剤がどのように結合し，電子輸送を妨害するかを説明する際に大いに役立つ。

構造(12-29)〜構造(12-32)は，別のタイプの光化学系II阻害剤を構成する。これらの阻害剤の特徴は，生理的pHでイオン化するフェノール基を含むことである。

しかし，これらの化合物のQSARは，まだ得られていない。Durnerらは，アトラジン耐性型 ($\log P = 2.61$) および野生型セイヨウアブラナ (*Brassica napus*) のチラコイド膜に及ぼすこれらの阻害剤の選択的作用に関して，次の式(12-34)を誘導した[47]。

$$\log R/S = -0.41(\pm 0.10)\log P' - 0.83(\pm 0.11) \tag{12-34}$$
$$n = 9, r^2 = 0.927, s = 0.107$$

ここで，P' はシクロヘキサン-リン酸緩衝液系 (pH 8) での分配係数である。この研究で使用された阻害剤はすべて，pH 8でその約99.9%がイオン化している。また，R は，耐性型植物膜での pI_{50}，S は野生型植物膜での pI_{50} をそれぞれ表す。式(12-34)によれば，疎水性の高い阻害剤ほど，耐性型のチラコイドに対して有効である。この知見は決して珍しいものではない。他の耐性型細胞もまた，同様にこの特性を発現する (7.4.3.2節参照)。重松らは，耐性型のチラコイドが，

疎水化合物に対して高い感受性を示すもう一つの事例について報告した[48]。

12.2.2 他のタイプの除草剤

藤浪らは，イネとイヌビエに対するエステル類(**12-33**)の毒性に関して比較研究を試みた[49,50]。

12-33

次のQSARは，選択性の高い除草剤の設計に関するきわめて優れた事例である。

・イヌビエに対する毒性 (I_{50})

$$\log 1/C = -0.73(\pm 0.11)\log P + 9.96(\pm 0.64) \tag{12-35}$$
$$n = 21, r^2 = 0.904, s = 0.308$$

・イネに対する毒性 (I_{50})

$$\log 1/C = -1.08(\pm 0.35)\log P - 1.82(\pm 1.4)\sigma^* + 0.70(\pm 0.62)E_s^c$$
$$+ 9.85(\pm 1.8) \tag{12-36}$$
$$n = 17, r^2 = 0.821, s = 0.573$$

イヌビエに対するQSARは，イネに対するそれに比べて，はるかに簡単で，かつ相関も高い。いずれのQSARも，$\log P$の係数 (h) は負である。このことは，同族体の$\log P$がすべて，$\log P_o$よりも高いことを意味する。電子供与基はイネに対する毒性を高め，(E_s^c値が負になる) かさ高い置換基は逆に毒性を低下させる。すなわち，電子求引性で，かつかさ高い置換基は，イネに対する化合物の有効性を低下させる。しかし，この相関を確定するには，σ^*とE_s^cのさらに大きい変動に基づく検討が必要である。また，さらに親水性の高い類似体についても検討する必要があろう。

藤浪らは，イネとイヌビエに対する構造(**12-34**)の選択性に関しても検討を試み，次の式(12-37)と式(12-38)を誘導した[50]。

12-34

・イネに対する毒性 (I_{50})

$$\log 1/C = -0.33(\pm 0.18)\log P - 0.95(\pm 0.14)E_s\text{-o} - 0.62(\pm 0.46)\sigma$$
$$+ 4.63(\pm 0.19) \tag{12-37}$$
$$n = 28, r^2 = 0.920, s = 0.261$$

・イヌビエに対する毒性 (I_{50})

$$\log 1/C = -0.77(\pm 0.16)E_s\text{-o} - 0.22(\pm 0.20)E_s\text{-m} + 3.99(\pm 0.24)$$
$$n = 28, r^2 = 0.819, s = 0.295 \tag{12-38}$$

ここで，E_s-o と E_s-m は，それぞれオルト位とメタ位の置換基に対する E_s 値である．

　QSARを誘導する際に問題となるのは，オルト置換基の E_s-o と π との間に高い共線性が認められ，それが活性に大きな影響を及ぼすことである．また，著者らは，パラ置換基が活性を抑制することに気づいた．そこで，それらを除外すると共に，パラ置換基に対してダミー変数 I_4 を割り付け，QSARを再誘導した結果，次の式(12-39)と式(12-40)が得られた．

　・イヌビエに対する毒性（I_{50}）

$$\log 1/C = -0.63(\pm 0.13)E_s\text{-o} - 0.44(\pm 0.27)I_4 + 4.26(\pm 0.16)$$
$$n = 34, r^2 = 0.794, s = 0.307 \tag{12-39}$$

　　除外したデータ点：2-I，4-OMe および 2,4,6-トリメチル

　・イネに対する毒性（I_{50}）

$$\log 1/C = -0.87(\pm 0.14)E_s\text{-o} - 0.65(\pm 0.30)I_4 + 3.93(\pm 0.18)$$
$$n = 34, r^2 = 0.857, s = 0.342 \tag{12-40}$$

　　除外したデータ点：2-I，4-F および 2,4,6-トリメチル

　式(12-39)と式(12-40)は，互いによく似た r^2 と s を与える．また，σ 項や E_s-m 項の追加は相関を改善せず，$\log P$ 項の追加も，ほんのわずかな改善にとどまった．式(12-37)と式(12-38)の相関はシャープで，かつ選択性の存在を示唆する．しかし，式(12-39)と式(12-40)によれば，イネとイヌビエに対する構造(**12-34**)の反応が有意に異なるとは思われない．

　中村らは，イヌビエに対する構造(**12-35**)の除草活性について検討した[51]．

12-35

　彼らは，データを解析する際，放物線モデルに基づいて，疎水性の役割を説明した．我々は，双一次モデルに基づいて，彼らの結果を再検討し，次の式(12-41)を得た．

　・イヌビエに対する構造(**12-35**)の毒性（I_{50}）

$$\log 1/C = 0.93(\pm 0.21)\pi - 1.46(\pm 0.36)\log(\beta \cdot 10^\pi + 1)$$
$$\quad - 0.89(\pm 0.20)\sigma - 0.54(\pm 0.12) \tag{12-41}$$
$$n = 21, r^2 = 0.893, s = 0.105, \pi_o = 1.26(\pm 0.22)$$

ここでも，π の初期勾配はほぼ1である．π 定数はベンゼン系からの値であり，構造(**12-35**)には直接適用できない．また，σ 項の役割は曖昧であるが，その一部は，おそらく，π の補正に利用されている．親化合物に対する $\log P$ の実測値は 0.95 である．したがって，$\log P_o$（＝0.95＋1.26）は2付近にある．

　（Hill反応阻害剤などの）除草剤に関するQSARの横相関は，少数の標準記述子を使って，

QSARを記述することの重要性を示唆する。我々の手探りの理解においても，この方式は，いかなる統計的検証よりも確かな証拠となる。しかし残念なことに，（Hill反応のように）広く検討された事例は多くない。優れた事例をもう一つ挙げるとすれば，それはムスカリン作動薬に関するPratesiらの研究である[52]。

　雑多な化合物群(**12-36**～**12-48**)からなるムスカリン作動薬に関する，イタリアの研究グループの（多年にわたる）包括的研究は，置換基定数とダミー変数を利用したQSARの事例として啓発的である[52]。ムスカリン拮抗作用は，農薬とは関係ないが，光化学系Ⅱ阻害剤と比較したかったので，本節で取り上げることにした。いずれの研究でも，疎水効果は，複雑なQSARを誘導する際，組織化概念として役立った。

　アセチルコリン(**12-48**：$X = CH_3$)に似た作用を示すニコチンとムスカリンの生理効果は，二つの項を用いて記述された。ただし，以下の研究では，試験系として単離ラット空腸を用い，ムスカリン活性のみを取り上げる。

ムスカリン　　　　　　　　ニコチン　　　　　　　　　フルメチド

12-36　**12-40**　**12-44**

12-37　**12-41**　**12-45**

12-46

12-38　**12-42**

12-47

12-39　**12-43**　**12-48**

化合物群(**12-36**～**12-48**)と関連構造の変動は，ムスカリン活性と関連づけられ，次の式(12-42)が誘導された。

・単離ラット空腸に対する作動活性 (pD$_2$)

$$\log 1/C = 1.13\pi_{x5} - 0.42B_{4,5} + 0.79I\text{-}X_{3,5,5'} + 5.72$$
$$n = 67, \ r^2 = 0.929, \ s = 0.202$$

(12-42)

ムスカリン作動薬に関するこのQSARは，(発表のたびに) 新しいデータ点が追加され，長い年月 (1979-1986) をかけて誘導されたものである。このQSARは，相関の質がきわめて良好で，かつ，10回の発表を通じて，方程式の形は常に同じであった。ムスカリン薬はきわめて厄介な問題を抱えている。すなわち，構造のわずかな変化により，薬の性質が作動薬から拮抗薬へ変化

してしまうのである。

　2種のパラメータ，すなわちπとB_4は，新しい合成研究の指針として役立つだけでなく，構造変動が大きく，かつ自己矛盾のないQSARを誘導するための指針としても有用である。分子全体の疎水性が役に立たないことは，以前から分かっていた。というのは，（芳香環の180°回転といった）配座変化が起こり得るからである。このような環の反転（7.4.2.6節，7.4.3.2節参照）は，環内のヘテロ原子だけでなく，Xの配置をも変化させてしまう。このような難問を解決するには，コンピュータによる支援に加えて，人間による注意深い解析が不可欠である。データをコンピュータに通せば，自動的に解けるといったタイプの問題ではない。

　化合物のπ値は，実験的に求める必要があった。πの係数がほぼ1であるという事実は，アルコールデヒドロゲナーゼ（7.4.3.1節参照）やHill反応阻害剤の場合と同様，Xの完全な脱溶媒和が起こることを示唆する。11種の化合物クラスに共通する原型的モデルは，次の構造(**12-49**)である。

12-49

　2種の変数，π_{x5}と$B_{4,5}$は，Xが結合したすべての事例に適用される。疎水ポケットは，かなり流動性がある。$B_{4,5}$の係数は負であるが，このことは，立体効果の存在を示唆する。著者らによれば，構造(**12-49**)の点線部分は，受容体との結合に関与しない。

　式(12-42)のダミー変数は，アセチルコリン(**12-48**：X＝CH$_3$)のエステル酸素の位置に，形式上，環窒素原子が存在する場合にのみ1を割り付ける。Xの親油相互作用と窒素原子の極性相互作用との間には協同効果が存在し，この効果は，I-$X_{3,5,5'}$項によって説明される。最終モデル(**12-49**)によれば，5番目の原子は，受容体の疎水ポケットと接触すると仮定される。また，すべての化合物に対する原子3と5の帰属は，複雑すぎるため，ここでは無視された。（作動薬として作用する）67種の化合物に対する結合モデルの構築は，Xに対するπとB_4の指図なくしてはまったく不可能であった。この事例は，少数のパラメータでQSARを構築する際に必要なものが何かを考えさせてくれた。

　成功を収めたQSARは，企業秘密として扱われることが多い。そのような中で，住友化学の桐野らが行った除草剤(**12-50**)の設計は，QSARを活用した成功例の一つとして名高い。藤田は，他の事例と併せて，この発見の歴史について解説した[53]。また，Draberは，光化学系II型阻害剤の開発に関するバイエル社の初期の成功物語の概要を紹介している（引用文献17も参照されたい）[54]。

12-50　　　　　　　**12-51**　　　　　　　**12-52**

　桐野らは，（ダイコンに感染した）萎凋病菌（*Fusarium oxysporum*）に対するアルキルアミノアセトニトリル類(**12-52**)の作用に関して検討を加え，次の式(12-43)を誘導した[55]。この研究は，最終的に，ブロモブチド(**12-50**)の開発を促すことになった。

$$\log 1/C = 0.89(\pm 1.1)\pi - 0.26(\pm 0.28)\pi^2 - 0.54(\pm 0.24)E_s^c + 0.94(\pm 0.84)$$
$$n = 16,\ r^2 = 0.843,\ s = 0.221,\ \pi_0 = 1.71$$
(12-43)

　　除外したデータ点：$CH_2 \equiv CH$ と $CH_2CH=CH_2$

　式(12-43)の相関は，（信頼限界の値から明らかなように）シャープではなく，変数当たりのデータ数も少ない。しかし，この相関は，置換基の立体効果が重要であることを明確に示した。すなわち，置換基がかさ高いほど，言い換えれば，E_s^c の負値が大きいほど，阻害剤の活性は強くなる。相関から除外された2種の同族体もまた，重要であることが明らかになった。これらの同族体は，データセット中で最も活性が高く，かつ電子求引性であった（$\sigma^* = 0.76$ および 0.20）。しかし，住友化学の研究グループは，対応するアミド類が不活性であることを指摘した。土壌中では，数週間の試験期間が必要なことから，シアノ基の加水分解が遅いのは，Rのかさ高さが原因であると結論された。また，式(12-43)では，π と E_s^c との間に共線性が認められる。この効果は，π の重要性を隠すことになった。式(12-43)の相関は決して良好とは言えないが，構造活性相関における疎水性の重要性を示唆している点で興味深い。

　続いて，式(12-43)を手掛かりに，（立体障害が大きい）*N*-ベンジルブタンアミド類(**12-51**)に関して，次の式(12-44)が誘導された。

・イグサに対する *N*-ベンジルブタンアミド類(**12-51**)の毒性（I_{50}）[58]

$$\log 1/C = 1.21\pi - 0.28\pi^2 - 0.82(B_1)^2 + 3.76B_1 + 0.59B_2 + 0.39B_5 - 3.55$$
$$n = 68,\ r^2 = 0.837,\ s = 0.318,\ \pi_0 = 2.18$$
(12-44)

ここで，$B_1 \sim B_5$ は，Rに関する sterimol パラメータである。

　この研究の興味深い側面の一つは，アシル基の α 位に結合したハロゲンの重要性が明らかになったことである。桐野らは，アミドから供与される水素結合が重要であると仮定した[56]。もしそうであるならば，電子求引基は，必須アミドのN-H部分の水素結合能を高めるはずである。この知見は，意外にも，研究の方向を，立体障害がきわめて大きいアミド基へ向けることになった。著者らは，α-ハロゲンの誘起効果をパラメータとして用いなかった。しかし，我々は，式(12-44)のデータへこのパラメータを適用し，かつ双一次モデルに基づいて，次の式(12-45)を誘導した[57,58]。

$$\log 1/C = 1.20(\pm 0.29)\pi - 1.52(\pm 0.43)\log(\beta \cdot 10^{\pi}+1) + 1.51(\pm 0.46)F$$
$$+ 0.35(\pm 0.16)B_2 + 1.81(\pm 0.43) \tag{12-45}$$
$$n = 67, \ r^2 = 0.846, \ s = 0.305, \ \pi_\circ = 2.70(\pm 0.34)$$

除外したデータ点：R＝CH(Me)C(Me)$_3$

ただし，式(12-45)を誘導する際，データ点を1個除外した．というのは，その化合物は，予想よりも8倍高い活性を示したからである．式(12-45)は，式(12-44)に比べて，項の数が少ないが，それだけではなく，その他にも興味ある側面を備える．たとえば，α位に結合するヘテロ原子は，塩素，臭素およびヨウ素だけである．そのため，F項の場誘起効果は，ダミー変数のそれとほとんど変わらない．また，式(12-45)におけるπの初期勾配はほぼ1で，光化学系Ⅱ阻害剤や式(12-41)のQSARで見出された値に近い．式(12-45)は高いπ。値を持つ．しかし，かなり大きな多重共線性が存在するため，式の解釈には注意が必要である．

F，π，B_1，B_2およびB_5に関する相関行列から得られる固有値は，次の説明分散パターンを示す：40％，32％，20％，8％および1％．このパターンは，データの変動を説明するのに，パラメータが4個必要であることを示唆する．式(12-45)での脂肪族π値の使用は，厳密には正しくない．というのは，置き換えられる水素は，不活性ではなく，「活性」であるからである（第4章参照）．たとえば，N-メチルホルムアミドの活性水素をメチル基で置き換えたN-メチルアセトアミドでは，π Meは，＋0.54ではなく－0.08が正しい．これに従えば，式(12-45)のπ。値は，2.70ではなく2.08になる．また，構造(**12-51**)の基準分子，$C_6H_5C(Me)_2NHCHO$では，$\log P$の計算値は1.5である．したがって，補正した$\log P_\circ$値は3.58（＝1.5＋2.08）となる．ただし，多重枝分かれに対する疎水性の計算が正確ではなく，かつ共線性の問題も介在するため，この値は暫定値と考えるべきである．

式(12-45)のsは，式(12-44)のそれに比べて，わずかに改善されている．また，式(12-44)に現れるB_1項とB_5項は，もはや必須項とは見なせない．さらに加えて，式(12-45)におけるπの初期勾配は，除草剤で正常に見出される値（0.3～1）に近い．この事実は，他のパラメータが適切で，かつQSARの全体像も単に偶然ではないことを証明している．

桐野らは，N-ベンジルブタンアミド類(**12-51**)のフェニル環へ結合した置換基について検討を加え，イグサへの作用に関して，次の式(12-48)を誘導した[57]．

$$\log 1/C = -0.59(\pm 0.33)L_\circ - 0.70(\pm 0.54)L_m - 0.78(\pm 0.25)L_p + 6.17(\pm 0.40) \tag{12-46}$$
$$n = 16, \ r^2 = 0.800, \ s = 0.332$$

ここで，$L_\circ$，L_mおよびL_pは，それぞれフェニル環のオルト，メタおよびパラ位に結合した置換基の長さを表すsterimolパラメータである．それらの係数がすべて負であることは，活性が環置換により増強されないことを意味する．また，メタ位とパラ位の効果は，互いによく似ている．そこで，これらの二つの項を一つに纏めると，次の式(12-47)が得られる．

$$\log 1/C = -0.60(\pm 0.31)L_\circ - 0.78(\pm 0.24)L_{m+p} + 6.19(\pm 0.37) \tag{12-47}$$
$$n = 16, \ r^2 = 0.796, \ s = 0.320$$

桐野らは，N-ベンジルブタンアミド類(**12-51**)に関するこの研究を，ハマスゲ（*Cyperus*

rotundus) へ拡張し，次の式(12-48)を得た[56]。

$$\log 1/C = -0.36(\pm 0.04)E_s^c - 0.43(\pm 0.13)I_{hal} + 3.60(\pm 0.12)$$
$$n = 24, r^2 = 0.832, s = 0.301$$
(12-48)

ここで，I_{hal} は，ハロゲンがアシル基のα位へ結合した同族体に対して1を割り付ける。E_s^c の係数が負であることは，アミド近傍のかさ高さが，活性に対して有利な効果を及ぼすことを示唆する。また，式(12-45)とは対照的に，α-ハロゲンは，阻害力価に対して有害な効果を及ぼす。式(12-48)の場合，植物は土壌で栽培され，その阻害データは，20日後を終点とする試験から得られた。一方，式(12-45)に示したイグサの場合には，試験は土壌を含まない条件で行われた。桐野らによれば，試験植物がハマスゲの場合，脱ハロゲン化が起こる[56]。この脱ハロゲン化は，I_{hal} の係数が負であることと関連がある。

我々は，式(12-48)の活性データに対して，式(12-45)と同様，（Fをパラメータとする）次の式(12-49)を誘導した。

$$\log 1/C = -0.42(\pm 0.06)E_s^c - 1.28(\pm 0.50)F + 3.49(\pm 0.19)$$
$$n = 23, r^2 = 0.904, s = 0.224$$
(12-49)

　　　　　　除外したデータ点：$COCH(CHMeC_2H_5)C(Me)_3$

ここで，E_s^c 項の重みは，式(12-43)のそれとほぼ同じである。しかし，F 項の重みは，式(12-45)のそれとは著しい対照をなす。臭素を（CF_3のような）安定な置換基で置き換えたとき，圃場でも使える安定な除草剤が得られるならば，それは興味深いことである。

渡辺らは，非有害植物に関して，珍しいQSARを報告した[59]。それは，安息香酸類による開花の誘導を扱ったQSARである。たとえば，ランのような花は，開花が遅い。そのため，このような開花誘導活性は，理論面のみならず，実際面においても，我々の関心を引きつける。

・安息香酸類によるコウキクサ（*Lemna minor*）の開花の10%促進

$$\log 1/C' = 2.16(\pm 0.70)\sigma^0 - 0.46(\pm 0.29)\Delta VW(m, p) + 1.08(\pm 0.35)OH_o$$
$$+ 4.00(\pm 0.31)$$
$$n = 27, r^2 = 0.716, s = 0.454$$
(12-50)

ここで，C' は，実験を行ったpH 5.5における中性型安息香酸のモル濃度である。すなわち，非イオン型の安息香酸のみが，活性に関与すると仮定される。また，$\Delta VW(m,p)$ は，（水素を基準としたときの）メタ位とパラ位の置換基の相対van der Waals体積である。この項は，メタ位とパラ位での立体効果を表す。OH_o はダミー変数で，オルト位のヒドロキシ基に対して1を割り付ける。このような置換基は活性を約10倍増強する。ただし，2,6-ジヒドロキシ安息香酸の場合には，$OH_o = 2$ とする。中性型の酸が重要であるにもかかわらず，式(12-50)は，意外にも，$\log P$ 項や π 項を含まない。また，σ^0 の係数は正であるが，このことは，中性型が重要であるという仮定と矛盾する。

（農薬を含めて）これまでに検討したQSARによれば，疎水性が重要な役割を演じない *in vivo* 事例は稀である。もしこのような事例が見つかれば，QSARの方法論に新しい洞察をもたらす可能性がある。注意深い検討が必要とされる所以である。イミド類(**12-53**)に関する太田らの

研究は，そのような事例の一つである[60]。

12-53

- イミド類(**12-53**)によるヒエの根の成長阻害（I_{50}）

$$\log 1/C = 1.77(\pm 0.32)L_p - 0.31(\pm 0.08)(L_p)^2 - 0.95(\pm 0.21)B_{4,p} \\ -0.60(\pm 0.35)\sigma + 4.07(\pm 0.22) \quad (12\text{-}51)$$
$$n = 28,\ r^2 = 0.865,\ s = 0.273$$

ここで，L_pは，パラ位の置換基の長さを表すsterimolパラメータであり，B_4もまた，パラ置換基に適用される。このQSARでは，疎水パラメータは使用されなかった。L_pとπとの間の共線性が，疎水効果を隠していると思われる。しかし，実際には，L_pとπは適度に直交していた。なお，苗は，一定量のTween 20を含んだ培地中で育てられた。界面活性剤が植物細胞への除草剤の侵入に関与しているか否かは不明である。

太田らは，Xが芳香環の4位へ結合したイミド類(**12-53**)についても検討を加え，次の式(12-52)を誘導した。

$$\log 1/C = 1.08(\pm 0.18)\pi_x + 2.41(\pm 0.92)F_x + 1.40(\pm 0.60)R_x \\ -0.072(\pm 0.02)MR_x + 5.25 \quad (12\text{-}52)$$
$$n = 16,\ r^2 = 0.840,\ s = 0.59$$

式(12-52)は，式(12-51)とは対照的に，標準的な疎水項を含んでいる。しかし，変数1個当たりのデータ点が少ないため，結果の解釈には注意が必要である。なお，π_x値はベンゼン系からの値である。

Briggsらは，植物の根による除草剤の取込みと苗条への移行が，$\log P$に依存することを示した[61]。この領域の研究を初めて行ったのも彼らである。我々は，彼らのデータを用いて，次の式(12-53)と式(12-54)を誘導した。

- 大麦の根における$X\text{-}C_6H_4NHCONH_2$と$N\text{-}$メチルカルバモイルオキシン類の根濃度因子（RCF）

$$\log \text{RCF} = 0.38(\pm 0.07)\log P - 0.19(\pm 0.17) \quad (12\text{-}53)$$
$$n = 17,\ r^2 = 0.887,\ s = 0.207$$

除外したデータ点：$4\text{-MeS-}C_6H_4NHCONH_2$

- 大麦の苗条への$X\text{-}C_6H_4NHCONH_2$と$N\text{-}$メチルカルバモイルオキシン類の移行（TSCF）

$$\log \text{TSCF} = 0.43(\pm 0.14)\log P - 1.01(\pm 0.28)\log(\beta \cdot 10^{\log P} + 1) \\ -0.24(\pm 0.18)I - 0.59(\pm 0.16) \quad (12\text{-}54)$$
$$n = 17,\ r^2 = 0.841,\ s = 0.164,\ \log P_o = 1.87(\pm 0.35)$$

除外したデータ点：3-MeS-C$_6$H$_4$NHCONH$_2$

ここで，式(12-53)の根濃度因子(RCF)は，(根の濃度)/(外部溶液中の濃度)で定義される。一方，式(12-54)の蒸散流濃度因子(TSCF)は，(蒸散流中の濃度)/(外部溶液中の濃度)で定義される。もし化学物質が植物中で安定であれば，(既知量の蒸散水に対する) 苗条中の化学物質の蓄積量は，時間に依存しない。

　Briggsらの研究における最も興味深い側面は，根から苗条への除草剤の移動に対する$\log P_\circ$が1.87であるという事実である[61]。Briggsらによると，植物種や除草剤が異なっても，最適値は常にほぼ2であった。

　Hussainらは，ワタ葉柄における殺虫剤(**12-54**)の相対移行速度について検討を加え，πに最適値があることを確認した[62]。

$$\begin{array}{c} RS \\ RO \end{array} \!\!\!\! \overset{O}{\underset{}{>}}\!\!\!\! PNHR'$$

12-54

我々は，$\log P$の計算値を用いて，次の式(12-55)を誘導した。

$$\log \mathrm{Tr} = 0.26(\pm 0.34)\,\mathrm{CLOGP} - 0.86(\pm 0.65)\log(\beta \cdot 10^{\mathrm{CLOGP}} + 1)$$
$$+ 0.23(\pm 0.17)E_s\mathrm{R}' + 0.74(\pm 0.23) \qquad (12\text{-}55)$$
$$n = 11,\ r^2 = 0.824,\ s = 0.165,\ \mathrm{CLOGP}_\circ = 0.68(\pm 0.60)$$

除外したデータ点：R′ = *tert*-ブチル

式(12-55)は，変数1個当たりのデータ点の数が少ない。そのため，式の重要度が低く，$\log P_\circ$は予想よりかなり低い。また，かさ高いR′は，殺虫剤の移行を妨げ，その結果として，NHによる水素結合を阻害する。この事実を理解するには，殺虫剤が植物中のアニオンと一緒に移行すると考えざるを得ない。

　スルホニル尿素類(**12-55**)は，(G. Levittが発見し，デュポン社が開発した) きわめて強力で，かつ成功を収めた除草剤タイプである。

$$\text{アリール基} - SO_2N - \underset{\underset{O}{\parallel}}{\overset{\overset{R1}{\mid}}{C}} - \overset{R2}{\underset{\mid}{N}} - \text{ヘテロ環}$$

12-55

　Andreaらは，このスルホニル尿素類のQSARについて総説を試みた[63]。スルホニル尿素類の活性は，アセト乳酸シンテターゼ（ALS）を阻害し，バリンとイソロイシンの生合成を妨げる能力に基づく。多大な努力と生化学的知識が費やされたにもかかわらず，阻害機構の正確な詳細はいまだ不明である[63]。彼らは，スルホニル尿素類(**12-55**)を多数合成し，(雑草から穀物を防護する) 選択性の高い市販除草剤の開発に成功した。

・スルホニル尿素類(**12-56**)によるアセト乳酸シンテターゼの阻害 (I_{50})

12-56

$$\log 1/C = 0.39\pi + 0.22\mathrm{MR} - 0.008\mathrm{MR}^2 + 0.83F + 6.55 \qquad (12\text{-}56)$$
$$n = 39,\ r^2 = 0.806,\ s = 0.381,\ \mathrm{MR}_\mathrm{o} = 14.1$$

我々は，log P の計算値を用いて，式(12-56)の再計算を試み，次の式(12-57)を得た。

$$\log 1/C = 0.46(\pm 0.17)\mathrm{CLOGP} + 2.24(\pm 0.52)\mathrm{MR} - 0.80(\pm 0.15)\mathrm{MR}^2$$
$$+ 1.11(\pm 0.70)F + 5.20(\pm 0.68) \qquad (12\text{-}57)$$
$$n = 39,\ r^2 = 0.826,\ s = 0.362,\ \mathrm{MR}_\mathrm{o} = 1.40(\pm 0.11)$$

ただし，式(12-57)では，MR値として，0.1 を掛けた値が用いられた。これらのQSARによれば，阻害は疎水表面へのXの結合によって引き起こされ，置換基のサイズはこの阻害に強い影響を及ぼす。log P とFを用いただけでは，相関はきわめて悪い（$r^2 = 0.147$）。すなわち，相関を高めるには，Xのかさ高さが，ある程度必要である。

Andreaらによれば，スルホニル尿素類は，活性部位ではなく，その近傍へ結合する。また，かさ高い置換基は化合物の結合を妨げる。活性の最も高い4種の置換基——SC_2H_5 (9.12)，SC_3H_7 (9.01)，$SeCH_3$ (8.94) および I (8.82) ——では，きわめて分極しやすい原子が環の隣に存在する。これは留意すべき点である。また，Iを除き，他の置換基はすべて，QSARから予測されるよりも高い活性を示す。

式(12-56)において，π ではなく log P を用いると，相関は多少高くなる。その原因は，π 値として，ベンゼン系の値が使われたことにある。電子求引性の強いスルホニル尿素基は，置換基の疎水性に影響を及ぼす[36]。もし π がさらに有意性の高い変数であるならば，この効果は一層顕著となり，CLOGPを使用する利点は，さらに高まることになろう。

Andreaらは，スルホニル尿素類(**12-56**)による広葉雑草の阻害に関して，次の式(12-58)を報告した[63]。

$$\log 1/C_{50} = 0.47\pi + 0.36\mathrm{MR} - 0.0088\mathrm{MR}^2 + 1.78\sigma^0 - 0.42 \qquad (12\text{-}58)$$
$$n = 19,\ r^2 = 0.787,\ s = 0.512,\ \mathrm{MR}_\mathrm{o} = 20.5$$

ここで，C_{50} は，構造(**12-56**)の置換化合物と基準化合物による50%成長阻害のモル濃度比である。化合物（X = $NHCOCH_3$）は，適合がよくなかった。しかし，この化合物を省くと，相関は向上するが（$r^2 = 0.843$），得られる方程式の性格は，式(12-58)とほぼ同等である。式(12-56)と式(12-58)は互いによく似ているが，（これらのQSARから導かれる）最も活性な化合物はまったく異なる。たとえば，式(12-58)から導かれる最も活性な化合物は，$CO_2CH(CH_3)_2$ (3.95)，$CO_2C_2H_5$ (3.78) および $SO_2N(CH_3)_2$ (3.34) である。式(12-56)と式(12-58)との間に見られるもう一つの重要な違いは，電子項である。すなわち，式(12-56)では，場誘起パラメータのFが用いられるのに対し，式(12-58)では，（中性型芳香系との置換基共鳴に関する）Taftの共鳴パラ

メータ，すなわち $\sigma^0(\sigma_R^0)$ が用いられる。

12.3 殺虫剤

12.3.1 コリンエステラーゼ阻害剤

　Mageeは，殺虫剤のQSARに関する総説の中で，農薬の設計に関与する問題は，医薬品のそれとまったく同じであることを指摘した[64]。実際，このことは，生体異物と生命体との相互作用のすべてに当てはまる。もちろん，安全な農薬の設計で中心をなすのは，昆虫と哺乳類の生化学の違いを見つけ出すことである。このことは，コリンエステラーゼ阻害剤の開発の際，特に問題となる。（電気ウナギの）コリンエステラーゼは，そのX線結晶構造が既に解明されており（7.4.2.4節参照），他のコリンエステラーゼの構造もいずれ解明されると考えられる。これらの情報は，より有効な殺虫剤の設計手段を提供することになろう。第7章では，脊椎動物由来コリンエステラーゼの阻害に関するQSARを取り上げた（7.4.2.4節参照）。本節では，昆虫由来コリンエステラーゼの阻害について考察する。

　有機リン化合物の毒性効果は，Lange-Kruegerによって，1932年に初めて観測された[65]。第二次世界大戦中，英国のSaunders[66]とドイツのSchrader[67]は，有機リン剤の神経毒性について研究した。その成果として，リン酸系の戦用ガスや多数の殺虫剤が開発された。

　哺乳類におけるコリンエステラーゼの阻害は，神経筋接合部でのアセチルコリンの作用を制限し，（死因としての）窒息死をもたらす。一方，昆虫におけるその正確な毒性機構は不明である。しかし，中枢神経系にアセチルコリンが蓄積し，それが麻痺の原因となることは明らかである。問題は決して簡単ではない。Tripathi-O'Brienは，イエバエの頭部から4種のアイソザイム，胸郭から3種のアイソザイムをそれぞれ単離した[68]。アイソザイムの反応は，リン酸系阻害剤の種類によって異なる。農薬に関する最近のモノグラフは，除草剤や殺虫剤の設計に関する有用な情報を含んでいる[63]。

　Fukuto-Metcalfは，戦後派科学者の一員として，農薬設計の出発点としての酵素の重要性を認識していた。彼らは，Hammett式が，精製酵素から粗製混合物，さらには動物個体（たとえばイエバエ）に至る広範な生物系へ適用できることを示した[69-76]。彼らが収集したデータは，次の式(12-59)と式(12-60)を誘導する際に利用された。

・$X-C_6H_4OPO(OC_2H_5)_2$ によるイエバエ頭部コリンエステラーゼの阻害 (I_{50})[72]

$$\log 1/C = 2.44(\pm 0.55)\sigma^- - 0.56(\pm 0.21)E_s\text{-}3 + 4.83(\pm 0.41)$$
$$n = 13, r^2 = 0.924, s = 0.416$$
(12-59)

・イエバエに対する $X-C_6H_4OPO(OC_2H_5)_2$ の50%致死量 (LD_{50})[73]

$$\log 1/C = 2.44(\pm 0.45)\sigma^- + 0.26(\pm 0.31)\pi - 0.61(\pm 0.44)$$
$$n = 8, r^2 = 0.976, s = 0.219$$
(12-60)

　これらのQSARが示す顕著な側面は，*in vitro* と *in vivo* との間で，ρ値がよく似ていることである。しかし，式(12-59)と式(12-60)では，最良の相関を得るために必要な追加項が異なる。すな

わち，式(12-60)のπ項は，(信頼限界に示される通り)重要性が低い。一方，式(12-59)によれば，3-SF$_5$(π = 1.23)，3-C(CH$_3$)$_3$(π = 1.98)および3-N$^+$(CH$_3$)$_3$(π = -5.9)といった置換基は，π項がなくても，かなりうまく適合する。この事実は，3位置換基が結合する酵素空間が疎水性でないことを示唆する。これらの結果や次に示す式(12-61)～式(12-63)は，(疎水項を必要とし，活性部位が疎水性である)脊椎動物由来コリンエステラーゼのQSARとは強い対照をなす。有機リン剤は，酵素のセリンOHをリン酸化し，その活性を破壊すると考えられる。

次の示すのは，阻害剤と昆虫コリンエステラーゼとの相互作用に関する他の事例である(7.4.2.4節参照)。

12-57

構造(**12-57**)によるイエバエ・コリンエステラーゼの阻害[75]

$$\log K_\mathrm{i} = 1.25(\pm 0.34)E_\mathrm{s}^\mathrm{c} + 6.06(\pm 0.31)$$
$$n = 7, r^2 = 0.947, s = 0.292$$
(12-61)

構造(**12-58**)によるイエバエ・コリンエステラーゼの阻害[76]

12-58

$$\log 1/C = 0.97(\pm 0.44)E_\mathrm{s}^\mathrm{c} + 7.01(\pm 0.63)$$
$$n = 9, r^2 = 0.792, s = 0.330$$
(12-62)

除外したデータ点：C$_6$H$_5$

構造(**12-59**)によるイエバエ・コリンエステラーゼの阻害[74]

12-59

$$\log k_\mathrm{e} = 4.11(\pm 0.97)E_\mathrm{s} + 12.66(\pm 1.7)$$
$$n = 13, r^2 = 0.887, s = 0.577$$
(12-63)

除外したデータ点：$CH_2CH(CH_3)_2$, C_6H_5および$CH_2CH_2CH_2C(Me)_3$

ただし，k_eは，粗酵素との反応に対する二分子速度定数である。

・$X\text{-}C_6H_4OP(=O)(CH_3)OC_2H_5$によるイエバエ・コリンエステラーゼの50%阻害[77]

$$\log 1/C = 2.95(\pm 0.74)\sigma^- + 0.77(\pm 0.70)I\text{-}3 + 4.79(\pm 0.42) \tag{12-64}$$
$$n = 15, r^2 = 0.893, s = 0.529$$

・$X\text{-}C_6H_4OP(=O)(OMe)_2$によるイエバエ・コリンエステラーゼの阻害[78]

$$\log 1/K_d = 2.25(\pm 0.30)\sigma\# + 0.18(\pm 0.16)\pi_{2,3} + 2.89(\pm 0.22) \tag{12-65}$$
$$n = 19, r^2 = 0.941, s = 0.153$$

ここで，式(12-65)におけるK_dは，酵素-基質複合体に対する解離定数である。また，$\sigma\#$の値としては，パラ置換基にはσ^-，オルトおよびメタ置換基にはσ^0がそれぞれ用いられる。この珍しいσの定義にもかかわらず，式(12-65)のρ値は，式(12-59)，式(12-60)および式(12-64)のそれらとかなりよく一致する。

昆虫コリンエステラーゼの研究において，式(12-65)は，疎水項を含んだ唯一のQSARである。しかし，信頼区間が広いため，$\pi_{2,3}$の係数は信頼性に乏しい。また，式(12-63)の誘導に用いた13種の同族体では，Rはメチルからヘキシルまでの範囲で変化し，πの変動は，log単位で2.5にも及ぶ。にもかかわらず，k_eの変化はわずかである。脊椎動物コリンエステラーゼの阻害では，π項はきわめて重要であり，そのことを正当化するために多大な努力が払われた。しかし，昆虫コリンエステラーゼでは，疎水項は活性とは無関係であると考えざるをえない。式(12-63)の標準偏差はかなり大きい。このことは，我々が気付かない構造活性相関情報があることを示唆する。この情報は，おそらく立体因子に関するものである。ここで，我々は次のことを思い起こしたい。すなわち，E_sは本来，分子内効果を記述するために工夫された定数である。また，酵素研究では，阻害剤と酵素部位の立体的性質はいずれも重要であった。

疎水効果を含まないもう一つの阻害剤タイプは，フェニルカルバメート類である[79]。

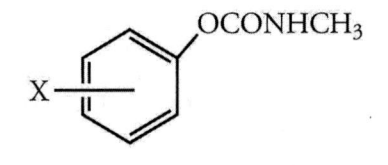

12-60

・カルバメート類(**12-60**)によるイエバエ・コリンエステラーゼの阻害（I_{50}）

$$\begin{aligned}\log 1/C =\ & 0.56(\pm 0.08)MR_{3,4,5} + 1.56(\pm 0.20)MR_2 - 0.61(\pm 0.09)E_{s,3} \\ & -0.94(\pm 0.19)\Sigma(\sigma_{o,p} + \sigma_m)^2 + 1.43(\pm 0.31)CHG \\ & -0.23(\pm 0.04)(MR_2)^2 - 5.24(\pm 1.3)(F_{2,6})^2 + 3.47(\pm 0.90)F_{2,6} \\ & +0.66(\pm 0.22)RGMR - 0.62(\pm 0.22)HB - 0.052(\pm 0.02)(MR_3)^2 \\ & -0.56(\pm 0.29)E_{s,2} \cdot E_{s,6} + 3.46(\pm 0.21)\end{aligned} \tag{12-66}$$
$$n = 269, r^2 = 0.796, s = 0.485, F_{2,6}\text{の理想値} = 0.33, MR_2\text{の理想値} = 3.43$$

ただし，変数項は，重要度が低下する順に並べてある。$\log 1/C$の説明分散（80%）のうちの

47%は，最初の3項だけで説明される．式(12-66)は，log $1/C$ が 2.30～8.30 の範囲をカバーするが，その形はきわめて複雑である．しかし，訴えたいことは比較的簡単である．すなわち，置換基効果のほぼすべては，電子因子と立体因子で説明され，疎水因子の関与は認められない．全体のデータセットは，288種の化合物で構成され，そのうちの19種は，QSARを誘導する際に除外された．なお，除外された19種のうち13種は，2,6-ジ置換体であった．ダミー変数のHBは，オルト位へ結合した水素結合受容基（ORとNR$_2$）に対して1を割り付ける．また，CHGは，荷電基（たとえば，N$^+$(CH$_3$)$_3$, S$^+$(CH$_3$)$_2$ およびP$^+$(C$_2$H$_5$)$_2$CH$_3$）に対して1を割り付ける．ただし，荷電基を2個含む場合には，2を割り付ける．荷電基の存在は活性を高める．一方，HB項の係数は負である．このことは，カルバメート部分との間に環が形成されたとき，オルト位の水素結合受容基が活性を低下させることを示唆する．$\Sigma\sigma$ による電子効果は，ゼロが理想的である．というのは，強力な電子求引基や電子供与基は，活性を低下させるからである．たとえば，強力な電子求引基は，カルバメート基の加水分解を促進する．また，早期の加水分解は，（NO$_2$のような置換基による）活性低下の原因となる．$E_{s,3}$は，3位置換基のみに適用される．この置換基のパラメトリゼーションは，MR$_{3,4,5}$ と $E_{s,3}$ の二つの項を用いて二重に行われる．フェニル環へ結合したXのまわりのかさ高さはE_s項で説明され，置換基の長さによる効果はMR項で説明される．すなわち，E_s値は，置換基が水素からn-プロピルまでは次第に減少していくが，それ以降は，置換基の長さとは無関係に，ほぼ一定になる．一方，MR$_3$値は，置換基が長くなるにつれ，連続的に増加していく．3,5-ジ置換体の場合には，一方の置換基のみにE_s値を割り付け，非対称な3,5-ジ置換体の場合には，大きい方の置換基にE_s値を割り付ける．式(12-66)のカルバメート類は，式(12-59)のエチルフェニルリン酸類と同じ様式で，コリンエステラーゼへ結合する．このことは，式(12-59)と式(12-66)における$E_{s,3}$の係数がほぼ同じであることから明らかである．いずれの場合も，3位置換基は，正の立体効果（E_sの係数は負）を生じる．また，係数の大きさもよく似ている．しかし，3位置換基が結合する酵素空間の真の性質は不明である．式(12-66)では，MR$_3$とπ_3との間に共線性が認められる．そのため，この位置と関係があるのは，立体効果と疎水効果のいずれであるかは不明である．この問題を解明するには，適切に選択されたメタ置換基の吟味が不可欠である．しかし，式(12-59)によれば，この領域は非疎水性であると考えられる．

式(12-66)のRGMRは，2,3位または3,4位を架橋した環部分に関するパラメータである．その値としては，架橋部分を構成する原子のMR値が用いられる．ただし，環へ直接結合した2個の原子は除外される．式(12-66)の標準偏差はかなり大きい．これは一部，大きな構造変化のパラメトリゼーションが難しいことによる．もっとも，他の因子が寄与している可能性もある．

酵素（E）と阻害剤（I）の間の相互作用は，次の式(12-67)で表される．

$$\mathrm{E + I} \underset{k_{-1}}{\overset{k_1}{\rightleftharpoons}} \mathrm{EI} \overset{k_2}{\longrightarrow} \mathrm{EC} \overset{k_3}{\longrightarrow} \mathrm{E + C} \tag{12-67}$$

ここで，$K_d = k_{-1}/k_1$ かつ $k_i = k_2/K_d$ である．また，カルバメート類では，k_2 はほぼ一定である．

しかし，(脱カルバミル化の段階を表す)k_3 の $t_{1/2}$ は，I_{50} の測定に必要な時間に比べて短いため，k_i と I_{50} との関係は複雑である。

　式(12-59)と式(12-60)が明快かつ簡明であるという事実は，市販殺虫剤の設計におけるそれらの実用性を保証するものではない。有機リン剤のQSARは，単離酵素とイエバエ個体のいずれにも適用できるので，σ や σ^- の役割を明快に定義するのに役立つ。しかし，これらの電子的因子だけでは，すべての置換基タイプのLD$_{50}$値を説明することはできない。たとえば，3-*tert*-ブチル同族体は，式(12-60)へはうまく適合するが，E_s-3項を含んだ式(12-59)には適合しない。すなわち，単離コリンエステラーゼの受容体は，生ハエの受容体とは異なると思われる。Metcalf-Fukutoは，単離コリンエステラーゼに対する有機リン剤の活性を，生きた昆虫に対する作用と比較した。しかし，一般に，簡単な関係は得られなかった。たとえば，疎水パラメータはほとんど役に立たなかった。また，立体因子は確かに関与しているが，最も重要なのは，コリンエステラーゼ中の（セリンOH以外の）求核試薬と有機リン剤との反応であった。このような反応は，一般に阻害剤の損失をもたらす。しかし，中には毒性効果を発現する反応もあった。昆虫が示す高度な代謝活性は，問題をさらに複雑にする。

　有機リン剤の生物活性をさらに複雑にするのは，タイプの異なる2種の求核反応を行う能力である。すなわち，求核試薬は，リン原子を攻撃し，（フェノキシ基のような）脱離基と置き換わることもあれば，アルキル基を攻撃し，リン酸イオンと置き換わることもある。次の事例は，脱アルキル化反応における置換基の電子的役割を説明するのに役立つと思われる。Jentzschらは，この反応について詳しく検討した[80]。我々は，(25℃のメタノール中での次の反応に関する）彼らのデータを用いて，次の式(12-68)を誘導した。

$$X-C_6H_4OP(OMe)_2 \text{ (S)} + :N-C_6H_4-CH_2-C_6H_4-NO_2 \longrightarrow X-C_6H_4OPOMe \text{ (S)} + CH_3\overset{+}{N}-C_6H_4-\overset{-}{O}$$

$$\log k_2 = 0.85(\pm 0.17)\sigma - 6.19(\pm 0.06)$$
$$n = 12, r^2 = 0.929, s = 0.089 \qquad (12\text{-}68)$$

ここで，Xは，3位または4位の置換基を表す。もっとも，Jentzschらは，多数のオルト置換基についても同様に検討を加えた。式(12-68)の ρ 値は，フェノキシ部分の求核置換で見出される値，すなわち約2に比べてかなり小さく，むしろ式(2-99)に示した硫酸エステル類の反応に対する値に近い。

・37℃での $X-C_6H_4OP(=O)(OC_2H_5)_2$ のアルカリ加水分解[81]

$$\log k = 2.93(\pm 0.78)\sigma - 8.59(\pm 0.42)$$
$$n = 4, r^2 = 0.992, s = 0.118 \qquad (12\text{-}69)$$

式(12-69)は，4個のデータ点のみに基づいた式であり，ρ の信頼限界はかなり大きい。にもかかわらず，その ρ 値は，殺虫剤としての有機リン剤が示す値の範囲内にある。

　もちろん，式(12-69)の ρ 値は，式(12-68)のそれに比べて大きいことが予想された。というの

は，式(12-69)で使われた置換基は，式(12-68)の誘導に用いた化合物のそれらに比べて，反応中心から一層離れているからである。

脱アルキル化反応は，溶媒系の極性に敏感である。

・30℃のトルエン中での求核置換 [82]

$$(X-C_6H_4O)_2P(O)OCH_3 + :N\bigcirc \longrightarrow (X-C_6H_4O)_2P(O)O^- + CH_3\overset{+}{N}\bigcirc$$

$$\log k = 2.44(\pm 0.31)\sigma - 2.71(\pm 0.14)$$
$$n = 6, r^2 = 0.992, s = 0.088$$
(12-70)

式(12-70)に示したトルエン中での反応の ρ 値は，式(12-68)に示したメタノール中での類似反応に対する値の 2.87 倍である。この知見は，(表2-1と表2-2に示した)非極性溶媒中の反応に対する結果を思い起こさせる。

京都大学と住友化学のグループは，(コリンエステラーゼ阻害薬および殺虫剤としての)フェニル N-メチルカルバメート類に関して，広範かつ啓発的な研究を行った [83-85]。酵素との反応から求めた解離定数 (K_d) は，式(12-66)で用いた I_{50} 値に比べて，より一様かつ明快な終点を与える。彼らは，イエバエのコリンエステラーゼに関して，次の式(12-71)を誘導した。

$$\log 1/K_d = 1.55(\pm 0.21)\pi_2 + 1.13(\pm 0.14)\pi_3 + 0.24(\pm 0.13)\pi_4$$
$$+ 1.15(\pm 0.28)\sigma_1^0 - 1.59(\pm 0.33)\sigma_2^0 + 1.19(\pm 0.17)HB_1$$
$$+ 0.44(\pm 0.23)HB_2 + 4.03(\pm 0.13)$$
$$n = 54, r^2 = 0.924, s = 0.210$$
(12-71)

式(12-71)は，(2, 3 および 4 位の)モノ置換体のみに基づいた式である。彼らは，(多置換カルバメート類を含めた)77 種の化合物から成るデータセットに関しても，ほぼ同様の方程式を得た。ただし，σ_1^0 は，他の位置が正値をとるオルト置換基に適用され，σ_2^0 は，他の位置が負値をとるオルト置換基に適用される（図式 12-Ⅰ参照）。HB_1 と HB_2 は，水素結合に関するダミー変数である。ただし，HB_1 は，2-OR，2-CN，2-NO_2，3-CN，3-NO_2 および 3-COR に対して 1 を割り付け，HB_2 は 3-OR に対してのみ 1 を割り付ける。

我々にとって興味があるのは，式(12-71)の疎水項である。というのは，これまでに得た証拠によれば，殺虫剤は昆虫の非疎水部位と反応するからである。我々は，彼らが用いたデータセットからデータ点を 2 個除外し，より簡単な次の式(12-72)を誘導した。

$$\log 1/K_d = 1.16(\pm 0.18)MR_2 + 0.80(\pm 0.23)MR_3 + 0.54(\pm 0.16)MR_4$$
$$+ 0.40(\pm 0.23)\pi_3 + 1.41(\pm 0.56)F_2 + 3.73(\pm 0.18)$$
$$n = 52, r^2 = 0.876, s = 0.264$$
(12-72)

除外したデータ点：4-NO_2 と 4-CN

π の代わりに MR を用いると，HB 項はもはや有意とはならない。また，強いグループ間共鳴を起こす置換基を除外すると，電子的問題は単純化され，オルト置換基の場誘起効果のみが有意となる（この事実は，可逆的な ES 複合体の形成を示唆する）。メタ置換基は，立体因子と疎水因子

の両面性を備えるが，π_3 項の寄与は小さい。式(12-72)において，MRの代わりに π を用いると，相関は著しく悪化する。このことは，置換基相互作用が，疎水性ではなく，置換基のかさ高さと関連が強いことを示唆する。π とMRとの間には共線性が認められるため，この問題はさらなる検討を必要とする。

脊椎動物コリンエステラーゼと反応する阻害剤は，疎水接触に依存するのに対し，昆虫コリンエステラーゼの阻害剤は，置換基のかさ高さと分極性に依存する。この事実は，脊椎動物と細菌のジヒドロ葉酸レダクターゼで見出された関係を思い起こさせる（7.4.3.2節参照）。

日本の研究者は，次に示す図式12-Ⅰに基づき，慣例に従わない電子項の説明を試みた。

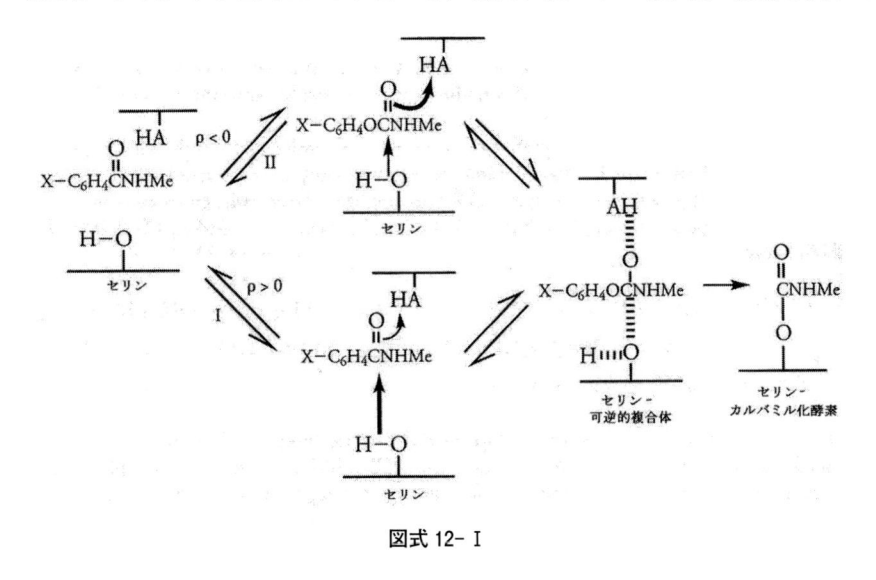

図式 12-Ⅰ

図式12-Ⅰによれば，（四面体構造をとる）中間複合体への電子的制御経路は，2種類考えられる。すなわち，電子求引基は，経路Ⅰを促進し，経路Ⅱを阻害する。一方，電子供与基は反対の効果を発現する。経路Ⅰは，電子密度の低いカルボニル炭素に有利で，経路Ⅱは，電子密度の高いカルボニル酸素に有利である。しかし，σ の大きな変動を保ちつつ，純粋な K_d 定数を得るのは難しい。そのため，実際には，問題はそれほど簡単ではない。

日本の研究者は，またX-フェニル-N-メチルカルバメート類によるウシ赤血球コリンエステラーゼの阻害についても検討し，次の式(12-73)を誘導した[83]。

$$\begin{aligned}\log 1/K_d &= 1.40\,(\pm 0.17)\pi_{2,3} + 0.31\,(\pm 0.16)\pi_4 + 1.66\,(\pm 0.38)\sigma_2^0 \\ &\quad - 1.78\,(\pm 0.37)\sigma_3^0 + 0.17\,(\pm 0.13)E_s + 0.77\,(\pm 0.54)F \\ &\quad + 1.36\,(\pm 0.25)\text{HB} + 2.59\,(\pm 0.16) \\ & n=53,\ r^2=0.897,\ s=0.238 \end{aligned} \quad (12\text{-}73)$$

ここで，E_s 項と F 項は，オルト置換基にのみ適用される。また，π をMRで置き換えることはできなかった。このことは，昆虫と脊椎動物では，酵素の構造に違いがあることを示唆する。また，$\pi_{2,3}$ の係数は大きい。この事実は，これらの位置では，疎水性以外の因子（おそらく立体因子）

も関与している可能性を示唆する。

イエバエに対する N-メチルカルバメート類の *in vivo* 研究と，式(12-72)に示した *in vitro* 研究との比較は有用である。

- ピペロニルブトキシド（PB）存在下でのイエバエに対する $X-C_6H_4OCONHMe$ の LD_{50}[84]

$$\log 1/C_{PB} = 0.58(\pm 0.39)\log P - 0.16(\pm 0.09)(\log P)^2 + 0.40(\pm 0.09)MR_3$$
$$+ 2.73(\pm 1.1)F_2 - 3.45(\pm 2.4)(F_2)^2 - 0.54(\pm 0.18)\sigma^-$$
$$+ 7.90(\pm 0.40) \tag{12-74}$$
$$n = 47, r^2 = 0.870, s = 0.150, \log P_o = 1.8(1.3-2.1),$$
$$F_2 \text{の理想値} = 0.40(0.32-0.80)$$

式(12-74)のデータは，双一次モデルには適さなかった。そのため，放物線モデルが使用された。得られたQSARは，単離酵素のそれとは異なるが，それなりに十分意味をなす。式(12-74)には，最初に σ^- 項が組み込まれ，続いて MR_3，F_2 および $\log P$ の順に組み込まれた。なお，C_{PB} は，ピペロニルブトキシド存在下での薬物濃度を表す。

式(12-72)と式(12-74)のいずれにおいても，MR_3 項はきわめて重要である。式(12-72)に示した酵素モデルでは，結合性は F_2 と線形関係にある。一方，式(12-74)に示した昆虫個体モデルでは，F_2 項は最適値を持つ。また，σ^- 項はすべての位置に適用されるが，（F_2 項が併用される）2位置換基に関しては，パラメトリゼーションに冗長性が認められる。置換基による電子の強い求引は，活性を低下させる。電子的には，理想的なオルト置換基はハロゲンである。ρ^- の係数は負である。このことは，オルト位またはパラ位へ結合したシアノ基やニトロ基が，有害な効果を及ぼすことを示唆する。すなわち，置換基による電子の強い求引は，求核試薬との間におけるカルバメート類の反応性を過剰に高める。そのため，カルバメート類は，毒性作用部位へ到達する前に，無関係な求核試薬と反応してしまう。生物個体のランダムウォーク過程では，理想的な $\log P$ 値は一般に 1.8 である。

（ピペロニルブトキシドを含まない）無添加試験では，良好なQSARは得られない。この結果は一部，活性の弱い同族体（$3-NO_2$，$4-CH(Me)_2$，$4-C_3H_7$，$4-C(Me)_3$，$4-Cl$，$4-Br$ および $4-I$）では，必要な $\log 1/C$ 値が得られないことによる。

- イエバエに対する $X-C_6H_4OCONHMe$ の LD_{50}[84]

$$\log 1/C = 1.29(\pm 0.82)\log P - 0.27(\pm 0.19)(\log P)^2 + 3.84(\pm 1.8)F_2$$
$$- 6.33(\pm 3.7)(F_2)^2 + 6.53(\pm 0.84) \tag{12-75}$$
$$n = 38, r^2 = 0.507, s = 0.296, \log P_o = 2.4(2.1-3.4),$$
$$F_2 \text{の理想値} = 0.30(0.26-0.42)$$

ここで，F_2 の理想値は，式(12-74)のそれとほぼ同じである。しかし，$\log P_o$ 値は，式(12-74)のそれに比べてかなり大きい。また，親油性の高い化合物ほど，代謝に対して高い感受性を示す。もっとも，このことは $\log P_o$ 値には現れない。一方，4位のハロゲンは，代謝に対するこれらの同族体の抵抗性を高める。すなわち，これらの同族体における代謝活性の欠如は，P450酸化以外の因子の関与を示唆している。

式(12-75)によれば，コリンエステラーゼとの反応が致死効果をもたらす化合物では，次に示す式(12-76)と式(12-78)を除き，しばしば疎水効果が重要となる。ただし，式(12-75)は，統計量（r^2, s）が貧弱なため，その結果に重きを置くことはできない。

昆虫個体に対する他のコリンエステラーゼ阻害剤は，以下のQSARを与える。

- イエバエに対する $X-C_6H_4OP(=O)(C_2H_5)OMe$ の LD_{50}[86]

$$\log 1/C = 2.87(\pm 0.72)\sigma + 3.14(\pm 0.36) \tag{12-76}$$
$$n = 7, r^2 = 0.955, s = 0.304$$

ここで，式(12-76)の ρ は，単離酵素に対する類似事例のそれと似ている。また，σ は σ^- に比べて良好な相関を与える。なお，疎水性が有意な因子であるという証拠はない。

- イエバエに対する構造(**12-59**)の LD_{50}[74]

$$\log 1/C = -0.67(\pm 0.22)\pi + 5.94(\pm 0.49) \tag{12-77}$$
$$n = 10, r^2 = 0.861, s = 0.253$$

式(12-77)は，式(12-63)とは異なり，意外にも，立体パラメータが出現しない。しかし，π と E_s^c との間には，多少共線性が見出される（$r^2 = 0.251$）。したがって，立体効果が完全に欠如しているという訳ではない。親水性の高い同族体（$R = CH_3$）では，$\log P$ の計算値は 2.6 である。また，π の係数（h）は負である。これらの事実は，$\log P$ が 2 より小さい化合物が高い活性を示すことを示唆する。

- アザミウマに対する $X-C_6H_4OP(=O)(OC_2H_5)_2$ の LD_{50}[70]

$$\log RBR = 2.56(\pm 0.85)\sigma^- + 1.24(\pm 0.62) \tag{12-78}$$
$$n = 8, r^2 = 0.901, s = 0.584$$

除外したデータ点：3-*tert*-ブチル，4-CHO および 4-COOH

式(12-78)は，標準偏差が大きい。この事実は，σ^- 以外の因子が活性に関与していることを示唆する。しかし，それを解明するには，もっと多くのデータが必要である。期待通り，3-*tert*-ブチル体は，予想よりも活性が高い。一方，4-CHO 体は，酸へ代謝されるため，予想よりも活性が低い。また，イオン化した 4-COOH 体は，中性型化合物に対するQSARには適合しない。

- イエバエに対する $X-C_6H_4OP(=O)(CH_3)OC_2H_5$ の阻害（LD_{50}）[77]

$$\log 1/C = -0.34(\pm 0.19)CLOGP + 1.84(\pm 0.34)\sigma^- + 6.87(\pm 0.65) \tag{12-79}$$
$$n = 25, r^2 = 0.904, s = 0.363$$

除外したデータ点：4-SCH_3；4-SCH_3, 3-CH_3；4-SCH_3, 3-C_2H_5

SCH_3 基を含んだ3種の同族体はすべて，式(12-79)から予測されるよりも，活性が約 100 倍高い。事実，これらの同族体は，（イエバエ体内で代謝的に酸化される）4-SO_2CH_3 体と同程度の活性を示す。式(12-77)と同様，疎水因子（CLOGP）の係数は負である。このことは，親水性の高い化合物を探索すれば，さらに活性の高い同族体が見出されることを示唆する。CLOGPの係数が負であるという事実が，ランダムウォーク過程と関連があるのか，それとも代謝的酸化からの保護と関係があるのかは不明である。いずれにしても，さらなる研究に値することは確かである。

- イエバエに対する $C_6H_5P(=S)(OC_2H_5)OC_6H_4-X$ の LD_{50}[87]

$$\log 1/C = 2.13(\pm 0.58)\sigma^- + 0.69(\pm 0.76)\mathrm{MR}_3 + 4.35(\pm 0.32) \tag{12-80}$$
$$n = 11, r^2 = 0.927, s = 0.314$$

除外したデータ点：4-C_2H_5

ただし，（信頼限界値が示すように）MR_3 項の価値は疑わしい。もっとも，単離酵素でのかさ高さの効果が，無傷昆虫にも当てはまるとすれば，他の因子がその効果を隠しているのかもしれない。一方，電子的因子の効果は明らかに有意である。

・イエバエに対する X-C_6H_4OP(=O)(OR)$_2$ の LD_{50}[88]

$$\log 1/C = -0.20(\pm 0.13)\mathrm{CLOGP} + 2.86(\pm 0.44)\sigma + 3.27(\pm 0.42) \tag{12-81}$$
$$n = 34, r^2 = 0.861, s = 0.427$$

除外するデータ点：X = 3-Cl, R = CH_3

ここで，R は，(CH_3，C_2H_5 および C_4H_9 といった）広範な親油基で構成される。しかし，CLOGP に関して，放物線関係や双一次関係は見出されなかった。CLOGP の係数は負であるが，この傾向は，式(12-77)や式(12-79)のそれらと一致する。ただし，その値は小さい。

すでに報告した QSAR に基づき，我々は，昆虫コリンエステラーゼの阻害とイエバエ LD_{50} に関して，興味深い一般化を行った。すなわち，酵素と昆虫個体の QSAR は，$\log P$ の広い範囲をカバーするにもかかわらず，疎水項を含んでいない。たとえば，式(12-81)の場合，$\log P$ 値は 1.1～5.2 の範囲にあるが，$\log P_o$ を見出すことはできなかった。また，$\log P$ の係数（h）は負である。このことは，疎水性の低い化合物ほど，活性が高いことを示唆する。もっとも，その値が小さいため，多くのことは分からない。農薬の設計では，力価よりも重要な要素が存在する。たとえば，親水性の同族体は，生物濃縮されにくいため，殺虫剤としては安全性が高い。また，脊椎動物の受容体は疎水性で，イエバエ酵素の活性部位は非疎水性である。これらの事実を考え合わせると，親水性の高い薬物ほど，高い選択性を示すと考えられる。もちろん，ハエを殺す上で重要な受容体は，ハエ頭部のコリンエステラーゼである。ただし，この仮定は，話のすべてではない。というのは，ハエ頭部の酵素では，メタ置換基が重要な役割を演じるからである。一方，このメタ置換基は，昆虫個体の QSAR では，通常重要とは考えられない。また，（しばしば σ^- と同様の働きをする）σ もまた，相反する性質を備える。したがって，酵素と昆虫個体で共通するのは，ρ が正値をとることだけである。もっとも，このことは，少なくともこれまで検討した範囲内では，線形性からの逸脱の証拠とはならない。この ρ 値（～2.5±0.3）は，（表 2-3 に示した）フェノール類のイオン化における値に近い。ただし，表 2-3 で取り上げられたのは，pK_a との相関であり，しかも ρ の符号は逆になる。フェノキシ部分の解離における置換基の役割は，表 2-3 に示したプロトンからの解離でも，式(12-76)～式(12-81)に示したリン酸からの解離でも，ほとんど同じである。また，次式のグループ間共鳴は，単離酵素では重要となるが，昆虫個体ではそれほど重要でない。

$$\text{O=N}\overset{O^-}{\underset{O}{}}\!\!-\!\!\bigcirc\!\!-\!\!\text{OP(OR)}_2\overset{O}{\underset{}{}} \quad \rightleftharpoons \quad {}^-\text{O-N}\overset{+}{\underset{O}{}}\!\!=\!\!\bigcirc\!\!=\!\!\text{OP(OR)}_2\overset{O}{\underset{}{}}$$

マラチオン(**12-61**)は，選択性の最も高い殺虫剤の一つである（マウスに対するLD$_{50}$ = 1609 mg/kg；イエバエに対するLD$_{50}$ = 30 mg/kg）。一方，パラチオン(**12-62**)は，哺乳類に対して，特に強い毒性を示す。マラチオンの選択性は，ゴキブリではさらに高くなる（8.4 mg/kg）[89]。いずれの化合物も，*in vivo*では，昆虫のシトクロムP450系によって活性型へ変換される。

$$\begin{array}{c} \text{CH}_3\text{O} \diagdown \underset{\parallel}{\text{S}} \\ \text{CH}_3\text{O} \diagup \text{P}-\text{S}-\underset{|}{\text{CHCOOC}_2\text{H}_5} \\ \text{CH}_2\text{COOC}_2\text{H}_5 \end{array} \xrightarrow{\text{P450}} \begin{array}{c} \text{CH}_3\text{O} \diagdown \underset{\parallel}{\text{O}} \\ \text{CH}_3\text{O} \diagup \text{P}-\text{S}-\underset{|}{\text{CHCOOC}_2\text{H}_5} \\ \text{CH}_2\text{COOC}_2\text{H}_5 \end{array}$$

マラチオン **12-61**　　　　　　　　　　マラオキソン
log *P* = 2.36　　　　　　　　　　　　log *P* = 1.02

$$\underset{\text{NO}_2}{\bigcirc}\!\!-\!\!\text{O}-\overset{\overset{\text{S}}{\parallel}}{\text{P}}(\text{OC}_2\text{H}_5)_2 \quad \xrightarrow{\text{P450}} \quad \underset{\text{NO}_2}{\bigcirc}\!\!-\!\!\text{O}-\overset{\overset{\text{O}}{\parallel}}{\text{P}}(\text{OC}_2\text{H}_5)_2$$

パラチオン **12-62**　　　　　　　　　　パラオキソン
log *P* = 3.83　　　　　　　　　　　　log *P* = 1.98

第8章で述べたように，他の因子が同じであれば，親油性化合物は，そうでない化合物に比べて，シトクロムP450の攻撃を受けやすい。また，親水性化合物は昆虫コリンエステラーゼへ結合しやすく，疎水性化合物は脊椎動物の酵素へ結合しやすい。すなわち，疎水性は，マラオキソンの選択性にある程度の役割を演じる。しかし，問題はきわめて複雑である。というのは，マウスに対するマラチオンの毒性の低さは，カルボン酸エステル類の一つを，（昆虫に比べて）速やかに加水分解するその能力に由来するからである[89]。すなわち，加水分解されたエステル（π$_{\text{COO}^-}$ = -4.3）は，親水性の増加により，マウスに対する毒性を失う。

メタミドホス(**12-63**)（log *P* = -0.66）は，極性の高いコリンエステラーゼ阻害剤で，殺虫剤としても有効である。

$$\begin{array}{c} \text{CH}_3\text{S} \diagdown \overset{\overset{\text{O}}{\parallel}}{\text{P}}-\text{NH}_2 \\ \text{CH}_3\text{O} \diagup \end{array} \quad \textbf{12-63}$$

（殺虫剤としてのコリンエステラーゼ阻害剤に関する）本節の議論を終えるに当たり，指摘しなければならないのは，この議論が決して包括的なものではないということである．我々の真意は，QSARが作用様式の洞察に役立つことを示すことにある．この問題に関して，さらに詳しく知りたい読者は，Magee[90], 大川[91]およびDraber[17]の総説を参照されたい．

12.3.2 DDT類似体

DDT（ジクロロジフェニルトリクロロエタン）は，最も有効かつ広く使用されていた殺虫剤の一つで，1939年，スイスのガイギー社（現ノバルティス）のPaul Mullerにより発見された．DDTは，ヒトには毒性を示さないが，ある種の魚類や鳥類には慢性毒性を示す．また，ヒト体内に生体濃縮される傾向があるため，先進国の多くは，その使用を禁止している．DDT(**12-64**: X=Y=Cl)は，代謝分解に対して強く抵抗する．加えて，log P値（6.91）が高いため，脂肪組織に濃縮しやすく，摂食後，長時間にわたり動物体内に残留する．代謝に対するこの抵抗性は，食物連鎖の高位成員にとって有害で，卵殻を脆くするため，特に猛禽類を脅かす．

Metcalf[92]とFukuto-Keadtisuke[93]は，DDTの作用機構に関して総説を試みた．昆虫におけるDDTの作用部位は，過興奮した神経軸索で，その結果，麻痺と死がもたらされる．DDTは，ATPアーゼを阻害することにより，その作用を発現すると考えられる．式(6-40)〜式(6-42)に示した内田らの研究によれば，ATPアーゼとゴキブリ神経伝導の阻害力価は，log Pのみに依存する．これらの阻害は，非特異的毒性に基づいた効果である．式(6-42)に示したゴキブリ神経伝導の阻害は，昆虫に対する興奮性効果とは同時に起こらない．すなわち，これらの二つの効果は，作用様式が異なると考えられる[94]．

構造(**12-64**)に関する初期のQSARは，構造活性相関の問題に対して，かなりの洞察を可能にした[95]．

12-64, **12-65**

・ピペロニルブトキシド(**12-65**)存在下でのイエバエに対する構造(**12-64**)のLD$_{50}$

$$\log 1/C = 3.56(\pm1.1)E_s - 4.63(\pm1.3)\log(\beta \cdot 10^{E_s}+1) + 16.5(\pm3.6) \quad (12\text{-}82)$$
$$n=24, r^2=0.759, s=0.332, E_s\text{の理想値} = -2.40(\pm0.33)$$

除外したデータ点：X=Y=I

Fahmyらは，QSARを誘導する際，放物線モデルを使用した[95]．しかし，我々は，データの適合度を高めるため，双一次モデルを適用し，式(12-82)を得た．式(12-82)によると，XとYのかさ高さ（$E_s = E_s\text{-}X + E_s\text{-}Y$）が減少すると，最初，力価は急激に増加するが，その後，徐々に減少していく（右側の勾配；3.56−4.63＝−1.07）．また，XとYの疎水性は，阻害過程において有意な寄与をしない．さらに，XとYのかさ高さは，神経の受容体を歪ませ，この歪みは，（活性が減少し始める）$\Sigma E_s = -2.40$に達するまで増加していく．ピペロニルブトキシドの役割は，

農薬の破壊的代謝を抑制することにある。

構造(**12-66**)の小規模データセットを用いた研究においても，置換基のかさ高さは有意な役割を演じた。

L = H または F

12-66

・蚊幼虫に対する構造(**12-66**)のLD_{50}（ppm阻害）[95]

$$\log 1/C = -6.78(\pm 1.6)E_s\text{-}Z + 9.38(\pm 2.0)\log(\beta \cdot 10^{E_s\text{-}Z} + 1)$$
$$-26.7(\pm 5.7) \tag{12-83}$$
$$n = 14, r^2 = 0.922, s = 0.169, E_s\text{-}Z\text{の理想値} = -2.92(\pm 0.12)$$

双一次モデルは，放物線モデルに比べて，良好な相関を与える。また，E_sの最適値は，偶然の一致かもしれないが，式(12-82)のそれと似ている。

西村らは，構造変化が大きいDDT類似体，すなわち構造(**12-67**)～構造(**12-70**)に関して，次の式(12-84)を誘導した[96]。

12-67

12-68

12-69

12-70

・ワモンゴキブリの中枢神経に対する構造(**12-67**)～構造(**12-70**)の最小有効濃度（MEC）[96]

$$\log 1/\text{MEC} = 2.26(\pm 0.30)\text{VW} - 0.49(\pm 0.07)(\text{VW})^2 - 0.66(\pm 0.24)\text{I-C}$$
$$+ 0.50(\pm 0.31)\text{I-P} + 5.02(\pm 0.29) \tag{12-84}$$
$$n = 41, r^2 = 0.899, s = 0.328, \text{VWの理想値} = 2.30(2.19-2.43)$$

除外したデータ点：構造(**12-69**)系列の$X = C_2H_5$

ここで，MECは，（ゴキブリ神経に）典型的な興奮性活動電位を生起する殺虫剤のモル濃度である。また，VWは，（VW = $VW_X - VW_H$で定義される）Xのvan der Waals体積であり，その値は，Bondiのvan der Waals半径を用いて計算される。I-CとI-Pはダミー変数である。ただし，I-C

は，構造(**12-70**)に対して1，I-Pは，構造(**12-69**)に対して1をそれぞれ割り付ける。I-Pの係数は正である。このことは，構造(**12-69**)が，他のDDT群に比べて，活性が約3倍高いことを表す。一方，I-Cの係数は負である。このことは，構造(**12-70**)が，他のDDT群に比べて，活性が約4倍低いことを示す。

　式(12-82)〜式(12-84)は，いずれも疎水項を含んでいない。この事実は，少なくとも一部，化合物の高い親油性に起因すると考えられる。というのは，化合物のほとんどは，（毒性と疎水性を関連づける）放物線の頂点付近に位置するからである。$\log P$とVWの間には，多少共線性が認められる（$r^2 = 0.18$）。疎水項の効果を隠しているのは，この共線性であると考えられる。疎水性のなぞを解くには，さらなる研究が必要である。

　ワモンゴキブリに対する最小致死用量（MLD）と式(12-84)に示したMECとの間には，次の式(12-85)で表される密接な関係がある。

$$\log 1/\text{MLD} = 0.53(\pm 0.09)\log 1/\text{MEC} + 0.16(\pm 0.08)\log P + 3.13(\pm 0.80) \tag{12-85}$$
$$n = 40, r^2 = 0.797, s = 0.265$$

式(12-85)によれば，疎水性は，小さいながらも，昆虫個体に対するDDT類似体の致死作用に関与している。また，これまでの情報を総合すると，疎水性は，昆虫体内における毒剤の輸送にも関与すると考えられる。もっとも，親油性の高いDDT類似体では，活性部位を支配するのは立体因子である。

　Goodfordらは，代謝抑制剤ピペロイルブトキシド(**12-65**)で前処理されたイエバエに対するDDT類似体(**12-71**)のLD$_{50}$に関して，次の式(12-86)を誘導した[97]。

12-71

$$\log 1/C = 1.51(\pm 0.29)\pi - 2.66(\pm 0.67)R - 0.44(\pm 0.08)\text{MR}_2$$
$$- 0.011(\text{MR}_2)^2 - 0.19(\pm 0.03)\text{MR}_{3,4} - 0.09 \tag{12-86}$$
$$n = 20, r^2 = 0.790$$

ここで，MR$_2$はオルト置換基，MR$_{3,4}$はメタ置換基とパラ置換基にそれぞれ適用される。ただし，式(12-86)は，1変数当たりのデータ点の数がかなり少ない。そのため，DDT系殺虫剤における疎水性の役割を知りたければ，さらなる研究が必要である。

　神経に対する非特異的阻害剤の作用は，次の式(12-87)に示す通り，疎水性に強く依存する。

・ROHによるゴキブリ神経の75%阻害

$$\log 1/C = 0.91(\pm 0.31)\log P + 0.28(\pm 0.22) \tag{12-87}$$
$$n = 5, r^2 = 0.994, s = 0.107$$

式(12-87)は，ゴキブリ神経の遮断に及ぼす一連のアルコール類や（DDT類とヘキサクロロシクロヘキサン類を含めた）殺虫剤の作用に関する式(6-42)とほぼ一致する。ただし，DDT類似体

は興奮性の誘導にも関与するのに対し，アルコール類は非特異的毒性しか引き起こさない．

DDTは，ヒトに対して毒性を示さない．この事実は興味深い．おそらく，次のいずれかの理由によるものである．1）昆虫の受容体は，ヒトのそれとはまったく異なる，2）親油性の高い化合物は，ヒトの受容体へは到達しない．

昆虫受容体のモデルとしては，一般にHolanのモデルが受け入れられている[99,100]．すなわち，Holanは，次のタイプのくさび形相互作用が存在すると考えた．

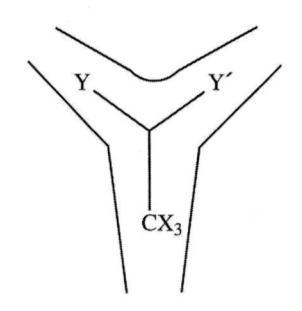

式(12-84)によると，YとY'が大きくなるにつれ，最初，神経の興奮性は高まるが，VW＝2.30に達すると，置換基はY型空洞に適合できなくなり，活性は低下し始める．QSARでは，分子の形状は，いかなる場合でもきわめて重要である．DDT受容体に関するHolanのモデルによれば，Y型空洞は，かなり硬い構造を持つと考えられる．それに対し，Fahmyらは，かなり歪んだ形を採りうる構造モデルを提示した[95]．

すでに述べたように，研究者は，試験の際，ピペロニルブトキシドを用いて殺虫剤の代謝を抑制する．この処理は，化合物の固有力価を，より明確に確認するのに役立つ．そこで次に，このクラスの代謝抑制剤に関して，そのQSARを検討しておこう．我々は以前，Wilkinsonのデータを用いて[102]，ベンゾジオキソール類（**12-72**）に関するQSARを誘導した[101]．ここでは，（元のQSARに手を加えた）次の式(12-88)について説明を加える．

12-72

$$\log SR5 = 1.82(\pm 0.37)\sigma^{\cdot} + 0.78(\pm 0.14)E_s + 0.23(\pm 0.11)\text{CLOGP}$$
$$+ 1.32(\pm 0.30) \quad (12\text{-}88)$$
$$n = 15, r^2 = 0.937, s = 0.120$$

除外したデータ点：3,4,5-トリブロモ

ここで，$\sigma^{\cdot}$は，置換ベンゼン類の均等開裂型フェニル化速度から求めたラジカルパラメータである[103]．また，E_sとして改良値を用い[104]，かつπの代わりにCLOGP値を使用した．SR5は，殺虫剤のカルバリル（1-ナフチル-N-メチルカルバメート）に対して，5倍量のベンゾジオキソール類を使用したときの共力比である．式(12-88)は，元のQSARに比べて簡単であるが，その疎

水項の重要度は低い。というのは，2種の毒性の比をとるため，疎水効果の相殺が起こるからである。

ニトロ基は，有効なラジカル非局在化剤の一つであり（表1-3参照），モノニトロ類似体は，モノ置換誘導体の中で最も有効である。しかし，ニトロ基の隣に置換基が配置されると，活性は低下する。式(12-88)では，この低下はE_s項で説明され，置換基がニトロ基に隣接する場合（4例）にのみ適用される。$\sigma^{\cdot}$のρは，ラジカルを非局在化する置換基が最良の共力剤であることを示唆する。また，メチレンジオキシ基のメチレン水素は，共力効果に強く関与する。すなわち，ラジカル引き抜き後の生成物は，ミクロソームオキシダーゼの阻害剤として機能すると考えられる。式(12-88)は，他の共力剤を設計する際にも役立つ[105]。

リンダン（ヘキサクロロシクロヘキサン）の類似体は，強力な殺虫剤である。木曽らは，その殺虫活性について解析を試みた[106]。

・蚊に対するクロロシクロヘキサン類のLD_{50}

$$\log 1/C = 0.38(\pm 0.06)\Delta VW - 0.69(\pm 0.09)\log(\beta \cdot 10^{\Delta VW} + 1)$$
$$+ 1.60(\pm 0.67)\Delta RW + 8.66(\pm 0.43) \quad (12\text{-}89)$$
$$n = 27,\ r^2 = 0.925,\ s = 0.254,\ \Delta VW\text{の理想値} = -2.9(\pm 2.3)$$

除外したデータ点：ペンタクロロ，OHdl；テトラクロロ，2,3-di-Brdl

木曽らが誘導したQSARは，ΔVWに関して放物線的であった。我々は，双一次モデルを用いて再計算を試み，式(12-89)を得た。ここで，ΔVWは，（塩素を基準とした）置換基のvan der Waals体積の差，ΔRWは，van der Waals半径の差をそれぞれ表す。なお，式(12-89)は，元の放物線式に比べて，多少良好な相関を与えた。

著者らは，次の図式に従い，2種類の化合物を定義した。

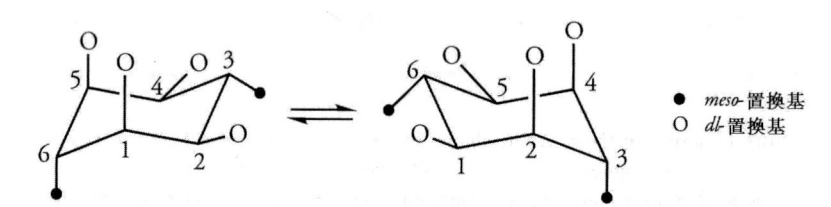

ただし，3-Clと1-Clの値は，それぞれ$meso$型置換基とdl型置換基の基準点として扱われた。また，ΔVWはdl型置換基のみを対象とし，ΔRWは$meso$型置換基のみを対象とした。すなわち，$meso$型の場合，重要なのは置換基の半径である。一方，dl型の場合には，置換基の体積が重要となる。式(12-89)に示したリンダン類似体では，最終的な式は疎水項を含んでいない。

我々は，Casidaのデータ[108]を用いて，蚊幼虫に対する安息香酸類の毒性に関して，次の式(12-90)を誘導した[107]。

$$\log 1/C = 0.45(\pm 0.08)\log P + 0.40(\pm 0.16)E_s\text{-}2 + 0.30(\pm 0.32) \quad (12\text{-}90)$$
$$n = 21,\ r^2 = 0.887,\ s = 0.179$$

除外したデータ点：4-NH_2

ただし，式(12-90)の誘導に当たって，オルト置換基は最初無視された。E_s-2項を追加したのは，

オルト置換基を組み込むためであった。E_s-2 の係数は正である。このことは，他の因子が等しいとき，かさ高い置換基が活性を低下させることを示唆する。また，σ 項の追加は相関を改善しなかった。しかし，σ と log P との間には，多少共線性が認められる（$r^2 = 0.27$）。すなわち，電子的因子の関与を完全に無視するのは望ましくない。なお，式(12-90)で用いた log P は，中性型の安息香酸類に対する値である。また，分布係数の使用は，式(12-90)において，切片の値のみを変化させる。

12.3.3 ピレトロイド類

キク属植物に含まれる天然のピレトリン類は，19世紀初頭以来，殺虫剤として使われてきた。昆虫に対して毒性を示す化合物を含有する植物は 2000 種にも及ぶが，実際に使用されるのはわずかである[109]。

ピレトリンは，6種のエステル類の複雑な混合物で，それらは2種類の酸と3種類のアルコールから調製される。

菊酸　　　　　ピレトリン酸

ピレスロロン　　シネロロン　　ジャスモロロン

ピレトロイド類の作用機序は，まだ明確には分かってはいない。しかし，DDT 類似体のそれに似ていると推測される。昆虫，特にイエバエは，これらの化合物を速やかに代謝する。そのため，ピレトロイド類は，ピペロニルブトキシド，カルバメート，リン酸といった共力剤と一緒に使用される。

元のエステル類よりも有効な誘導体を創製するため，過去40年間にわたって多大な努力が傾注された。この領域の開拓者である Elliot および Janes は，殺虫力価に寄与する多数の定性的な構造的特徴について要約した[110]。カルボキシシクロプロパン基の存在は，活性発現に不可欠な特徴と長く考えられていた。しかし，大野らによれば，この官能基は，次の構造で置き換えることができると言う[111]。

$$X-C_6H_4\underset{\underset{CH_3CHCH_3}{|}}{C}HCOO^-$$

Ford は，ピレトロイド類に関する最初の QSAR として，次の式(12-91)を報告した[112]。

・イエバエに対するメチル置換ベンジル (1*RS*)-*cis*, *trans*-クリサンテメート類の相対毒性

$$\log \text{RBR} = 0.91(\pm 0.42)\pi - 0.70(\pm 0.77)\log(\beta \cdot 10^\pi + 1)$$
$$- 0.19(\pm 0.06)S_2 + 0.39(\pm 0.33) \quad (12\text{-}91)$$
$$n = 20,\ r^2 = 0.821,\ s = 0.211$$

ここで，S_2 は（立体効果を説明するための）ダミー変数で，2,5-ジメチル体に対して1，3,5-ジメチル体に対して4をそれぞれ割り付ける。S_2 の係数は負である。このことは，これらの置換パターンが有害な効果を及ぼすことを示唆する。3,5-置換体は，2,5-置換体と同じ親油性を示す。ただし，その活性は，予想に比べて約6倍低い。

相対毒性は，π の増加と共に，最初ほぼ1の勾配で増加していく。しかし，π が2に近づくと，勾配は $0.21(=0.91-0.70)$ へ変化する。π の双一次項の信頼限界はかなり大きいが，右側の勾配はゼロではない。Fordは，QSARの誘導に放物線モデルを用いたが，我々は，双一次モデルを用いることにした。というのは，双一次モデルは，放物線モデルに比べて，多少良好な相関を与え，しかも他のQSARと比較しやすいからである。ただし，正確な π_0 値を求めることはできなかった。

住友化学の研究陣は，構造(**12-73**)に関して，次の式(12-92)を誘導した[113,114]。

$$(\text{Cl})_2\text{C}=\text{CH}-\overset{\text{CH}_3\ \text{CH}_3}{\underset{}{\triangle}}-\text{COOCH}(\text{CN})-\text{C}_6\text{H}_4\text{-X}$$

12-73

・イエバエに対する構造(**12-73**)の LD_{50}

$$\log 1/C = 0.55(\pm 0.12)\pi + 0.37(\pm 0.21)I + 3.20(\pm 0.16) \quad (12\text{-}92)$$
$$n = 21,\ r^2 = 0.861,\ s = 0.244$$

ここで，I はダミー変数で，（たとえば，$\text{CH}_2\text{OC}_2\text{H}_5$，$\text{CH}_2\text{CH}=\text{CH}_2$，$\text{CH}_2\text{C}_6\text{H}_5$ および OC_6H_5 といった）置換基の β 位に π 電子または孤立電子対が存在する場合に1を割り付ける。もっとも，これらの電子の役割は不明である。π に関する双一次モデルについても検討した。しかし，統計的に有意な式は得られず，かつその方程式は，式(12-91)と同様，$\pi = 2$ 付近で横ばい状態になった。

波多腰らは，代謝を阻害する共力剤を併用し，同じ化合物群に関して，次の式(12-93)を誘導した[114]。

・構造(**12-73**)によるイエバエのノックダウン (KD_{50})

$$\log 1/C = 0.15(\pm 0.15)\pi + 0.19(\pm 0.08)\Delta \text{VW} + 0.64(\pm 0.30)I$$
$$+ 3.78(\pm 0.24) \quad (12\text{-}93)$$
$$n = 20,\ r^2 = 0.885,\ s = 0.239$$

ここで，I はダミー変数である。ただし，（孤立電子対を含んだ置換基（CH_2OR）が除外された）式(12-92)とは，式の意味合いが多少異なる。また，ΔVW は，水素を0としたときの，置換基

の相対van der Waals体積である。式(12-92)と式(12-93)は，相関の質に関して，ほぼ同等である。ただし，疎水性が重要な役割を演じるのは，ノックダウン作用ではなく，殺虫作用においてである。ピレトロイド類によるイエバエのノックダウンは，きわめてすみやかに起こるのに対し，その殺虫過程は比較的遅い。式(12-93)と以下に述べるQSARのいくつかでは，特異的な立体因子と（ダミー変数で表される）未知因子が，ノックダウン過程と殺虫過程を支配している。

木曽ら[106]と西村ら[115]は，ピレトロイド類の基本的な研究を行うため，神経から始めて，さまざまなレベルの毒性について検討を加えた。彼らは，イエバエのノックダウン症状を解析する際，X-ベンジルクリサンテメート類，ピレトレート類およびさまざまなピレトロイド類の浸透速度定数（k）を測定した。25%ノックダウンに対してこれらの浸透速度定数をプロットすると，散布図が得られる。この散布図は，（イエバエでのノックダウンと殺虫は相関しないという）式(12-92)と式(12-93)の結果を立証することになった。また，彼らは，イエバエへの浸透と疎水性との間に，次の式(12-94)の関係が成り立つことを指摘した。

$$\log k = 2.09(\pm 0.52)\log P - 2.39(\pm 0.59)\log(\beta \cdot 10^{\log P} + 1)$$
$$- 6.01(\pm 2.0) \qquad (12\text{-}94)$$
$$n = 39, \ r^2 = 0.656, \ s = 0.186, \ \log P_0 = 4.97$$

（疎水性がノックダウンと力価自体にとって重要であるという）Briggsらの知見は，これらの結果によって一部立証された[116]。なお，疎水性は，浸透の際にも，重要な役割を演じる。

kの変動は小さい（10倍程度）。一方，ノックダウンの変動は，それに比べると，はるかに大きい（47000倍程度）。このことは，疎水性以外の因子が浸透速度に関与することを示唆する。

Yangらは，構造(**12-74**)〜構造(**12-76**)の立体効果に関して広範な研究を行った[117]。

その結果，ワモンゴキブリの殺虫活性(MLD)は，πとLに関して放物線的に依存し，3種のダミー変数に関しては線形的に依存することが分かった。我々は，πとLに対して双一次モデルを適用し，次の式(12-95)を新たに誘導した。

$$\log 1/C = 0.57\,(\pm 0.27)\,\pi - 0.70\,(\pm 0.48)\log(\beta \cdot 10^{\pi}+1)$$
$$+ 0.36\,(\pm 0.09)\,\Delta L - 0.98\,(\pm 0.23)\log(\beta \cdot 10^{\Delta L}+1) + 1.83\,(\pm 0.32)\,I_{\mathrm{c}}$$
$$+ 1.06\,(\pm 0.23)\,I_{\mathrm{A}} + 0.43\,(\pm 0.29)\,I_{\mathrm{N}} + 5.44\,(\pm 0.47) \qquad (12\text{-}95)$$
$$n = 80,\ r^2 = 0.867,\ s = 0.378,\ \pi_{\mathrm{o}} = 1.15\,(\pm 2.2),$$
$$\Delta L\text{の理想値} = 5.70\,(\pm 0.70)$$

除外したデータ点:構造(**12-74**)系列のR=シクロヘキシル,
　　　　　　　　構造(**12-75**)系列のR=4-*tert*-ブチルベンジル

ここで,I_{c},I_{A}およびI_{N}はダミー変数である.ただし,I_{c}は,基本構造(**12-74**)に比べて,約70倍高い活性を示す同族体(**12-76**)に対して1を割り付ける.また,I_{A}は,構造(**12-74**)と構造(**12-75**)において,Rがα-ナフチル,$-C_6H_4\text{-}X$,$OC_6H_4\text{-}X$および$NHC_6H_4\text{-}X$のとき1を割り付ける.これらの芳香族置換基の存在は活性を高める.この効果は,Lによって説明されるが,その様式は不明である.一方,I_{N}は,(アルキル基が窒素へ結合していない)$NHC_6H_4\text{-}X$に対して1を割り付ける(3例のみ).すなわち,これらの置換基は,I_{N}とI_{A}で1回ずつ計2回,パラメトリゼーションの対象になる.なお,π_{o}は,$\log P_{\mathrm{o}}$に直すと約6.5に対応する.

　放物線モデルを用いても,ほぼ同じ適合度が得られる($r^2 = 0.861$, $s = 0.380$).しかし,双一次モデルを用いれば,式(12-92)のπの係数との比較が可能になる.今の場合,式(12-95)と式(12-92)における,πの係数の一致は良好である.このことは,同族体(**12-76**)を式(12-95)に含めることの妥当性を立証するものである.

　日本の研究者は,構造(**12-77**)に関しても検討を試みた.

12-77

たとえば，西村らは，イエバエのノックダウン力価 ($1/KD_{50}$) に関して，次の式(12-96)と式(12-97)を誘導した[118]。

$$\log 1/C = 0.57(\pm 0.60)\pi + 0.72(\pm 0.35)\Delta VW$$
$$-1.72(\pm 0.70)\log(\beta \cdot 10^{\Delta VW}+1) + 10.99(\pm 0.60) \quad (12\text{-}96)$$
$$n=19, r^2=0.836, s=0.367, \Delta VW の理想値 = -0.74(\pm 0.57)$$

除外したデータ点：構造(**12-77-c**)系列の X = 3-NO$_2$

$$\log 1/C = 3.81(\pm 1.7)\pi - 4.90(\pm 2.3)\log(\beta \cdot 10^\pi + 1)$$
$$-0.19(\pm 0.36)\Delta VW + 11.77 \quad (12\text{-}97)$$
$$n=19, r^2=0.803, s=0.408, \log P_o = -0.04(\pm 0.96)$$

除外したデータ点：構造(**12-77-c**)系列の X = 3-NO$_2$

π と ΔVW の間には，高い共線性が認められる ($r^2=0.79$)。そのため，式(12-96)と式(12-97)は，統計量 (r^2, s) に関してほとんど差がない。しかし，我々の知識に合致するのは，式(12-96)の方である。というのは，(π の係数が 3.81 になる) 式(12-97)は，どう考えても正しくない。すなわち，ノックダウンのQSARでは，π の係数は，式(12-96)に示した 0.57 でなければならない。もっとも，式(12-96)における π 項の信頼限界は少し大きすぎる。しかし，π の係数自体は，式(12-92)や式(12-95)のそれらとよく似ている。

小林らは，ザリガニの軸索に作用する10種のベンジルクリサンテメート類，9種のベンジルピレトレート類および9種の類似構造から成る化合物群に関して，次の式(12-98)と式(12-99)を誘導し，加えて，これらのQSARの比較を試みた[119]。

$$\log k_R = 0.66(\pm 0.29)\log P - 1.21(\pm 0.39)\log(\beta \cdot 10^{\log P}+1)$$
$$-3.26(\pm 1.1) \quad (12\text{-}98)$$
$$n=28, r^2=0.814, s=0.154, \log P_o = 4.67(\pm 0.26)$$

$$\log k_T = 0.62(\pm 0.28)\log P - 1.26(\pm 0.40)\log(\beta \cdot 10^{\log P}+1)$$
$$-3.13(\pm 1.1) \quad (12\text{-}99)$$
$$n=28, r^2=0.823, s=0.167, \log P_o = 4.70(\pm 0.28)$$

ここで，k_R と k_T は，それぞれ残余電流と尾部電流と呼ばれ，軸索内での2種のナトリウム電流の発生速度を表す。ただし，これらの終点の正確な生理学的意味は不明である。式(12-98)と式(12-99)の初期勾配は，致死活性に関する式(12-92)や式(12-95)のそれらと似ている。また，式(12-98)と式(12-99)の $\log P_o$ 値は，興味深いことに，式(12-94)に示した浸透速度における値に近い。

西村らは，イエバエに作用する構造(**12-78**)のMLDに関して，次の式(12-100)を誘導した[120]。

(1*R*)-シス型

12-78

$$\log 1/\text{MLD} = 0.91(\pm 0.29)\pi - 0.16(\pm 0.12)\Delta B_5 - 0.04(\pm 0.02)(\Delta L)^2$$
$$+ 0.68(\pm 0.39)I + 8.79(\pm 0.30) \quad (12\text{-}100)$$
$$n = 24, r^2 = 0.837, s = 0.357$$

ここで，I は，（ベンゼン環へ結合した）置換基 X に関連したダミー変数である。

式(12-100)においても，π の重要性は明らかである。ただし，その関係は，放物線的ではなく，線形的である。著者らは，4種の変数間に，かなりの共線性が認められることに気づいた。トランス型のエステル体もまた，同様のQSARを与える。なお，ΔB_5 は，誘導体の sterimol パラメータ B_5 と水素のそれとの差である。

松田らは，カデトリン酸のベンジルエステル類(**12-79**)について解析し，ノックダウン，殺虫および神経毒性におけるその疎水効果の役割は，互いに異なることを論証した[121]。

12-79

・イエバエに対する構造(**12-79**)のノックダウン効果（KD_{50}）

$$\log 1/C = 0.049(\pm 0.014)\Delta P + 0.19(\pm 0.14)\log P + 8.37(\pm 0.59) \quad (12\text{-}101)$$
$$n = 27, r^2 = 0.834, s = 0.291$$

・ゴキブリに対する構造(**12-79**)の致死効果（MLD）

$$\log 1/C = 0.027(\pm 0.01)\Delta P + 0.32(\pm 0.09)\log P + 6.24(\pm 0.40) \quad (12\text{-}102)$$
$$n = 27, r^2 = 0.885, s = 0.195$$

・ザリガニ軸索膜の脱分極速度に及ぼす構造(**12-79**)の効果

$$\log T_{1/2} = 0.25(\pm 0.11)\log P - 0.77(\pm 0.21)\log(\beta \cdot 10^{\log P} + 1)$$
$$- 1.46(\pm 0.44) \quad (12\text{-}103)$$
$$n = 25, r^2 = 0.780, s = 0.113, \log P_o = 4.47(\pm 0.19)$$

除外したデータ点：I と OC_6H_5

式(12-101)と式(12-102)において，ΔP は，ザリガニ軸索の静止膜電位と最大脱分極との差である。（ザリガニから得られた）このパラメータは，興味深いことに，イエバエやゴキブリに対するピレトロイド類の効果を相関づけるのにも役立つ。得られた結果は，式(12-92)や式(12-93)のそれらと似ている。すなわち，ノックダウン効果は疎水性（$\log P$ または π）にほとんど依存しないが，致死効果は疎水性と関連がある。

式(12-103)によれば，ザリガニ軸索膜の脱分極速度は，$\log P$ に強く依存する。また，式(12-103)の相関はあまり良くない。しかし，その $\log P_o$ は，式(12-98)や式(12-99)で見出された値とほぼ一致する。このことは，ノックダウンのような徴候の発生速度が，最終的な力価ではなく，神経に対する各種効果の発生速度と密接に関連することを示唆する。

西村らは，ザリガニ軸索に及ぼす 3-X-ベンジルクリサンテメート類とピレトレート類の効果

に関して，次の式(12-104)を誘導した[122]。

$$\log\tau = 0.48(\pm 0.24)\Delta B_5 - 0.053(\pm 0.04)(\Delta B_5)^2 - 0.14(\pm 0.07)\Delta L \\ + 1.47(\pm 0.23)I + 1.17(\pm 0.24) \quad (12\text{-}104)$$

$$n = 49, r^2 = 0.869, s = 0.284$$

ここで，ΔB_5とΔLは，(水素を0としたときの) 相対的なsterimolパラメータである。また，Iはダミー変数で，フェニル環を含んだ置換基に対して1を割り付ける。τは，ナトリウム尾部電流の減衰に関する時間定数である。ところで，式(12-99)では，従属変数は，神経電流の発生速度であった。一方，式(12-104)では，従属変数は，ナトリウムチャンネル開放時間の増加である。また，式(12-99)は疎水項を含むのに対し，式(12-104)は疎水項を含んでいない。著者らによれば，式(12-104)で用いた変数と$\log P$との間には，共線性が認められるという。

ピレトロイド類に関しては，これまでに注意深い研究が多数行われてきた。しかし，毒性の作用機構や，毒性と構造変化との関連については，ほとんど何も分かっていない。これまでに得られた結果によれば，QSARは，きわめて複雑な構造へも適用可能である。ピレトロイド類のノックダウン作用と致死作用に関する構造活性相関は，これらの2種の生物学的終点の機構に，基本的な違いがあることが強く示唆する。

12.3.4 幼若ホルモン様化合物

Henrickは，幼若ホルモン様化合物の開発の歴史について総説を試みた[123]。幼若ホルモン (JH) の存在は，1930年代にWigglesworthによって確立された。また，最初のホルモン(**12-80**)は，Röllerによってアカスジシンジュサンから単離された。それ以降，他の化合物(**12-81**)も次々に単離され，構造的な必要条件が明らかにされた。

12-80　　　　　**12-81**

幼若ホルモンは，幼虫やさなぎの発生に必要である。また，幼虫が変態を行う際には，幼若ホルモンの濃度は低下する。それゆえ，幼若ホルモン様化合物は，(脊椎動物にとって無害な化学物質による) 害虫防除への独自のアプローチを提示する。Henrickらが収集した広範なデータに基づき[124]，中山らは次の式(12-105)を誘導した[125]。

・構造(**12-81**)によるネッタイシマカ幼虫の50%阻害 (mM)

$$\log 1/C = 1.90(\pm 1.1)\log P - 0.14(\pm 0.09)(\log P)^2 + 3.65(\pm 1.37)L_x \\ - 0.35(\pm 0.10)(L_x)^2 + 1.08(\pm 1.12)D - 0.06(\pm 0.06)D^2 \\ + 0.57(\pm 0.25)B_x - 0.71(\pm 0.41)I_N + 0.86(\pm 0.35)I_{OR} \quad (12\text{-}105) \\ - 1.39(\pm 0.65)I_{br} - 0.65(\pm 0.37)I_{(-)} - 16.35(\pm 5.2)$$

$$n = 85, r^2 = 0.79, s = 0.53$$

ここで，L_Xは，Xの長さに関するsterimolパラメータである。一方，Dは，分子全体の長さを表

す。また，B_Xは，エステル類におけるXのα位置換基に関する立体パラメータで，I_{br}，I_NおよびI_{OR}はダミー変数である。ただし，I_{br}は，（X鎖が枝分かれした）ケトン類に対して1を割り付ける。また，I_Nは，アミド類（X＝N＜）に対して1を割り付け，I_{OR}は，Yがヒドロキシ基またはアルコキシ基のとき1を割り付ける。化合物は，純粋な異性体のこともあれば，dl混合物のこともある。この事実を説明するため，$I_{(-)}$なるダミー変数を導入し，$R_{(-)}$体に対して1，dl混合物に対して0をそれぞれ割り付けた。

構造の変動が大きいため，式(12-105)はきわめて複雑である。幼虫のQSARに関する我々の経験によれば，重要な役割を演じるのは疎水性である。なお，式(12-105)の場合，その依存性は放物線的である。

他のQSARと比較するため，式(12-105)からデータ点を10個除外し，次の式(12-106)を得た。

$$\begin{aligned}\log 1/C =\ & 1.16(\pm 0.71)\log P - 1.04(\pm 0.81)\log(\beta \cdot 10^{\log P} + 1) \\ & + 0.42(\pm 0.25)B_x - 0.57(\pm 0.41)I_N - 1.18(\pm 0.63)I_{br} \\ & + 0.96(\pm 0.27)I_{OR} - 0.91(\pm 0.31)I_{(-)} - 1.78(\pm 3.2) \\ & n = 75,\ r^2 = 0.746,\ s = 0.522 \end{aligned} \quad (12\text{-}106)$$

式(12-105)から，L_x，$(L_x)^2$，DおよびD^2の4項を省いたため，式(12-106)は，式(12-105)に比べて，いくぶん簡単になっている。式(12-106)における$\log P$の初期勾配（h）はほぼ1である。この事実は，式(6-23)や式(6-82)と同様，幼虫に作用する中性型化合物に対して期待された結果と一致する。ほとんどがイオン型で存在する安息香酸類では，hの値はもっと小さい。なお，式(12-106)では，阻害活性は，放物線的に減少せず，むしろ横ばい状態を維持する。相関係数と標準偏差を見る限り，式(12-106)はさらに詳細な解析を必要とする。

12.4 まとめ

除草剤は，正しくは成長調節物質と呼ばれる。除草剤としてのフェノキシ酢酸類は，QSAR研究の出発点となった。興味深いことに，最良のQSAR研究のいくつかは，この領域において行われた。成功の多くは，京都大学の藤田稔夫のグループによるものである。成功を収められたのは，医薬品研究で使われる動物試験に比べて，昆虫や雑草に対する試験の方が安価であり，しかも最終生成物の構造が比較的簡単であることに，その主な原因がある。にもかかわらず，本章の事例は，QSAR研究の中心を構成している。特に興味深いのは，立体問題の解釈において，sterimolパラメータの有用性が多くの事例で証明されたことである。また，耐性の低い系統の追求は，疎水因子と立体因子との間に横たわる共線性の問題を明らかにした。最大限の洞察を得るには，化学修飾の最も初期の段階から，この共線性の問題を考慮すべきである。

本書における他の事例と同様，双一次モデルは，放物線モデルに比べて，良好な結果を与えた。しかし，曲線の右側を正しく定義するには，さらに広範な$\log P$値やπ値が必要である。

引用文献

1. Hansch, C.; Muir, R. M. *Plant Physiol.* **1950**, *25*, 389.
2. Muir, R. M.; Hansch, C. *Ann. Rev. Plant Physiol.* **1955**, *6*, 157.
3. Veldstra, H. *Ann. Rev. Plant Physiol.* **1953**, *4*, 151.
4. Hansch, C. *Acc. Chem. Res.* **1969**, *2*, 232.
5. Hansch, C.; Maloney, P. P.; Fujita, T.; Muir, R. M. *Nature (London)* **1962**, *194*, 178.
6. Hansch, C.; Fujita, T. *J. Am. Chem. Soc.* **1964**, *86*, 1616.
7. Fujita, T.; Iwasa, J.; Hansch, C. *J. Am. Chem. Soc.* **1964**, *86*, 5175.
8. Hansch, C.; Muir, R. M.; Fujita, T.; Maloney, P. P.; Geiger, G. F.; Streich, M. *J. Am. Chem. Soc.* **1963**, *85*, 2817.
9. Fukui, K.; Nagata, C.; Yonezawa, T. *J. Am. Chem. Soc.* **1958**, *80*, 2267.
10. Verloop, A. *Philos. Trans. R. Soc. London, Ser. B* **1981**, *295*, 45.
11. Muir, R. M.; Hansch, C. *Nature (London)* **1961**, *190*, 741.
12. Muir, R. M.; Fujita, T.; Hansch, C., unpublished results.
13. Muir, R. M.; Fujita, T.; Hansch, C. *Plant Physiol.* **1967**, *42*, 1519.
14. Lee, R. B. *J. Exp. Bot.* **1977**, *28*, 578.
15. Sparatore, F.; Grieco, C.; Silipo, C.; Vittoria, A. *Farmaco Ed. Sci.* **1979**, *34*, 11.
16. Napier, R. M.; Venis, M. A. *Trends in Biochemical Sciences* **1991**, *16*, 72.
17. Draber, W. In *Rational Approaches to Structure, Activity and Ecotoxicology of Agrochemicals*; Draber, W.; Fujita, T., Eds.; CRC: Boca Raton, FL, 1992; p 278.
18. Hill, R. *Proc. R. Soc. Ser. B* **1939**, *127*, 192.
19. Wessels, J. C. S.; Havinga, E. *Rec. Trav. Chim.* **1952**, *71*, 809.
20. Wessels, J. C. S.; van der Veen, R. *Biochim. Biophys. Acta* **1956**, *19*, 548.
21. Kakkis, E.; Palmire, V. C., Jr.; Strong, C. D.; Bertsch, W.; Hansch, C.; Schirmer, U. *J. Agric. Food Chem.* **1984**, *32*, 133.
22. Izawa, S.; Good, N. E. *Biochim. Biophys. Acta* **1965**, *102*, 20.
23. Velthuys, B. R.; Amesz, J. *Biochim. Biophys. Acta* **1974**, *333*, 85.
24. Gardner, G. *Science (Washington, DC)* **1981**, *211*, 937.
25. Mattoo, A. K.; Pick, U.; Hoffman-Falk, H.; Edelman, M. *Proc. Natl. Acad. Sci. U.S.A.* **1981**, *78*, 1572.
26. Dodge, A. D. *Progress in Pesticide Biochemistry and Toxicology*; Hutson, D. H.; Roberts, T. R., Eds.; Wiley: New York, 1983; Vol. 3, p 163.
27. Hansch, C.; Deutsch, E. W. *Biochim. Biophys. Acta* **1966**, *112*, 381.
28. Brown, B. T.; Phillips, J. N.; Rattigan, B. M. *J. Agric. Food Chem.* **1981**, *29*, 719.
29. Takemoto, I.; Yoshida, R.; Sumida, S.; Kamoshita, K. *Pestic. Biochem. Physiol.* **1985**, *23*, 341.
30. Hansch, C. *Prog. Photosynth. Res. Proc. Int. Congr.* **1969**, *3*, 1685.
31. Cross, B.; Hoffman, P. P.; Santora, G. T.; Spatz, D. M.; Templeton, A. R. *J. Agric. Food Chem.* **1983**, *31*, 260.
32. Briggs, G. G.; Bromilow, R. H.; Evans, A. A. *Pestic. Sci.* **1982**, *13*, 495.
33. Cross, B.; Ladner, D. W. In *Rational Approaches to Structure, Activity and Ecotoxicology of Agrochemicals*; Draber, W.; Fujita, T., Eds.; CRC: Boca Raton, FL, 1992; p 331.
34. Hansch, C.; Björkoth, J. B.; Leo, A. *J. Pharm. Sci.* **1987**, *76*, 663.

35. Camilleri, P.; Bowyer, J. R.; Gilkerson, T.; Odell, B.; Weaver, R. C. *J. Agric. Food Chem.* **1987**, *35*, 479.
36. Leo, A. *J. Chem. Soc. Perkin Trans. 2* **1983**, 825.
37. Fujita, T. In *QSAR and Strategies in the Design of Bioactive Compounds*; Seyed, J. K., Ed.; VCH: Weinheim, Germany, 1984; p 207.
38. Takemoto, I.; Yoshida, R.; Sumida, S.; Kamoshita, K. *J. Pestic. Sci.* **1984**, *9*, 517.
39. Camilleri, P.; Kerr, M. W.; Newtone, T. W.; Bowyer, J. R.; Lewis, R. J. *J. Agric. Food Chem.* **1989**, *37*, 196.
40. Camilleri, P.; Barker, M. D.; Kerr, M. W.; Whitehouse, M. K.; Bowyer, J. R.; Lewis, R. J. *J. Agric. Food Chem.* **1989**, *37*, 1509.
41. Burgnoni, G. P.; Moser, P.; Trebst, A. *Z. Naturforsch. C* **1979**, *34*, 1028.
42. Huppatz, J. L.; McFadden, H. G.; McCaffery, L. F. *Z. Naturforsch. C* **1990**, *45*, 336.
43. Mitsutake, K.; Iwamura, H.; Shimizu, R.; Fujita, T. *J. Agric. Food Chem.* **1986**, *34*, 725.
44. Shimizu, R.; Iwamura, H.; Fujita, T. *J. Agric. Food Chem.* **1988**, *36*, 1276.
45. Grieco, C.; Silipo, C.; Vittoria, A. *Farmaco Ed. Sci.* **1976**, *31*, 917.
46. Trebst, A. *Z. Naturforsch. C* **1987**, *42*, 742.
47. Durner, J.; Thiel, A.; Böger, P. *Z. Naturforsch. C* **1986**, *41*, 881.
48. Shigematsu, Y.; Sato, F.; Yamada, Y. *Pestic. Biochem. Physiol.* **1989**, *35*, 33.
49. Fujinami, A.; Mine, A.; Fujita, T. *Agric. Biol. Chem.* **1974**, *38*, 1399.
50. Fujinami, A.; Satomi, T.; Mine, A.; Fujita, T. *Pestic. Biochem. Physiol.* **1976**, *6*, 287.
51. Nakamura, A.; Ikeda, O.; Segawa, H.; Takeuchi, Y.; Takematsu, T. *Agric. Biol. Chem.* **1983**, *47*, 2923.
52. Pratesi, P.; Caliendo, G.; Silipo, C.; Vittoria, A. *Quant. Struct.-Act. Relat.* **1992**, *11*, 1.
53. Fujita, T. In *Drug Design: Fact or Fantasy?* Jolles, G.; Wooldrige, K. R. H., Eds.; Academic: New York, 1984; p 19.
54. Draber, W. *Z. Naturforsch. C* **1987**, *42*, 713.
55. Kirino, O.; Oshita, H.; Oishi, T.; Kato, T. *Agric. Biol. Chem.* **1980**, *44*, 31.
56. Kirino, O.; Hashimoto, S.; Furuzawa, K.; Takayama, C.; Ohshio, H. *J. Pestic. Sci.* **1983**, *8*, 315.
57. Kirino, O.; Furuzawa, K.; Takayama, C.; Matsumoto, H.; Mine, A. *J. Pestic. Sci.* **1983**, *8*, 309.
58. Kirino, O.; Furuzawa, K.; Takayama, C.; Mizutani, T. *J. Pestic. Sci.* **1984**, *9*, 345.
59. Watanabe, K.; Takimoto, A.; Iwamura, H.; Fujita, T. *Plant Cell Physiol.* **1983**, *24*, 889.
60. Ohta, H.; Jikihara, T.; Wakabayashi, K.; Fujita, T. *Pestic. Biochem. Physiol.* **1980**, *14*, 153.
61. Briggs, G. G.; Bromilow, R. H.; Evans, A. A. *Pestic. Sci.* **1982**, *13*, 495.
62. Hussain, M.; Fukuto, T. R.; Reynolds, H. T. *J. Agric. Food Chem.* **1974**, *22*, 225.
63. Andrea, T. A.; Artz, S. P.; Ray, T. B.; Pasteris, R. J. In *Rational Approaches to Structure, Activity and Ecotoxicology of Agrochemicals*; Draber, W.; Fujita, T., Eds.; CRC: Boca Raton, FL, 1992; p 373.
64. Magee, P. S. In *Quantitative Structure-Activity Relationships of Drugs*; Topliss, J. G., Ed.; Academic: New York, 1983; p 393.
65. Lange, W.; Krueger, B. *Chem. Ber.* **1932**, *65*, 1598.
66. Saunders, B. C. *Some Aspects of the Chemistry and Toxic Action of Organic Compounds Containing Phosphorus and Fluorine*; Cambridge: Cambridge, United Kingdom, 1957.

67. Schrader, G. *Die Entwicklung Neuer Insektizider Phosphorsäure-Ester*, 3rd ed.; Verlag Chemie: Weinheim, Germany, 1963.
68. Tripathi, R. K.; O'Brien, R. D. *Pestic. Sci.* **1973**, *2*, 418.
69. Kolbezen, M. J.; Metcalf, R. L.; Fukuto, T. R. *J. Agric. Food Chem.* **1954**, *2*, 864.
70. Fukuto, T. R.; Metcalf, R. L. *J. Agric. Food Chem.* **1956**, *4*, 930.
71. Metcalf, R. L.; Fukuto, T. R. *J. Econ. Entomol.* **1962**, *55*, 340.
72. Hansch, C. *J. Org. Chem.* **1970**, *35*, 620.
73. Hansch, C.; Fujita, T. *J. Am. Chem. Soc.* **1964**, *86*, 1616.
74. Fukuto, T. R.; Metcalf, R. L. *J. Am. Chem. Soc.* **1959**, *81*, 372.
75. Fukuto, T. R.; Metcalf, R. L.; Winton, M. Y.; March, R. B. *J. Econ. Entomol.* **1963**, *56*, 808.
76. Fukuto, T. R.; Metcalf, R. L.; Winton, M. Y. *J. Econ. Entomol.* **1961**, *54*, 955.
77. Relimpio, A. M. *Gen. Pharmacol.* **1978**, *9*, 49.
78. Kamoshita, K.; Fujita, T., unpublished results.
79. Goldblum, A.; Yoshimoto, M.; Hansch, C. *J. Agric. Food Chem.* **1981**, *29*, 277.
80. Jentzsch, R.; Schneider, P.; Fischer, G. W. *J. Prakt. Chem.* **1977**, *319*, 862.
81. Aldridge, W. N.; Davison, A. N. *Biochem. J.* **1952**, *51*, 62.
82. Osborne, D. W. *J. Org. Chem.* **1965**, *29*, 3570.
83. Nishioka, T.; Fujita, T.; Kamoshita, K.; Nakajima, M. *Pestic. Biochem. Physiol.* **1977**, *7*, 107.
84. Kamoshita, K.; Ohno, I.; Fujita, T.; Nishioka, T.; Nakajima, M. *Pestic. Biochem. Physiol.* **1979**, *11*, 83.
85. Kamoshita, K.; Ohno, I.; Kasamatsu, K.; Fujita, T.; Nakajima, M. *Pestic. Biochem. Physiol.* **1979**, *11*, 104.
86. Darlington, W. A.; Partos, R. D.; Ratts, K. W. *Toxicol. Appl. Pharmacol.* **1971**, *18*, 542.
87. Steurbaut, W.; Dejonckheere, W.; Kips, R. H. In *Crop Protection Agents*; McFarlane, N. R., Ed.; Academic: New York, 1977; p 79.
88. Gandhe, B. R.; Prasad, P. R.; Danikel, R. K.; Shinde, S. K.; Srivastara, R. K.; Batra, B. S.; Rao, K. M. *Pestic. Sci.* **1990**, *29*, 379.
89. O'Brien, R. D. *Insecticides*; Academic: New York, 1967; p 262.
90. Magee, P. S. In *Insecticide Mode of Action*; Coats, J. R. Ed.; Academic: New York, 1982; p 71, 101.
91. Ohkawa, H. In *Insecticide Mode of Action*; Coats, J. R., Ed.; Academic: New York, 1982; p 163.
92. Metcalf, R. L. *J. Agric. Food Chem.* **1973**, *21*, 511.
93. Fukuto, T. R.; Keadtisuke, S. In *Rational Approaches to Structure, Activity and Ecotoxicology of Agrochemicals*; Draber, W.; Fujita, T., Eds.; CRC: Boca Raton, FL, 1992; p 163.
94. Cutkamp, L. K.; Koch, R. B.; Desaiah, D. In *Insecticides Mode of Action*; Coats, J. R., Ed.; Academic: New York, 1982; p 45.
95. Fahmy, M. A. H.; Fukuto, T. R.; Metcalf, R. L.; Holmstead, R. L. *J. Agric. Food Chem.* **1973**, *21*, 585.
96. Nishimura, K.; Hirayama, K.; Kobayashi, T.; Fujita, T.; Holan, G. *Pestic. Biochem. Physiol.* **1986**, *25*, 153.
97. Goodford, P. J.; Hudson, A. T.; Sheppy, G. C.; Wooton, R.; Black, M. H.; Sutherland, G. J.; Wickham, J. C. *J. Med. Chem.* **1976**, *19*, 1239.

98. Thomas, M. V. *J. Exp. Biol.* **1976**, *64*, 101.
99. Holan, G. *Nature (London)* **1969**, *221*, 1025.
100. Holan, G. *Nature (London)* **1971**, *232*, 644.
101. Hansch, C. *J. Med. Chem.* **1968**, *11*, 920.
102. Wilkinson, C. F. *J. Agric. Food Chem.* **1967**, *15*, 139.
103. Williams, G. H. *Chem. Ind. (London)* **1961**, 1286.
104. Unger, S. H.; Hansch, C. *Prog. Phys. Org. Chem.* **1976**, *12*, 91.
105. Desmarchelier, J. M.; Fukuto, T. R. *J. Econ. Entomol.* **1974**, *67*, 153.
106. Kiso, M.; Fujita, T.; Kurihara, N.; Uchida, M.; Tanaka, K.; Nakajima, M. *Pestic. Biochem. Physiol.* **1978**, *8*, 33.
107. Hansch, C. In *Drug Design*; Ariëns, E. J., Ed.; Academic: New York, 1971; Vol. 1, p 312.
108. Casida, J. E. *Biochem. J.* **1958**, *59*, 216.
109. Fuchs, R. A.; Schröder, R. In *Chemistry of Pesticides*; Büchel, K. H., Ed.; Wiley Interscience: New York, 1983; p 9.
110. Elliot, M.; Janes, N. F. In *Pyrethrum: The Natural Insecticide*; Casida, J. E., Ed.; Academic: New York, 1973; p 90.
111. Ohno, N.; Fujimoto, K.; Okuno, Y.; Mizutani, T.; Hirano, M.; Itaya, N.; Yoshioka, H. *Agric. Biol. Chem.* **1974**, *38*, 881.
112. Ford, M. G. *Pestic. Sci.* **1979**, *10*, 39.
113. Hatakoshi, M.; Matsuo, N.; Nakayama, I. *J. Pestic. Sci.* **1983**, *8*, 111.
114. Hatakoshi, M.; Takayama, C.; Matsuo, N.; Nakayama, I.; Kirino, O. *J. Pestic. Sci.* **1985**, *10*, 179.
115. Nishimura, K.; Okajima, N.; Fujita, T.; Nakajima, M. *Pestic. Biochem. Physiol.* **1982**, *18*, 341.
116. Briggs, G. G.; Elliot, M.; Farnham, A. W.; Janes, N. F. *Pestic. Sci.* **1974**, *5*, 643.
117. Yang, H.; Nishimura, N.; Nishimura, K.; Kuroda, S.; Fujita, T. *Pestic. Biochem. Physiol.* **1987**, *29*, 217.
118. Nishimura, K.; Kitahaba, T.; Ikemoto, Y.; Fujita, T. *Pestic. Biochem. Physiol.* **1988**, *31*, 155.
119. Kobayashi, T.; Nishimura, K.; Fujita, T. *Pestic. Biochem. Physiol.* **1988**, *30*, 251.
120. Nishimura, K.; Kurogochi, N.; Fujita, T. *Pestic. Biochem. Physiol.* **1990**, *37*, 41.
121. Matsuda, K.; Hamada, M.; Nishimura, K.; Fujita, T. *Pestic. Biochem. Physiol.* **1990**, *37*, 200.
122. Nishimura, K.; Kobayashi, T.; Fujita, T. *Pestic. Biochem. Physiol.* **1991**, *40*, 99.
123. Henrick, C. A. In *Insecticide Mode of Action*; Coats, J. R., Ed.; Academic: New York, 1982; p 315.
124. Henrick, C. A.; Willy, W. E.; Staal, G. B. *J. Agric. Food Chem.* **1976**, *24*, 207.
125. Nakayama, A.; Iwamura, H.; Fujita, T. *J. Med. Chem.* **1984**, *27*, 1493.

第 13 章　生物活性化合物の設計に関するノート

13.1　序論

　薬物設計（drug design）は，太古の昔から我々と共にある．いつの時代の人も，自分達は根本的な解答を持ち合わせていると考えていた．古代エジプトでは，眼炎の治療に，キプロス草，酸化銅，鉱油，オリックスの糞およびガゼルの糞が用いられていた[1]．これらの治療薬は，当時の薬物設計の水準を示している．当時でも，糖衣の重要性は認識されており，キプロス草はそのために使用された．また，鉱油は鎮静効果をもたらすと考えられた．この処方における有効成分は，おそらく，酸化銅に含まれる易溶性の銅塩で，それが抗微生物作用を示したのであろう．また，糞は悪霊を追い払うのに必要であった．

　薬物設計の考え方は，古代エジプト時代から 19 世紀末に至るまで，あまり変化していない．キニーネ，モルヒネおよびジギタリスといった重要な薬物は，いずれも天然物の試行錯誤的検証を通じて発見された．新薬発見のペースが加速され始めたのは，有機化学が勃興し，Pasteur が微生物を発見してからである．Ehrlich が 600 種を越える候補分子を薬理試験にかけ，駆梅薬アルスフェナミンを発表したのは，20 世紀初めのことである．この発表は，新しい時代における薬物研究の先駆けとなった．もっとも，このような研究は，忍耐を要する地道な努力を必要とし，我々はそのような状態から最近やっと脱皮し始めたにすぎない．現在用いられる薬物のほとんどは，無数の天然物や合成化合物のスクリーニングによって発見された．このようなスクリーニングによって発見されたリード化合物は，系統的に化学修飾を施され，最終生成物へと誘導される．最近の 50 年間で大きく変化したのは，系統的に化学修飾を行う過程である．この変化を可能にしたのは，本書で取り上げた物理有機化学や多変量解析の手法，およびさまざまなコンピュータ援用手法である．Emil Fischer の「鍵と鍵穴の理論」の時代から，創薬化学者は，リガンド－受容体相互作用における立体因子の重要性に気づいていた．しかし，合成された誘導体の電子的性質や疎水的性質の役割を真剣に考えるようになったのは，まだほんの 50 年ほど前からである．実際，このような性質の考察は，コンピュータが出現するまで不可能であった．置換基の電子的，立体的および疎水的性質が，化合物の生物活性に影響を及ぼしているか否かの判断は，回帰分析的手法の助けを必要とする．実際には，水素結合などの性質も重要で，それらも併せて考慮される．このことは，リード化合物の化学修飾の問題に新しい論理を導入することになった．

　サルファ剤は，葉酸シンテターゼを阻害することにより，その効果を発現する．この発見は，

作用機構に基づいた薬物開発の方法論を切り開くことになった。第11章で説明した通り，p-アミノ安息香酸（PABA）は，細菌にとって必須の栄養素であり，細菌は，それを利用して葉酸を合成する（11.3.4節参照）。一方，動物は食物からPABAを摂取する。しかし，その取込みが妨げられても，危害がヒトに及ぶことはない。すなわち，有害生物（標的生物）にとって不可欠な酵素であっても，宿主にとってはそうでない場合，その酵素に関する詳しい知識は，薬物設計への道を大きく押し広げた。第二次世界大戦後の生化学の急速な進歩とX線結晶学の発展により，化学者の努力は，三次元（3-D）構造と機能が，多少なりとも解明された標的へと向かい始めている。また，1980年代に入ると，スーパーコンピュータの到来に伴い，（構造既知の受容体へリガンド分子を当てはめる）分子モデリングの研究に，量子化学や分子力学の手法が適用されるようになった。生化学，分子生物学および計算技術の著しい発展は，一部の研究者の間に，それらを組み合わせれば何でもできるという，陶酔にも似た雰囲気を作り出した。実際，現在の我々は，受容体の機能や構造に関する知識に基づき，新薬を*de novo*設計することも不可能ではない。もっとも，その可能性は，B.R. Baker, Hitchings, Elionらの研究により，1950年代にはすでに分かっていた。

　たとえば，Bakerは，酵素の基質に関する知識から出発し，きわめて有効な阻害薬が開発された事例を多数提示した[2]。QSARはそれらの結果の一般化に役立った[3,4]。また，その後行われた分子モデリング研究によれば，酵素のQSARは，実際の3-D構造と高い相関を示した[5]。

　しかし，受容体の知識だけに基づいて，薬物の設計は本当に可能なのか。薬物設計の現状を紹介したKuntzによれば，答えは「否」であり[6]，我々もこの見解に同意する。現在の計算手法は，完全とはとても言いがたい。また，第8章でも述べた通り，薬物は多くの副反応を伴う。そのため，薬物の開発は，人間の努力目標の中でも，最も複雑なものに属する。しかも，製薬会社は，さまざまな慢性疾患の治療薬開発に対する社会的要請に応える義務がある。薬物やその代謝物がもたらす副作用の中には，いまだ解明されていないものも多い。化学者には，このような問題に対して，臆せず立ち向かう姿勢が要求される。これらの副作用は，時として，動物実験では観察されないこともある。また，式(8-43)や式(8-44)でも指摘したように，ヒトの薬物代謝能力は，人によって異なる。これは，安全な薬物を合理的に設計する際，常に立ちはだかる問題である。最も興味ある一例は，抗高血圧症薬のデブリソキンの代謝である。一部の愛煙家は，この薬物をきわめて代謝しやすいため，そうでない人に比べて，肺癌に罹りやすい[7,8]。個体の薬物代謝能力は，投与後8時間の時点で尿中に排泄されるデブリソキンとその代謝物，4-ヒドロキシデブリソキンのモル比で特性づけられる。有機化合物を代謝する能力に関して，個体差があることを示す事例は，文献中に多数見出される。このことは，薬物の安全性表示における問題点を浮かび上がらせた。

　代謝に由来する副反応以外にも，薬物は有害な副反応を多数引き起こす。これらの副反応は，膜や受容体との間の意図しない相互作用によって生じる。我々は，薬物設計を合理的に行いたいと考える。しかし，薬物設計での「設計」という言葉のもつ意味は，たとえば，建築物を設計する場合とは，自ずから異なる。そのため，長期間の努力と何百億ドルもの出費にもかかわらず，

満足な薬物が創製できないといった例は枚挙に暇がない。癌化学療法の進歩がきわめて遅いのは，正にこのことを立証している。

13.2 生物学的等価性

より強力かつ選択性の高い類似体を探索する際，よく利用されるのは生物学的等価性（bioisosterism）の概念である。Mitscherの調査によれば，1981年から1987年までの間に，*Journal of Medicinal Chemistry*には，薬物設計に関連した論文が1846件掲載されたが，そのうち269件は，生物学的等価性の概念を用いた研究であった[9]。年度別の分布状況は，表13-1に示した通りである。この調査結果に基づき，Mitscherは，次のことを指摘した。「生物学的等価性は，古典的な創薬化学で利用される概念のうちで，最も人気があり，かつ成功率の高いものの一つである。それは，履き慣れた靴のもつ快適さと親しみを備える。しかし，（最近開発され，広く利用されるようになった）コンピュータ援用手法のような魅力はない。そのため，討論の際，参加者が生物学的等価性に対して示す熱狂の度合いは，コンピュータ援用手法に対する関心に比べて明らかに低い。にもかかわらず，創薬化学者がいったん神聖な研究室へ引きこもったとき，生物学的等価性の概念は，現在もなお最も広く利用され続けている機能的戦略の一つである」。

7年間にわたるMitcherの調査によれば，薬物設計の分野では，生物学的等価性に着目した研究は269件と最も多く，それに続くのは，酵素を受容体とする研究（180件）と代謝を扱った研究（129件）であった。

生物学的等価性の実例としてしばしば引用されるのは，ベンゼン，チオフェンおよびピリジンの間のそれである[10]。これらの分子は，表13-2に示した物理化学的性質を備える。ここで，σ_xは，（CHをゼロとしたときの）CH，SおよびNの誘起効果を表す。表によれば，ベンゼンとチオフェンは，4種のパラメータのすべてに関して，よく似た性質を示す。しかし，ピリジンは，他の2種の化合物とは明らかに異なり，はるかに親水性が高く，かつ強い電子求引性元素を含んでいる。ピリジンがベンゼンやチオフェンと生物学的に等価であるのは，分子のかさ高さ（MR）が重要な場合に限られる。等価性（isosterism）の概念は，1919年，Langmuirによって初めて導入された[11]。彼は，周期表の縦方向に並んだ元素に見られる化学的類似性が，よく似た価電子

表13-1 1981年から1987年までに*Journal of Medicinal Chemistry*へ投稿された論文のうち，薬物設計に生物学的等価性の概念を利用した論文の割合

年	生物学的等価性を利用した論文の数／薬物設計に関する論文の数	%
1981	24/230	10.4
1982	26/170	15.3
1983	29/179	16.2
1984	46/216	21.3
1985	48/270	17.8
1986	44/450	9.8
1987	52/331	15.7

表 13-2　一般に認知された 3 種の生物学的等価体の性質の比較

パラメータ	ベンゼン	チオフェン	ピリジン
log P	2.13	1.81	0.65
0.1MR	2.70	2.50	2.48
σ_x	0.00	0.12	0.70
沸点(℃)	80	84	115

表 13-3　化合物(13-1)と化合物(13-2)に対する置換基定数

置換基	σ_m	π	0.1MR
OH(13-1)	0.12	−0.67	0.29
NHSO$_2$CH$_3$(13-2)	0.20	−1.18	1.82
CH$_2$OCH$_3$	0.02	−0.78	1.21

配置に由来することを指摘した。この概念は，薬物活性の問題へと修正・拡張され，1951 年，Friedmanによって生物学的等価性と命名された[12]。その後，Burger[10]，Thornber[13] および Allen[14] は，生物学的に等価な分子や部分構造の実例を多数提示した。生物学的等価性の概念は，構造的にさらに多様化したため，「非古典的な生物学的等価性」なる用語が使われることもある。現在では，生物学的等価性という術語は，電子構造だけでなく，同じ生物試験で同様の活性を示す物質を指すところにまで拡張解釈されている[15]。

　（分子や置換基の性質を特性づける）置換基定数が多数開発されたため，生物学的等価分子の議論では，電子因子のみならず，立体因子や疎水因子も考慮されることが多い[15,16]。生体系で使われる物理化学的パラメータがすべて同じ場合，「等尺的な生物学的等価性（isometric bioisosterism）」なる用語も使用される[16]。Thornberは，この等尺的な生物学的等価性の一例として，化合物(13-1)と化合物(13-2)による β-アドレナリン作動性効果を挙げた[13]。Thornberによれば，この結果は，これらの化合物がよく似た pK_a を持つことに由来する。

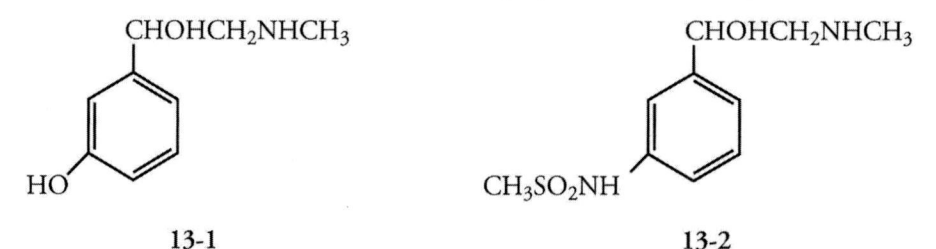

2 種のメタ置換基の置換基定数に関して，さらに詳細な比較が試みられた（表 13-3 参照）。

　CHOHCH$_2$NHCH$_3$ 基は，構造(13-1)と構造(13-2)に共通して存在する。したがって，アミノ基の pK_a 値は，よく似た値を示すはずである。また，σ_m 値ほど一致はよくないが，構造(13-1)の OH と構造(13-2)の NHSO$_2$CH$_3$ は，いずれも π 値が負で，きわめて親水性が高い。しかし，モル屈折（MR）に関しては，OH と NHSO$_2$CH$_3$ は，値が大きく異なる。このことは，2 種の置換基のかさ高さがまったく異なることを示唆する。すなわち，メタ置換基のかさ高さは，生物学的等価性にとって重要な因子とは考えられない。

　一方，OH と NHSO$_2$CH$_3$ は，いずれも水素結合の供与体または受容体として機能する。すなわ

ち，生物学的等価性は，この因子に依存する可能性が高い。もし水素結合の供与が重要でないならば，まったく異なるタイプの置換基，たとえばCH_2OCH_3もまた，生物学的に等価になるはずである。この置換基は，πとMRに関しては，他の置換基（OH，$NHSO_2CH_3$）の中間にあるが，σに関しては，他の置換基とほぼ同様の傾向を示す。ただし，この置換基の場合，重要なのは，（全疎水性に依存する）ミクロソームでの脱メチル化の問題である。

ここで，もう一つ，教唆に富む事例を紹介してみたい。それは，殺虫剤として市販される構造(**13-3**)と構造(**13-4**)である。

フェンバレレート
13-3

ペイオフ
13-4

これらの化合物は，いずれも特許品で，ほぼ同じ殺虫作用を示す。ただし，開発した会社は異なる。化合物間の唯一の違いは，左側のフェニル環に結合した置換基である。すなわち，一方の置換基（Cl）は，単一の元素からなるのに対し，もう一方の置換基（F_2CHO）は，4種の元素から構成される。しかし，表13-4によれば，これらの置換基は，パラメータ空間では，互いによく似た位置を占める。

次に問題となるのは，水素結合が殺虫剤の活性に関与するか否かである。綿密な研究によれば，水素結合の受容体または供与体としてのF_2CHOの性質は，Clのそれとほぼ同じである[17]。

ペイオフ（フルシトリネート）は，フェンバレレートが市場に出回った後も，特許権で長く保護されていた。ペイオフに対する特許の認可に際し，従来の有機化学は大きな役割を演じた。

生物学的等価性には，ほとんど注目されないもう一つの側面がある。それは，生物学的に等価であると見なすためには，化合物の生物活性はどの程度似ていなければならないのか，という問題である。生物学的に真に等価であるならば，生物活性は定性的にも定量的にも同じでなければならない。力価が有意に異なるならば，それらの化合物は不完全な生物学的等価体にすぎない。真の生物学的等価体の一例は，たとえば，化合物(**13-5**)と化合物(**13-6**)である。

13-5

13-6

表13-4 化合物(13-3)と化合物(13-4)に対する置換基定数

置換基	σ_p	π	0.1MR
Cl	0.23	0.71	0.69
F_2CHO	0.18	0.31	0.79

表 13-5 log P 値が 0.25 ± 0.1 の範囲にあり，かつ log 1/C 値が 0.15 〜 0.52（平均＝ 0.34）の範囲にある化合物

log $1/C$	log P	化合物	系	作用
0.15	0.29	2-ブタノン	核蛋白質	沈降
0.17	0.17	アリルアルコール	コハク酸オキシダーゼ	15-20%阻害
0.17	0.34	1-プロパノール	コハク酸オキシダーゼ	15-20%阻害
0.20	0.37	tert-ブチルアルコール	カエル心臓	100%阻害
0.21	0.34	1-プロパノール	カルボキシヘモグロビン	SH基の活性化
0.22	0.37	tert-ブチルアルコール	T4 ファージ DNA	変性
0.27	0.37	tert-ブチルアルコール	黄色ブドウ球菌	MIC
0.28	0.35	1-プロピル尿素	インドフェノールオキシダーゼ	50%阻害
0.30	0.17	アリルアルコール	T4 ファージ DNA	変性
0.36	0.34	1-プロパノール	モノアミンオキシダーゼ	50%阻害
0.43	0.23	アンチピレン	核蛋白質	沈降
0.44	0.16	プロピオニトリル	赤血球	O_2 消費の 50%阻害
0.46	0.17	3-ヒドロキシアニリン	シトクロム P450	P420 への転換
0.52	0.34	1-プロパノール	ゾウリムシ	運動の 50%阻害

　これらの化合物は，いずれも log $1/C$ が 2.00 である。ただし，C は，貝腔内神経節の膜電位を 20 mV 上昇させるのに必要な化合物のモル濃度である[15]。これらの置換安息香酸イオンに共通する特徴は，log P 値が −1.42 と −1.48 で，互いによく似ていることである。ただし，置換基の電子的性質と幾何構造はまったく異なっている。

　これらの酸の生物学的等価性は，次の式(13-1)から容易に理解できよう。

$$\log 1/C = 0.84 \log P' + 3.31 \qquad (13\text{-}1)$$
$$n = 30,\ r^2 = 0.958,\ s = 0.177$$

ここで，P' は，(0.1M NaOH とオクタノールとの間での) イオン型分子の分配係数を表す。式(13-1)の誘導に用いた化合物の総数は 30 種である。式(13-1)と log P' 値を利用すれば，芳香族カルボン酸類の中から，珍しい非古典的な生物学的等価体を設計することも可能である。実際，そのような化合物が，式(13-1)のデータセットから 1 個だけ見出された[15]。

　等親油性同族体に基づいた生物学的等価性は，別の観点から吟味することもできる[15]。たとえば，表 13-5 のデータセットに共通する唯一の特徴は，log P と log $1/C$ の値が，互いによく似ていることである。系が異なれば，終点もさまざまである。しかし，それらの終点は，いずれも等親油性化合物と関連を持つ。すなわち，生物活性は，小分子とさまざまな高分子や生体膜との間の非特異的な疎水相互作用に由来する[18]。もっとも，表 13-5 は，等親油性のみが重要と思われる生物学的等価体に関して，もう一つの見方も提示する。すなわち，我々は，表 13-5 のデータを得るために，約 3000 件の QSAR から成るデータベースを系統的に探索した。生物学的等価性の研究では，このような比較が重要となる。

　非等尺的な生物学的等価性は，QSAR の枠組みが確立された後に認められた概念である[16]。モルモット皮膚に及ぼすエステル類(13-7)の局所麻酔作用は，この種の生物学的等価性の一例である。その QSAR は，次の式(13-2)で与えられる。

表13-6 4-NH$_2$と4-Clに対する置換基定数

置換基	π	σ	0.1MR
4-NH$_2$	-1.52	-0.66	0.54
4-Cl	0.80	0.23	0.60

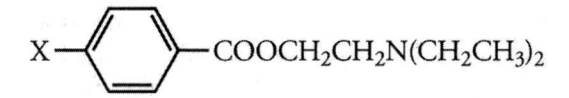

$$\text{X}-\!\!\!\!\bigcirc\!\!\!\!-\text{COOCH}_2\text{CH}_2\text{N(CH}_2\text{CH}_3)_2$$

13-7

$$\log 1/C = 0.58\pi - 1.26\sigma + 0.96 \tag{13-2}$$
$$n=8,\ r^2=0.870,\ s=0.265$$

式(13-2)の誘導に用いた8種の誘導体のうち,アミノ体とクロロ体の2種はほとんど同じ活性を示す。すなわち,X = 4-NH$_2$は log $1/C$ = 1.13,X = 4-Clは log $1/C$ = 1.05である。しかし,これらの置換基の物理化学的性質は互いにまったく異なる(表13-6参照)。では,なぜこのようなことが起こるのか。表13-6において,2種の置換基が似た値を示すのは,MRのみである。式(13-2)によれば,4-NH$_2$は,疎水性(π)に関して,良好な値を示さない。しかし,この弱点は,(有利な値を与える)σ定数によって相殺される。一方,4-Clは,4-NH$_2$とは逆の傾向を示す。すなわち,π値は良好であるが,σ値はあまり有利な値ではない。もちろん,π値が正で,かつσ値が負になる置換基があれば,さらに高い活性が期待できよう。しかし,式(13-2)の基礎となった実験は,πが発明される以前になされたため,その当時,構造活性相関のもつれを解きほぐすことは不可能であった。

式(13-2)から明らかなように,生物学的等価性の根源はきわめて複雑である(実際には,3個以上のパラメータが関与することもある)。一般に,ある生物試験で,2種の置換基が活性の等しい生成物を与えるからといって,別の試験でも,そうであるとは限らない。生物学的等価性の根源は,QSARを誘導してみて,初めて明らかになる。式(13-2)の場合,QSARは,親分子の性質や重要な反応の生化学に強く依存する。非線形のQSARが関与すれば,問題はさらに複雑になる[16]。

式(13-2)の事例を心にとどめて,次の話題に移ろう。薬物の化学構造に含まれるベンゼン,チオフェンおよびピリジン環は,時として等価な振る舞いをする。このことは,以前から知られていた。このような結果は,所定のデータセットに関して,たとえば,次の式(13-3)が成り立つ場合に起こりうる(ただし,MRは一定とする)。

$$\log 1/C = 0.60 \log P + 1.24\sigma + 定数 \tag{13-3}$$

(表13-2に示した)パラメータの値を代入してみると,log $1/C$は,ベンゼンでは 1.28 + 定数;チオフェンでは 1.24 + 定数;ピリジンでは 1.26 + 定数となる。もちろん,式(13-3)を変形した式においても,得られる結果は同じである。問題は,生物学的等価性が有用な概念であるか否かではなく,その根本をどのように理解するかである。

Thornberは,ヒドロキシ基と生物学的に等価な置換基を多数列挙した[13]。たとえば,表13-7

表 13-7 いわゆる生物学的等価基に対する芳香族置換基定数

置換基	σ_p	π	0.1MR
OH	−0.37	−0.67	0.29
NHCOCH$_3$	0.00	−0.97	1.49
NHSO$_2$CH$_3$	0.03	−1.18	1.82
CH$_2$OH	0.00	−1.03	0.72
NHCONH$_2$	−0.24	−1.30	1.37
NHCN	0.06	−0.26	1.01

注：σ_p, π および0.1MRの平均値は，それぞれ−0.09，−0.90 および1.12 である．

表 13-8 カルボキシ基に似た置換基の性質

置換基	σ_p	π	0.1MR
−COOH	0.45	−0.32	0.69
−COO$^-$	0.00	−4.36	0.60
−CH(テトラゾール)	0.56	−0.48	1.56
−C$^{(-)}$(テトラゾール)N$^{(-)}$		−3.55	1.46
−SO$_3^-$	0.35	−4.76	
−SO$_2$NH$_2$	0.60	−1.82	1.23

は，そのような置換基の芳香族置換基定数を示したものである．実際には，ヒドロキシ基はアウトライアーと考えられる．というのは，ヒドロキシ基は，他の置換基に比べて，サイズがはるかに小さく，かつ最も大きな負の電子効果を示すからである．サイズに関して言えば，OHとCH$_2$OHはアウトライアーと見なせる．表13-7を構成する置換基はすべて，適度な疎水性と弱い電子的性質を共通に備え，水素結合の供与体または受容体として機能する．もしサイズが重要であるならば，他の置換基は，どれもヒドロキシ基の代替物とはなり得ない．

Thornberはまた，カルボキシ基と生物学的に等価な置換基を表13-8に列挙した[13]．この表を眺めれば，薬物研究において，なぜ5-テトラゾイル基がカルボキシ基の代わりに用いられるのか，その理由は明らかであろう．すなわち，5-テトラゾイル基とカルボキシ基は，サイズの違いを除けば，ほぼ同じ疎水効果と電子効果を示す．もちろん，比較は，生体pH，すなわちイオン型でなされなければならない．このような条件下では，5-テトラゾイル基は，カルボキシ基に比べて，疎水性が10倍ほど高く，明らかに有利である．それに対し，SO$_3^-$基は，CO$_2^-$基に比べて，親水性が高く，しかも100%イオン化している．スルホ基（SO$_3$H）は，酸性が強いため，正確なπ値を得ることができない．また，スルホンアミド基は，pH 7.4では，非イオン型で存在することが多い．そのため，負に荷電した置換基が必要な場合，カルボキシ基の代用とはなり得ない．

明らかに，生物学的等価性は，生体系に応じて変化する複雑な問題である．しかし，（コンピュータ化された環境にふさわしくない）流行遅れの概念では決してない．事実，コンピュータ

表 13-9 芳香族ニトロ基およびアミノ基の物理化学的性質

置換基	π	σ	0.1MR
4-NO$_2$	−0.28	0.78	0.74
4-NH$_2$	−1.23	−0.66	0.54

は，生物学的等価性の基礎を理解するのに不可欠である。この生物学的等価性の概念に関しては，多くの混乱が見られる。一般に言えることは，この問題を論じる人たちは，定性的なものと定量的なものとの区別や，等尺的なものと非等尺的なものとの区別ができていない。

生物学的等価性には，物理化学的定数以外の因子も関与する。たとえば，2種の置換基（NH$_2$, NO$_2$）が，同一の芳香族薬理作用団へ結合し，同じ生物活性を示す場合を考えてみよう。これらの置換基の物理化学的性質は，表13-9に示した通りである。この場合，NO$_2$とNH$_2$は，いずれもサイズが小さい置換基である。そのため，等価な活性を与えるQSARとしては，たとえば，$1.01\pi - 0.76\sigma$のような式が考えられる。しかし，このQSARは，2種の置換基がよく似た活性を示し，生物学的に等価であるという推定の根拠とはなり得ない。実際には，生物学的等価性に関与するのは，ニトロ化合物が，酵素的に，アミンへ迅速かつ容易に還元されるという事実である。もう一つの可能性も考えられる。すなわち，芳香族アミン類と芳香族ニトロ化合物類は，いずれも変異原性で，かつしばしば発癌性を示す。この事実は，一方が還元され，もう一方が酸化されて，ヒドロキシルアミン（−NHOH）を生成し，この代謝物が，最終的な活性種になると考えれば説明がつく。そのことを裏付ける強い証拠も存在する。

これまでの議論から明らかなように，生物学的等価性の問題は，従来の見解に従うのではなく，より批判的に捉える必要がある。

13.3 置換基の選択

生物学的等価性の議論は，リード化合物の化学修飾の際，どの置換基を選択するかという一般的問題へと，我々を誘う。生物活性分子の開発や毒物学の研究に携わる化学者の多くは，日々，この置換基選択の問題に直面している。この問題は，QSARが到来する以前には，ほとんど議論されることはなかった。しかし，現在では，生物活性分子の合成や試験に費やされる厖大な経費との関係もあり，この問題は，世間の注意をかなり引きつけている[14,16,19-29]。

我々が置換基定数を初めて編纂してから，すでに40年が経過した[16]。リストはその後，一度更新され[20]，現在では，表13-10に示した230種の置換基を含むまでに拡張された。しかし，σ_mとσ_pが既知の置換基のうち約半数は，このリストに含まれていない[30]。これは，π値の欠如によるものである。また，（Yagupol'skiiが設計した）きわめて強力な電子求引基のいくつかも除外されている[31]。

複雑な含フッ素置換基の多くは，合成が難しい。そのため，生物活性化合物の設計者は，これらの置換基にあまり関心を示さないが，我々は研究に値すると考えている。

置換基の編纂は，当然の成り行きとして，（物理化学的性質に関する冗長性が最小で，かつ分

散が最大になるような）置換基群の選択に関する議論を喚起した。Pleiss-Ungerは，これらの努力について総説を試みた[29]。

確かに，薬物の化学修飾に関する我々の理解は，QSARの出現以来，大いに改善された。共線性の最小化や分散の最大化は重要であるが，置換基選択は，これらの問題から予想されるよりも，さらに複雑である。（物理化学的性質が十分な広がりを持ち，かつ共線性が最小となるような）同族体系列の設計に当たって，障害となるのは合成の難度である。有機合成化学者の技能は，この面において，きわめて重要な意味を持つ。また，置換基の代謝的安定性に対しても，細心の注意が要求される。しかし，最終的には，最も重視されるのは，有機化合物と生体系との相互作用に関する研究者の幅広い経験である。

表 13-10 には，（我々が拡張した）芳香族置換基群に対する置換基定数の値が列挙されている。ただし，πは，（置換ベンゼンを溶質としたときの）オクタノール-水分配係数の実測値から求めた値である。また，場誘起定数と共鳴定数は，（我々が編纂した）最近のリストに収載された値である[30]。現時点では，水素結合能は，0 か 1 をとるダミー変数として扱われる。しかし，水素結合の供与能と受容能に関しては，Kamlet-Taftらのプログラムから求めた数値が，いずれ採用されることになろう[32]。

表 13-10 のようなリストが手元にあれば，データ空間で互いによく分離され，かつ代謝的にも安定な置換基群を選択することが可能である。また，それらの置換基が結合した化合物群を合成することも比較的容易である。あるいは，そのような方法に代わり，置換基をさまざまな大きさのクラスターへ分割し，それぞれのクラスターから 1 個ずつ置換基を選択するといった方法が用いられることもある[20]。いずれの方法を採るにしても，目的とするところは，置換基群の分散を最大化し，パラメータ間の共線性を最小化することである。

この問題を扱う研究者のほとんどは，リード化合物に対する化学修飾の初期段階では，（10～15 個程度の化合物群からなる）小さなデータセットを選択することが多い。また，彼らは，合成が薬理試験よりも早く片がつくと考えている。しかし，実際には，薬理試験は，合成実験にすぐに追いつく。酵素や細胞を使った試験の場合には，特にそうである。その結果，ゲームのかなり初期の段階で，どのパラメータが重要で，どれがそうでないかが明らかになる。実際のところ，初期の化合物群では，生物活性にほとんど変動が見られないことも稀ではない。そのような場合には，初期の戦略は変更を余儀なくされる。たとえば，活性にほとんど変動が見られなければ，（小さい置換基しか使わない）保守的なアプローチを放棄し，Bakerの提案に従って，（直接の活性部位だけではなく，受容体の他の部位とも接触しうる）大きな置換基を使用した方がよい[2]。

もし単に分散を最大化し，共線性を最小化するだけであれば，（芳香環の化学修飾を行う）生物活性研究では，代謝的に安定な置換基を 10～15 個選択すれば，通常こと足りる。このアプローチは魅力に富むが，実際には，そんなにうまく事は運ばない。

合成が難しい場合，合成の問題は，他のすべての問題に優先する。また，代謝に関する知識が深化すれば，薬物設計の結論は，根底から覆されることもありうる。疎水化合物は，ミクロソームへ容易に取り込まれ，ミクロソーム酵素の攻撃を受ける[33]。親水分子に適した置換基は，疎水

表 13-10 水素からの距離に従って配列された置換基[a]

順序	置換基	π	HA[c]	HD[d]	MR	F	R	距離
1	H	0.00	0	0	1.03	0	0	0
2	CH_3	0.56	0	0	5.65	0.01	−0.18	0.99
3	CH_2Cl	0.17	0	0	10.50	0.13	−0.01	1.15
4	CH_2CH_3	1.02	0	0	10.30	0.00	−0.15	1.33
5	$C \equiv CH$	0.40	0	0	9.55	0.22	0.01	1.44
6	$CH = CH_2$	0.82	0	0	11.00	0.13	−0.17	1.51
7	CH_2Br	0.79	0	0	13.40	0.14	0.00	1.52
8	$CH_2CH = CH_2$	1.10	0	0	14.50	−0.06	−0.08	1.60
9	シクロプロピル	1.14	0	0	13.50	0.02	−0.23	1.78
10	$CH = CHCH_3 (trans)$	1.22	0	0	14.50	0.09	−0.18	1.82
11	$-(CH_2)_3-$	1.20	0	0	13.90	−0.20	−0.06	1.86
12	C_3H_7	1.55	0	0	15.00	0.01	−0.14	1.86
13	$C(CH_3) = CH_2$	1.35	0	0	15.90	0.13	−0.08	1.90
14	$-(CH)_4-$	1.32	0	0	17.50	0.07	−0.03	1.90
15	$CH(CH_3)_2$	1.53	0	0	15.00	0.04	−0.19	1.94
16	$SeCH_3$	0.74	0	0	17.00	0.16	−0.16	1.97
17	$P(CH_3)_2$	0.44	0	0	21.20	0.05	0.01	2.01
18	SCH_3	0.61	0	0	13.80	0.23	−0.23	2.04
19	CH_2I	1.50	0	0	18.60	0.12	−0.01	2.12
20	シクロブチル	1.71	0	0	17.90	0.02	−0.16	2.17
21	$OCHF_2$	0.31	0	0	7.86	0.37	−0.19	2.20
22	CF_3	0.88	0	0	5.02	0.38	0.16	2.21
23	$N = CCl_2$	0.41	0	0	18.30	0.26	−0.13	2.25
24	OCF_3	1.04	0	0	7.86	0.39	−0.04	2.26
25	$CH(CH_3)CH_2CH_3$	2.04	0	0	19.60	−0.02	−0.10	2.37
26	Cl	0.71	0	0	6.03	0.42	−0.19	2.43
27	$C(CH_3)_3$	1.98	0	0	19.60	−0.02	−0.18	2.43
28	C_4H_9	2.13	0	0	19.60	−0.01	−0.15	2.46
29	SeC_2H_5[b]	1.28	0	0	21.70	0.16	−0.16	2.46
30	SC_2H_5	1.07	0	0	18.40	0.26	−0.23	2.50
31	CH_2CN	−0.57	1	0	10.10	0.17	0.01	2.53
32	SCF_3	1.44	0	0	13.80	0.36	0.14	2.54
33	CF_2CF_3	1.23	0	0	9.23	0.44	0.08	2.59
34	CH_2OCH_3	−0.78	1	0	12.10	0.13	−0.12	2.62
35	2-チエニル	1.61	0	0	24.00	0.13	−0.08	2.63
36	シクロペンチル	2.14	0	0	22.00	0.02	−0.16	2.65
37	3-チエニル	1.81	0	0	24.00	0.08	−0.10	2.66
38	CH_2OCOCH_3	−0.17	1	0	16.50	0.07	−0.02	2.66
39	$SCH_2CH = CH_2$	1.38	0	0	23.20	0.23	−0.11	2.70
40	Br	0.86	0	0	8.88	0.45	−0.22	2.70
41	$CH_2N(CH_3)_2$	−0.15	1	0	18.70	0.03	−0.02	2.77
42	$CH_2OC_2H_5$[b]	−0.24	1	0	16.70	0.13	−0.12	2.78
43	I	1.12	0	0	13.90	0.42	−0.24	2.83
44	CHO	−0.65	1	0	6.88	0.33	0.09	2.88
45	F	0.14	0	0	0.92	0.45	−0.39	2.88
46	C_6H_5	1.96	0	0	25.40	0.12	−0.13	2.89
47	CCl_3	1.31	0	0	20.10	0.38	0.09	2.89
48	$N = NN(CH_3)_2$	0.46	1	0	20.90	−0.02	−0.01	2.92
49	SH	0.39	0	1	9.22	0.30	−0.15	2.94
50	$CH_2OCOC_2H_5$[b]	0.37	1	0	21.10	0.07	−0.02	2.95
51	SC_3H_7[b]	1.61	0	0	23.10	0.26	−0.23	2.96
52	SeC_3H_7[b]	1.82	0	0	26.30	0.16	−0.16	2.99
53	$Si(CH_3)_3$	2.59	0	0	25.00	0.01	−0.08	3.01
54	$CH = CHCN$	−0.17	1	0	16.20	0.28	−0.11	3.03

順序	置換基	π	HA[c]	HD[d]	MR	F	R	距離
55	C_5H_{11}[b]	2.67	0	0	24.30	−0.01	−0.15	3.04
56	$COCH_3$	−0.55	1	0	11.20	0.33	0.17	3.04
57	CO_2CH_3	−0.01	1	0	12.90	0.34	0.11	3.05
58	$CH_2OC_3H_7$[b]	0.30	1	0	21.40	0.13	−0.12	3.06
59	$P(C_2H_5)_2$[b]	1.52	0	0	30.50	0.05	0.01	3.08
60	1-シクロヘキセニル	2.40	0	0	27.30	−0.07	−0.01	3.11
61	$CH=CHCHO$	−0.23	1	0	16.90	0.29	−0.16	3.13
62	NNN	0.46	0	0	10.20	0.48	−0.40	3.17
63	$C(OCH_3)_3$	0.14	1	0	24.80	0.01	−0.05	3.18
64	シクロヘキシル	2.51	0	0	26.70	0.03	−0.18	3.18
65	$CH_2C_6H_5$	2.01	0	0	30.00	−0.04	−0.05	3.18
66	SF_5	1.23	0	0	9.89	0.56	0.12	3.19
67	COC_2H_5[b]	0.06	1	0	15.80	0.33	0.17	3.19
68	$CH_2Si(CH_3)_3$	2.00	0	0	29.60	−0.09	−0.12	3.21
69	$N(CH_3)COCH_2CH_2CH_3$[b]	0.07	1	0	28.90	0.34	−0.08	3.25
70	CBr_3	1.51	0	0	28.80	0.28	0.01	3.26
71	$CO_2C_2H_5$	0.51	1	0	17.50	0.34	0.11	3.27
72	CH_2OH	−1.03	1	1	7.19	0.03	−0.03	3.28
73	$CH=NOCH_3$	0.40	1	0	14.90	0.40	0.10	3.32
74	$CH_2OCOCH_2CH_2CH_3$[b]	0.91	1	0	25.80	0.07	−0.02	3.33
75	$OCOCH_3$	−0.64	1	0	12.50	0.42	−0.11	3.33
76	$SCOCH_3$	0.10	1	0	18.40	0.37	0.07	3.36
77	$B(OH)_2$	−0.55	1	1	11.00	−0.03	0.15	3.37
78	CH_2NH_2	−1.04	1	1	9.09	0.04	−0.15	3.38
79	4-ピリジル	0.46	1	0	23.10	0.21	0.23	3.40
80	$CH_2OC_4H_9$[b]	0.84	1	0	26.00	0.13	−0.12	3.42
81	$N(CH_3)COCH_3$	−1.01	1	0	19.60	0.34	−0.08	3.42
82	$COCH(CH_3)_2$	0.06	1	0	20.40	0.35	0.12	3.43
83	OSO_2CH_3	−0.88	1	0	17.00	0.40	−0.04	3.44
84	COC_3H_7[b]	0.53	1	0	20.50	0.33	0.17	3.45
85	NO_2	−0.28	0	0	7.36	0.65	0.13	3.47
86	$OCOC_2H_5$[b]	−0.10	1	0	17.10	0.42	−0.11	3.47
87	$CH=CHCO_2CH_3$[b]	0.32	1	0	22.60	0.27	−0.24	3.49
88	$CH_2CH_2CO_2H$	−0.29	1	1	16.50	0.02	−0.09	3.50
89	C_6H_4-4-Cl	2.48	0	0	30.40	0.18	−0.06	3.51
90	$COC(CH_3)_3$	0.87	1	0	25.00	0.26	0.06	3.52
91	C_6H_4-3-Cl	2.45	0	0	30.40	0.19	−0.09	3.52
92	CN	−0.57	1	0	6.33	0.51	0.15	3.53
93	OCH_2CH_3	0.38	1	0	12.50	0.26	−0.50	3.54
94	$CH_2CH(OH)CH_3$	−0.16	1	1	16.90	−0.06	−0.11	3.54
95	C_6H_4-4-CH_3	2.69	0	0	30.00	0.12	−0.15	3.54
96	SCN	0.41	1	0	13.40	0.49	0.03	3.56
97	$N=NC_6H_5$	1.69	0	0	31.30	0.30	0.09	3.57
98	$CH(OH)CH_3$	−0.71	1	1	11.80	0.16	−0.23	3.58
99	$CO_2C_3H_7$[b]	1.07	1	0	22.20	0.34	0.11	3.58
100	$CH=NOC_2H_5$[b]	0.94	1	0	19.60	0.40	0.10	3.59
101	$CH=CHCOCH_3$	−0.06	1	0	21.10	0.31	−0.32	3.60
102	$N(CH_3)COC_2H_5$	−0.47	1	0	24.20	0.34	−0.08	3.62
103	CH_2CONH_2	−1.68	1	1	14.40	0.08	−0.01	3.62
104	n-C_7H_{15}[b]	3.21	0	0	28.90	−0.01	−0.15	3.62
105	OCH_3	−0.02	1	0	7.87	0.29	−0.56	3.64
106	$SCOC_2H_5$[b]	0.64	1	0	23.10	0.37	0.07	3.64
107	$NHCOOCH_3$	−0.37	1	1	16.50	0.07	−0.24	3.65
108	$CH=NOH$	−0.38	1	1	10.30	0.28	−0.18	3.66
109	CO_2H	−0.32	1	1	6.93	0.34	0.11	3.67
110	C_6H_4-4'-NO_2	1.69	0	0	33.90	0.26	0.00	3.68

順序	置換基	π	HA^c	HD^d	MR	F	R	距離
111	NHCN	−0.26	1	1	10.10	0.28	−0.22	3.69
112	CONH$_2$	−1.49	1	1	9.81	0.26	0.10	3.70
113	PO(OCH$_3$)$_2$	−1.18	1	0	21.90	0.37	0.16	3.70
114	4-ピリミジニル	−0.21	1	0	22.40	0.18	0.45	3.70
115	OCH$_2$CH=CH$_2$	0.81	1	0	16.70	0.25	−0.50	3.70
116	OCOC$_3$H$_7$^{b}	0.44	1	0	21.80	0.42	−0.11	3.72
117	(CH$_2$)$_3$CO$_2$H^b	0.25	1	1	21.20	0.02	−0.09	3.72
118	CH$_2$NHCOC$_2$H$_5$^{b}	−0.64	1	0	30.40	0.12	−0.17	3.74
119	C≡CC$_6$H$_5$	2.65	0	0	33.20	0.15	0.01	3.75
120	HgOCOCH$_3$	−1.42	1	0	22.30	0.39	0.01	3.75
121	OC$_3$H$_7$	1.05	1	0	17.10	0.26	−0.51	3.79
122	NHCONH$_2$	−1.30	1	1	13.70	0.09	−0.33	3.80
123	CH=CHCO$_2$C$_2$H$_5$	0.86	1	0	27.20	0.27	−0.24	3.82
124	CH$_2$CH$_2$C$_6$H$_5$	2.66	0	0	34.70	−0.01	−0.11	3.83
125	2-ピリジル	0.50	1	0	23.00	0.40	−0.23	3.83
126	NHCHO	−0.98	1	1	10.30	0.28	−0.28	3.83
127	CH$_2$NHCOCH$_3$	−1.18	1	1	19.60	0.12	−0.17	3.83
128	COCF$_3$	0.02	1	0	11.20	0.54	0.26	3.84
129	SOCH$_3$	−1.58	1	0	13.70	0.52	−0.03	3.84
130	C(OH)(CF$_3$)$_2$	1.28	1	1	15.20	0.29	0.01	3.84
131	CH=CHC$_6$H$_5$(trans)	2.68	0	0	34.20	0.10	−0.17	3.87
132	CH=CHCOC$_2$H$_5$^{b}	0.48	1	0	25.70	0.31	−0.32	3.88
133	NCS	1.15	1	0	17.20	0.51	−0.13	3.89
134	SO$_2$N(CH$_3$)$_2$	−0.78	1	0	21.90	0.44	0.21	3.89
135	HgCH$_3$	−0.27	0	0	19.40	0.55	−0.45	3.89
136	COO(−)	−4.36	1	0	6.05	−0.10	0.10	3.90
137	NHOH	−1.34	1	1	7.22	0.11	−0.45	3.90
138	SOC$_2$H$_5$^{b}	−1.09	1	0	18.10	0.52	−0.03	3.91
139	1-テトラゾリル	−1.04	1	0	18.30	0.52	−0.02	3.91
140	NO	−1.20	1	0	5.20	0.49	0.42	3.91
141	CH=NOC$_3$H$_7$^{b}	1.48	1	0	24.20	0.40	0.10	3.92
142	CH$_2$OC$_6$H$_5$	1.66	1	0	32.20	0.08	−0.01	3.94
143	C=O(NHCH$_3$)	−1.27	1	1	14.60	0.35	−0.01	3.95
144	SO$_2$CH$_3$	−1.63	1	0	13.50	0.53	0.19	3.96
145	CH$_2$CH$_2$CH$_2$COO(−)	−3.85	1	0	20.10	−0.02	−0.05	3.98
146	SCOC$_3$H$_7$^{b}	1.18	1	0	27.70	0.37	0.07	3.99
147	COC$_6$H$_5$	1.05	1	0	30.30	0.31	0.12	4.03
148	1-ピリル	0.95	1	0	21.80	0.50	−0.13	4.03
149	CONHC$_2$H$_5$^{b}	−0.73	1	1	19.20	0.35	−0.01	4.06
150	NHCOCH$_3$	−0.97	1	1	14.90	0.31	−0.31	4.06
151	NHSO$_2$CH$_3$	−1.18	1	1	18.20	0.28	−0.25	4.07
152	NHCOCF$_3$	0.08	1	1	14.30	0.38	−0.26	4.07
153	CH$_2$NHCOC$_3$H$_7$^{b}	−0.10	1	0	35.10	0.12	−0.17	4.08
154	SOC$_3$H$_7$^{b}	−0.50	1	0	23.00	0.52	−0.03	4.08
155	CH$_2$CH$_2$COO(−)^b	−4.39	1	0	15.50	−0.02	−0.05	4.08
156	SC$_6$H$_5$	2.32	0	0	34.30	0.30	−0.23	4.09
157	NHC=O(CH$_2$Cl)	−0.50	1	1	19.80	0.27	−0.30	4.11
158	NHC=S(NH$_2$)	−1.40	1	1	22.20	0.26	−0.10	4.13
159	NHCO$_2$C$_3$H$_7$^{b}	0.71	1	1	25.80	0.07	−0.24	4.13
160	OCOC$_6$H$_5$	1.46	1	0	32.30	0.26	−0.13	4.14
161	N(O)=NCONH$_2$	−1.55	1	0	18.50	0.56	0.07	4.16
162	PO(OC$_2$H$_5$)$_2$^{b}	−0.10	1	0	31.20	0.37	0.16	4.18
163	CH=NC$_6$H$_5$	−0.29	1	0	33.00	0.33	0.09	4.18
164	SO$_2$C$_3$H$_7$^{b}	−0.55	1	0	22.80	0.53	0.19	4.19
165	CH$_2$COO(−)^b	−4.82	1	0	10.90	0.00	0.00	4.19
166	NHC=S(CH$_3$)	−0.42	1	1	23.40	0.30	−0.18	4.20

順序	置換基	π	HA[c]	HD[d]	MR	F	R	距離
167	$CH=CHCO_2C_3H_7$[b]	1.40	1	0	31.90	0.27	−0.24	4.21
168	$NHSO_2C_2H_5$[b]	−0.64	1	1	22.80	0.28	−0.25	4.21
169	NHC_2H_5	0.08	1	1	15.00	−0.04	−0.57	4.22
170	$NHCOOC_2H_5$	0.17	1	1	21.20	0.23	−0.38	4.22
171	$CH=CHCOC_3H_7$[b]	1.02	1	0	30.40	0.31	−0.32	4.23
172	$NHCONHCH_3$[b]	−1.01	1	1	18.50	0.19	−0.45	4.24
173	$SO_2C_2H_5$	−1.04	1	0	18.30	0.59	0.18	4.24
174	$NHCOC_2H_5$[b]	0.17	1	1	21.20	0.31	−0.31	4.25
175	$CONHC_3H_7$[b]	−0.19	1	1	23.90	0.35	−0.01	4.25
176	$CH=NNHCONHNH_2$	−1.32	1	1	24.90	0.26	−0.10	4.25
177	5-テトラゾリル	−0.48	1	0	15.60	0.65	−0.09	4.27
178	$CO_2C_6H_5$	1.46	1	0	32.30	0.34	0.10	4.28
179	5-Cl-1-テトラゾリル	−0.65	1	0	23.20	0.58	0.03	4.31
180	$CH=NOC_4H_9$[b]	2.02	1	0	28.90	0.40	0.10	4.31
181	$CH=N(CN)_2$	0.05	1	0	21.50	0.57	0.27	4.33
182	$CH(OH)C_6H_5$	0.54	1	1	31.50	0.05	−0.08	4.35
183	OC_4H_9	1.55	1	0	21.70	0.29	−0.61	4.38
184	$NHCOC_3H_7$[b]	0.11	1	1	24.20	0.31	−0.31	4.39
185	$NHCONHC_2H_5$	−0.49	1	1	23.20	0.19	−0.45	4.40
186	SO_2NH_2	−1.82	1	1	12.30	0.49	0.11	4.40
187	NHC_3H_7[b]	0.62	1	1	19.60	−0.04	−0.57	4.40
188	$NHSO_2C_3H_7$[b]	−0.10	1	1	27.50	0.28	−0.25	4.44
189	$NHC=S(C_2H_5)$[b]	0.12	1	1	28.00	0.30	−0.18	4.44
190	SO_2F	0.05	1	0	8.65	0.72	0.19	4.45
191	$NHCOOC_4H_9$	1.25	1	1	30.50	0.13	−0.18	4.46
192	$N(O)=N-CN$	−0.26	1	0	14.60	0.70	0.19	4.50
193	OC_6H_5	2.08	1	0	27.70	0.37	−0.40	4.51
194	$NHCH_3$	−0.47	1	1	10.30	0.03	−0.73	4.55
195	$N(C_2H_5)_2$	1.18	1	0	24.80	0.01	−0.73	4.56
196	$OSO_2C_6H_5$	0.93	1	0	36.70	0.37	−0.04	4.57
197	アダマンチル	3.37	0	0	40.60	−0.07	−0.06	4.57
198	NH_2	−1.23	1	1	5.42	0.08	−0.74	4.60
199	$NHCONHC_3H_7$[b]	0.05	1	1	27.80	0.19	−0.45	4.62
200	SO_2CF_3	0.55	1	0	12.90	0.74	0.22	4.66
201	NHC_4H_9[b]	1.16	1	1	24.30	−0.04	−0.57	4.67
202	$CH=CHCOC_6H_5$	0.95	1	0	40.20	0.25	−0.20	4.70
203	OH	−0.67	1	1	2.85	0.33	−0.70	4.71
204	$S(O)C_6H_5$	−0.07	1	0	34.20	0.51	−0.07	4.71
205	$OCH(CH_3)_2$	0.85	1	0	17.10	0.34	−0.79	4.72
206	$CH_2Si(C_2H_5)_3$[b]	3.26	0	0	42.60	−0.09	−0.12	4.73
207	$NHC=S(C_3H_7)$[b]	0.66	1	1	32.70	0.30	−0.18	4.75
208	2-ベンゾチアゾリル	2.13	1	0	38.90	0.27	0.02	4.75
209	2,5-ジメチル-1-ピリル	1.95	1	0	31.10	0.52	−0.14	4.78
210	$CONHC_6H_5$	0.49	1	1	35.30	0.17	0.24	4.79
211	$NHCOC_6H_5$	0.49	1	1	34.60	0.13	−0.32	4.79
212	$NHNH_2$	−0.88	1	1	8.44	0.22	−0.77	4.81
213	$CH=NNHC=S(NH_2)$	−0.27	1	1	29.90	0.46	−0.06	4.84
214	$SO_2C_6H_5$	0.27	1	0	33.20	0.58	0.10	4.87
215	$N=CHC_6H_5$	−0.29	1	0	33.00	0.14	−0.69	4.89
216	フェロセニル	2.46	0	0	48.20	−0.09	−0.09	4.96
217	$NHC=S(NHC_2H_5)$	−0.71	1	1	31.70	0.40	−0.33	5.03
218	$N(CH_3)_2$	0.18	1	0	15.50	0.15	−0.98	5.03
219	$NHSO_2C_6H_5$	0.45	1	1	37.90	0.24	−0.23	5.03
220	$N(C_3H_7)_2$[b]	2.26	1	0	34.10	0.01	−0.73	5.26
221	$CSNH_2$	−0.64	1	1	44.10	0.24	0.06	5.41
222	$CH=NNHCOC_6H_5$	0.43	1	1	42.40	0.34	0.17	5.46

順序	置換基	π	HA[c]	HD[d]	MR	F	R	距離
223	$SO_2NHC_6H_5$	0.45	1	1	37.80	0.51	0.14	5.48
224	NHC_6H_5	1.37	1	1	30.00	0.22	-0.78	5.61
225	$N(O)=NSO_2C_6H_5$	0.20	1	0	43.60	0.62	0.17	5.72
226	$P=O(C_6H_5)_2$	0.70	1	0	59.30	0.32	0.21	6.38
227	$N(C_6H_5)_2$[b]	3.61	1	0	55.00	0.12	-0.34	6.45
228	$N(+)(CH_3)_3$	-5.96	0	0	21.20	0.86	-0.04	6.48
229	IO_2	-3.46	1	0	63.50	0.61	0.17	7.64

[a] 距離の計算は，David Hoekmanが担当した．
[b] πは計算値である．これらの値は，通常，基本的な置換基へCH_2を付け加えることにより得られた．
[c] 水素結合受容体．
[d] 水素結合供与体．

性の親分子には適切でないことが多い．たとえば，ミクロソーム代謝を受けやすい置換基は，親水性の親化合物（$\log P < 0$）へは導入しやすいが，疎水性の親化合物（$\log P > 2$）へ導入するのは容易ではない．

　最初の置換基選択が重要となるもう一つの状況は，リード化合物の$\log P$が，（生物活性化合物で見られる）正常な範囲（$\log P = -2 \sim 5$）の下限または上限に近い値をとる場合である．このような場合には，初期の誘導体の$\log P$は，正常範囲の中央にくるように設定される．たとえば，リード化合物の$\log P$が5付近にある場合，初期の誘導体の一つとして，ベンジル基（$\pi = 2.01$）を選択するのは間違いである．というのは，このような選択は，$\log P$を7にまで押し上げてしまうからである．このような値は，活性化合物に対する$\log P$の正常範囲を逸脱している．実際には，疎水物質は一般に毒性を示すので，薬物設計では，その初期段階から疎水性の最小化を図るのが望ましい[18,34]．もしリード化合物がきわめて親水性であれば，逆のアプローチが必要になる．

　薬物設計の方向を示すことは，一般にパズルを解くのに似ている．ジグソーパズルを解く方法はさまざまであり，人によってその方法は異なる．注意深い人であれば，あらゆる手掛かりを検討する．生体受容体の形状に関する知識は特に重要である．もちろん，単離した受容体が手元にあれば，話は理想的である．新しい酵素のX線結晶構造がすでに解析され，ある程度精製された受容体が単離されておれば，薬物設計を行う機会はますます多くなる．

　大まかに言って，受容体部位は，5面から成る箱と見なせる．また，リガンドの一部を収容するため，開いている面もある．このような箱すなわち空洞は，本質的に疎水性で，その中に入り込んだ置換基は，通常，完全に脱溶媒和されている．もし立体効果がなければ，πまたは$\log P$に関して，線形的な依存関係が成立する．アルコールデヒドロゲナーゼの活性部位は，そのような一例である（7.4.3.1項参照）．膜の親油性部分もまた，大きな置換基を収容するとき，受容体部位と同じように振舞う．経験によれば，このような場合，$\log P$の係数（h）はほぼ1になる．4面から成る空洞は，「閉じた裂溝」と呼ばれ，3面から成る空洞は，「末端が開いた裂溝」と呼ばれる．フェニル環とメタ置換基を収容できる大きさの疎水性裂溝は，薬物の化学修飾の際，興味ある可能性を提示する．同様の可能性は，（空洞から1面以外のすべての面を取り除いた）有

限の疎水表面においても考えうる．これらの事例では，疎水性のメタ置換基は，疎水空間と接触し，第二のメタ置換基は，水空間または極性空間と接触する（7.4.2.6項参照）．このような状況下では，一方のメタ置換基の疎水性を高め，かつもう一方のメタ位へ親水基を導入して，全体の疎水性を調整すれば，薬物の親和性は増強される．薬物設計の初期段階で，この親和性を推測することは有用である．ただし，初期の置換基群がうまく選択できても，そのことが親和性の推測に役立つとは限らない．また，単純な確率の問題として，もし環に関してエネルギー的制約がなく，かつ環の回転が許されるならば，メタ置換基は，パラ置換基よりも広い受容体空間を掃引できる．すなわち，フェニル環のメタ位を置換すれば，活性の高い化合物が得られる機会はより高くなる．少なくとも，2種の等価な配座が発生する可能性はきわめて高くなる．

以上の考察を総合すると，結論として，（薬物の化学修飾に関する）すべての問題へ適用できる標準的な規則群は存在しない．

これまでのデータの解釈によれば，酵素の箱において，（簡単な疎水表面のみを残し）他の面をすべて取り除けば，π項の係数は 0.5 ± 0.1 になる．もちろん，疎水性以外の因子も関与する場合には，置換基の疎水的，立体的および電子的役割を分離しなければ，活性部位の心像は描けない．このような問題の好例は，カルボニックアンヒドラーゼである（7.4.5.1項参照）．この酵素の場合，QSARの観点からは，スルホンアミド類のオルト，メタおよびパラ位の置換基に対して，平らな疎水表面が示唆された．もっとも，置換基の電子効果が説明され，かつオルトおよびメタ置換基の立体効果も考慮されるまでは，このような仮説は検討に値しない．酵素のX線結晶座標に基づいた分子モデリングの結果は，この結論を立証することになった（7.4.5.1項参照）[35]．

（たとえば，メタ置換基では，疎水相互作用が存在するが，パラ置換基では存在しないといった具合に）立体相互作用と疎水相互作用は，位置依存性が高い．リード化合物の修飾部位は，パラメータの値を徐々に大きくしながら，不連続性が現れるまで，一度に1箇所ずつ探索すべきである．もちろん，早い段階で，特定の性質がQSARに役立たないことが判明すれば，合成の仕事は大いに簡単になる．しかし，置換基の3個以上の性質が有意な場合，少なくとも12種以上の置換基変化を吟味しなければ，物理化学的パラメータの役割を記述することはできない[21,22]．

これまでの議論は，理想的には，単離された酵素や受容体の研究に適用される．しかし，我々が最終的に立ち向かうのは，（代謝の問題が介在する）動物研究である．最終的に動物研究を実施するのであれば，*in vitro* の同族体設計の際にも，この事実は考慮されるべきである．置換基の代謝的安定性の問題は，薬物設計の際，常に念頭に置く必要がある．たとえば，強力な電子求引基として，最初にニトロ基を選択したとしよう．しかし，この置換基は還元されやすく，変異原性かつ発癌性のヒドロキシルアミンを生成する．したがって，選択すべき置換基は，ニトロ基ではなく，シアノ基にすべきである．エステル類は，試験プログラムの初期に，しばしば組み込まれる．しかし，この種の化合物は加水分解されやすく，かつその副反応はQSARを複雑にする．高分子内部のSH，NH_2 などの求核基と反応しやすい置換基もまた，QSARの初期段階では，避けた方が無難である．すなわち，誘導体を10～15種設計する作業は，決して容易な仕事ではな

い。

　表13-10には，水素を基準とした置換基間の距離も示されている。互いに近い置換基は，生物学的に等価である可能性が高い。しかし，経験のある創薬化学者であれば，この見解が単純化されすぎていることに気づくはずである。たとえば，表13-10の置換基21～26を考えてみよう。表13-4の値やフェンバレレート(**13-3**)とペイオフ(**13-4**)の生物活性から期待される通り，$OCHF_2$とClは，同じクラスターに属する。また，このクラスターに属する他の置換基（CF_3, $N=CCl_2$およびOCF_3）は，擬ハロゲンと呼ばれ，生物学的に高度に等価である。ただし，置換基25（*sec*-ブチル）は例外で，異常な条件下を除き，他の置換基とは生物学的に等価ではない。

　経験のある化学者が受け入れないもう一つの事例は，表13-10の置換基3（CH_2Cl）と置換基4（CH_2CH_3）である。これらの置換基は，置換基空間では近い位置を占める。しかし，CH_2Clは求核置換を受けやすいことから，これらの2種の置換基が，薬物中で同じように振舞うとは考えにくい。表13-10に基づくアプローチは，抽象的ではあるが，興味深い比較を可能にする。たとえば，連続した5種の置換基を眺めてみよう。経験のある化学者の眼から見れば，これらの置換基は，共通した化学反応性や代謝反応性を備えていない。とはいえ，QSARにおける初期の置換基選択では，表13-10は優れた指針となりうる。Topliss法や化学常識もまた，最初に合成する数種の誘導体を選択する際，指針として役立つ。ただし，その際には，パラメータ値の広がりや共線性の回避について，常に注意を払わなければならない。Pleiss-Ungerによれば，特に重要なのは，系統的なアプローチを用いて，分散を最大化し，共分散を最小化することである[29]。（πをσやE_sに対してプロットした）二次元のCraigプロットは，初期段階における置換基選択の良否を判定するための目安となり得る[36]。この場合，選択する置換基は，4種の象限，（＋，＋），（＋，－），（－，－）および（－，＋）に均等に分布すべきである。

　事実，従属変数に対する独立変数のプロットは，QSARの構築を助け，特に非線形関係を明確にするのに役立つ。また，回帰プログラムは，グラフ作成機能を内蔵するのが望ましい。

13.4　QSARの構築

　自ら実験が行い，そのデータを用いてQSARを誘導するのと，文献に報告されたデータを用いて，QSARを誘導するのとでは，大きな違いがある。今日，創薬化学のデータの多くは，（作用機序の洞察に役立つ）物理化学的パラメータや回帰分析を使わずに，収集されている。ここで，問題となるのは，活性が低い化合物を合成し，試験することの必要性が無視されている点である。活性の低い化合物の合成と試験は，次の二つの理由により，重要な工程と考えられる。第一の理由は，モデルがこのような事例へ適用できるか否かを確認することの重要性と関係がある。また，第二の理由は，さらに重要であるが，従属変数の値の範囲をできる限り広げることの必要性と関係がある。*in vivo* 試験のSN比はかなり高い。そのため，従属変数の値の範囲を十分にとらなければ，意味のあるQSARは得られない。通常，*in vivo* 試験で要求される$\log 1/C$の最小範囲は1である（生物データに直せば，その値は10倍になる）。ただし，活性と物理化学的パラメータと

の関係を無視すれば，活性変動の小さいデータセットがもたらされる。

　π や $\log P$（他の変数でも同じ）のデータ範囲を広げていけば，遅かれ早かれ，データは線形関係から逸脱するようになる。第6章で述べた通り，この問題は当初，（π や $\log P$，σ などの）二乗項を付け加えることで解決された。この手続きは，うまく機能することもある。しかし，現在では，双一次モデルの方が，明らかに優れた結果を与えると考えられている（6.7.2項参照）。すなわち，活性と特定のパラメータとの間に，対称的な放物線関係が成立しない場合でも，双一次モデルは良好な相関を与える。もっとも，動物個体研究では，放物線モデルと双一次モデルは，ほぼ同質の当てはめ結果を与えることが多い。一方，単離した受容体や酵素では，活性は，側鎖が長くなるにつれ，最初増加していくが，置換基が疎水空間からはみ出すようになると，曲線は平らになってしまう。（対称的な放物線モデルが使えない）このような事例に対しても，双一次モデルはうまく機能する。もっとも，双一次モデルにも弱点がある。それは，曲線の下降側にデータ点がなければ，下降線の勾配を推定できないことである。したがって，もし下降側にデータ点がなければ，データ点が増えるまで待つか，あるいは，とりあえず放物線モデルに基づき，解を求めるしかない。

　複雑なデータセットの場合，双一次モデルを誘導するのは容易ではない。このような場合には，$\log P$ などのパラメータに対して従属変数をプロットし，アウトライアーを調べて，その点を除外すれば，解が求まることもある。また，非線形方程式を解く際，反復手順を用いると，逸脱したデータ点が重視されすぎるため，間違った解が得られることがある。

　QSARの質や妥当性は，相関係数とF値を用いて吟味される。すなわち，F検定で正当化される限り，新しい項を追加しても構わない。しかし，比較的小さなデータセットでは，偶然の相関が生じやすいため，誤解の原因となる。「統計学は，嘘と大嘘の始まり」というMark Twainの有名な箴言は，根拠がないわけではない。たとえば，最近の新聞記事に，第二次世界大戦終結以降の欧州における出生率とコウノトリの数を，年度に対してプロットしたグラフが掲載されていた。二つの曲線の勾配は，いずれも負で，ほぼ完全に平行関係にあった。すなわち，これらのデータセットの間には，高い相関が認められる。したがって，コウノトリが赤ん坊を運んでくるという議論も成り立つ。しかし，出生率とテレビの普及率との間にも，良好な負の相関が存在する。おそらく，人々は，テレビを観るのに忙しく，子供を作る暇がなかったのかもしれない。あるいは，テレビからの放射線がコウノトリを殺し，その繁殖力を低下させた可能性も考えられる。我々がここで言いたいのは，統計学だけでは，モデルの妥当性を証明できないということである。最終的には，最良の試験は，化学や生物学における構造活性相関の現在の知識に照らして，そのモデルが意味を持つか否かを検証することである。我々は，折りあるごとに，このような観点の重要性を強調してきた。多くの事例に基づき，我々は現在，π，$\log P$，E_s，σ といったパラメータの係数を，ある程度予想することができる。新たにQSARを誘導するに当たって，もしその係数が類似事例の値から大きく外れておれば，その原因を調べる必要がある。たとえば，データセットの構成がつたなく，かつ立体項と $\log P$ 項の係数がいずれも正で，両項の間に有意な共線性が認められる場合，$\log P$ の係数（h）は，1よりもはるかに大きくなる。したがって，新しい

同族体を設計する際，立体項よりも log P 項を強調してみても，時間の無駄と言わざるを得ない。また，時として，QSAR 中に σ^+ 項や σ^- 項が含まれることがある。この場合，実際には，これらの項の代わりに σ 項を用いても，同様の結果が得られることが多い。すなわち，これらの置換基では，σ^+ と σ，または σ^- と σ との間に，有意な差は存在しない。ただし，この場合でも，データセットの構造的特徴の設計が拙いと，最良の解は得られない。要するに，物理有機化学分野の深い経験と，QSAR 文献に関する幅広い知識が不可欠であり，現状では，それに代わるものは考えられない。また，新たに求めた QSAR を眺めたとき，頭の中に代表的事例が思い浮かばなければ，その QSAR の真の価値を判断することはできない。本書でこれまでに引用した事例は，この点に関して，いくばくかの助けになるかもしれない。

珍しい置換基や構造変化を含んだデータセットを扱う場合，性質の定義に用いるパラメータの値が分からないことがある。このような状況では，ダミー変数を用いて，すべてのデータを考慮した QSAR を誘導してみると，うまく行くことがある。このような手法は，たとえば，式(9-48)や式(11-89)で用いられた。

どの構造的特徴がダミー変数を必要とするかは，データの吟味から明らかになることもあれば，系統的な探索を必要とすることもある。この作業を行うには，残差（活性の観測値と予測値との偏差）の降順に化合物を並べ，その結果を印刷出力してみると良い。得られた結果を精査すれば，残差がほぼ同じになる置換基の一群が定まる。この一群に対して 1，他のすべての成員に対して 0 をそれぞれ割り付ける。その結果，データセットは二分される。なお，ダミー変数の使用は，切片の値のみ異なる 2 種の QSAR をもたらす。ただし，これらの QSAR では，ダミー変数以外のパラメータは，すべて平行した様式で振舞うと仮定される。もっとも，実際には，パラメトリゼーションの際，1 を割り付ける化合物は，データセット内のごく一部に過ぎない。そのような場合には，意味のある QSAR は得られない。ダミー変数の使用は，理想的な方法論とは言いがたいので，その意味付けに過度な重みを置いてはならない。もっとも，ダミー変数は，（もし QSAR で使用されなければ，無視あるいは忘れ去られてしまう）特別な構造的特徴を説明するのに役立つこともある。

時として，ダミー変数の導入は，r^2 に関して，相関を大いに改善する。しかし，s が改善されることはほとんどない。このような事態は，2 種のデータセットが，異なる活性範囲をカバーする場合に生じやすい。2 種のデータセットを併合すれば，全分散は著しく増加する。この増加は，ダミー変数によるもので，その結果，r^2 値は大きくなるが，そのことに騙されてはならない。

13.5 新しいリード化合物の探索

QSAR は，リード化合物の力価を最大化する手段として有用である。しかし，一般に，新しいリード化合物の探索には役立たないと言われている。もちろん，このような見解は，新しいリード化合物が何を意味するかによって異なる。たとえば，同族体群の QSAR では，誘導体のいくつかは，しばしば予測よりもはるかに活性が高い。このような化合物は，新しい構造修飾の出発

点として役立ち，その意味で，それらは新しいリード化合物と言える。藤田は，新しいリード化合物の探索におけるQSARの役割について考察した[37]。

　我々の見解では，（標準的なアプローチにより）機構的に新しいリード化合物を開発することは不可能である。リード化合物を発見するには，物理有機化学に加え，基礎生化学や薬理学を深く理解し，より意味のあるQSARを誘導できなければならない。もっとも，この段階は，問題に対するほんの始まりに過ぎない。単一のQSARは，データ空間の小さな領域，たとえば，マウスに作用する薬物群の構造活性相関を合理的に説明することしかできない。もし無数の高分子受容体（DNA，RNAおよび蛋白質）に対する薬物群の作用をすべて説明しようとすれば，QSARの数は，おそらく数千件にも及ぶであろう。マウス体内へ10^{18}個もの分子を注入したとき，ED_{50}やMICの立場から，何が起こるかを想像できようか。このような数値は，毒性の総和や，（代謝，排泄およびランダムウォークによって）実験時間内に受容体へ到達した分子が引き起こす（確率論的な）最終結果である。このような混沌とした問題を扱う手段は，残念ながらいまだ開発されていない。このような状況に対しても，QSARが役立つというのは，驚きに値する。ED_{50}は，出発点に過ぎない。真に手ごわいのは，毒性の問題である。中でも，長期使用による慢性毒性の問題は難しい。

　混沌としたこれらの問題を効率よく扱うには，誘導されたすべてのQSARを統合する必要がある。すなわち，均一な有機溶媒中での最も簡単な有機反応から，生命のあらゆる側面に作用する薬物の反応に至るまで，さまざまな反応に関する構造活性相関の原理を展開しなければならない。この原理の展開は，有機化学のそれと同じ様式でなされる必要がある。このような展開を支えるのは，QSARやコンピュータ化されたデータベースである。その結果，夥しい知識の中から，思いがけぬ方法で，新しいリード化合物が発見されるかもしれない。

　我々の一般常識がいかに役立つかは，現在もなお考察に値する。創薬化学者は，リガンドと受容体との反応に対して高い関心を示す。出発点として都合がよいのは，結晶構造がすでに解明された酵素である。

　ここでは，Kuyperらの研究から一例を紹介する[38]。彼らが取り上げたのは，（ジヒドロ葉酸レダクターゼ阻害剤としての）抗菌性トリメトプリムの誘導体(**13-8**)である。

大腸菌のジヒドロ葉酸レダクターゼへ結合した阻害剤の結晶構造によれば，側鎖カルボキシ基は，塩基性のArg-57，Lys-32およびArg-52と強く相互作用する。実際，$n=2\sim6$の酸類(**13-8**：R = H)はすべて，トリメトプリムよりも強力な酵素阻害作用を示し，特に，$n=5$の同族体は，トリメトプリムよりも50倍高いK_i値を与える。しかし残念ながら，これらの誘導体は，広域ス

ペクトル抗菌薬としては，予想通り，トリメトプリムほど有効ではなかった。トリメトプリム自体の疎水性は，あまり高くない（pH 7.4での log $P' = 0.64$）。また，酸（R=H, $n=5$）のイオン型は，log P' が -2.5 と推定されるが，このように親水性の高い化合物は，（細胞膜のような）親油性障壁をほとんど透過しない。表13-8に示した5-テトラゾイル基は，カルボキシ基と生物学的に等価である。しかし，そのイオン型は，カルボキシ基のイオン型（COO$^-$）に比べて，10倍ほど親水性が低い。

次に，他の方法で，親油性を高めることを考えてみたい。たとえば，エステル基はこの要請を満たす。しかし，単純なエステル類は，血清プロテアーゼにより速やかに加水分解される。そこで，環の他の2箇所に疎水基を付け加えることを考えた。しかし，そのようなことをすると，今度は立体障害が現れる。また，これらの位置の疎水性を高めると，脊椎動物の酵素に対して高い阻害作用を示す化合物が生成され，選択性の低下が起こる（7.4.3.2項参照）。トリメトプリムを傑出した薬物にしているのは，まさにこの選択性に他ならない。（オクタノール－水分配係数で定義される）疎水性の役割を理解することは，薬物開発の最も初期の段階においても有用と考えられる。

表13-10を眺めていると，置換基選択に関するいくつかの示唆が得られる。たとえば，選択の際には，代謝に対する置換基の安定性にも留意しなければならない。実際には，代謝を受け付けない置換基や構造部位も，ないわけではない。そのような置換基の代表例は，芳香環へ結合したハロゲンや（CF$_3$, SF$_5$ などの）擬ハロゲンである。安定性の問題は，一般には，有効性に配慮しながら，最終薬物をできる限り親水性に保つことで解決される。一方，化合物を疎水性にすると，その力価はしばしば増強される。細胞培養研究では，特にそうである。いずれ明らかになるが，このような非特異的疎水性は，実際には，薬物の改良に役立たない。この知見は，「メチル，エチル，ブチル，後は無駄」なる警句を生み出した。

親油性をどの程度高めるべきかに関しては，かなりの考察が必要である。酵素や受容体のQSAR研究によれば，活性部位の内部や周囲には，しばしば疎水性のポケットや区画が存在する。阻害剤の設計では，これらの領域を有効に活用したい。その場合には，薬物の全疎水性を抑えるため，（親水基を配置する）母構造上の部位を見つけ出すことが重要となる。10.3節に示したプラバスタチンとロバスタチンは，その簡単な一例である。

問題は他にもある。たとえば，疎水性をどの程度にするのかといった問題もある。それに対する解答は，作用部位における薬物の親和性，すなわちその固有力価に一部依存する。たとえば，中枢神経系（CNS）において，きわめて少量の薬物しか必要でなければ，その log P 値は，必ずしも最適値（約2）でなくてもよい。ただし，さまざまな活性部位に対する log P_o を扱う場合には，詳細な基礎研究が必要である。

新しいリード化合物の探索では，化合物とその受容体との反応に関する知識だけではなく，さらに多くの知識が要求される。確かに，幾何配置はきわめて重要な因子である。しかし，幾何配置の知識だけでは，新しいリード化合物を発見することはできない。潜在的に有効な化合物の疎水性と電子的性質は，薬物設計の最も初期の段階から考慮されるべきである。また，新しいリー

ド化合物を設計するためには，生物学的QSARの全体像を理解することが重要となる。

13.6 回帰分析

回帰分析は，2個以上の変数間の関係を確立するための強力な手段である。しかし，その利用は，コンピュータが出現するまで，きわめて限られていた。(コンピュータが利用される)以前には，研究者は，複雑な系を解析する際，一度に1変数のみを変化させ，他の変数は一定に保つといった手法を用いていた。一般に，このような手法は望ましくないが，(系内の重要な変数に関する)大まかな理解を得るという目的には十分役立った。コンピュータを利用すれば，我々は現在，変数が数千個あっても速やかに解析でき，かつ有意性の判定も迅速に行うことができる。線形回帰では，最小二乗法を用いて，データに最良の直線を当てはめる。ここでは，まず次の式(13-4)に示した線形方程式について解説する[39]。

$$Y = \beta_0 + \beta_1 X + \beta_2 X^2 + \varepsilon \tag{13-4}$$

式(13-4)は，パラメータβ_0，β_1およびβ_2に関して線形である。また，方程式は，Xに関して放物線であり，その次数は，ベキ指数の最大値によって定まる。すなわち，式(13-4)は，二次の線形方程式である。ただし，εは誤差項を表す。

図13-1では，モデル$Y = \beta_0 + \beta_1 X + \varepsilon$に関して，(一組のデータ点を通る)最良の直線が引かれている。

最良の直線とは，(点線で示した通り)データ点から直線への垂直距離の平方和が最小になるように引かれた線のことである。ただし，Yはデータ点の観測値を表し，$\hat{Y}(= b_0 + b_1 X)$は直線

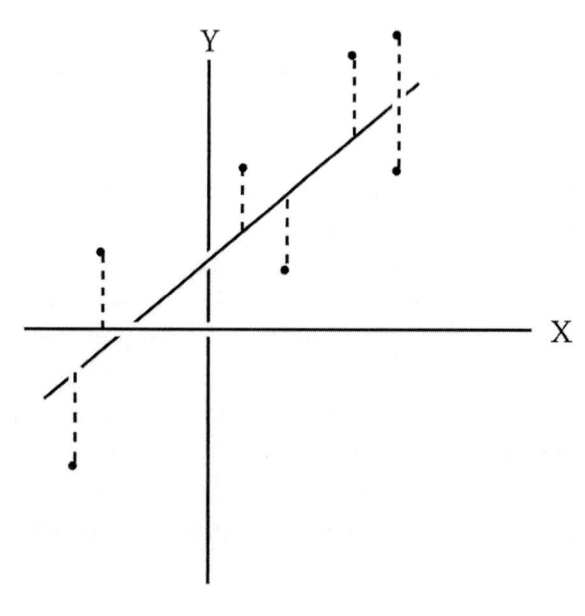

図 13-1

上の予測値を表す。また，平方和（SS）は次式で与えられる：$SS = \sum (Y - \hat{Y})^2$。

次に，式(13-5)から出発し，最小二乗法の原理を，図 13-1 に基づいて説明する。

$$Y_i = \beta_0 + \beta_1 X_i + \varepsilon_i \quad \text{または} \quad \varepsilon_i = Y_i + \beta_0 - \beta_1 X_i \tag{13-5}$$

ここで，ε_i は誤差因子である。

この直線に対する最小平方和は次式で与えられる。

$$SS = \sum_{i=1}^{n}(Y_i - \hat{Y}_i)^2 = \sum_{i=1}^{n} \varepsilon_i^2 = \sum_{i=1}^{n}(Y_i - b_0 - b_1 X_i)^2 \tag{13-6}$$

（統計学では，慣例により，β に対して推定値 b を用いる）

式(13-5)において，ε_i は，最良直線からのデータ点の偏差を表す。式(13-6)では，観測値 Y_i から予測値 $\hat{Y}_i$ を差し引いた後，その値を二乗し，さらにすべてのデータ点について，それらの二乗値が加え合わせてある。いま，式(13-6)を展開すると，次式が得られる。

$$SS = \sum_{i=1}^{n}(Y_i^2 - Y_i b_0 - Y_i b_1 X_i - b_0 Y_i + b_0^2 + b_0 b_1 X_i - b_1 X_i Y_i + b_1 b_0 X_i + b_1^2 X_i^2) \tag{13-7}$$

式(13-7)の b_0 と b_1 に関して，それぞれ偏微分をとり整理すると，次の式(13-8)と式(13-9)が得られる。

$$\frac{\partial SS}{\partial b_0} = \sum_{i=1}^{n} -2(Y_i - b_0 - b_1 X_i) \tag{13-8}$$

$$\frac{\partial SS}{\partial b_1} = \sum_{i=1}^{n} -2X_i(Y_i - b_0 - b_1 X_i) \tag{13-9}$$

いま，b_0 と b_1 に関して SS を最小化するには，式(13-8)と式(13-9)をゼロと置けばよい。式(13-8)と式(13-9)を -2 で割ると，次の式(13-10)と式(13-11)が得られる。

$$\sum_{i=1}^{n}(Y_i - b_0 - b_1 X_i) = 0 \tag{13-10}$$

$$\sum_{i=1}^{n} X_i (Y_i - b_0 - b_1 X_i) = 0 \tag{13-11}$$

式(13-10)と式(13-11)は，正規方程式と呼ばれ，次のように書き直せる。

$$b_0 n + b_1 \sum_{i=1}^{n} X_i = \sum_{i=1}^{n} Y_i \tag{13-12}$$

$$b_0 \sum_{i=1}^{n} X_i + b_1 \sum_{i=1}^{n} X_i^2 = \sum_{i=1}^{n} X_i Y_i \tag{13-13}$$

b_0 と b_1 に関するこの連立方程式を解くと，$\sum \varepsilon^2$ が最小値をとるときの b_0 と b_1 が求まる。

酵素学からの簡単な実例を用いて，この結果を具体的に説明しよう [40]。酵素によるアニリン類のアシル化反応は，相対速度（$\log A$）で表される。

表 13-11　酵素によるアニリン類のアシル化に関するデータ

置換基	X_i		$\log A$		ε	
	σ^-	$\log P$	実測値	計算値	$|\Delta \log A|$	$|\Delta \log A|^2$
4-Br	0.23	2.03	0.049	−0.129	0.178	0.0317
4-Cl	0.23	1.83	0.037	−0.129	0.166	0.0276
4-CH$_3$	−0.17	1.38	0.000	0.057	0.057	0.0032
H	0.00	0.90	−0.155	−0.022	0.133	0.0177
4-NO$_2$	1.27	1.40	−0.468	−0.613	0.145	0.0210
4-SO$_2$NH$_2$	0.91	−0.26	−0.745	−0.445	0.300	0.0900

注：回帰線の周りの平方和(SS)は，0.1912 である．

この反応では，CH$_3$CO 基は，一方のアミノ基からもう一方のアミノ基へ転移する．表 13-11 は，解析したデータをまとめたものである．すなわち，

$$n = 6, \sum X_i Y_i = -1.2526, SS_y = \sum(Y - \bar{Y})^2 = 0.5280, \sum Y_i = -1.2820,$$
$$\sum X_i^2 = 2.5757, \sum X_i = 2.4700, \bar{Y} = -0.2137$$

これらの値を式(13-12)と式(13-13)へ代入すると，次式が得られる．

$$6.00 b_0 + 2.47 b_1 = -1.28 \tag{13-14}$$

$$2.47 b_0 + 2.58 b_1 = -1.25 \tag{13-15}$$

式(13-14)と式(13-15)を連立させて解くと，$b_1 = -0.47$，$b_0 = -0.022$ が得られる．したがって，平方和（SS）が最小となるときの相関方程式は，次の式(13-16)で与えられる．

$$\log A = -0.47 \sigma^- - 0.022$$
$$n = 6, r = 0.799, r^2 = 0.638, s = 0.218 \tag{13-16}$$

標準偏差（s）は，次式から計算される．

$$s = \sqrt{\left(\frac{SS}{n-2}\right)} \tag{13-17}$$

上の例では，次のようになる．

$$s = \sqrt{\left(\frac{0.191}{6-2}\right)} = 0.218 \tag{13-18}$$

標準偏差は，最も重要な統計量である．理想的には，ゼロが望ましい．また，実験データの標準偏差よりも小さくなることはない．重要なのは，標準偏差のどれだけの部分が，データの実験誤差によるもので，どれだけがモデルの不完全性によるものかを定めることである．さらに，次の点にも留意されたい．すなわち，σ^- は，酵素反応の研究に適しているのか．もしそうならば，

図 13-2

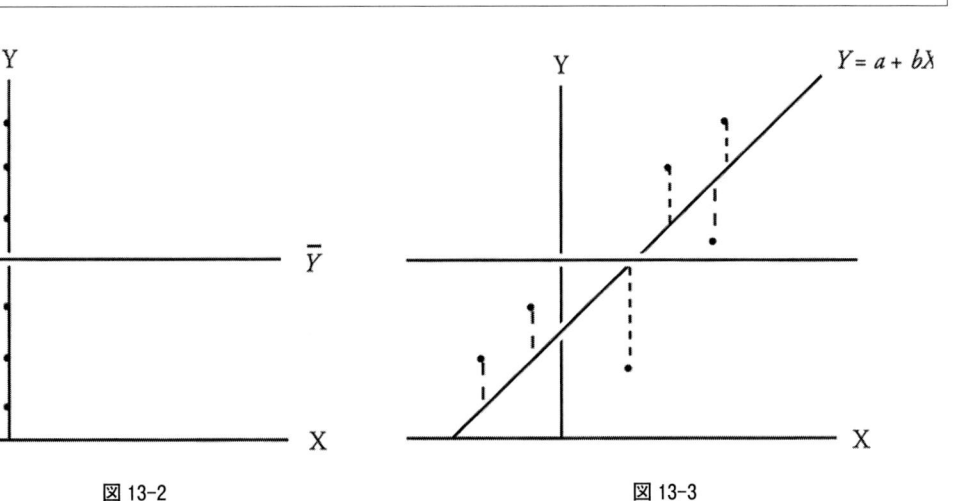

図 13-3

　$\log A$ と σ^- とは線形関係にあるのか。(σ^- で表される) 電子効果以外の効果は関与するのか。式 (13-17) によれば，n の値は，標準偏差を求める際，重要な役割を果たすが，本当にそうなのか。

　相関係数 (r) は，相関の質を調べる際，もう一つの手段を提供する。図 13-2 によれば，SS_y は，Y の平均値を $\bar{Y}$ としたとき，$SS_y = \sum (Y - \bar{Y})^2$ で定義される。この尺度は，相関を試みる前の，データの分散を表す。一方，図 13-3 では，Y の値は，独立変数 X に対してプロットされ，回帰線の周りの平方和 (SS) は，$SS = \sum (Y - \bar{Y})^2$ で与えられる。もし図 13-3 にプロットされた線形方程式が，単なる平均値 ($\bar{Y}$) よりも改善されているならば，そのことは，SS_y と SS との比に現れるはずである。図 13-2 の SS_y を総平方和 (SS_1)，図 13-3 の SS を残差平方和 (SS_2) と呼ぶことにすれば，相関の改善度は，次式で定義される決定係数 (r^2) または r の値から予想することができる。

$$r^2 = 1 - \frac{SS_2}{SS_1} \quad \text{または} \quad r = \sqrt{\frac{SS_1 - SS_2}{SS_1}} \tag{13-19}$$

もし，すべてのデータ点が直線の上に乗るならば，$SS_2 = 0$ で，r^2 と r はいずれも 1 になる。ただし，r^2 は，重要な統計量の一つで，回帰方程式で説明される分散の割合を示す。

　ここで，注意しなければならないのは，r や r^2 の定義からは，（結果を得るのに）データ点をいくつ使用したか分からないことである。十分な数のデータ点を使用すれば，常に高い r 値が得られる。一方，標準偏差では，使用したデータ点の数は，計算式に組み込まれている。したがって，当てはめの良さを表す尺度としては，相関係数よりも標準偏差の方が優れている。

　表 13-11 に立ち戻ろう。このデータの場合，SS_1 は 0.528，SS_2 は 0.191 である。したがって，$r = \sqrt{1 - 0.191/0.528} = 0.799$，$r^2 = 0.638$ となる。すなわち，回帰による変動は，$\log A$ の分散の 63.8% しか説明しない。この結果は，あまり良いとは言えない。果たして，本当に有意なのであろうか。偶然の相関である可能性は，次の F 検定を使えば，簡単に確認することができる。

$$F_{k2-k1, n-k2} = \left(\frac{SS_1 - SS_2}{SS_2} \right) \left(\frac{n - k_2}{k_2 - k_1} \right) \tag{13-20}$$

式(13-20)において，SS_1 は，図 13-2 に示した基準の平方和（SS_y），SS_2 は，図 13-3 に示した残差平方和（SS）をそれぞれ表す。また，n は，データ点の数（ここでは6）を表し，k_1 は，基準の平方和におけるパラメータの数（ここでは1），k_2 は，検定される回帰式で用いたパラメータの数（ここでは2）である。

いま，表 13-11 のデータに関して，F 値を計算してみる。

$$F_{1,4} = \left(\frac{0.528 - 0.191}{0.191}\right)\left(\frac{6-2}{2-1}\right) = 7.06 \tag{13-21}$$

F の値が大きいほど，得られた相関は有意である。式(13-20)から明らかなように，F 値は SS の関数であり，かつ自由度の影響も受ける。

$F_{1,4} = 7.06$ の有意性を確認するには，統計学の標準参考書に収載された F 分布表を参照する必要がある[41]。

F 分布表によれば，$F_{1,4\,\alpha\,0.10}$ は 4.54 で，$F_{1,4\,\alpha\,0.05}$ は 7.71 である（有意確率を P としたとき，$\alpha = 1 - P$）。すなわち，$F_{1,4} = 7.06$ は 4.54 よりも大きいので，式(13-10)により達成される分散の減少は，90% の確率で有意である。しかし，$F_{1,4\,\alpha\,0.05} = 7.71$ であるから，95% の確率では有意とはならない。

留意すべき重要な事実は，F 値の使用が，データ（$\log A$）の正規分布と ε^2 値の真の無作為性を仮定している点である。このことは，ε の値が，正規分布すなわち Gauss 分布に従うことを意味する。

QSAR を求める問題に立ち戻り，疎水的性質 X の重要性について考察してみよう。そのためには，まず $\log P$ のみを独立変数とした，次の式(13-22)を誘導しておく必要がある。

$$\begin{aligned}\log A &= 0.33 \log P - 0.62 \\ n &= 6,\ r = 0.840,\ s = 0.199,\ F_{1,4} = 9.6\end{aligned} \tag{13-22}$$

式(13-16)と式(13-22)との比較から明らかなように，$\log P$ は σ^- よりも重要な変数である。F 検定によると，この方程式は，95% の確率（$F_{1,4\,\alpha\,0.05} = 7.71$）で有意であるが，99% の確率（$F_{1,4} = 21.2$）では有意でない。

おそらく，X の二つの性質，すなわち $\log P$ と σ^- は，いずれも酵素過程で重要な役割を演じている。この仮説を検証するため，σ^- と $\log P$ を線形結合した方程式，すなわち $\log A = k_1 \sigma^- + k_2 \log P + k_3$ なる式を考える。1 変数の場合と同様に扱えば，

$$Y_i = \beta_0 + \beta_1 X_i + \beta_2 Z_i + \varepsilon_i \tag{13-23}$$

$$SS = (Y - \hat{Y})^2 = \sum \varepsilon^2 = \sum (Y_i - b_0 - b_1 X_i - b_2 Z_i)^2 \tag{13-24}$$

b_0, b_1 および b_2 に関して偏微分をとり，$\dfrac{\partial SS}{\partial b_0} = 0$, $\dfrac{\partial SS}{\partial b_1} = 0$, $\dfrac{\partial SS}{\partial b_2} = 0$ と置けば，次の正規方程式が得られる。

$$b_0 n + b_1 \sum X_i + b_2 \sum Z_i = \sum Y_i \tag{13-25}$$

$$b_0 \sum X_i + b_1 \sum X_i^2 + b_2 \sum X_i Z_i = \sum Y_i X_i \tag{13-26}$$

$$b_0\sum Z_i + b_1\sum X_i Z_i + b_2\sum Z_i^2 = \sum Y_i Z_i \qquad (13\text{-}27)$$

これらの方程式は，手計算で解くこともできるが，標準的な回帰分析プログラムを用いた方がはるかに簡単である。このプログラムは，どこの計算機センターにも登録されている。式(13-25)〜式(13-27)を連立させて解くと，次の式(13-28)が得られる。

$$\log A = -0.38(\pm 0.09) + 0.25(\pm 0.05)\log P - 0.34(\pm 0.08)\sigma^-$$
$$n = 6, r = 0.998, s = 0.028 \qquad (13\text{-}28)$$

rとsに関して，式(13-28)は，式(13-22)よりもはるかに改善されている。また，F検定を適用してみると，

$$F_{1,3} = \frac{0.1555 - 0.0020}{0.0020} \times \frac{6-3}{3-2} = 230.3$$

F分布表によれば，$F_{1,3}(0.005) = 55.55$ である。すなわち，式(13-29)は99.5%の確率で有意である。

また，偶然の相関にも留意しなければならない。式(13-16)におけるσ^-の係数は，式(13-28)のそれよりも大きい。これはおそらく，σ^-と$\log P$との間に有意な共線性が存在し，σ^-の役割の一部を$\log P$が引き継いだ結果と考えられる。

共線性の問題を検証するため，σ^-と$\log P$との相関を調べてみると，r^2値は0.122となった。この結果は，2種のパラメータがほぼ直交し，互いに独立であることを示唆する。

表13-11に示した簡単な事例は，回帰分析の手順を説明するためのものであった。ただし，この回帰式は，（アニリンの4位を置換した）わずか6個のデータ点に基づいている。そのため，この回帰式に大きな重みを置くことはできない。$\log P$とσ^-の値は，良好な広がりを示す。しかし，かさ高い置換基は，酵素の活性部位で立体効果に遭遇すると思われる。また，2位と3位の置換基の効果については，何も分からない。式(13-28)において，括弧内の値は，対応するパラメータの95%信頼限界を表す。たとえば，$\log P$の場合，その係数は，95%の信頼度で0.20〜0.30の範囲にある。与えられた項の重要性は，これらの値からある程度推察できる。括弧内の数値が，係数よりも小さければ，F検定を行ったとき，その項は統計的に有意である。

上記の解析では，実験誤差を含むのは，従属変数の$\log A$に限られると仮定された。確かに，生物試験では，従属変数の誤差は，独立変数のそれに比べて大きい。しかし，本書で考察したパラメータ群（σ, $\log P$, E_sなど）では，ある程度の不確定性が常に存在する。測定の際の実験誤差の問題に加え，我々は，パラメータのどの組み合せが最良であるかを知ることもできない。

本書で考察したQSARの多くは，線形項しか含まなかった。また，非線形項を含む場合には，その数は1変数（通常，$\log P$またはπ）に限られていた。しかし，この状況は希望的観測に過ぎず，実際には，交差積項が有意となる場合もある[42]。たとえば，πとσとが相互作用する場合，$a\pi$や$b\sigma$に加えて，$c(\pi\cdot\sigma)$といった項も追加する必要がある。もっとも，我々自身は，このような項の重要性を示すことができなかった[43]。ニューラルネットワークでは，このような可能性も考慮され，$\cos(\pi\cdot MR_1)$や$\cos(\pi\cdot F)$といった項が有意になることもある[44]。その結果，

得られた方程式は，良好なr値やs値を与える。もっとも，現時点では，このような複雑な変数項の使用が，分子レベルでの我々の理解を深めるか否かは不明である。

　本節で述べた議論は，初心者を回帰分析へ誘うためのきわめて簡単な序論にすぎない。さらに詳しく知りたい読者は，Draper-Smith[45]やDaniel-Wood[46]の教科書をお読みいただきたい。

13.7　まとめ

　現時点では，薬物設計で推奨できる標準的な置換基群は存在しないし，初期の置換基群を選択する方法も分からない。また，親分子に対する最初の化学修飾は，その物理特性や試験系に依存すると考えられる。単離した受容体や酵素を用いた研究では，誘導体の代謝特性は，それほど重要ではない。ただし，農薬の設計では，太陽光照射下での薬剤の安定性は，優先性の高い問題である。データセットを作成する際，最低限必要なことは，共線性の問題を回避し，かつ物理化学的性質の範囲を十分広くとることである。

　たとえ置換基定数や回帰分析が利用できたとしても，ただちに特効薬が設計できるわけではない。もちろん，これらの手段は，リード化合物の化学修飾を試みる際，冗長性の問題を回避するのに役立つ。すでに指摘した通り，リード化合物へ施す化学修飾の数は，ほとんど無限に近い[41]。たとえば，表13-10に示した置換基のうち166種を用いて，キノリン環上の7箇所を置換した場合，可能な組み合わせの数は，N^m（166^7）個すなわち約3.5×10^{15}個にも上る。実際には，166個という数は，既知置換基の一部に過ぎない。次の疑問が，前に立ちはだかる。すなわち，10^{15}個もの同族体は，どのような化合物から構成されるのか。また，除外すべき化合物はどれか。可能性のうち10億分の1を試みたとしても，検討を要する化合物の数は，100万個にも達する。可能性の数は，一般には，次の式(13-29)で与えられる。

$$X^k \times \frac{n!}{k!(n-k)!} \tag{13-29}$$

ここで，Xは置換基の数，nは親化合物上の非対称位置の総数，kは，親化合物に対して一度に結合可能な置換基の数である。たとえば，置換基の数を100個とし，キノリン環上の7箇所の置換位置のうち3箇所だけを考慮すると，類似体の数は3500万個にもなる。しかし，考慮する置換位置を2箇所に減らすと，可能性の数は21万個に低下する。さらに，置換基の数を控え目に見積もって20種とし，同時に考慮する位置を2箇所のみにすると，可能性の数は8400個にまで減少する。このような大量の化合物のうち10％を合成し，試験するとしても，そのような研究の実施はまず不可能である。創薬化学者が直面する問題が，いかに手ごわいかを正しく認識することはきわめて難しい。また，たとえ真に独創的な薬物が設計できたとしても，問題はそこで終わらない。潜在的な類似体が多数存在するため，ゾロ新を開発して，富の分け前に与ろうとする遅参者が必ず現れる。そのような業者を排除することは，まず不可能である。

　1962年にQSARが導入されて以来，生物活性分子の設計と合成に関与する研究者の多くは，QSARに対して関心を示すようになった。しかし，30年にわたるその後の文献に目を通してみ

ると，意外にも，データセット構築の実情は，きわめて不十分であると言わざるを得ない．適切な設計がなされなければ，構造活性相関を正しく理解することは不可能である．合成を管理する研究者のほとんどは，実験計画法に対する認識が不足している．そのため，薬物研究の合成面では，残念ながら，いまだに直感や勘が幅を利かせている．

引用文献

1. Partington, J. R. *History of Chemistry*; Vol. 1.
2. Baker, B. R. *Design of Active-Site-Directed Irreversible Enzyme Inhibitors*; Wiley: New York, 1967.
3. Yoshimoto, M.; Hansch, C. *J. Med. Chem.* **1976**, *19*, 71.
4. Silipo, C.; Hansch, C. *J. Am. Chem. Soc.* **1975**, *97*, 6849.
5. Hansch, C.; Klein, T. E. *Methods Enzymol.* **1991**, *202*, 512.
6. Kuntz, I. D. *Science (Washington, DC)* **1992**, *257*, 1078.
7. Ayesh, R.; Idle, J. R.; Ritchie, J. C.; Carothers, M. J.; Hetzel, R. *Nature (London)* **1984**, *312*, 169.
8. Sugimura, H.; Caporaso, N.; Shaw, G. L.; Modoli, R. U.; Gonzalez, F. J.; Hoover, R. N.; Resau, J. H.; Trump, B. F.; Weston, A.; Harris, C. C. *Carcinogenesis (London)* **1990**, *11*, 1527.
9. Mitscher, L. A., Department of Medicinal Chemistry, University of Kansas, personal communication, 1989.
10. Burger, A. *Drug Res.* **1991**, *37*, 287.
11. Langmuir, I. *J. Am. Chem. Soc.* **1919**, *41*, 1542.
12. Friedman, H. L. *Symposium on Chemical-Biological Correlation*; National Research Council Pub. No. 206; National Academy of Science: Washington DC, 1951; p 295.
13. Thornber, C. W. *Chem. Soc. Rev.* **1979**, *8*, 563.
14. Allen, R. C. *Ann. Repts. Med. Chem.* **1987**, *21*, 283.
15. Hansch, C. *Intra-Sci. Chem. Rep.* **1974**, *8*, 17.
16. Hansch, C.; Unger, S. H.; Forsythe, A. B. *J. Med. Chem.* **1973**, *16*, 1217.
17. Soloway, S. B.; Andrea, T. A. Shell Development Company, Modesto, CA, personal communication.
18. Hansch, C.; Kim, D.; Leo, A.; Novellino, E.; Silipo, C.; Vittoria, A. *CRC Crit. Rev. Toxicol.* **1989**, *19*, 185.
19. Unger, S. H. In *Drug Design*; Ariëns, E. J., Ed.; Academic: New York, 1980; Vol. 9, p 75.
20. Hansch, C.; Leo, A. *Substituent Constants for Correlation Analysis in Chemistry and Biology*; Wiley-Interscience: New York, 1979; Chapter VI.
21. Topliss, J. G. *J. Med. Chem.* **1972**, *15*, 1006.
22. Topliss, J. G.; Martin, Y. C. In *Drug Design*; Ariëns, E. J., Ed.; Academic: New York, 1975; Vol. 5, pp 1-22.
23. Austel, V.; Kutter, E. *Arzneim.-Forsch.* **1981**, *31*, 130.
24. Austel, V. *Quant. Struct.-Act. Relat.* **1983**, *2*, 59.
25. Wooton, R.; Cranfield, R.; Sheppey, G. C.; Goodford, R. J. *J. Med. Chem.* **1975**, *18*, 607.
26. Streich, W. J.; Dove, S.; Franke, R. *J. Med. Chem.* **1980**, *23*, 1452.
27. Martin, Y. C.; Panas, H. N. *J. Med. Chem.* **1979**, *22*, 784.

28. Hansch, C.; Leo, A.; Unger, S. H.; Kim, K. H.; Nikaitani, D.; Lien, E. J. *J. Med. Chem.* **1973**, *16*, 1207.
29. Pleiss, M. A.; Unger, S. H. In *Comprehensive Medicinal Chemistry*; Ramsden, C. A., Ed.; Pergamon: Oxford, United Kingdom, 1990; Vol. 4, p 561.
30. Hansch, C.; Leo, A.; Taft, R. W. *Chem. Rev.* **1991**, *91*, 165.
31. Yagupol'skii, L. M. *Fluorine Chem.* **1987**, *36*, 1.
32. Abraham, M. H. *Chem. Soc. Rev.* **1993**, 73.
33. Hansch, C.; Zhang, L. *Drug Metab. Rev.* **1993**, *25*, 1.
34. Hansch, C.; Björkroth, J. P.; Leo, A. *J. Pharm. Sci.*, **1987**, *76*, 663.
35. Hansch, C.; Klein, T. E. *Acc. Chem. Res.* **1986**, *19*, 392.
36. Craig, P. N. *J. Med. Chem.* **1971**, *14*, 680.
37. Fujita, T. In *QSAR in Design of Bioactive Compounds*; Prous, J. R., 1992; p 3.
38. Kuyper, L. E.; Roth, B.; Daccanari, D. P.; Ferone, R.; Beddell, C. R.; Champness, J. N., Stammers, D. K.; Dann, J. G.; Norrington, F. E. A.; Baker, D. J.; Goodford, P. J. *J. Med. Chem.* **1985**, *28*, 303.
39. Hansch, C. In *Structure-Activity Relationships*; Cavallito, C. J., Ed.; Pergamon: Oxford, United Kingdom, 1973; Vol. 1, p 75.
40. Hansch, C.; Deutsch, E. W.; Smith, R. N. *J. Am. Chem. Soc.* **1965**, *87*, 2738.
41. Gunst, R. F.; Mason, R. L. *Regression Analysis and Its Application*; Dekker: New York, 1980.
42. Leffler, J. E.; Grunwald, E. In *Rates and Equilibria of Organic Reactions*; Wiley: New York, 1963; p 150.
43. Hansch, C.; Silipo, C.; Steller, E. E. *J. Pharm. Sci.* **1975**, *64*, 1186.
44. Liu, Q.; Hirono, S.; Moriguchi, I. *Chem. Pharm. Bull.* **1992**, *40*, 2962.
45. Draper, N. R.; Smith, H. In *Applied Regression Analysis*, 2nd ed.; Wiley: New York, 1981.
46. Daniel, C.; Wood, F. S. *Fitting Equations to Data*, 2nd ed.; Wiley: New York, 1980.

訳者あとがき

　本書は，Corwin Hansch博士とAlbert Leo博士による*Exploring QSAR —— Fundamentals and Applications in Chemistry and Biology*（American Chemical Society, 1995）を訳出したものである。原書は，Hansch法の基礎と応用を解説した上巻と，（著者らが25年かけて収集した）数千種に及ぶ有機化合物のオクタノール-水分配係数と置換基の物理化学的定数を収録した下巻とから構成されている。本書は，そのうち上巻部分を全訳したものである。なお，原書の下巻に収録されたデータは，ポモナ大学MedChemデータベースからの印字出力である。下巻に関心をお持ちの読者は，原書を購入していただきたい。

　Hansch法は，理論の枠組みが理解しやすく，かつ適用できる範囲が広いなどの特徴を備え，今もなお構造活性相関を定量的に論じる際，最も役に立つ有用な手法の一つである。著者のHansch教授は，言うまでもなくHansch法の創始者であり，Leo教授は，彼の最大の協力者の一人である。

　本書は，Hansch法の基礎編（第1章～第5章，第13章）と応用編（第6章～第12章）から構成されている。第1章と第2章は電子パラメータ，第3章は立体パラメータ，第4章と第5章は疎水パラメータの説明に当てられ，特に第5章では，分配係数の理論計算に役立つフラグメント法の詳細が取り上げられている。また，第6章から第12章は，非特異的毒性，酵素-リガンド相互作用，薬物代謝，抗腫瘍薬，中枢神経系作用薬，抗微生物薬および農薬（除草剤，殺虫剤）へのQSARの応用を解説しており，最後の13章は，解析の際に留意すべき事項や，Hansch法の数学的枠組みである重回帰分析の説明に当てられている。

　訳者が本書の訳出を思い立ったのは，Hansch教授のリーダーシップの下，世界中の創薬研究者が，QSARの研究に熱狂的に取り組んだ時代があったこと，そして，Hansch法は現在もなおその価値を失っていないことを，本書を通じて再確認していただきたいと願ったからである。本書は，創薬科学の古典の一つとして，医薬品化学，農薬化学，毒物学，環境化学などを志す学生や，すでにこれらの分野で活躍しておられる研究者の皆さんに，永く読み継がれるべき書物の一つであると考える。

　訳者は，1977年にHansch教授から手紙を頂いたことがある。当時，Hansch教授は，分配係数のデータを収集しておられ，もしデータがあったら，送ってほしいという内容であった。その手紙に対して，訳者は，大学院の頃に測定したアンチピリン誘導体のデータを提出した。原書の下巻には，そのデータも確かに収録されている。Hansch教授と訳者との接点は，その時一度だけである。

訳者が原書を入手したのは1995年のことであった．しかし，さまざまな事情により，翻訳に本格的に執りかかったのは2010年からである．原書中には，スペルミスを含め，明らかに間違っている箇所がかなりあった．それらについては，訳者の判断で正しい記述に直してある．また，訳者が意味を取り違えた箇所もかなり残っていると思われる．そのような箇所については，読者諸賢のご叱正を請う次第である．

　人名部分に関しては英語表記とした．ただし，日本人については漢字名を用い，敬称は省略した．また，微生物名や動植物名に関しては，原則として和名を用いたが，学名で表記した箇所もある．

　最後に，出版に当たり種々ご尽力下さった地人書館編集部永山幸男氏と関係各位に感謝いたします．

平成25年11月25日

訳　　者

索　引

【A】
AHAT　283-284
AHH　316
AM1法　78, 84
Ames試験　349-350
ATPアーゼ　175, 177
AZT　399, 418

【B】
BBB → 血液脳関門
Baeyer-Villiger反応　55
Beckmann転位　53

【C】
CASE法　111, 206-207
Chapman転位　57
Chartonの立体パラメータ　71-74
CLOGP　110, 125-130, 132, 161-166
　　アルゴリズムマネージャー　147-151
　　イオン対　157-160
　　結合環境　128-129
　　互変異性体　151-155
　　双性イオン　155-157
　　超フラグメント　153
　　トポロジー的距離　165
　　フラグメントの種類　129-131
　　補正因子　131-151
　　歴史　123-128
Colander式　98
CoMFA　83-86
COMT　284-285
Criegee転位　56
CT → 電荷移動

【D】
2, 4-D　465
DARC　78
DDE　297
DDT　297, 504
DDT類似体のQSAR　504-509
DEPICT　125
DHFR → ジヒドロ葉酸レダクターゼ
DMSO → ジメチルスルホキシド
DNA　179-180, 210, 349-351

【E】
ESP → 静電表面ポテンシャル

【F】
FRAGDB　148
Free-Wilson法　206
F検定　545

【G】
Ghose-Crippen法　110
Gibbs自由エネルギー　18
golden orfe　196

【H】
Hammett式　1-22, 288
　　拡張形の応用　25-63
　　求核置換　41-46
　　　　S_N1過程　41-43
　　　　S_N2過程　44-46
　　求電子置換　8, 46-48
　　限界　2-5, 8
　　構造活性相関　2, 22
　　酸化還元反応　61-63
　　脱離反応　49-50
　　ニトロ化反応　8
　　熱力学　18-19
　　光分解反応　60
　　付加反応　50-51
　　分子内カチオン転位　52-60
　　ヘテロ環式系　43
　　溶媒効果　28
　　ラジカル反応　60-61
　　立体配座　5
Hill反応　174, 468-482
HIV　399, 419
Hodes-Klopman法　207
HPLC法　98-100
5-HT → セロトニン

【L】
LFER → 直線的自由エネルギー関係
Lorenz-Lorenz式　78
LSER → 直線的溶媒和エネルギー関係

【M】
MedChem　25, 99, 117
Michaelis-Menten式　230
Michael付加　209
MSA → 分子形状解析
MSD → 最小立体差

【N】
NADP　299, 301

【P】
PABA → p-アミノ安息香酸
Parkinson病　284
PGDP → プロピレングリコールジペラゴン酸エステル
PST → フェノールスルホトランスフェラーゼ

【Q】
QSAR　1-549
　　荷電型化合物　182-183
　　環境毒性　203-214
　　構築　537-539
　　生物学的 QSAR　169-549
　　　　オキシドレダクターゼ類　257-282
　　　　癌化学療法　367-384

554　索　引

グルクロン酸抱合　332-334
抗ウイルス薬　416-420
抗原虫薬　446-450
抗細菌薬　420-446
抗腫瘍薬　367-384
抗真菌薬　450-459
酵素　228-291
殺虫剤　493-516
シトクロム P450 の結合性と誘導　311-322
除草剤　468-493
セロトニン受容体　407-411
代謝　297-344
蛋白質-リガンド結合　223-227
中枢神経系作用薬　389-411
動物個体　184-185
トランスフェラーゼ類　282-286
農薬　465-516
発癌　349-350, 363-367
非特異的毒性　169-215
ヒドロラーゼ類　233-257
フェノールスルホトランスフェラーゼによる硫酸化　334-336
変異誘発　351-363
保持比　98-99
ミクロソーム酸化　322-328
ミクロソーム阻害　328-332
モデル系　170-172
リアーゼ類　286-288
立体効果　69-91
多剤耐性　272-274
直線的溶媒和エネルギー関係　196-202
非線形 QSAR　186-196
皮膚透過性　211-214
分子軌道　19-21, 107-109
立体効果
　sterimol パラメータ　76-78
　気相　182
　催奇性　211
　最小立体差　86
　比較分子場解析　83-86
　分子屈折度　78-83
　分子形状解析　86
類似性の経験的モデル　202-203
歴史　465-466
quats → 第四級アンモニウム化合物

【S】
Sarcina lutea　180, 441
SAS → 溶媒接触可能表面

SAVOLプログラム　80, 108, 134
SCAP　107
SMILES　125, 148, 161
S_N1過程　41-43
S_N2過程　44-46
sterimolパラメータ　76-80
Swain-Scott式　365

【T】
2, 4, 5-T　465
Taft-Kutter-Hansch値 → TKH値
Taftのモデル　69
TKH値　72
TOPKAT　206-207

【U】
UDRIVE　125, 148
UV分光法による分配係数の測定　117

【V】
van der Waals半径　71
von Schleyerの力場パラメータ　78

【あ】
アエロゲネス菌　420
アクチニジン　256
アクチノマイシンD　272
アグマンチナーゼ　180
アクロレイン　209
アジリジニウムイオン　370
アジリジニル化合物　380
アジリジン類　379-382
アシルニトロフェノール類の加水分解　221
アシル尿素類　314
アセタール類の加水分解　39
アセチルアセトンの分配係数　154
アセチルコリン　484, 493
アセチルコリンエステラーゼ　180, 227
アセチルトランスフェラーゼ　282-283
アセトアニリド類　298, 309, 432
アセトアミドフルオレン類　283
アセトニトリル　26
アセト乳酸シンテターゼ　491
アセトフェノン類の還元　282
アセトフェノンオキシム類　53
アセトリシス　42
アゾール類　455
アデノシンの分配係数　164
アトラジン　110, 472
アドリアマイシン　379

アニリド類　479
アニリノアクリジン類の癌化学療法　376-378, 460
アニリノ-p-ヒドロキシラーゼの阻害　228
アニリンマスタード類
　QSAR　375
　癌化学療法　367-371
　変異原性　358
アニリン類　180
　QSAR　321
　アシル化　282, 543
　σ定数　7
アフラトキシン類　450
アミジン類　424
アミド系催眠薬　398
アミド類
　加水分解　35
　抗真菌活性　453
p-アミノ安息香酸　435, 522
アミノ酸オキシダーゼ　276-277
アミノ酸類の疎水性　155
アミノ-N-デメチラーゼ　228
アミノピリジンの分配係数　103
アミノピリン-N-デメチラーゼの阻害　329, 331
γ-アミノ酪酸　155
アミラーゼの阻害　227
アモキシシリン　156-157
アラキドン酸-5-リポオキシゲナーゼ　280
アラニン　170
アリールアセチルアミノ化合物　284
アリールアミン類　420-421
アリール値　16
アリールニトロ化合物　284
アリルアルコール　209
アリルイミダゾール類　455
アリルベンゼン類のハロゲン化　60
アルカノール類の分配係数　98, 132
アルカロイドの分配係数　164
アルカン類
　非特異的毒性データ　195
　皮膚浸透　213
　分配係数　108, 131
アルキルアミノアセトニトリル類　487
アルキルアミン類の分配係数　158
アルキル化剤の発癌性　366
N-アルキルアンフェタミン類　323
1-アルキルイミダゾール類　329
アルキルスズ類　431

索引 555

N-アルキルニケタミド類　428
アルキルベンゼン類　322
アルコール類
　　グルクロン酸抱合　333
　　酵素阻害　227-228
　　細胞溶解　421
　　分配係数　132
アルコール依存症　407
アルコールデヒドロゲナーゼ　257-261, 290, 写真V
アルコキシジヒドロキニン誘導体　421-422
アルスフェナミン　521
アルドリンエポキシ化　329
アルブミン　223-227
安息香酸類
　　イオン化　18, 26, 87
　　開花の誘発　489
　　グリシンとの抱合　336-337
　　σ定数　7
　　　分子軌道計算　21
　　毒性　508
安息香酸エステル類の加水分解　88
アントラサイクリン類の癌化学療法　379
アントロンの分配係数　154-155
アンピジン　407
アンフェタミン類　297, 408

【い】
イオン化　26-29
　　圧力の効果　26-28
　　温度の効果　26-28
　　溶媒の効果　26-28
イオン化定数　11-12
イオン化ポテンシャル　79
イオン対の分配係数　157-160
イソインドールジオン類　383
イノシン-リン酸　281
イソチオシアン酸アルキル類　425-426
イソチオシアン酸フェニル類　425
イソニコチン酸ヒドラジド類　439
イソフタロニトリル類　454
イソブチルアルコールの分配係数　132
イノシン酸デヒドロゲナーゼ　281-282
イミダゾール類　211
イミダゾリルエタノール類の疎水性　100
イミダゾリン類　452
インフルエンザBウイルス　416

【う】
ウリジンジホスホグルクロン酸　308
ウレタン類　305, 428
運動失調　194
運動性　177

【え】
エーテル類　39, 400
エステル類の加水分解　33-41, 78, 89
枝分かれ　132-135
エタンの分配係数　131
5-エチル-5-アルキルバルビツレート類　341
エトルフィン　398
エフェドリン　323
エポキシド類
　　毒性　209
　　変異原性　362-363
エムルシン　251
エラスターゼ　242
エレファンチン類似体の分配係数　164
塩化アルキルジメチルアンモニウム類　422
塩化クミル類のソルボルシス　8
塩化ベンゾイル類の加水分解　38-39
塩酸フェニルプロパンアミン　159
遠心向流クロマトグラフィー　117
塩素化　60
エンタルピー　18, 96
エントロピー　18, 96

【お】
黄色ブドウ球菌　180, 183, 268, 422, 426-428
オーキシン型化合物　468
オキサゾリン類の抗ウイルス活性　416-417
オキシドレダクターゼ類　257-282
　　アミノ酸オキシダーゼ　276-277
　　アルコールデヒドロゲナーゼ　257-261
　　イノシン酸デヒドロゲナーゼ　281-282
　　キサンチンオキシダーゼ　275-276
　　ジヒドロ葉酸レダクターゼ　261-272
　　腎臓レダクターゼ　282
　　チミジル酸シンテターゼ　279
　　プロスタグランジンシンテターゼ　278
　　モノアミンオキシゲナーゼ　277-278
　　リポキシゲナーゼ　280-281
　　リンゴ酸デヒドロゲナーゼ　274-275
オキシバルビツレート類　398
オクタノール-水分配係数　98-119, 123-166, 465-466
　　CLOGP計算　123-166
　　生物系　169-215
　　フラスコ振とう法　115-118
ω因子 → 水和因子
オルニチン　310
オレフィン類の臭素化　50-51
オレンジ剤　465

【か】
開花の誘導　489
回帰分析　466, 521, 542-548
化学療法 → 癌化学療法
角質層　212
加水分解
　　アシルニトロフェノール類　221
　　アセタール類　39-40
　　アミド類　35
　　安息香酸エステル類　36, 88
　　エーテル類　39
　　エステル類　33
　　塩化ベンゾイル類　38
　　グループ間共鳴　37
　　ケタール類　39-40
　　トリアゼン類　40
　　トロポロンエーテル類　39
　　ニトリル類　35
　　ニトロフェニルエステル類　393
　　フッ化スルホニル類　38
　　ベンズアミド類　72-73, 88
　　ベンゾイルエステル類　40
　　ベンゾイルキモトリプシン類　40
カゼイ菌　262, 265-269, 271
カチオン転位　51-60
カテコール-O-メチルトランスフェラーゼ → COMT
カデトリン酸のベンジルエステル類　514
カフェイン　323, 407
カルバメート類　174, 322
　　抗痙攣活性　402-403
　　抗真菌活性　458
　　殺虫剤　495, 498-500
　　代謝　326
カルボカチオン　48, 51, 53

556　索　引

カルボコン　380
カルボニックアンヒドラーゼ　286-288,
　536,写真 IX
癌化学療法　367-384
　　アジリジン類　379-382
　　アニリノアクリジン類　376-378,
　　　460
　　アニリンマスタード類　367-371
　　アントラサイクリン類　379
　　イソインドールジオン類　382-383
　　キノン類　380, 383
　　コルヒチン類　383-384
　　多剤耐性　272-274
　　チミジル酸シンテターゼ　279
　　トリアゼン類　371-374
　　ニトロソ尿素類　374-376, 381
　　ヒドロキシ尿素類　382
環境毒性　203-214
　　生物濃縮　208-209
　　非特異的毒性　209-211
　　皮膚透過性　211-214
環境毒物学　203

【き】

菊酸　509
キサンチンオキシダーゼ　275-276, 354
キサントシン一リン酸　281
気相QSAR　182
気体水和物　95
喫煙
　　癌　208
　　デブリソキン　208, 522
キナゾリン類
　　ジヒドロ葉酸レダクターゼの阻害
　　　269
　　マラリア原虫の阻害　270
キニーネ　446, 521
キヌクリジン類　11, 45
キノリンカルボン酸類　443
キノリン類　438-439, 444, 448
キノロンカルボン酸塩のリンゴ酸デヒド
　ロゲナーゼ阻害　274
キノロン類　445
キノン類の抗腫瘍活性　380, 383
擬ハロゲン　130, 541
気分転換薬　407, 411
α-キモトリプシノーゲン　179
キモトリプシン　233-242, 291, 393,
　写真 I
　　エステル類の加水分解　89
　　阻害　241

脱アシル化　40-41
キモトリプシン-プロフラビン複合体
　179
逆疎水効果　203
共鳴効果
　　グループ間共鳴　5-9, 12-14, 21
　　分子軌道計算　21
　　芳香環系の求電子置換　8
　　湯川-都野式　14-15
共鳴定数　12-14
共鳴パラメータ　17
共役系の拡張　141-143
局所麻酔作用　526
極性定数　9
筋収縮　177, 181

【く】

空洞形成　99, 138
グラム陰性菌のQSAR　420-430
グラム陽性菌のQSAR　420-430
クリアランス　340-343
グリシン　170, 310, 336-337
グループ間共鳴　5-8, 14, 21, 37, 43, 62
グルクロニド類　308-310
グルクロン酸抱合　332-334
グルタミン　310
グリボルヌリド　304
黒脂質膜　170, 172
クロニジン誘導体　20
クロファジミン　118
クロラムフェニコール類　442-443, 450
クロロシクロヘキサン類　506
2-クロロベンゾニトリル類　455

【け】

ケタール類の加水分解　39-40
血液脳関門　390-392, 399
結合環境　128-129
血清アルブミンとの結合　223-227
血清蛋白質　226
血糖降下薬　304
ケトペミドン　398
解熱薬　309
幻覚薬　411

【こ】

抗AIDS薬　399, 418
抗ウイルス薬のQSAR　416-420
抗ウイルス性ヌクレオシド類　110
抗炎症薬　278
抗癌薬 → 抗腫瘍薬

抗痙攣薬　400-406
抗原虫薬のQSAR　446-450
抗細菌薬のQSAR　420-446
交差耐性　272
抗腫瘍薬　350, 384
　　アジリジン類　379-382
　　アニリノアクリジン類　376-378,
　　　460
　　アニリンマスタード類　367-371
　　アントラサイクリン類　379
　　イソインドールジオン類　382-383
　　キノン類　380, 383
　　コルヒチン類　383-384
　　多剤耐性　272-274
　　チミジル酸シンテターゼ　279
　　トリアゼン類　371-374
　　ニトロソ尿素類　374-376, 381
　　ヒドロキシ尿素類　382
甲状腺刺激ホルモン放出ホルモン　393
抗真菌薬のQSAR　450-459
抗生物質
　　アクチノマイシン D　272
　　アモキシシリン　156-157
　　クロラムフェニコール類　442-443,
　　　450
　　テトラサイクリン類　441-442
　　ナリジクス酸　443-444
　　ペニシリン類　156-157, 226
　　マイトマイシン C　380
　　ミトラマイシン　272
　　ラクタム類　433
　　リンコマイシン類　440-441
構造活性相関　169
　　Hammett 式　1-2, 21-22
　　sterimol パラメータ　76-78
　　分子屈折度　78-83
酵素反応　229
酵素-リガンド相互作用　229-288
酵素類　83, 171, 522, 536
　　オキシドレダクターゼ類　257-282
　　アミノ酸オキシダーゼ　276-277
　　アルコールデヒドロゲナーゼ
　　　257-261
　　イノシン酸デヒドロゲナーゼ
　　　281-282
　　キサンチンオキシダーゼ　275-
　　　276
　　ジヒドロ葉酸レダクターゼ
　　　261-272
　　腎臓レダクターゼ　282
　　チミジル酸シンテターゼ　279

索引　557

プロスタグランジンシンテターゼ　278
モノアミンオキシダーゼ　277-278
リポキシゲナーゼ　280-281
リンゴ酸デヒドロゲナーゼ　274-275
代謝拮抗物質　434
トランスフェラーゼ類　282-286
　AHAT　283-284
　COMT　284-285
　アセチルトランスフェラーゼ　282-283
　カテコール-O-メチルトランスフェラーゼ → COMT
　チアミナーゼ類　285-286
農薬設計　493
ヒドロラーゼ類　233-257
　アクチニジン　256
　エムルシン　251
　キモトリプシン　233-242
　コリンエステラーゼ　246-250
　サブチリシン　246
　トリプシン　242-245
　パパイン　251-256
　フィシン　256
　ブロメライン　256-257
リアーゼ類　286-288
　カルボニックアンヒドラーゼ　286-288
抗白血病薬
　QSAR　206
　アジリジン類　379-382
　アニリノアクリジン類　376-378
　アニリンマスタード類　367-371
　イソインドールジオン類　382-383
　トリアゼン類　371-374
　ニトロソ尿素類　374-376
抗微生物薬のQSAR　415-460
酵母　177, 430
抗マラリア薬　446
コールタール　349
コカイン　407
黒色麹菌　451-453
黒色腫　371, 379
コデイン　302, 323
コハク酸オキシダーゼの阻害　227
互変異性体の分配係数　151-155
コリンエステラーゼ　183, 246-250
コリンエステラーゼ阻害剤　228, 247-250, 493-504

コルヒチン類　210, 383-384
混合機能オキシダーゼ類　299

【さ】
催奇性　210-211
細菌
　アグマンチナーゼ　180
　発光　174
最小二乗法の原理　543
最小阻害濃度　177
最小立体差　86
細胞分裂　180
催眠薬　397-398
殺虫剤　330, 493-516
　DDT類似体　504-509
　QSAR　493-516
　コリンエステラーゼ阻害剤　493-504
　生物学的等価性　525-526
　ピレトロイド類　509-515
　幼若ホルモン様化合物　515-516
サブチリシン　246
サリチルアニリド類　438-439
サルファ剤　339, 433, 521
酸化還元反応　61-63
酸化的リン酸化　432
酸素消費　175, 177

【し】
ジアザインデン類　144
シアノアクリレート類　477
シアノフェノールの分配係数　103
2, 4-ジアミノキナゾリン　270
ジアルキルアミン類の分配係数　158
N,N-ジアルキルアミド類　133
シアノヒドリン類の解離　50
ジウロン　472
ジエチルエーテル　101
1, 2-ジエトキシエタンの分配係数　139
ジオキシン　204
ジギタリス　521
σ定数　1-22, 25-63
　アニリン類　7
　アリール値　16
　安息香酸類　1, 5-7
　位置依存性　4
　加成性　2-5
　求電子置換　46-48
　共鳴効果　11-14, 22
　電気陰性度　17
　場誘起効果　9-11, 22

フェノール類　5
　分極効果　17
　分子軌道パラメータ　19-21
　誘起効果と共鳴効果の分離　11-14
　ラジカル定数　15-16
　リンに付いた置換基　16
シクロヘプタンの分配係数　108
シクロヘキサン　101, 391
脂質単分子層　170
歯垢　438
2', 3'-ジデオキシプリンヌクレオシド類　399
シトクロムc　181
　Ⅵオキシダーゼ　179
シトクロムP450　180, 211, 291, 297
　結合性と誘導　311-322
ジドブジン → AZT
o-ジニトロベンゼンの分配係数　141
シネロロン　509
ジヒドロ葉酸レダクターゼ　261-272, 540, 写真Ⅶ, 写真Ⅷ
ジフェニルクロロメタン誘導体のソルボリシス　41
ジフェニルヒダントイン　400
2, 6-ジフェニルピリジン類　449
ジフェニルメタンの塩素化　60-61
ジペプチド類の分配係数　156
ジベレリン類似体の分配係数　164
シメチジン類似体　391
ジメチルアニリン類　44
ジメチルアンフェタミン　305
ジメチルスルホキシド　26
N,N-ジメチル-N'-フェニル尿素　474
ジメチルフェニル尿素類　474
ジャスモロロン　509
臭化アリルとジメチルアニリン類との反応　44
臭化セチルトリメチルアンモニウム　171
臭化ドデシルトリメチルアンモニウム　171
住血吸虫症　302
収縮性 → 筋収縮
重水素化物　322, 326
臭素化　50, 60, 89
シュードモナスの増殖阻害　425
主成分分析　112-113
受容体部位　535
除草剤　468-493
　QSAR　465-493
　根による取込み　490

フェニル尿素系　398
葉緑体阻害剤　468-482
心筋梗塞　280
神経伝導　177, 182
腎臓レダクターゼ　282
親油性　176
森林型熱帯リーシュマニア　266-267

【す】
水素化ホウ素還元　63
水和因子　124
数学的モデル　187, 206
スクシンイミド類の抗痙攣活性　405
スチルベン類の臭素化　50
スチレンオキシド類の変異原性　362
ステロイド類の分配係数　164
ストリキニーネ　164
スピンプローブ　170
スルファニルアミド　306, 339, 434
スルファピリジン類　340
スルファメトキサゾール　435
スルホニル尿素類　491-492
スルホンアミド類　286-287, 339
スルホン酸エステル類　42, 361
スルホン類　436-437, 459
スルマゾール　394

【せ】
精神安定薬　397
静電表面ポテンシャル　109
生物学的QSAR → QSAR
生物学的等価性　523-529
　　等尺的　524
　　非古典的　524
　　非等尺的　526
生物活性
　　分配係数　187-196
　　モデル　187-196
生物活性化合物
　　Ghose - Crippen法　110
　　QSAR　537-539
　　　線形モデル　172-185
　　　直線的溶媒和エネルギー関係
　　　　196-202
　　　動物個体　184-185
　　　非線形モデル　186-196
　　　非特異的毒性　169-215
　　　モデル系　170-172
　　　類似性の経験的モデル　202-203
　　環境毒性　203-214
　　数学的モデル　187-196

生物学的等価性　523-529
　　設計　521-549
　　比較分子場解析　83-86
　　分子屈折度　78-83
　　麻酔　171, 174-175, 184-185, 195
　　立体効果　69-91
生物濃縮　208-209
生物発光　174, 280-281, 428
赤血球の溶血　172, 183
セファゾリン　433
セフォトキシム　433
セフチゾキシム　433
セリンの分配係数　155
セロトニン　407
セロトニン受容体のQSAR　407-411
線形QSAR　172-185
線形回帰　542
潜在変数　84-86
全身麻酔薬　399-400
喘息　280
先天的欠損症　210
前立腺炎　445

【そ】
双一次モデル　192-196
相関係数　545
相関方程式　18
　　生物系　170-215
　　フェノール類とチオフェノール類の
　　　イオン化　28-29
　　立体問題　80
双極子項　114
双性イオンの分配係数　155-157
創薬研究　444
　　QSARの構築　537-539
　　回帰分析　542-548
　　抗白血病活性　206
　　プロドラッグ類　392-395
　　分配係数と生物活性との関連
　　　187-196
　　薬物設計　521-549
　　リード化合物　539-542
ゾウリムシ　177
促進求電子毒性　196
組織化エネルギー　18
疎水性　85, 95-119, 181
　　アミノ酸類　155
　　逆疎水効果　203
疎水パラメータ　95-119
ソルバトクロミックなパラメータ
　　113-115, 196

ソルボリシス　33-41
　　S_N1過程　41-43
　　アリール基　43
　　エステル類　33-41
　　塩化クミル類　8
　　ジフェニルクロロメタン誘導体　41
　　スルホン酸エステル類　42

【た】
第三級メチルアミン類　324
胎児毒性　210
代謝拮抗物質　434
代謝のQSAR　297-344
大腸菌　195, 263-275, 363, 424-425,
　　434-444, 540
第II相の過程　308-310
大風子酸　429
第四級アンモニウム化合物　97, 158
多環式芳香族化合物　314, 363-365
多剤耐性　272-274
立ち直り反射　399
脱アシル化　40, 432
脱アルキル化　302, 497-498
脱塩化水素　49, 307
脱ハロゲン化水素　306-307
脱離反応　49-50
ダプソン　435-436
炭化水素類　111, 198
蛋白質-リガンド結合のQSAR　223-227

【ち】
チアミナーゼ　285-286
チオバルビツレート類　398
チオフェノール類のイオン化　28-29
チオフェンの生物学的等価性　523, 527
置換基効果
　　イオン化　26-29
　　加成性　45, 88
　　多重置換　45
　　伝播　29-33
　　分子屈折度　78-83
置換基の選択　529-537
チフス菌　175, 420, 422, 426
チミジル酸シンテターゼ　279
中枢神経系作用薬のQSAR　389-411
　　血液脳関門　390-392
　　抗痙攣薬　400-406
　　興奮薬　406-407
　　セロトニン受容体　407-411
　　全身麻酔薬　399-400
　　非特異的　395-399

プロドラッグ類　392-395
抑制薬　389, 395-406
チューブリン　210-211
超共役　71
超熱力学的関係　18, 97, 202
調理時の熱分解　350
調理食品の発癌性　349
直線的自由エネルギー関係　18, 98, 171-172, 178, 202
直線的溶媒和エネルギー関係　196-202
チアラミドの代謝　327
チロキシン類似体のアルブミン結合性　226
チロシン　170
鎮痛薬　309, 398

【つ】
痛風　275

【て】
定量的構造活性相関 → QSAR
テオフィリン　407
テオブロミン　407
デカンの分配係数　214
テトラクロロエタン　306
テトラクロロシクロヘキセン類　331
2, 3, 6, 7-テトラクロロジベンゾジオキシン　465
テトラクロロビフェニル類　317-318
テトラサイクリン類　441-442
テトラヒドロフラン　26
テトラヒドロ葉酸　261-262
2'-デオキシウリジル酸　279
デヒドロモルフィン　398
デブリソキン　208, 522
テルブトリン　145
転位反応　51-60
電荷移動　109
電荷密度　110-111
てんかん　400
電気陰性度　17

【と】
等価な生物応答　178
等速温度　19
動物個体のQSAR　184-185
等方性表面積　112
ドキソルビシン → アドリアマイシン
特異的毒性　433-446
ドデシル硫酸ナトリウム　171
ドパミン　334, 410

トランスフェラーゼ類　282-286
アセチルトランスフェラーゼ　282-283
N-アリールヒドロキサム酸
N,O-アセチルトランスフェラーゼ → AHAT
カテコール-O-メチルトランスフェラーゼ → COMT
チアミナーゼ　285-286
トリアジン類　480
ジヒドロ葉酸レダクターゼの阻害　265
疎水性　112
薬物代謝　324
トリアゼン類
QSAR　351-353, 371-374
アルキル化　351
加水分解　40
癌化学療法　371-374
毒性　373
変異原性　351-353
トリクロロエチレン　136-137
トリプシン　291, 写真II
QSAR　242-245
トリプトファン　170, 350
トリペプチド類の分配係数　156
1, 3, 5-トリメチルベンゼンの疎水性 → メシチレンの疎水性
トリメトプリム　262-263, 289, 540-541
トルエン類　61, 304
トロポロンエーテル類の加水分解　39

【な】
ナイトロジェンマスタード類　272, 367-368
ナフタレンの分配係数　142
α-ナフチルアミン　420-421
ナフトキノン類　209, 383
ナリジクス酸　443-444

【に】
二塩化(o-フェニレンジアミン)白金類の変異原性　84
ニケタミド類　407, 428
ニコチン　407, 484-485
ニコチンアミドアデニンジヌクレオチドリン酸 → NADP
ニトリルの加水分解　35-36
ニトレニウムイオン　298, 306
4-ニトロアニソールの重水素化物　322
ニトロアニリン類　60, 100

9-ニトロアントラセン　355
ニトロ化反応　8
ニトロソアミン類の変異原性　356-358
ニトロソ尿素類　374-376, 381
ニトロフェニルエステル類の加水分解　393
4-ニトロフェネトールの重水素化物　322
ニトロフェノール類の疎水性　100, 112
ニトロフラントイン　445
2-ニトロフラン類の変異原性　359
4-(4-ニトロベンジル)ピリジン　209
ニトロベンゼン類の還元　354
乳酸デヒドロゲナーゼの阻害　274
尿酸　275

【ね】
ネズミチフス菌によるAmes試験　350
熱力学
Hammett式　18-19
疎水効果　96

【の】
農薬　353
QSAR　465-516
ノボカイン　307
ノルエピネフリン　334
ノルモルフィン　398

【は】
肺炎双球菌　183
排泄　337-343
梅毒　433, 521
八連球菌　194
発癌　60, 349-350
QSAR　363-367
アセトアニリド　298
アリールアセチルアミノ化合物　284
アルキル化剤　365-367
喫煙　208
多環式芳香族化合物　363-365
白金アミン類の変異原性　360-361
発光　174, 280, 428
発生毒性　211
パパイン　227, 251-256, 291, 写真III
ハプテン類　291
ハマスゲ　488-489
場誘起効果　9-11, 22
パラチオン　503
バリン　170

バルビツレート類　170, 302, 313-314, 341, 396, 398
ハルマン類似体　144
ハロゲン　130, 132, 136-138, 541
ハロゲン化　60-61
ハロタン　136, 171, 311
反応定数　2, 5

【ひ】
比較分子場解析 → CoMFA
光化学系II → Hill反応
　阻害剤 → 葉緑体阻害剤
光分解　60
ビシクロオクタン-1-カルボン酸類　11, 33
2,5-ビス（1-アジリジニル）-*p*-ベンゾキノン類　380
ヒスタミン放出　177
ヒスチジン　350
ビス(ヒドロピラン)異性体の分配係数　100-101
非特異的毒性　169-215, 420-430, 467
　QSAR　169-215
　環境毒性　203-214
　逆疎水効果　203
　線形 QSAR　172-185
　　大きな切片　182-184
　　傾き（1に近い）　172-179
　　傾き（1よりも小さい）　179-182
　　動物個体　184-185
　直線的溶媒和エネルギー関係　196-202
　非線形 QSAR　186-196
　類似性の経験的モデル　202-203
7-ヒドロキシキノリンの分配係数　144
8-ヒドロキシキノリン類　438
4-ヒドロキシデブリソキン　522
5-ヒドロキシトリプタミン → セロトニン
ヒドロキシナフトール類の分配係数　142
ヒドロキシ尿素類　382
4-ヒドロキシピリジン類の分配係数　151
2-ヒドロキシピリミジンの分配係数　151
ヒドロキシルアミン類　60, 298, 305-306, 354
ヒドロペルオキシド類のCriegee転位　56
ヒドロモルフィン　398

ヒドロラーゼ類　233-257
　アクチニジン　256
　エムルシン　251
　キモトリプシン　233-242
　コリンエステラーゼ　246-250
　サブチリシン　246
　トリプシン　242-245
　パパイン　251-256
　フィシン　256
　ブロメライン　256-257
ビニルイミダゾール類　455
ビフェニルの分配係数　144
皮膚透過性　211-214
ピペロニルブトキシド　504-507, 509
標準偏差　544
ピラゾール類　312-313
2(1H)-ピリジノンの分配係数　151-152
ピリジン類　439
　生物学的等価性　524-526
　分配係数　147
　ベンゼンスルホナート類との反応　44
　立体パラメータ　75
ピリジンアミンの分配係数　151
2-ピリジンチオールの分配係数　151-152
ピリドン類の分配係数　151-153
ピリミジン-2-チオールの分配係数　151-152
ピレスロロン　509
ピレトリン　509
ピレトロイド類のQSAR　509-515
ビンクリスチン　272
ビンブラスチン　272

【ふ】
フィシン　256
フィゾスチグミン　323
フィブリン　170
フェナントレン類　447
フェナントレンカルビノール類　446-448
フェニルアセチレン類の水和　51
フェニルアラニン　170
フェニルエチルアミン類　336, 408, 411
フェニルカルバメート類　495
2-フェニルキノリン類　448-449
フェニルグアニン類　275-276
フェニルグリシン類　276-277
フェニル酢酸類　467
　エステル化　18

N-フェニルスクシンイミド類の分配係数　139
フェニルトリアゼン類　352
フェニル尿素系除草剤　398, 474
フェニルビウレット類　476-477
threo-3-フェニル-2-ブチルブロシラート類　52
フェニル-N-メチルカルバメート類　498
フェニレンジアミン類の変異原性　349
フェノール類
　QSAR　321
　イオン化　28, 87
　イオン対　158
　グルクロン酸抱合　332-334
　抗細菌活性　427, 429
　抗真菌活性　451
　酸化的リン酸化　432
　疎水性　100
　皮膚浸透性　213
フェノールスルホトランスフェラーゼ　309
　硫酸化　334-336
N-（フェノキシエチル）シクロプロピルアミン類　277
フェノキシ酢酸類　466-467, 516
2-フェノキシピリジン　146
フェノニウムイオン　52-53, 55
フェノバルビタール　311, 313, 329-330, 338
フェノプロフェン　309
フェンタニル　398
フェンバレレート　525
付加反応　50-51
フタロニトリル類　454
付着器　456
tert-ブチルアルコール　26, 132, 134
N-*tert*-ブチルノルクロルシクリジン　302
N-ブチルピリジニウムブロミド　159-160
フッ化スルホニル類の加水分解　38
フッ素　137, 529
フマル酸　161-163
フマル酸ジメチル　163
フラグメント　123-166, 206
フラスコ振とう法　115-118
フラスモ　175
プラバスタチン　394, 541
フラボ酵素　299
プリン類似体　144

フルオキセチン　411
フルオレノン類　63
フルシトリネート　525
フルメチド　485
プレコセン類似体の疎水性　100
プロザック　→　フルオキセチン
プロスタグランジンシンテターゼ　278
プロドラッグ類　392-395
プロパニル　472
2-プロパノール　26
プロピオン酸類　450
N-プロピルキノリニウムブロミド　160
プロピレングリコールジペラルゴン酸エステル　101
ブロマシル　472
ブロメライン　256-257
α-ブロモアミド類　453
α-ブロモ酢酸メチル　209
ブロモニウムイオン　51
プロントジル　306, 433-434
分極効果　17
分極率　17
分子軌道計算
　　σ定数　19, 21
　　分配係数　107-109
分子屈折度　78-83
分子グラフィックス　231-232
分子形状解析　86
分子状酸素　299
分子内カチオン転位　51-60
分子力学　109
分配　95-96, 171
　　逆疎水効果　203
分配係数　95-119, 123-166
　　計算　98-115, 123-166
　　　　CLOGP　123-166
　　　　原子寄与　109-112
　　　　コンピュータ援用　124-125
　　　　主成分分析　112-113
　　　　分子軌道計算　107-109
　　　　溶質構造　102-115
　　生物活性と関連づけるモデル　187-196
　　生物系　170-215
　　　　動物個体研究　184-185
　　測定
　　　　フラスコ振とう法　115-118

【へ】
ペイオフ　→　フルシトリネート
β遮断薬　213

β-ラクタム系抗生物質　433
ヘキサクロロシクロヘキサン類　506
ヘキサフルオロイソプロピルアルコール　110
4-ヘキシルピラゾール　写真Ⅵ
trans-3-ヘキセン-2, 5-ジオン　209
ペチジン　398
ヘテロ環式系のHammett式　43
ヘテロ芳香族化合物類の発癌性　363-365
ペニシリン類のアルブミン結合性　226
ペプシノーゲン　227
ペプシン　180, 227
ヘプタノールの分配係数　132
ヘプタバルビタール　342
ペプチド類の分配係数　107, 156
ベメグリド　407
ヘモグロビン　181, 226
ペルオキシダーゼ　440
変異誘発　60
　　CoMFA　84
　　QSAR　351-363
　　アニリンマスタード類　358
　　エポキシド類　362-363
　　スルホン酸エステル類　361
　　トリアゼン類　351-353
　　ニトロソアミン類　356-358
　　2-ニトロフラン類　359
　　白金アミン類　360-361
　　芳香族ニトロ化合物　353-356
　　ラクトン類　361-362
ベンジルアミン類の酸化　431
ベンジルアルコール類　62
　　抗菌活性　425, 427
　　抗真菌活性　451-452
ベンジルピリジニウムイオン類　291
ベンジルピリミジン類　269, 271, 275
ベンジルペニシリン　156-157
ベンズアミジン類　242-243
ベンズアミド類の加水分解　72-73, 88
ベンズアルデヒド-シアノヒドリン類の解離　50
ベンズアルデヒド類への付加　51
ベンズチアゾロン　473
ベンズニダゾール　338
ベンゼン　304
　　生物学的等価性　523, 527
ベンゼンスルホナート類　44, 49
ベンゼンボロン酸　390
ベンゾイミダゾール類　328
　　抗ウイルス活性　181, 228, 416

酵素阻害　228
ベンゾイルエステル類の加水分解　40
ベンゾイルキモトリプシン類の加水分解　40
ベンゾイルピリジン類　401-402
ベンゾオキサゾール類　331
ベンゾキノン類　380
ベンゾジアゼピン類　398
ベンゾチアジアジド類　149
ベンゾトリアゾール類　165, 468
ベンゾノルボルニルプロシラート類　42-43
ベンゾピレンによる発癌　349
ベンゾフラン類のQSAR　317
ペンタクロロシクロヘキセン　331
ペンチレンテトラゾール　407
片頭痛　407

【ほ】
抱合　299, 309-310, 336-337
芳香族化合物
　　アミン類
　　　　抗菌活性　420
　　　　ハロゲン化物との反応　44
　　　　変異原性と発癌性　298, 305, 353-356, 529
　　　　求電子置換　8, 46-48
　　　　多環式化合物の発癌性　363-365
　　ニトロ化合物
　　　　変異原性と発癌性　353-356
　　フェノキシ酢酸類　466
　　分配係数　102-107
胞子発芽　180
包接化合物　95
放物線モデル　187-192
ボーリン　432-433
保持比　98-100
ホスファチジルコリン　170
3'-ホスホアデノシン-5'-ホスホ硫酸　309
ポモナ大学MedChemデータベース　25, 99, 117
ポルフィリン　299
ホルボールエステル類の発癌性　365
ホルムアニリド類　240-241

【ま】
マーチングキューブ　232
マイトマイシンC　380-382
膜　171, 187-196
麻酔　171, 174-175, 184-185, 199,

399-400
麻酔薬　171, 195, 389, 397
　　QSAR　399-400
　　全身麻酔薬　399-400
　　ノボカイン　307
　　ハロタン　136, 171, 311
マスタードガス　368
マラチオン　503
マラリア原虫　270
マレイン酸　161-163
マレイン酸ジメチル　163

【み】
ミオグロビン　181
ミクロソーム外代謝経路　307-308
ミクロソーム還元　305-306
ミクロソーム酸化　299-305, 322-328
ミクロソーム阻害のQSAR　328-332
ミクロソーム脱メチル化　325
水
　　イオン化に及ぼす効果　26-28
　　疎水性　95-119
ミセル　172, 192
ミソニダゾール類　338
ミトコンドリア　175, 431-432
ミトラマイシン　272
N-ミリストイル-L-ヒスチジン　221

【む】
無水コハク酸　209
ムスカリン　484-485
ムスカリン作動薬　85, 484-485

【め】
メサドン　398
メシチレンの疎水性　100
メタクリル酸フェニル類　180
メタノール分率　99
メタミドホス　503
メタンの分配係数　131
メタンスルホン酸エステルの転位　59
メチオニンの分配係数　155
6-メチルチオプリン　303
2-メチルナフトキノンの可溶化　222
1-メチルピリドンの分配係数　153-154
メチルフェニデート　407
メチレンジオキシベンゼン類　330
メトトレキセート　262, 271-272
メトリザミド　407
メトリブジン　472
メルカプツール酸類　310

2-メルカプトエタノール　377
6-メルカプトプリン　272, 303
1-メンチルベンゾアート類のエステル転
　移反応　1

【も】
モノアミンオキシダーゼ　227, 277-278
モルヒネ　302, 398, 521

【や】
焼肉の発癌性　349
薬物設計　521-549
薬物代謝
　　QSAR　297-344
　　グルクロン酸抱合　332-334
　　シトクロム P450 の結合性と誘導
　　　311-322
　　諸相
　　　第II相の過程　308-310
　　　脱ハロゲン化水素　306-307
　　　ミクロソーム外代謝経路　307-
　　　　308
　　　ミクロソーム還元　305-306
　　　ミクロソーム酸化　299-305
　　多剤耐性　272-274
　　排泄　337-343
　　フェノールスルホトランスフェラー
　　　ゼによる硫酸化　334-336

【ゆ】
有機化合物
　　催奇性　210
　　電子的性質　207
　　皮膚透過性　211-214
誘起効果　9-14, 70
　　共鳴効果との分離　11-14
誘起定数　9, 34
有機反応
　　Hammett 式　1-22, 25-63
　　疎水効果　95-96
　　電子効果　1-22, 25-63
　　立体効果　69-91
有機リン化合物　493
有糸分裂　175-176, 210
湯川-都野式　14-15, 47, 51

【よ】
ヨウ化メチルとキヌクリジン類との反応
　45
溶血　172-174, 183, 423, 429-430
葉酸シンテターゼ　435-436, 521

幼若ホルモン様化合物のQSAR　515-
　516
溶媒　26-28
溶媒依存的配座解析 → SCAP
溶媒かご　60
溶媒接触可能表面　109
溶媒和と分配係数　95-119
葉緑体阻害剤　174-175, 468-482

【ら】
ライノウイルス阻害　416-417
酪酸エチルの加水分解　179-180
ラクトン類　163-164, 361-362

【り】
リード化合物の探索　539-542
リゼルグ酸誘導体　450
立体効果
　　sterimol パラメータ　76-80
　　Taft のアプローチ　69-70
　　比較分子場解析　83-86
　　分子屈折度　78-83
　　有機反応　69-91
立体配座　5
立体パラメータ　69-83, 86-90
リニュロン　472
利尿薬　286
リブロマイシン　273
リポキシゲナーゼ　280-281
量子化学　21, 108
量子補正仮説　123
緑内障　286
緑膿菌　422-423
リンコマイシン類　440-441
リンダン　508
リンゴ酸デヒドロゲナーゼの阻害
　274-275
リンに付いた置換基　16

【る】
類似性の経験的モデル　202-203
ルカントン　302, 446
ルシフェリン類　280

【れ】
レボルファノール　398

【ろ】
ロイコトリエン類　280
ロイシン　170
ロバスタチン　394, 541

【わ】
湾領域　363

【訳者紹介】
江崎俊之（えさき・としゆき）
1970年　京都大学薬学部卒業
1975年　京都大学大学院薬学研究科博士課程修了
現　在　江崎ゴム㈱医薬研究室室長
　　　　科学技術振興機構（JST）永年協力抄録員　㈱住化技術情報センター所属）
専　攻　理論医薬化学
訳　書　『定量薬物設計法』（地人書館，1980）
　　　　『リチャーズ量子薬理学』（地人書館，1986）
　　　　『コンピュータ分子薬理学』（地人書館，1991）
　　　　『分子モデリング』（地人書館，1998）
　　　　『化学者のための薬理学』（地人書館，2001）
　　　　『分子モデリング概説』（地人書館，2004）
　　　　『初心者のための分子モデリング』（地人書館，2008）
米国化学会会員（医薬品部会），薬学博士
住　所　〒453-0821　名古屋市中村区大宮町1-7

定量的構造活性相関
Hansch法の基礎と応用

2014年2月20日　初版第1刷

著　者　C.ハンシュ
　　　　A.レオ
訳　者　江崎俊之
発行者　上條　宰
発行所　株式会社地人書館
　　　　162-0835 東京都新宿区中町15
　　　　電話　03-3235-4422　　FAX 03-3235-8984
　　　　郵便振替口座　00160-6-1532
　　　　e-mail chijinshokan@nifty.com
　　　　URL http://www.chijinshokan.co.jp
印刷所　平文社
製本所　カナメブックス

Japanese edition ⓒ 2014 Chijin Shokan
Printed in Japan.
ISBN978-4-8052-0866-3

JCOPY ＜(社)出版者著作権管理機構 委託出版物＞
本書の無断複写は，著作権法上での例外を除き禁じられています。複写される場合は，そのつど事前に，(社)出版者著作権管理機構（電話 03-3513-6969, FAX 03-3513-6979, e-mail: info@jcopy.or.jp）の許諾を得てください。また本書を代行業者等の第三者に依頼してスキャンやデジタル化することは，たとえ個人や家庭内の利用であっても一切認められておりません。

地人書館既刊図書案内

初心者のための分子モデリング
アラン・ヒンチリフ著／江崎俊之訳

B5判／400頁／定価（本体6000円+税）／ISBN978-4-8052-0796-3

本書は、分子モデリングを支える諸手法のうち、分子力学、統計熱力学、分子動力学、モンテカルロ法、量子力学などの基礎について解説した入門的教科書。

分子モデリング概説
量子力学からタンパク質構造予測まで
A.R.リーチ著／江崎俊之訳

B5判／760頁／定価（本体16000円+税）／ISBN978-4-8052-0752-9

基本的な二つの手法（量子力学と分子力学）をもとに、エネルギー極小化、分子動力学、モンテカルロ法、配座解析等、自由エネルギー計算、新しい機能性分子の設計などをテーマとする。

化学者のための薬理学
Pharmacology for Chemists
J.G.キャノン著／江崎俊之訳

A5判／384頁／定価（本体5600円+税）／ISBN978-4-8052-0686-7

医薬品化学の研究には、化学の専門知識と生物学・薬理学を融和させなければならない。本書では、化学を土台とし、その上に生理学や解剖学の初歩と薬理学の実用的知識を解説した。

分子モデリング
基本原理と創薬への応用
H.-D.ヘルツェ・G.フォルカース著／江崎俊之訳

A5判／256頁／定価（本体8400円+税）／ISBN978-4-8052-0593-8

本書は、分子のモデルを作る理論的計算や映像化が、単に分子を眺め、その美しい写真を撮るだけではなく、薬物作用のような分子的相互作用に対して実際に活用できることを示す。

微生物増殖学の現在・未来
Propagation of Micro-Organisms
福井作蔵・秦野琢之編・監修

B5判／480頁／定価（本体5000円+税）／ISBN978-4-8052-0805-2

本書は微生物増殖学をすべての微生物の増殖に係わる科学・技術と定義し、その特徴を微生物体、環境、時間・空間のいずれにも人為的制限を設けず、または自由選択できるとし、これによって微生物学の新しい統合的方法論の誘導と創造の途を模索している。